中医学基础与疾病特色疗法

（上）

焦素杰等◎主编

吉林科学技术出版社

图书在版编目（CIP）数据

中医学基础与疾病特色疗法/ 焦素杰等主编. -- 长春：吉林科学技术出版社，2016.4
ISBN 978-7-5578-0445-9

Ⅰ．①中… Ⅱ．①焦… Ⅲ．①中医医学基础 ②中医治疗法 Ⅳ．①R22②R242

中国版本图书馆CIP数据核字(2016) 第069597号

中医学基础与疾病特色疗法

ZHONGYIXUE JICHU YU JIBING TESE LIAOFA

主　　编	焦素杰　程旭锋　李小燕　刘素珍　刘　辉　马　铭
副主编	高晓冉　魏千程　余俊奇　王　凯
	曲亚楠　王繁盛　杨　振　陈　瀧
出版人	李　梁
责任编辑	张　凌　张　卓
封面设计	长春创意广告图文制作有限责任公司
制　　版	长春创意广告图文制作有限责任公司
开　　本	787mm×1092mm　1/16
字　　数	1059千字
印　　张	43.5
版　　次	2016年4月第1版
印　　次	2017年6月第1版第2次印刷

出　　版	吉林科学技术出版社
发　　行	吉林科学技术出版社
地　　址	长春市人民大街4646号
邮　　编	130021
发行部电话/传真	0431-85635177　85651759　85651628
	85652585　85635176
储运部电话	0431-86059116
编辑部电话	0431-86037565
网　　址	www.jlstp.net
印　　刷	虎彩印艺股份有限公司

书　　号	ISBN 978-7-5578-0445-9
定　　价	170.00元

如有印装质量问题　可寄出版社调换
因本书作者较多，联系未果，如作者看到此声明，请尽快来电或来函与编辑部联系，以便商洽相应稿酬支付事宜。

主编简介

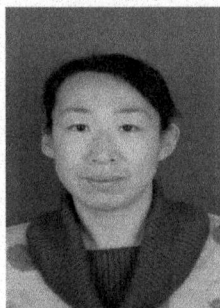

焦素杰

　　1980年出生，德州市中医院主治医师，2007年于山东中医药大学硕士研究生毕业，从事于内分泌专业研究至今，擅长糖尿病、甲状腺疾病的中西医结合治疗。完成市级课题4项，发表文章6篇，参编著作2部。

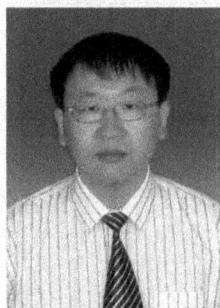

程旭锋

　　1976年出生，研究生学历，博士学位，副主任医师，河南中医药大学第一附属医院乳腺病科科室主任。兼中华中医药学会外科分会常委、河南省中西医结合学会乳腺病分会副主委。工作领域主要致力于乳腺疾病防治的中西医结合临床工作，近年荣获河南省科技厅科技进步二等奖、三等奖各1项；完成国家级、省部级课题6项，包括国家国家自然科学基金1项；发表专业论文17篇，其中SCI论文1篇，国核13篇；主编专著2部。

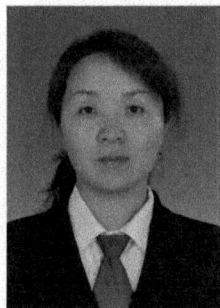

李小燕

　　1978年出生，本科，2005年毕业于甘肃中医学院（现甘肃中医药大学）。同年工作于敦煌市中医医院。2009年进修于北京友谊医院内儿科，多次参加省内外学习培训。2010年至2013年参加全省中医药师承教育工作，顺利通过考核。十年来潜心研究中医药文化，不断积累总结经验，发表国家级医学论文5篇。尤擅长于肺系疾病、脾胃病、内伤杂症的中医诊断治疗。

编　委　会

张爱红　漯河市中医院

陈　漉　长春中医药大学附属医院

徐晨军　甘肃省徽县城市社区卫生服务中心

高晓冉　邢台医专第二附属医院

海　洋　河南省洛阳正骨医院　河南省骨科医院

程旭锋　河南中医药大学第一附属医院

焦素杰　德州市中医院

蔺彩娟　兰州军区兰州总医院

裴海玲　兰州军区兰州总医院

谭红略　河南省洛阳正骨医院　河南省骨科医院

魏千程　兰州军区兰州总医院

前　言

　　中医基础与临床证治的规范化，是指导临床、科研、教学的重要依据。随着医学科学技术的飞速发展，新技术、新方法不断涌现，诊疗设备不断更新，对临床证治工作也提出了更高的要求。为确保医疗服务的质量与安全，规范医疗行为，提高临床疗效，我们编写此书，以便更好的为患者服务。

　　本书密切结合中医临床实际，运用辨证方法分证，着重阐述临床常见病的诊断和治疗，内容规范，精练准确，富有时代性。本书主要介绍了心脑血管、乳腺、消化系统、内分泌、妇科，以及骨科等疾病的治疗方式。本书所载临床内容，有的较简单实用，有的比较复杂，加上一些疾病比较顽固。因此，必须加强学习，深入研究，博取诸家精华，方能提高疗效，增长技能。

　　本书在编写过程中，由于编者较多，文笔不一，加之时间仓促、篇幅有限，书中难免存在不妥之处，敬请广大读者批评指正。

编　者

2016 年 4 月

目 录

第一章

中医诊法与中医治未病

第一节　中医诊法

诊法是中医诊察和收集疾病有关资料的基本方法，包括望、闻、问、切四种，简称"四诊"。

人体是一个有机的整体，人体皮、肉、脉、筋、骨、经络与脏腑息息相关，而以脏腑为中心，以经络通联内外，外部的征象与内在的脏腑功能关系密切，因而通过审察其外部征象，可以探求疾病的本质。疾病的发生，往往在机体外部发生某些微细的变化，通过望、闻、问、切四种诊察方法，全面收集临床上这些变化的资料，并加以综合分析，才能对病证作出准确判断，进而为辨证治疗打下基础。

一、望诊

望诊，是医生运用视觉观察患者的神色形态、局部表现，舌象、分泌物和排泄物色质的变化来诊察病情的方法。望诊应在充足的光线下进行，以自然光线为佳。

（一）全身望诊

全身望诊主要是望患者的精神、面色、形体、姿态等，从而对病性的寒热虚实，病情的轻重缓急，形成总体的认识。

1. 望神　神，广义是指高度概括的人体生命活动的外在表现，狭义是指神志、意识、思维活动。望神即是通过观察人体生命活动的整体表现来判断病情。

（1）得神：多见精神充沛，神志清楚，表情自然，言语正常，反应灵敏，面色明润含蓄，两目灵活明亮，呼吸顺畅，形体壮实，肌肉丰满等。

（2）少神：多见于神气不足，精神倦怠，动作迟缓，气短懒言，反应迟钝，面色少华等。

（3）失神：多见于神志昏迷，或烦躁狂乱，或精神萎靡；目睛呆滞或晦暗无光，转动迟钝；形体消瘦，或全身浮肿；面色晦暗或鲜明外露；还可见到呼吸微弱，或喘促鼻扇，甚则猝然仆倒，目闭口开，手撒遗尿，或撮空理线，寻衣摸床等。

（4）假神：多见大病、久病、重病之人，精神萎靡，面色暗晦，声低气弱，懒言少食，病未好转，突然见精神转佳，两颊色红如妆，语声清亮，喋喋多言，思食索食等。也称

"回光返照""残灯复明"。

2. 望色　望色是指通过观察皮肤色泽变化以了解病情的方法。能了解脏腑功能状态和气血盛衰、病邪的性质及邪气部位。

（1）常色：正常的面色与皮肤色，包括主色与客色。

1）主色：终生不变的色泽。

2）客色：受季节、气候、生活和工作环境、情绪及运动的因素影响所致气色的短暂性改变。

（2）病色：病色包括五色善恶与五色变化。五色善恶主要通过色泽变化反映出来，明润光泽而含蓄为善色；晦暗枯槁而显露为恶色。五色变化主要表现有青、赤、黄、白、黑五色，主要反映主病、病位、病邪性质和病机。

1）青色：主寒证、痛证、惊风、血瘀。

2）赤色：主热。

3）黄色：主湿、虚、黄疸。

4）黑色：主肾虚、水饮、瘀血。

5）白色：主虚、寒，失血。

3. 望形体　形体指患者的外形和体质。

（1）胖瘦：主要反映阴阳气血的偏盛偏衰的状态。

（2）水肿：面浮肢肿而腹胀为水肿证；腹胀大如裹水，脐突、腹部有青筋是鼓胀之证。

（3）瘦瘪：大肉消瘦，肌肤干瘪，形肉已脱，为病情危重之恶病质。小儿发育迟缓，面黄肌瘦，或兼有胸廓畸形，前囟迟闭等，多为疳积之证。

4. 望动态　动态指患者的行、走、坐、卧、立等体态。

（1）动静：阳证、热证、实证者多以动为主；阴证、寒证、虚证者多以静为主。

（2）咳喘：呼吸气粗，咳嗽喘促，难于平卧，坐而仰首者，是肺有痰热，肺气上逆之实证；喘促气短，坐而俯首，动则喘甚，是肺虚或肾不纳气；身肿心悸，气短咳喘，喉中痰鸣，多为肾虚水泛，水气凌心射肺之证。

（3）抽搐：多为动风之象。手足拘挛，面颊牵动，伴有高热烦渴者，为热盛动风。伴有面色萎黄，精神萎靡者为血虚风动；手指震颤蠕动者，多为肝肾阴虚，虚风内动。

（4）偏瘫：猝然昏仆，不省人事，偏侧手足麻木，运动不灵，口眼喎斜，为中风偏枯。

（5）痿痹：关节肿痛，屈伸不利，沉重麻木或疼痛者多是痹证；四肢痿软无力，行动困难，多是痿证。

（二）局部望诊

局部望诊是对患者的某些局部进行细致的观察，而了解病情的方法。

1. 望头面　头部过大过小均为异常，多由先天不足而致；囟门陷下或迟闭，多为先天不足或津伤髓虚；面肿者，或为水湿泛溢，或为风邪热毒；腮肿者，多为风温毒邪，郁阻少阳；口眼喎斜者，或为风邪中络，或为风痰阻络，或为中风。

2. 望五官

（1）望眼：眼部内应五脏，可反映五脏的情况。其中目眦血络属心，白睛属肺，黑睛属肝，瞳子属肾，眼胞属脾。望眼主要包括望眼神、色泽、形态的变化以了解人体气血盛衰的变化。

（2）望耳：主要反映肾与肝胆情况。

（3）望鼻：主要反映肺与脾胃的情况。

（4）望口唇：主要反映脾胃的情况。

（5）望齿龈：主要反映肾与胃的情况。

3. 望躯体　见瘿瘤者，为肝气郁结，气结痰凝；见瘰疬者，为肺肾阴虚，虚火灼津，或感受风火时毒，郁滞气血；项强者，为风寒外袭，经气不利，或为热极生风；鸡胸者，多为先天不足，或为后天失养；腹部深陷，多为久病虚弱，或为新病津脱；腹壁青筋暴露者，多属肝郁血瘀。

4. 望皮肤　主要观察皮肤的外形变化及斑疹、痘疮、痈疽、疔疖等情况。

5. 望毛发　主要为色泽、分布及有无脱落等情况。

（三）望排出物

包括望排泄物和分泌物。如痰、涎、涕、唾，呕吐物，大小便等，通过观察性状、色泽、量的多少等辨别疾病的寒热虚实，脏腑的盛衰和邪气的性质。

（四）望小儿指纹

望小儿指纹适用于 3 岁以内的小儿，与成人诊寸口脉具有相同的诊断意义。小儿指纹是手太阴肺经的分支，按部位可分为风、气、命三关。示指第一节为风关，第二节为气关，第三节为命关。正常指纹为红黄隐隐于示指风关之内。其临床意义可概括为纹色辨寒热，即红紫多为热证，青色主惊风或疼痛，淡白多为虚证；淡滞定虚实，即色浅淡者为虚证，色浓滞者为实证；浮沉分表里，即指纹浮显者多表证，指纹深沉者多为里证；三关测轻重，即指纹突破风关，显至气关，甚至显于命关，表明病情渐重，若直达指端称为"透关射甲"，为临床危象。

（五）望舌

舌诊对了解疾病本质，指导辨证论治有重要意义。

望舌时应注意光线充足，以自然光线为佳。患者应自然伸舌，不可太过用力。并注意辨别染苔。正常舌象可概括为淡红舌，薄白苔，即舌质淡红明润，胖瘦适中，柔软灵活；舌苔薄白均匀，干湿适中，不黏不腻，揩之不去。

1. 望舌质

（1）舌色：

1）淡白舌：舌色红少白多，色泽浅淡，多为阳气衰弱或气血不足，为血不盈舌，舌失所养而致。主虚证、寒证。

2）红舌：舌色鲜红或正红，多由热邪炽盛，迫动血行，舌之血脉充盈所致。主热证。

3）绛舌：舌色红深，甚于红舌。主邪热炽盛，主瘀。

4）青紫舌：色淡紫无红者为青舌，舌深绛而暗是紫舌，二者常常并见。青舌主阴寒，瘀血；紫舌主气血壅滞，瘀血。

（2）望舌形：

1）老嫩：舌质粗糙，坚敛苍老，主实证或热证，多见于热病极期；浮胖娇嫩，或边有齿痕，主虚证或寒证，多见于疾病后期。

2）胖瘦：舌体肥大肿胀为胖肿舌，舌体瘦小薄瘪为瘦瘪舌。

3）芒刺：舌乳头增生、肥大高起，状如草莓星点，为热盛之象。

4）裂纹：舌面有裂沟，深浅不一，浅如划痕，深如刀割，常见于舌面的前半部及舌尖侧，多因阴液耗伤。

5）齿印：舌边有齿痕印记称为齿痕舌，多属气虚或脾虚。

6）舌疮：以舌边或舌尖为多，形如粟粒，或为溃疡，局部红痛，多因心经热毒壅盛而成。

7）舌下络脉：舌尖上卷，可见舌底两侧络脉，呈青紫色。若粗大迂曲，兼见舌有瘀斑、瘀点，多为有瘀血之象。

（3）望舌态：

1）痿软：舌体痿软无力，伸卷不灵，多为病情较重。

2）强硬：舌体板硬强直，活动不利，言语不清，称舌强。

3）震颤：舌体震颤抖动，不能自主。常因热极生风或虚风内动所致。

4）歪斜：舌体伸出时，舌尖向左或向右偏斜，多为风中经络，或风痰阻络而致。

5）卷缩：舌体卷缩，不能伸出，多为危重之证。

6）吐弄：舌体伸出，久不回缩为吐舌。舌体反复伸出舐唇，旋即缩回为弄舌为心脾经有热所致。

7）麻痹：舌体麻木，转动不灵称舌麻痹。常见于血虚风动或肝风挟痰等症。

8）舌纵：舌体伸出，难以收回称为舌纵，多属危重凶兆。

2. 望舌苔

（1）苔质：

1）厚薄：透过舌苔能隐约见到舌质者为薄，不见舌质者为厚。苔质的厚薄可反映病邪的浅深和轻重。苔薄者多邪气在表，病轻邪浅；苔厚者多邪入脏腑，病较深重。由薄渐厚，为病势渐增；由厚变薄，为正气渐复。

2）润燥：反映津液之存亡。苔润表示津液未伤；太过湿润，水滴欲出者为滑苔，主脾虚湿盛或阳虚水泛。苔燥多为津液耗伤，或热盛伤津，或阴液亏虚。舌质淡白，口干不渴，或渴不欲饮，多为阳虚不运，津不上承。

3）腐腻：主要反映中焦湿浊及胃气的盛衰情况。颗粒粗大，苔厚疏松而厚，易于刮脱者，称为腐苔，多为实热蒸化脾胃湿浊所致；颗粒细小，状如豆腐渣，边缘致密而黏，中厚或糜点如渣，多为湿热或痰热所致；苔厚，刮之不脱者，称为腻苔，多为湿浊内蕴，阳气被遏所致。

（2）苔色：

1）白苔：多主表证、寒证、湿证。

2）黄苔：多主里证、热证。黄色越深，热邪越重。

3）灰苔：多主痰湿、里证。

4）黑苔：主里证，多见于病情较重者。苔黑干焦而舌红，多为实热内炽；苔黑燥裂，舌绛芒刺，为热极津枯；苔薄黑润滑，多为阳虚或寒盛。

（3）苔形：舌苔布满全舌者为全苔，分布于局部者为偏苔，部分剥脱者为剥苔。全苔主痰湿阻滞；偏苔，多属肝胆病证；苔剥多处而不规则称花剥苔，主胃阴不足；小儿苔剥，状如地图者，多见于虫积；舌苔光剥，舌质绛如镜面，为肝肾阴虚或热邪内陷。

二、闻诊

闻诊是通过听声音和嗅气味来诊察疾病的方法。

（一）听声音

1. 声音　实证和热证，声音重浊而粗、高亢洪亮、烦躁多言；虚证和寒证，声音轻清、细小低弱，静默懒言。

2. 语言

（1）谵语：神志不清，语无伦次，语意数变，声音高亢。多为热扰心神之实证。

（2）郑声：神志不清，声音细微，语多重复，时断时续。为心气大伤，精神散乱之虚证。

（3）独语：喃喃自语，喋喋不休，逢人则止。属心气不足之虚证，或痰气郁结清窍阻蔽所致。

（4）狂言：精神错乱，语无伦次，不避亲疏。多为痰火扰心。

（5）言謇：舌强语謇，言语不清。多为中风证。

3. 呼吸

（1）呼吸：主要与肺肾病变有关。呼吸声高气粗而促，多为实证和热证；呼吸声低气微而慢，多为虚证和寒证。呼吸急促而气息微弱，为元气大伤的危重证候。

（2）气喘：呼吸急促，甚则鼻翼扇动，张口抬肩，难以平卧，多为肺有实邪或肺肾两虚所致。

（3）哮：呼吸时喉中有哮鸣音。哮证有冷热之别，多时发时止，反复难愈，多为缩痰内状，或外邪所诱发。

（4）上气：气促咳嗽，气逆呕呃。多为痰饮内停，或阴虚火旺，气道壅塞而致。

（5）太息：时发长吁短叹，以呼气为主。多为情志抑郁，肝不疏泄。

4. 咳嗽　有声无痰为咳，有痰无声为嗽，有痰有声为咳嗽。暴咳声哑为肺实；咳声低弱而少气，或久咳喑哑，多为虚证。

5. 呕吐　胃气上逆，有声有物自口而出为呕吐，有声无物为干呕，有物无声为吐。虚证或寒证，呕吐来势徐缓，呕声低微无力；实证或热证，呕吐来势较猛，呕声响亮有力。

6. 呃逆　气逆于上，自咽喉出，其声呃呃，不能自主，俗称"打呃"。虚寒者，呃声低沉而长，气弱无力；实热者，呃声频发，高亢而短，响而有力。

（二）嗅气味

1. 口气　酸馊者是胃有宿食；臭秽者，是脾胃有热，或消化不良；腐臭者，可为牙疳或内痈。

2. 汗气　汗有腥膻味为湿热蕴蒸；腋下汗臭者，多为狐臭。

3. 痰涕气味　咳唾浊痰脓血，味腥臭者为肺痈；鼻流浊涕，黄稠有腥臭为肺热鼻渊。

4. 二便气味　大便酸臭为肠有积热；大便溏薄味腥为肠寒；失气奇臭为宿食积滞；小便臭秽黄赤为湿热；小便清长色白为虚寒。

5. 经带气味　白带气味臭秽，多为湿热；带下清稀腥臊多为虚寒。

三、问诊

问诊包括询问一般情况、主诉、既往史、个人生活史、家族史并围绕主诉重点询问现在证候等。

（一）问寒热

（1）恶寒发热：恶寒与发热同时出现，多为外感病初期，是表证的特征。

（2）但寒不热：多为里寒证。新病畏寒为寒邪直中；久病畏寒为阳气虚衰。

（3）但热不寒：高热不退，为壮热，多为里热炽盛；按时发热，或按时热盛为潮热，（日晡潮热者，为阳明腑实证；午后潮热，入夜加重，或骨蒸痨热者，为阴虚）。

（4）寒热往来：恶寒与发热交替而发，为正邪交争于半表半里，见于少阳病和疟疾。

（二）问汗

主要诊察有否汗出，汗出部位、时间、性质、多少等。

（1）表证辨汗：表实无汗，多为外感风寒；表证有汗，为表虚证或表热证。

（2）里证辨汗：汗出不已，动则加重者为自汗，多因阳气虚损，卫阳不固；睡时汗出，醒则汗止为盗汗，为阴虚内热；身大热大汗出，为里热炽盛，迫津外泄；汗热味咸，脉细数无力，为亡阴证；汗凉味淡，脉微欲绝者，为亡阳证。

（3）局部辨汗：头汗可因阳热或湿热；半身汗出者，多无汗部位为病侧，可因痰湿或风湿阻滞，或中风偏枯；手足心汗出甚者，多因脾胃湿热，或阴经郁热而致。

（三）问疼痛

（1）疼痛的性质：新病疼痛，痛势剧烈，持续不解而拒按者为实证；久病疼痛，痛势较轻，时痛时止而喜按者为虚证。

（2）疼痛的部位：头痛，痛连项背，病在太阳经；痛在前额或连及眉棱骨，病在阳明经；痛在两颞或太阳穴附近，为少阳经病；头痛而重，腹满自汗，为太阴经病；头痛连及脑齿，指甲微青，为少阴经病；痛在巅顶，牵引头角，气逆上冲，甚则作呕，为厥阴经病。胸痛多为心肺之病。常见于热邪壅肺，痰浊阻肺，气滞血瘀，肺阴不足及肺痨、肺痈、胸痹等症。胁痛，多与肝胆病关系密切，可见于肝郁气滞、肝胆湿热、肝胆火盛、瘀血阻络及水饮内停等病证。脘腹痛，其病多在脾胃。可因寒凝、热结、气滞、血瘀、食积、虫积、气虚、血虚、阳虚所致。喜暖为寒，喜凉为热，拒按为实，喜按为虚。腰痛，或为寒湿痹证，或为湿热阻络，或为瘀血阻络，或为肾虚所致。四肢痛，多见于痹证。疼痛游走者，为行痹；剧痛喜暖者，为寒痹；重着而痛者，为湿痹；红肿疼痛者，为热痹。足跟或胫膝酸痛为气血亏虚，经气不利常见。

（四）问饮食口味

主要问食欲好坏，食量多少，口渴饮水，口味偏嗜，冷热喜恶，呕吐与否等情况，以判断胃气有无及脏腑虚实寒热。

（五）问睡眠

主要有失眠与嗜睡。不易入睡，或睡而易醒不能再睡，或睡而不酣，易于惊醒，甚至彻夜不眠者为失眠，为阳不入阴，神不守舍所致。时时欲睡，眠而不醒，精神不振，头沉困倦者为嗜睡，多见于痰湿内盛、困阻清阳、阳虚阴盛或气血不足。

（六）问二便

主要了解二便的次数、便量、性状、颜色、气味以及便时有无疼痛、出血等方面。

（七）问小儿及妇女

1. 问小儿　主要应了解出生前后的情况，及预防接种和传染病史和传染病接触史，小儿常见致病因素有易感外邪、易伤饮食、易受惊吓等。

2. 问妇女　应了解月经的初潮、月经周期、行经天数、经量、经色、经质、末次月经，或痛经、带下、妊娠、产育以及有无经闭或绝经年龄等情况。

四、切诊

（一）脉诊的部位和方法

脉诊的常用部位是手腕部的寸口脉，并分为寸、关、尺三部。通常以腕后高骨为标记，其内侧为关，关前（腕侧）为寸，关后（肘侧）为尺。其临床意义大致为左手寸候心、关候肝胆，右手寸候肺、关候脾胃，两手尺候肾。以中指定关位，示指切寸位，环指（无名指）切尺位。诊脉时用轻力切在皮肤上称为浮取或轻取；用力不轻不重称中取；用重力切按筋骨间称为沉取或重取。诊脉时，医生的呼吸要自然均匀，以医生正常的一呼一吸的时间去计算患者的脉搏数。切脉的时间必须在50秒以上。

（二）正常脉象

正常脉象：三部有脉，沉取不绝，一息四至（每分钟70～80次），不浮不沉，不大不小，从容和缓，流畅有力。临床所见斜飞脉、反关脉均为脉道位置的变异，不属于病脉。

（三）常见病脉及主病

1. 浮脉

（1）脉象：轻取即得，重按反减；举之有余，按之稍弱而不空。

（2）主病：主表证，为卫阳与邪气交争，脉气鼓动于外而致。也见于虚证，多因精血亏损，阴不敛阳或气虚不能内守，脉气浮散于外而致。内伤里虚见浮脉，为虚象严重。

2. 洪脉

（1）脉象：脉形宽大，状如波涛，来盛去衰。

（2）主病：气分热盛。证属实证，乃邪热炽盛，正气抗邪有力，气盛血涌，脉道扩张而致。

3. 大脉

（1）脉象：脉体阔大。但无汹涌之势。

（2）主病：邪盛病进，又主正虚。根据脉之有力与无力，辨别邪正的盛衰。

4. 沉脉

（1）脉象：轻取不应，重按始得。

（2）主病：里证。里实证可见于气滞血瘀、积聚等，为邪气内郁，气血困阻，阳气被遏，不能浮应于外而致，多脉沉而有力按之不衰。里虚证，为气血不足，阳气衰微，不能运行营气于脉外所致，多脉沉无力。

5. 弱脉

（1）脉象：轻取不应，重按应指细软无力。

（2）主病：气血不足，元气耗损。阳气衰微鼓动无力而脉沉。阴血亏虚，脉道空豁而脉细无力。

6. 迟脉

（1）脉象：脉来缓慢，一息脉动不足四至。

（2）主病：寒证。脉迟无力，为阳气衰微的里虚寒证。脉迟有力，为里实寒证。

7. 缓脉

（1）脉象：一息四至，应指徐缓。

（2）主病：湿证、脾虚、亦可见正常人。

8. 结脉

（1）脉象：脉来缓中时止，止无定数。

（2）主病：主阴盛气结，寒痰瘀血，气血虚衰。实证者脉实有力，迟中有止，为实邪郁遏，被抑，脉气阻滞而致。虚证者脉虚无力，迟中有止，为气虚血衰，脉气不相顺接所致。

9. 数脉

（1）脉象：脉来急促，一息五至以上（每分钟90次以上）。

（2）主病：热证。若数而有力，多因邪热鼓动，气盛血涌，血行加速而致。数而无力，多因精血亏虚、虚阳外越、致血行加速、脉搏加快。

10. 促脉

（1）脉象：往来急促，数而时止，止无定数。

（2）主病：实证多为阳盛热实或邪实阻滞，见脉促有力。前者因阳热亢盛，迫动血行而脉数，热灼阴津，津血衰少，致急行血气不相接续，故脉有歇止。后者由气滞、血瘀、痰饮、食积等有形之邪阻闭气机，脉气不相接续而致；虚证多为脏气衰败，可见脉促无力。多因阴液亏耗，真元衰惫，气血不相接续而致。

11. 虚脉

（1）脉象：举之无力，按之空虚，应指软弱。

（2）主病：虚证，多见于气血两虚。因气虚则血行无力，血少则脉道空虚而致。

12. 细脉

（1）脉象：脉细如线，应指明显，按之不绝。

（2）主病：主气血两虚，诸虚劳损；又主伤寒、痛甚及湿证。虚证因营血亏虚，脉道不充，血运无力而致。实证因暴受寒冷或疼痛，则脉道拘急收缩，细而弦紧。湿邪阻遏脉道，则见脉象细缓。

13. 代脉

（1）脉象：脉来迟缓力弱，时发歇止，止有定数。

（2）主病：虚证多脉代而无力，良久不能自还，为脏气衰微，脉气不复所致。实证多脉代而有力，多为痹证、痛证、七情内伤、跌打损伤等邪气阻遏脉道，血行涩滞而致。

14. 实脉

（1）脉象：脉来坚实，三部有力，来去俱盛。

（2）主病：实证。乃邪气亢盛，正气不衰，正邪剧烈交争，气血涌盛，脉道坚满而致。若虚证见实脉则为真气外越之险候。

15. 滑脉

（1）脉象：往来流利，应指圆滑，如盘走珠。

（2）主病：痰饮、食积、实热。为邪正交争，气血涌盛，脉行通畅所致。脉滑和缓者，可见于青壮年的常脉和妇人的孕脉。

16. 弦脉

（1）脉象：形直体长，如按琴弦。

（2）主病：肝胆病、诸痛、痰饮、疟疾。弦为肝脉，以上诸因致使肝失疏泄，气机失常，经脉拘急而致；老年人脉象多弦硬，为精血亏虚，脉失濡养而致。此外，春令平脉亦见弦象。

17. 紧脉

（1）脉象：脉来绷紧有力，屈曲不平，左右弹指，如牵绳转索。

（2）主病：寒证、痛证、宿食。乃邪气内扰，气机阻滞，脉道拘急紧张而致。

18. 濡脉

（1）脉象：浮而细软。

（2）主病：主诸虚，又主湿。

19. 涩脉

（1）脉象：脉细行迟，往来艰涩不畅，如轻刀刮竹。

（2）主病：气滞血瘀，伤精血少，痰食内停。

（四）按诊

按诊是医生用手直接触摸或按压患者某些部位，以了解局部冷热、润燥、软硬、压痛、肿块或其他异常变化，从而推断疾病部位、性质和病情轻重等情况的一种诊病方法。

（1）按胸胁：主要了解心、肺、肝的病变。

（2）按虚里：虚里位于左乳下心尖搏动处，反映宗气的盛衰。

（3）按脘腹：主要检查有无压痛及包块。腹部疼痛，按之痛减，局部柔软者为虚证；按之痛剧，局部坚硬者为实证。

（4）按肌肤：主要了解寒热、润燥、肿胀等内容。肌肤灼热为热证，清冷为寒证。

（5）按手足：诊手足的冷暖，可判断阳气的盛衰。

（6）按俞穴：通过按压某些特定俞穴以判断脏腑的病变。

（李小燕）

第二节　中医治未病

一、亚健康与中医的"未病"

据世界卫生组织的一项全球调查结果显示，全世界真正健康者仅为5%，患病者为20%，而75%则属于以慢性疲劳综合征为主要表现的亚健康者。亚健康是一个新病种，中医通过辨证论治方法可取得明显的疗效，表现出极大的优势。

（一）亚健康的临床症状涉及范围

目前，医学界对亚健康状态的确认尚未达到共识，但有专家提出，在排除疾病之后，在以下30项临床症状中，有6项者即可初步认定处于亚健康状态：

（1）精神紧张，焦虑不安；

（2）孤独自卑，忧郁苦闷；

（3）注意分散，思考肤浅；

（4）容易激动，无事自烦；

（5）记忆减退，熟人忘名；

（6）兴趣变淡，欲望骤减；

（7）懒于交往，情绪低落；

（8）易感乏力，眼易疲倦；

（9）精力下降，动作迟缓；

（10）头昏脑胀，不易复原；

（11）久站头昏，眼花目眩；

（12）肢体酥软，力不从心；

（13）体重减轻，体虚力弱；

（14）不易入眠，多梦易醒；

（15）晨不愿起，昼常嗜睡；

（16）局部麻木，手脚易冷；

（17）掌腋多汗，舌燥口干；

（18）自感低烧，夜有盗汗；

（19）腰酸背痛，此起彼伏；

（20）舌生白苔，口臭自生；

（21）口舌溃疡，反复发生；

（22）味觉不灵．食欲不振；

（23）泛酸嗳气，消化不良；

（24）便稀便秘，腹部饱胀；

（25）易患感冒，唇起疱疹；

（26）鼻塞流涕，咽喉疼痛；

（27）憋气气急，呼吸紧迫；

（28）胸痛胸闷，有压榨感；

（29）心悸心慌，心律不整；

（30）耳鸣耳闭，易晕车船。

（二）中医"未病"状态中异常体质状态临床症状涉及范围

中医的"未病"状态中涉及的异常体质状态有阳虚质、阴虚质、痰湿质、湿热质、瘀血质、气郁质、特禀质、阳亢型体质、气虚质、血虚证、热性、寒性、实性等13种，临床症状涵盖亚健康的30项。

（1）阳虚质：胃寒肢冷，倦怠无力，面白自汗，少气懒言。伴精神不振，口淡不渴，毛发易落，小便清长，大便溏薄。体形多见肥胖，面色少华，肤色柔白，性格多沉静内向，易从寒化伤阳。舌质淡苔白，脉虚迟。

（2）阴虚质：五心烦热，潮热盗汗，午后颧红。伴形体消瘦，健康多梦，口燥咽下，尿水色黄，大便干结，四肢怕热，肤色苍赤。性格急躁，易化热伤阴，动火生风。舌红少津，少苔，脉细弦数无力。

（3）痰湿质：胸闷身重，肢体不爽，痰多声浊。伴精神困顿，食纳不振，便溏腹胀，恶心痞闷，咳喘气短，头目不清或易恶心，舌体胖，苔滑腻，脉濡滑。

（4）湿热质：面垢油光，易生痤疮，常口干、口苦、口臭便干，尿赤。急躁易怒，易患疮疖，易患感冒，唇起疱疹，黄疸热淋、衄血、带下黄浊等病证。舌红少津，少苔或无苔，脉细弦数无力。

（5）瘀血质：部位固定的局部疼痛，面色黧黑，或口唇青紫或肌肤甲错，或皮肤瘀斑，毛发易脱落。伴皮肤丝状红缕，蟹状纹络，口干欲饮而不欲咽，眼眶黯黑，白珠见青紫，丝赤斑斑，妇人行经腹痛，或夹有血块，或闭经。舌质青紫或经脉弦或沉。

（6）气郁质：脑肋胀痛，心烦易怒，精神抑郁，应激能力弱。伴胸闷，喜太息，咽中异物感，脘腹胀满，嗳气吞酸，易惊悸失眠多梦，食欲不振，妇人多疑欲哭，月经不调，经期乳房、腰腹胀痛等症。神态多抑郁不爽，性格多孤僻，内向，气量狭小，多愁善感，舌质红偏暗滞苔多，脉偏弦。

（7）特禀质：对季节气候适应能力差，易患花粉症，易引发宿痰，易药物过敏。易致外邪内侵，形成风团隐疹，咳喘等，舌质淡，苔薄白，脉弦细数。

（8）阳亢型体质：头晕目眩，头痛且胀，烦躁易怒，颜面潮红。咽干口燥，伴失眠多梦，耳鸣目赤，头重脚轻，腰膝酸软，肤色偏红，鼻略红，易出鼻血，性情急躁，大便易干易结，小便多黄赤，气息精热，神志易露。舌质偏红，多披黄苔，脉弦有力或洪数，或弦细数。

（9）气虚质：食欲不振，倦怠乏力，面色苍白，无血色或灰暗，少气懒言，伴精神不振，怕冷怕风，抵抗力低下，头晕目眩，心悸失眠，健忘，唇甲苍白，大便溏薄。舌质淡嫩，苔薄白，脉细弱无力。

（10）血虚质：面色萎黄，唇甲苍白，头晕目眩，心悸不眠，倦怠无力。伴精神不振，面白自汗，少气懒言，小便清长，大便溏薄，手脚易发麻，失眠，健忘。易从寒化伤阳，舌质淡嫩，苔薄白，脉细弱无力。

（11）热性体质：口干舌燥，身体发热，怕热，心情急躁。伴常面红耳赤，便秘，尿少且色黄，易患感冒，唇起疱疹。舌偏红，苔厚，脉细弦数无力。

（12）寒性体质：怕冷，怕风，手脚冰冷，精神虚弱易疲劳。伴常有腹泻，小便色淡且次数多，脸色苍白，唇色淡，女性常月经错后，多血块。舌质淡红，舌苔薄，脉细数。

（13）实性体质：易暴易怒，口干口臭，常有闷热的感觉。伴小便色黄而少，有便秘现象，呼吸气粗，容易腹胀，烦躁不安，失眠，舌质淡红，舌苔薄脉细数。

（三）亚健康＝排除疾病状态中的中医异常体质状态＝"未病"状态

亚健康的临床症状涉及范围在中医异常体质状态的临床症状涉及范围之中，将临床亚健康所涉及的症状以个体发病规律进行总结，按中医舌脉之象，症状属性，阴阳变化，脏腑特征等进行整合，则常见的亚健康状态可能就说是中医"治未病"理论中的"未病"状态。

但"治未病"范畴与亚健康一样只有症候指标，无客观的数据化的诊断指标，所以应在寻找客观诊断指标方面进行深入的研究。

二、中医对"疲劳"的认识

中医很早就认识到人体的疲劳问题，现在仅从以下几方面来介绍：

概念及致病因素：中医称疲劳为"懈怠"、"劳倦"、"疲乏"，属"虚劳"、"虚损"范畴，认为疲劳是身体虚弱的表现，"有以疲劳，形气衰少"，虚指人体脏腑气血亏损，"精气少则虚"。

疲劳可以由多种原因引起，明代医学家张介宾在《练兵全书·论虚损病源》中分析到："劳倦不顾者，多成劳损……或劳于名利……或劳于色欲……或劳于疾病。"但最常见的原因还是"过劳"，即过度劳累。《济生方·清虚门》认为"五劳大伤之虚……多由不能摄生，始于过用。"这句话的意思说，劳伤是因为不能保养好身体，过度消耗体能引起的。

分类：中医将疲劳分为"五劳"、"六极"、"七伤"。

1. 五劳 五劳就是五种劳损，包括肝劳、心劳、脾劳、肺劳、肾劳。《素问·宣明五气篇》对体力性疲劳归纳为五劳伤："久视伤血，久卧伤气，久坐伤肉，久立伤骨，久行伤筋。"过度用眼会引起视疲劳，过分懒散会使精神不振；坐的时间太长或是保持静态的时间太长而不走动，肌肉就会松软而不坚实；持续站立，行走而得不到休息，就会引起筋骨肌肉疲乏，酸软。

2. 六极 六极指疲劳引起的六种较为严重的机体病理变化，包括筋极，脉极，肉极，气极，骨极，精极。严用和《济生方·论五劳六极证治》称："盖劳力谋虑或肝劳，应乎筋极。曲运神机成心劳，应乎脉极；意外过思成脾劳，应乎肉极。预事而忧成肺劳，应乎气极；持志节成肾劳，应乎骨极。"

3. 七伤 七伤指七种对身心伤害的因素，包括太饱伤脾，大怒伤肝，强力受湿伤骨，形寒饮冷伤肺，忧思伤心，风雨寒暑伤形，大怒伤志。

发生过程：中医认为疲劳损害身体是按以下过程进行变化的："积虚成损，积损成劳，积劳成疾。"过劳情志，外邪等致病因素导致脏腑功能失调，气血阴阳不足引起的疲劳，多为肝、脾、肾三脏的损伤为主。肝主疏泄，有疏通气血，条达情绪的作用。肝郁气滞则引起脾胃失和。脾主运化，主肌肉，脾运失常则不能生化营养精微物质，可使肌肉四肢无力。肝主筋，肝的精气衰则筋不能动。肾藏精主骨，肾气伤则精力不济，筋骨酸软，未老先衰，特别易引起性功能阻碍。

（1）劳肌伤筋：张介宾说："人之运动由于筋力，运动过劳，筋必疲极。"从事体力劳动过度容易伤损肌肉筋骨，肝主筋，间接地影响肝气，使气机郁滞，脾气虚，情绪低落，食欲不振，精神疲乏。

（2）忧思伤脾：《灵枢·大惑论》认为过度用脑会引起精神心理方面的疲劳："故神劳则魂魄散志意乱。"情绪变化无常，则易损及脾胃功能，使水谷精华失运，中气升降失常，食欲差。

（3）宋代李杲在《脾胃论》中也说："少气不足以息，倦怠无力，默默不语寝不寐，食不知味，恶热，动则烦扰……"。

（4）疾病引发：中医对疾病导致的疲劳也有认识，《黄帝内经》认为"肝虚，肾虚，脾虚，皆令人体重烦冤"，"脾气虚则四肢不用"，"肾所生病嗜卧"。

总之，由长期疲劳而演变的慢性疲劳综合征是一个多组织器官虚损功能紊乱的病理状态，由多种原因引起，仅靠单一的治法难以奏效，中医药介入疲劳的调养，独具优势。近年来，国内外采用中医药治疗获得了较好的效果，日本用人参青菜汤、小柴胡汤治疗，取得了明显的疗效，国内有专家用张仲景的百合地黄酒、酸枣仁汤加人参、刺五加，沙参、麦冬也收到了满意的疗效。也有学者用补中益气汤或归脾汤类方，只要方证对应，也有显效。总之如要根据临床症状表明，用辨证辨病相结合的辨治方法，对疲劳综合征是大有裨益的。

三、中医"治未病"五原则

"治未病"既是祖国医学传统而先进的医学预防思想，又是现代而全新的预防医学课程。中医一贯主张预防为主，防重于治，故有"上工治未病"之说。自《黄帝内经》以来的2000多年中，众多医家对此进行了大量的理论研究和临床实践，形成了系统的理论，积累了丰富的经验。治未病是中医防治疾病的理论核心，其内涵的实质是采取有效的措施，预防疾病的发生与发展，避免和减轻疾病对人类的危害，进而促进人类的健康和提高人类的生活质量，促使整个医学体系和医疗工作由治病医学向健康医学转变，使人类社会向"无医世界"迈进。"治未病"主要有两方面的贡献：第一，未病的一指健康状态的个体阴平阳秘，气血调和且又不受病邪侵害，即"无病"；二指处于发病或传变的前期状态，疾病早期症状较隐匿且轻的阶段，即"欲病"。第二，总结了治未病的具体措施，一是采取防范措施避免因内在脏腑、阴阳、气血、津液功能失调（内因）及外界致病因素的伤害（外因），而导致各种疾病的发生与发展；二是积极进行治疗，去除致病因子。简言之，其基本理论内容就是："未病先防，已病早治，既病防变，愈后防复，择时防发"。

本人总结多年的临床实践，认为治未病有五原则。

（一）定期体检，见微知著

结合国家劳动保险制度，建立突出中医特色的体质辨识中心或体检站，组织广大人民群众定期体检，"辨病"与"辨体"相结合。开发"体检－预防－保健－诊断－治疗－体检－复发"为一体的环式治未病保健诊疗链，建立完善的体检资料数据库，动态观察和规范管理，定期开展随访和健康教育。定期体检内容不但包括身体疾病，心理疾病，中医体质类型和亚健康状态，及时发现"疾病微征"或"隐态"，且利于早期逆转，恢复健康。通过体检，及早发现并防止疾病传变。

（二）重视先兆，截断逆转

先兆症状是疾病早期发现、早期诊断及早期治疗的关键，对中风的潜症"无者求之"的早期治疗，如出现肢体麻木，沉滞者为脉络阻滞，予活血通络之丹参、鸡血藤、红花、桃仁、川芎、赤芍；若见眩晕则予平肝熄风之勾藤、天麻、石决明、菊花等，从而预防中风的发生，治中风于未发之时。对一些反复发作、发病有规律的疑难痼疾，如现代医学中的免疫性、过敏性及内分泌神经系统或者一些病因尚未明了的疾病，运用中医治未病方法，注意缓解期的扶正固本，结合情绪调摄，体育锻炼，疗效确切。研究表明，将糖耐量减低患者随机分为中药干预组和对照组，中药干预组具有延缓患者糖耐量降低发展到糖尿病，从而进一步延缓糖尿病并发症及糖尿病相关终点事件的发生，提高患者生命质量及延长其生命。

（三）安其未病，防其所传

未病，指尚未患病的脏腑或部位与"已病"和"成病"相对而言。如糖尿病，其特征是持续高血糖，其病理基础是胰岛 B 细胞功能损伤，若血糖控制不良，久之则引起心、脑、肾、眼等脏器的损伤和病变。因此，对糖尿病则在十分重视早期治疗的达标和胰岛功能的修复的同时，选用中药重点养阴、活血通络中药。目前，脂肪肝的检测率日益增多，部分脂肪肝患者可发展为肝纤维化，甚至肝硬化，可以认为脂肪肝不断发展是肝纤维化的前期病变，如能在早期及时治疗，可以阻止其进一步发展，甚至使其逆转，因此其治疗日益受到重视，坚持使用中药治疗，效果是满意的。

（四）掌握规律，先时而治

对于有明显季节性的疾病，常可先时而治，预防为主，往往能事半功倍，如哮喘病，往往秋冬常发在夏季就积极预防，即所谓中医学的"冬病夏治"，疗效确切。对流感过敏性鼻炎等春季多发病，则通过建议患者增强体质，适当锻炼，积极预防来取了"春病冬防"的原则。

（五）三因制宜，各司法度

三因制宜就是因人因地因时制宜。人有老幼、男女、胖瘦以及九种体质分别；地有东西南北之分，时有一年四季之分，这些不同特点，决定了治未病的"同中存异"，也必须遵循这一原则。

综上所述，中医治未病有着悠久的历史和丰富的科学内涵，是中医预防医学的核心和精髓。挖掘整理提高弘扬治未病的学术思想，在临床实践中充实凝练、创新是中医药界的责任，也是社会进步的需要。最先进的医学是"无医世界"。"上工不治已病，治未病"，即是"无医世界"的最好诠释和超前的先进理论。开拓中医治未病的领域是后医学时代的基本原则和方向。

四、中医体质分类与判定

《中国中医药》报于 2009 年 4 月 9 日第四版登出《中医体质分类与判定》标准正式发布，该标准是我国第一部指导和规范中医体质研究及应用的文件，旨在为体质辨识及与中医体质疾病的防治，养生保健、健康管理提供依据，使体质分类科学化、规范化。

该标准将体质分为平和质、气虚质、阳虚质、阴虚质、痰质、湿热质、血瘀质、气郁质、特桌质九个类型，应用了流行病学、免疫学、分子生物学、遗传学、数理统计等多学科交叉的方法，经中医临床专家，流行病学专家，体质专家多次论证而建立的体质辨识的标准化工具，并在国家 973 计划"基于因人制宜思想的中医体质理论基础研究"课题中得到进一步完善。

通过 21948 例流行病学调查，该标准具有指导性，普遍性及可参照性，适用于从事中医体质研究的中医临床医生，科研人员及相关管理人员，并可作为临床实践规定规范及质量评定的重要参考依据。该标准曾在多家"治未病"中心及中医药科研单位以及 26 个省、市、自治区（包括香港特别行政区、台湾地区等）试用。

（一）体质分类

1. 平和质（A 型）

总体特征：阴阳气血调和，以体态适中，面色红润精力充沛等为主要特征。

形体特征：形体匀称健壮。

常见表现：面色、肤色润泽，头发稠密有光泽，目光有神，鼻色明润，嗅觉通利，唇色红润，不易疲劳，精力充沛，耐受寒热，睡眠良好，胃纳佳，二便正常，舌色淡红，苔薄白，脉和缓有力。

心理特征：性格随和开朗。

发病倾向：平素患病较少。

对外界环境适应能力：对自然环境和社会环境适应能力较强。

2. 气虚质（B型）

总体特征：元气不足，以疲乏气短，自汗等气虚表现为主要特征。

形态特征：肌肉松软不实。

常见表现：平素语音低弱。气短懒言，容易疲乏，精神不振，易出汗，舌淡红，舌边有齿痕，脉弱。

心理特征：性格内向、不喜冒险。

发病倾向：易患感冒、内脏下垂等病，病后康复缓慢。

对外界环境适应能力，不耐受风、寒、暑、湿邪。

3. 阳虚质（C型）

总体特征：阳气不足，以畏寒怕冷，手足不温等虚寒表现为主要特征。

形体特征：肌肉松软不实。

常见表现：平素畏冷、手足不温、喜热饮食，精神不振，舌淡胖嫩，脉沉迟。

心理特征：性格多沉静、内向。

发病倾向：易患痰饮，肿胀、泄泻等病，感冒易从寒化。

对外界环境适应能力：耐夏不耐冬，易感风寒、湿邪。

4. 阴虚质（D型）

总体特征：阴液亏少，以口燥咽干，手足心热等虚热为主要特征。

形体特征：形体偏瘦。

常见表现：手足心热，口燥咽干、鼻微干、喜冷饮、大便干燥，舌红少津，脉细数。

心理特征：体质急躁、外向好动、活泼。

5. 痰湿质（E型）

总体特征：痰湿凝聚以形体肥胖，腹部肥满，口黏苔腻浅等痰湿表现为主要特征。

形体特征：体形肥胖、腹部肥满松软。

常见表现：面部皮肤油脂较多，多汗且黏、胸闷、痰多、口黏或甜、喜食肥甘甜黏、苔腻脉滑。

心理特征：性格偏温和，稳重、多善于忍耐。

对外界环境适应能力：对梅雨季节及湿重环境适应能力差。

6. 湿热质（F型）

总体特征：湿热内蕴，以面垢油光，口苦，苔黄腻等湿热表现为主要特征。

形体特征：形体中等或偏瘦。

常见表现：面垢油光易生痤疮，口苦口干，身重困倦，大便黏滞不畅或燥结，小便短黄，男性易阴囊潮湿，女性易带下增多，舌质偏红，苔黄腻，脉滑数。

心理特征：容易心烦气躁。

发病倾向：易患疮疖、黄疸、热淋等病。

对外界环境适应能力：对夏末秋初湿热气候，湿重或气温偏高环境较难适应。

7. 血瘀质（G型）

总体特征：血行不畅，以肤色晦黯，舌质紫黯等血瘀表现为主要特征。

形体特征：胖瘦均见。

常见表现：肤色晦黯，色素沉着、容易出现瘀斑、口唇黯淡、舌黯或有瘀点，舌下络脉紫暗或增粗脉涩。

心理特征：易烦健忘。

发病倾向：易患癥瘕及痛证血证等。

对外界环境适应能力：不耐受寒邪。

8. 气郁质（H型）

总体特征：气体郁滞，以神情抑郁，忧虑脆弱等气郁表现为主要特征。

形体特征：形体瘦者为多。

常见表现：精神抑郁，情感脆弱，烦闷不乐，舌淡红，苔薄白，脉弦。

心理特征：性格内向不稳定，敏感多虑。

发病倾向：易患脏燥、梅核气、百合病及郁证等。

对外界环境适应能力：对精神刺激适应能力较差；不适应阴雨天气。

9. 特禀质（I型）

总体特征：先天失常，以生理缺陷，过敏反应等为主要特征。

形体特征：过敏体质者，一般无特殊，先天禀赋异常者或有畸形，或有生理缺陷。

常见表现：过敏体质者常见哮喘、风团、咽痒、鼻塞、喷嚏等。患遗传性疾病者有垂直遗传先天性家族性特征；患胎传性疾病者具有母体影响个体生长发育及相关疾病特征。

心理特征：随禀质不同情况各异。

发病倾向：过敏体质者患哮喘、荨麻疹、花粉症及药物过敏等；遗传性疾病如血友病先天患愚型等胎传性疾病如五迟（立迟、行迟、发迟、齿迟和语齿）。五软（头软、项软、手足软、肌肉软、口软）解颅胎惊等。

对外界环境适应能力：适应能力差。如过敏体质者对易致过敏季节适应能力差，易引发宿疾。

（二）判断出体质后如何调理

体质是可以调整的。体质既禀成于先天亦关系于后天。体质的稳定性由相似的遗传背景形成年龄性别等因素也可使体质表现出一定的稳定性。然而体质的稳定性是相对的，个体在生长壮老的生命过程中，由于因受环境精神，营养锻炼，疾病等内外环境中诸多因素的影响，会使体质发生变化。体质只具有相对的稳定性，同时具有动态可变性。这种特征是体质可调的基础。

药物及有关治疗方法可纠正机体阴阳气血津液失衡，是体质可调的实践基础。比如我们创制的化痰祛湿方能减少体内脂肪积聚，改变脂质代谢，降低血液黏稠度，改善痰湿体质，使病理性脂肪肝得到逆转，并能防止肝纤维性变。

重视不同体质对疾病与证候的内在联系及对方药等治疗应答反应的差异是实施个体化疹

疗贯彻"因人制宜"思想的具体实践，根据不同体质类型或状态或益气、或补阴、或温阳或利温或开郁或疏血以调整机体的阴阳动静，失衡倾向，体现"以人为本"的治疗原则；及早发现干预体质的偏颇状态进行病因预防，临床前期预防实现调质拒邪，调质防病及调质防变以实践中医"治未病"。如阳虚体质怕冷的人在饮食上可多食牛肉，羊肉、韭菜、生姜等温阳之品，少食梨、西瓜、荸荠菜生冷寒凉食物，少饮绿茶，还可食当归生姜牛肉汤等。

五、九种体质人群的调体保健方案

（一）平和质：调体保健方案

平和质是正常的体质。这类人体形匀称健壮，面色肤色润泽，头发稠密有光泽，目光有神，唇色红润不容易疲劳，精力充沛，睡眠食欲良好，大小便正常，性格随和开朗。平时患病较少，对自然环境和社会环境适应能力较强。

1. 饮食有节　饮食应有节制，不要过饥过饱。不要常吃过冷过热或不干净的食物，粗细粮食要合理搭配，多吃五谷杂粮，蔬菜瓜果，少食过于油腻及辛辣之物。

2. 劳逸结合　生活应有规律，不要过劳累，不宜食后即睡，作息应有规律，应劳逸结合保证充足的睡眠时间。

3. 坚持锻炼　根据年龄和性别，参加适应的运动，如年轻人可适当跑步，打球，老年人可适当散步，打太极拳等。

（二）气虚质：调体保健方案

气虚质的人肌肉松软。和别人爬同样层数的楼，气虚的人就气喘吁吁的。这种类型的人讲话的声音低弱，老是感到自己上气不接下气，气不够用，容易出汗，只要体力劳动的强度大就容易累，防御能力下降，所以容易感冒。

1. 食宜益气健脾　多食用具有益气健脾作用的食物：如黄豆、白扁豆、鸡肉、香菇、大枣、桂圆、蜂蜜等，少食具有耗气作用的食物，如空心菜，生萝卜等。

2. 药膳指导　黄童子鸡：取童子鸡1只洗净，用纱布袋包好，生黄芪9克，取一根细线，一端扎紧纱布袋口，置于锅内，另一端则绑在锅柄上，在锅中加姜葱及适量水煮汤，待童子鸡煮熟后，拿出黄芪包，加入盐、黄酒调味，即可食用。可益气补虚。

山药粥：将山药30克和粳米180克一起入锅加清水适量煮粥，煮熟即成。此粥可在每日晚饭时食用。此粥具有补中益气，益肺固精，强身健体的作用。

3. 起居勿过劳　起居宜有规律，夏季午间应适当休息，保持充足睡眠。平时注意保暖，避免劳动或激烈运动时出汗受风。不要过于劳作，以免损伤正气。

4. 运动宜柔缓　可做一些柔缓的运动，如散步、打太极拳，做操等，并持之以恒。不宜做大负荷运动和出大汗的运动，忌用猛力或做长久憋气的动作。

（三）阳虚质：调体保健方案

阳虚质的人肌肉不健壮，常常感到手脚发寒，胃脘部、背部或腰膝怕冷，衣服比别人穿得多，夏天不喜欢吹空调，喜欢安静，吃或喝凉的东西总会感到不舒服，容易大便稀溏，小便颜色清而量多。性格多沉静、内向。

1. 食宜温阳　平时可多食牛肉、羊肉、韭菜、生姜等温阳之品，少食梨、西瓜、荸荠等生冷寒冻食物，少饮绿茶。

2. 药膳指导　当归生姜羊肉汤：当归 20 克，生姜 30 克，冲洗干净，用清水浸软，切片备用。羊肉 500 克，剔去筋膜，放入开水锅中略烫，除去血水后捞出，切片备用。当归、生姜、羊肉放入砂锅中，加清水、料酒、食盐，旺火烧沸后撇去浮沫，再改用小火炖至羊肉熟烂即成。本品为汉代张仲景名方，温中补血，祛寒止痛，特别适合冬日食用。

韭菜炒胡桃仁：胡桃仁 50 克开水浸泡去包，滤干备用；韭菜 200 克摘洗干净，切成几段备用；麻油倒入砂锅，烧至七成熟时，加入胡桃仁，炸至焦黄，再加入韭菜、食盐翻炒至熟。本品有补肾助阳，温暖腰膝的作用，适用于肾阳不足，腰膝冷痛。

3. 起居要保暖　居住环境应空气流通，秋冬注意保暖，夏季避免长时间待在空调房间。平时注意足下、背部及下腹部丹田部位的保寒保暖，防止出汗过多，在阳光充足的情况下适当进行户外活动。

4. 运动避风寒　可做一些舒缓柔和的运动，如慢跑、散步、打太极卷、做广播操。夏天不宜做过分剧烈的运动，冬天避免在大风、大寒、大雾、大雪及空气污染的环境中锻炼。

（四）阴虚质：调体保健方案

阴虚质的人体形瘦长，经常感到手脚心发热，脸上冒火，面颊潮红或偏红，而受不了夏天的暑热，常感到眼睛干涩、口干咽燥，总想喝水，皮肤干燥经常大便干结，容易失眠，性情急躁，外向好动，舌质偏红，苔少。

1. 食宜滋阴　多食瘦猪肉、鸭肉、绿豆、冬瓜等甘味凉润之品，少食羊肉、韭菜、辣椒、葵瓜子等生温燥烈之品。

2. 药膳指导

莲子百合煲瘦肉：用莲子（去芯）20 克，百合 20 克，猪瘦肉 100 克，加水适量同煲，肉熟后用盐调味食用，每日 1 次。有清心、润肺、益气安神之功效。适用于阴虚质见干咳、失眠、心烦、心悸等症者食用。

蜂蜜蒸百合：将百合 120 克，蜂蜜 30 克抖合均匀，蒸其令熟软。时含数片，后嚼食。本药膳功能补肺、润燥、清热，适用于肺热烦闷，或燥热咳嗽，咽喉干痛等症。

3. 起居忌熬夜　起居应有规律，居住环境宜安静，避免熬夜，剧烈运动和在高温酷暑下工作。

4. 运动勿大汗　适合做有氧运动，可选择太极拳、太极剑、气功等动静结合的传统健身项目。锻炼时要控制出汗量及时补充水分。不宜洗桑拿。

（五）血瘀质：调质保健方案

血瘀质的人面色偏暗，嘴唇颜色偏暗，舌下的静脉瘀紫。皮肤比较粗糙，有时在不知不觉中会出现皮肤瘀青。眼睛里的红丝很多。刷牙时牙龈易出血，容易烦躁，健忘，性情急躁。

1. 食宜行气活血　多食山楂、醋、玫瑰花、金橘等具有活血散结行气疏肝解郁作用的食物。少食肥肉等滋腻之品。

2. 药膳指导　山楂红糖汤：山楂 10 枚。冲洗干净，去核打碎，放入锅中加清水煮 20分钟，调以红糖进食。可活血散瘀。

黑豆川芎粥：川芎 10 克用纱布包裹和黑豆 25 克、粳米 50 克一起水煎煮熟，加适量红糖分次温服，可活血祛瘀，行气止痛。

3. 起居勿安逸　作息时间宜有规律，保持足够的睡眠可早睡早起多锻炼，不可过于安逸，以免气机郁滞而致血行不畅。

4. 运动促血行　可进行一些有助于促进气血运行的运动项目。各种舞蹈。步行健身法，徒步健身操等。血瘀质的人在运动时如出现胸闷，呼吸困难，脉搏显著加快等不适症状，应停止运动去医院进一步检查。

（六）痰湿质：调质保健方案

痰湿质的人体形肥胖、腹部肥满而松软。容易出汗、且多黏腻。经常感到肢体酸困沉重，不轻松。经常感到脸上有一层油。嘴里常有黏黏的或甜腻的感觉，嗓子老有痰，舌苔较厚，性格比较温和。

1. 食宜清淡　饮食应以清淡为主，少食肥肉及甜黏油腻的食物，可多食海带、冬瓜等。

2. 药膳指导　山药冬瓜汤：山药50克、冬瓜50克至锅中慢火煲30分钟，调味后即可饮用。本品可健脾益气利湿。

赤豆鲤鱼汤：将活鲤鱼1尾（约800克）去鳞腮、内脏；将赤豆50克陈皮10克、辣椒6克、草果6克填入鱼腹，放入盆内，加适量料酒生姜葱段、胡椒食盐少许，上笼蒸熟即成。本品健脾除湿化痰，用于痰湿体质症见疲乏，食欲不振，腹胀腹泻，胸闷眩晕者。

3. 起居忌潮湿　居住环境宜干燥而不宜潮湿，平时多进行户外活动。衣着应透气散湿。经常晒太阳或进行日光浴。在湿冷的气候条件下，应减少户外活动，避免受寒淋雨，不要过于安逸。

4. 运动宜渐进　因形体肥胖，易于困倦，故应根据自己的具体情况循序渐进，长期坚持运动锻炼。如散步、慢跑、打乒乓球、羽毛球、网球、游泳、练武术以及适合自己的各种舞蹈。

（七）湿热质：调质保健方案

湿热质的人面部和鼻尖总是油光发亮，脸上容易生粉刺，皮肤容易瘙痒，常感到口苦嗅或嘴里有异味，大便黏滞不爽，小便有发热感，尿色发黄。女性常带下色黄，男性阴囊总是潮湿多汗，脾气比较急躁。

1. 食忌辛温滋腻　饮食以清淡为主，可多食赤豆、绿豆、芹菜、黄瓜、藕等甘寒甘平的食物，少食羊肉、韭菜、生姜、辣椒、胡椒等甘温滋腻及火锅、烹炸、烧烤等辛温助热的食物。

2. 药膳指导

泥鳅炖豆腐：泥鳅500克，去腮及内脏，冲洗干净放入锅中，加清水煮至半熟，再加豆腐250克，食盐适量，炖至熟透即成。可清利湿热。

绿豆藕：粗壮肥莲藕1节去皮，冲洗干净备用，绿豆50克，用清水浸泡后取出，装入莲藕孔内，放入锅中加清水炖至熟透，调以食盐进食，调以食盐进食，可清蒸解毒，明目止渴。

3. 起居避暑湿　避免居住在低洼潮湿的地方，居住环境宜干燥、通风，不要熬夜，过于疲劳。盛夏暑湿较重的季节，减少户外活动的时间。保持充足而有规律的睡眠。

4. 运动强度宜大　适合做大强度大运动量的锻炼，如中长跑、游泳、爬山、各种球类，武术等。夏天由于气温高，湿度大，最好选择在清晨或傍晚较凉爽时锻炼。

（八）气郁质：调质保健方案

气郁质的人，体形偏瘦的较多，常感到闷闷不乐，情绪低沉，容易紧张，焦虑不安。多愁善感，感情脆弱，容易感到害怕，或容易受到惊吓，常感到乳房及两肋部胀痛，常有胸闷的感觉。经常无缘无故的叹气，咽喉部经常有堵塞感或异物感，容易失眠。

1. 食宜疏肝理气　多食黄花菜、海带、山楂、玫瑰花等具有行气解郁、消食、醒神作用的食物。

2. 药膳指导

橘皮粥：橘皮50克，研细末备用，粳米100克，淘洗干净，放入锅内加清水，煮至粥将成时，加入橘皮再煮10分钟即成。本品理气运脾，用于脘腹胀满，不思食欲。

菊花鸡肝汤：银耳15克，洗净撕成小片，清水浸泡待用；菊花10克，茉莉花24朵，温水洗净，鸡肝100克，洗净切薄片备用，将水烧沸先入料酒、姜汁、食盐随即下入银耳及鸡肝，烧沸，打去浮沫。待鸡肝熟，调味再入菊花，茉莉花稍沸即可。佐餐食用，可疏肝清热，健脾宁心。

3. 起居宜动不宜静　气郁体质的人不宜总待在家里，应尽量增加户外活动，如跑步、登山、游泳、武术等。居住环境应安静，防止嘈杂的环境影响心情，保持有规律的睡眠，睡前避免饮茶，咖啡喝可可等具有提神醒脑作用的饮料。

4. 宜参加群众活动　可坚持较大量的运动锻炼，多参加群众性的体育运动项目，如打球、跳舞、下棋等，以便更多地融入社会。

（九）特禀质：调体保健方案

特禀质是一类体质特殊的人群。其中过敏体质的人有的即使不感冒也经常鼻塞打喷嚏、流鼻涕，容易患哮喘，容易对药物、食物、气味、花粉、季节过敏，有的皮肤容易起荨麻疹，皮肤常因过敏出现紫红色瘀点、瘀斑，皮肤常一抓就红，并出现抓痕。

1. 食宜益气固表　饮食宜清淡，均衡，粗细搭配，适当荤素配伍合理，多食益气固表的食物，少食荞麦（含致敏物质荞麦荧光素）、蚕豆、白扁豆、牛肉、鹅肉、鲤鱼、虾、蟹、茄子、酒、辣椒、浓茶、咖啡等辛辣之品，腥膻发物及含致敏物质的食物。

2. 药膳指导　固表粥：乌梅15克、黄芪20克、当归12克、放砂锅中加水煎开，再用小火慢煎成浓汁，取出药垢再加水煎开后取汁，两次药汁合匀，用汁煮粳米100克成粥，加冰糖趁热食用，可养血消风，扶正固表。

葱白红枣鸡肉粥：粳米100克、红枣10枚（去核）、连骨鸡肉100克分别洗净，生姜切片，香菜、葱切末，锅内加水适量，放入鸡肉，姜片大火煮开，然后放入粳米，红枣熬45分钟后，最后加入葱白、香菜，调味服用，可用于过敏性鼻炎及鼻塞、喷嚏、流清涕。

3. 起居避免过敏原　居室宜通风良好，保持室内清洁，被褥、床单要经常洗晒，可防止对尘螨过敏，室内装修后不宜立即搬进居住，应打开窗户让油漆、甲醛等化学物质气体挥发干净后，再搬进新居。春季室外花粉较多时，要减少室外活动时间，可防止对花粉过敏。不宜养宠物，以免对动物过敏，起居应有规律，保持充足的睡眠时间。

4. 加强体育锻炼　积极参加各种体育锻炼，增强体质，天气寒冷时锻炼要主要防寒保暖，防止感冒。

六、体质划分实现因人制宜治未病

(一) 了解自己体质是治未病的前提

治未病实际是对自己的健康状况进行管理，这种管理通过健康评价，针对不同的健康问题和危险因素来制定改善目标，选用针对目标的干预措施，最终达到有效降低危险因素的目的。王琦教授说"这个过程中，从健康到亚健康再到疾病，体质因素的影响不可忽视，各种体质偏颇是疾病发生的内在依据。同时，正是由于体质的不同，导致机体疾病的发生于转归也不尽相同。因此，通过体质辨识，实现个性化的针对性的健康管理师治未病的前提"。

《中医体质分类与判定》标准能在一定程度上对人群以及个体的体质进行量化评价为体质分类提供一个标准化的工具盒方法，因而可被广泛应用于体质与疾病的相关研究，全国大样本流行病学调查研究亚健康人群研究生命质量的评价研究，疾病防治的应用研究，并应用于健康管理及中医体检。

(二) 因人制宜是体质划分的目的

"因人制宜"就是个体化的诊疗，目前个体化的思想正逐步渗入到医学实践中，这将是未来医学发展的方向。如何实践个体化诊疗是中医、西医、中西医结合以及多学科共同关注的问题，其关键是要找到适宜的方法和途径，其实，划分体质的目的就是为了进行个体化的诊疗。

体质是个体相对稳定的生理特性。这种特性在很多情况下决定个体对某些致病因子的易感性和病理过程的倾向性，从而成为疾病预防和治疗的重要依据。中医体质辨识是以人的体质为认知对象，从体质状态及不同体质分类的特性。把握其健康与疾病的整体要素与个体差异，制定防治原则，选择相应的治疗预防，养生方法，从而进行"因人制宜"的干预措施。体质辨识需要科学评价体质和能对其进行科学分类的测量工具。王琦说："我们制定的中医体质分类判定标准科学规范对于个体体质类型的辨识具有较强的可操作性，应用其进行个体的体质辨识，可以认识个体差异性，可以实现个性化养生，预防、治疗、康复，因而对个体治疗具有广泛而重要的实际应用价值"。

(三) 个体体质和环境年龄相关

流行病学调查显示：平和质在 9 种体质类型的构成中占 32.75%，8 种偏颇体质中居于前 4 位的体质类型是：气虚质、湿热质、阴虚质、气郁质，分别占 12.71%、9.8%、8.8% 和 8.73%，合计占 40.32%，是当代人群中主要的偏颇体质类型。

王琦说："人的体质与他所处的自然和社会环境密切相关，其饮食结构、风俗习惯、宗教信仰、生存环境都会影响到个体体质。流行病学调查结果显示：我国东部地区湿热体质较多，南部地区湿热体质和血瘀体质较多，西部地区气虚体质、阴虚体质较多，阳虚体质较少，华北地区湿热体质较多，东北地区气虚体质、阳虚体质较多、气虚体质在西部和东北较多，可能与西部高海拔地区低气压，低氧分压的特殊地理环境，以及东北冬季长，春秋气温比较低有关。阴虚体质在西部较多，可能与西部地区多风、干燥、强紫外线辐射等特殊气候环境有关。湿热体质在南部和东部较多，可能与南部和东部地区高温多雨、易酿生湿热、常吃热量大的饮食有关，即所谓'一方水土，一方人'"。

在个体生命的不同阶段，体质会不断演变，各不相同。随着年龄增高，平和体质逐步减少，气虚体质、阳虚体质、血瘀体质逐步增加，中老年人痰湿体质多见，可能与其生活趋于稳定，且总体生活水平提高有关。在年轻中阴虚体质、湿热体质、气虚体质多见。研究表明，男性平和体质痰湿体质、湿热体质明显多于女性；女性血瘀体质、阳虚体质、气郁体质、阳虚体质明显多于男性。

（四）针对个体差异实施个体化诊疗

王琦说，如今，医学研究的重点也随之改变，从研究人的"病"到研究"病的"人。世界医学界一直关注研究人类体质现象，但尚缺少个体分类方法。韩医四象医学源于《灵枢·通天》"五态人"，韩医界普遍认为四象医学是韩国的民族遗产，并已进行深入研究；日本一贯堂医学也创立了独自的体质医学体系与中医学形成竞争态势。目前的医学还是以治愈疾病为主要目的的医学，针对个体差异的个体化诊疗还在探索之中，尚未得到真正的贯彻实施。如何实施个体化诊疗是中医、西医、中西医结合以及多学科共同关注的问题，其关键是要找到适宜的方法和途径。《中医体质分类与判定》可以充当这个角色。

王琦指出，体质可以进行调整，个体在生长壮老的生命过程中受环境、精神、疾病等内外环境中诸多因素的影响，可以发生变化，体质只是具有相对的稳定性，同时具有动态可变性，通过体质划分可以实现因人制宜治未病。

注：王琦教授是北京中华中医学会体质分会主任委员，也是《中医体质分类与判定》的主要起草人，他编著的《中医体质学》已列入高等中医学院教材之中。

（上文载《中国中医学报》2009 年 4 月 20 日版）

七、中医十二时辰养生法（子午流注法）

子时：（夜里 11 点至次日凌晨 1 点）养胆经；很多人晚上吃完饭以后，八九点就昏昏欲睡，但一到 11 点就清醒了，就是因为阳气开始生发，所以最好在 11 点前睡觉，这样才能慢慢地把这点生机给养起来，人的睡眠与人的寿命有很大关系，睡觉就是在养阳气。

丑时：（凌晨 1 点至 3 点）养肝经，这个时辰一定要有好的睡眠，否则肝就养不起来，不睡觉应酬喝酒会加重肝脏疏泄毒素，影响养肝血。

寅时：（凌晨 3 点至 5 点）养肝经，人睡得最熟的时候应该是 3 点到 5 点，这个时候恰恰是人体气血由静转动的过程，它是通过深度睡眠来完成的。有心脏病的人一定要晚点起来，而且动作要缓慢，也不主张早上锻炼。

卯时：（早晨 5 点至 7 点）养大肠经，这是人体正常排便的时候，可把体内垃圾毒素排出来。排便不畅，应该憋一口气，而不是攥拳。

辰时：（早晨 7 点至 9 点）养胃经，这个时候是天地阳气最旺的时候，也是最容易消化的时候，因为有脾经和胃经在运化，所以早饭一定要吃多，吃好。

巳时：（上午 9 点至 11 点）养脾经，脾是主运化的早点吃的饭在这个时候开始运化。如果脾出了毛病，五脏六腑都会不舒服。如果人体出现消瘦，流口水，水肿等问题，都属于脾病。

午时：（11 点~下午 1 点）养心经，子时和午时是天地气机的转换点，宜养神、养气、养筋，应午睡小憩。

未时：（下午 1 点~3 点）养小肠经，小肠是主吸收的，它的功能是吸收被脾胃腐熟的食物精华，然后把它分配给各个脏器。中午要吃好，营养价值要丰富一些。

申时：（下午3点~5点）养阳膀胱经，最宜多喝水，及时排尿。

酉时：（下午5点~晚7点）养肾经，人的元气藏于肾，此时按摩肾经穴位（肾俞、涌泉）；可补肾。

戌时：（晚7点~9点）养心包经，保持心情愉快，晚餐不宜油腻过饱，饭后散步。

亥时：（晚9点~11点）养三焦经，此时睡眠可使百脉休养生息。

（刘　辉）

第二章

心脑系病证

第一节　健忘

健忘又称"善忘"、"多忘"、"喜忘"，是指记忆减退，遇事易忘的一种病症。健忘多因心脾虚损、髓海不足、心肾不交、痰瘀痹阻等，使心神失养，脑力衰弱所致。

一、病因病机

本病之病因，较为复杂。或因房事不节，肾精暗耗；或因思虑过度，劳伤心脾；或因案牍劳形，耗伤心血；或因禀赋不足，髓海欠充；或痰饮瘀血，痹阻心窍；或年老体弱，神志虚衰；或伤寒大病，耗伤气血等，均可引起健忘的发生。兹将病因病机简述如下：

1. 心脾两亏　心主神志，脾志为思，若思虑过度，劳心伤神，致心脾两亏，心失所养，心神不宁，而成健忘。

2. 心肾不交　大病久病，身体亏虚或房劳过度，阴精暗耗，肾阴亏虚，不能上承于心；心火独亢，无以下交于肾，心肾不交则健忘。

3. 髓海空虚　肾藏精、生髓，上通于脑。脑为元神之府、精髓之海。年迈之人，五脏俱衰，精气亏虚，不能上充于脑，髓海空虚，神明失聪，则健忘。

4. 痰迷心窍　饮食不节，过食肥甘或思虑忧戚，损伤脾胃，脾失健运，痰浊内生；或情志不畅，肝郁化火，炼液为痰；痰浊上犯，心窍被蒙，失于聪敏，则致健忘。

5. 气滞血瘀　情志失调，肝失疏泄，气机不畅，则气滞血瘀；或痰浊阻滞，血行不畅，则痰瘀互结；脑络痹阻，神失所养，浊蔽不明，使人健忘。

总之，健忘病位在脑，在脏属心，与肝、脾、肾关系密切。病属本虚标实，以虚为多。本虚为气血不足，心脾两虚，肾精亏损，髓海不足，心肾不交；标实包括气滞、火郁、痰阻、血瘀。日久病多虚实夹杂，痰瘀互结，数脏同病。

二、诊断与鉴别诊断

（一）诊断

1. 发病特点　各年龄人群均可发病，但以中老年人多见。一般起病隐袭，病程较长。也有继发于热病重病、精神心理疾病之后者。

健忘之发生，临床有以此为主症者，亦有为兼症者，诊断时可视健忘的程度和与他症的关系加以分别。

2. 临床表现　记忆减退，遇事善忘或事过转瞬即忘，重者言谈中不知首尾，即《类证治裁·健忘论治》所谓："陡然忘之，尽力思索不来也。"常伴有心悸、少寐、头晕、反应迟钝等症。

（二）鉴别诊断

1. 痴呆　痴呆与健忘均有记忆障碍，且多见于中老年人，但两者有根本区别。痴呆记忆障碍表现为前事遗忘，不知不晓，并伴随有精神呆滞，沉默少语，语无伦次，时空混淆，计算不能，举动不经等认知障碍与人格改变。而健忘是知其事而善忘，未达到遗忘的程度。有少部分健忘患者久治不愈，可以发展为痴呆。

2. 郁证　郁证以情志抑郁为主证，虽有多忘，但属兼证，主要表现为神志恍惚，情绪不宁，悲忧欲哭，胁肋胀痛，善太息或咽中如有异物梗阻等。而健忘以遇事善忘为主，无情志抑郁之证。郁证以中青年女性多见，健忘多发于中老年人，且男女均可发病。

三、辨证论治

（一）辨证要点

1. 详审病因　引起健忘之原因甚多，当仔细分辨。如年老而健忘者，多缘五脏俱损，精气亏虚；劳心过度而健忘者，缘心脾血虚之故；禀赋虚弱、神志不充者，缘先天不足，肾虚髓空；忧思太过、操劳过度者，以后天受损，脾虚精血不足居多。

2. 明辨虚实　健忘之证，虚者十居八九，但亦有邪实者。其虚多责之心、脾、肾之不足，其实则有痰气凝结与瘀血内停之不同。虚者可见体倦乏力、心悸少寐、纳呆语怯、腰酸耳鸣等症状，舌质淡或边有齿痕，脉多沉细无力或尺弱。其实者多有语言迟缓或神思欠敏等症状，舌苔白厚腻或舌质暗，脉多滑数或弦大。

（二）治疗原则

健忘，因虚而致者多，故治疗以补其不足为主要原则。补法之运用，或补益心脾，或交通心肾，或补肾填精，因证而异。若为气郁、痰阻、血瘀等证，当理气开郁、化痰泄浊、活血化瘀，同时兼顾扶正固本。

（三）分证论治

1. 心脾两亏　记忆减退，遇事善忘，精神倦怠，气短乏力，声低语怯，心悸少寐，纳呆便溏，面色少华。舌质淡，舌苔薄白或白腻，脉细弱无力。

病机：心藏神，脾主思，心脾两亏，则神志失藏，故记忆减退，遇事善忘；脾虚则气血生化不足，气虚则倦怠乏力，气短，神疲；心血虚则心悸，少寐；脾失健运，痰湿内生，则纳呆便溏，舌苔白腻；舌质淡，舌苔白，脉细弱无力，均为心脾两亏之征象。

治法：补益心脾。

方药：归脾汤。方中人参、黄芪、白术、甘草益气健脾；当归、龙眼肉养血和营；茯神、远志、酸枣仁养心安神益智；木香调气，使诸药补而不滞。诸药合用，则气血得补，心神得养，健忘可愈。可合用孔圣枕中丹。兼脘闷纳呆者，加砂仁、厚朴；兼不寐重者，加夜交藤、合欢皮、龙齿。

2. 心肾不交　遇事善忘，心烦失眠，头晕耳鸣，腰膝酸软或盗汗遗精，五心烦热。舌质红，苔薄白或少苔，脉细数。

病机：大病久病或房事不节，伤精耗气，精气亏虚，则脑髓失充，而肾阴亏于下，不能上承于心，心火亢于上，不能下交于肾，水火不济，心肾不交，均致神明失聪，遇事善忘；阴亏于下，阳亢于上，则头晕耳鸣；阴虚火旺，虚火内扰，心神不安，精关不固，则五心烦热，心悸失眠，盗汗遗精；肾为腰之府，肾虚故腰膝酸软。舌质红，苔少，脉细数，均为阴虚火旺之征。

治法：交通心肾。

方药：心肾两交汤化裁。方中熟地、山茱萸补肾益精；人参、当归益气养血；麦门冬、酸枣仁养阴安神；白芥子祛痰以宁心；黄连、肉桂上清心火，下温肾阳，交通心肾。如此，俾心肾交泰，水火既济，精足则神昌，健忘自可向愈。此外，朱雀丸、生慧汤等亦可酌情选用。

3. 髓海空虚　遇事善忘，精神恍惚，形体衰惫，气短乏力，腰酸腿软，发枯齿摇，纳少尿频。舌质淡，舌苔薄白，脉细弱无力。

病机：肾主藏精生髓，上通于脑。年老体衰，五脏俱亏，肾精亏虚，脑海不充，神明失聪，则遇事善忘，精神恍惚；肾主骨，其华在发，腰为肾之府，齿为骨之余，肾虚则腰酸腿软，发枯齿摇；肾与膀胱相表里，肾虚气化失司，州都失职，则尿频；精气亏虚则形体衰惫，气短乏力；脾失健运，则纳呆。舌质淡，舌苔白，脉细弱无力为精气虚弱之征。

治法：填精补髓。

方药：扶老丸。方中有人参、黄芪、白术、茯苓益气补脾；熟地、山茱萸、当归、玄参、麦门冬滋阴补肾；柏子仁、生酸枣仁、龙齿养心安神；石菖蒲、白芥子涤痰开窍。本方补后天以养气血，滋肝肾以益精髓，养荣健脑，宁心益智。若病重虚甚者，可合用龟鹿二仙膏，以加强补肾填精之功；伴心悸失眠者，可用寿星丸；偏于气阴亏虚，可用加减固本丸；阴阳两虚，可用神交汤。

4. 痰迷心窍　遇事善忘，头晕目眩，咯吐痰涎，胸闷体胖，纳呆呕恶，反应迟钝，语言不利。舌质淡，苔白腻，脉滑。

病机：脾失健运，聚湿生痰，痰浊上犯，痹阻脑络，蒙闭心窍，则致健忘，反应迟钝，语言不利；痰浊内阻，清窍不利，则头晕目眩，咯吐痰涎，胸闷；痰阻中焦，运化失司，胃气上逆，则纳呆呕恶；肥人多痰，故本证多见于体胖之人；舌质淡，苔白腻，脉滑，为痰饮之征象。

治法：涤痰通窍。

方药：导痰汤加石菖蒲、远志、白芥子。方中半夏、陈皮、茯苓、甘草燥湿健脾化痰；枳实行气化痰；胆南星化痰开窍。加用石菖蒲、远志、白芥子，以增涤痰开窍、宁心益智之功。若属热痰或痰郁化热，加竹沥、郁金、黄连；伴气虚，加党参、白术、黄芪；痰瘀互结，加丹参、川芎、红花、桃仁或合用血府逐瘀汤。

5. 气滞血瘀　记忆减退，遇事善忘，表情淡漠，情绪低落，胸胁胀闷，失眠头晕，唇甲青紫。舌质淡紫或有瘀斑、瘀点、舌苔白，脉弦或涩。

病机：七情失调，肝失疏泄，气滞血瘀，脑脉痹阻，则记忆减退，遇事善忘，即所谓"瘀在上则忘也"；肝气郁结，则表情淡漠，情绪低落，胸胁胀闷；气滞血瘀，心神失养，清窍不利，则失眠头晕；瘀血内阻，则唇甲青紫；舌质淡紫或有瘀斑、瘀点，舌苔白，脉弦或涩，为气滞血瘀之征。

治法：行气开郁，活血通络。

方药：气郁为主用逍遥散，血瘀为主用血府逐瘀汤。逍遥散中柴胡、薄荷疏肝行气醒脑；白芍、当归养血活血柔肝；白术、茯苓、甘草益气祛痰宁心。血府逐瘀汤中当归、生地、赤芍、川芎养血活血；桃仁、红花、牛膝活血化瘀；柴胡、桔梗、枳壳行气开郁；甘草调和诸药，调中和胃，顾护正气。两方气血并治，各有侧重，当因证选用。若肝郁气滞，心肾不交，可用通郁汤。下焦蓄血而健忘者，可用抵当汤下之。

四、其他

1. 单方验方　远志、石菖蒲等分煎汤，代茶饮。

2. 中成药　开心丸（《圣济总录·心脏门》）：远志、石菖蒲、白茯苓、人参四味，按 4∶3∶3∶2 的比例配方，为末，炼蜜制丸如梧桐子大。每服三十丸，米饮下，日再服，渐加至五十丸。

3. 针灸

（1）取穴百会、中脘、足三里。用艾条温灸百会 30 分钟，中脘针后加灸，足三里针刺补法，留针 30 分钟，每日治疗 1 次。

（2）耳针取穴心、肾、脑干、皮质下、内分泌反应点，采取耳穴压丸法。方法是：将药丸（王不留行、莱菔子）粘在 $0.8cm^2$ 的医用胶布上，找准穴位压痛点贴上，每次每穴连续按压 10 下，每日按压 3～5 次，隔星期换压另一侧耳郭。按压时以局部出现酸、麻、胀、痛感为度。

4. 推拿　头部按摩：用十指指腹均匀搓揉整个头部的发根，从前到后、从左到右，次序不限，务必全部揉到。其重点揉搓穴位是百会、四神聪、率谷。反复 3 次。

（刘素珍）

第二节　失眠

一、概述

失眠，是临床以经常性不能获得正常睡眠为特征的病症。不寐的症情轻重不一，轻者可见入寐困难，时寐时醒，醒后不能再寐，或寐而不酣，严重者可彻夜不寐。根据不寐的临床特点，属西医学的失眠症，对由于更年期综合征、神经官能症、高血压病、脑动脉硬化症患者，出现以失眠为主症者，均可参照本证辨证论治。

凡以不寐或不易入睡，或寐而易醒等为主要临床表现者均可诊断为不寐。其概念较为明确，但不寐作为一个症状，也可出现在其他疾病中，有些医籍文献中的"不得卧"在概念上有两种意思：一是不寐；二是因疾病所苦而不得安卧，这不包括"不寐"之中，如停饮、胸痹、烦躁、脏躁、头痛等。

1. 不寐与停饮　不寐与痰饮中之停饮证都可见难以入睡的症状。但不寐是以难以入睡为主症，且能平卧，临床以虚证多见。而停饮证系痰饮停于胸胁，脉络受阻，饮邪迫肺，肺

·27·

气上逆，而致咳喘不得平卧，并非难以入睡，多见于实证。

2. 不寐与胸痹　不寐以阴血不足，不能奉养脑心，而致不寐为主症，兼见心烦、头晕。而胸痹系气血瘀阻，胸阳不宣所致，临床上以胸闷心痛、心悸盗汗为主症，心烦失眠为兼症。所谓"胸痹不得卧，心痛彻背者……"

3. 不寐与烦躁　二者均有烦躁和不寐的症状，但不寐系由心阴不足，阴虚内热，虚热内扰神明所致，以失眠为主症，兼有心烦或虚烦不安。而烦躁多因邪热壅盛，灼伤心阴，即心中烦不得卧，以烦躁为主症，兼见失眠。

4. 不寐与脏躁　二者共症均为难以入睡。但不寐则是因内伤阴血不足，阳盛阴衰，心肾不交，故难以入睡为主症，心烦不安为兼症。而脏躁则是多因素影响，郁久伤心，或胎前产后精（阴）血亏虚，神明失养，神躁不宁，其主症为烦躁不安、哭笑无常（或喜怒不定），兼有夜寐不安、难以入睡。

5. 不寐与头痛　不寐在阴虚肝旺证中出现头痛与肝阳上亢所致头痛病证相类似。但不寐系因肝阴不足，肝阳上扰脑窍，以失眠为主症，兼有头痛、心烦易怒。而头痛病是由肝阳上亢，循经上扰清窍，以头痛为主症，兼有心烦失眠。

二、辨证治疗

（一）辨证要点

（1）辨轻重：不寐的病症轻重，与其病因、病程久暂有关，通过不同的临床表现加以辨别。轻症表现为少眠或不眠，重者彻夜不眠，轻者数日即安，重者成年累月不解，苦于入睡困难。

（2）辨虚实：不寐的病性有虚实之分。虚证多属阴血不足，心脑失其所养；临床特点为体质瘦弱，面色无华，神疲懒言，心悸健忘，多因脾失化源，肝失藏血，肾失藏精，脑海空虚所致。实证为火盛扰心，或瘀血阻滞；临床特点为心烦易怒，口苦咽干，便秘溲赤，胸闷且痛，多因心火亢盛、肝郁化火、痰火郁滞，气血阻滞所致。

（3）辨脏腑定位：不寐的主要病位在心脑。由于心神被扰或心神失养，神不守舍而致不寐。亦因肾精亏虚，脑海失滋，神不守持，亦为不寐。其他脏腑，如肝、胆、脾、胃、肾的阴阳气血失调，也可扰动心脑之神而致不寐。因而应在兼证上加以辨别。如急躁易怒而不寐者，多为肝火内扰；入睡后易惊醒者，多为心胆虚怯；脘闷苔腻而不寐者，多为脾胃宿食，痰浊内盛；心烦心悸，头晕健忘，腰困胫酸而不寐者，多为阴虚火旺，心肾不交；面色少华，肢倦神疲而不寐者，多为脾虚不运，心神失养；心烦眠，不易入睡，醒后不易再睡者，多为心脾两虚，等等。

（二）分证论治

1. 实证

（1）肝郁化火：

主症：烦热不寐，性情急躁易怒，目赤口苦，口渴喜饮，小便黄赤，大便秘结，舌红苔黄，脉弦而数。

治法：疏肝泻热，宁心安神。

方药：龙胆泻肝汤（龙胆草、泽泻、木通、车前子、当归、柴胡、生地黄）。

若大便秘结，加大黄；如胸闷胁胀，善太息者加郁金、香附。

（2）痰热内扰：

主症：不寐头重，痰多胸闷，吞酸恶心，心烦口苦，目眩，苔腻而黄，脉滑数。

治法：清热化痰，和胃安神。

方药：温胆汤（半夏、橘皮、甘草、枳实、竹茹、生姜、茯苓）。

热重、心烦口苦、舌质红、苔黄腻，脉滑数者加黄连、山栀；食滞脘腹胀闷不适，苔厚腻者加神曲、山楂、莱菔子；若痰热重而大便不通者可用礞石滚痰丸。

2. 虚证

（1）阴虚火旺：

主症：心烦不寐，心悸不安、头晕、耳鸣、五心烦热、口干津少、舌红脉细数。

治法：滋阴降火，养心安神。

方药：黄连阿胶汤（黄连、阿胶、黄芩、鸡子黄、芍药）。

朱砂安神丸（黄连、朱砂、生地黄、归身、炙甘草）。

阴虚阳亢，心烦不安，头昏，耳鸣，加珍珠母、龙齿；心肾不交，虚阳上越，头面烘热，舌尖红，足冷，加肉桂引火归元；肝血不足，阴虚内热，虚烦不眠，头晕目眩，咽干口燥，脉弦细数者合酸枣仁汤清热除烦。

（2）心脾两虚：

主症：梦多易醒，心悸健忘，头晕目眩，神疲肢倦，饮食无味，面色少华，舌淡，苔薄、脉细弱。

治法：补养心脾，以生气血。

方药：归脾汤（党参、黄芪、白术、茯神、酸枣仁、龙眼、炙甘草、当归、远志、生姜、大枣）。

如心血不足者，加阿胶熟地、白芍以养心血，如兼见脘闷纳呆、苔滑腻者，加半夏、陈皮、茯苓、厚朴等，心胆虚怯，梦多易惊，胆怯心悸合安神定志丸。

三、其他疗法

1. 针灸疗法

（1）辨证治疗：心脾两虚者，补三阴交、神门、心俞、膈俞、脾俞；心肾不交者，补肾俞、太溪，泻心俞、劳宫；心胆虚怯者，补心俞、胆俞、大陵、丘墟、神门、三阴交；肝阳上扰者，泻神门、三阴交、肝俞、间使、太冲；肝胆火炽者，泻肝俞、胆俞、太冲、行间；脾胃不和者，泻中脘、天枢、丰隆、内关，补脾俞、神门、足三里、胃俞；心火独亢者，泻神门、内关、三阴交、太溪等。每次选3~4穴，交替针刺，7~10天为1个疗程。

（2）皮肤针：心肾不交者，取心俞、肾俞、神门、太溪、巨阙、神堂、三阴交、夹脊穴（3~6椎，13~21椎）为主穴；配用京门、大钟、大陵、魂门、郄门、通里、厥阴俞等穴。肝胆火旺者，取肝俞、胆俞、太冲、期门、内庭、厥阴俞、外关、身柱、夹脊穴（5~10椎，13~21椎）；配用丘墟、日月、内关、三焦俞、风池、行间。以皮肤针轻叩穴位，使局部皮肤潮红即可，每天或隔天1次。

（3）耳针：选神门、心、脾、肾、脑、下脚端等穴，每次取2~3穴，捻转予中强刺激，留针20分钟。

2. 单验方

(1) 炒酸枣仁 10~15g，捣碎，水煎后，晚上临睡前服。

(2) 炒酸枣仁 10g，麦门冬 6g，远志 3g，水煎后，晚上临睡前顿服。

(3) 酸枣树根（连皮）30g，丹参 12g，水煎 1~2 小时，分 2 次，在午休及晚上临睡前各服 1 次，每天 1 剂。

(4) 核桃仁、黑芝麻、桑葚子叶各 30g，共捣为泥，做成丸，每丸 3g，每服 9g，每天 3 次。

(5) 炙甘草 15g，水煎代茶饮。

(6) 酸枣仁 30g，炒香捣为散，加入人参 30g，辰砂 15g，乳香 7.5g，炼蜜为丸服。治阳虚不眠，心多惊悸。

3. 气功疗法　以坐位入静为主的内差功、强壮功为好。练功时除掌握气功的一般方法要领外，着重入静练习。练功时环境要安静，坐位后全身要放松，眼开一线，注意鼻尖，舌尖抵上颚，唾液多后徐徐下咽。要意守小腹，呼吸均匀细长，鼻吸鼻呼，并默念呼吸次数。念到 100 次再从 1 念起。如不用念数法，可用随息法，即思想高度集中在呼吸上，吸时气下沉入小腹，呼时气渐升细细呼出，思想随着呼吸升降，不开小差。如有杂念，立即把思想收回来。每次练功为 10 分钟，逐渐延长练功时间。本法对失眠效果尚好。

4. 推拿疗法

(1) 推头：坐位，头部垫毛巾。医生站于体侧，一手按头后额部，另一手用拇指平推正中和两侧经线，由前发际推到后发际，手法要平稳，不宜快。然后用掌根大小鱼际部揉两侧及后枕部，由上而下反复揉摩。头部推拿时，嘱患者思想集中在头部推拿手法的刺激上。推 10 分钟左右，便入朦胧状或入睡状为好。推后一般即觉头部轻松舒适感。

(2) 取穴：先取风池、风府穴，用指揉法，手法宜平稳，不需要强刺激，以轻轻得气感为好。再取下肢两侧足三里和三阴交穴，手法同上，强度可稍大。

5. 药膳疗法

(1) 大枣 20 枚，连须葱白 7 棵。将枣洗净水泡发后，煮 20 分钟，再将葱白洗净加入，继续用文火煮 10 分钟，吃枣喝汤，每天 1 次，连服数天。

(2) 龙眼肉 500g，白糖 50g。将龙眼肉放碗中加白糖，反复蒸、晾 3 次，使色泽变黑，将龙眼肉再拌入少许白糖，装瓶备用。每天服 2 次，每次 4~5 颗。连服 7~8 天。上法适用于心脾亏虚之失眠证。

(3) 酸枣仁 15~25 粒，黄花菜 20 根。炒至半熟，捣碎，研成细末。睡前 1 次服完，连服 10~12 天。适用于肝郁气滞证。

(4) 生鸡子黄 1 枚，山药 20g，陈皮 10g，鲜花空叶 60g。将后三味水煮取汁，临睡前以此汁将鸡子黄趁热服下，时间不久，即可安眠。适用于痰湿中阻证失眠。

(5) 炒萝卜子 10g，焦山楂 30g，大枣 15 枚，葱白 7 根，鸡内金 10g，水煎去渣温服。适用于饮食中阻证失眠。

四、预防与调护

（一）预防

(1) 注意精神方面的调摄。由于不寐为心脑神志的病变，故应调摄精神，喜怒有节，心情舒畅；避免脑力劳动过度，精神紧张，保持良好的精神状态。

（2）注意居处环境的安静。要居室或周围环境安静，设法尽量避免和消除周围的噪声，睡前不易听喜乐时间过长，以免引起兴奋而难以入睡。

（3）要生活规律，按时作息，养成良好的睡眠习惯。

（4）要节制房事，以免房劳过度损伤肾精，使脑海空虚，导致失眠。

（5）加强体育锻炼，增强体质，促进形神健康。

（6）平时不应过食辛辣刺激之食物，尤其睡前不宜过多吸烟或过饮浓茶。

（二）调护

（1）生活护理：劝导患者养成生活规律，起居定时的习惯，卧室要光线暗淡舒适，使其安静入睡。

（2）饮食护理：晚餐不宜过饱，少食油煎厚味及不易消化之食物。心脾两虚者宜食当归羊肉汤，阴虚火旺者宜食较多的蔬菜瓜果，忌油煎、烙烤食品。睡前禁喝咖啡、浓茶及吸烟。

（3）注意房室安静，工作人员及陪视人不要大声喧哗，说话轻、走路轻、关门轻、操作轻。

（4）精神调摄。时刻注意患者情绪变化，做好患者思想工作，护士要对精神紧张的患者多在床旁安慰，稳定情绪，消除顾虑，使心情舒畅，促进入睡。

（5）做好诱导工作，如让患者睡前口念数字，听钟声，听轻松音乐，使其渐渐入睡。

（6）加强体育锻炼，如晨起打太极拳、散步等，并持之以恒，促进身心健康。

（7）注意服药方法，一般以午睡及晚上临睡前各服 1 次为好。

（8）及时消除病因，如因痛失眠者应止痛，大便秘结者通便，咳嗽者应止咳等。

（9）对严重不寐者或同时具有精神失常者，要注意安全，防止发生意外。

（刘素珍）

第三节　癫狂

癫病以精神抑郁，表情淡漠，沉默痴呆，语无伦次，静而少动为特征；狂病以精神亢奋，狂躁刚暴，喧扰不宁，毁物打骂，动而多怒为特征。癫病与狂病都是精神失常的疾病，两者在临床上可以互相转化，故常并称。

癫之病名最早见于马王堆汉墓出土的《足臂十一脉灸经》"数瘈疾"。癫狂病名出自《内经》。该书对于本病的症状、病因病机及治疗均有较详细的记载。在症状描述方面，如《灵枢·癫狂》篇说："癫疾始生，先不乐，头重痛，视举，目赤，甚作极，已而烦心"、"狂始发，少卧，不饥，自高贤也，自辨智也，自尊贵也，善骂詈，日夜不休。"在病因病机方面，《素问·至真要大论篇》说："诸躁狂越，皆属于火。"《素问·脉要精微论篇》说："衣被不敛，言语善恶，不避亲疏者，此神明之乱也。"《素问·脉解篇》又说："阳尽在上，而阴气从下，下虚上实，故狂癫疾也。"指出了火邪扰心和阴阳失调可以发病。《灵枢·癫狂》篇又有"得之忧饥"、"得之大恐"、"得之有所大喜"等记载。明确指出情志因素亦可以导致癫狂的发生。《素问·奇病论篇》说："人生而有病癫疾者，此得之在母腹中时。"指出本病具有遗传性。在治疗方面，《素问·病能论篇》说："帝曰：有病怒狂者，其病安生？岐伯曰：生于阳也。帝曰：治之奈何？岐伯曰：夺其实即已，夫食入于阴，长气于

· 31 ·

阳，故夺其食则已，使之服以生铁落为饮，夫生铁落者，下气疾也。"至《难经》则明确提出癫与狂的鉴别要点，如《二十难》记有"重阳者狂，重阴者癫"，而《五十九难》对癫狂二证则从症状表现上加以区别，其曰："狂癫之病何以别之？然：狂疾之始发，少卧而不饥，自高贤也，自辩智也，自倨贵也，妄笑好歌乐，妄行不休是也。癫疾始发，意不乐，僵仆直视，其脉三部阴阳俱盛是也。"对两者的鉴别可谓要言不繁。

癫病与狂病都是精神失常的疾患，其表现类似于西医学的某些精神病，精神分裂症的精神抑郁型、心境障碍中躁狂抑郁症的抑郁型、抑郁发作大致相当于癫病。精神分裂症的紧张性兴奋型及青春型、心境障碍中躁狂抑郁症的躁狂型、躁狂发作、急性反应性精神病的反应兴奋状态大致相当于狂病。凡此诸病出现症状、舌苔、脉象等临床表现与本篇所述相同者，均可参考本篇进行辨证论治。

一、病因病机

癫狂发生的原因，总与七情内伤密切相关，或以思虑不遂，或以悲喜交加，或以恼怒惊恐，皆能损伤心、脾、肝、胆，导致脏腑功能失调和阴阳失于平秘，进而产生气滞、痰结、火郁、血瘀等，蒙蔽心窍而引起神志失常。狂病属阳，癫病属阴，病因病机有所不同。如清代叶天士《临证指南医案》龚商年按："狂由大惊大恐，病在肝胆胃经，三阳并而上升，故火炽则痰涌，心窍为之闭塞。癫由积忧积郁，病在心脾包络，三阴蔽而不宣，故气郁则痰迷，神志为之混淆。"

癫狂发生的存在原发病因、继发病因和诱发因素。原发病因有禀赋不足，情志内伤和饮食不节；继发病因有气滞、痰结、火郁、血瘀等；诱发因素有情志失节，人事怫意，突遭变乱及剧烈的情志刺激。癫病起病多缓慢，渐进发展，癫病病位在肝、脾、心、脑，病之初起多表现为实证，后转换为虚实夹杂，病程日久，损伤心、脾、脑、肾，转为虚证。狂病急性发病，狂病病位在肝、胆、胃、心、脑，病之初起为阳证、热证、实证，渐向虚实夹杂转化，终至邪去正伤，渐向癫病过渡。

兹从气、痰、火、瘀四个方面对本病的病因病机列述如下。

1. 气机阻滞　《素问·举痛论篇》有"百病皆生于气"之说，平素易怒者，由于郁怒伤肝，肝失疏泄，则气机失调，气郁日久，则进一步形成气滞血瘀，或痰气互结，或气郁化火，阻闭心窍而发为癫狂。正如《证治要诀·癫狂》所说"癫狂由七情所郁，遂生痰涎，迷塞心窍"。

2. 痰浊蕴结　自从金元时代朱丹溪提出癫狂与"痰"有关的论点以后，不少医家均宗其说。如明代张景岳《景岳全书·癫狂痴呆》说："癫病多由痰气，凡气有所逆，痰有所滞，皆能壅闭经络，格塞心窍。"近代张锡纯《医学衷中参西录·医方》明确指出"癫狂之证，乃痰火上泛，瘀塞其心与脑相连窍络，以致心脑不通，神明皆乱"。由于长期的忧思郁怒造成气机不畅，肝郁犯脾，脾失健运，痰涎内生，以致气血痰结。或因脾气虚弱，升降失常，清浊不分，浊阴蕴结成痰，则为气虚痰结。无论气郁痰结或气虚痰结，总由"痰迷心窍"而病癫病。若因五志之火不得宣泄，炼液成痰，或肝火乘胃，津液被熬，结为痰火；或痰结日久，郁而化火，以致痰火上扰，心窍被蒙，神志遂乱，也可发为狂病。

3. 火郁扰神　《内经》早就指出狂病与火有关。如《素问·至真要大论篇》指出："诸躁狂越，皆属于火。"《素问·阳明脉解篇》又说："帝曰：病甚则弃衣而走，登高而歌，或至不食数日，逾垣上屋，所上之处，皆非其素所能也，病反能者何也？岐伯曰：四肢者，诸阳之本也，阳盛则四肢实，实则能登高也"、"帝曰：其妄言骂詈不避亲疏而歌者何也？岐伯曰：阳盛则使人妄言骂詈，不避亲疏而不欲食，不欲食故妄走也。"因阳明热盛，上扰心窍，以致心神昏乱而发为狂病。《景岳全书·癫狂痴呆》亦说："凡狂病多因于火，此或以谋为失志，或以思虑郁结，屈无所伸，怒无所泄，以致肝胆气逆，木火合邪，是诚东方实证也，此其邪盛于心，则为神魂不守，邪乘于胃，则为暴横刚强。"综上所述，胃、肝、胆三经实火上升扰动心神，皆可发为狂病。

4. 瘀血内阻　由于血瘀使脑气与脏腑之气不相连接而发狂。如清代王清任《医林改错》说："癫狂一证，哭笑不休，詈骂歌唱，不避亲疏，许多恶态，乃气血凝滞，脑气与脏腑气不接，如同做梦一样。"并自创癫狂梦醒汤治疗本病。另外，王清任还创立脑髓说，其曰："灵机记性在脑者，因饮食生气血，长肌肉，精汁之清者，化而为髓"、"小儿无记性者，脑髓未满，高年无记性者，脑髓渐空。"联系本病的发生如头脑发生血瘀气滞，使脏腑化生的气血不能正常的充养元神之府，或因血瘀阻滞脉络，气血不能上荣脑髓，则可造成灵机混乱，神志失常发为癫狂。

综上所述，气、痰、火、瘀均可造成阴阳的偏盛偏衰，而历代医家多以阴阳失调作为本病的主要病机。如《素问·生气通天论篇》说："阴不胜其阳，则脉流薄疾，并乃狂。"又《素问·宣明五气论篇》说："邪入于阳则狂，邪入于阴则痹，搏阳则为癫疾。"《难经·二十难》说："重阳者狂，重阴者癫。"所谓重阴重阳者，医家论述颇不一致。有说阳邪并于阳者为重阳，阴邪并于阴者为重阴；有说三部阴阳脉皆洪盛而牢为重阳，三部阴阳脉皆沉伏而细为重阴；还有认为气并于阳而阳盛气实者为重阳，血并于阴而阴盛血实者为重阴。概言之，两种属阳的因素重叠相加称为重阳，如平素好动、性情暴躁，又受痰火阳邪，此为重阳而病狂；两种属阴的因素重叠相加，称为重阴，如平素好静，情志抑郁，又受痰郁阴邪，此为重阴而病癫。此后在《诸病源候论》、《普济方》以及明清许多医家的著述中，也都说明机体阴阳失调，不能互相维系，以致阴虚于下，阳亢于上，心神被扰，神明逆乱而发癫狂。

二、诊断

（一）发病特点

本病发生与内伤七情密切相关，性格暴躁、抑郁、孤僻、易于发怒、胆怯疑虑等，是发病的常见因素；头颅外伤、中毒病史对确定诊断也有帮助。但其主要诊断依据是灵机、情志、行为三方面的失常。所谓灵机即记性、思考，谋虑、决断等方面的功能表现。

（二）临床表现

本病的临床症状大致可分为4类，兹分述于后。

（1）躁狂症状：如弃衣而走，登高而歌，数日不食而能逾垣上屋，所上之处，皆非其力所能，妄言骂詈，不避亲疏，妄想丛生，毁物伤人，甚至自杀等，其证属实热，为阳气有余的症状。

（2）抑郁症状：如精神恍惚，表情淡漠，沉默痴呆，喃喃自语或语无伦次，秽洁不知，颠倒错乱，或歌或笑，悲喜无常，其证多偏于虚。为阴气有余的症状，或为痰气交阻。

（3）幻觉症状：幻觉是患者对客观上不存在的事物，却感到和真实的一样，可有幻视、幻听、幻嗅、幻触等症。如早在《灵枢·癫狂》就对幻觉症状有明确的记载："目妄见，耳妄闻……善见鬼神。"再如明代李梴《医学入门·癫狂》记有："视听言动俱妄者，谓之邪祟，甚则能言平生未见闻事及五色神鬼。"此处所谓邪祟，即为幻觉症状。

（4）妄想症状：妄想是与客观实际不符合的病态信念，其判断推理缺乏令人信服的根据，但患者坚信其正确而不能被说服。正如《灵枢·癫狂》所说："自高贤也，自辨智也，自尊贵也。"《中藏经·癫狂》也说："有自委曲者，有自高贤者。"此外，还可有疑病、自罪、被害、嫉妒等妄想症状。

这些临床症状不是中毒、热病所致，头颅 CT 及其他辅助检查没有阳性发现。

总之，癫病多见抑郁症状，呆滞好静，其脉多沉伏细弦；狂病多见躁狂症状，多怒好动，其脉多洪盛滑数，这是两者的区别。至于幻觉症状和妄想症状则既可见于癫病，也可见于狂病。

三、鉴别诊断

1. 痫病　痫病是以突然仆倒，昏不知人，四肢抽搐为特征的发作性疾患，与本病不难区分。但自秦汉至金元时期，往往癫、狂、痫同时并称，常常混而不清，尤其是癫病与痫病始终未能明确分清，及至明代王肯堂才明确提出癫狂与痫病的不同。如《证治准绳·癫狂痫总论》说："癫者或狂或愚，或歌或笑，或悲或泣，如醉如痴，言语有头无尾，秽洁不知，积年累月不愈"；"狂者病之发时猖狂刚暴，如伤寒阳明大实发狂，骂詈不避亲疏，甚则登高而歌，弃衣而走，逾垣上屋，非力所能，或与人语所未尝见之事"；"痫病发则昏不知人，眩仆倒地，不省高下，甚而瘛疭抽掣，目上视，或口眼歪斜，或口作六畜之声。"至此已将癫狂与痫病截然分开，为后世辨证治疗指出了正确方向。

2. 谵语、郑声　谵语是因阳明实热或温邪入于营血，热邪扰乱神明，而出现神志不清、胡言乱语的重症。郑声是指疾病晚期心气内损，精神散乱而出现神识不清，不能自主，语言重复，语声低怯，断续重复而语不成句的垂危征象。狂病与谵语、郑声在症状表现上是不同的，如《东垣十书·此事难知集·狂言谵语郑声辨》记有"狂言声大开自与人语，语所未尝见事，即为狂言也。谵语者，合目自语，言所日用常见常行之事，即为谵语也。郑声者，声战无力，不相接续，造字出于喉中，即郑声也"。

3. 脏躁　脏躁好发于妇人，其症为悲伤欲哭，数欠伸，像如神灵所作，但可自制，一般不会自伤及伤害他人，与癫狂完全丧失自知力的神志失常不同。

四、辨证

（一）辨证要点

1. 癫病审查轻重　精神抑郁，表情淡漠，寡言呆滞是癫病的一般症状，初发病时常兼喜怒无常，喃喃自语，语无伦次，舌苔白腻，此为痰结不深，证情尚轻。若病程迁延日久，则见呆若木鸡，目瞪如愚，灵机混乱，舌苔渐变为白厚而腻，乃痰结日深，病情转重。久则正气日耗，脉由弦滑变为滑缓，终至沉细无力。倘使病情演变为气血两虚，而症见神思恍惚，思维贫乏，意志减退者，则病深难复。

2. 狂病明辨虚实　狂病应区分痰火、阴虚的主次先后，狂病初起是以狂暴无知，情感高涨为主要表现，概由痰火实邪扰乱神明而成。病久则火灼阴液，渐变为阴虚火旺之证，可见情绪焦躁，多言不眠，形瘦面赤舌红等症状。这一时期，分辨其主次先后，对于确定治法处方是很重要的。一般说，亢奋症状突出，舌苔黄腻，脉弦滑数者，是痰火为主，而焦虑、烦躁、失眠、精神疲惫，舌质红少苔或无苔，脉细数者，是阴虚为主。至于痰火、阴虚证候出现的先后，则需对上述证候，舌苔、脉象的变化作动态的观察。

（二）证候

1. 癫病

（1）痰气郁结：精神抑郁，表情淡漠，寡言呆滞，或多疑虑，语无伦次，或喃喃自语，喜怒无常，甚则忿不欲生，不思饮食。舌苔白腻，脉弦滑。

病机分析：因思虑太过，所愿不遂，使肝气被郁，脾失健运而生痰浊。痰浊阻蔽神明，故出现抑郁、呆滞、语无伦次等症；痰扰心神，故见喜怒无常，忿不欲生，又因痰浊中阻，故不思饮食。苔腻、脉滑皆为气郁痰结之征。

（2）气虚痰结：情感淡漠，不动不语，甚则呆若木鸡，目瞪如愚，傻笑自语，生活被动，灵机混乱，甚至目妄见，耳妄闻，自责自罪，面色萎黄，便溏溲清。舌质淡，舌体胖，苔白腻，脉滑或脉弱。

病机分析：癫久正气亏虚，脾运力薄而痰浊益甚。痰结日深，心窍被蒙，故情感淡漠而呆若木鸡，甚至灵机混乱，出现幻觉症状；脾气日衰故见面色萎黄，便溏、溲清诸症。舌淡胖，苔白腻，脉滑或弱皆为气虚痰结之象。

（3）气血两虚：病程漫长，病势较缓，面色苍白，多有疲惫不堪之象，神思恍惚，心悸易惊，善悲欲哭，思维贫乏，意志减退，言语无序，魂梦颠倒。舌质淡，舌体胖大有齿痕，舌苔薄白，脉细弱无力。

病机分析：癫病日久，中气渐衰，气血生化乏源，故面色苍白，肢体困乏，疲惫不堪；因心血内亏，心失所养，可见神思恍惚，心悸易惊，意志减退诸症。舌胖，脉细是气血俱衰之征。

2. 狂病

（1）痰火扰心：起病急，常先有性情急躁，头痛失眠，两目怒视，面红目赤，突然狂暴无知，情感高涨，言语杂乱，逾垣上屋，气力逾常，骂詈叫号，不避亲疏，或毁物伤人，或哭笑无常，登高而歌，弃衣而走，渴喜冷饮，便秘溲赤，不食不眠。舌质红绛，苔多黄腻，脉弦滑数。

病机分析：五志化火，鼓动阳明痰热，上扰清窍，故见性情急躁，头痛失眠；阳气独盛，扰乱心神，神明昏乱，症见狂暴无知，言语杂乱，骂詈不避亲疏；四肢为诸阳之本，阳盛则四肢实，实则登高、逾垣、上屋，而气力超乎寻常。舌绛苔黄腻，脉弦而滑数，皆属痰火壅盛，且有伤阴之势。以火属阳，阳主动，故起病急骤而狂暴不休。

（2）阴虚火旺：狂病日久，病势较缓，精神疲惫，时而躁狂，情绪焦虑、紧张，多言善惊，恐惧而不稳，烦躁不眠，形瘦面红，五心烦热。舌质红，少苔或无苔，脉细数。

病机分析：狂乱躁动日久，必致气阴两伤，如气不足则精神疲惫，仅有时躁狂而不能持久。由于阴伤而虚火旺盛，扰乱心神，故症见情绪焦虑，多言善惊，烦躁不眠，形瘦面红等。舌质红，脉细数，也为阴虚内热之象。

（3）气血凝滞：情绪躁扰不安，恼怒多言，甚则登高而歌，弃衣而走，或目妄见，耳妄闻，或呆滞少语，妄思离奇多端，常兼面色暗滞，胸胁满闷，头痛心悸，或妇人经期腹痛，经血紫暗有块。舌质紫暗有瘀斑，舌苔或薄白或薄黄，脉细弦，或弦数，或沉弦而迟。

病机分析：本证由血气凝滞使脑气与脏腑气不相接续而成，若瘀兼实热，苔黄，脉弦致，多表现为狂病；若瘀兼虚寒，苔白，脉沉弦而迟，多表现为癫病。但是无论属狂属癫，均以血瘀气滞为主因。

五、治疗

（一）治疗原则

1. 解郁化痰，宁心安神　癫病多虚，为重阴之病，主于气与痰，治疗宜解郁化痰，宁心安神，补养气血为主要治则。

2. 泻火逐痰，活血滋阴　狂病多实，为重阳之病，主于痰火、瘀血，治疗宜降其火，或下其痰，或化其瘀血，后期应予滋养心肝阴液，兼清虚火。

概言之，癫病与狂病总因七情内伤，使阴阳失调，或气并于阳，或血并于阴而发病，故治疗总则以调整阴阳，以平为期，如《素问·生气通天论篇》所说："阴平阳秘，精神乃治。"

（二）治法方药

1. 癫病

（1）痰气郁结：疏肝解郁，化痰开窍。

方药：逍遥散合涤痰汤加减。药用柴胡配白芍疏肝柔肝，可加香附、郁金以增理气解郁之力，其中茯苓、白术可以健脾化浊。涤痰汤为二陈汤增入胆南星、枳实、人参、石菖蒲、竹茹而成，胆南星、竹茹辅助二陈汤化痰，石菖蒲合郁金可以开窍，枳实配香附可以理气，人参可暂去之。单用上方恐其效力不达，须配用十香返生丹，每服1丸，日服两次，是借芳香开窍之力，以奏涤痰散结之功；若癫病因痰结气郁而化热者，症见失眠易惊，烦躁不安而神志昏乱，舌苔转为黄腻，舌质渐红，治当清化痰热，清心开窍，可用温胆汤送服至宝丹。

（2）气虚痰结：益气健脾，涤痰宣窍。

方药：四君子汤合涤痰汤加减。药用人参、茯苓、白术、甘草四君益气健脾以扶正培本。再予半夏、胆南星、橘红、枳实、石菖蒲、竹茹涤除痰涎，可加远志、郁金，既可理气化痰，又能辅助石菖蒲宣开心窍。若神思迷惘，表情呆钝，症情较重，是痰迷心窍较深，治宜温开，可用苏合香丸，每服1丸，日服两次，以豁痰宣窍。

（3）气血两虚：益气健脾，养血安神。

方药：养心汤加减。方中人参、黄芪、甘草补脾益气；当归、川芎养心血；茯苓、远志、柏子仁、酸枣仁、五味子宁心神；更有肉桂引药入心，以奏养心安神之功。若兼见畏寒蜷缩，卧姿如弓，小便清长，下利清谷者，属肾阳不足，应加入温补肾阳之品，如补骨脂、巴戟天、肉苁蓉等。

2. 狂病

（1）痰火扰心：泻火逐痰，镇心安神。

方药：泻心汤合礞石滚痰丸加减。方中大黄、黄连、黄芩苦寒直折心肝胃三经之火，知母滋阴降火而能维护阴液，佐以生铁落镇心安神。礞石滚痰丸方用青礞石、沉香、大黄、黄芩、朴硝，逐痰降火，待痰火渐退，礞石滚痰丸可改为包煎。胸膈痰浊壅盛，而形体壮实，脉滑大有力者，可采用涌吐痰涎法，三圣散治之，方中瓜蒂、防风、藜芦三味，劫夺痰浊，吐后如形神俱乏，当以饮食调养。阳明热结，躁狂谵语，神志昏乱，面赤腹满，大便燥结，舌苔焦黄起刺或焦黑燥裂，舌质红绛，脉滑实而大者，宜先服大承气汤急下存阴，再投凉膈散加减清以泻实火；病情好转而痰火未尽，心烦失眠，哭笑无常者，可用温胆汤送服朱砂安神丸。

（2）阴虚火旺：滋阴降火，安神定志。

方药：选用二阴煎加减，送服定志丸。方中生地、麦门冬、玄参养阴清热；黄连、木通、竹叶、灯芯草泻热清心安神；可加用白薇、地骨皮清虚热；茯神、炒酸枣仁、甘草养心安神。定志丸方用人参、茯神、石菖蒲、甘草，其方健脾养心，安神定志，可用汤药送服，也可布包入煎。若阴虚火旺兼有痰热未清者，仍可用二阴煎适当加入全瓜蒌、胆南星、天竺黄等。

（3）气血凝滞：活血化瘀，理气解郁。

方药：选用癫狂梦醒汤加减，送服大黄䗪虫丸。方中重用桃仁合赤芍活血化瘀，还可加用丹参、红花、水蛭以助活血之力；柴胡、香附理气解郁；青陈皮、大腹皮、桑白皮、苏子行气降气；半夏和胃，甘草调中。如蕴热者可用木通加黄芩以清之；兼寒者加干姜、附子助阳温经。大黄䗪虫丸方用大黄、黄芩、甘草、桃仁、杏仁、芍药、干生地、干漆、虻虫、水蛭、蛴螬、䗪虫。可祛瘀生新，攻逐蓄血，但需要服用较长时期。

（三）其他治法

1. 单方验方

（1）黄芫花：取花蕾及叶，晒干研粉，成人每日服1.5~6克，饭前一次服下，10~20日为一个疗程，主治狂病属痰火扰心者。一般服后有恶心、呕吐、腹泻等反应，故孕妇、体弱、素有胃肠病者忌用。

（2）巴豆霜：1~3克，分2次间隔半小时服完，10次为一个疗程，一般服用2个疗程，第1个疗程隔日1次，第2个疗程隔两日1次。主治狂病，以痰火扰心为主者。

2. 针灸　取穴以任督二脉、心及心包经为主，其配穴总以清心醒脑，豁痰宣窍为原则，其手法多采用三人或五人同时进针法，狂病多用泻法，大幅度捻转，进行强刺激，癫病可用平补平泻的手法。

（1）癫病主方：①中脘、神门、三阴交；②心俞、肝俞、脾俞、丰隆。两组可以交替使用。

（2）狂病主方：①人中、少商、隐白、大陵、丰隆；②风府、大椎、身柱；③鸠尾、上脘、中脘、丰隆；④人中、风府、劳宫、大陵。每次取穴一组，4组穴位可以轮换使用。狂病发作时，可独取两侧环跳穴，用四寸粗针，行强刺激，可起安神定志作用。

3. 灌肠疗法　痰浊蒙窍的癫病：以生铁落、牡蛎、石菖蒲、郁金、胆南星、法半夏、礞石、黄连、竹叶、灯芯草、赤芍、桃仁、红花组方，先煎生铁落、礞石30分钟，去渣加其他药物煎30分钟，取汁灌肠。

4. 饮食疗法　心脾不足者：黄芪莲子粥，取黄芪，文火煎10分钟，去渣，入莲子、粳米，煮粥。心肾不交者：百合地黄粥。生地切丝，煮1~2分钟，去渣，入百合，粳米煮成粥，加蜂蜜适量。

六、转归及预后

癫病属痰气郁结而病程较短者，及时祛除壅塞胸膈之痰浊，复以理气解郁之法，较易治愈；若病久失治，则痰浊日盛而正气日虚，乃成气虚痰结之证；或痰郁化热，痰火渐盛，转变为狂病。气虚痰结证如积极调治，使痰浊渐化，正气渐复，则可以向愈，但较痰气郁结证易于复发。若迁延失治或调养不当，正气愈虚而痰愈盛，痰愈盛则症愈重，终因灵机混乱，日久不复成废人。气血两虚治以扶正固本，补养心脾之法，使气血渐复，尚可向愈，但即使病情好转，也多情感淡漠，灵机迟滞，工作效率不高，且复发机会较多。

狂病骤起先见痰火扰心之证，急投泻火逐痰之法，病情多可迅速缓解；若经治以后，火势渐衰而痰浊留恋，深思迷惘，其状如癫，乃已转变为癫病。如治不得法或不及时，致使真阴耗伤，则心神昏乱日重，其证转化为阴虚火旺，若此时给予正确的治疗，使内热渐清而阴液渐复，则病情可向愈发展。如治疗失当，则火愈旺而阴愈伤，阴愈亏则火愈亢，以致躁狂之症时隐时发，时轻时重。另外，火邪耗气伤阴，导致气阴两衰，则迁延难愈。狂病日久出现气血凝滞，治疗得法，血瘀征象不断改善，则癫狂症状也可逐渐好转。若病久迁延不愈，可形成气血阴阳俱衰，灵机混乱，预后多不良。

七、预防与护理

癫狂之病多由内伤七情而引起，故应注意精神调摄：在护理方面，首先应正确对待患者的各种病态表现，不应讽笑、讽刺，要关心患者。对于尚有一些适应环境能力的轻症患者，应注意调节情志活动，如以喜胜忧，以忧胜怒等。对其不合理的要求应耐心解释，对其合理的要求应尽量满足。对重症患者的打人、骂人、自伤、毁物等症状，要采取防护措施，注意安全，防止意外。对于拒食患者应找出原因，根据其特点进行劝导、督促、喂食或鼻饲，以保证营养。对有自杀、杀人企图或行为的患者，必须严密注意，专人照顾，并将危险品如刀、剪、绳、药品等严加收藏，注意投河、跳楼、触电等意外行为。

（刘素珍）

第四节　痫病

痫病，又称癫痫，是以发作性的神情恍惚，甚则突然仆倒，昏不知人，口吐涎沫，两目上视，肢体抽搐，或口中怪叫，移时苏醒为主要临床表现的一种疾病。

痫病有关记录始见于《内经》，称为"巅疾"，对其病因及临床表现均有载。在病因方面强调先天因素，《素问·奇病论篇》云："人生而有病巅疾者，病名曰何，安所得之？岐伯曰：病名为胎病，此得之在母腹中时，其母有所大惊，气上而不下，精气并居，故令子发为巅疾也。"这里不仅提出了癫疾的病名，还指出癫疾又称胎病，发病与先天因素有关。《灵枢·癫狂》云"癫疾始作，先反僵，因而脊痛"及"癫疾始作，而引口啼呼，喘悸者"，为关于本病最早的论述。

关于痫病的治疗方法，历代医家多认识到其有发作性的特点，主张发作时先行针刺。若频繁发作则于醒后急予汤药调治，着重治标；神志转清，抽搐停止，处于发作间期可配制丸药常服，调和气血，息风除痰，以防痫病再发。

综上所述，《内经》奠定了痫病的理论基础，而后世医家则对其病因、病机、临床症状及治疗进行了较多的补充和发展，虽然有些认识和理论与现代认识有所分歧，但其为现代中医学治疗本病提供了丰富的基础资料。

本病与西医学所称的癫痫基本相同，无论原发性癫痫或某些继发性癫痫，均可参照本篇进行辨证论治。

一、病因病机

本病《内经》称为"巅疾"，可理解为病变部位在巅顶，属于脑病。以卒暴昏仆和四肢抽搐为主症，应属内风证。其病因病机多与先天因素、情志失调、饮食及劳逸失节，跌打外伤或患他病后，导致脏腑功能失调，风、火、痰、瘀肆虐于内而发病。

1. 积痰内生　痰与痫病的发生密切相关，积痰内伏是痫病发病的原因之一。故有"无痰不作痫"之论。初病实证，多由痰热迷塞心窍所成；久病虚证，多由痰湿扰乱神明而致。痰有热痰及湿痰之分。热痰之生，可由五志过极或房劳过度成郁火，如郁怒忧思可生肝火；房劳伤肾，肾阴不足，因肾水不济，心火过盛，火邪炼熬滓液，酿成热痰；或过食醇酒肥甘，损伤脾胃而生痰热，痰热迷塞心窍可成痫；另外，火邪可触动内伏痰浊，痰随火升，阻蔽心包，可使痫发，即"无火不动痰"之谓。湿痰则可由脾失健运，聚湿而生。

2. 先天因素　《慎斋遗书·羊癫风》云："羊癫风，系先天之元阴不足，以致肝邪克土伤心故也。"这里明确提出发病与先天因素有关，由于肝肾阴血不足，心肝之气易于受损，致使肝气逆乱，神不守舍，则发昏仆、抽搐之症。此多见于儿童发病者。

3. 惊恐而致　《证治汇补·痫病》云："或因卒然闻惊而得，惊则神出舍空，痰涎乘间而归之。"可见惊对癫痫的发作至关重要。因惊则心神失守，如突然感受大惊大恐，包括其他强烈的精神刺激都可导致发痫，此即《诸病源候论》所称惊怖之后，气脉不足，因惊而作痫者。

4. 脑部外伤　多由跌扑挫伤，或出生难产，致脑窍受伤，神志逆乱，昏不知人，瘀血阻滞，络脉不和，可致痫病发生。

由于痫病多时发时止，反复发作，日久必然影响到五脏的功能，导致五脏气血阴阳俱虚，即所谓"痫久必归五脏"，故多见虚实夹杂、正虚邪实。

综上所述，本病病位在脑，以头颅神机受损为本，心、肝、脾、肾脏腑功能失调为标，病因病机总不离风、痰、火、瘀，而其中尤以积痰为主要。内风触动痰、火、瘀之邪，气血逆乱，清窍蒙蔽则发病。正如《临证指南医案·癫痫门》按语所云："痫证或由惊恐，或由饮食不节，或由母腹中受惊，以致脏气不平，经久失调，一触积痰，厥气内风，卒焉暴逆，莫能禁止，待其气反然后已。"

二、诊断

（一）发病特点

具有突然、短暂、反复3个特点。发病突然，指起病急，若有发作前的前驱症状，也为时极短，旋即昏仆、抽搐发作。短暂，指发作时间短，一般发作至神志转清5～15分钟。但病情有轻重的不同，发作时间也有长短的区别。有的突然神志丧失仅几秒钟，有的神昏抽搐持续半小时以上而不能自止。反复，指反复发作，发无定时，但其间歇长短亦因病情轻重而不同，严重者有一日数十次以上发作的，也有数日一发者，比较轻的患者有逾月或半年以上一发者。

（二）临床表现

1. 发作前可有眩晕、胸闷、叹息等先兆 发作时一般具有神志失常和（或）肢体抽搐等特定的临床症状。因证候轻重之异，发作表现各有不同。小发作者，表现为突然神志丧失而无抽搐，如患者突然中断活动，手中物件掉落，或短暂时间两目凝视、呆木不动、呼之不应，经几秒钟即迅速恢复，事后对发作情况完全不知。大发作者症见来势急骤，卒倒叫号，昏不知人，频频抽掣，口吐涎沫，经数分钟，甚至数十分钟，神志渐清，苏醒后对发作情况一无所知，常觉全身倦怠，头昏头痛，精神萎靡。一般来说，发作时间短、间歇时间长者病情轻，反之，则病情重。

2. 多有先天因素或家族史 尤其发于幼年者，发作前多有诱因，如惊恐、劳累、情志过极、饮食不洁或不节，或头部外伤、劳累过度等。

3. 临床检查有阳性表现 脑电图检查可有阳性表现，颅脑 CT 及 MRI 检查有助于诊断。

三、鉴别诊断

1. 中风 痫病重症应与中风鉴别。清代李用粹《证治汇补·痫与卒中痉病辨》云："三症相因，但痫病仆时口作六畜声，将醒时吐涎沫，醒后复发，有连日发者，有一日三五发者。若中风……则仆地无声，醒时无涎沫，亦不复发。唯痉病虽时发时止，然身体强直，反张如弓，不似痫病身软作声也。"痫病与中风虽可同有昏仆，然痫病多仆地有声，神昏片刻即醒，醒后如常，且多伴有肢体抽搐、口吐白沫、四肢僵直、两手握固、双目上视、小便失禁等，多无半身不遂、口眼歪斜等，并有多次发作病史可寻；中风则仆地无声，神昏者多较重，持续时间长，需经救治或可逐渐清醒，多遗有半身不遂、偏身麻木诸症存在。但应注意少数中风先兆者表现与癫痫相似，对年龄40岁以上首次发者需注意鉴别。临床上中风有继发癫痫者。

2. 痉病 痫病与痉病均有时发时止、四肢抽搐拘急症状，但痫病发时可有口吐涎沫及口中可有异常叫声，发作后四肢软倦，短时内神志转清，不伴发热；痉病发时多身强直而兼角弓反张，不易清醒，常伴发热，多有原发病存在。

3. 厥证 厥证除见突然仆倒，昏不知人外，还可见面色苍白、四肢厥冷，而无痫病之口吐涎沫，两目上视，四肢抽搐和口中怪叫等症状，临床上可资鉴别。

四、辨证

（一）辨证要点

1. 辨病情轻重 判断本病之轻重决定于两个方面，一是病发持续时间之长短，一般持续时间长则病重，短则病轻；二是发作间隔时间久暂，间隔时间久则病轻，短暂则病重，临床表现的轻重与痰结之深浅和正气的盛衰相关。

2. 辨证候虚实 痫病发作期多见痰火扰神或风痰闭窍，以实为主或实中挟虚，休止期多见心脾、亏虚，多属虚证或虚中挟实。阳痫发作多实，阴痫发作多虚。

（二）证候

发作期分阳痫、阴痫两类，休止期分脾虚痰盛、肝火痰热、肝肾阴虚 3 种证候。

1. 发作期

（1）阳痫证：发作前常有头晕头痛，胸闷，善欠伸等先兆症状，或可无明显症状，旋即昏倒仆地，不省人事，面色先潮红、紫红，继之青紫或苍白，口唇青暗，两目上视，牙关紧闭，颈项侧扭，项背强直，四肢抽搐，或喉中痰鸣，或口吐涎沫，或发时有口中怪叫，甚则二便自遗，移时苏醒，除感疲乏无力外，一如常人。舌质红或暗红，苔多白腻或黄腻，脉弦数或弦滑。

病机分析：头晕头痛，胸闷欠伸为风痰上逆；内风挟痰横窜，气血逆乱于胸中，心神失守，故昏仆、不省人事；面色先见潮红系由风阳上涌而成，继之面色紫红、青紫或苍白、口唇青暗皆由风痰、痰热蔽塞心胸，阳气受遏，或血行瘀阻，使清气不得入，而浊气不得出所致；重者发痫时手足冰冷，两目上视，牙关紧闭，颈项侧扭，四肢抽搐皆由内风窜扰筋脉所成。喉中痰鸣、口吐涎沫、并发怪叫等，按《张氏医通·痫》所论："惟有肝风故作搐搦，搐搦则通身之脂液逼迫而上，随逆气而吐出于口也。"舌红属热，苔腻主湿盛，黄腻苔为内蕴痰热；其脉弦滑，属风痰内盛之征。唯风痰聚散无常，故反复发作而醒后一如常人。

本证若调治不当，或经常遇有惊恐、劳累、饮食不节等诱因触动，导致频繁发作，进而正气渐衰，湿痰内盛，可转变为阴痫。

（2）阴痫证：发作时面色黯晦萎黄，手足清冷，双眼半开半合而神志昏愦，偃卧拘急，或颤动、抽搐时发，口吐涎沫，一般口不啼叫，或声音微小。也有仅表现为呆木无知，不闻不见，不动不语；或动作中断，手中持物落地；或头突然向前倾下，又迅速抬起；或仅二目上吊数秒至数分钟即可恢复，而病发后对上述症状全然不知，多一日数次频作。醒后全身疲惫，数日后逐渐恢复，或醒后如常人。舌质淡，苔白腻，脉多沉细或沉迟。

病机分析：本证在儿科常由慢惊之后痰迷心窍而成。成人则因阳痫病久，频繁发作使正气日衰，痰结不化，逐渐演变而来。阴痫病主在脾肾先后天受损，一则气血生化乏源，再则命火不足，气化力薄，水寒上泛，故发痫时面色黯晦萎黄，手足清冷；湿痰上壅，蒙蔽神明，故双眼半开半阖，神志昏愦；如血不养筋，筋膜燥涩，虚风暗煽，则偃卧拘急或颤动抽搐时发；口吐涎沫乃内伏痰湿壅盛，随气逆而涌出；口不啼叫或叫声微小，是虽有积痰阻窍所致；呆木无知，二目上吊是神明失灵之象；痫病频发，耗伤正气，而见全身疲倦，数日方可恢复。舌腻脉沉，均属阳虚湿痰内盛之征。

2. 休止期

（1）脾虚痰盛：神疲乏力，身体瘦弱，食欲不佳，大便溏薄，咯痰或痰多，或恶心泛呕，或胸宇痞闷。舌质淡，苔白腻，脉濡滑或细弦滑。

病机分析：脾虚生化乏源，气血不足，故神疲乏力，身体瘦弱；因积痰内伏日久则伤脾，脾虚则痰浊日增，壅塞中州，升降失调，致食欲不佳、恶心泛呕、咯痰胸闷、大便溏薄。

（2）肝火痰热：平素情绪急躁，每因焦急郁怒诱发病发生，痫止后，仍然烦躁不安，失眠，口苦而干，便秘，或咯痰胶稠。舌质偏红，苔黄，脉弦数。

病机分析：肝火亢盛则情绪急躁，口苦而干；痫止后急躁加重者，因风阳耗竭肝阴，虚火内扰而致；肝火扰乱心神，故心烦失眠；肝火煎熬津液，结而为痰，故痰胶稠咳吐不爽。

（3）肝肾阴虚：痫病频发，神思恍惚，面色晦暗，头晕目眩，两目干涩，耳轮焦枯不泽，健忘失眠，腰酸腿软，大便干燥。舌质红，脉细数。

病机分析：痫病频发则气血先虚，肝肾俱亏，肾精不足，髓海失养，可见神思恍惚、面色晦暗、健忘诸症；肝血不足，两目干涩，血虚肝旺故头晕目眩；肾开窍于耳，主腰膝，故肾精虚亏则耳轮焦枯不泽、腰酸腿软，阴亏大肠失润则便秘。舌质红，脉细数，为精血不足之征。

以上3种证候，临床上可互相转化。因痫病总属神志疾患，故五志之火常是主要的诱发因素，心肝之火可以动痰，火与痰合则痰热内生，痰热耗气日久，必致中气虚乏，痰浊愈盛即成脾虚痰盛之证；痰热灼阴也可出现肝肾阴虚之证。另一方面，以痫久必归五脏，若病程长、发作频者，由肝肾阴精不足，虚火炼液生痰，可在阴虚的基础上出现肝火痰热之证；脾虚痰盛者，如遇情志之火所激，也可使痰浊化热而见肝火痰热的证候。

五、治疗

（一）治疗原则

1. 治分新久　大抵痫病初发，多为阳痫，治以息风涤痰泻火为主。痫病日久，多属阴痫，以补益气血，调理阴阳为大法。肝虚者养其血，肾虚者补其精，脾气虚者助其运，心气不足者，安其神，总以补虚为本。

2. 病分急缓　病发为急，以开窍醒神定痫以治标；平时为缓，以去邪补虚以治其本。

3. 重视行痰　治病当重行痰，而行痰又当顺气。顽痰胶固，需辛温开导，痰热胶着须清化降火。要言之，本病治疗主要在风、痰、火、虚4个字。

（二）治法方药

1. 发作期

（1）阳痫证：急以开窍醒神，继以泻热涤痰，息风定痫。

方药：急救时针刺人中、十宣、合谷等穴以醒神开窍，或可静脉用清开灵注射液，或灌服清热镇惊汤。方中生石决明平肝息风，紫石英镇心定惊，龙胆草泻肝经之实火，与山栀、木通同用有通达三焦利湿之效。用生大黄泻热，反佐干姜辛开苦降和胃降逆，又助天竺黄、胆南星清热豁痰；远志、石菖蒲逐痰开窍；天麻、钩藤息风止痉；柴胡为引经药，又能疏气解郁，配用朱砂、麦门冬可防龙胆草等苦燥伤阴，兼可安神。

此外，尚可用汤药送服定痫丸，方中天麻、全蝎、僵蚕平肝息风而止抽搐；川贝母、胆南星、半夏、竹沥、石菖蒲化痰开窍，而降逆气；琥珀、茯神、远志、辰砂镇心安神而定惊；茯苓、陈皮健脾理气；丹参、麦门冬理血育阴；姜汁、甘草可温胃和中。服药后如大量咯痰，或大便排出黏痰样物者，均属顽痰泄化现象，为病情好转的表现。

（2）阴痫证：急以开窍醒神，继以温阳除痰，顺气定痫。

方药：急针刺人中、十宣穴以开窍醒神，或可静脉用参附注射液，或灌服以五生饮合二陈汤。五生饮中以生南星、生半夏，生白附子辛温除痰，半夏兼以降逆散结，南星兼祛风解痉，白附子祛风痰、逐寒湿；川乌大辛大热，散沉寒积滞，黑豆补肾利湿。合二陈汤顺气化痰，共奏温阳、除痰、定痫之功效。

2. 休止期

（1）脾虚痰盛：健脾化痰。

方药：六君子汤加减。若痰多加制南星、瓜蒌，呕恶者加竹茹、旋覆花；便溏者加薏苡仁、白扁豆。若痰黄量多，舌苔黄腻者，可改用温胆汤。

（2）肝火痰热：清肝泻火，化痰开窍。

方药：用龙胆泻肝汤合涤痰汤加减。方以龙胆草、山栀、黄芩、木通等泻肝经实火；半夏、橘红、胆南星、石菖蒲化痰开窍。若项强直视，手足抽搐者，可兼用化风锭1~2丸：

（3）肝肾阴虚：滋养肝肾。

方药：大补元煎加减。方中熟地、山药、山茱萸、杜仲、枸杞子均滋养肝肾之品；还可酌情加用鹿角胶、龟版胶、阿胶等以补髓养阴，或牡蛎、鳖甲以滋阴潜阳。若心中烦热者可加竹叶、灯芯草以清热除烦；大便干燥者，加肉苁蓉、当归、火麻仁以滋液润肠。也可用定振丸，滋补肝肾，而息风止痛。在休止期投以滋养肝肾之品，既能息风，又能柔筋，对防止痫病的频发具有一定的作用。

有外伤病史而常发痫者，或痫病日久频繁发作者，常可见瘀血之证，如头痛头晕，胸中痞闷刺痛，气短，舌质暗或舌边有瘀点、瘀斑、脉沉弦。治疗应重视活血化瘀，并酌加顺气化痰，疏肝清火等品，如通窍活血汤加减。另外上述各证方中，均可加入适量全蝎、蜈蚣等虫类药，以息风解毒、活络解痉而镇痫，可提高疗效。一般多研粉，每服1~1.5克，每日2次为宜，小儿酌减。

（三）其他治法

1. 单方验方

（1）三圣散（《儒门事亲》）：防风、瓜蒂、藜芦。用于痰涎壅盛的阳痫，但体虚者慎用。

（2）七福饮（《景岳全书》）：人参、熟地、当归、炒白术、炙甘草、酸枣仁、远志。用治痫病气血俱虚而心脾为甚者：

（3）平补镇心丹（《和剂局方》）：龙齿、远志、人参、茯神、酸枣仁、柏子仁、当归身、石菖蒲、生地、肉桂、山药、五味子、麦门冬、朱砂。治痫病止时惕惕不安，因惊怖所触而发者。

2. 针灸 多用于发作期，法拟豁痰开窍，平肝息风。取穴以督脉、心及心包经穴为主，痫发时刺用泻法。

（1）主方：分两组，可交替使用。①百会、印堂、人中、内关、神门、三阴交。②鸠尾、中脘、内关、间使、太冲。

（2）加减法：①阳痫而抽掣搐搦重者，酌加风池、风府、合谷、太冲、阳陵泉。②阴痫而湿痰盛者，酌加天突、丰隆，灸百会、气海、足三里。③癫痫反复颁发者，针印堂、人中，灸中脘，也可针会阴、长强穴。

六、转归及预后

痫病转归及预后取决于患者的体质强弱及正气盛衰、邪气轻重。本病发病有反复发作的特点，病程一般较长，少则一两年，甚则终身不愈。体质强，正气足者，治疗恰当，痫发后调理适当，可控制发作次数，但多难以根治；体质弱，正气不足，痰浊沉固者，多迁延日久，缠绵难愈，预后较差。故如病为阳痫者，治疗确当，痫止后再予丸药调理数月，可以控制发作；阴痫及久病正虚而邪实者，则疗效较差。阳痫初发或病程在半年以内者，尤应重视休止期的治疗和精神、饮食的调理，如能防止痫病的频繁发作，一般预后较好。如虽病阳痫，但因调治不当，或经常遇有情志不遂、饮食不节等诱因的触动，可致频繁发作，进而正虚邪盛转变为阴痫。另外，若频繁反复发作者，少数年幼患者智力发育受到影响，可出现智力减退，甚至成为痴呆，或因昏仆跌伤而致后遗症，也可因发痫时痰涎壅盛，痰阻气道，而成窒息危候，若不能及时抢救，致阴阳离决而亡。

七、预防和护理

痫病预防有二：一是对已知的致病因素和诱发因素的预防，以及采取增强体质的有关措施。最重要的是保持精神愉快，情绪乐观，避免精神刺激，怡养性情。生活宜规律，起居有节。适当参加文娱活动和体育锻炼，不可过劳，保证充足的睡眠。对病程长、体质差的患者，适当加强营养也很重要。二是加强休止期的治疗，防止痫病频繁发作，延长发作的间歇时间，也是预防的重要方面。痫病患者不宜参加驾驶及高空作业等，不宜骑自行车，以免发生意外。孕妇应加强保健，避免胎元受损。

本病的护理工作非常重要。对病情观察要认真仔细，重视神志的变化、持续的时间和证候表现以及舌象、脉象、饮食、睡眠和二便的情况，为辨证论治提供可靠的资料。对频繁发作者，要加用床挡等保护装置，以免发作时从床上跌下。有义齿者应取下。痫病发作时，应用裹纱布的压舌板放于上下磨牙间，以免咬伤舌头。神志失常者，应加强护理，以免发生意外。对痫病日久又频繁发作的重症患者，于发作时特别应注意保持呼吸道的通畅，以免发生窒息死亡。饮食宜清淡，多吃青菜，或选用山药、薏苡仁、赤豆、绿豆、小米煮粥，可收健脾化湿的功效。忌过冷过热食物刺激，少食肥甘之品，减少痰湿滋生。

（刘素珍）

第五节　眩晕

眩晕是以目眩与头晕为主要表现的病证。目眩即眼花或眼前发黑，视物模糊；头晕即感觉自身或外界景物摇晃、旋转，站立不稳。两者常同时并见，故统称为"眩晕"。

眩晕最早见于《内经》，称为"眩冒"、"眩"。《内经》对本病病因病机的论述主要包括：外邪致病，如《灵枢·大惑论》说："故邪中于项，因逢其身之虚……入于脑则脑转。脑转则引目系急，目系急则目眩以转矣。"因虚致病，如《灵枢·海论》说："髓海不足，则脑转耳鸣，胫酸眩冒。"《灵枢·卫气》说"上虚则眩"。与肝有关，如《素问·至真要大论篇》云："诸风掉眩，皆属于肝。"与运气有关，如《素问·六元正纪大论篇》云："木郁之发……甚则耳鸣眩转。"

眩晕作为临床常见症状之一，可见于西医学的多种病证。如椎－基底动脉供血不足、颈椎病、梅尼埃病、高血压、低血压、阵发性心动过速、房室传导阻滞、贫血、前庭神经元炎、脑外伤后综合征等。临床以眩晕为主要表现的疾病，或某些疾病过程中出现眩晕症状者，均可参考本篇有关内容辨证论治。

一、病因病机

眩晕，以内伤为主，尤以肝阳上亢、气血虚损，以及痰浊中阻为常见。眩晕多系本虚标实，实为风、火、痰、瘀，虚则为气血阴阳之虚。其病变脏腑以肝、脾、肾为重点，三者之中，又以肝为主。

1. **肝阳上亢** 肝为风木之脏，体阴而用阳，其性刚劲，主动主升，如《内经》所说："诸风掉眩，皆属于肝。"阳盛体质之人，阴阳平衡失其常度，阴亏于下，阳亢于上，则见眩晕；或忧郁、恼怒太过，肝失条达，肝气郁结，气郁化火，肝阴耗伤，风阳易动，上扰头目，发为眩晕；或肾阴素亏不能养肝，阴不维阳，肝阳上亢，肝风内动，发为眩晕。正如《临证指南医案·眩晕门》华岫云按："经云诸风掉眩，皆属于肝，头为六阳之首，耳目口鼻皆系清空之窍，所患眩晕者，非外来之邪，乃肝胆之风阳上冒耳。"

2. **肾精不足** 脑为髓之海，髓海有余则轻劲多力，髓海不足则脑转耳鸣，胫酸眩冒。而肾为先天之本，主藏精生髓。若年老肾精亏虚；或因房事不节，阴精亏耗过甚；或先天不足；或劳役过度，伤骨损髓；或阴虚火旺，扰动精室，遗精频仍；或肾气亏虚，精关不固，滑泄无度，均使肾精不足而致眩晕。

3. **气血亏虚** 脾胃为后天之本，气血生化之源，如忧思劳倦或饮食失节，损伤脾胃，或先天禀赋不足，或年老阳气虚衰，而致脾胃虚弱，不能运化水谷，生化气血；或久病不愈，耗伤气血；或失血之后，气随血耗。气虚则清阳不振，清气不升；血虚则肝失所养，虚风内动；皆能发生眩晕。如《景岳全书·眩晕》所说："原病之由有气虚者，乃清气不能上升，或汗多亡阳而致，当升阳补气；有血虚者，乃因亡血过多，阳无所附而然，当益阴补血，此皆不足之证也。"

4. **痰浊中阻** 饮食不节、肥甘厚味太过损伤脾胃，或忧思、劳倦伤脾，以致脾阳不振，健运失职，水湿内停，积聚成痰；或肺气不足，宣降失司，水津不得通调输布，留聚而生痰；或肾虚不能化气行水，水泛而为痰；或肝气郁结，气郁湿滞而生痰。痰阻经络，清阳不升，清空之窍失其所养，则头目眩晕。若痰浊中阻更兼内生之风火作祟，则痰夹风火，眩晕更甚；若痰湿中阻，更兼内寒，则有眩晕昏仆之虑。

5. **瘀血内阻** 跌仆坠损，头脑外伤，瘀血停留，阻滞经脉，而致气血不能荣于头目；或瘀停胸中，迷闭心窍，心神飘摇不定；或妇人产时感寒，恶露不下，血瘀气逆，并走于上，迫乱心神，干扰清空，皆可发为眩晕。如《医学正传·眩运》说："外有因坠损而眩运者，胸中有死血迷闭心窍而然。"

总之，眩晕反复发作，病程较长，多为本虚标实，并常见虚实之间相互转化。如发病初期，病程较短时多表现为实证，即痰浊中阻、瘀血内阻，或阴阳失调之肝阳上亢，若日久不愈，可转化为气血亏虚、肾精不足之虚证；也有气血亏虚、肾精不足所致眩晕者，反复发作，气血津液运行不畅，痰浊、瘀血内生，而转化为虚实夹杂证。痰浊中阻者，由于痰郁化火，煽动肝阳，则可转化为肝阳上亢或风挟痰浊上扰；由于痰浊内蕴，阻遏气血运行，日久可致痰瘀互结。

二、诊断

（一）发病特点

眩晕可见于任何年龄，但多见于 40 岁以上的中老年人。起病较急，常反复发作，或渐进加重。可以是某些病证的主要临床表现或起始症状。

（二）临床表现

本证以目眩、头晕为主要临床表现，患者眼花或眼前发黑，视外界景物旋转动摇不定，或自觉头身动摇，如坐舟车，同时或兼见恶心、呕吐、汗出、耳鸣、耳聋、怠懈、肢体震颤等症状。

三、鉴别诊断

1. 厥证　厥证以突然昏倒，不省人事，或伴有四肢逆冷，一般常在短时内苏醒，醒后无偏瘫、失语、口舌歪斜等后遗症。眩晕发作严重者，有欲仆或晕旋仆倒的现象与厥证相似，但神志清醒。

2. 中风　中风以猝然昏仆，不省人事，伴有口舌歪斜，半身不遂，言语謇涩为主症，或不经昏仆而仅以喎僻不遂为特征。而眩晕仅以头晕、目眩为主要症状，不伴有神昏和半身不遂等症。但有部分中风患者以眩晕为起始症状或主要症状，需密切观察病情变化，结合病史及其他症状与单纯的眩晕进行鉴别。

3. 痫病　痫病以突然仆倒，昏不知人，口吐涎沫，两目上视，四肢抽搐，或口中如做猪羊叫声，移时苏醒，醒后一如常人为特点。而眩晕无昏不知人，四肢抽搐等症状。痫病昏仆与眩晕之甚者似，且其发作前常有眩晕、乏力、胸闷等先兆，痫病发作日久之人，常有神疲乏力，眩晕时作等症状出现，故亦应与眩晕进行鉴别。

四、辨证论治

（一）辨证

1. 辨证要点

（1）辨虚实：眩晕辨虚实，首先要注意舌象和脉象，再结合病史和伴随症状。如气血虚者多见舌质淡嫩，脉细弱；肾精不足偏阴虚者，多见舌嫩红少苔，脉弦细数；偏阳虚者，多见舌质胖嫩淡暗，脉沉细、尺弱；痰湿重者，多见舌苔厚滑或浊腻，脉滑；内有瘀血者，可见舌质紫黯或舌有瘀斑瘀点，唇黯，脉涩。起病突然，病程短者多属实证；反复发作，缠绵不愈，或劳则诱发者多属虚证，或虚实夹杂证。

（2）辨标本缓急：眩晕多属本虚标实之证，肝肾阴亏，气血不足，为病之本；痰、瘀、风、火为病之标。痰、瘀、风、火，其临床特征不同。如风性主动，火性上炎，痰性黏滞，瘀性留着等等，都需加以辨识。其中尤以肝风、肝火为病最急，风升火动，两阳相搏，上干清空，症见眩晕，面赤，烦躁，口苦，脉弦数有力，舌红，苔黄等，亟应注意，以免缓不济急，酿成严重后果。

2. 证候

（1）肝阳上亢：眩晕，耳鸣，头胀痛，易怒，失眠多梦，脉弦。或兼面红，目赤，口苦，便秘尿赤，舌红苔黄，脉弦数或兼腰膝酸软，健忘，遗精，舌红少苔，脉弦细数；或眩晕欲仆，泛泛欲呕，头痛如掣，肢麻震颤，语言不利，步履不正。

病机分析：肝阳上亢，上冒巅顶，故眩晕、耳鸣、头痛且胀，脉见弦象；肝阳升发太过，故易怒；阳扰心神，故失眠多梦；若肝火偏盛、循经上炎，则兼见面红，目赤，口苦，脉弦且数；火热灼津，故便秘尿赤，舌红苔黄；若属肝肾阴亏，水不涵木，肝阳上亢者，则兼见腰膝酸软，健忘遗精，舌红少苔，脉弦细数。若肝阳亢极化风，则可出现眩晕欲仆，泛泛欲呕，头痛如掣，肢麻震颤，语言不利，步履不正等风动之象。此乃中风之先兆，宜加防范。

（2）气血亏虚：眩晕，动则加剧，劳累即发，神疲懒言，气短声低，面白少华，或萎黄，或面有垢色，心悸失眠，纳减体倦，舌色淡，质胖嫩，边有齿印，苔薄白，脉细或虚大；或兼食后腹胀，大便溏薄，或兼畏寒肢冷，唇甲淡白；或兼诸失血证。

病机分析：气血不足，脑失所养，故头晕目眩，活动劳累后眩晕加剧，或劳累即发；气血不足，故神疲懒言，面白少华或萎黄；脾肺气虚，故气短声低；营血不足，心神失养，故心悸失眠；气虚脾失健运，故纳减体倦。舌色淡，质胖嫩，边有齿印，苔薄白，脉细或虚大，均是气虚血少之象。若偏于脾虚气陷，则兼见食后腹胀，大便稀溏。若脾阳虚衰，气血生化不足，则兼见畏寒肢冷，唇甲淡白。

（3）肾精不足：眩晕，精神萎靡，腰膝酸软，或遗精，滑泄，耳鸣，发落，齿摇，舌瘦嫩或嫩红，少苔或无苔，脉弦细或弱或细数。或兼见头痛颧红，咽干，形瘦，五心烦热，舌嫩红，苔少或光剥，脉细数；或兼见面色㿠或黧黑，形寒肢冷，舌淡嫩，苔白或根部有浊苔，脉弱尺甚。

病机分析：肾精不足，无以生髓，脑髓失充，故眩晕，精神萎靡；肾主骨，腰为肾之府，齿为骨之余，精虚骨骼失养，故腰膝酸软，牙齿动摇；肾虚封藏固摄失职，故遗精滑泄；肾开窍于耳，肾精虚少，故时时耳鸣；肾其华在发，肾精亏虚故发易脱落。肾精不足，阴不维阳，虚热内生，故颧红，咽干，形瘦，五心烦热，舌嫩红、苔少或光剥，脉细数。精虚无以化气，肾气不足，日久真阳亦衰，故面色㿠或黧黑，形寒肢冷，舌淡嫩，苔白或根部有浊苔，脉弱尺甚。

（4）痰浊内蕴：眩晕，倦怠或头重如蒙，胸闷或时吐痰涎，少食多寐，舌胖，苔浊腻或白厚而润，脉滑或弦滑，或兼结代。或兼见心下逆满，心悸怔忡，或兼头目胀痛，心烦而悸，口苦尿赤，舌苔黄腻，脉弦滑而数，或兼头痛耳鸣，面赤易怒，胁痛，脉弦滑。

病机分析：痰浊中阻，上蒙清窍，故眩晕；痰为湿聚，湿性重浊，阻遏清阳，故倦怠，头重如蒙；痰浊中阻，气机不利，故胸闷；胃气上逆，故时吐痰涎；脾阳为痰浊阻遏而不振，故少食多寐；舌胖、苔浊腻或白厚而润，脉滑、或弦滑、或兼结代，均为痰浊内蕴之征。若为阳虚不化水，寒饮内停，上逆凌心，则兼见心下逆满，心悸怔忡。若痰浊久郁化火，痰火上扰则头目胀痛，口苦；痰火扰心，故心烦而悸；痰火劫津，故尿赤；苔黄腻，脉弦滑而数，均为痰火内蕴之象。若痰浊夹肝阳上扰，则兼头痛耳鸣，面赤易怒，胁痛，脉弦滑。

（5）瘀血阻络：眩晕，头痛，或兼见健忘，失眠，心悸，精神不振，面或唇色紫黯。舌有紫斑或瘀点，脉弦涩或细涩。

病机分析：瘀血阻络，气血不得正常流布，脑失所养，故眩晕时作；头痛，面唇紫黯，舌有紫斑瘀点，脉弦涩或细涩均为瘀血内阻之征。瘀血不去，新血不生，心神失养，故可兼见健忘、失眠、心悸、精神不振。

五、治疗

（一）治疗原则

1. 标本兼顾　眩晕多属本虚标实之证，一般在眩晕发作时以治标为主，眩晕减轻或缓解后，常须标本兼顾，如日久不愈，则当针对本虚辨治。

2. 治病求本　眩晕的治疗应注意治疗原发病，如因跌仆外伤，鼻衄，妇女血崩、漏下等失血而致的眩晕，应重点治疗失血；脾胃不健，中气虚弱者，应重在治疗脾胃。一般原发病得愈，眩晕亦随之而愈。辨证论治中应注意审证求因，治病求本。

（二）治法方药

1. 肝阳上亢　平肝潜阳，清火息风。

方药：天麻钩藤饮加减。本方以天麻、钩藤平肝风治风晕为主药，配以石决明潜阳，牛膝、益母草下行，使偏亢之阳气复为平衡；加黄芩、栀子以清肝火；再加杜仲、桑寄生养肝肾；夜交藤、茯神以养心神、固根本。若肝火偏盛，可加龙胆草、丹皮以清肝泄热；或改用龙胆泻肝汤加石决明、钩藤等以清泻肝火。若兼腑热便秘者，可加大黄、芒硝以通腑泄热。若肝阳亢极化风，宜加羚羊角（或羚羊角骨）、牡蛎、代赭石之属以镇肝息风，或用羚羊角汤加减（羚羊角、钩藤、石决明、龟版、夏枯草、生地、黄芩、牛膝、白芍、丹皮）以防中风变证的出现。若肝阳亢而偏阴虚者，加滋养肝肾之药，如牡蛎、龟版、鳖甲、何首乌、生地、淡菜之属。若肝肾阴亏严重者，应参考肾精不足证结合上述化裁治之。

2. 气血亏虚　补益气血，健运脾胃。

方药：八珍汤、十全大补汤、人参养营汤等加减。若偏于脾虚气陷者，用补中益气汤；若为脾阳虚衰，可用理中汤加何首乌、当归、川芎、肉桂等以温运中阳。若以心悸、失眠、健忘为主要表现者，则以归脾汤为首选。血虚甚者，用当归补血汤，本方以黄芪五倍于当归，在补气的基础上补血，亦可加入枸杞子、山药之属，兼顾脾肾。

若眩晕由失血引起者，应针对失血原因而治之。如属气不摄血者，可用四君子汤加黄芪、阿胶、白及、三七之属；若暴失血而突然晕倒者，可急用针灸法促其复苏，内服方可用六味回阳饮，重用人参，以取益气回阳固脱之意。

3. 肾精不足　补益肾精，充养脑髓。

方药：河车大造丸加减。本方以党参、茯苓、熟地、天门冬、麦门冬大补气血而益真元，紫河车、龟版、杜仲、牛膝以补肾益精血；黄柏以清妄动之相火。可选加菟丝子、山茱萸、鹿角胶、女贞子、莲子等以增强填精补髓之力。若眩晕较甚者，可选加龙骨、牡蛎、鳖甲、磁石、珍珠母之类以潜浮阳。若遗精频频者，可选加莲须、芡实、桑螵蛸、沙苑子、覆盆子等以固肾涩精。

偏于阴虚者，宜补肾滋阴清热，可用左归丸加知母、黄柏、丹参。方中熟地、山茱萸、菟丝子、牛膝、龟版补益肾阴；鹿角胶填精补髓；加丹参、知母、黄柏以清内生之虚热。偏于阳虚者，宜补肾助阳，可用右归丸。方中熟地、山茱萸、菟丝子、杜仲为补肾主药；山药、枸杞子、当归补肝脾以助肾；附子、肉桂、鹿角胶益火助阳。可酌加巴戟天、淫羊藿、仙茅、肉苁蓉等以增强温补肾阳之力。在症状改善后，可辨证选用六味地黄丸或《金匮》肾气丸，较长时间服用，以固其根本。

4. 痰浊内蕴　燥湿祛痰，健脾和胃。

方药：半夏白术天麻汤加减。方中半夏燥湿化痰，白术健脾去湿，天麻息风止头眩为主药；茯苓、甘草、生姜、大枣俱是健脾和胃之药，再加橘红以理气化痰，使脾胃健运，痰湿不留，眩晕乃止。若眩晕较甚，呕吐频作者，可加代赭石、旋覆花、胆南星之类以除痰降逆，或改用旋覆代赭汤；若舌苔厚腻水湿盛重者，可合五苓散；若脘闷不食，加白蔻仁、砂仁化湿醒胃；若兼耳鸣重听，加青葱、石菖蒲通阳开窍；若脾虚生痰者可用六君子汤加黄芪、竹茹、胆南星、白芥子之属；若为寒饮内停者，可用苓桂术甘汤加干姜、附子、白芥子之属以温阳化寒饮，或用黑锡丹。若为痰郁化火，宜用温胆汤加黄连、黄芩、天竺黄等以化痰泄热或合滚痰丸以降火逐痰。若动怒郁勃，痰、火、风交炽者，用二陈汤下当归龙荟丸，并可随症酌加天麻、钩藤、石决明等息风之药。若兼肝阳上扰者，可参用上述肝阳上亢之法治之。

5. 瘀血阻络：祛瘀生新，活血通络。

方药：血府逐瘀汤加减。方中当归、生地、桃仁、红花、赤芍、川芎等为活血消瘀主药；枳壳、柴胡、桔梗、牛膝以行气通络，疏理气机。若兼气虚，身倦乏力，少气自汗，宜加黄芪，且应重用（30~60克以上），以补气行血。若兼寒凝，畏寒肢冷，可加附子、桂枝以温经活血。若兼骨蒸劳热，肌肤甲错，可加丹皮、黄柏、知母，重用生地，去柴胡、枳壳、桔梗，以清热养阴，祛瘀生新。若为产后血瘀血晕，可用清魂散，加当归、延胡索、血竭、没药、童便，本方以人参、甘草益气活血；泽兰、川芎活血祛瘀；荆芥理血祛风，合当归、延胡索、血竭、没药、童便等活血去瘀药，全方具有益气活血，祛瘀止晕的作用。

（三）其他治法

1. 单方验方

（1）五月艾生用45克，黑豆30克，煲鸡蛋服食；或川芎10克，鸡蛋1只，煲水服食；或桑椹子15克，黑豆12克水煎服。治血虚眩晕。

（2）羊头1个（包括羊脑），黄芪15克，水煮服食，或胡桃肉3个，鲜荷蒂1枚捣烂，水煎服；或桑寄生120克水煎服。治肾精不足眩晕。

（3）生地30克，钩藤30克，益母草60克，小蓟30克，白茅根30克，夏枯草60克，山楂30克，红花9克，地龙30克，决明子30克，浓煎成160毫升，每次服40毫升，每日服2次。治瘀血眩晕。

（4）生明矾、绿豆粉各等分研末，用饭和丸如梧桐子大，每日早晚各服5丸，常服；或明矾7粒（如米粒大），晨起空腹开水送下。治痰饮眩晕。

（5）假辣椒根（罗芙木根）30~90克，或生芭蕉根60~120克，或臭梧桐叶30克，或棕树嫩叶15克，或向日葵叶30克（鲜60克），或地骨皮30克，或丹皮45克，或芥菜花30~60克，或杉树枝30克，或鲜车前草90克，或鲜小蓟根30克，或鲜马兜铃30克，任选一种，水煎服，每日1剂。治肝阳眩晕。

（6）芹菜根10株，红枣10枚，水煎服，每日1剂，连服2星期；或新鲜柳树叶每日250克，浓煎成100毫升，分2次服，6日为一个疗程；紫金龙粉每次服1克，开水冲服；或草决明30克，海带50克，水煎服；或野菊花15克，钩藤6克，益母草15克，桑枝15克，苍耳草15克，水煎服；或猪笼草60克，糯稻根15克，土牛膝15克，钩藤15克，水煎服；或茺蔚子30克，玉兰花12克，榕树寄生15克，山楂子、叶各15克，水煎服；或夏枯草、万年青根各15克，水煎服；或小蓟草30克，车前草30克，稀莶草15克，水煎服；或香瓜藤、黄藤藤、西瓜藤各15克，水煎服；或桑寄生、苦丁茶、钩藤、荷叶、菊花各6克，开水泡代茶。上述均每日1剂，治肝阳眩晕。

2. 针灸 艾灸百会穴，可治各种虚证眩晕急性发作；针刺太冲穴，泻法，可治肝阳眩晕急性发作。气血亏虚眩晕，可选脾俞、肾俞、关元、足三里等穴，取补法或灸之；肝阳上亢者，可选风池、行间、侠溪等穴，取泻法；兼肝肾阴亏者，加刺肝俞、肾俞用补法，痰浊中阻者，可选内关、丰隆、解溪等穴，用泻法。

六、转归及预后

眩晕的转归，既包括病证虚实之间的变化，又涉及变证的出现。眩晕反复发作，日久不愈，常出现虚实转化。如气血亏虚者，日久可致气血津液运行不畅，痰瘀内生，而成虚实夹杂证；肝阳上亢者，木克脾土，脾失健运，痰湿内生，而转化为痰浊中阻证。

眩晕的预后，一般来说，与病情轻重和病程长短有关。若病情较轻，治疗护理得当，则预后多属良好。反之，若病久不愈，发作频繁，发作时间长，症状重笃，则难于获得根治。尤其是肝阳上亢者，阳愈亢而阴愈亏，阴亏则更不能涵木潜阳，阳化风动，血随气逆，夹痰夹火，横窜经隧，蒙蔽清窍，即成中风危证，预后不良。如突发眩晕，伴有呕吐或视一为二、站立不稳者，当及时治疗，防止中风的发生。少数内伤眩晕患者，还可因肝血、肾精耗竭，耳目失其荣养，而发为耳聋或失明之病证。

七、预防与护理

增强人体正气，避免和消除能导致眩晕发病的各种内、外致病因素。例如，坚持适当的体育锻炼，其中太极拳、八段锦及其他医疗气功等对预防和治疗眩晕均有良好的作用；保持心情舒畅、乐观，防止七情内伤；注意劳逸结合，避免体力和脑力的过度劳累；节制房事，切忌纵欲过度；饮食尽可能定时定量，忌暴饮暴食及过食肥甘厚味，或过咸伤肾之品；尽可能戒除烟酒。这些都是预防眩晕发病及发作的重要措施。注意产后的护理与卫生，对防止产后血晕的发生有重要意义。避免突然、剧烈的主动或被动的头部运动，可减少某些眩晕证的发生。

眩晕发病后要及时治疗，注意适当休息，症状严重者一定要卧床休息及有人陪伴或住院治疗，以免发生意外，并应特别注意生活及饮食上的调理。这些措施对患者早日康复是极为必要的。

（刘素珍）

第六节　中风

中风又名"卒中"，是在气血内虚的基础上，因劳倦内伤、忧思恼怒、嗜食厚味及烟酒等诱因，引起脏腑阴阳失调，气血逆乱，直冲犯脑，导致脑脉痹阻或血溢脑脉之外，临床以卒然昏仆、半身不遂、口舌歪斜、言语謇涩或不语、偏身麻木为主症，并具有起病急、变化快的特点，好发于中老年人的一种常见病。因本病起病急剧，变化迅速，与自然界善行而数变之风邪特性相似，故古人以此类比，名为中风。但与《伤寒论》所称"中风"名同实异。临床还可见以突发眩晕，或视一为二，或不识事物及亲人，或步履维艰，或偏身疼痛，或肢体抖动不止等为主要表现，而不以半身不遂等症状为主者，仍属中风病范畴。

有关中风的记述，始见于《内经》。该书有关篇章对中风发病的不同表现和阶段早有记载。对于卒中神昏有"仆击"、"大厥"、"薄厥"之称；对于半身不遂有"偏枯"、"偏风"、"身偏不用"等称。《灵枢·九宫八风》篇谓："其有三虚而偏于邪风，则为击仆偏枯矣。"所指"击仆偏枯"即属本病。至汉代张仲景《金匮要略·中风历节病脉证治》篇中，对于本病的病因、脉证论述较详，自此，始有中风专论。

对中风的治疗，历代医家积累了许多宝贵经验，对其治则的学术争鸣更加突出。如张山雷在《中风斠铨·中风总论》中说："古之中风皆是外因，治必温散解表者，所以祛外来之邪风也。今之中风多是内因，治必潜降镇摄者，所以靖内动之风阳也。诚能判别此外内二因之来源去委，则于古今中风证治，思过半矣。"可见中风治则的争议是以病因学说的分歧为依据的。因此，所谓古今治疗原则的不同，仍应以金元时代为分水岭。金元以前医家，因持外风入中之说，故治则以祛风为主。而金元以后，对中风治疗已有较大发展，清代尤在泾《金匮翼·中风统论》立有中风八法：一曰开关，二曰固脱，三曰泄大邪，四曰转大气，五曰逐瘫痪，六曰除热气，七曰通窍燧，八曰灸俞穴。强调按病期，分阶段进行辨证论治。例如开窍法，适用于闭证："卒然口噤目张，两手握固，痰壅气塞，无门下药，此为闭证。闭则宜开，不开则死。"固脱法回阳救逆，适用于脱证"猝然之候，但见目合、口开、遗尿自汗者，无论有邪无邪，总属脱证。脱则宜固，急在无气也"。除开窍与固脱外，后世医家多综合前人之说，依临床辨证而灵活运用滋阴潜阳、平肝息风、通腑化痰、活血通络、清热除痰、健脾利湿、益气养血等治则。而活血化瘀治则，为清代王清任以后的许多医家所共同推崇，近代运用这一治则治疗本病取得了很好的疗效。

本病与西医学所称的脑卒中大体相同。包括缺血性脑卒中和出血性脑卒中。缺血性脑卒中主要包括短暂性脑缺血发作、血栓形成性脑梗死、血栓栓塞性脑梗死；出血性脑卒中主要包括高血压性脑出血。上述疾病均可参考本篇辨证论治。

一、病因病机

本病在脏腑功能失调，气血亏虚的基础上，多由于忧思恼怒，或饮食不节，或房室所伤，或劳累过度，或气候骤变等诱因，以致阴亏于下，肝阳暴涨，内风旋动，夹痰夹火，横窜经脉，气血逆乱，直冲犯脑，导致脑脉痹阻或血溢脑脉之外，蒙蔽心窍而发生卒然昏仆、半身不遂诸症。兹将其病因病机分述于下。

1. 内风动越　内风因脏腑阴阳失调而生，《中风斠铨》说："五脏之性肝为暴，肝木横逆则风自生，五志之极皆生火，火焰升腾则风亦动，推之而阴虚于下，阳浮于上，则风以虚而暗煽，津伤液耗，营血不充则风以燥而猖狂。"即火极可以生风，血虚液燥可以动风。内风旋转，必气火俱浮，迫血上涌，致成中风危候。

2. 五志化火　《素问玄机原病式·六气为病》说："所以中风瘫痪者，非谓肝木之风实甚而卒中之也，亦非外中于风雨，由乎将息失宜而心火暴甚，肾水虚衰，不能制之，则阴虚阳实，而热气怫郁，心神昏冒，筋骨不用，而卒倒无所知也，多因喜怒思悲恐之五志有所过极而卒中者，由五志过极，皆为热甚故也。"提出"心火暴甚"、"五志过极"可以发生卒中。

3. 痰阻脉络　痰分风痰、热痰、湿痰。风痰系内风旋动，夹痰横窜脉络，蒙塞心窍而发病；热痰乃痰湿内郁使然，《丹溪心法·中风》谓"由今言之，西北二方，亦有其为风所中，但极少尔。东南之人，多是湿土生痰，痰生热，热生风也"；湿痰则常由气虚而生，多在中风恢复期或后遗症期，因气虚湿痰阻络而见半身不遂，言语不利诸症。

4. 气机失调　对中风发病，李杲有"正气自虚"之说。盖气虚既可生痰，又可因气虚运行无力使血行阻滞；而气郁则化火，火盛阴伤可致风动；气逆则影响血行，若血随气逆上壅清窍则使肝风动越。故凡气虚、气郁、气滞、气逆与痰浊、瘀血莫不相关，而为发病之主要病机。

5. **血液瘀滞** 血瘀之成，或因暴怒血菀于上，或因气滞血不畅行，或因气虚运血无力，或因感寒收引凝滞，或因热灼阴伤，液耗血滞等，本病之病机以暴怒血菀或气虚血滞最为常见。

总之，本病的病位在脑髓血脉，涉及心、肝、脾、肾等多个脏腑。常由于脑络受损，神机失用，而导致多脏腑功能紊乱。其病性属本虚标实，急性期以风、火、痰、瘀等标实证候为主，恢复期及后遗症期则表现为虚实夹杂或本虚之证，以气虚血瘀、肝肾阴虚为多，亦可见气血不足、阳气虚衰之象，而痰瘀互阻是中风病各阶段的基本病机。

二、诊　断

（一）发病特点

1. **起病急剧，病情复杂** 古代医家称中风之病，如矢石之中人，骤然而至。临床上既有暴怒之后内风旋动、顷刻昏仆、骤然起病者，也有卒然眩晕、麻木，数小时后迅速发生半身不遂，伴见口舌歪斜，病情逐步加重者，此虽起病急但有渐进的发展过程。还有卒发半身不遂、偏身麻木等症，历时短暂而一日三五次复发者，此种起病速而好转亦速，但不及时治疗，终将中而不复。

2. **本病多发生在中年以上，老年尤多** 如元代王履指出："凡人年逾四旬气衰之际……多有此疾。"但近些年中风的发病年龄有提早的趋向，30～40岁发病的也不少，甚至有更年轻者，但仍以50～70岁年龄组发病率最高。

3. **本病未发之前，多有先兆症状** 《中风斠铨》说："其人中虚已久，则必有先机，为之睽兆。"眩晕和肢体一侧麻木，为常见之发病先兆。临床可见眩晕、头痛、耳鸣，突然出现一过性言语不利或肢体麻木、视物昏花，甚则晕厥，一日内发作数次，或几日内多次复发。

（二）临床表现

中风病临床表现复杂，多以神识昏蒙，半身不遂，口舌歪斜，言语謇涩或不语，偏身麻木为主要症状。

（1）神识昏蒙：轻者神思恍惚，迷蒙，嗜睡，或昏睡，重者昏愦不知。可伴有谵妄，躁扰不宁，喉中痰鸣等症。或起病即神昏，或起病虽神清，但3～5日后渐致神昏。

（2）半身不遂：轻者一侧肢体力弱或活动不利，重者肢体完全瘫痪。也有仅一侧上肢或下肢出现力弱或瘫痪者。瘫痪肢体可见强痉拘急或松懈瘫软。

（3）口舌歪斜：伸舌时多歪向瘫痪侧肢体，可见病例口角下垂，常伴流涎。

（4）言语謇涩或不语：患者自觉舌体发僵，言语迟缓不利，吐字不清，重者不语。

（5）偏身麻木：一侧肢体感觉减退，甚或麻木不仁，或伴有病侧肢体发凉等。

中风急性期还可出现呕血、便血、壮热、喘促、顽固性呃逆、瞳神异常、抽搐等变证，多是病情危重之象。

部分中风患者不以上述五大症状为主要表现者，可称之为类中风，仍属中风病范围。如：风眩是以卒发眩晕为主要症状，可伴恶心呕吐、视物模糊或视一为二，坐立不稳，如坐舟车，还可兼有肢体麻木、力弱等症，病情较重者可直中脏腑而出现神识昏蒙；风懿是以突发舌强言謇或言语不能，不识事物与亲人为主要特征；风痱是以突然出现坐立行走不稳、双手笨拙为特征；风痹则以突发一侧肢体疼痛为特征等。此类中风临床表现复杂，病情变化较快，应注意及时识别与救治。

三、鉴别诊断

1. 痫病　痫病与中风都有卒然昏仆的见症，但痫病为发作性病证，卒发仆地时常口中作声，如猪羊啼叫，四肢频抽而口吐白沫，醒如常人，但可再发。中风则仆地无声，一般无四肢抽搐及口吐涎沫的症状，并多有口舌歪斜、半身不遂等症。神昏尚浅者，口舌歪斜、半身不遂可以通过检查发现；神昏重者，待醒后则有半身不遂诸症。中风急性期可出现痫病发作，后遗症期可继发此病证。

2. 痿证　中风后，半身不遂日久不能恢复者，则肌肉瘦削，筋脉弛缓，应注意与痿证区别。痿证一般起病缓慢，多表现为双下肢痿躄不用，或四肢肌肉萎缩，痿软无力，与中风半身不遂不同。

3. 口僻　中风病是以突然昏仆，半身不遂，言语謇涩，口舌歪斜，偏身麻木为主症；口僻以突发口眼歪斜为主要症状，多表现为病侧额纹消失，闭目不能，鼻唇沟变浅，口角下垂，发病前可有同侧耳后疼痛，但不伴有半身不遂诸症。

4. 瘤卒中　与中风相比起病相对缓慢，也可表现为半身不遂，言语謇涩，口舌歪斜等症，或见突然出现上述症状者。可有肿瘤病史，可借助影像学检查鉴别。

四、辨证论治

（一）辨证

中风之发生，总不外乎在本为阴阳偏盛，气血逆乱；在标为风火交煽、痰浊壅塞、瘀血内阻，形成本虚标实，上盛下虚的证候。但病位有浅深，病情有轻重，证候有寒热虚实，病势有顺逆的不同，因此要全面掌握辨证的要领。

1. 辨证要点

（1）辨病位浅深和病情轻重：中风急性期分中经络与中脏腑。《金匮要略·中风历节病脉证治》说："邪在于络，肌肤不仁；邪在于经，即重不胜；邪入于腑，即不识人；邪入于脏，舌即难言，口吐涎。"中络是以肌肤麻木、口舌歪斜为主症，其麻木多偏于一侧手足，此邪中浅，病情轻。中经是以半身不遂，口舌歪斜，偏身麻木，言语謇涩为主症，无昏仆，比中络为重。两者可统称中经络。中腑是以半身不遂、口舌歪斜、偏身麻木、言语謇涩而神志不清为主症，但其神志障碍较轻，一般属意识蒙眬，思睡或嗜睡；中脏是以卒然昏仆而半身不遂为主，其神志障碍重，甚至完全昏愦不知；或以九窍闭塞为主要表现，如目瞀，视一为二，视长为短，目不能喃，言语謇涩，吞咽困难，尿闭便秘等，虽起病时可不伴神志障碍，但病位深、病情重，若神机失用可迅速出现神识昏蒙，故也属中脏腑。一般中风发病2星期以内属急性期，2星期至6个月为恢复期，6个月以后为后遗症期。起病中脏腑者，经治疗神志转清，而转化为中经络；起病中经络者，可渐进加重，出现神志障碍，发展为中脏腑。

（2）辨闭证与脱证：中脏腑以神识昏蒙为主要表现，但有闭证和脱证的区别。闭证是邪闭于内，症见牙关紧闭，口噤不开，两手握固，大小便闭，肢体强痉，多属实证；脱证是阳脱于外,症见目合口张,鼻鼾息微,手撒遗尿,肢体松懈瘫软,呈五脏之气衰弱欲绝的表现,多属虚证。在闭证中,又有阳闭与阴闭之分。阳闭是闭证兼有热象,为痰热闭郁清窍,症见面赤身热,气粗口臭,躁扰不宁,舌苔黄腻,脉象弦滑而数;阴闭是闭证兼有寒象,为湿痰闭阻清窍,症见面白唇黯,静卧不烦,四肢不温,痰涎壅盛,舌苔白腻,脉象沉滑或缓。阳闭与阴闭的辨别,以舌诊、脉诊为主要依据。阳闭苔黄腻,舌质偏红;阴闭苔白腻,舌质偏淡。阳闭脉数而弦滑,且偏瘫侧脉大有力;阴闭脉缓而沉滑。阳闭和阴闭可相互转化,可依据舌象、脉象结合症状的变化来判定。

(3)辨病势的顺逆:先中脏腑,如神志渐渐转清,半身不遂未再加重或有恢复者,病由中脏腑向中经络转化,病势为顺,预后多好。如见呃逆频频,或突然神昏,四肢抽搐不已,或背腹骤然灼热而四肢发凉及至手足厥逆,或见戴阳证及呕血证,均属病势逆转。呃逆频频,是痰热郁闭,渐耗元气,胃气衰败的表现。突然神昏、四肢抽搐不已,是由内风鸱张,气血逆乱而成。背腹骤然灼热而四肢发凉,手足厥逆,或见戴阳之证,皆由阴阳离绝所致,病入险境。至于合并呕血、便血者,是邪热猖獗,迫伤血络而成,亡血之后气随血脱,多难挽救。

(4)辨证候特征:内风、火热、痰浊、血瘀、气虚、阴虚阳亢是中风病的基本证候,临床所见证候往往是这些基本证候的组合,而且随着病程的发展,其组合与演变规律具有动态时空性,明辨其特征有助于临床准确辨证。如:内风证特征为起病急骤,病情数变,肢体抽动,颈项强急,目偏不瞬,头晕目眩等;火热证特征为心烦易怒,躁扰不宁,面红身热,气促口臭,口苦咽干,渴喜冷饮,大便秘结,舌红或红绛,舌苔黄而干等;痰证特征为口多黏涎或咯痰,鼻鼾痰鸣,表情淡漠,反应迟钝,头昏沉,舌体胖大,舌苔腻,脉滑等;血瘀证特征为头痛,肢痛,口唇紫暗,面色晦暗,舌背脉络瘀张青紫,舌质紫暗或有瘀点、瘀斑等;气虚证特征为神疲乏力,少气懒言,心悸自汗,手足肿胀,肢体瘫软,二便自遗,脉沉细无力等;阴虚阳亢证特征为心烦不寐,手足心热,盗汗,耳鸣,咽干口燥,两目干涩,舌红少苔或无苔等。

2. 证候

(1)中经络

1)络脉空虚,风邪入中:手足麻木,肌肤不仁,或突然口舌歪斜,言语不利,口角流涎,甚则半身不遂。舌苔薄白,脉象浮弦或弦细。

病机分析:因卫外不固,络脉空虚,风邪乘虚入中于络,气血痹阻,运行不畅,筋脉失于濡养,则见麻木不仁,口㖞,语謇,偏瘫等症。苔薄白,脉浮弦为表邪入中之征;若气血不足,则脉见弦细。

2)肝肾阴虚,风阳上扰:平素头晕头痛,耳鸣目眩,少眠多梦,腰酸腿软,突然一侧手足沉重麻木,口舌歪斜,半身不遂,舌强语謇。舌质红,苔白或薄黄,脉弦滑或弦细而数。

病机分析:由于肝肾阴虚,肝阳偏亢,血菀气逆,形成上盛下虚,故见头晕头痛,耳鸣目眩,少眠多梦,腰酸腿软等症,还可出现面部烘热,心烦易怒,走路脚步不稳,似有头重脚轻之感等阴虚阳亢的症状;肝属厥阴风木之脏,体阴用阳,肝阴亏损,肝阳亢进而动肝风,风为阳邪,若肝风夹痰上扰,风痰流窜经络,故突然发生舌强语謇、口舌歪斜、半身不遂等症。脉象弦滑主肝风挟痰,弦细而数者为肝肾阴虚而生内热,热动肝风之象;舌质红为阴不足，苔薄黄是化热之征。

3）风痰瘀血，痹阻脉络：半身不遂，口舌歪斜，言语謇涩或不语，偏身麻木，头晕目眩，痰多而黏。舌质暗淡，舌苔薄白或白腻，脉弦滑。

病机分析：肝风挟痰上扰清窍，流窜经络，留滞脑脉，导致脑脉瘀阻，神机不用，故出现突然半身不遂，口舌歪斜，言语謇涩或不语；风痰扰动清阳，则出现头晕目眩；痰浊内蕴，可见咯痰而黏。舌质暗淡，舌苔薄白或白腻，脉弦滑为肝风挟痰瘀之象。

4）痰热腑实，风痰上扰：突然半身不遂，偏身麻木，口舌歪斜，便干或便秘，或头晕，或痰多，舌强言謇。舌苔黄或黄腻，脉弦滑，偏瘫侧脉多弦滑而大。

病机分析：由于肝阳暴盛，加之平素饮食不节，嗜酒过度，致聚湿生痰，痰郁化热，内风夹痰上扰经络常可引起半身不遂，偏身麻木，口舌歪斜；若痰热夹滞阻于中焦，传导功能失司，升清降浊受阻，下则腑气不通而便秘，上则清阳不升而头晕，亦可见咯痰等症；风痰阻于舌本，则脉络不畅，言语謇涩。舌苔黄或黄腻，脉弦滑是属痰热；脉大为病进，偏瘫侧脉弦滑而大，由痰浊阻络，病有发展趋势。

（2）中脏腑

1）闭证

阳闭：突然昏倒，不省人事，牙关紧闭，口噤不开，两手握固，大小便闭，肢体强痉，还可兼有面赤身热，气粗口臭，躁扰不宁。舌苔黄腻，脉弦滑而数等症。

病机分析：肝阳暴亢，阳升风动，血随气逆而上涌，上蒙清窍则突然昏倒，不省人事；风火相煽，痰热内闭，则见面赤身热，气粗口臭，口噤，便闭等症。苔黄腻，脉弦滑，皆由邪热使然。

阴闭：突然昏倒，不省人事，牙关紧闭，口噤不开，两手握固，大小便闭，肢体强痉，还可兼有面白唇黯，静卧不烦，四肢不温，痰涎壅盛。舌苔白腻，脉象沉滑或缓。

病机分析：素体阳虚湿痰偏盛，风夹湿痰之邪上壅清窍而成内闭之证。痰气内阻则神昏、口噤，痰涎壅盛；阳虚于内则面白唇黯，四肢不温，静卧不烦。舌苔白腻是湿痰盛；脉沉主里、主阳虚，脉滑主湿痰重。

2）脱证：突然昏倒，不省人事，目合口张，鼻鼾息微，手撒肢冷，汗多，大小便自遗，肢体瘫软，舌痿。脉微欲绝。

病机分析："脱"，指正气虚脱，五脏之气衰弱欲绝，故见目合口张，鼻鼾息微，手撒遗尿等症。除上述见症外，还可见汗多不止，四肢冰冷等阴阳离决之象。

（3）后遗症：中风后，半身不遂，偏身麻木，言语不利，口舌歪斜等症，或渐而痴呆，或神志失常，或抽搐发作，此属中风后遗症。神志失常，痴呆及抽搐发作，可参考癫狂、痴呆及痫病等进行辨证论治。现就半身不遂和言语不利的辨证分述于后。

1）半身不遂：以一侧肢体不能自主活动为主要表现。或兼有偏身麻木，重则感觉完全丧失；或肢体强痉而屈伸不利；或肢体松懈瘫软。舌质正常或紫黯，或有瘀斑，舌苔薄白或较腻，脉多弦滑，或滑缓无力。

病机分析：风痰流窜经络，血脉痹阻，经隧不通，气不能行，血不能濡，故肢体废而不用成半身不遂。凡患侧肢体强痉屈伸不利者，多为阴血亏虚，筋失柔养，风阳内动；瘫软无力，多为血不养筋，中气不足；偏身麻木系气血涩滞；舌质黯或有瘀斑是血瘀阻络之象；苔腻为痰湿较重的表现，脉象弦滑是风痰阻滞之征，而多见于患侧肢体强痉者；脉象滑缓无力是气血虚弱或内蕴痰湿所致，多见于患侧瘫软无力者。

2）言语不利：

症状：舌欠灵活，言语不清，或舌瘖不语，伸舌多歪偏，舌苔或薄或腻，脉象多滑。本证或单独出现，或与半身不遂同见，或兼有神志失常。

病机分析：本证又名中风不语。言语不清、舌瘖不语是风痰、血瘀阻滞舌本脉络。如兼有神志失常，时昏时清，喜忘喜笑者，为风痰蒙心之证；如神志清楚，唯有唇缓流涎，舌强笨拙，言语謇涩，舌苔腻，舌体胖，脉滑缓者，为湿痰、风邪伤脾之征。

五、治疗

（一）治疗原则

中风为本虚标实、上盛下虚之证。急性期虽有本虚之证，但以风阳、痰热、腑实、血瘀等"标实"之候为主；又因风夹浊邪蒙蔽心窍，壅塞清阳之府，故"上盛"症状也较明显：按急则治其标的原则，治用平肝息风、化痰通腑、活血通络、清热涤痰诸法。此时邪气盛，证偏实，故治无缓法，速去其病即安，但泻热通腑勿使通泻过度，以防伤正。恢复期以后，多属本虚标实而侧重在"本虚"，其虚可见气虚与阴虚，但以气虚为多见。按缓则治其本的原则，应以扶正为主；然半身不遂、偏身麻木之症俱在，乃瘀血、湿痰阻络而成，故治宜标本兼顾，益气活血、育阴通络、滋阴潜阳、健脾化痰均是常用之法。

（二）治法方药

1. 中经络

（1）络脉空虚，风邪入中：祛风通络。

方药：大秦艽汤加减。本方以大队风药合养血、活血、清热之品组成。秦艽祛风而通行经络；羌活、防风散太阳之风；白芷散阳明之风；细辛、独活搜少阴之风；风药多燥，配白芍敛阴养血；复用白术、茯苓、甘草健脾益气；而黄芩、生石膏、生地凉血清热，是为风夹热邪而设。若治后，偏身麻木诸症月余未复，多有血瘀痰湿阻滞脉络，酌加白芥子、猪牙皂祛除经络之痰湿；丹参、鸡血藤、穿山甲以逐瘀活络，即所谓"治风先治血，血行风自灭"之意。

（2）肝肾阴虚，风阳上扰：滋养肝肾，平息内风。

方药：镇肝息风汤加减。药用生龙骨、生牡蛎、代赭石镇肝潜阳，并配钩藤、菊花以息风清热，用白芍、玄参、龟版滋养肝肾之阴，又重用牛膝，辅以川楝子引气血下行，合茵陈、麦芽以清肝舒郁。痰盛者可去龟版加胆南星、竹沥；心中烦热者可加黄芩、生石膏；头痛重者可加生石决明、夏枯草。另外还可酌情加入通窍活络的药物，如石菖蒲、远志、地龙、红花、鸡血藤等。若舌苔白厚腻者，滋阴药应酌情减少。若舌苔黄腻，大便秘结可加全瓜蒌、枳实、生大黄。此方适用于因肝肾阴虚、风痰上扰而致半身不遂、偏身麻木者。若偏身麻木，一侧手足不遂，因肝经郁热复受风邪者，以清肝散风饮加减，药用夏枯草、黄芩、薄荷、防风、菊花、钩藤、地龙、乌梢蛇、赤芍、红花、鸡血藤。方中夏枯草、黄芩可清肝热，薄荷、防风、菊花、钩藤四味皆入肝，对外风可散、内风可息；赤芍、红花、鸡血藤为活血达络之品，地龙、乌梢蛇配用既可辅助祛风，又能活血通络。若肝热得清，风邪得散，使阴阳平复，气血循行正常，则麻木不遂之症自除。

（3）风痰瘀血，痹阻脉络：息风化痰，活血通络。

方药：化痰通络方加减。方中半夏、白术健脾化痰；胆南星清化痰热；天麻平肝息风；丹参活血化瘀；香附疏肝理气，调畅气机，以助化痰、活血；少佐大黄通腑泻热，以防腑实形成。

瘀血重，舌质紫暗或有瘀斑，加桃仁、红花、赤芍；舌苔黄，兼有热象者，加黄芩、栀子以清热泻火；舌苔黄腻，加天竺黄清化痰热；头晕、头痛，加钩藤、菊花、夏枯草平肝清热。一般发病初期，病情波动或渐进加重，风象突出，可以加重平肝息风之力，如选用钩藤、生石决明、羚羊角粉等。病情平稳后，以痰瘀阻络为主，重在活血通络，可选鸡血藤、伸筋草、地龙等。若进入恢复期，渐显气虚之象时，注意及早使用甘平益气之品，如：太子参、茯苓、山药等。

（4）痰热腑实，风痰上扰：化痰通腑。

方药：星蒌承气汤加减。药用胆南星、全瓜蒌、生大黄、芒硝四味。方中胆南星、全瓜蒌清化痰热；生大黄、芒硝通腑导滞。如药后大便通畅，则腑气通、痰热减，神志障碍及偏瘫均可有一定程度的好转。本方使用硝黄剂量应视病情及体质而定，一般控制在 10～15 克，以大便通泻，涤除痰热积滞为度，不可过量，以免伤正。腑气通后应予清化痰热、活血通络，药用胆南星、全瓜蒌、丹参、赤芍、鸡血藤。若头晕重者，可加钩藤、菊花、珍珠母。若舌质红而烦躁不安，彻夜不眠者，属痰热内蕴而兼阴虚，可适当选加鲜生地、沙参、麦门冬、玄参、茯苓、夜交藤等育阴安神之品。但不宜过多，恐有碍于涤除痰热。少数患者服用星蒌承气汤后，仍腑气不通，可改投大柴胡汤治疗。

2. 中脏腑

（1）闭证

阳闭：辛凉开窍，清肝息风。

方药：至宝丹一粒灌服或鼻饲以开窍；并用《医醇賸义》羚羊角汤加减，以清肝息风，滋阴潜阳。方中羚羊角粉可以冲服，配以石决明、代赭石、菊花、黄芩、夏枯草、钩藤清肝息风；龟版、白芍育阴；代赭石潜镇；丹皮凉血清热；天竺黄清化痰热；痰盛者可加竹沥、胆南星，或用竹沥水鼻饲，每次 30～50 毫升，间隔 4～6 小时 1 次。若阳闭证兼有抽搐者可加全蝎、蜈蚣；兼呕血者酌加水牛角、丹皮、竹茹、鲜生地、白茅根等品。临床还可选用清开灵注射液 20～40 毫升加入 0.9% 氯化钠注射液或 5% 葡萄糖注射液 250～500 毫升中静脉滴注。

阴闭：辛温开窍，除痰息风。

方药：苏合香丸 1 粒灌服或鼻饲以开窍，并用《济生方》涤痰汤加减。药用制南星、半夏、陈皮、茯苓、枳实、地龙、钩藤、石菖蒲、郁金。方中制南星、半夏、陈皮、茯苓除痰理气；地龙、钩藤息风活络；石菖蒲、郁金开窍豁痰；以枳实降气和中，气降则痰消。若见戴阳证，乃属病情恶化，宜急进参附汤、白通加猪胆汁汤（鼻饲），以扶元气，敛浮阳。临床还可选用醒脑静注射液 20 毫升加入 0.9% 氯化钠注射液或 5% 葡萄糖注射液 250～500 毫升中静脉滴注。

（2）脱证：回阳固脱。

方药：可选用《世医得效方》参附汤加减。药用人参 10～15 克，或党参 30～60 克，附子 10～15 克，急煎灌服或鼻饲，也可用参附注射液 40 毫升加入 0.9% 氯化钠注射液或 5%

葡萄糖注射液 250~500 毫升中静脉滴注。方中人参大补元气，附子回阳救逆，汗出不止者可加黄芪、龙骨、牡蛎、山茱萸、五味子以敛汗固脱。阳气回复后，如患者又见面赤足冷，虚烦不安，脉极弱或突然脉大无根，是由于真阴亏损，阳无所附而出现虚阳上浮欲脱之证，可用《宣明论方》地黄饮子加减，滋养真阴，温补肾阳以固脱。

3. 后遗症

（1）半身不遂：益气活血。

方药：补阳还五汤加减。方中重用黄芪以益气，配当归养血，合赤芍、川芎、红花、地龙以活血化瘀通络。若有肢体拘挛疼痛可加穿山甲、水蛭、桑枝等药加重活血通络，祛瘀生新。兼有言语不利者加石菖蒲、远志化痰开窍；兼有心悸而心阳不足者加桂枝、炙甘草。若以患侧下肢瘫软无力突出者，可选加补肾之品，如桑寄生、川断、牛膝、地黄、山茱萸、肉苁蓉等药。

（2）言语不利：祛风除痰开窍。

方药：解语丹加减。方中以天麻、全蝎、白附子平肝息风除痰；制南星、天竺黄豁痰宁心；石菖蒲、郁金芳香开窍；远志交通心肾；茯苓健脾化湿。按《医学心悟》将中风不语分属于心、脾、肾三经。如病邪偏在脾者可加苍术、半夏、陈皮；如偏在心者可加珍珠母、琥珀；如偏在肾者可用地黄饮子加减。

（三）其他治法

1. 针灸

（1）半身不遂：调和经脉、疏通气血。以大肠、胃经俞穴为主；辅以膀胱、胆经穴位。初病时，仅刺患侧，病程日久后，可先刺健侧，后再刺灸患侧。取穴：上肢：肩髃、曲池、外关、合谷，可轮换取肩髎、肩贞、臂臑、阳池等穴。下肢取环跳、阳陵泉、足三里、昆仑，可轮换取风市、绝骨、腰阳关等穴。

对于初病半身不遂，属中风中经者，可用手足十二针，即取双侧曲池、内关、合谷、阳陵泉、足三里、三阴交共 12 穴。对于中风后遗症的半身不遂，其疏踝难伸，肘膝挛急者，可用手足十二透穴。此法取手足 12 穴，用 2~3 寸长针透穴强刺。这 12 个穴是：肩髎透臂臑，腋缝透胛缝，曲池透少海，外关透内关，阳池透大陵，合谷透劳宫，环跳透风市，阳关透曲泉，阳陵泉透阴陵泉，绝骨透三阴交，昆仑透太溪，太冲透涌泉。手足十二针和手足十二透穴，临床疗效较好，可供参考。

（2）中风不语：祛风豁痰，宣通窍络。取穴：金津、玉液放血，针内关、通里、廉泉、三阴交等。

（3）中风闭证：开关通窍，泄热祛痰。用毫针强刺或三棱针刺出血。可先用三棱针点刺手十二井穴出血，再刺人中、太冲、丰隆。若手足拘挛或抽搐可酌加曲池、阳陵泉穴。

（4）中风脱证：益气固脱、回阳救逆。多以大柱艾灸，如汗出、肢温、脉起者，再用毫针，但刺激要轻。取穴：灸关元、神阙，刺气海、关元、足三里。如见内闭外脱之证，可先取人中强刺，再针足三里、气海以调其气。

头皮针、耳针治疗中风：头皮针取穴可按《素问·刺热论篇》五十九刺的头部穴位，中行有上星、额会、前顶、百会、后顶；次两旁有五处、承光、通天、络却、玉枕；又次两旁有临泣、目窗、正营、承灵、脑空。每次取 7~9 个穴位，交替使用，宜浅刺留针，留针 15~30 分钟即可。此法治中风阳闭及中经络偏于邪实之证，有较好疗效。治疗中风先兆症状，可针刺或艾灸风市、足三里等穴。

2. 推拿　推拿适用于以半身不遂为主要症状的中风患者，尤其是半身不遂的重证。其手法：推、滚、按、捻、搓、拿、擦。取穴有风池、肩井、天宗、肩髃、曲池、手三里、合谷、环跳、阳陵泉、委中、承山。推拿治疗促进气血运行，有利于患肢功能的恢复。

3. 中药熏洗　中药熏洗、药浴具有温经活血、通络逐瘀的作用，直接作用在局部，可以明显减轻中风后的肩关节疼痛、手部发胀等直接影响患者运动功能恢复的症状。药物选用红花、川草乌、当归、川芎、桑枝等，以上药物煎汤取 1 000～2 000 毫升，煎煮后趁热以其蒸气熏蒸病侧手部，待药水略温后，洗、敷胀大的手部及病侧的肢体，可明显减轻手肿胀等症状。此外，还可选用透骨草、急性子、片姜黄、三棱、莪术、汉防己、穿山甲、威灵仙等药，水煎外洗，亦可取得良好的疗效。

4. 康复训练　中风后强调早期康复，在患者神志清楚，没有严重精神、行为异常，生命体征平稳，没有严重的并发症、合并症时即可开始康复方法的介入，但需注意康复方法的正确选择，要持之以恒，循序渐进。中风急性期患者，以良肢位保持及定时体位变换为主。对于意识不清或不能进行主动运动者，为预防关节挛缩和促进运动功能改善，应进行被动关节活动度维持训练。对于意识清醒并可以配合的患者可在康复治疗师的指导下逐步进行体位变化的适应性训练、平衡反应诱发训练及抑制肢体痉挛的训练等。对言语不利、吞咽困难的患者应进行言语、吞咽功能的训练。

从中医理论出发，在康复中应贯彻"松"和"静"的原则和方法。"松"是精神的放松和偏瘫侧肢体，包括健侧肢体局部的放松。"静"是心静气宁，克服焦躁、压抑的情绪，而且要避免误动、盲动，在"动"中强调动作的质量，而不强求动作的次数。结合现代康复学理论进行针灸治疗可以缓解肢体痉挛，针灸治疗时应注意避免对上肢屈肌和下肢伸肌进行强刺激。对于肢体松懈瘫软者，可以灸法为主。中药煎汤熏洗，对缓解痉挛同样有很好的效果。

六、转归及预后

中风起病以半身不遂、口舌歪斜、言语謇涩为主症而无神识昏蒙者，属中经络，病位较浅，经治疗可逐渐恢复，但大约 3/4 的中风患者遗留言语不利、半身不遂、偏身麻木、饮水呛咳等后遗症。部分患者虽起病时神清，但三五日内病情渐进加重，出现神识昏蒙，由中经络发展为中脏腑，多预后不良。起病即见神昏者多为邪实窍闭，直中脏腑，病位深，病情重，经治疗神志转清者，则预后较好，但多数遗留较明显的后遗症。若昏愦不知，瞳神异常，甚至出现呕血，抽搐，高热，呃逆等，则病情危重，如正气渐衰，多难救治。以突发眩晕，饮水呛咳，言语不能，视一为二等九窍不利症状为主要表现者，也可迅速出现神昏，危及生命。

中风急性期病机转化迅速，如发病时表现为痰热腑实，可因腑气不通，而清阳不升，浊气不降，导致痰浊蒙闭清窍，出现神志障碍；发病时即见神昏者，或为风火上扰、痰热内闭清窍的阳闭证，或为痰湿蒙塞心神的阴闭证，若救治及时得当，一般 1 星期内神志转清，以痰瘀阻络为主，若治疗不当或邪气亢盛，可迅速耗伤正气，转化为内闭外脱、阴阳离绝而危及生命。如急性期表现为风、火、痰为主者，数日后风邪渐息，火热渐减，而成痰、瘀为患，这时往往病情趋于稳定。一般在发病 2～3 星期时患者渐显正气不足之象，或以气虚为主，或以阴虚为著，亦有气血亏虚或肝肾精亏，阳气虚衰者。

恢复期和后遗症期，可因痰浊内阻、气机郁滞而出现情绪低落，寡言少语而成郁证，则影响肢体、言语功能的康复；如毒损脑络，神机失用则可渐致反应迟钝，神情淡漠而发展为痴呆；或出现发作性抽搐，肢体痉挛，疼痛，手足肿胀，吞咽困难，小便失禁等症；若调摄不当，致阴血亏虚，阴不敛阳，可再发中风。

七、预防和护理

（一）预防

鉴于中风的发病率、病死率较高，积极加强对本病的预防十分重要。

1. 加强先兆症状的观察　古代医家对此积累了一定的经验，如朱丹溪说："眩晕者，中风之渐也。"元代罗天益说："凡大指、次指麻木或不用者，三年中有中风之患。"明代张三锡强调："中风症，必有先兆。中年人但觉大拇指作麻木或不仁，或手足少力，或肌肉微掣，三年内必有暴病。"王清任《医林改错》记录了34种中风前驱症状：有偶尔一阵头晕者，有耳内无故一阵风响者，有无故一阵眼前发直者，有睡卧口流涎沫者，有平素聪明忽然无记性者，有两手长战者，有胳膊无故发麻者，有肌肉无故跳动者，有腿无故抽筋者……王氏还强调说："因不痛痒，无寒无热，无碍饮食起居，人最易于疏忽。"清代李用粹《证治汇补》说："平人手指麻木，不时眩晕，乃中风先兆，须预防之，宜慎起居，节饮食，远房帏，调情志。"实践证明，中风的预防，确应从慎起居、调情志、节饮食三方面着手。所谓慎起居，不仅生活要有规律，注意劳逸适度，更重要的是中、老年人要重视体育锻炼，使气机和调，血脉流畅，关节疏利，防止本病的发生。所谓调情志，是指经常保持心情舒畅，情绪稳定，避免七情所伤。节饮食是指避免过食肥甘厚味，切忌酗酒等。

2. 加强对先兆症状的早期治疗　若见眩晕，目瞀，肉瞤，抽搐等症，为肝阳偏亢、肝风欲动之象，予平肝息风之钩藤、菊花、白蒺藜、牡蛎、白芍等药。若见肢体麻木、沉滞者，为脉络气血痹阻，予活血通络之丹参、赤芍、鸡血藤等药。

3. 关于复发问题　明代秦景明《症因脉治·内伤中风证》提到："中风之证……一年半载，又复举发，三四发作，其病渐重。"沈金鳌《杂病源流犀烛·中风源流》说："若风病即愈，而根株未能悬拔，隔一二年或数年必再发，发则必加重或至丧命，故平时宜预防之，第一防劳暴怒郁结，调气血，养精神，又常服药以维持之。庶乎可安。"由此可见中风容易复发，且复发时病情必然加重，故应强调以预防为主。

（二）护理

中风急性期，重症患者多有五不会，即翻身、咳痰、说话、进食、大小便均不能自主。要严密观察、精心护理，积极抢救，以促进病情向愈，减少后遗症。

1. 认真观察病情的变化是判断病情顺逆的重要环节　如患者神志的清醒与昏迷，由昏迷转清醒者为顺，反之为逆；手足转温与逆冷，由逆冷转温者为顺，反之为逆。如伴抽搐，应对其发作次数、表现形式以及持续时间等进行详细观察；对戴阳、呕血、便血等症状表现，都应该仔细观察、记录。脉证的相应与否，对辨别顺逆很重要。如《景岳全书·脉神章》说："凡暴病脉来浮洪数实者为顺，久病脉来微缓软弱者为顺。若新病而沉微细弱，久病而浮洪数实者，皆为逆也。凡脉证贵乎相合。"本病如阳闭之证，脉来沉迟或见到代脉，是有暴亡之可能。后遗症的半身不遂，本属气虚脉缓者，骤然脉弦劲而数，多有复中之可能，所以在护理上均应细察。中风急性期应注意保持呼吸道通畅，定时翻身拍背，鼓励患者咳嗽，咳嗽困难而多痰者，可鼻饲竹沥水清化痰热。对中风后情绪低落或情绪波动的患者注意及时发现和治疗。

2. 饮食宜忌　中风患者的饮食以清淡为宜。对阳闭者，除鼻饲混合乳外，应每日给菜汤 200 毫升，可用白菜、菠菜、芹菜等。或饮绿豆汤、鲜果汁亦可，皆有清热作用。对阴闭者除鼻饲混合乳之外，每日可用薏苡仁、赤小豆、生山药煮汤，鼻饲 200 毫升左右，具有健脾化湿作用。中经络以半身不遂为主的患者，在急性期可按清淡饮食Ⅰ号配膳，至恢复期以后则可参考清淡饮食Ⅱ号配膳。其膳食原则及内容如下。

清淡饮食Ⅰ号膳食原则：清内热，化痰湿，散瘀血。避免油腻厚味、肥甘助湿助火之品。

膳食内容：绿豆汤、大米山楂汤、小豆山楂汤、莲子汤、豆浆、米粥、藕粉、藕汁、果子汁等。果汁可根据季节用西瓜汁、甘蔗汁、梨汁、荸荠汁等调配。蔬菜以白菜、菠菜、芹菜、冬瓜、黄瓜甘寒为主的菜，进行调配。

清淡饮食Ⅱ号膳食原则：清热育阴，健脾和胃。

膳食内容：稀饭和米粥、绿豆米粥、赤豆苡仁米粥、莲子粥、荷叶粥等；面片、面汤，素馅饺子、包子或馄饨亦可。蔬菜同Ⅰ号，可酌加猪、鸭类的瘦嫩肉和鸡蛋。但少食鸡、牛、羊等肉类。此外，凡中风患者必须戒酒。

3. 预防褥疮　中风急性期最易发生褥疮。为防止褥疮的发生，必须做到勤翻身，对神昏者要检查皮肤、衣服、被单是否干燥和平整，当受压皮肤发红时，应用手掌揉擦，或外搽红花酊，以改善局部血液的循环。

4. 功能锻炼　鼓励和辅导患者进行功能锻炼，是中风恢复期和后遗症期护理工作的重点。在瘫痪肢体不能自主运动时，应帮助患者被动运动，进行肢体按摩，同时作大小关节屈伸、旋转、内收、外展等活动，以促进气血的运行。当肢体瘫痪恢复到可以抬举时，应加强自主运动，有条件者应接受系统规范的康复训练。

（刘素珍）

第七节　不寐

一、概述

不寐即失眠，是临床以经常性不能获得正常睡眠为特征的病证。不寐的证情轻重不一，轻者可见入寐困难，时寐时醒，醒后不能再寐，或寐而不酣，严重者可彻夜不寐。根据不寐的临床特点，属西医学的失眠症，对由于更年期综合征、神经官能症、高血压病、脑动脉硬化症患者，出现以失眠为主症者，均可参照本证辨证论治。

不寐病证名出自《难经·四十六难》。在中医古籍中亦有称为"不得卧"、"不得眠"、"目不瞑"、"不眠"、"少寐"。不寐证在《内经》中称为"不得卧"、"目不瞑"。认为卫气不得入于阴，或阳气盛而阴气虚，或肝气热以及胃不和等，均可导致不寐，如《灵枢·大惑论》曰："卫气不得入于阴，常留于阳。留于阳则阳气满，阳气满则阳跷盛；不得入于阴则阴气虚，故目不瞑矣。"不仅指出了不寐的病因病机，而且还提出了具体的治疗方法及方药；在《灵枢·邪客》中，有"阴虚故目不瞑……补其不足，泻其有余，调其虚实，以通其道而去其邪。饮以半夏汤一剂，阴阳已通，其卧立至"；在《素问·逆调论篇》中还提出"胃不和则卧不安"；在《灵枢·营卫生会》说："老者之气血衰……故昼不精，夜不瞑。"汉代张仲景对不寐的认识在《内经》基础上又有进一步发展，他在《伤寒论》中提出："少阴病，得之二三日以上，心中烦，不得卧，黄连阿胶汤主之。"《金匮要略》指出"虚劳虚烦不得眠，酸枣仁汤主之"。首次把不寐的病因分为外感和内伤两类，且上述两首方剂至今仍为临床所常用。

二、病因病机

人的正常睡眠，系由心神所主，阳气由动转静时，即为入睡状态；反之，阳气由静转动时，即为清醒状态，人的正常睡眠机制，是阴阳之气自然而有规律的转化的结果。这种规律如果被破坏，就可导致不寐证。张介宾在《景岳全书? 卷十八·不寐》中说："盖寐本乎阴，神其主也，神安则寐，神不安则不寐。"不寐的病因病机主要有虚实两个方面：实者为七情内伤、肝失条达，饮食失节、痰热上扰；虚者为心肾不交、水火不济、劳倦过度、心脾两虚；善惊易恐、心胆气虚。上述种种原因均可致不寐证的发生。

（一）情志所伤

情志活动以五脏的精气为物质基础。情志所伤，影响五脏，都有可能使人发生不寐，尤以过喜、过怒、过思、过悲更为常见。因为这些情志的活动往往耗损五脏的精气，使脏腑功能失调。其中以心、肝、脾三脏关系最为密切。心藏神，劳心过度，易耗血伤阴，心火独炽，扰动神明；或喜笑无度，心神激动，神魂不安，均易发生不寐。肝藏血，血舍魂。由于情志不畅，或暴怒伤肝，肝失疏泄，肝气郁结，或气郁化火，皆可使魂不能藏，而发生不寐。脾藏意，主思，思虑过多则气结，气机不畅，必然影响脾的健运功能，以致气血化源不足，不能养心安神，亦致不寐。

（二）饮食失节

饮食不节，或暴饮暴食，或过食肥甘，宿食停滞，或肠中有燥屎，均可致胃气不和，升降失常，清阳不升，浊气不降。胃络通于心，以致"胃不和则卧不安"。

（三）心肾不交

心主火，肾主水，心火下降，肾水上升，水火既济，心肾交通，睡眠才能正常。《清代名医医案精华·陈良夫医案》中说："心火欲其下降，肾水欲其上升，斯寤寐如常矣。"如久病体虚，肾阴耗伤，不能上奉于心，水不济火，则心阳独亢；五志过极，心火内炽，不能下交于肾，心肾失交，心火亢盛，扰及神明，致夜寐不安。如《景岳全书·卷十八·不寐》中说："真阴精血不足，阴不交，而神有不安其室耳。"

（四）心脾两虚

劳心过度，伤心耗血；或妇女崩漏日久，产后失血；老人气虚血少等，均可导致气血不足，心失所养，心神不安而不寐。《景岳全书·不寐》中曾明确指出："无邪而不寐者，必营血之不足也，营主血，血虚则无以养心，心虚则神不守舍。"若思虑劳倦过度伤及脾胃，脾失健运，气血生化不足，无以上奉于心，亦能影响心神而致不寐。

（五）心胆气虚

胆主决断，十一脏皆取决于胆，心胆素虚，心神不安，决断无权，触事易惊，善惊易恐，致夜寐不安，正如清代沈金鳌《杂病源流犀烛·不寐》所说"心胆俱怯，触事易惊，睡梦纷纭，虚烦不寐"。另有因暴受惊骇，情绪紧张，终日惕惕，渐至心虚胆怯而不寐者，如《类证治裁·不寐》所说"惊恐伤神，心虚不安"。

三、诊断及鉴别

（一）诊断标准

中华人民共和国中医药行业标准《中医病证诊断疗效标准》中对不寐的诊断标准规定如下：不寐是指脏腑功能紊乱，气血亏虚，阴阳失调，导致不能获得正常睡眠。①轻者入寐困难或寐而易醒，醒后不寐，重者彻夜难眠。②常伴有头痛、头昏、心悸、健忘、多梦等症。③经各系统和实验室检查未发现异常。

（二）鉴别诊断

凡以不寐或不易入睡，或寐而易醒等为主要临床表现者均可诊断为不寐。其概念较为明确，但不寐作为一个症状，也可出现在其他疾病中，有些医籍文献中的"不得卧"在概念上有两种意思：一是不寐，二是因疾病所苦而不得安卧，这不包括"不寐"之中，如停饮、胸痹、烦躁、脏躁、头痛等。

1. 不寐与停饮　不寐与痰饮中之停饮证都可见难以入睡的症状。但不寐是以难以入睡为主症，且能平卧，临床以虚证多见。而停饮证系痰饮停于胸胁，脉络受阻，饮邪迫肺，肺气上逆，而致咳喘不得平卧，并非难以入睡，多见于实证。

2. 不寐与胸痹　不寐以阴血不足，不能奉养脑心，而致不寐为主症，兼见心烦、头晕。而胸痹系气血瘀阻，胸阳不宣所致，临床上以胸闷心痛、心悸盗汗为主症，心烦失眠为兼症。所谓"胸痹不得卧，心痛彻背者……"。

3. 不寐与烦躁　二者均有烦躁和不寐的症状，但不寐系由心阴不足，阴虚内热，虚热内扰神明所致，以失眠为主症，兼有心烦或虚烦不安。而烦躁多因邪热壅盛，灼伤心阴，即心中烦不得卧，以烦躁为主症，兼见失眠。

4. 不寐与脏躁　二者共症均为难以入睡。但不寐则是因内伤阴血不足，阳盛阴衰，心肾不交，故难以入睡为主症，心烦不安为兼症。而脏躁则是多因素影响，郁久伤心，或胎前产后精（阴）血亏虚，神明失养，神躁不宁，其主症为烦躁不安、哭笑无常（或喜怒不定），兼有夜寐不安、难以入睡。

5. 不寐与头痛　不寐在阴虚肝旺证中出现头痛与肝阳上亢所致头痛病证相类似。但不寐系因肝阴不足，肝阳上扰脑窍，以失眠为主症，兼有头痛、心烦易怒。而头痛病是由肝阳上亢，循经上扰清窍，以头痛为主症，兼有心烦失眠。

（三）疗效标准

国家中医药管理局发布的国家中医药行业标准《中医病证诊断疗效标准》中对不寐的疗效标准规定如下：

1. 治愈　睡眠正常，伴有症状消失。
2. 好转　睡眠时间延长，伴有症状改善。

3. 未愈　症状无改变。

四、治疗

（一）辨证论治

1. 辨证要点

（1）辨轻重：不寐的病证轻重，与其病因、病程久暂有关，通过不同的临床表现加以辨别。轻证表现为少眠或不眠，重者彻夜不眠，轻者数日即安，重者成年累月不解，苦于入睡困难。

（2）辨虚实：不寐的病性有虚实之分。虚证多属阴血不足，心脑失其所养；临床特点为体质瘦弱，面色无华，神疲懒言，心悸健忘，多因脾失化源，肝失藏血，肾失藏精，脑海空虚所致。实证为火盛扰心，或瘀血阻滞；临床特点为心烦易怒，口苦咽干，便秘溲赤，胸闷且痛，多因心火亢盛、肝郁化火、痰火郁滞，气血阻滞所致。

（3）辨脏腑定位：不寐的主要病位在心脑。由于心神被扰或心神失养，神不守舍而致不寐。亦因肾精亏虚，脑海失滋，神不守持，亦为不寐。其他脏腑，如肝、胆、脾、胃、肾的阴阳气血失调，也可扰动心脑之神而致不寐。因而应在兼证上加以辨别。如急躁易怒而不寐者，多为肝火内扰；入睡后易惊醒者，多为心胆虚怯；脘闷苔腻而不寐者，多为脾胃宿食，痰浊内盛；心烦心悸，头晕健忘，腰困胫酸而不寐者，多为阴虚火旺，心肾不交；面色少华，肢倦神疲而不寐者，多为脾虚不运，心神失养；心烦眠，不易入睡，醒后不易再睡者，多为心脾两虚等。

2. 治疗要点

（1）注重调整脏腑阴阳气血：由于不寐主要因脏腑阴阳失调、气血失和，以致心神不宁而不寐。所以治疗首先应从本而治，着重调治所病脏腑及其气血阴阳，以"补其不足，泻其有余，调其虚实"为总则，应用补益心脾，滋阴降火，交通心肾，疏肝养血，益气镇惊，化痰清热，和胃化滞，活血通络等治法，使气血和调，阴阳平衡，脏腑功能恢复正常，心神守舍，则不寐可愈。

（2）强调安神定志为其基本治法：不寐的病机关键在于心神不安，因而安神定志为治疗本病的基本方法。在应用时须在辨证论治的基础上，平调脏腑阴阳气血的同时，选用本法。安神定志的方法，有养血安神，清心安神，育阴安神，益气安神，镇肝安神，补脑安神等不同治法。

（3）注重精神治法：由于情志不舒，或精神紧张，过度焦虑等精神因素是导致不寐的常见因素，因而消除顾虑及紧张情绪，保持精神舒畅，是治疗不寐的重要方法之一，每每取到药物所难以达到的疗效，应当引以重视和应用。

3. 辨证分型

（1）热扰神明

证候：面红目赤，夜难入寐，心烦意乱，身热口渴，胸闷胀满，头昏头痛，口燥唇焦，大便秘结，小便短赤，舌质红，苔黄燥，脉沉数。

病机分析：本证多因温热之邪由卫转气，热郁胸膈所致。由于热扰神明，则夜难入寐，心烦意乱；里热炽盛，灼伤津液，则身热口渴，口燥唇焦；热郁胸中，气机不畅，则胸闷胀满；火性炎上，扰乱脑窍，则头昏头痛；进而内火结里，阳明燥结，则大便秘结，小便短赤。舌质红，苔黄燥，脉沉数均为热盛于里之征象。

治法：清热通腑，清脑安神。

方药：凉膈散：大黄、朴硝各10g，甘草6g，栀子10g，薄荷6g，黄芩9g，连翘15g，竹叶10g，蜂蜜少许。

本方善治中焦热郁之证。方中重用连翘清热解毒，配以黄芩清心胸郁热，更用栀子通泻三焦之火，引火下行；薄荷、竹叶外疏内清；朴硝、大黄荡涤胸膈邪热、导热下行；配蜂蜜、甘草既缓和硝黄峻泻之功，又可助硝、黄推导之力。上药配伍，清上泄下，共凑凉膈通腑，泄热清脑，安神定志之功效。

（2）肝郁化火

证候：不寐，性情急躁易怒，不思饮食，口渴喜饮，目赤口苦，小便黄赤，大便秘结，舌红，苔黄，脉弦而数。

病机分析：本证多系郁怒伤肝，肝失条达，气郁化火，上扰心神，波及脑窍所致不寐。由于肝气犯胃，则不思饮食；肝郁化火，肝火乘胃，胃热则口渴喜饮；肝火偏旺，则急躁易怒；火热上扰脑窍，则目赤口苦，小便黄赤，大便秘结，舌红，苔黄，脉弦而数，均为肝心热象的表现。

治法：疏肝泻火，清脑安神。

方药：龙胆泻肝汤：龙胆草6g，黄芩、栀子各9g，泽泻12g，木通、车前子各9g，当归3g，生地黄9g，柴胡、生甘草各6g。可加茯神、龙骨、牡蛎以镇惊定志，安神入眠；如胸闷胁胀、善太息者，加郁金、香附疏肝解郁。

本方为清泻肝火的代表方，适用于肝胆火盛所致的不寐证。方用以龙胆草苦寒清肝胆实火为君药；黄芩、栀子苦寒泻火，助龙胆草清肝之力为臣药；用泽泻、木通、车前子清肝利湿，使热从小便而利；柴胡疏肝解郁，引诸药入肝；当归、生地黄滋阴养血柔肝；甘草调和诸药。诸药相伍，共奏清肝泻火，安神镇惊之效。

（3）痰热内扰

证候：不寐头重，痰多胸闷，恶食嗳气，吞酸恶心，心烦口苦，目眩，苔腻而黄，脉滑数。

病机分析：本证多因宿食停滞，积湿生痰，因痰生热，痰热上扰心脑则心烦不寐。由于宿食痰湿壅阻于中，故为胸闷；痰浊上蒙脑窍，则头重目眩；痰食停滞则气机不畅，胃失和降，故症见恶食、嗳气，甚则呕恶。舌苔黄腻，脉滑数，均系痰热、宿食内停之征象。

治法：化痰醒脑，清热安神。

方药：清火涤痰汤：丹参15g，橘红、胆星、僵蚕各10g，菊花15g，杏仁、麦门冬各10g，茯神12g，柏子仁、贝母各10g，竹沥半杯，姜汁1滴。若痰食阻滞、胃中不和者，加半夏、神曲、山楂、莱菔子以消导和中；若心悸不安者，加珍珠母、朱砂以镇惊定志；若痰热重而大便不通者，可加服礞石滚痰丸，降火泻热、逐痰安神。

方中用胆星、贝母、竹沥、姜汁化痰泄浊；柏子仁、茯神、丹参养心安神；僵蚕、菊花熄风醒脑定惊；杏仁、橘红豁痰利气，酌加川连、连翘清心解毒，增强安神镇惊之力。

（4）胃气失和

证候：胸闷嗳气，脘腹不适而不寐，恶心呕吐，大便不爽，腹痛，舌苔黄腻或黄燥，脉象弦滑或滑数。

病机分析：饮食不节，食滞不化，胃气不和，升降失常，则脘腹胀痛，恶心呕吐，嗳腐吞酸；胃失和降，心神被扰则不寐；热结大肠，腑气不通则大便秘结，腹胀腹痛。舌苔黄腻或黄燥，脉弦或滑数，均系胃肠积热的征象。

治法：和胃健脾，化滞安神。

方药：半夏秫米汤：半夏 9g，秫米 30g。若宿食积滞较甚，而见嗳腐吞酸，脘腹胀痛者，可加服保和丸，以图消导和中安神之功。

本方有决渎壅塞、交通阴阳、和降胃气、安神定志之效，为治疗因胃气不和而睡卧不安的常用方剂。方中以半夏化痰燥湿和胃降逆；秫米和胃健脾，益气除热，消积化滞。二药相伍，胃气调和，积滞消除，则神安入睡。

（5）瘀血内阻

证候：烦扰不安，头痛如刺，心慌心跳，夜不成寐；或合目而梦，且易惊醒，甚则数日毫无睡意，神情紧张，痛苦不堪，舌多暗紫，脉多弦细而涩。

病机分析：本证多因情绪过度紧张，突受惊恐，使气血逆乱；或者因情志抑郁，怒无所发，肝失条达，气滞血瘀，内阻窍络，血瘀于脑，则头痛如刺，难以入寐；心血瘀阻，心神失养，则心慌心跳，烦扰不寐；久则瘀血内阻，正气耗伤，则气虚神怯，精神紧张。由于瘀血内阻不畅，故见舌暗紫，脉弦细而涩的瘀血征象。

治法：理气化瘀，通窍安神。

方药：血府逐瘀汤化裁：当归、生地黄各 9g，桃仁 12 克，红花 9g，枳壳、赤芍各 6g，柴胡 3g，甘草 6g，桔梗、川芎各 5g，酸枣仁 15g，珍珠母 12g，生龙齿 15g。方中以当归、川芎行气活血；桃仁、红花破血行瘀；枳壳、赤芍药行气活血宽膈；柴胡疏肝解郁；桔梗通利胸膈，与柴胡相伍引药上行，通窍醒脑，以安脑神。配以珍珠母、生龙齿平肝镇惊，安神定志；酸枣仁、生地黄滋肾补心、益脑安神。诸药相伍，共图理气化瘀、安神定志之功，对于顽固性不寐者效果尚佳。

（6）心脾两虚

证候：患者不易入睡，或睡中梦多，易醒再难入睡，兼见心悸健忘，头晕目眩，肢倦神疲，饮食无味，面色少华，舌质淡，苔薄白，脉细弱。

病机分析：心主血，脾生血，心脾两虚，血不养心，神不守舍，故不易入睡，多梦易醒，心悸健忘；气血不足，不能上养于脑，清阳不升，则头晕目眩；血虚不能上荣于面，则面色少华，舌质淡；脾虚失运，则饮食无味；血少气虚，故精神不振，肢倦神疲，脉细弱。

治法：补益心脾，养血安神。

方药：归脾汤：党参 10g，黄芪 18g，白术、茯神各 10g，炒酸枣仁 18g，龙眼肉 10g，木香、甘草各 6g，当归 12g，远志 10g，生姜 3g，大枣 10 枚。若失眠较重，加五味子、合欢花、夜交藤、柏子仁以助养心安神，或加龙骨、牡蛎以镇静安神；若血虚较甚，加熟地黄、白芍、阿胶以补血充脑；若脘闷纳呆，舌苔厚腻者，加半夏、陈皮、茯苓、厚朴以健脾理气化痰。

方中人参、白术、黄芪、甘草补气健脾；远志、酸枣仁、茯神、龙眼肉补心益脾、安神定志；当归滋阴养血；木香行气舒脾，使之补而不滞。诸药相伍，养血宁神，健脾生血，上滋脑神，神安则睡眠正常。

（7）阴虚火旺

证候：心烦不寐，心悸不安，头晕，耳鸣，健忘，腰酸，手足心发热，盗汗，口渴，咽干，或口舌糜烂、舌质红，少苔，脉细数。

病机分析：心阴不足，阴虚生内热，干扰心神，则心烦失眠，心悸不安，手足心发热；肝肾阴虚，脑海失养，则头晕耳鸣；阴虚津液不能内守，则盗汗；心阴不足，虚火上炎，所以口渴、咽干、口舌糜烂；舌质红少苔，脉细数，均为阴虚火旺之征。

治法：滋阴清心，养脑安神。

方药：黄连阿胶汤：黄连9g，阿胶12g，黄芩10g，白芍18g，鸡子黄2枚。若阳升面热微红、眩晕、耳鸣者，可加牡蛎、龟甲、磁石等重镇潜阳，阳升得平，阳入于阴，即可入寐；若不寐较甚者，加柏子仁、酸枣仁养心安神。方中以黄连、黄芩清心降火；生地黄、白芍、鸡子黄滋阴补肾养肝，以养脑安神。诸药相伍，共奏清心安神之功。

（8）心胆气虚

证候：不寐多梦，易于惊醒，胆怯心悸，遇事善惊，气短倦怠，小便清长，舌淡，脉弦细。

病机分析：心虚则心神不安、胆虚则善惊易恐，心胆两虚，则多梦易醒，心悸不寐，甚则善惊；气短倦怠，小便清长，均为气虚之象；舌色淡，脉弦细，为气血不足的表现。

治法：益气镇惊，安神定志。

方药：安神定志丸：人参9g，茯苓、茯神各12g，远志10g，石菖蒲9g，龙齿30g。若血虚阳浮、虚烦不寐者，宜用酸枣仁汤，方中以酸枣仁安神养肝为主；川芎和血以助酸枣仁养心；茯苓化痰宁心，以助酸枣仁安神；知母清胆宁神。如病情较重，可二方合用；若心悸较甚者，前方基础上加生牡蛎、朱砂以加强镇静安神之力。

方中首用人参益心胆之气；配用茯苓、茯神、远志、石菖蒲化痰宁心；重用龙齿镇静开窍宁神。诸药共用，使心胆气足，心脑神安，不寐即愈。

（9）心肾不交

证候：心烦不寐，头晕耳鸣，烦热盗汗，咽干，精神萎靡，健忘，腰膝酸软；男子滑精阳痿，女子月经不调，舌红少苔，脉细数。

病机分析：正常之人，心火下降，肾水上升，水火既济，阴阳平衡，神宁眠安。由于水亏于下，火炎于上，肾水不得上济，心火不得下降，心肾无以交通，则心烦不寐；肾水不能上滋脑窍，则髓海空虚，头晕耳鸣；肾虚精亏腰脊不充，则腰膝酸软；心肾阴虚，虚火内生，则盗汗、咽干、舌红、脉数。

治法：交通心肾，补脑安神。

方药：交泰丸：黄连9g，肉桂3g。若以心阴虚为主，可用天王补心丹；若以肾阴虚为主者，可用六味地黄丸加夜交藤、酸枣仁、合欢皮、茯神之类，以安神宁志、补心滋肾。

方中以黄连清心降火，少佐肉桂，以引火归元、交通心肾，神安则眠。本方适用于心火偏旺者。

（10）肝郁血虚

证候：难以入睡，即使入睡，梦多易醒，或胸胁胀满，善叹息，易怒急躁，舌红苔黄，脉弦数。

病机分析：本证多系郁怒伤肝，肝郁气结，郁久化火，灼伤阴血所致。由于肝郁血虚，魂不守舍，则不能入眠，即使入睡，易惊醒或多梦；肝失疏泄，则胸胁胀满，急躁易怒，善叹息；舌红苔黄，脉弦数，均为肝郁血虚之象。

治法：疏肝养心，安神镇惊。

方药：酸枣汤：酸枣仁18g，甘草6g，知母12g，茯神10g，川芎6g。若肝郁较甚，郁久化火较甚者可参照肝郁化火证治，亦可用丹栀逍遥散加忍冬藤、夜交藤、珍珠母、柏子仁治之。

方中以酸枣仁养血安神为君；川芎调畅气机，调和气血疏肝为臣；以茯苓、甘草宁心为佐；知母清热除烦，酌加柴胡以加强疏肝之作用。

（二）其他疗法

1. 针灸疗法

（1）辨证治疗：心脾两虚者，补三阴交、神门、心俞、膈俞、脾俞；心肾不交者，补肾俞、太溪，泻心俞、劳宫；心胆虚怯者，补心俞、胆俞、大陵、丘墟、神门、三阴交；肝阳上扰者，泻神门、三阴交、肝俞、间使、太冲；肝胆火炽者，泻肝俞、胆俞、太冲、行间；脾胃不和者，泻中脘、天枢、丰隆、内关，补脾俞、神门、足三里、胃俞；心火独亢者，泻神门、内关、三阴交、太溪等。每次选3～4穴，交替针刺，7～10天为1个疗程。

（2）皮肤针：心肾不交者，取心俞、肾俞、神门、太溪、巨阙、神堂、三阴交、夹脊穴（3～6椎，13～21椎）为主穴；配用京门、大钟、大陵、魂门、郄门、通里、厥阴俞等穴。肝胆火旺者，取肝俞、胆俞、太冲、期门、内庭、厥阴俞、外关、身柱、夹脊穴（5～10椎，13～21椎）；配用丘墟、日月、内关、三焦俞、风池、行间。以皮肤针轻叩穴位，使局部皮肤潮红即可，每天或隔天1次。

（3）耳针：选神门、心、脾、肾、脑、下脚端等穴，每次取2～3穴，捻转予中强刺激，留针20分钟。

2. 单验方

（1）炒酸枣仁10～15g，捣碎，水煎后，晚上临睡前服。

（2）炒酸枣仁10g，麦门冬6g，远志3g，水煎后，晚上临睡前顿服。

（3）酸枣树根（连皮）30g，丹参12g，水煎1～2小时，分2次，在午休及晚上临睡前各服1次，每天1剂。

（4）核桃仁、黑芝麻、桑葚子叶各30g，共捣为泥，做成丸，每丸3g，每服9g，每天3次。

（5）炙甘草15g，水煎代茶饮。

（6）酸枣仁30g，炒香捣为散，加入人参30g，辰砂15g，乳香7.5g，炼蜜为丸服。治阳虚不眠，心多惊悸。

3. 气功疗法　以坐位入静为主的内差功、强壮功为好。练功时除掌握气功的一般方法要领外，着重入静练习。练功时环境要安静，坐位后全身要放松，眼开一线，注意鼻尖，舌尖抵上颚，唾液多后徐徐下咽。要意守小腹，呼吸均匀细长，鼻吸鼻呼，并默念呼吸次数。念到100次再从1念起。如不用念数法，可用随息法，即思想高度集中在呼吸上，吸时气下沉入小腹，呼时气渐升细细呼出，思想随着呼吸升降，不开小差。如有杂念，立即把思想收回来。每次练功为10分钟，逐渐延长练功时间。本法对失眠效果尚好。

4. 推拿疗法

（1）推头：坐位，头部垫毛巾。医生站于体侧，一手按头后额部，另一手用拇指平推正中和两侧经线，由前发际推到后发际，手法要平稳，不宜快。然后用掌根大小鱼际部揉两侧及后枕部，由上而下反复揉摩。头部推拿时，嘱患者思想集中在头部推拿手法的刺激上。推10分钟左右，便入朦胧状或入睡状为好。推后一般即觉头部轻松舒适感。

（2）取穴：先取风池、风府穴，用指揉法，手法宜平稳，不需要强刺激，以轻轻得气感为好。再取下肢两侧足三里和三阴交穴，手法同上，强度可稍大。

5. 药膳疗法

（1）大枣20枚，连须葱白7棵。将枣洗净水泡发后，煮20分钟，再将葱白洗净加入，继续用文火煮10分钟，吃枣喝汤，每天1次，连服数天。

（2）龙眼肉500g，白糖50g。将龙眼肉放碗中加白糖，反复蒸、晾3次，使色泽变黑，将龙眼肉再拌入少许白糖，装瓶备用。每天服2次，每次4~5颗。连服7~8天。上法适用于心脾亏虚之失眠证。

（3）酸枣仁15~25粒，黄花菜20根。炒至半熟，捣碎，研成细末。睡前1次服完，连服10~12天。适用于肝郁气滞证。

（4）生鸡子黄1枚，山药20g，陈皮10g，鲜花空叶60g。将后三味水煮取汁，临睡前以此汁将鸡子黄趁热服下，时间不久，即可安眠。适用于痰湿中阻证失眠。

（5）炒萝卜子10g，焦山楂30g，大枣15枚，葱白7根，鸡内金10g，水煎去渣温服。适用于饮食中阻证失眠。

五、预防与调护

（一）预防

（1）注意精神方面的调摄。由于不寐为心脑神志的病变，故应调摄精神，喜怒有节，心情舒畅；避免脑力劳动过度，精神紧张，保持良好的精神状态。

（2）注意居处环境的安静。要居室或周围环境安静，设法尽量避免和消除周围的噪声，睡前不易听喜乐时间过长，以免引起兴奋而难以入睡。

（3）要生活规律，按时作息，养成良好的睡眠习惯。

（4）要节制房事，以免房劳过度损伤肾精，使脑海空虚，导致失眠。

（5）加强体育锻炼，增强体质，促进形神健康。

（6）平时不应过食辛辣刺激之食物，尤其睡前不宜过多吸烟或过饮浓茶。

（二）调护

（1）生活护理：劝导患者养成生活规律，起居定时的习惯，卧室要光线暗淡舒适，使其安静入睡。

（2）饮食护理：晚餐不宜过饱，少食油煎厚味及不易消化之食物。心脾两虚者宜食当归羊肉汤，阴虚火旺者宜食较多的蔬菜瓜果，忌油煎、烙烤食品。睡前禁喝咖啡、浓茶及吸烟。

（3）注意房室安静，工作人员及陪视人不要大声喧哗，说话轻、走路轻、关门轻、操作轻。

（4）精神调护：时刻注意患者情绪变化，做好患者思想工作，护士要对精神紧张的患者多在床旁安慰，稳定情绪，消除顾虑，使心情舒畅，促进入睡。

（5）做好诱导工作，如让患者睡前口念数字，听钟声，听轻松音乐，使其渐渐入睡。

(6) 加强体育锻炼，如晨起打太极拳、散步等，并持之以恒，促进身心健康。

(7) 注意服药方法，一般以午睡及晚上临睡前各服 1 次为好。

(8) 及时消除病因，如因痛失眠者应止痛，大便秘结者通便，咳嗽者应止咳等。

(9) 对严重不寐者或同时具有精神失常者，要注意安全，防止发生意外。

六、转归与预后

不寐虽然有虚实之分，且有不同的证型，但由于人体是一个有机的整体，在一定条件下，虚实可以相互转化，或某一脏腑病变而转至多脏腑的病变。如肝郁化火证，可以耗伤肝阴，进一步上灼心阴，导致心阴不足，或下汲肾水，引起肾阴亏虚；又可能因木乘土，影响脾胃健运功能，导致化源不足，而转为心脾气血衰少，等等。

对于本病的预后，应视其具体的病情而定。一般认为，病程不长，病因比较单纯，治疗及时，辨证准确，施治恰当，且迅速消除病因者，则疗效佳，预后好。如系病程长，证见虚实夹杂，特别是正虚难以骤复而邪实又不易速去者，则病情往往易于反复，或者形成顽固性不寐证，治疗效果则欠理想。

（刘素珍）

第八节　多梦

一、概述

多梦是指睡眠不实，睡眠中梦扰纷纭，醒后则头昏神疲为特征的一种病证。中医学认为，梦是睡眠中神活动的表现，正常人偶尔做梦，醒后无任何不适是一种正常生理现象。但若机体脏腑阴阳气血失调，扰及神明，则通过梦象反映于外，形成多梦。西医学中的神经衰弱等疾病，以多梦为主要临床表现者，可参考本篇辨证论治。

早在《内经》中就有对梦较为系统的阐述，其称多梦者作"喜梦"、"妄梦"，列有专篇讨论，对梦的成因、病机、诊断等提出明确见解。《灵枢·淫邪发梦》曰："正邪从外袭内，而未有定舍，反淫于脏，不得安处，与营卫俱行，而与魂魄飞扬，使人卧不得安而喜梦。"又曰："阴气盛，则梦涉大水而恐惧；阳气盛，则梦大火而燔焫；阴阳俱盛，则梦相杀。上盛则梦飞，下盛则梦堕；甚饥则梦取，甚饱则梦予；肝气盛，则梦怒；肺气盛，则梦恐惧、哭泣、飞扬；心气盛，则梦善笑、恐畏；脾气盛，则梦歌乐，身体重不举；肾气盛，则梦腰脊两解不属。"同时确定了泻实补虚的治疗原则，如《灵枢·淫邪发梦》云："凡此十二盛者，至而泻之，立已"；"凡此十五不足者，至而补之，立已也。"《内经》中的论述奠定了后世诊治多梦病的理论基础。汉代以后对多梦的认识更加深入，尤其在辨治方面积累了很多经验。汉代张仲景认为多梦与心密切相关，其在《金匮要略·五脏风寒积聚》中曰："心气虚者，其人则畏，合目欲眠，梦远行而精神离散，魂魄妄行。"

二、病因病机

多梦病位在心，并与肝脾肾功能失调密切相关。其病因以内因为主，情志失调是发病的重要因素。病机特点为七情内伤，或脏腑失调，导致心神受扰，睡眠中心神不得静谧，魂魄不得安宁，而出现梦境纷纭。病机分虚实两端，实者常见痰火扰神而多梦；虚者常因心胆脾肾阴阳气血亏损，致神魂无倚而发多梦。

（一）七情内伤

喜怒哀乐，忧思悲恐，各种情志变化均可参与梦的形成。如明代陈士元在《梦占逸旨》曰："过喜则梦开，过怒则梦闭，过恐则梦匿，过忧则梦嗔，过哀则梦救，过忿则梦詈，过惊则梦狂。"思虑劳倦则伤心脾，营气亏虚，令神魂不安而多梦；郁怒则伤肝，肝气不疏，郁久化火，火扰心神，神魂不宁则多梦；若惊恐过甚则耗伤精气而令神明不安，梦幻纷纭。

（二）饮食不节

过饱过饥，饮食失节，以致脾胃不和，胃不和则卧不安，心神不宁而多梦。如《素问·脉要精微论》曰："甚饱则梦予，甚饥则梦取。"久之可使脾胃损伤而酿生痰湿，痰郁化火，痰火上扰，神魂不守而多梦。

（三）劳欲过度

恣情纵欲、房劳过度致肾阴亏损；或劳心过度，心阴亏耗，君火独亢。肾阴亏损则不能上奉于心，心火亢盛则无以下济于肾，心肾水火不交，则心神不宁而多梦。如《类经·阴阳之逆厥而为梦》曰："手少阴，心也，心主阳，其藏神。足少阴，肾也，肾主阴，其藏精。是以少阴厥逆，则心肾不交而精神散越，故为妄梦。"

（四）久病、年迈

久病血虚，产后失血，营血不足，或年老体衰，阴亏血少，导致心失所养，神不守舍，寐中梦扰。如《诸病源候论·虚劳喜梦候》曰："夫虚劳之人，血气衰损，脏腑虚弱，易伤于邪。正邪从外集内，未有定舍，反淫于脏，不得定处，与荣卫俱行，而与魂魄飞扬，使人卧不得安，喜梦。"

三、诊断及鉴别

多梦以睡眠中自觉乱梦纷纭、梦扰不断、睡眠不实为中心证候特征。受外界环境、生活经历、情志因素、脏腑阴阳盛衰等影响，可产生各种各样的梦境，如梦救火燔灼、舟船溺水、筑垣盖层、持械斯杀、故友相会、歌乐欢笑等等，可千奇百怪，无所不包。眠中梦扰，醒后梦境或清晰或混沌，伴头昏倦怠，精神不振。

（一）诊断要点

（1）经常做噩梦，影响到睡眠质量。

（2）梦时伴有心悸气促、冷汗淋漓等症状。

（3）每晚做梦多，出现晨起头晕、困乏等病理表现。

（二）鉴别诊断

1. **多梦与失眠**　失眠病可伴有多梦症状，但该病主要临床表现为入睡困难，时睡时醒，或彻夜难眠，以长期睡眠时间减少，睡眠不足为特征。而多梦病则以入睡后梦扰纷纭为主要见症，非少寐或不寐，可资鉴别。

2. **多梦与梦游**　梦游亦为睡眠障碍性疾病，是在睡眠之中无自主意识地起床进行各种动作，醒后无自觉的梦境。而多梦病醒后能自述梦意，睡眠中仅有思而无动作，更无起床下地之举，不难区分。

（三）疗效标准

《神志病治疗效果标准修正草案》中对疗效标准规定如下：

1. 痊愈　精神症状消失，自知力恢复。
2. 显效　精神症状基本消失，自知力部分恢复。
3. 好转　精神症状减轻或部分消失，自知力缺乏。
4. 无效　精神症状无改善或恶化。

四、治疗

（一）辨证论治

1. 辨证要点

（1）辨病理与生理：梦是睡眠中出现的幻象，正常健康人也可日有所思，夜有所梦，但其醒后无有不适之感，这是属于生理现象，并非病态，不必治疗。其区别要点是：一是生理梦仅是偶尔为之，不若病理之梦经常梦境纷扰；二是生理性梦寤后无有不适，病理性梦醒精神不振，常伴头昏肢软。

（2）辨主症与兼症：梦症常与其他证候并见，如虚劳、惊悸、怔忡、健忘、失眠等，在诸多症状中必须分辨其主次或兼夹，多梦症是苦于梦扰，由此而引起心悸、健忘、头昏等症，当从梦论治，梦消则诸症均安。若梦仅是其他病证所引发，是为兼症，当主从其他病证立论，兼而治之，单纯治梦，仅能暂解其苦，病证尚难痊愈。

（3）辨脏腑虚实：梦虽是脑神不安，"魂魄飞扬"或"魂魄离散"之病机，但在中医理论中是从"五神脏"立论，故梦是建立在脏腑气血偏盛偏衰而致卧不安的病理基础上，因此在临诊时必须根据梦境及其伴随症状正确进行脏腑辨证，才能采用具有针对性的治疗法则，药到梦除。

（4）辨梦情意境：梦境确可反映人体内部阴阳、脏腑、气血、盛衰的不同状况。如邪客于肾则梦临渊，没居水中；肾气盛则梦腰脊两解不居，肾气虚则梦见舟船溺人，或梦伏水中。梦境也可反映人体的病变部位，如邪客于胃则梦饮食；客于膀胱则梦溲便等。现代医学也认识到梦境与人体的某些疾病关系密切，如梦见奇光异彩常是脑血管硬化、视觉中枢神经供血不足的反映；常在梦中惊醒或梦见从高处坠下，则往往是心脏有病的预兆，由此可见梦境在虚幻离奇中寓有某一方面的象征意义。但临床不能拘泥于一件梦境的事物而牵强附会，且同一梦境可有脏腑虚实之异，如"阴阳俱盛，可梦相杀"，而在肺气虚时也可"梦见兵战"，同为战争，虚实病理不同，故尚需综合辨识。

2. 治疗要点

（1）标本缓急：治疗既要究其引发梦境之病因，审症求因，从本论治，但为解除患者梦扰之苦，常需从标入治。首先以宁神安脑之法，投磁朱丸等暂减其梦，症缓之后再缓缓从本图治，临床上又常选用标本兼治之法，以除其疾。

（2）专治与兼治：梦症在证候中有主症、兼症之别，故治疗时也有专治与兼治之分。凡梦为主症者，或经常反复出现同一梦境的梦症，病机辨析清楚者，均需专治；若梦为兼症，但原病证随其梦之纷扰而日趋复杂或证情加重者，也需专治梦症，此常可随梦症之减轻或消除使原病证减轻或有转机。如梦偶作或仅为次要兼症，则不需专治，可兼而治之，如梦境常变，无规律可辨识，梦后原病证又无明显变异者，也不需专治。

（3）补虚泻实：究梦证之病机，其外因乃正邪，正邪者中人也微，内因则是脏腑气血之偏颇，泻实仅用其暂，待梦缓后则当顾本补虚，且梦证虚多实少，故治梦常以补虚调治为主。

（4）针药与心理治疗：治梦除用药物或针灸治疗外，尚必须结合心理治疗，某些梦症乃得自疑虑、忧思，则更应重视心理疗法，甚至单纯通过心理治疗，不用药饵、针砭，也有其梦自除而向愈的。

3. 辨证分型

（1）心胆气虚，神不守舍

证候：入眠常有梦扰，梦多惊恐不祥，时被噩梦惊醒，或有梦魇呼叫，平素情绪不宁。触事善惊易恐，常感心悸不安，舌质淡，苔薄白，脉细弱虚弦。

病机分析：心胆气虚证是多梦中常见之证型，病者素体虚怯，或系暴受惊吓所致。噩梦惊恐颇为常见，严重者可有梦魇、梦惊，呈现一派虚怯之情，此乃"恐则气下"之状。由于惊恐，神不守舍，故白昼也呈情绪不宁、精神恍惚、善惊易恐、心悸惕荡诸症，脉细弱乃心气不足之象，脉见虚弦则是胆气虚弱之兆。《内经》云"气为血帅"，心为运血之器，今心气虚则血运有碍，故舌质偏淡，提示有血亏的相应变化，气血不充，惊恐之扰，故脑神不安，神不守舍。

治法：补心益胆，宁脑安神。

方药：安神定志丸合酸枣仁汤；或平补镇心丹合十味温胆汤加减：党参12克，黄芪30克，怀山药20克，茯神12克，酸枣仁9克，龙齿20克，麦门冬12克，五味子9克，石菖蒲30克，远志10克，炙甘草6克。若心气虚怯明显，可加附子、肉桂，佐党参、黄芪强心之力；噩梦惊扰心神不宁者，可辅以磁朱丸镇静安神，宁脑为先；心悸怔忡者，可加柏子仁、合欢皮宁心疏郁安神；伴头昏神疲者，可加升麻、川芎升提之剂以益气补血养脑，使脑气得充，神魂渐安。

本方以党参、黄芪补益心气，黄芪、怀山药均为补肝气之要药，三药合用为君，针对心胆气怯之病理，虚而补之。辅以茯神、酸枣仁、龙齿宁脑安神，再佐以麦门冬、五味子养阴安神，顾其脑体，合党参又寓生脉散益气宁心之效；纳石菖蒲、远志既加强宁脑安神之力，又具开窍醒脑之功，以振奋脑气；以炙甘草为使，调和诸药，又有复脉宁心安脑之效。合而发挥补心益胆、宁脑安神之功。

（2）心脾两虚，脑体失荣

证候：夜眠不实，多梦纷杂，或梦风雨、烟火、坏屋；或梦丘陵、大泽，神情飘忽不定，醒后梦境难忆，伴有健忘、失眠，精神萎靡，头晕眼花，倦怠无力，食欲不振，怔忡不安，舌质淡，苔薄白，脉沉细弱。

病机分析：心脾两虚之多梦主见于忧思过度所致。张锡纯曰："心与脑，神明贯通而后可以成思也。"今思虑过度，既耗心气脑神，又思虑伤脾而致心脾两虚。心主血，脾统血，心脾又共具生血之功；心脾既虚，血供不足，脑体失荣，致使昼日健忘神疲，入暮失眠多梦，梦境或火或水，或丘或泽，飘忽不定皆脑神失健所为，故醒后遗忘而难系统论述梦境，且见头晕眼花、倦怠无力，气血不足之象，脾气不足故食欲欠馨，心气虚馁故怔忡惊惕，苔脉也呈气血不足之征。

治法：补益心脾，荣脑安神。

方药：归脾汤合桂枝加龙骨牡蛎汤化裁：党参12克，黄芪30克，白术、龙眼肉各12克，桂枝8克，酸枣仁12克，远志8克，龙骨、牡蛎各20克，木香4克，白芍药10克，生姜4片，大枣6枚，炙甘草6克。若血虚明显者，可加当归、川芎、丹参养血荣脑；食欲不振者，加砂仁、鸡内金、神曲、麦芽健脾消食；心悸怔忡者加柏子仁、莲肉养心安神，更添补益心脾之力。

取归脾汤健脾养心、益气补血以除本证之病由；以桂枝加龙骨牡蛎汤调和营卫，镇潜安神，定志息梦以解本病之症。投党参、黄芪、白术、龙眼肉、桂枝补益心脾之气，振奋心阳为君；纳酸枣仁、远志养心安神，佐龙骨、牡蛎镇静定志，辅以木香理气温通、白芍药摄阴护神，再取姜、枣调和营卫，甘草调和诸药。全方使心脾之气复，心脾之血充，以荣脑神，则神情安宁，梦扰得除。

（3）心肾不交，脑神不宁

证候：虚烦难眠，入睡梦多，男子多梦遗，女子多梦交，或梦喜笑、恐畏，醒后头昏耳鸣，平素腰酸膝软，咽干便结，或见潮热盗汗，舌红苔少，脉细数。

病机分析：本证常由思欲不遂，情志化火所致；或是见闻则欲念妄动，精出呆泄；或是房劳过度，手淫自伤，耗伤肾阴。致使脑海不充，故头昏、耳鸣、咽干，水不上济，心阳偏亢于上，虚火内扰，故虚烦难以入眠，卧则梦交遗泄，醒则潮热心烦，肾阴亏少于下，故腰酸膝软，大便干结。

治法：交通心肾，静谧脑神。

方药：朱砂安神丸或柏子养心丸合交泰丸：朱砂6克，柏子仁10克，茯神12克，当归10克，地黄20克，麦门冬10克，枸杞子15克，玄参10克，黄连3克，石菖蒲20克，甘草6克。惊悸盗汗者，可加龙骨、浮小麦、五味子等宁神敛汗；梦交遗泄者，可加金樱子、芡实、莲须安神涩精。

本方取朱砂、柏子仁、茯神宁心安神为主，以降其思欲之心火；投当归、地黄、麦门冬、枸杞子滋养肾阴，上济于心为辅，佐以玄参、黄连清热泻火，石菖蒲开窍宁神，"宣心思之结而通神明"；以甘草调和诸药。此证朱砂常用，李杲曰："纳浮溜之火而安神明。"《珍珠囊》曰："心热非此不能除。"足见其治虚焰之心火具有针对性，确可安神消梦，抑其梦交，但不宜多服、久服，故与柏子仁、茯神相配为君，以柔其性。

（4）肝肾阴虚，脑失濡养

证候：时感眩晕耳鸣，入暮视物模糊，两目干涩，卧则难寐，梦境纷纭，或堕山谷，或伏水中，或匿树下，皆有畏恐之感，时伴心悸，易于惊醒，腰膝酸软，男子早泄或精少，女子经少或经闭，形体消瘦，时或虚烦，午后颧红，舌红少津，脉细弦。

病机分析：肝肾之阴皆上濡脑体，张景岳曰："盖寐本乎阴，神其主也。"今肝肾之阴不足则神不安也，故不寐而又多梦。《内经》曰"肾气虚则使人梦见舟船溺人，得其时则梦伏水中，若有畏恐"，"肝气虚则梦伏树下不敢起"，皆为堕坠之梦境，乃"恐则气下"使然。阴虚卧不得安，故易被梦惊醒，恐又伤肾，肝肾益伤，故形体消瘦，精少经闭。耳目乃肾肝之窍，阴虚则耳目失濡而致耳鸣目涩、视物模糊，尤以入暮夜晚为剧，久则阴虚生内热而有虚烦、颧红等虚火之象。

治法：滋养肝肾，濡脑宁神。

方药：肝肾双补丸或龟鹿二仙膏合远志丸加减：龟甲、鳖甲各30克，黄精15克，枸杞子12克，石斛、当归各10克，川芎8克，细辛4克，远志8克，茯神12克。若梦境纷扰难眠易惊者，加龙齿、朱砂以镇静宁神；男子早泄精少者，加山药、山萸肉、五味子补益肝肾；女子经少经闭者，加丹参、益母草补养经血。

本方取龟甲、鳖甲、黄精、枸杞子、石斛滋养肝肾之阴为主，佐以当归、川芎、细辛活血走窜之品以载药上行，濡养脑体，辅以远志、茯神宁脑安神，以消其惊恐堕坠之梦。

（5）肝阳痰火，上扰脑神

证候：情志不舒，急躁易怒，卧则梦多，若郁怒而眠，梦扰更剧，或梦飞扬，或梦恼怒，或杂梦妄为，可有梦魇，醒后头痛眩晕，耳鸣目赤，胸闷心悸，胁肋灼痛，溲赤便秘，舌红苔黄腻，脉弦滑数。

病机分析：此为实证梦症，常因忧郁恼怒，肝失疏泄，气郁化火，炼液成痰，痰火上扰，脑神失宁所致。《普济本事方》曰："今肝有邪，魂不得归，是以卧则魂扬若离体也，肝主怒，故小怒则剧。"其梦飞，梦怒则诚如《灵枢·淫邪发梦》云："上盛则梦飞"、"肝气盛则梦怒"，因肝阳痰火易于外发，故临诊可见头晕、目赤、胸闷、胁痛、急躁、易怒等症，此证较易辨认。

治法：清热化痰，平肝安魂。

方药：当归龙荟丸合黄连温胆汤化裁：黄芩6克，黄连4克，黄柏、栀子各6克，陈皮6克，法半夏8克，竹茹、枳壳各6克，茯神、远志、枣仁、枸杞子、白芍、当归各10克，甘草6克。若头痛如裂者，可加龙胆草或羚羊角粉平肝清脑；梦境纷扰惊愕不安者，可加芦荟或密礞石以镇摄涤痰；大便秘结者可加生大黄以釜底抽薪；若肝气郁结可加柴胡、郁金疏肝解郁以助之；若见肝气虚怯之情，则可予以珍珠丸或加珍珠母、熟地黄、柏子仁养肝安神。

本方取黄连、黄芩、黄柏、栀子清泻肝火，四药均具有降压、镇静作用，故可治实证梦魇。以陈皮、法半夏、竹茹、枳壳化痰降逆，合而共除肝阳痰火之邪；以茯神易茯苓，再加远志、酸枣仁为辅，以安神定志；佐以枸杞子、白芍药、当归滋肝阴以潜其阳。

（6）血瘀气滞，脑神失司

证候：平素郁郁寡欢，喜怒无常，健忘善惊，时或急躁头痛，伴胸闷胁胀，时或恐惧惊愕，伴面青眶黑，夜眠不安，梦多怪异，荒诞不经，纷乱难断，或见亡灵，刀光剑影，炮火争战，伴头痛晕眩，舌质紫暗，脉弦涩不畅。

病机分析：王清任认为夜睡梦多乃是血凝滞脑气所致，血瘀于脑，不论其瘀于脉内或泣于脉外，均影响气血上荣之道，脑体失荣、脑气滞塞而致脑神失司。盖血之荣脑，全仗气机调畅，血瘀之因常系气滞郁结，故其平素郁郁寡欢，气郁失其疏达之性，故或虚或亢而致喜怒无常，或急躁或恐惧，情志不一，可呈荒诞之情，气血壅滞于上。《内经》曰"阴阳俱盛，则梦相杀"，"客于项，则梦斩首"，故常见战争、亡灵、流血之情，面青眶黑、舌紫脉涩也皆为血瘀之见症。

治法：活血化瘀，理气调神。

方药：血府逐瘀汤、通窍逐瘀汤或桂枝茯苓丸加减：当归12克，川芎10克，桃仁12克，红花8克，桂枝6克，柴胡8克，生地黄20克，茯苓12克，甘草4克。若梦多惊愕神魂不宁者，可用朱砂拌茯神易茯苓，加酸枣仁宁神安脑；若脑多恐惧脑气涣散者，可加黄芪、桔梗，以肉桂易桂枝，可益气升提以充脑；若有脑动脉硬化之征象者，可加生山楂、丹参软坚降脂通脉；见有气阴不足之症，可加枸杞子、桑寄生养阴濡络。

本方以当归、白芍药、桃仁、红花为君活血化瘀；当归、赤芍药对中枢神经系统有镇静抑制作用，桃仁、红花具有通脉软坚之效，与当归、芍药相合可相得益彰，辅以桂枝、柴胡，可佐川芎血中之气药载药上行，既祛瘀通脉，又有利气血运行，佐以生地黄，有助当归养血荣脑之力，也具通脉之效；茯苓渗湿健脾，也有利通脉；甘草和中为使。

（二）其他疗法

1. 针灸疗法

（1）体针：取神门、三阴交、内关、安眠穴为主穴。痰火扰神证加阳陵泉、丰隆；心虚胆怯证加心俞、胆俞；心脾两虚证加心俞、脾俞、膈俞；心肾不交证加太溪、心俞、肾俞。以平补平泻法为主，留针20分钟，每天1次，10天为1个疗程。

（2）耳针：取耳穴皮质下、交感、心、肾、脾、内分泌、神门。每次选3～5穴，毫针中等强度刺激，留针15分钟，每天1次，10天为1个疗程。

2. 推拿疗法　用一指禅推法，从印堂开始向上至神庭，往返5～6次；再从印堂向两侧沿眉弓至太阳穴，往返5～6次。然后用一指禅推法沿眼眶周围治疗，往返3～4次。再从印堂沿鼻两侧向下经迎香沿颧骨至两耳前，往返2～3次。再用双手在印堂、神庭、睛明、攒竹、太阳穴以抹法治疗，往返5～6次，抹时配合按睛明、鱼腰穴，再用扫散法在头两侧胆经循行部位治疗，配合按角孙穴。而后从头顶开始用五指拿法，到枕骨下部改用三指拿法，配合按、拿两侧肩井穴。时间共约10分钟。然后辅以腹部操作，顺时针方向摩腹，同时配合按、揉中脘、气海、关元穴，时间约6分钟。

3. 气功疗法　采用坐位强壮功，自然盘膝坐，全身肌肉放松，头微前倾，两眼轻闭，两上肢自然下垂，两手四指上下互握放在小腹前的大腿上，采用深呼吸法，吸气时胸腹均隆起，呼气时胸部回缩，腹部往外凸。意守气海或丹田，使心神静谧。每天练功时间因人而异，一般不应少于1小时。练功过程中若感疲劳，可平卧休息，静养5～10分钟，后继续再练。

五、预防与调护

（一）心理治疗，好言劝慰

多梦常由思虑或惊恐所导致，且与人之心理素质有关，患者大都是思郁寡欢或疑虑丛生之心态。故预防本病，首先要使心情开朗，无所牵挂烦恼，则夜眠时脑神得以守舍而无梦扰，若系惊恐所致者，则家人及医护人员应予以劝说或解释，使之紧张之情绪予以解除，也能使眠安梦消，故心理治疗，好言相劝，既是治疗的手段，也是防病的措施。

（二）避免或消除外界之刺激

不少梦境系由于外界微弱刺激所引起，如《列子》曰："口有含，则梦强言而暗；卧藉徽绳，则梦蛇虺。"近年来，体健少疾之妇人诉梦飞者增多，此皆是塑料卷发筒缠发而眠所致，嘱睡前去塑料卷发筒，不服药而可使梦飞自除，即消其体滞之因，故睡眠时宜宽衣解带，被褥也宜平整，勿使入眠之形体有不良的外界刺激形成。

（三）精心护理

对梦魇、梦惊及梦哭者，当其因梦惊醒之际，家人应予以安慰，并给以热毛巾沫脸，使之头脑清醒，也可予以饮服淡茉莉花茶或温开水，使之理气解郁，但不宜服浓茶、红茶、咖啡等；若对睡眠环境已形成恐怖心理的，则可移室而眠。

（四）及时就诊

多梦症若无正邪及七情之病因可察者，梦境又反复渐次加重，则应进一步检查有无其他实质性脏器之病理变化。

（五）其他

（1）本病发生与七情之变密切相关，故精神调摄，舒畅心志十分重要，使心神安宁，神魂守其舍，则梦无以为生。

（2）加强体育锻炼，增强体质，持之以恒，促进身心健康。

（3）注意生活规律，劳逸结合，按时作息，养成良好的睡眠习惯。

（4）饮食有节，戒除不良嗜好，如吸烟、饮烈酒、喝浓茶等。

六、转归与预后

本病患者经药物、针灸、推拿等方法治疗及恰当的心理护理，均能逐渐好转或痊愈，预后良好，一般不会转变成其他疾病。

（刘素珍）

第九节　头痛

一、概述

头痛是指头部经络绌急或失养，致清窍不利所引起的以患者自觉头部疼痛为特征的一种常见病证。头痛也是一个常见症状，发生在各种急慢性疾病中。

头痛首见于《黄帝内经》，《素问·风论》曰："新沐中风，则为首风"，"风气循风府而上，则为脑风"，这不仅描述了"首风"与"脑风"的临床特点，同时指出外感与内伤是导致头痛发生的主要病因。

汉代张仲景在《伤寒论》中论及太阳、阳明、少阳、厥阴病头痛的见症，并列举了头痛的不同治疗方药，如厥阴头痛，"干呕，吐涎沫，头痛，吴茱萸汤主之"。

金代李东垣《东垣十书》，将头痛分为外感头痛和内伤头痛，根据症状和病机的不同而有伤寒头痛、湿热头痛、偏头痛、真头痛、气虚头痛、血虚头痛、气血俱虚头痛、厥逆头痛等，并补充了太阴头痛和少阴头痛。

元代朱丹溪的《丹溪心法·头痛》不仅有痰厥头痛和气滞头痛的记载，还提出头痛"如不愈各加引经药，太阳川芎，阳明白芷，少阳柴胡，太阴苍术，少阴细辛，厥阴吴茱萸"，至今对临床仍有指导意义。

部分医著中还载有"头风"一名，明代王肯堂《证治准绳·头痛》说："医书多分头痛头风为二门，然一病也，但有新久去留之分耳。浅而近者名头痛，其痛猝然而至，易于解散速安也。深而远者为头风，其痛作止不常，愈后遇触复发也。"

清代医家王清任《医林改错·头痛》论述血府逐瘀汤证时说："查患头痛者无表证，无里证，无气虚、痰饮等证，忽犯忽好，百方不效，用此方一剂而愈。"

至此，形成了头痛外感、内伤、瘀血3大主因，对头痛的认识日趋丰富。

二、病因病机

病机关键：脉络阻闭，神机受累，清窍不利。

1. 外感六淫　起居不慎，感受风、寒、湿、热之邪，邪气上犯巅顶，清阳之气受阻，气血凝滞，发为头痛。因风为"百病之长"，故六淫之中，以风邪为主要病因，多夹寒、湿、热邪而发病。

2. 内伤劳损　与肝、脾、肾三脏有关。情志不遂，肝失条达，气郁阳亢，或肝郁化火，阳亢火生，上扰清窍，发为头痛；若肝火郁久，耗伤阴血，肝肾亏虚，精血不承，亦可引发头痛；脾胃为后天之本、气血生化之源，若脾胃虚弱，气血化源不足，或病后正气受损，营血亏虚，不能上荣于脑髓脉络，可导致头痛；若饮食不节，嗜酒太过，或过食辛辣肥甘，脾失健运，痰湿内生，阻遏清阳，上蒙清窍发为痰浊头痛；禀赋不足，或房劳过度，使肾精久亏，肾主骨生髓，髓上通于脑，脑髓有赖于肾精的不断化生，若肾精久亏，脑髓空虚，则头痛。

3. 瘀血阻络　跌仆闪挫，头部外伤，或久患者络，气血滞涩，瘀血阻于脑络，不通则痛，发为头痛。

总之，头痛可分为外感和内伤两大类。病位均在脑，涉及肝、脾、肾等脏腑。外感头痛为外邪上扰清空，壅滞经络，脉络不通。内伤头痛因于肝者为风阳上扰清空；因于脾者为痰浊上蒙清窍；或为气血亏虚，脑脉失养；因于肾者，髓海空虚，脑失濡养。另外，跌仆外伤，久患者络，瘀血阻络也可发为头痛。

三、诊断与鉴别

（一）诊断

1. 病史　外感头痛者多有起居不慎，感受外邪的病史；内伤头痛者常有饮食、劳倦、房事不节、病后体虚等病史。

2. 证候　以头部疼痛为主要临床表现。疼痛部位可发生在前额、两颞、巅顶、枕项部或全头部。疼痛性质可为跳痛、刺痛、胀痛、灼痛、重痛、空痛、昏痛、隐痛等。头痛发作形式可为突然发作，或缓慢起病，或反复发作，时痛时止。疼痛的持续时间可长可短，可数分钟、数小时或数天、数周，甚则长期疼痛不已。

3. 理化检查　常规做血压、血常规等检查，必要时可做经颅多普勒、脑电图、脑脊液、颅脑CT或MRI等项检查以明确头痛的病因，排除器质性病变。

（二）鉴别诊断

1. 眩晕　二者都以头部不适为主要表现。头痛病因有外感与内伤两方面，眩晕则以内伤为主。临床表现上头痛以疼痛为主，实证较多；而眩晕则以昏眩为主，虚证较多。

2. 真头痛　二者均可出现头痛症状，但真头痛多表现为突发的剧烈头痛，持续不解而阵发加重，手足逆冷至肘膝，甚至呕吐如喷，肢厥、抽搐，为头痛的一种特殊重症；而头痛一般无呕吐、肢厥、抽搐等症状。

3. 类中风　二者均可出现头痛症状，但类中风病多见于 45 岁以上患者，常表现为眩晕反复发作，头痛突然加重，多为风痰壅盛引起，常兼半身肢体活动不灵，或舌謇语涩等症；而头痛仅以头部疼痛为主症，无半身肢体活动不灵，或舌謇语涩。

四、辨证论治

（一）辨证要点

1. 辨外感与内伤　外感头痛因外邪致病，多表现为掣痛、跳痛、灼痛、胀痛、重痛，痛无休止，属实证，起病较急，疼痛较剧。内伤头痛，起病缓慢，疼痛较轻，表现为隐痛、空痛、昏痛，痛势悠悠，遇劳加重，时作时止，多属虚证。如因肝阳、痰浊、瘀血所致者，表现为头昏胀痛，或昏蒙重痛，或刺痛、钝痛，痛点固定，此为实证，常伴有肝阳、痰浊、瘀血的相应证候。

2. 辨疼痛部位与经络脏腑关系　头为诸阳之会，手足三阳经均循头面，厥阴经亦上会于巅顶，由于受邪之脏腑经络不同，头痛之部位亦不同。太阳头痛，在头后部，下连于项；阳明头痛，在前额部及眉棱骨等处；少阳头痛，在头之两侧，并连及于耳；厥阴头痛则在巅顶部位，或连目系。

3. 辨疼痛性质　因于风寒，头痛剧烈而连及项背；因于风热，头胀痛如裂；因于风湿，头痛如裹；因于痰湿，头重坠或胀；因于肝火，头部呈跳痛；因于肝阳，头痛而胀；因于瘀血，头痛剧烈而部位固定；因于虚者，头隐痛绵绵或空痛。

（二）治疗原则

以调神利窍、缓急止痛为基本治疗原则。外感者以祛邪活络为主；内伤者以滋阴养血补虚为主。

（三）分证论治

1. 外感头痛

（1）风寒头痛

证候：头痛连及项背，常有拘急收紧感，或伴恶风畏寒，遇风尤剧，口不渴，苔薄白，脉浮紧。

病机：由于起居不慎，感受风寒之邪，邪气上犯巅顶，清阳受阻，气血凝滞经脉，故头痛连及项背，常有拘急收紧感；风寒束表，卫阳被遏，不得宣达，则恶风畏寒，遇风尤剧；无热则口不渴；苔薄白，脉浮紧为风寒在表之征。

治法：疏风散寒止痛

方药：川芎茶调散

加减：恶寒明显，加麻黄、桂枝、制川乌；巅顶头痛，干呕，吐涎沫，四肢厥冷，苔白，脉弦，吴茱萸汤去人参，加藁本、川芎、细辛、法半夏；头痛，足寒，气逆，背冷，脉沉细，麻黄附子细辛汤加白芷、川芎。

（2）风热头痛

证候：头痛而胀，甚则头胀如裂，发热或恶风，面红目赤，口渴喜饮，大便不畅或便秘，溲赤，舌尖红，苔薄黄，脉浮数。

病机：由于起居不慎，感受风热之邪，邪气上扰清空，窍络失和，故头痛而胀，甚则头胀如裂；风热侵犯肌表则发热恶风；风热上扰则面红目赤；热盛伤津则口渴喜饮，便秘，溲赤；舌尖红，苔薄黄，脉浮数为风热袭表之征。

治法：疏风清热和络

方药：芎芷石膏汤

加减：烦热口渴，舌红少津，重用石膏，配知母、天花粉、黄芩、山栀；大便秘结，腑气不通，口舌生疮，加黄连上清丸。

（3）风湿头痛

证候：头痛如裹，肢体困重，胸闷纳呆，大便或溏，苔白腻，脉濡。

病机：由于起居不慎，感受风湿之邪，邪气上蒙头窍，困遏清阳，故头痛如裹；脾主四肢，脾为湿困，脾阳不达四末则肢体困重；湿邪困脾，健运失职则胸闷纳呆，大便溏；苔白腻，脉濡为湿邪内停之象。

治法：祛风胜湿通窍

方药：羌活胜湿汤

加减：胸闷脘痞、腹胀便溏显著，加苍术、厚朴、陈皮、藿梗；恶心，呕吐，加半夏、生姜；纳呆食少，加麦芽、神曲。

2. 内伤头痛

（1）肝阳头痛

证候：头昏胀痛，两侧为重，心烦易怒，夜寐不宁，口苦面红，或兼胁痛，舌红苔黄，脉弦数。

病机：素体阳亢，急躁易怒，致使肝失条达，气郁阳亢，或因情志不遂，肝气郁滞，肝郁化火，阳亢风动，上扰清窍，故头昏胀痛；头两侧属少阳，故两侧为重；肝火偏亢，心神被扰则心烦易怒，夜寐不宁；肝火上炎则面红，胁为肝之分野，故口苦胁痛；舌红苔黄，脉弦数为肝火内炽之证。

治法：平肝潜阳熄风

方药：天麻钩藤饮

加减：头痛剧烈，目赤口苦，急躁，便秘溲黄，加夏枯草、龙胆草、大黄；头晕目涩，视物不明，遇劳加重，腰膝酸软，加枸杞、白芍、山萸肉。

（2）血虚头痛

证候：头痛隐隐，时时昏晕，心悸失眠，面色少华，神疲乏力，遇劳加重，舌质淡，苔薄白，脉细弱。

病机：素体气血亏虚，或久思伤脾，脾胃为后天之本、气血生化之源，或病后正气受损，营血亏虚，不能上荣于脑髓脉络，窍络失养故头痛隐隐，时时昏晕；血虚心失所养则心悸失眠；面色少华，神疲乏力，遇劳加重，舌质淡，苔薄白，脉细弱为血虚之象。

治法：养血滋阴，和络止痛

方药：加味四物汤

加减：乏力气短，神疲懒言，汗出恶风，加党参、黄芪、白术；阴血亏虚，阴不敛阳，肝阳上扰，加天麻、钩藤、石决明、菊花。

（3）痰浊头痛

证候：头痛昏蒙，胸脘满闷，纳呆呕恶，舌苔白腻，脉滑或弦滑。

病机：因饮食不节，嗜酒太过，或过食辛辣肥甘，脾失健运，痰湿内生，阻遏清阳，上蒙清窍，故头痛昏蒙；痰浊阻滞中焦则胸脘满闷，纳呆，痰浊上泛则呕恶；舌苔白腻，脉滑或弦滑为痰浊内停之证。

治法：健脾燥湿，化痰降逆

方药：半夏白术天麻汤

加减：口苦便秘，舌红苔黄腻，脉滑数，加黄芩、竹茹、枳实、胆星；胸闷、呕恶明显，加厚朴、枳壳、生姜。

（4）肾虚头痛

证候：头痛且空，眩晕耳鸣，腰膝酸软，神疲乏力，滑精带下，舌红少苔，脉细无力。

病机：禀赋不足，或房劳过度，使肾精久亏，肾主骨生髓，髓上通于脑，脑髓有赖于肾精的不断化生，肾精亏虚，髓海不足，脑窍失荣，故头痛且空，眩晕耳鸣；腰为肾之府，肾虚不能主骨，精虚不能养神，故腰膝酸软，神疲乏力；男子肾虚精关不固则遗精，女子则带脉失约而带下；舌红少苔，脉细无力为阴虚之象。

治法：养阴补肾，填精生髓

方药：大补元煎

加减：头痛而晕，头面烘热，面颊红赤，时伴汗出，原方去人参，加知母、黄柏或用知柏地黄丸；头痛畏寒，面色㿠白，四肢不温，腰膝无力，舌淡，脉细无力，用右归丸或金匮肾气丸加减。

（5）瘀血头痛

证候：头痛经久不愈，痛处固定不移，痛如锥刺，或有头部外伤史，舌紫黯，或有瘀斑、瘀点，苔薄白，脉细或细涩。

病机：跌仆闪挫，头部外伤，或久患者络，气血滞涩，瘀血阻于脑络，络脉滞涩，不通则痛，故头痛经久不愈；瘀血阻塞脉络则痛处固定不移，痛如锥刺；舌紫黯，或有瘀斑、瘀点，苔薄白，脉细或细涩为瘀血内阻之证。

治法：活血化瘀，通窍止痛

方药：通窍活血汤

加减：头痛较剧，久痛不已，加全蝎、蜈蚣、土鳖虫；气血亏虚，加当归、熟地、黄芪、党参；兼寒邪，加细辛、桂枝。

（四）其他

1. 单验方

（1）川芎、蔓荆子各10g，每日1剂，水煎服。适用于头痛风邪上犯证。

（2）夏枯草30g，水煎服。或用菊花6~10g，决明子10g，开水冲泡，每日代茶常饮。适用于肝阳上亢之头痛。

（3）制川草乌各6g，白芷、僵蚕各6g，生甘草9g，研细末，分成6包，每日1包，分3次用绿茶送服。适用于顽固性头痛。

（4）全蝎、地龙、甘草各等份，研末，每服3g，每日3次。适用于顽固性头痛。

2. 中成药

（1）脑立清胶囊：每次3粒，每日2次口服。适用于头痛之肝火上炎证。

（2）头痛宁胶囊：每次3粒，每日3次口服。适用于头痛之痰瘀阻络证。

（3）通迪胶囊每次 2 粒，每日 3 次口服。适用于头痛之气滞血瘀证。

3. 外治法　川芎20g，白芷5g，火硝1g，雄黄0.03g。共为细面，研入冰片2g，收入磨口瓶内，用时取出，用纱布包纳鼻内，立刻痛止，凡头痛者皆可用。

4. 针灸

（1）风袭经络头痛，按部分经取穴。

选穴：前额痛可近取印堂、攒竹，远取合谷、内庭。

侧头痛可近取太阳、悬颅，远取外关、足临泣。

后头痛可近取天柱，远取后溪、申脉。

头顶痛可近取百会，远取太冲、内关、涌泉。

配穴：前头痛配印堂，偏头痛配外关，后头痛配四神聪，风热配曲池，风寒配风门拔火罐，风湿配头维、阴陵泉。

（2）肝阳头痛，取足厥阴、少阳经为主。

选穴：风池百会太冲太溪

配穴：胁痛、口苦配阳陵泉。

（3）气血不足头痛，取任督经穴、背俞穴和手足阳明经穴为主。

选穴：百会心俞脾俞足三里

配穴：纳差配中脘，心悸配大陵。

（4）痰湿头痛，取足太阴脾经为主。

选穴：头维太阳丰隆阴陵泉

配穴：胸闷配膻中，呕恶配内关。

（5）肾虚头痛，取足少阴肾经为主。

选穴：百会肾俞太溪悬钟

配穴：遗精带下配关元、三阴交，少寐配心俞。

五、辨病思路

（1）头痛相当于西医学的偏头痛、血管性头痛、紧张性头痛、丛集性头痛等。

（2）根据病史、疼痛时间、疼痛性质、特点及部位的不同，结合全身症状，辨别外感和内伤。

（3）头痛作为一种常见病证，也可以是发生在多种急慢性疾病中的一个常见症状，有时也是某些相关疾病加重或恶化的先兆，临证需加以重视。本节所谈头痛为单纯功能性疼痛，可通过头部多普勒、头部 CT、头部 MRI 排除器质性病变。

（曲亚楠）

第十节　郁病

一、概述

郁病是由气机郁滞，脏腑功能失调致心情抑郁，情绪不宁，胸部满闷，胁肋胀痛，或易怒欲哭，或咽中有异物感等症为主要临床表现的一类病证，称为郁病。脏燥、梅核气等病证均属于本病范畴。

明代虞抟《医学正传》首先采用"郁证"作为病名。

《黄帝内经》就有了关于五气之郁的论述。《素问·六元正纪大论》曰："郁之甚者，治之奈何？""木郁达之，火郁发之，土郁夺之，金郁泄之，水郁折之。"

《金匮要略·妇人杂病脉证并治》中论述了郁病中脏燥及梅核气的证、法、方、药。

金元时代，明确地把郁病作为一种独立病证来论述，朱丹溪提出了气、血、火、食、湿、痰六郁之说，并创立了六郁汤、越鞠丸等沿用至今的有效方剂。

张景岳则提出"因郁而病"和"因病而郁"之说，认为精神因素在郁病发病中起着重要作用。清代叶天士《临证指南医案·郁》中所载病例均属情志之郁，治法涉及疏肝理气、苦辛通降、平肝熄风、清心泻火、健脾和胃、活血通络、化痰涤饮、益气养阴等，其用药灵活，效果颇佳。并进一步认识到了精神治疗的作用，认为郁病全在病者能移情易性。

二、病因病机

病机关键：气机郁滞，脏腑功能失常。

1. 愤懑恼怒，肝气郁结　忧思郁虑、愤懑恼怒等情志刺激，均可使肝失条达，气机不畅，而成气郁，这是郁病的主要病机。因气为血帅，气行则血行，气滞则血行不畅，故气郁日久而成血郁。若气郁日久，热不疏泄，日久化火，则发生肝火上炎等病变而形成火郁。气郁则津液运行不畅，停聚于脏腑、经络，凝聚成痰，痰气互结，形成痰郁。故气郁为血郁、火郁、痰郁等诸郁的前提和基础病变。若火郁日久，耗伤阴血，则可导致肝阴不足。

2. 忧愁思虑，脾失健运　思虑过极则伤脾，由于忧愁思虑，精神紧张，或长期伏案思虑，以致脾气郁结；或肝气郁结之后，不能为脾疏泄，所谓"木不达土"，均可使脾失健运，使脾消磨谷食和运化水湿功能受到影响。若脾不能消磨谷食，必致食积不消，而成食郁；若脾不能运化水湿，水湿内停，形成湿郁；若水湿内聚，凝而为痰浊，则成痰郁。久郁伤脾，饮食减少，气血生化乏源，则可导致心脾两虚。

3. 情志过极，心失所养　所愿不遂，精神紧张，家庭不睦，遭遇不幸，忧愁悲哀等精神因素，长期刺激，损伤心神，心失所养而发生一系列病变。若损伤心气，以致心气不足，则心悸、短气、自汗；耗伤营血，以致心血亏虚，则心悸、失眠；伤心阴，以致心阴亏虚，心火亢盛，则心烦、低热、面色潮红，脉细数；心神失守，以致精神惑乱，则见悲伤哭泣、哭笑无常等多种症状。心的病变还可以进一步影响到其他脏腑。

4. 脏气易郁，为郁内因　郁病的发生，除了精神刺激外，与心境是否豁达、对精神刺激的承受能力有极为密切的关系，若心怀开阔，承受能力强，则即使受到一定精神刺激，也能化解，并不形成郁病；反之，则易病矣。

三、诊断与鉴别

（一）诊断

1. 病史　有郁怒、多虑、悲伤、忧愁等情志所伤史。

2. 证候　郁病以忧郁不畅，精神不振，胸闷胁胀，善太息，或不思饮食，失眠多梦，或易怒善哭，或咽中异物感等为主症。多发于中年女性。

3. 理化检查　各系统检查和实验室检查正常，除外器质性疾病。

（二）鉴别诊断

1. 喉痹　二者发病时均有自觉咽中有物梗阻或异物感。但梅核气伴有咳之不出、咽之不下的症状，且多见于中青年女性，与情志波动关系密切，症状随情绪好转而减轻；喉痹多见于中年男性，伴有咽干、咽痒的症状，与情绪波动无关，多因长期烟酒、嗜食辛辣食物等因素而发病。

2. 噎膈　二者均可出现咽中有物梗阻不适感。但噎膈多发生于中老年男性患者，伴有吞咽困难，逐渐加重，甚则汤水难以咽下，形体逐渐消瘦；梅核气主要与情志因素有关，情绪好转则症状减轻。

3. 癫证　二者发病多与情志因素有关，且均有忧郁不畅，精神不振，胸闷胁胀，易怒善哭等症状。但脏躁多发于中青年女性或绝经期女性，起病缓，主要表现有情绪不稳定、烦躁不宁、易激惹、易怒善哭、时作欠伸等，具有自知自控能力，癫证发病则无性别差异，主要表现为表情淡漠，沉默痴呆，出言无序或喃喃自语，静而多喜等，患者缺乏自知自控能力。

四、辨证论治

（一）辨证要点

1. 辨明所郁脏腑　郁病的发生主要为肝失疏泄，脾失健运和心失所养，虽然三脏均有关系，难以确定病变在某个单一脏腑，但病变影响的脏腑有所重点，应结合六郁，辨明脏腑。一般而言，气郁、血郁、火郁主要关系于肝；食郁、湿郁、痰郁主要关系于脾；郁病诸虚证与心的关系最为密切，如心神失养、心血不足、心阴亏虚等主要是心的病变，其次是肝、脾、肾的亏虚。

2. 辨别证候虚实　六郁病变，即气郁、血瘀、化火、食积、湿滞、痰结均属实证，而心、脾、肝等脏腑气血或阴精亏虚所导致的证候均属于虚证，但应注意到实中夹虚、虚中夹实、虚实夹杂的复合证候。

（二）治疗原则

理气开郁、怡情易性是治疗郁病的基本原则。对于实证，首先应予理气开郁，并根据是否兼有血瘀、火郁、痰结、湿滞、食积等分别采用或兼用化瘀、降火、祛痰、化湿、消食等法。虚证则根据辨证情况而补之，或养心安神，或补益心脾，或滋补肝肾。虚实夹杂者，则补虚泻实，兼而治之。

郁病一般病程较长，用药不宜峻猛，否则欲速不达。在实证治疗中，应注意理气而不耗气，活血而不破血，清热而不败胃，祛痰而不伤正，燥湿而不伤阴，消食而不伤脾；在虚证治疗中，应注意补益心脾而不过燥，滋养肝肾而不过腻。

（三）分证论治

1. 肝气郁结

证候：精神抑郁，情绪不宁，胸部满闷，胁肋胀痛，痛无定处，脘闷嗳气，不思饮食，大便不调，舌质淡红，苔薄腻，脉弦。

病机：肝气郁结，疏泄功能失常，经脉气机不畅，肝乘脾犯胃，故见精神不畅，情绪不宁，胸部满闷，胁肋胀痛，痛无定处；肝气郁结乘脾犯胃，则见脘闷嗳气，不思饮食，大便失调等症；气滞血行不畅，则女子月事不行；肝脉自弦，肝气郁结，故脉弦。

治法：疏肝解郁，理气畅中

方药：柴胡疏肝散

加减：胁肋胀痛较甚，加郁金、青皮、佛手；胃失和降而见嗳气频作，脘闷不舒，加旋复花、代赭石、苏梗、清半夏；食滞腹胀，加神曲、鸡内金、麦芽；血瘀，加当归、丹参、郁金。

（2）气郁化火

证候：性情急躁易怒，胸胁胀痛，口苦口干，头痛、目赤、耳鸣，或见嘈杂吞酸，大便秘结等，舌质红，苔黄，脉弦数。

病机：肝气郁结疏泄不利，故见胸肋胀满疼痛；肝郁日久化火，故性情急躁易怒，口苦口干；肝火上炎，扰乱清空，故见头痛、目赤、耳鸣；肝火犯胃，则见嘈杂吞酸；热盛伤阴，则大便秘结；舌质红，苔黄脉弦数均为气郁化火之象。

治法：疏肝解郁，清目泻火

方药：丹栀逍遥散

加减：热势较甚、口苦便秘，加龙胆草、大黄；肝火上炎而见头痛、目赤，加菊花、钩藤、白蒺藜；伤阴而见舌质红，少苔，脉细数者，去白术、生姜，加人参、生地、麦冬、怀山药；肝火犯胃而见胁肋疼，口苦，嘈杂吞酸，嗳气呕吐，加黄连、吴茱萸。

（3）血行郁滞

证候：精神抑郁，胁肋刺痛，性情急躁，头痛、失眠、健忘，或身体某部有发热或发冷感，舌质紫黯，或有瘀斑，舌苔薄，脉象弦或涩。

病机：情志不舒，气机不畅，故见性情急躁，精神抑郁；气行则血行，气滞则血瘀，瘀阻经脉故见头痛，胁肋刺痛；血行瘀滞不畅，心神失于濡养，故失眠健忘；瘀血阻滞身体某部，局部失于濡养，故见发冷；瘀血阻滞日久化热，可见局部发热之感，舌质黯脉涩均为血行瘀滞之象。

治法：理气解郁，活血化瘀

方药：血府逐瘀汤

加减：胁痛日久入络，加柴胡、青皮；剧痛者，加乳香、没药、蒲黄、川芎。

（4）痰气郁结

证候：精神抑郁，咽中异物感，胸部闷塞，胁肋胀痛，咽中之物咽之不下，咯之不出，咳嗽有痰，或吐痰不咳嗽，或兼胸胁刺痛，舌质淡红，苔白腻，脉弦滑。

病机：由于肝郁脾虚，聚湿成痰，气滞痰郁，故胸部闷塞，胁肋胀痛，咽中如物梗塞，吞之不下，吐之不出；阻碍肺气，则咳嗽有痰，或吐痰而不咳嗽；气滞则血瘀，故可见胸胁刺痛，舌质淡红，苔白腻，脉弦滑皆为痰气郁结之象。

治法：行气开郁，化痰散结

方药：半夏厚朴汤

加减：气郁甚，加香附、柴胡、佛手；痰郁化热，加浙贝、黄连、瓜蒌、竹茹；瘀血，加丹参、片姜黄、茜草；胸脘痞闷，暖气，苔腻，加香附、佛手、苍术；瘀久化热，烦躁，舌红，苔黄，加竹茹、瓜蒌、黄芩、黄连；气郁而引起喘急，加沉香、乌药、槟榔。

（5）心阴亏虚

证候：情绪不宁，心烦而悸，口咽干燥，健忘，失眠多梦，五心烦热，潮热盗汗或兼遗精，腰膝酸软，舌质红少津，苔少，甚则无苔，脉细数。

病机：五志过极，或思虑太过，心阴耗伤，心失所养，故情绪不宁，心悸、健忘，失眠多梦、潮热盗汗，口咽干燥；肾阴亏虚，水火不济，则五心烦热遗精，腰膝酸软；舌红少津，苔少，甚则无苔脉细数，为阴虚有热之象。

治法：滋阴养血，补心安神

方药：天王补心丹

加减：遗精，腰膝酸软，合交泰丸或加莲须、芡实、金樱子。

（6）心脾两虚

证候：多思善疑，纳差神疲，头晕健忘，心悸失眠，夜寐多梦，或心悸胆怯，或面色少华，少气懒言，自汗，或食后腹胀，舌质淡，苔薄白，脉细弱。

病机：忧愁思虑，久则损伤心脾，致使气血生化不足，心主血脉，其华在面，气血不足，心失所养，不主神明，则多思善虑，健忘失眠，夜寐多梦；不主血脉，则心悸；气血亏虚，故面色无华；气虚不摄津，故自汗；气血不能上荣于脑，故头晕；脾失健运，故见纳差，食后腹胀等症；舌质淡脉细弱，均为心脾两虚之象。

治法：健脾养心，补益气血

方药：归脾汤

加减：心胸郁闷，情志不舒，加郁金、佛手；头痛，加川芎、白芷。

（7）肝阴亏虚

证候：情绪不宁，目干畏光，急躁易怒，眩晕耳鸣，视物不明，或头痛目胀，面红目赤，或肢体麻木，筋惕肉瞤，舌质干红，少苔，脉弦细或弦细数。

病机：肝藏志，更年期肝阴常亏虚，不能藏志则情绪不宁，急躁易怒；肝阴不足，阴精不能上乘于目，故目干畏光、视物不明、目胀；肝阴不足，肝阳上亢，甚至肝火上炎，上扰清窍则眩晕耳鸣，头痛，面红目赤；肢体筋脉失养，则肢体麻木，筋惕肉瞤；舌质干红，少苔，为肝阴亏虚之象。

治法：滋养阴精，补益肝肾

方药：滋水清肝饮

加减：虚火较甚，症见低热，加银柴胡、白薇、麦冬；月经不调，加香附、泽兰、益母草；肢体麻木、筋惕肉瞤，加木瓜、桑椹子、全蝎、白蒺藜。

（8）心神惑乱

证候：精神恍惚，心神不宁，多疑易惊，悲忧善哭，喜怒无常，或时时欠伸，或手舞足蹈，骂詈喊叫等，舌质淡，脉弦。

病机：五志过极，心气耗伤，营血不足，以致心神失养，故见精神恍惚，心神不宁，多疑易惊，时时欠伸；心神惑乱，不能自主，则见悲忧善哭，喜怒无常，手舞足蹈，骂詈喊叫等脏燥之症。

治法：甘润缓急，养心安神

方药：甘麦大枣汤

加减：躁扰，加酸枣仁、柏子仁、茯神、夜交藤；手足蠕动，加当归、生地、珍珠母、钩藤。

（四）其他

1. 单验方　百合 50 g，酸枣仁 25 g，煎汤取汁，加入粳米 100 g，熬粥，服之。适用于郁病，阴血不足证。

2. 中成药

（1）舒肝解郁胶囊：每次 2 粒，每日 2 次口服。适用于郁病，肝郁脾虚证。

（2）解郁安神颗粒：每次 5 g，每日 2 次口服。适用于郁病，气郁化火证。

五、辨病思路

（1）相当于西医学的神经衰弱、癔症及焦虑症，也可见于更年期综合征及反应性精神病。

（2）辨明受病脏腑：郁证的发生主要为肝失疏泄，脾失健运，心失所养，应依据临床症状，辨明其受病脏腑侧重之差异。郁症以气郁为主要病变，但治疗时应辨清六郁，一般来说气郁、血郁、火郁主要关系在于肝；食郁、湿郁、痰郁主要关系在于脾；虚证则与心关系密切。辨别证候虚实，实证病程短，表现精神抑郁，胸肋胀痛，咽中梗塞，善太息，脉弦或滑；虚证则病以久延，症见精神不振，心神不宁，心慌，虚烦不寐，悲忧善哭，脉细或细数。

（3）属实证者以疏肝理气为主，酌情加行血、化痰、利湿、清热、消导之品；属虚证者，宜益气健脾、滋阴降火等扶正之法。早期的疏通气机对于既病防变具有重要意义。

（4）肝郁伴随疾病的始终。

（曲亚楠）

第十一节　颤证

颤证亦称颤振、颤震、振掉，是指以头部或肢体摇动、颤抖为主要表现的病证。轻者仅有头摇，或限于手足、肢体的轻微颤动，尚能坚持工作和自理生活；重者头部震摇大动，甚至扭转痉挛，全身颤动不已，或筋肉僵硬，颈项强直，四肢拘急，卧床不起。

颤证在《内经》称为"振掉"。《素问·至真要大论篇》谓："诸风掉眩，皆属于肝。"《素问·脉要精微论篇》谓："骨者，髓之府，不能久立，行则振掉。"即指颤振。指出颤证多属内风，病在肝肾。此论一直为后世所宗。

明代以来，对颤证的病因病机及临床发病规律阐释更趋深入，明代王肯堂《证治准绳·杂病》分析："颤，摇也；振，动也。筋脉约束不住而莫能任持，风之象也。"同时指出颤证"壮年鲜有，中年以后乃有之，老年尤多。夫老年阴血不足，少水不能治壮火，极为难治，前哲略不治之"。明代楼英《医学纲目·颤振》亦说："颤，摇。振，动也。风火相乘，动摇之象。"而颤振的病因"多由风热相合"、"亦有风挟湿痰者"。明代孙一奎《赤水玄珠·颤振》认为颤证的基本病机是"木火上盛，肾阴不充，下虚上实，实为痰火，虚为肾亏"，属本虚标实，虚实夹杂之候。提出治疗本证应"清上补下"，以扶正祛邪，标本同治为原则。

清代张璐《张氏医通·卷六》指出，本病主要是风、火、痰为患，更阐述了颤证与瘛疭的区别："颤证与瘛疭相类，瘛疭则手足牵引而或伸或屈；颤振则震动而不屈也，也有头摇手不动者。盖木盛则生风生火，上冲于头，故头为颤振；若散于四末，则手足动而头不动也。"并按脾胃虚弱、心气虚热、心虚挟痰、肾虚、实热积滞等 13 个证候提出论治方药，并通过脉象判断预后，从而使颤证的理法方药，趋于充实。清代高鼓峰《医宗己任编》强调气血亏虚是颤振的重要原因："大抵气血俱虚，不能荣养筋脉，故为之振摇，而不能主持也。"治疗"须大补气血，人参养荣汤或加味人参养荣汤；若身摇不得眠者，十味温胆汤倍加人参，或加味温胆汤"。高氏等以大补气血治疗本病虚证，至今仍为临床治疗颤证的重要方法。

西医学所称的某些椎体外系疾病所致的不随意运动，如帕金森病、舞蹈病、手足徐动症等，均可参照本篇辨证论治。

一、病因病机

颤证以头部或肢体摇动、颤抖为主要表现，其病位在脑髓、筋脉。病因以内因为主，或由年老体衰，髓海不足，或由情志不遂，引动内风，或由劳欲过度，损及脾肾，或饮食不节，助湿生痰。

1. 肝肾阴亏　颤证多见于年迈体弱及久病之人，肾精亏虚，肝血渐耗，髓海不足，以致神机失养。水不涵木，虚风内动，脑髓筋脉失养，则头项肢体颤动振掉。

2. 气虚血少　劳倦过度，思虑内伤，则心脾两虚。心血虚神机失养，脾气虚生化乏源，以致气血不足，不能荣于四末，则筋脉肌肉瞤动，渐成颤振之疾。

3. 肝阳化风　肝性刚强，喜柔恶燥，肝阴不足，肝阳化风，或五志过极，木火太盛，或肝气郁结，气逆于上，以致经脉不利，则肢体筋脉震颤。

4. 痰瘀交阻　素体肥胖或过食肥甘，或嗜酒无度，致使痰浊内生。痰浊随气升降，内而脏腑，外而筋骨，且与风火瘀相兼，可致风痰阻络，痰火扰神，痰瘀互结，阻遏气血通达，则脑络、筋脉失荣，而见头摇、身动、肢颤。而瘀血阻络，又为贯穿于疾病全过程的重要因素。

总之，本病的基本病机为肝肾不足，脾运失健，致使脑髓筋脉失养，虚风内动。而瘀、痰、风、火为主要病理因素。病性以虚为本，以实为标，临床又以虚实夹杂为多见。

二、诊断

（一）发病特点

颤证多发于中老年人，男性多于女性。起病隐袭，渐进发展加重，不能自行缓解。

（二）临床表现

本病以头及四肢颤动、震摇为特征性临床表现。轻者头摇肢颤可以自制；重者头部、肢体震摇大动，持续不已，不能自制，继之肌强直，肢体不灵，行动迟缓，行走呈"慌张步态"，表情淡漠，呆滞，而呈"面具脸"。

三、鉴别诊断

1. 瘛疭　瘛疭多为急性热病或某些慢性病的急性发作，其症见手足屈伸牵引，常伴发热、神昏、两目窜视，头、手颤动。《张氏医通》谓："瘛者，筋脉拘急也；疭者，筋脉驰纵也,俗谓之抽。"《证治准绳》谓:"颤,摇也;振,动也。筋脉约束不住,而莫能任持风之象也。"颤证以头部、肢体摇动、颤抖为特征,一般无发热、神昏、手足抽搐牵引及其他特殊神志改变表现,多为慢性渐进病程。

2. 中风 中风以突然昏倒、不省人事,或不经昏仆而以半身不遂、口舌歪斜为主要表现。颤证以头及四肢颤动、震摇为主,而无半身不遂、口舌歪斜等见症。《医学纲目》谓:"战摇振动,轻利而不痿弱,必止中风身𤸷曳,牵动重迟者,微有不同。"

四、辨证

(一)辨证要点

1. 辨轻重 颤震幅度较小,可以自制,脉小弱缓慢者为轻症;颤震幅度较大,生活不能自理,脉虚大急疾者为重症。

2. 审标本 以病象而言,头摇肢颤为标,脑髓及肝脾肾虚损为本;以病因病机而言,气血亏虚,髓海不足为病之本,瘀痰风火为病之标。

3. 察虚实 颤证为本虚标实,虚实夹杂的病证。机体脏器虚损的见症属虚,瘀痰风火的见证属实。

(二)证候

1. 肝肾不足 四肢、头部及口唇、舌体等全身性颤动不止,伴见头晕耳鸣,少寐多梦,腰膝酸软,肢体麻木,形体消瘦,急躁易怒,日久举止迟钝,呆傻健忘,生活不能自理。舌体瘦小,舌质暗红苔少,脉细弦,或沉细弦。

病机分析:本型多见于中老年人,也可见于先天禀赋不足而幼年发病者。肝肾精血不足,筋脉失养则颤动不止,肢体麻木;阴虚阳亢,肝阳化风则头晕耳鸣;虚阳上扰,神不安舍则少寐多梦;举止迟钝,呆傻健忘为肾虚髓海不充所致。舌体瘦小,舌质暗红少苔,脉细弦均为肝肾阴精不足之象。

2. 气血两虚 肢体及头部颤震日久,程度较重,或见口唇、舌体颤动,行走呈"慌张步态",表情淡漠而呆滞,伴面色无华,心悸气短,头晕眼花,倦怠懒言,自汗乏力。舌体胖嫩,边有齿痕,舌色暗淡,脉细弱。

病机分析:气血两虚,筋脉失于濡养,血虚风动故头部及手足颤动,行走慌张;气虚则倦怠懒言,自汗乏力,表情淡漠;血虚则面色无华,心悸头晕。舌胖嫩,脉细弱为气血不足之象。

3. 痰热动风 颤震或轻或重,尚可自制。常胸脘痞闷,头晕口干,咯痰色黄。舌苔黄腻,脉弦滑数。

病机分析:痰热内蕴,阳盛动风,而筋脉失于约束,以致颤震发作。胸脘痞闷,头晕口干,咯痰色黄,苔黄腻,脉滑数,皆为痰热动风表现。

4. 痰瘀交阻 素体肥胖,肢体颤抖不止,或手指呈"搓丸状"颤动,致使生活不便,不能工作,伴有胸闷,头晕,肢麻,口唇色暗。舌紫苔厚腻,脉沉伏涩滞。

病机分析:肥胖痰浊内蕴,病久入络,气滞血瘀,致使筋脉因痰瘀阻滞而失养,故见肢体颤抖麻木;痰瘀内阻,气滞不行,清阳不升,故头晕胸闷。痰瘀阻络,则口唇色暗,舌紫苔腻,脉沉伏涩滞。

五、治疗

(一) 治疗原则

1. 补益扶正填髓　肝肾不足，脾虚精亏，髓海空虚而颤者，治宜滋养肝肾，健脾益气养血，以冀脏腑脑髓得充，筋脉血络得滋而内风得宁。

2. 祛除风火痰瘀　风动痰滞，瘀血阻络为病之标，息风，清热，涤痰，化瘀，清除病理因素，则脑络、筋脉气血通达。

(二) 治法方药

1. 肝肾不足　滋补肝肾，育阴息风。

方药：大补阴丸合滋生青阳汤化裁。药用龟版、生熟地、何首乌、山茱萸、玄参、白芍、枸杞子、菟丝子、黄精，滋补肝肾，石决明、灵磁石潜纳浮阳；丹皮、知母、黄柏滋阴降火；天麻、菊花、桑叶清肝；可配合钩藤、白蒺藜、生牡蛎、全蝎、蜈蚣等以加强平肝息风之力。年迈体弱，病程较长者可选用大定风珠。

2. 气血两亏　益气养血，息风活络。

方药：八珍汤和天麻钩藤饮加减。药用人参、茯苓、白术补气；当归、白芍、熟地、何首乌养血；天麻、钩藤、生石决明、全蝎、蜈蚣平肝息风；杜仲、桑寄生、川断益肾；益母草、川牛膝、桃仁、丹参活血通络。心血虚少，心悸怔忡者，配伍龙齿、川芎、琥珀，重镇安神。

3. 痰热动风　豁痰清热，息风解痉。

方药：羚羊角汤合导痰汤化裁。方以羚羊角、珍珠母、竹茹、天竺黄清化痰热；夏枯草、丹皮凉肝清热；半夏、橘红、茯苓、胆南星、枳实、石菖蒲、远志豁痰行气开窍；可配伍天麻、钩藤、生石决明、川牛膝以加强平肝息风，潜阳降逆之力。

4. 痰瘀交阻　涤痰化瘀，通络息风。

方药：以血府逐瘀汤合涤痰汤加减。方中以当归、川芎、赤芍、桃仁、红花活血；柴胡、桔梗、枳壳行气；牛膝引血下行；半夏、陈皮、茯苓健脾燥湿化痰；胆南星、竹茹、石菖蒲化痰开窍。若痰湿较重，胸闷昏眩，呕吐痰涎，肢麻震颤，手不持物，甚则四肢不知痛痒，舌苔厚腻，脉沉滑或沉濡者，酌加僵蚕、地龙、皂角刺，以燥湿豁痰，开郁通窍。

(三) 其他治法

1. 单方验方

(1) 定振丸（《临证备要》）：生地，熟地，当归，白芍，川芎，黄芪，防风，细辛，天麻，秦艽，全蝎，荆芥，白术，威灵仙。适用于老年体虚，阴血不足，脉络瘀滞之颤证。

(2) 化痰透脑丸：制胆星 25 克，天竺黄 100 克，煨皂角 5 克，麝香 4 克，琥珀 50 克，郁金 50 克，半夏 50 克，蛇胆陈皮 50 克，远志 100 克，珍珠 10 克，沉香 50 克，石花菜 100 克，海胆 50 克，共为细末，蜜为丸（重约 6 克），每服 1 丸，日三服，白开水送下。

2. 针灸　主穴：百会，曲池，合谷，足三里，阳陵泉，三阴交。隔日针刺 1 次，健侧与患侧交替进行，以调和气血，祛风通络。

六、转归及预后

颤证多为中老年原发之疾，亦可继发于温热病、痹证、中毒、颅脑外伤及脑瘤等病变。

其预后与原始病因和病情轻重密切相关。原发性病因所致颤证，病程绵长，早期病情较轻者若运用综合治疗方法，加之生活调摄得当，一般能改善症状，延缓病情发展，提高生活质量。颤证若继发于某些疾病基础之上，其预后多取决于该病本身的治疗状况。本病多呈进行性加重，患者可由部分起居不能自理，直至生活能力完全丧失。若病变最终累及多脏，则预后不良。

七、预防与护理

颤证的预防，主要在于早期明确诊断，积极治疗，干预危险因素。同时应注意进行病因预防。

颤证的护理包括精神和生活调摄。保持情绪稳定，防止情志过极。饮食宜清淡，起居要有规律，生活环境应保持安静舒适。

颤振较重，不能自制者，要注意肢体保护，以防自伤；生活不能自理者，应由专人护理，晚期卧床者要预防褥疮发生。

（马平平）

第十二节　风痱

一、定义

风痱是一种慢性虚损性疾病，以两手笨拙，动作失灵，取物不准，站立不稳，步履不正，行走摇摆，手足颤振，躯体晃动，动则加剧等运动失调症状为主要临床表现，也可伴有构音不清，发音难辨，思维迟钝，记忆力减退，计算力降低等言语障碍和神志障碍。同时具有运动障碍和言语障碍者，又称作瘖痱。本病主要为肾精亏虚所致。

二、历史沿革

风痱的最早论述见于《内经》。该书提出瘖痱与中风之"痱"两种疾病。《灵枢·热病》篇所说的属于中风之"痱"，其曰："偏枯，身偏不用而痛，言不变，志不乱，病在分腠之间。巨针取之，益其不足，损其有余，乃可复也。痱之为病也，身无痛者，四肢不收，智乱不甚，其言微知，可治，甚则不能言，不可治也"，该篇把偏枯与风痱放在一起提出，并加以比较论述，是认为两者属于中风病的两个类型。正如明人楼英所说，此是说"论中风之深浅也"。《素问·脉解篇》首次提出瘖痱，其曰："所谓入中而瘖者，阳气已衰，故为瘖也。内夺而厥，则为瘖痱。此肾虚也，少阴不至者厥也。"该篇概要地提出了瘖痱的临床症状是运动障碍和言语障碍，并提出瘖痱的主要病因是肾虚。《内经》的上述论述，不但在证候学和病因学两方面为后世医家观察和认识本病奠定了基础，而且为后世医家进行风痱病和中风风痱的鉴别奠定了基础。

隋代巢元方《诸病源候论》根据《内经》的论述，结合临床实际，认为风痱病没有神志障碍，言语障碍在风痱病程的某一阶段也可没有，首次提出风痱的病名。其曰："风痱之状，身体无痛，四肢不收，神智不乱，一臂不随者，风痱也。时能言者可治，不能言者不可治。"从此，风痱的病名便见于历代医书中。巢氏对风痱的贡献，主要是疾病的命名和症状的鉴别两个方面。

唐代孙思邈《备急千金要方》中第1次明确提出中风风痱属于中风的一个类型，其曰："中风大法有四。一曰偏枯，二曰风痱，三曰风懿，四曰风痹。夫诸疾卒病，多是风。"中风风痱的观点对后世影响很大。

金代刘完素《宣明论方》以"脉解篇"为依据，强调肾虚的病因，创立了温养补肾的治法和名方地黄饮子治痱痹、肾虚厥逆、语气不出、足废不用，使风痱的治法和方药得到进一步完善。刘氏对风痱病的贡献主要是治疗学方面的突破。

明代方贤《奇效良方》说："风痱者，身无疼痛，四肢不收，智乱不甚，言微有知可治，甚则不能言者不可治。《内经·脉解篇》论曰：'内夺而厥，则为痱痹'。此为肾虚所致。痱痹之状，舌头不能言，足废不能用。"他还根据肾脉循行的部位，进一步阐述了痱痹的病变机制，其曰："盖肾脉挟舌本，故不能言为痱。肾脉循阴股内廉入腘中，循豚骨内廉及内踝，后入足下，肾气不顺，故废而为痱。"

清代医家在继承古人有关风痱的学术思想的基础上，各有发挥，但在理论和临床方面无重大突破。

三、范围

西医学中的遗传性共济失调，尤其是遗传性小脑性共济失调，以及多系统萎缩、脊髓痨等病，类似于本病，可参考本病辨治。急性脑血管病引起共济失调，中医称作类中风痱，属于中风病的一个类型，其起病急骤，变化多端，在诊断、治疗、预后、转归等方面均与本病有较大差异，不在本病讨论范围。

四、病因病机

风痱是一种运动协调障碍疾病。其病位在脑，病性属虚，以肾精不足、元气亏虚为主。可兼及脾气不足、肝阴血亏虚。先天禀赋不足，生来肾元虚弱；年老肾气渐衰，久病劳损，以及兼有中气虚弱，使原来不足之肾元更虚，导致或加重风痱疾患。

本病历代医家都强调肾虚为发病基础。现将其病因病机分述如下。

1. 肾元不足 《素问·灵兰秘典论篇》云："肾者作强之官，伎巧出焉。"只有肾脏作强功能正常，人体方能动作协调，精巧自如。肾元不足、精气亏虚，作强不能，技巧不出，不能维持人体精细动作，故而足不履用，行走摇摆，四肢不收，运动失调发为风痱。肾脉之络上循喉咙挟舌本，肾与言语活动有关。肾虚络脉失养，致舌本不利，加之肾虚不能主水，水浊上犯，则阻止舌窍，故而言语不清、发音难辨，则致痱痹。肾又"受五脏六腑之精而藏之"，且生髓，可上注于脑，使髓海充养，脑为髓海，是精神活动和智力活动的所在，肾元不足、髓海不充，则兼见脑失所养、智力低下。

2. 肾阳虚损 肾阳虚损，肾主水津气化功能失司，则水湿痰浊上阻舌窍，故而言语不清、发音难辨；肾阳虚、藏精主生殖气化功能失司，则见二便异常，阳痿遗精，月经量少或经闭，元阳不足则不能温煦肢体而振奋全身阳气筋骨，可见肢体发凉，精神萎靡，面色苍白，大便泄泻等阳虚内寒的临床表现。

3. 肾阴亏损 肾阴亏虚，一方面肾虚精血不足，不能制约亢阳，阴亏于下，阳浮于上，虚风内动，可引起肢体颤振，躯体摇晃；另一方面，肾中阴虚偏重，则虚火内生，故还可见到手足心热，咽干口燥，失眠多梦，两颧嫩红等阴虚内热的表现。

4. 肾元不足，封藏失职　肾元不足，肾气不固，可导致封藏失职，可见小便频数，余沥不尽，遗尿失禁，夜尿频多，遗精早泄等下元不固诸症。反之，封藏失职，精气漏泄，又可加重肾元不足，两者互相影响，形成恶性循环。

5. 肾元不足，脾气虚弱　先天肾元不足，元气亏损，可引起后天脾气虚弱，可见到少气懒言，神疲乏力，自汗，纳呆食少等中气不足的表现。反之，脾气虚弱，化源不足，也可加重先天肾元不足或元气亏损。

五、诊断与鉴别诊断

（一）诊断

（1）隐袭而缓慢的起病形式。

（2）逐渐加重的病史过程。

（3）运动失调的临床表现，如双手笨拙、动作失灵、取物不准、站立不稳、步履不正、行走摇摆、躯体晃动、手足颤振等。

（4）构音困难的临床表现，如发音难辨，或高或低，或急或缓，甚则构音不能。

（5）智力低下的临床表现，如思维迟钝、记忆力减退、计算力降低等。

（6）风痱的家族遗传史。

以上6项，凡具备（1）、（2）、（3）项者，即可诊断为风痱病。凡具备（1）、（2）、（3）、（4）项者，可诊断为痦痱，痦痱是风痱病的一个典型的临床类型。

（二）鉴别诊断

1. 中风风痱　风痱与中风风痱均可具有运动失调，构音困难，智力低下的临床表现，两者容易混淆，其鉴别要点有以下4个方面。①起病形式：中风风痱起病急速，而风痱病起病隐袭缓慢，需几个月乃至更长时间，出现明显症状。②病史过程：中风风痱起病前可有先兆症状，如头晕、肢体麻木等，但多短暂，其突然起病可由多种因素诱发，如过度劳累，用力过猛，暴怒生气，饮酒过量，气候骤变等，起病后相当一部分患者约经半个月或1个月时间，病情趋于稳定，乃至有不同程度的缓解，病程相对较短；而风痱病起病前无明显特异表现，也无特殊诱因，患病后症状进行性加重，也可暂时稳定在某一水平上，但极少有症状明显缓解者，病程相对较长。③病势转归：中风风痱病势迅急，既可短时间内趋于稳定，甚至有较大缓解，也可迅速恶化，产生严重后果，病情缓解后，还可有再次发作的倾向；而风痱病病势迟缓，病情逐渐加重，最终生活不能自理，临床未见病愈如初者。④病因病机：中风风痱多由风火痰浊、瘀血、气虚、阴亏等综合因素所导致，而风痱病是慢性虚损，尤其是肾元亏乏所致。

2. 中风不语　两者均有言语障碍，但风痱的言语障碍是发音、构音运动协调困难导致，表现为语音或急或缓，或高或低，发音难辨，同时具有肢体运动失调的症状；而中风之不语是说话难出，或言语不清，多数患者同时具有偏瘫、偏身麻木等中风病的症状。

3. 痿证　两者均有运动障碍。风痱以四肢不收为主症，四肢不收主要是协调运动障碍，精巧活动不能。表现为运动失调，动作失准，站立不稳等而肌力尚可。风痱四肢不收而无力弱，多不伴肌肉萎缩；痿证则主要是肌力降低，有力弱并多伴肌肉萎缩。风痱因协调障碍，痿证因肌肉无力、萎缩导致运动障碍，两者显著不同。

4. **痴呆**　两者均有智力低下，但风痱的智力低下多在病程晚期阶段出现，并且先具有运动失调等临床表现；而痴呆以智力低下为主，可伴有相应疾病的表现。

六、辨证论治

（一）辨证

1. **辨证要点**　应明辨病因，区分阴阳、气血虚损的主次；本证基础证候是肾元不足，又有肾阳虚损和肾阴亏损的不同侧重，其他证候均为在此基础上的叠加证候。在风痱病缓慢的病程中，肾阴虚损和肾阳虚损不同侧重的证候之间，也可互相转化。迭加证候不单独出现，多在病情的发展变化过程中逐渐与某一基础证候复合出现。

2. **证候**

（1）肾元不足，脑髓亏损

1）症状：腰膝酸软或疼痛，站立不稳，步履不正，行走摇摆，两手笨拙，发音难辨，耳鸣耳聋，男子阳痿遗精，女子经少经闭，二便异常。舌淡，两尺脉弱。

2）病机分析：本证候是风痱病的最基本的证候，其肾阴肾阳的偏盛偏衰不突出，而突出地表现为肾中精气不足。肾元虚损，不能完成作强功能，站立不稳，步履不正，行走摇摆，两手笨拙；肾开窍于耳，腰为肾之府，肾主生殖，肾司二便，肾中精气不足则肾窍、肾府失养，封藏、固摄、气化失职，故上则耳鸣、耳聋，下则二便异常，男子阳痿遗精，女子月经量少或经闭，腰膝酸软或疼痛。

（2）肾阳虚损

1）症状：腰膝酸软，肢体发凉，阳痿，大便泄泻，面色苍白，精神萎靡，站立不稳，行走摇摆，两手笨拙，发音不清。舌质淡，苔白水滑，脉沉迟。

2）病机分析：肾中元阳不足，则不能温煦肢体，振奋全身阳气，则肢体发凉、精神萎靡、面色苍白；肾阳虚，温煦气化、藏精主生殖功能失司则见大便泄泻、阳痿等阳虚内寒的临床表现。

（2）肾阴亏损

1）症状：腰膝酸软，手足心热，咽干口燥，发音不利，失眠多梦，站立不稳，行走摇摆，女子经少经闭，男子遗精，遗尿。舌红少苔，脉细数。

2）病机分析：本证候是在肾元不足的基础上偏重于阴亏，肾中阴阳亏损，则虚火内生，故而除具有肾元不足的特点外，还可见到手足心热、咽干口燥、失眠多梦、两颧嫩红等阴虚内热的表现。

（2）肾元不足，封藏失职

1）症状：腰膝酸软，站立不稳，行走摇摆，发音不利，小便频数，余沥不尽，遗尿失禁，夜尿频多，遗精早泄。脉虚无力，舌淡。

2）病机分析：本证候是在肾元不足的基础上合并肾气不固、封藏失职。而精气漏泄，又可加重肾元不足，两者互相影响，形成恶性循环。肾元不足，失于固摄，可导致小便频数、余沥不尽、遗尿失禁、夜尿频多、遗精早泄等下元不固的表现。

（2）肾元不足，脾气虚弱

1）症状：腰膝酸软，站立不稳，行走摇摆，双手笨拙，少气懒言，神疲乏力，纳呆食少，智力低下，发音难辨。脉弱，舌淡。

2）病机分析：先天肾元不足，元气亏损（命门火衰），火不生土，可引起后天脾气虚弱，脾失健运，故见少气懒言，神疲乏力，自汗，纳呆食少等中气不足，受纳运化功能减弱的表现。

（二）治疗

1. 治疗原则　以扶正为主，祛邪为辅。扶正以培补脾肾两脏，尤其是填精补髓为核心；祛邪包括祛除本病过程中产生的痰浊、瘀血和浊毒等。

在补肾填精法治疗中应注意以下两个方面。

（1）注意添滋、温养、固摄、健脾诸法的协同和主次：添滋主要是滋补肾之阴精；温养主要是温补肾之阳气；固摄主要是固摄下元，使肾之精气不致漏泄；健脾乃因先天肾元不足，必赖后天脾胃化源的充养。

（2）坚持疗程：由肾元亏虚所致的慢性虚损性疾患，治疗忌疗程过短，忌频繁更法调方。

2. 治法方药

（1）肾元不足、脑髓亏损

1）治法：培补肾元，益养脑髓。

2）方药：地黄饮子化裁。刘完素首创地黄饮子，开补肾治疗风痱病的先河，其中地黄、山茱萸滋补肾阴；石斛、麦门冬添补阴液；巴戟天、肉苁蓉温补肾阳；附子、肉桂振奋阳气；五味子下固肾元；姜、枣和中；茯苓健脾利水化痰，而助气化；石菖蒲、远志宣窍化痰；薄荷利咽膈。全方融添滋、温养、固摄、助气化于一炉，兼顾肾元亏虚的诸多方面，可谓阴阳两补、滋壮并重、补摄同施、标本兼顾，为补肾治疗风痱病的代表方剂。

无言语障碍者，可去石菖蒲、远志；阳虚明显者，可重用附子、肉桂、巴戟天、肉苁蓉等药；阴虚内热明显者，可去附子、肉苁蓉等药，加用丹皮、知母、黄柏等药；遗精、滑泄、遗尿、尿频者，加用金樱子、沙苑子、菟丝子等药；少气乏力者，可加用党参、黄芪、山药等药。

（2）肾阳虚损

1）治法：温阳补肾。

2）方药：右归丸化裁。方中以熟地、山茱萸、菟丝子、杜仲补肾益精，强腰固肾；山药、枸杞子、当归补肝脾阴血、精气以助肾强阴，附子、肉桂、鹿角胶益火助阳、振奋阳气以温煦气化。言语障碍明显者，加用远志、石菖蒲等药；小便不利、舌苔水滑、浮肿者，加用茯苓、泽泻等药；大便溏泄者，去当归；腹中冷痛而泄泻者，去当归，加党参、肉豆蔻等药。

（2）肾阴亏损

1）治法：滋阴补肾。

2）方药：左归丸化裁。方中熟地、山药、山茱萸、枸杞子补养肾阴；菟丝子、鹿角胶温补肾阳；龟版胶大补阴精、滋阴潜阳兼清虚热；牛膝强壮腰膝。手足心热、烦躁失眠者，加丹皮、知母、黄柏等药；纳呆、乏力者，加甘草、茯苓、党参等药；盗汗不止者，加五味子、糯稻根等药；口渴咽干甚者，加沙参、天花粉等药。

（4）肾元不足，封藏失职

1）治法：培补肾元，固摄肾气。

2）方药：《金匮》肾气丸合金锁固精丸化裁。方中以六味地黄丸补肾益精；附子、肉桂温阳补肾，阴中求阳以益肾元；沙苑子、芡实、莲须补肾固精；煅龙骨、煅牡蛎收敛固摄，以固摄肾气。阴虚明显者，可去附子、肉桂，加知母、黄柏；阴虚明显者，可重用桂、附，并加巴戟天、肉苁蓉等；腰膝酸痛明显者，可加杜仲、续断等；便干者，加肉苁蓉、当归等；溏泄者，加补骨脂、五味子。

（5）肾元不足，脾气虚弱

1）治法：培补肾元，健脾益气。

2）方药：《金匮》肾气丸合补中益气丸化裁。方中以《金匮》肾气丸温阳补肾，培补肾元；以党参、黄芪、白术、甘草益气健脾。阳虚明显者，可重用附子、肉桂，可加巴戟天、肉苁蓉等药；阴虚内热明显者，可去附子、肉桂，加知母、黄柏等药；纳呆、腹胀者，加焦三仙等药；腰酸疼甚者，加杜仲、续断等药；脱肛、久泄者，加升麻、枳壳等药。

3. 其他疗法

（1）针刺

1）体针：选用命门、肾俞、腰阳关、太溪、照海、申脉、三阴交、百会、四神聪等穴。以补为主。

2）头针：刺激平衡区。

（2）食疗方

1）肾阳虚损，见喉中痰多者，可服用竹沥水或蛇胆陈皮末；浮肿者，可食用鲤鱼羹：赤小豆100克，陈皮10克，花椒5克，草果10克，洗净塞入鱼腹内，另加适量调料，灌入鸡汤，上蒸笼蒸一个半小时，出笼后再加葱丝，用汤略烫，浸入汤中。肾阴亏乏便秘者，可食用桑椹膏：鲜桑椹1000克，洗净，加水熬煮，30分钟取熬液1次，共取熬液两次，再合并煎液，以文火煎至稠黏时，加蜂蜜300克，至沸，停火，待凉后装瓶。每次服1汤匙，每日2次；盗汗者，可食用黑豆圆肉大枣汤：黑豆50克，桂圆肉15克，大枣50克，清水3碗，煮至两碗，早晚两次服用；失眠者，可食用归参山药猪腰：猪腰500克，切开，洗净，加入当归、党参、山药各10克，水适量，清炖至猪腰熟透，捞出猪腰，切成薄片，浇调料即可。

2）肾元不足、封藏失职者，用吴茱萸面贴涌泉穴，还可食用羊脊粥：羊脊骨1具，洗净，剁碎，肉苁蓉30克，菟丝子30克，纱布包扎，加水适量，煮4小时，取汤与大米各适量，再煮成粥。

3）肾元不足、脾气虚弱者，避免过度劳累与思虑；纳呆食少者，可食用猪肚粥：猪肚500克，洗净，加水适量，煮七成熟，捞出，切成细丝，再以大米100克，猪肚丝100克，猪肚汤适量，煮成粥；自汗者，可食用甘草小麦大枣粥：甘草10克，小麦30克，大枣5枚，清水两碗，煮至1碗，去渣，饮汤。

七、转归及预后

本病各证之间可随病情发生转化。肾元不足可向肾阳虚损或肾阴亏乏的证候转化。先天不足累及后天时，可向脾肾两亏、脑髓空虚的证候转化。

本病被古今医家视为顽疾，《内经》便有"不可治"之训，治疗极为困难。早期症状轻微者，疗效尚可；后期症状严重者，疗效不佳。其起病隐袭，病情逐渐加重，表现为一种缓慢的发展过程，多数患者早期仅有运动失调的表现，而且症状轻微，继而运动障碍不断加重，乃至不能行走，并可伴有构音困难和智力低下，最终丧失工作能力和生活自理能力。

八、预防与护理

注意生活调摄，宜劳逸适度，节制房事，调畅情志，注意保暖，适时增加衣被及合理饮食。注意饮食既要营养适度，又应避免肥甘厚腻，合理选择培补脾肾的食物。

对本病尚无可行的预防方法，但针对病因采取相应的措施，仍具有一定的意义。凡有本病家族史者，应考虑避免生育。

护理方面，肾元不足者睡前推摩涌泉穴 200 次，肾俞穴 200 次。腰痛者可食用杜仲腰花：猪肾洗净切片，杜仲熬水合炒。耳鸣者可食用猪肾核桃粥：猪肾 1 对，去膜切片，再用人参、防风各 1~5 克，葱白两根，核桃两枚，加粳米同煮为粥。

九、现代研究

风痱涉及了西医学遗传性共济失调，尤其是遗传性小脑性共济失调，以及多系统萎缩等病。遗传性共济失调是一组以共济失调为临床主症，病理上以脊髓、小脑变性为特征的神经系统遗传病。该病散在的病例报告较多，而较完整的家系报道较少见。遗传性共济失调一般以 Friedreich 共济失调、遗传性痉挛性共济失调及痉挛性截瘫较常见。其发病机制尚不清楚，诊断及分类仍主要根据临床表现。近年来，分子生物学研究表明该病遗传特征符合动态突变的遗传特点。Ristow 等发现，Friendreich 共济失调与 X25 编码的线粒体蛋白 Frataxin 所致的葡萄糖代谢障碍有关。Illaroshkin 等发现，该病与长 X 臂上 Xp II 21 - q24 的邻近部分的突变有关。1997 年，Abe 等研究发现，脊髓小脑共济失调与基因突变有关。有的学者认为遗传性共济失调与不稳定的、扩展的三核苷酸重复（主要为核苷酸 CAG 序列）有关，病情的严重程度与三核苷酸的拷贝数呈正相关。遗传性共济失调的影像学也没有特异性。可表现为小脑及脑干萎缩及颈髓后柱变性。目前，遗传性共济失调尚无有效的治疗方法。

中医对风痱的辨证以肾虚为核心。治疗以补肾添精和温阳益气为大法。银氏等报道用院内制剂救脑益智胶囊治疗 281 例遗传性共济失调患者。临床诊断根据有关中西医疾病诊断及疗效标准，结合影像学及临床特点，排除其他类型的如感觉性、前庭性、额叶性共济失调，以及小脑、脑干梗死，出血、肿瘤、中毒等非遗传性的小脑性共济失调。采用具有益气养血、滋补肝肾、化痰祛瘀健脑益智功效的救脑益智胶囊口服治疗。主要成分：黄芪、党参、白术、肉苁蓉、鹿角、龟版、桃仁、冰片等，每粒装 0.35 克。12~15 岁，每次服 4 粒，每日 3 次；15 岁以上每次服 5 粒，每日 3 次，3 个月为一个疗程，连续治疗 2 个疗程。治疗 6 个月，肢体活动改善显效 101 例，以 12~50 岁年龄段疗效较好。陈氏等报道以补肾填精调补奇经法，自拟中药方治疗脊髓型遗传性共济失调 25 例，基本方：熟地 15 克，山茱萸 12 克，鹿角胶 10 克（烊化），龟甲胶 10 克（烊化），紫河车 3 克（冲服），肉苁蓉 15 克，菟丝子 20 克，杜仲 12 克，牛膝 10 克。兼有耳聋、视力减退者加灵磁石 20 克，枸杞子 15 克，菊花 10 克；有心悸、气短、心电图有异常者合生脉散，加酸枣仁 18 克；兼语言不清者加石菖蒲 15 克，郁金 12 克。每剂两煎，每煎 250 毫升，早晚分服。2 个月为一个疗程。结果：显效 12 例（42.86%）；有效 13 例（46.43%），症状改善后中药煎剂据症加减，隔 2 日服 1 剂。同时把服用方药制成丸剂，每服 9 克，每日 2 次。治疗观察 3~5 个疗程，随访 2~3 年。王氏等报道用中西医结合治疗 Marie 共济失调有一定疗效。对确诊为 Marie 共济失调的 5 例患者，运用滋阴补肾方剂和头皮针结合复方氨基酸等治疗，并分级记分进行治疗前后的评分对比。自拟滋阴补肾方，主要药物组成：生地 30 克，熟地 15 克，白芍 20 克，当归 10 克，黄芪 30 克，山茱萸 10 克，牛膝 30 克，山药 20 克，炙甘草 10 克，党参 30 克，玄参 10 克，白芷 20 克等。日久阴虚及阳加巴戟天、淫羊藿。每日 1 剂，水煎服，每日服 6 次，每次 50 毫升，1 个月为一个疗程。连用 2～3 个疗程。5 例中 4 例不同程度改善，评分积分均有减少。

卢氏等报道用大剂量黄芪注射液治疗橄榄 - 脑桥 - 小脑萎缩（OPCA）。入院中医诊断：骨摇（气血亏虚，髓海失养）；西医诊断：橄榄 - 桥脑 - 小脑萎缩。治疗：黄芪注射液 60 毫升（含生药 120 克）加入 5% 葡萄糖注射液 250 毫升静滴，每日 1 次。连用 2 星期，停用 2 日，续用 2 星期。住院用药 1 个月后，患者肢体颤动等症均有明显缓解，能自行穿戴、进食、如厕等，病情好转，欢悦出院。出院后在家仍按如前用药 2 个月，症状进一步改善，生活能自理，还能买菜做家务及继续原工作。头颅 MR 复查报告同前。随访至今，无加重复发现象。

张氏等采用滋补肝肾，益气升阳法治疗多系统萎缩，据证先后以知柏地黄丸、河间地黄饮子合补中益气汤治疗，控制行动欠稳及起则头眩甚则晕厥，增加患者坐立时间，改善二便失禁，取得较好的近期疗效。

此外，还有针刺结合生物信息学等方法治疗的报道。如运用"干氏针刺"治疗不同类型的共济失调症门诊患者 30 例，并设对照组进行疗效比较，按照"干氏针刺"的人体三段分类取穴法，在患者头颅信息区和四肢信息区中选取与病证相关的特定穴位（信息点），采用古代"毛刺"针法，30 日为一个疗程。3 个疗程后统计疗效。根据有关疗效标准判定治疗组 30 例，显效 8 例，有效 21 例，无效 1 例；对照组 20 例，有效 2 例，无效 18 例。两组疗效比较有显著性差异（P < 0.001），提示治疗组疗效明显优于对照组。

由于发病率和患病率相对较低，慢性渐进性病程，目前未见有关证候学系统研究的报道。

十、小结

风痱是一种以肾精亏虚所致的慢性虚损性疾病。病因包括先天禀赋不足和后天体衰积损两类因素。病性属虚，以肾精不足、元气亏虚为主，治疗以刘河间地黄饮子为主方，部分患者早期治疗可有效改善生活质量。临床可根据肾阴阳亏虚的偏重和兼夹证化裁治疗。本病被古今医家视为顽疾，早期治疗者有望控制和延缓病情进展。

附方：

（1）地黄饮子（《宣明论方》）：生地 巴戟天 山茱萸 石斛 肉苁蓉 附子 五味子 肉桂 茯苓 麦门冬 石菖蒲 远志。

（2）右归丸（《景岳全书》）：熟地 山茱萸 山药 枸杞子 菟丝子 当归 肉桂 熟附子 鹿角胶。

（3）左归丸（《景岳全书》）：熟地 山药 枸杞子 山茱萸 牛膝 菟丝子 鹿角胶 龟版胶。

（4）肾气丸（《金匮要略》）：生地 山药 山茱萸 茯苓 泽泻 丹皮 肉桂 制附子。

（5）金锁固精丸（《本草衍义》）：沙苑子 芡实 莲须 煅龙骨 煅牡蛎 莲子。

（6）补中益气汤（《脾胃论》）：黄芪 甘草 人参 当归 橘皮 升麻 柴胡 白术。

（马平平）

第十三节 痴呆

一、概述

痴呆是多由髓减脑消或痰瘀痹阻脑络，神机失用而引起在无意识障碍状态下，以呆傻愚笨、智能低下、善忘等为主要临床表现的一种脑功能减退性疾病。轻者可见神情淡漠，寡言少语，反应迟钝，善忘等；重者为终日不语，或闭门独居，或口中喃喃，言词颠倒，或举动不经，忽笑忽哭，或不欲食，数日不知饥饿等。

西医学诊断的老年性痴呆、脑血管性痴呆及混合性痴呆、代谢性脑病、中毒性脑病等，可参考本篇进行辨证论治。

（一）病因病理

痴呆有因老年精气亏虚，渐成呆傻，亦有因情志失调、外伤、中毒等引起者。虚者多因气血不足，肾精亏耗，导致髓减脑消，脑髓失养；实者常见痰浊蒙窍、瘀阻脑络、心肝火旺，终致神机失用而致痴呆。临床多见虚实夹杂证。

1. 脑髓空虚　脑为元神之府，神机之源，一身之主，而肾主骨生髓通于脑。老年肝肾亏损或久病血气虚弱，肾精日亏，则脑髓空虚，心无所虑，精明失聪，神无所依而使灵机记忆衰退，出现迷惑愚钝，反应迟钝，发为痴呆。此类痴呆发病较晚，进展缓慢。

2. 气血亏虚　《素问·灵兰秘典论》曰："心者，君主之官，神明出焉。"《灵枢·天年》曰："六十岁心气始衰，苦忧悲。"年迈久病损伤于中，或情志不遂木郁克土，或思虑过度劳伤心脾，或饮食不节损伤脾胃，皆可致脾胃运化失司，气血生化乏源。心之气血不足，不能上荣于脑，神明失养则神情涣散，呆滞善忘。

3. 痰浊蒙窍　《石室秘录》云："痰气最盛，呆气最深。"久食肥甘厚味，肥胖痰湿内盛；或七情所伤，肝气久郁克伐脾土；或痫、狂久病积劳，均可使脾失健运，痰湿上扰清窍，脑髓失聪而致痴呆。

4. 瘀阻脑络　七情久伤，肝气郁滞，气滞则血瘀；或中风、脑部外伤后瘀血内阻，均可瘀阻脑络，脑髓失养，神机失用，发为痴呆。

5. 心肝火旺　年老精衰，髓海渐空，复因烦恼过度，情志相激，水不涵木，肝郁化火，肝火上炎；或水不济火，心肾不交，心火独亢，扰乱神明，发为痴呆。

总之，痴呆病位在脑，与肾、心、肝、脾四脏功能失调相关，尤以肾虚关系密切。其基本病机为髓减脑消，痰瘀痹阻，火扰神明，神机失用。其症候特征以肾精、气血亏虚为本，以痰瘀痹阻脑络邪实为标。其病性不外乎虚、痰、瘀、火。虚，指肾精、气血亏虚，髓减脑消；痰，指痰浊中阻，蒙蔽清窍；瘀，指瘀血阻痹，脑脉不通；火，指心肝火旺，扰乱神明。痰、瘀、火之间相互影响，相互转化，如痰浊、血瘀相兼而致痰瘀互结；肝郁、痰浊、血瘀均可化热，而形成肝火、痰热、瘀热，上扰清窍；若进一步发展耗伤肝肾之阴，水不涵木，阴不制阳，则肝阳上亢，化火生风，风阳上扰清窍，使痴呆加重。虚实之间也常相互转化，如实证的痰浊、瘀血日久，损伤心脾，则气血不足，或伤及肝肾，则阴精不足，均使脑髓失养，实证由此转化为虚证；虚证病久，气血亏乏，脏腑功能受累，气血运行失畅，或积湿为痰，或留滞为瘀，又可因虚致实，虚实兼夹而成难治之候。

（二）鉴别诊断：

1. 郁病　郁病是以情志抑郁不畅，胸闷太息，悲伤欲哭或胸胁、胸背、脘胁胀痛，痛无定处，或咽中如有异物不适为特征的疾病；主要因情志不舒、气机郁滞所致，多见于中青年女性，也可见于老年人，尤其是中风过后常并发郁病，郁病无智能障碍症状。而痴呆可见于任何年龄，虽亦可由情志因素引起，但其以呆傻愚笨为主，常伴有生活能力下降或人格障碍，症状典型者不难鉴别。部分郁病患者常因不愿与外界沟通而被误认为痴呆，取得患者信赖并与之沟通后，两者亦能鉴别。

2. 癫证　癫证是以沉默寡言、情感淡漠、语无伦次、静而多喜为特征的精神失常疾病，俗称"文痴"，可因气、血、痰邪或三者互结为患，以成年人多见。痴呆则属智能活动障碍，是以神情呆滞、愚笨迟钝为主要表现的脑功能障碍性疾病。另一方面，痴呆的部分症状可自制，治疗后有不同程度的恢复；重证痴呆患者与癫证在临床症候上有许多相似之处，临床难以区分，CT、MRI 检查有助于鉴别。

3. 健忘　健忘是指记忆力差，遇事善忘的一种病证，其神志如常，晓其事却易忘，但告知可晓，多见于中老年患者；由于外伤、药物所致健忘，一般经治疗后可以恢复。而痴呆老少皆可发病，以神情呆滞或神志恍惚，不知前事或问事不知、告知不晓为主要表现，虽有善忘但仅为兼伴症，其与健忘之"善忘前事"有根本区别。健忘可以是痴呆的早期临床表现，这时可不予鉴别，健忘病久也可转为痴呆，CT、MRI 检查有助于两者的鉴别。

二、辨证治疗

（一）辨证要点

（1）痴呆是一种脑功能减退性疾病，临床以呆傻愚笨、智能低下、善忘等为主要表现。本病记忆力障碍是首发症状，先表现为近记忆力减退，进而表现为远记忆力减退。

（2）起病隐匿，发展缓慢，渐进加重，病程一般较长。患者可有中风、头晕、外伤等病史。

本病乃本虚标实之证，临床上以虚实夹杂者多见。本虚者不外乎精髓、气血；标实者不外乎痰浊、瘀血、火邪。无论为虚为实，都能导致脏腑功能失调以及髓减脑消。因而辨证当以虚实或脏腑失调为纲领，分清虚实，辨明主次。

辨虚实：本病病因虽各有不同，但终不出虚实两大类。虚者，以神气不足、面色失荣、形体枯瘦、言行迟弱为特征，并结合舌脉、兼次症，分辨气血、肾精亏虚；实者，智能减退、反应迟钝，兼见痰浊、瘀血、风火等表现。由于病程较长，症情顽固，还需注意虚实夹杂的病机属性。

辨脏腑：本病病位主要在脑，但与心、肝、脾、肾相关。若年老体衰、头晕目眩、记忆认知能力减退、神情呆滞、齿枯发焦、腰膝酸软、步履艰难，为病在脑与肾；若兼见双目无神，筋惕肉瞤，毛甲无华，为病在脑与肝肾；若兼见食少纳呆，气短懒言，口涎外溢，四肢不温，五更泻泄，为病在脑与脾肾；若兼见失眠多梦，五心烦热，为病在脑与心肾。

（二）治疗原则

虚者补之，实者泻之。补虚益损，解郁散结是其治疗大法。脾肾不足，髓海空虚之证，宜培补先天、后天，以冀脑髓得充，化源得滋；对于气郁血瘀痰滞者，气郁应开，血瘀应散，痰滞应清，以冀气充血活，窍开神醒。

（三）分证论治

1. 髓海不足

（1）主症：耳鸣耳聋，记忆模糊，失认失算，精神呆滞。发枯齿脱，腰脊酸痛，骨痿无力，步履艰难，举动不灵，反应迟钝，静默寡言。舌瘦色淡或色红，少苔或无苔，多裂纹；脉沉细弱。

（2）症候分析：肾主骨生髓，年高体衰，肾精渐亏，脑髓失充，灵机失运，故见精神呆滞，举动不灵，反应迟钝，记忆模糊，失认失算等痴呆诸症。肾开窍于耳，其华在发，肾精不足，故耳鸣耳聋，发枯易脱。腰为肾府，肾主骨，精亏髓少，骨骼失养，故见腰脊酸痛，骨痿无力、步履艰难；齿为骨之余，故齿牙动摇，甚则早脱。舌瘦色淡或色红，苔少或无苔，多裂纹，脉沉细弱为精亏之象。

（3）治法：补肾益髓，填精养神。

（4）处方：七福饮。方中重用熟地滋阴补肾，营养先天之本；合当归养血补肝；人参、白术、炙甘草益气健脾，强壮后天之本；远志、杏仁、宣窍化痰。本方填补脑髓之力尚嫌不足，应选加鹿角胶、龟甲胶、阿胶、紫河车、猪骨髓等血肉有情之品，还可以本方加减制蜜丸或膏剂以图缓治，或可用参茸地黄丸或河车大造丸补肾益精。若肝肾阴虚，年老智能减退，腰膝酸软，头晕耳鸣者，可去人参、白术、紫河车、鹿角胶，加怀牛膝、生地、枸杞子、女贞子、制首乌；若兼言行不一，心烦溲赤，舌质红，少苔，脉细而弦数，是肾精不足，水不制火而心火妄亢，可用六味地黄丸加丹参、莲子心、菖蒲等清心宣窍；也有舌质红而苔黄腻者，是内蕴痰热，干扰心窍，可加用清心滚痰丸去痰热郁结，泻痰热化净，再投滋补之品；若肾阳亏虚，证见面白无华，形寒肢冷，口中流涎，舌淡者，加热附片、巴戟天、益智仁、淫羊藿、肉苁蓉等。

2. 气血亏虚

（1）主症：呆滞善忘，倦怠嗜卧，神思恍惚，失认失算。少气懒言，口齿含糊，词不达意，心悸失眠，多梦易惊，神疲乏力，面唇无华，爪甲苍白，纳呆食少，大便溏薄。舌质淡胖边有齿痕；脉细弱。

（2）症候分析：心主神明，心之气血亏虚，神明失养，故见呆滞善忘，神思恍惚，失认失算等痴呆症状。心血不足，心神失养，故心悸失眠、多梦易惊；血虚不荣肌肤爪甲，故面唇无华、爪甲苍白。气虚则少气懒言，神疲乏力，倦怠嗜卧；脾气不足，胃气亦弱，故纳呆食少；脾气亏虚，水湿不化，故大便溏薄。气血亏虚，脉道失充，故脉细弱。

（3）治法：益气养血，安神宁志。

（4）方药：归脾汤。方中以人参、黄芪、白术、炙甘草补脾益气；当归养肝血而生心血；茯神、枣仁、龙眼肉养心安神；远志交通心肾而定志宁心；木香理气醒脾，以防益气补血之药滋腻滞气。纳呆食少，加谷芽、麦芽、鸡内金、山楂等消食；纳呆伴头重如裹，时吐痰涎，头晕时作，舌苔腻，加陈皮、半夏、生薏苡仁、白豆蔻健脾化湿和胃；纳呆伴舌红少苔，加天花粉、玉竹、麦冬、生麦芽养阴生津；失眠多梦，加夜交藤、合欢皮；若舌质偏暗，舌下有青筋者，加入川芎、丹参等以养血活血；若伴情绪不宁，易忧善愁者，可加郁金、合欢皮、绿萼梅、佛手等理气解郁之品。

3. 痰浊蒙窍

（1）主症：终日无语，表情呆钝，智力衰退，口多涎沫。头重如裹，纳呆呕恶，脘腹胀痛，痞满不适，哭笑无常，喃喃自语，呆若木鸡。舌质淡胖有齿痕，苔白腻；脉滑。

（2）症候分析：痰浊壅盛，上蒙清窍，脑髓失聪，神机失运，而致表情呆钝、智力衰退、呆若木鸡等症。痰浊中阻，中焦气机不畅，脾胃受纳运化失司，故脘腹胀痛、痞满不适、纳呆呕恶。痰阻气机，清阳失展，故头重如裹。口多涎沫，舌质淡胖有齿痕，苔腻，脉滑均为痰涎壅盛之象。

（3）治法：健脾化浊，豁痰开窍。

（4）方药：洗心汤。方中党参、甘草培补中气；半夏、陈皮健脾化痰；附子助阳化痰；茯神、枣仁宁心安神，神曲和胃。若纳呆呕恶，脘腹胀痛，痞满不适以脾虚明显者，重用党参、茯苓，可配伍黄芪、白术、山药、麦芽、砂仁等健脾益气之品；若头重如裹，哭笑无常，喃喃自语，口多涎沫以痰湿重者，重用陈皮、半夏，可配伍制南星、莱菔子、佩兰、白豆蔻、全瓜蒌、贝母等理气豁痰之品；痰浊化热，上扰清窍，舌质红，苔黄腻，脉滑数者，将制南星改用胆南星，并加瓜蒌、栀子、黄芩、天竺黄、竹沥；若伴有肝郁化火，灼伤肝血心阴，证见心烦躁动，言语颠倒，歌笑不休，甚至反喜污秽，或喜食炭灰，宜用转呆丹加味，本方在洗心汤基础上，加用当归、白芍柔肝养血，丹参、麦冬、天花粉滋养心胃阴液，用柴胡合白芍疏肝解郁，用柏子仁合茯苓、枣仁加强养心安神之力；属风痰瘀阻，证见眩晕或头痛，失眠或嗜睡，或肢体麻木阵作，肢体无力或肢体僵直，脉弦滑，可用半夏白术天麻汤；脾肾阳虚者，用金匮肾气丸加干姜、黄芪、白豆蔻等。

4. 瘀血内阻

（1）主症：言语不利，善忘，易惊恐，或思维异常，行为古怪。表情迟钝，肌肤甲错，面色黧黑，甚者唇甲紫暗，双目暗晦，口干不欲饮。舌质暗，或有瘀点瘀斑；脉细涩。

（2）症候分析：瘀阻脑络，脑髓失养，神机失用，故见表情迟钝，言语不利，善忘，思维异常，行为古怪等痴呆症状。瘀血内阻，气血运行不利，肌肤失养，故肌肤甲错，面色黧黑，甚者唇甲紫暗。口干不欲饮，舌质暗或有瘀点瘀斑，脉细涩均为瘀血之象。

（3）治法：活血化瘀，通络开窍。

（4）方药：通窍活血汤。方中麝香芳香开窍，活血散结通络；桃仁、红花、赤芍、川芎活血化瘀；葱白、生姜合菖蒲、郁金以通阳宣窍。如瘀血日久，血虚明显者，重用熟地、当归，再配伍鸡血藤、阿胶、鳖甲、蒸首乌、紫河车等以滋阴养血；气血不足，加党参、黄芪、熟地、当归益气补血；气虚血瘀为主者，宜补阳还五汤加减；若见肝郁气滞，加柴胡、枳实、香附疏肝理气以行血；久病血瘀化热，致肝胃火逆，证见头痛、呕恶等，应加钩藤、菊花、夏枯草、栀子、竹茹等清肝和胃之品；若痰瘀交阻伴头身困重，口流涎沫，纳呆呕恶，舌紫暗有瘀斑，苔腻，脉滑，可酌加胆南星、半夏、莱菔子、瓜蒌以豁痰开窍；病久入络者，宜加蜈蚣、僵蚕、全蝎、水蛭、地龙等虫类药以疏通经络，同时加用天麻、葛根；兼见肾虚者，可加益智仁、补骨脂、山药。

5. 心肝火旺

（1）主症：急躁易怒，善忘，判断错误，言行颠倒。眩晕头痛，面红目赤，心烦不寐，多疑善虑，心悸不安，咽干口燥，口臭口疮，尿赤便干。舌质红，苔黄；脉弦数。

（2）症候分析：脑髓空虚，复因心肝火旺，上扰神明，故见善忘，判断错误，言行颠倒，多疑善虑等痴呆之象。心肝火旺，上犯巅顶，故头晕头痛；气血随火上冲，则面红目赤。肝主疏泄，肝性失柔，情志失疏，故急躁易怒。心肾不交则心烦不寐、心悸不安。口臭口疮、口干舌燥、尿赤便干为火甚伤津之象，舌质红、苔黄、脉弦数均为心肝火旺之候。

（3）治法：清热泻火，安神定志。

（4）方药：黄连解毒汤。方中黄连可泻心火；黄芩、栀子清肝火；黄柏清下焦之火。加用生地清热滋阴，菖蒲、远志、合欢皮养心安神，柴胡疏肝。本方大苦大寒，中病即止，不可久服，脾肾虚寒者慎用。若心火偏旺者用牛黄清心丸；大便干结者加大黄、火麻仁。

三、病案选录

张××，男54岁，教员。住长沙市坡子街。

病名：痴呆。

病因：长期思虑，用脑过度，暗耗精血，致未老先衰，后天失于充养，髓海空虚，心神失养，发为呆病。

症候：患者头晕眼花，乏力，记忆力渐减，精神疲倦，嗜睡，性情急躁，且行动逐渐缓慢，表情呆板，寡言少语，齿落发脱。近半年来，时而傻笑，或胡言乱语，喃喃不休，吐字不清，行动迟缓，不欲食而不知饥，二便不能自理。舌质暗淡，脉细弱。

诊断：某医院诊断为"早老性痴呆"。脉证合参，此为未老先衰，髓海空虚，神失所养之候。肾藏精，精生髓，脑为髓海；脾为后天之本，气血生化之源，故脾肾亏虚，则精血不足，髓海空虚，脑神失其充养而见痴呆。

治法：健脾补肾，填精益髓，佐以活血通窍。

处方：熟地黄15g，枸杞子12g，菟丝子10g，鹿角霜10g，巴戟天10g，北黄芪15g，秦当归10g，紫丹参10g，漂白术10g，川芎片7g，山萸肉10g，五味子10g。

方用熟地、枸杞子、山萸肉补肾填精益髓。

效果：服15剂，病情略有改善。唯不欲食而不知饥，二便失禁尤为突出，上方去川芎、五味，加谷芽30g，益智仁12g，后再加人参、云苓等健脾之品，守方加减为百余剂，诸症基本消失。

（曲亚楠）

第十四节　神经衰弱

神经衰弱，由于某些长期存在的精神因素引起脑功能活动过度紧张，导致大脑兴奋与抑制功能失调所致。主要特点是过度兴奋，记忆力减退，精神疲乏。患者常表现为难以坚持学习和工作，或对光敏感，控制力减弱。由于注意力分散，不能集中，从而产生了精神活动能力的减弱。本病属于中医"不寐"的范畴。

一、病因病理

自主神经功能失调的病因病理目前仍未完全清楚。有人认为，由于神经功能过于紧张而导致本病的发生，这涉及社会环境、家庭环境、心理因素、性格等内容。

1. 社会因素　随着现代生活节奏的加快，竞争激烈，失业、下岗，精神心理创伤（如家庭纠纷、婚姻不幸、失恋、邻里关系紧张），工作压力大，会使人们的精神过于紧张，神经细胞能量耗损，心理负荷过重，进而出现神经衰弱、自主神经功能失调。脑力劳动时间过长，学习负担过重，如重大考试受挫时常常会造成神经负担过重，这也是导致学生神经衰弱的原因。精神刺激、压力过大，可造成内分泌和自主神经功能的紊乱。

2. 个性因素　性格内向、情绪不稳定者，多表现为多愁善感，焦虑不安保守，不善与人沟通，脾气暴躁，心胸狭窄。凡事以自我为中心的人最容易患自主神经功能紊乱。

本病的主要病理变化是大脑皮质内抑制过程。当内抑制过程被削弱时，神经细胞的兴奋性便相对地增高，增加了神经细胞能量的大量消耗。由于抑制过程减弱，使神经细胞的恢复能力降低，造成了神经细胞能量的减少和衰竭性的增高，表现为容易兴奋，也容易衰竭。由于大脑皮质功能弱化，影响到对皮质下自主神经中枢的控制减弱，则出现自主神经功能亢进，或因为皮质抑制过程扩散到皮质下，则出现自主神经功能减弱。

中医认为，神经衰弱导致的失眠可由素体虚弱、思虑太过、惊恐郁怒、劳逸失调或病后体虚等原因引起。

二、诊断要点

（1）疾病早期，患者控制感情的能力减弱，常因小事而激动，易伤感、烦躁不安，甚至易哭易笑。

（2）注意力涣散，思想不集中，记忆力明显减退，学习和工作效率明显降低。

（3）自主神经功能障碍。表现为心悸，面赤，皮肤潮热，血压升高，食欲不振，消化不良，腹部胀满，便秘或腹泻，尿频，遗精，早泄，阳痿等。

（4）躯体、神经系统检查和实验室检查，未发现相应的病理改变或其他精神疾病。体格检查和实验室检查阴性的患者常踌躇不定，唯恐叙述不详。

三、治疗

（一）针刺疗法

（1）方法1：主穴：安眠、百会、神门、内关、足三里、三阴交。

配穴：心脾两虚，加神门、心俞、脾俞、气海；心肾阴虚，加神门、太溪、命门；肝阳上亢，加神门、风池、太冲；肝阴虚弱，加阳陵泉、蠡沟、足三里、肝俞；气郁痰结，加气海、阴陵泉、足三里、丰隆。

操作：心脾两虚，施捻转之补法；肾精亏损，施提插捻转之补法；气郁痰结，或肝阳上亢，施捻转之泻法。每日1次，10天为1疗程，休息2天再做下一疗程。

（2）方法2：主穴：百会、风池、印堂、大椎、肾俞、关元、内关、足三里、三阴交。

配穴：烦躁、失眠，加行间、太冲、神门；头痛，加太阳透率谷；不寐，加三阴交；头晕，加四神聪、天柱；烦闷、多疑，加支沟、期门、丰隆；腹满，加天枢、丰隆；梅核气，加天突、太冲；精神不振、思虑，加风池、内关、神庭；纳差，加中脘、合谷、气海；心悸，加心俞、内关；烦躁易怒、惊恐、悲泣者，加肾俞、肝俞、太溪；梦遗，加神门、心俞；耳鸣，加听会、太溪、关元；精神萎靡、倦怠少动，加肾俞、气海、命门；阳痿，加腰阳关、命门、关元，并加艾灸；胆怯，加心俞、胆俞。

操作：心脾两虚，施捻转之补法；心肾亏损，施提插捻转之补法；肝阳上亢，施捻转之泻法；其余穴位平补平泻。每日1次，10天为1疗程，休息2天再做下一疗程。

（3）方法3：主穴：安眠、神门。

配穴：心脾两虚，加脾俞、心俞、三阴交；阴虚火旺，加大陵、太溪、心俞、足三里；痰热内扰，加内庭、公孙、丰隆；肝郁化火，加行间、足窍阴、风池；多梦，加魄户；健忘，灸志室、百会；耳鸣，加听宫、翳风；遗精，加志室；懊侬呕恶，加内关、丰隆；头晕，加印堂、合谷；目赤，加太阳、太冲。

操作：心脾两虚，则补益心脾；阴虚火旺，则育阴潜阳，只针不灸，平补平泻；痰热内扰，则清热化痰，只针不灸，泻法；肝郁化火，则平肝降火，只针不灸，泻法。隔日1次，7次为1个疗程。

（二）艾灸疗法

（1）方法1：主穴：百会、神门、足三里、三阴交、涌泉。

操作：临睡前用艾灸温和灸双侧涌泉，或灸百会，有良好的安眠作用。

（2）方法2：主穴：胸4~胸7夹脊穴。

配穴：肝郁化火，加肝俞、大陵、行间；痰火内扰，加足三里、中脘、丰隆；阴虚火旺，加心俞、肾俞、照海；心脾两虚，加神门、心俞、脾俞；心胆气虚，加心俞、胆俞、阳陵泉。

操作：采用艾灸法，即用麦粒灸，每穴3~5壮，2天1次，5天为1疗程。

（三）药浴疗法

吴茱萸10g，桂枝6g，当归10g，丹参12g。将上药粉末放入盛有40℃水的木盆中，加水适量，将双脚放入盆内，药浴30分钟。

（四）按摩疗法

（1）方法1：先以轻手法刺激肾、输尿管、膀胱、胃、肝、肺，然后采用重手法刺激大脑、小脑、脑干、脑垂体、三叉神经、心。每天按摩3次，7次为1个疗程。

（2）方法2：两手握热后，用右手擦左侧涌泉穴，然后用左手擦右侧涌泉穴，至穴位发热为止。每天按摩3次，10次为1个疗程。

（3）方法3：头痛者，可擦颜面，摩太阳；头晕者，加"鸣天鼓"手法；失眠、心悸者，擦涌泉。临睡前做1次，10次为1个疗程。

（4）方法4：每晚临睡前半小时先擦热双掌，两手中指起于迎香，向上推睛明、攒竹，点耳门、安眠、神门。心脾两虚，加脾俞、心俞、三阴交；阴虚火旺，加大陵、太溪、心俞、太冲；痰热内扰，加内庭、公孙、丰隆；肝郁化火，加行间、足窍阴。多梦，加魄户；健忘，加志室、百会；耳鸣，加听宫、翳风；遗精，加志室；呕恶，加内关；头晕，加印堂、合谷；目赤，加太阳、阳溪。如此反复按摩30~40次，隔日1次，7次为1个疗程。

（五）耳穴疗法

（1）方法1：主穴：神门、心、肾、肝、脑、皮质下、内分泌、交感。

操作：每次取2~3穴，每日或隔日1次，用王不留行籽贴压穴位。

（2）方法2：主穴：心、肾、神门、枕、皮质下。

配穴：胃、肝、脾。

操作：严格消毒耳穴后，将揿钉形皮内针埋入，以胶布固定，令患者每日自行按压3~

4 次，以感到轻微疼痛、胀、发热为佳。每次一侧耳，双耳交替。5~7 天换埋针 1 次，2 次为 1 疗程。

（六）刺血疗法

（1）主穴：阿是穴（多位于两耳根的上半部）。

（2）配穴：内中魁（手中指掌侧正中线，近指侧节横纹中点为 1 穴，前后 1 分各 1 穴）。

（3）操作：常规消毒后，用消毒弹簧刺针或三棱针迅速点刺，出血如绿豆大。每次只刺一侧，每日或隔日 1 次，两耳交替，5~7 次为 1 疗程。

8. 穴位注射：取安眠、心俞、中脘、内关、三阴交、足三里、肝俞、脾俞、肾俞、厥阴俞。根据症状，每次选 2~3 个穴位，取当归注射液、维生素 B1 与维生素 B12 进行穴位注射。如失眠症状较重，可选用镇静药进行穴位注射。

（八）心理疗法

在社会生活中，有很多失意之事，如失恋、夫妻关系不合、上下级及同事间关系不好、意外打击、高考落榜等，如不能正确对待，均可引起本病的发生。心理疗法是治疗神经衰弱最主要、最基本的方法之一，其特点是调动患者治疗疾病的主观能动性，而这种主观能动性的作用是在医生的指导下，与其他治疗方法配合而发挥的。治疗神经衰弱常用的心理疗法包括疏导心理治疗、森田疗法、催眠疗法、自我心理保健疗法以及音乐疗法。

（1）散步和旅行：根据实验研究，神经衰弱患者做较长距离的散步（如穿布底鞋每天走 2~3km），有助于调整大脑皮层的兴奋和抑制过程，促进血液循环。日常生活中也有这样的经验，散步后精神较振作，心情较舒畅，可以消除疲劳，提高睡眠质量。

（2）宁神静志疗法：即通过静坐、静卧或静立以及自我控制调节等，达到"内无思想之患，外不劳形于事"，抛弃一切恩怨慕恋，以一念代万念。它在医疗实践中有两种作用，一是强壮正气，防病保健；二是增强抗病能力，祛病除疾。南北朝医家陶弘景指出，静志安神必须提倡十二少，戒除十二多，即"少思，少念，少欲，少事，少语，少笑，少愁，少乐，少喜，少怒，少好，少恶。行此十二少，养生之都契也"。

（3）音乐疗法：欣赏音乐也是调养性情的重要手段。荀子说："乐也者，乐也，人性之所不能免也，且足以感人之善心。"近人更有言曰，音乐能疏恼怒、解忧郁，恢复高尚感情，唤醒优美之觉，实为最安全的消遣法。所谓"静则神藏，躁则消亡"，意思是说，一个人的神志保持安宁，就能少生疾病，健康长寿；即使患病，亦易治疗，恢复健康也比较容易，这是神能收藏的缘故。

四、临床病例

张某，男，45 岁。不寐已久，乱梦纷纭，睡后易惊，每晚服安眠药才能入睡，精神不振，易于烦躁，纳食乏味，食后则脘腹胀满不适，口干不欲饮水，舌苔黄厚，脉滑。

辨证：心胆气虚。

治法：清胆豁痰安神。

取穴：肝俞、行间、心俞、胆俞、阳陵泉、关元、气海、足三里。

操作：肝俞、行间、心俞、胆俞、阳陵泉，平补平泻；关元、气海、足三里，用补法。

每日 1 次。

治疗 1 周后，患者不服安眠药即可入睡 3 ~ 5 小时，烦躁亦减，腹仍胀满不舒，舌脉如故。上方去黄连，加莲子、鸡内金、夜交藤、合欢皮，服几剂之药收效告愈。

（曲亚楠）

第十五节　神经症

神经症是大脑功能活动轻度暂时性失调的一组神经－精神疾病的总称。就其内部构成分析，它包括了一组病因、发病原理、临床表现、病程和预后颇不一致的疾病。它们的起病常与精神因素有关，症状多种多样，但缺乏相应的阳性体征。大部分患者意识清楚，有自知力，能主动求医；部分患者有性格缺陷。本病的诊断主要根据病史和临床检查，实验室检查主要用于鉴别诊断。一般可分为神经衰弱、焦虑症、癔症、强迫症、恐惧症、疑病证、抑郁症等类型。以前 3 种较为多见，尤以神经衰弱为最多见。

本病可分属于中医的"郁病"、"心悸"、"不寐"、"健忘"、"头痛"、"厥证"、"脏躁"、"百合病"、"梅核气"等病证范畴。

一、病因病理

本病的发生与患者的个性及情志变化关系极大。多愁善感、孤僻、沉默抑郁者居多，若又遇情志过激等情志因素则极易发病。元神受损，必致人体脏腑功能失调。心神受损，心气虚则不能敛神，心血亏则无以制火。肝气郁则肝失条达，或成肝郁化火之候；气郁阴津失布则成痰，痰气交阻。忧思烦恼伤心脾，导致心脾不足。精神过度紧张，或"恐伤肾"，导致肾气亏虚，由于心、肝、脾、肾诸脏功能失调和亏虚，以及它们之间的相互影响，故表现为全身不适症状多种多样。

二、诊断

（一）临床表现

1. 头痛　除头痛外，尚有头部"紧压"、"跳动"、"膨胀"、"难受"等感觉，患者在表述这些症状时，他们的情绪感染力往往比"疼痛"本身更易引起医生的注意。女性发生头痛的比例明显比男性高。

2. 睡眠障碍　常见的有失眠、睡眠过度、觉醒不充分综合征、睡眠窒息综合征、多梦等。

3. 情感障碍　最常见的有焦虑、恐怖、抑郁或情绪不稳。

4. 疑病观念　患者常以某种不安全感为其思维的基础，以找出躯体的某种不适为其思维目的，从而证明躯体存在某种疾病或危险。他不但要求进行多种检查，而且十分重视这些检查的细微差异。其对反复检查的阴性结果感到不满，对"偶尔"出现的"阳性"结果有时也感到怀疑。

5. 强迫观念　以强迫怀疑较常见，即患者对已完成的某件事的完整性、满意性表现出不安的怀疑。

（二）诊断依据

诊断神经症应符合以下 4 条标准。

（1）患者有精神、神经或躯体症状，但无相应的体征。

（2）患者对所患疾病具有良好的自知力，强烈要求治疗。

（3）起病时常有强烈的精神因素。

（4）通常能适应社会生活，与外界保持良好的接触。

三、鉴别诊断

（一）神经系统器质性疾病

有提示神经损害的症状和体征，以及实验室证据。

（二）躯体疾病

能询及有关病史，通过系统检查，可发现相应的躯体疾病的证据。

（三）精神分裂症

早期可出现类似神经症症状，但患者情感较迟钝，与外界接触不够主动，对自身疾病不关心，对治疗要求不迫切。偶可发现思维联想松弛或逻辑障碍，如幻觉、妄想，这时鉴别已无困难。

四、临证要点

本病涉及症状不少，因而给辨证施治带来一些困难。临床要抓主症和脏腑辨证侧重点，抓病机。脏腑多涉及心、肝、胆、脾、肾，同时须分清标本、虚实和脏腑与脏腑之间的相互关系。一般多从虚的方面考虑。

本病虚多实少，养心安神是本病治疗的不可或缺的措施。

本病治疗宜采取综合治疗，如心理治疗、药物治疗、针灸治疗、音乐治疗等。尤其心理疗法，应充分重视。

本病病程迁延，初时病情不重，但早期治疗显得重要。医患需共同配合，要有耐心加信心，方可取得满意的治疗效果。

五、西医治疗

（一）治疗原则

（1）医生对患者的态度应该热情、认真、负责，切不可轻视或忽视患者的疾苦，治疗过程中应始终重视精神治疗。

（2）治疗前要首先弄清病情，包括收集可靠的病史及必要的检验资料，明确诊断。

（3）安排治疗要有计划。不能不加分析地一律给安眠药、镇静剂，应注意去除病因的影响。

（4）正确、合理用药。防止药物反应和药物之间的不良影响，药物依赖等。

（二）精神治疗

可采取集体精神治疗与个别精神治疗相结合的方式进行。具体方法，可依患者病情不同而选用：解释性心理治疗、催眠暗示治疗、行为疗法或生物反馈疗法、生理—心理疗法、社会一心理疗法等。

（三）药物治疗

药物治疗是本病的辅助治疗。根据患者的症状特点酌情选择药物对症处理。常用有抗抑郁药、抗焦虑药、精神兴奋药、镇静安眠药、镇痛药及脑代谢改善药。

（四）特殊治疗

1. 睡眠疗法　用催眠药以引起睡眠，可以增强中枢神经系统的内抑制过程，减弱或中止症状的兴奋干扰，打破病理的恶性循环，以增强患者机体的代偿和恢复能力。

2. 快速综合治疗　可在患者比较多的单位内开展。以神经衰弱和焦虑性神经症疗效较好。治疗办法：上午进行药物治疗，常用药物有弱安定剂、各种溴合剂等；下午进行集体精神治疗，方法有讲座、小组讨论、经验交流。另可配合个别精神治疗、打太极拳、气功、心理咨询。治疗时间 7～14 天。

3. 其他　体育锻炼、工娱疗法、旅游疗养有一定帮助。

六、中医治疗

（一）肝气郁结

（1）主症：情感脆弱，时作叹息，胸闷不舒，或失眠，纳呆，便秘。舌薄腻，脉弦。

（2）治法：疏肝理气。

（3）处方：逍遥散合越鞠丸加减。

柴胡 6g，枳壳 10g，香附 10g，川芎 6～10g，茯苓 10g，神曲 10～12g，栀子 3～4.5g，合欢花 6～10g。

气郁者，古代六郁之一也。情志不遂，肝气郁结，气机升降失司，则诸症因此而生。治疗总以疏理气机，疏肝解郁为要。

理气方药多辛香之品，易于耗损阴液和元气，因此在治疗好转以后，要注意适当加入养阴益气之品。另外对阴虚、气虚患者，剂量宜少，以防克伐太过。

（二）阴虚火旺

（1）主症：头痛，眩晕，易怒，五心烦热，咽干少津，腰酸梦遗。舌质红，脉细数。

（2）治法：滋阴降火，养心安神。

（3）处方：天王补心丹加减。

生地黄 18～24g，人参 5g，丹参 10～15g，玄参 10g，茯苓 10～15g，五味子 3～6g，远志 6g，当归 10g，天门冬 10g，麦冬 10g，柏子仁 10g，酸枣仁 9～15g。

本证型的治疗，在于掌握滋阴与降火的比例。天王补心丹重在滋阴养血，对阴虚甚而火不旺的神经症患者最为适宜。若心火亢盛而阴虚不显者，可配服成药朱砂安神丸。

（三）心肾亏虚

（1）主症：梦中遗精，头昏目晕，体倦乏力，腰脊酸软，精神不振，虚烦失眠，多梦健忘。舌质嫩红，脉细数或虚细无力。

（2）治法：补益心肾，交通上下。

（3）处方：养心益肾汤。

熟地12～15g，山茱萸9～12g，枸杞子9～12g，何首乌9～12g，炒枣仁12～15g，五味子1.5～3g，山药15～18g，黄连39，肉桂1.5～3g。

心肾亏虚或肾虚心火偏亢，心肾不交，故以六味地黄、枸杞、山药辈补肾，以酸枣仁、五味子养心安神，以黄连、肉桂，即交泰丸交通心肾。

临证若见滑精、阳痿、肢冷、舌白、脉沉，则可去炒枣仁，加鹿角片、仙灵脾、巴戟天；若盗汗多者，加浮小麦、生牡蛎；心悸怔忡者，加龙齿、柏子仁；遗精频繁者，加金樱子、紫河车。

（四）心脾两虚

（1）主症：多思善虑，心悸胆怯，健忘失眠，面色无华，倦怠乏力，食欲不振，或有便溏。舌苔薄白，脉虚细。

（2）治法：健脾养心，益气补血。

（3）处方：归脾汤加减。

党参9～12g，黄芪12～15g，炒白术10g，朱茯苓12～15g，当归9～12g，远志6g，丹参12～15g，炒枣仁12～15g，木香3～6g，炙甘草4.5～69，龙眼肉6～10g。

劳思无度，思虑伤脾，劳伤心神，并暗耗心血，血虚气弱，脾虚生化无源，心神失养。气血耗损日久，补益之法唯求后天，以归脾主治，临床见失眠较重者，加五味子、夜交藤、合欢花；惊悸不安者，加珍珠母、牡蛎；胸脘闷滞，舌苔腻者，可加二陈汤。

（五）脾肾阳虚

（1）主症：情绪低沉，嗜寐少动，心烦惊恐，心悸，面色晄白。舌质胖淡或有齿痕，苔白，脉沉细。

（2）治法：温补脾肾。

（3）处方：理中汤加味。

人参6g（或以党参12～15g代），干姜6～9g，白术9g，甘草6～9g，白茯苓6～9g，附子3～4.5g。

本证临床较少见，一般见于素体气虚阳虚。又久患此病者，治疗除益气外，尚须少佐温振阳气之品，阳气振有利于气增血生。但由于温阳药有兴奋作用，故常需龙牡等重镇和枣仁、丹参等养心之品以配伍之。

七、饮食调护

本病主要是心、肝、脾、肾四脏的病变，所以在饮食方面应根据疾病所属脏腑不同，结合属虚属实，进行安排。由于本病虚证偏多，故食物可用偏滋补性的。

食疗方：

（1）核桃仁50g，捣碎，拌大米熬粥，供佐食用。适用于肾虚型患者。

（2）茯苓细粉、米粉、白糖各等分，加水适量，调成糊，以微火在平锅里堆烙成极薄煎饼。供心神不宁者经常食用。

（3）瘦猪肉250g，莲子30g，百合30g。共放砂锅中加水煮熟，调味后供一般神经症患者服用。

（杨衍涛）

第十六节 面神经炎

一、概述

面神经炎是单神经炎之一种。面神经炎即指茎乳突孔内面神经的急性非化脓性炎症，以周围神经麻痹为特征，故又称周围性面瘫，或称贝尔（Bell）麻痹。病因尚未明确，病毒感染可能性最大，或可能是局部营养神经的血管因受冷而发生痉挛，导致神经缺血、水肿、压迫而致病。可见于任何年龄，但以20~40岁的青壮年为多见，男性多于女性。任何季节皆可发病，起病急骤，以一侧面部口眼歪斜为主要临床特征。

本病属于中医的"歪僻"、"卒口僻"、"口歪"、"口僻"等范畴。

二、病因病理

本病多由风寒之邪，乘虚入侵手足阳明之经，导致风痰夹瘀，流窜经脉，阳明络道壅塞不利，气血痹阻，筋脉失养，则口眼歪斜。病因病理多责之于虚、风、寒、痰、瘀。

（一）虚

虚为本虚。由于正气不足，脉络空虚，风寒之邪乘虚而入中经络，以致气血不行，筋脉失养，则口眼歪斜，此为病之本。

（二）风

风分内风与外风。外风为六淫之风邪客于面部脉络，使脉络失去濡养，风善行数变，故瞬间出现口眼歪斜。内风指肝风内动，风阳上扰，损伤太阳、少阳、阳明三脉，则筋惕肉瞤，肌肉抽动而现口眼歪斜。本病以外风入中为主。

（三）寒

寒分内寒与外寒。外寒为六淫之寒邪客于面部脉络，寒则收引，经脉拘急，气血凝涩，而致面部筋脉失养而发病。内寒为阳虚内寒之证，常内外合邪为病，即阳衰寒盛，外寒入侵，凝滞脉络而发病。

（四）痰

痰之为病，变化莫测。风邪入侵与痰搏结，痰动生风或风袭痰动，风痰互结，流窜脉络，上扰面部，则气血不利，面部脉络失养而发病。

（五）瘀

风寒痰浊之邪，入侵脉络，气机不畅，气滞则血瘀，血瘀脉络，气血运行受阻，痰瘀交结为患而发病。

五者可以单独为患，或互为因果，本虚致风寒之邪外袭，风寒与痰瘀胶结，流窜脉道，致气血痹阻。故常数者同病，相互为患，其中痰瘀两者常胶结致病，成为痰瘀同病之证，因气滞或气虚，受寒、受风，导致气血留滞，津液壅滞，留于经脉，血滞为瘀，津不归正，化为痰浊，而成痰瘀互结之证，所以痰瘀同病是面神经炎中不可忽视的病理变化。

三、诊断

（一）症状

急性起病，病前多有受风寒或上呼吸道感染的病史，或患侧耳内、乳突部位疼痛。常于晨起发现面部僵硬感，面颊动作不灵，口角歪斜，唾液自口角外流，食物存积于齿颊间，舌前部味觉减退，或听觉过敏。

（二）体征

患侧额纹消失，眼裂扩大，眼睑闭合不全，鼻唇沟平坦。皱额、蹙眉、鼓腮、示齿及吹口哨均受限制，面部歪向健侧。乳突常有压痛。

（三）发病

在起病前 1~3 天，部分患者有同侧乳突耳区疼痛，起病后 10~30 天开始自行恢复，大约75%患者可基本恢复正常，部分面部瘫痪者，早期开始恢复，以后进展慢。面神经麻痹恢复不完全者，可发生瘫痪肌肉挛缩，面肌抽搐或联带运动。

四、鉴别诊断

（一）急性感染性神经根神经炎（吉兰－巴雷综合征）

其面瘫常为双侧，典型的临床表现有前驱感染病史，对称性的肢体运动和感觉障碍，四肢下运动神经原性瘫痪及脑脊液中有蛋白细胞分离现象。

（二）腮腺炎或腮腺肿瘤

颌后的化脓性淋巴结炎，可累及面神经，因有腮腺及面部体征，故不难鉴别。

（三）后颅窝病变

例如桥小脑角肿瘤、颅底脑膜炎及鼻咽癌颅内转移等原因所致的面瘫，多伴有听觉障碍及原发病的特殊表现。其所致的面神经麻痹，起病慢，有其他多个脑神经损害和原发病表现。

（四）中枢性面瘫

由大脑半球肿瘤、脑血管意外等导致，多伴有肢体的瘫痪或感觉障碍。

五、并发症

面神经麻痹多数于 1~3 个月恢复正常，如不恢复或不完全恢复时，常可产生瘫痪肌的痉挛或联带运动，闭目时口角上提，上唇颤动，露齿则闭眼，同时面肌痉挛性抽动。

六、辨证施治

（一）风寒阻络

（1）主症：触冒风寒，突然口眼歪斜，伴见恶寒发热，头痛无汗，肌肉酸痛。舌淡，苔薄白，脉弦紧。

（2）治法：祛风散寒，化痰通络。

（3）处方：牵正散合葛根汤加减。

全蝎5g，僵蚕10g，白附子10～15g，葛根30g，炙麻黄10g，桂枝5g，生姜3片，白芍10g，大枣7枚，炙甘草10g，荆芥5g，防风10g。

风寒侵袭，面部经络受邪，阻塞不通而致面瘫，治当疏散风寒。葛根汤由桂枝汤加葛根、麻黄组成，方中桂枝汤解表和营，麻黄祛风散寒，葛根解肌升津。本方具有解肌除风寒，缓肌肉挛急的作用。其中葛根专走颈项，上达头面，舒缓经络，对于驱散头面之风寒，有引经报使之功效。

牵正散功擅祛风化痰，为治面瘫之主方。白附子用量可自15g逐渐增加到30g，为本方主药，临床并未发现不良反应。

若风寒移时化热，或伴风热兼证者，用牵正散合柴葛解肌汤，以疏风散热；若风夹湿，用牵正散合羌活胜湿汤，以祛风胜湿。

（二）风痰夹瘀

（1）主症：口眼㖞斜，面肌麻木，语言不清，面色晦滞，眼周黑滞，喉间痰鸣。舌体僵木，有瘀斑或瘀点，苔白腻或白滑，脉弦滑或弦涩。

（2）治法：祛风化痰，活血通络。

（3）处方：牵正散合通窍活血汤加减。

白附子10～15g，僵蚕10g，全蝎5g，川芎10g，赤芍10g，桃仁10g，红花5g，生姜3片，老葱3枚，水蛭2～6g（研吞），鬼箭羽10g，胆星10g，黄酒30ml（同煎）。

本证证治重点在"风"、"痰"、"瘀"。故在祛风的同时，用川芎、赤芍、水蛭、桃仁、红花、鬼箭羽活血祛瘀；全蝎、胆星、僵蚕、白附子祛风化痰；黄酒、老葱引药上达头面。

其中白附子为甘热有毒之品，祛风寒，逐寒温。历代以祛风著称的两张名方，均将其用为主药，一为牵正散，另一方为《外科正宗》的玉真散。《本草经疏》谓"风性升腾，辛温善散，故能主面上反病而引药势也。"然因其甘热有毒，对于阴虚火旺，体弱者需慎用。

（三）气虚风袭

（1）主症：面肌松弛，口眼㖞斜，眼睑无力，少气懒言。舌淡嫩，苔白薄，脉沉细。

（2）治法：补气升阳，祛风化痰。

（3）处方：牵正散加黄芪。

白附子15g，僵蚕10g，全蝎5g，黄芪60～90g，防风10g，炙甘草10g。

正气亏于内，外风夹痰互滞于颜面。以牵正散祛风祛痰，重用黄芪，以黄芪、炙甘草益气健脾，升达以助驱邪，再加防风祛风上达，以引药上升至面部。

本证在恢复期或后期，日久不愈者多见，多属治之不当所致，病至中期，当积极配合针灸、理疗等，多管齐下，提高疗效，以防终身面瘫。

（四）气血两虚

（1）主症：病久不愈，口眼㖞斜，面肌松弛，面色无华，少气倦怠。舌淡，苔白薄，脉细弱无力。

（2）治法：养气养血，祛风活血。

（3）处方：补阳还五汤合牵正散。

炙黄芪 30~60g，当归 15g，赤芍 10g，川芎 10g，桃仁 10g，红花 5g，地龙 10g，白附子 10g，僵蚕 10g，全蝎 5g。

补阳还五汤，王清任用其专治内风后半身不遂、口眼歪斜之症。现代常用于卒中后遗症中的半身不遂之症，外风久稽不愈，机理相同，亦可借用。本方旨在补气活血，佐以通络、化痰、祛风之品，则扶正祛邪，标本兼治。在应用本方时，可视具体情况增入丹参、鸡血藤、白芍、木瓜等养血和血，舒筋活络之品。

七、西医治疗

（一）一般护理

（1）用眼罩保护病侧的角膜，以免受损害和感染。防止瘫痪肌被健侧面肌过度牵引。

（2）注意保暖，尤其面部要戴上口罩和帽子，在冬季更要注意，在室内要保持一定的气温，一般在 18℃ 以上。

（3）要适当休息，除不上班外，要少外出，防止恶劣气候的影响，并在饮食困难的情况下，由护理人员或家人帮助喂食。

（二）药物治疗

（1）给予维生素 C、B 族维生素口服，或维生素 B_{12} 肌注；地巴唑 10mg，每日 3 次。

（2）短期激素治疗：泼尼松 10mg，每日 3 次，连用 5~7 天；或泼尼松每日 20~50mg，口服，7~10 天为 1 个疗程。

（3）阿昔洛韦 0.2g，每日 4~5 次口服，急性期也可静脉滴注。

（三）理疗

（1）面瘫部位及乳突部以红外线照射或超短波透热，局部热敷。自行按摩瘫痪面肌，作随意运动训练。

（2）按摩治疗：对瘫痪部位作轻柔的按摩，动作不能太重，要使患者有舒适、微热感，可请按摩师或护理人员，或家人及自己操作。

（3）角膜外露可用眼罩覆遮，点眼膏，或眼药水以防角膜、巩膜损伤感染。

（四）手术治疗

神经功能恢复无能者，可行面神经修复术，如面神经－副神经，面神经－膈神经吻合术，或面神经管减压术等。

八、饮食调护

给予营养丰富、容易消化食物，不宜吃生冷、辛辣、刺激性及寒性食物。

（杨衍涛）

第十七节　脑萎缩

脑萎缩是以病理改变命名的一种脑病，是一种慢性进行性疾病，主要表现为记忆力减退，情绪不稳，思维能力减退，注意力不集中，严重时发展为痴呆。本病多发于 50 岁以上的患者，病程可逾数年，女性多于男性。可分为脑动脉硬化性脑萎缩、老年痴呆性脑萎缩、中风后脑萎缩、颈椎病及脑外伤后导致脑动脉供血不足性脑萎缩、小儿缺氧性脑萎缩等。本病属于中医"痴呆"、"健忘"、"脑髓消"、"脑萎小"、"痿证"的范畴。

一、病因病理

脑萎缩的原因是多方面的。血脂、血压、血糖、血液黏稠度增高，使血流缓慢、血流量减少；血流微循环不畅，记忆力降低；老年人动脉血含氧量降低，可引起脑细胞合成各种酶和神经传导递质的量减少，均可导致脑萎缩。近年来，神经化学研究提示，本病的中枢胆碱能系统功能普遍低下。有研究报道，弥漫性大脑萎缩患者的胆碱乙酰转移酶及乙酰胆碱酯酶浓度下降，提示与记忆有关的胆碱能神经元选择性丧失。乙酰胆碱转移酶浓度降低，老年斑增多，大脑皮质萎缩，脑重量减轻，脑回变平，脑沟增宽。

中医认为，本病的形成与脏腑功能失调相关，受气、血、痰、郁、瘀、火等影响，以髓海空虚，脏腑虚损，气血失衡，痰浊阻窍为基本病机。

二、诊断要点

脑萎缩起病较为缓慢，大脑功能衰减，表现为头晕、头痛、失眠、记忆力差、手足发麻、情绪抑郁等；智能减退表现为认知及社会适应能力的障碍，如记忆力、理解力、判断力、计算能力的减退，进而发生痴呆。

1. 性格行为的改变　性格改变常为本病的早期症状，患者变得落落寡合，不喜与人交往，生活习惯刻板怪异，性情急躁，言语多重复；或多疑自私，常因一些微小的不适而纠缠不清。

2. 记忆力障碍　经常失落物品、遗忘事情等。随着病情的发展，渐至记忆力完全丧失。

3. 智能减退、痴呆　常表现为理解、判断、计算能力等智力活动全面下降，不能适应社会生活，进食不知饥饱，出门后不识归途。病至后期，终日卧床，生活不能自理，不别亲疏，小便失禁，发言含糊，口齿不清，言语杂乱无章，终至完全痴呆。

4. 全身症状　患者早期出现头晕头痛，失眠多梦，腰膝酸软，手足发麻，耳鸣耳聋，渐至反应迟钝，动作迟缓，语无伦次，甚或可见偏瘫、癫痫，或共济失调、震颤等。

三、辅助检查

1. 脑电图检查　呈 a 节律减慢。
2. CT 扫描　显示"大脑皮质萎缩和脑室扩大"。

四、鉴别诊断

（1）抑郁症若初次发病于老年期，病前智能和人格完好，临床症状以情绪忧郁为主，应注意与脑萎缩相鉴别。

（2）老年期还可能发生中毒性、症状性或反应性精神病，如甲状腺功能减退、恶性贫血、神经梅毒、额叶肿瘤等，有些疾病如能早期诊断和治疗是可以恢复的，需根据病史、体检和精神检查加以鉴别。

五、治疗

（一）针刺疗法

（1）主穴：曲池、肩髃、合谷、外关、后溪、环跳、阳陵泉、足三里、绝骨、解溪、太冲、太溪、关元、上廉。

（2）配穴：肾精不足，髓海空虚者，补肾俞、风池、三阴交、太溪、命门、肝俞、足三里；肝肾阴虚者，补肾俞、太溪，泻肝俞、太冲；痰浊阻窍者，补中脘、内关、脾俞、公孙、足三里，泻丰隆、头维；瘀血阻络者，加头维、上星、膈俞、血海；语言不清者，加哑门、廉泉、通里；认知障碍者，加四神针、智三针；共济失调者，加脑三针、神柱；因颈椎病引起脑供血不足者，加风池、颈2～颈7夹脊穴、长强、百会。

（3）操作：风池、曲池、合谷、太冲，用平补平泻法；足三里、太溪，用补法。留针30分钟，每天治疗1次。

（二）艾灸疗法

取神阙、关元、血海、足三里、颈2～颈7夹脊穴，用艾条温和灸30分钟，每日1次，10天为1疗程。

（三）耳穴疗法

取心、脑、肝、肾、脾、皮质下，用王不留行籽贴压穴位，2～3天治疗1次，10天为1疗程。

（四）按摩疗法

取百会、太阳、睛明、四白、印堂、脑户、风池，用拇指指腹点按穴位，每天治疗1次，10天为1疗程。

（五）单方验方

（1）制首乌6g，黑芝麻30g，研成细末，每次取10g泡水喝，每日3次。

（2）核桃仁30g，枸杞子10g，煮红皮鸡蛋1个，每日早上服。

（3）霜桑叶10g，桑椹10g，水煎服，每日1剂。

（六）康复治疗

（1）对脑萎缩患者，要通过宣传教育来预防各种危险因素（如高血压、动脉硬化、高血脂、糖尿病、心脏病、吸烟等），采用尽可能多的刺激方式（如视觉、听觉、皮肤浅-深感觉，甚至嗅觉、味觉等），调动患者的主观积极性（即兴趣、爱好、集体活动等），利用一切可以利用的形式（如音乐、舞蹈、书法、绘画、体育活动、庆祝活动、户外活动、旅游等），使患者的身体和大脑都活动起来，从而达到预防和减少高级心理功能减退的目的，可经常把患者组织起来进行集体活动。

（2）康复训练对于有记忆、情感和行为障碍者非常重要。应有物理治疗师、作业治疗师、文体治疗师等治疗人员专门从事脑萎缩患者的康复训练。对于有严重记忆障碍的老人，可运用环境影响其行为。如保持恒定的常规环境，多次的重复性刺激，采用背诵、帮助分析、联系概念、联系自身、听说读写并用、记日记、看图片、看电视等方法训练记忆力。

（3）康复护理（即将脑萎缩患者安置在良好的生活环境和保护环境中）不论是在养老

机构或社区家庭中，都起着重要的作用。最好常有康复治疗师的介入，使康复服务保持连续的过程。康复护理是患者改善功能状态，维持良好的日常生活活动必不可少的。例如，在洗澡时，监视重症患者的安全非常重要。又如，饮食和营养的合理安排对所有脑萎缩患者来说都是需要仔细考虑的，若患者常有便秘，应适当安排富含纤维素的食品和蔬菜水果，以防止便秘的发生。

六、临床病例

齐某，男，75岁。主诉：渐进性健忘1年。现症：3个月来健忘明显加重，1个月来肢体麻木，步态不稳，如踩棉花，头昏，严重失眠，出门不识归路。平时沉默少语，反应迟钝，表情淡漠，纳少腹胀，大便隔日1次，伴有头晕。舌淡红偏暗，苔薄腻，脉沉细。血压100/60mmHg。CT示脑萎缩，伴脑白质病。既往无糖尿病、高血压病史。医院诊断为"认知功能障碍老年性痴呆"。

辨证：肾精不足，脑窍失荣。

治法：补肾健脑，化瘀宁神。

取穴：曲池、肩髃、环跳、肾俞、风池、三阴交、太溪、命门、肝俞、足三里、合谷、外关、后溪、阳陵泉、绝骨、解溪、太冲、关元。

治疗20天后，患者记忆力增强，失眠消失，肢体麻木消失。连续治疗3个月，同时嘱患者与人加强交流。半年后随访，患者记忆力恢复，定向正确，问答切题，可独立生活。

（余俊奇）

第十八节　脑梗死

脑梗死，又称缺血性脑卒中，包括脑动脉血栓形成和脑栓塞。由于脑动脉粥样硬化，造成脑组织缺血、缺氧，脑组织局部软化坏死，使管腔狭窄或闭塞。脑栓塞主要因为心脏栓子脱落或全身其他部位血栓脱落而阻塞脑动脉，引起脑栓塞。本病属于中医"中风"的范畴。

一、病因病理

本病多见于脑动脉粥样硬化、高血压、各种脑动脉炎、先天性血管畸形、糖尿病、高脂血症、真红细胞增多症，造或血液有形成分凝聚，使管腔狭窄或闭塞。当脑血栓形成后，侧支循环代偿不足，脑组织缺血、缺氧而引起脑水肿及毛细血管周围点状出血。软化、坏死的脑组织逐渐被吞噬细胞清除而形成空腔，脑软化深部白质常为缺血性梗死。

本病属于中医"中风中经络"的范畴，多因劳倦过度，暴饮饱食，脾失健运，脾虚生痰，痰热互结，肝风夹痰流窜经络，或肝肾阴虚，肝阳上亢，气血衰少，风火相煽，瘀血阻滞，气血逆上，犯于脑而发病。总之，其病位在脑，与心、肝、肾、脾的关系密切。

二、诊断要点

本病多见于有高血压、动脉粥样硬化病史的老年人，常在安静的状态下发病。发病较慢，多意识清醒。脑局部定位体征应根据梗死部位的不同而异。临床表现为偏瘫、意识障碍、失语，以及病变同侧视力障碍、视神经—锥体束交叉综合征，同时伴有同侧霍纳氏征

（瞳孔缩小、眼睑下垂、眼球后陷等），可有进行性智力减退。

（1）出现头痛、偏瘫、抽搐等，为颈内动脉脑梗死。

（2）起病较急，病变较重，可有意识障碍、三偏症、瘫痪严重、偏瘫肢体程度不等、头面部及上肢偏瘫重于下肢，伴有感觉障碍，为大脑中动脉梗死。

（3）下肢偏瘫重于上肢，出现精神症状，如迟钝、淡漠或欣快夸大、精神错乱等，为大脑前动脉梗死。

（4）眩晕、恶心、呕吐、吞咽困难、声音嘶哑、对侧半身痛温觉减退或消失，亦可出现眼球震颤，伴同侧何纳氏综合征、面部感觉障碍及上、下肢共济失调，为小脑后下动脉梗死。

（5）出现严重的意识障碍、四肢偏瘫、瞳孔缩小，为基底动脉梗死。

三、辅助检查

1. 生化、心电图检查　有助于病因诊断。
2. 脑脊液检查　多数正常。
3. CT 检查　24～48 小时内可见低密度梗死区。

四、鉴别诊断

1. 脑出血　CT 检查显示不规则斑片状、条索状高密度阴影。脑出血患者多有高血压病史，疾病初期即出现血压明显升高、头痛、呕吐等颅内压增高的症状。

2. 脑膜刺激征　表现为颈强直，Kernig 征、Brudzinski 征阳性。多见于脑出血、脑膜炎、蛛网膜下腔出血、颅内压增高等患者，而且出现得较早。

五、治疗

（一）针刺疗法

（1）主穴：四神聪透百会、太阳、率谷、风府、廉泉、风池、合谷、太冲、环跳、阳陵泉、绝骨。

（2）配穴：脉络空虚，风邪阻络，加太渊、手三里、大椎、曲池；肝肾阴虚，风痰上扰，加太溪、肝俞、三阴交、丰隆；气虚血瘀，经络闭阻，加足三里、气海、关元；脾虚痰湿，痰浊上扰，加丰隆、隐白、天枢、解溪、公孙；语言不利，加廉泉、通里、哑门；流涎，加地仓、承浆；口角㖞斜，加牵正、地仓、颊车；上肢肩关节半脱位，加肩髃、肩前、肩髎；肘关节屈伸不利，加天井、小海、清冷渊、三阴络；手腕下垂，加阳谷、阳池、会宗、腕骨；手指关节屈伸不利，合谷透后溪；下肢膝关节屈伸不利，加风市、膝阳关、阳陵泉；足内翻，加昆仑；足外翻，加太溪；肌张力增高，加风市、阳陵泉、血海、太冲；肌张力低下，加气海、足三里、关元，或加艾灸、温针灸。

（3）操作：用毫针刺，每次选 6～8 个穴，每日 1 次，每次留针 40 分钟，20 天为 1 疗程。头针平补平泻，其他穴位按辨证使用补泻手法。

（二）刺血疗法

（1）操作：十二井穴及十宣放血，交替使用。

（2）随证配穴：头痛、眩晕或耳门动脉搏动明显者，加耳尖、大椎、太阳、百会放血；舌强、呕恶者，加刺金津、玉液放血。

（3）常用方法：①取手足十二针（双侧曲池、内关、合谷、阳陵泉、足三里、三阴交）、双侧手足十指尖，点刺出血6滴以上；②取百会、四神聪、双侧太阳穴，患侧上肢的曲泽、手三里、中渚，患侧下肢的阴市、风市、委中、丰隆、阳关，三棱针点刺放血；③取手足十二井穴，配合风池、合谷、劳宫、太冲、肝俞、肩井、涌泉，点刺放血。

（三）按摩疗法

依据经络学说，按照经络取穴，可分别运用一指禅推法、按法、搓法、抹法、拿法、滚法、揉法、叩法、击法、抖法等，主要用于局部或全身按摩。

（四）艾灸疗法

（1）随证配穴：中风先兆，取绝骨、足三里，每次3~7壮。脾虚痰湿，痰浊上扰，取百会、大椎、中脘、足三里、丰隆、脾俞、胃俞，每次3~7壮。气虚血瘀，经络不通，取百会、气海、膈俞、血海、关元，隔姜灸，每次3~9壮。肝阳上亢，取阳陵泉、肝俞、胆俞、太冲、期门，隔蒜灸，每次4~8壮。肌张力低下，隔姜灸。肌张力增高，隔蒜灸。上实下虚，取大椎、心俞、肝俞、膏肓，隔蒜灸；取脾俞、胃俞、肾俞、腰阳关、命门、至阳，隔姜灸；取太溪、涌泉，隔盐灸。

（2）疗程：15日为1疗程，休息3日，再进行下一疗程的治疗。

（五）偏瘫良肢位的摆放

（1）健侧卧位的正确姿势：健侧卧位是健侧肢体处于下方的侧卧位。患者的头侧枕于枕头上，躯干与床面保持近垂直，患侧上肢用枕头垫起，不使上肢处于内收位，肩关节屈曲，最好稍大于90°，上肢尽可能伸直，手指伸展开。用软枕垫起处于上方的患侧下肢，保持在屈髋、屈膝位，足部最好也垫在枕头上，不能悬于软枕的边缘。健侧卧位的优点：可改善患侧的血液循环，减轻患侧肢体的痉挛，预防患肢水肿，易于保持姿势。

（2）仰卧位的正确姿势：患者头部枕于枕头上，脸处于正中位，躯干平展，在患侧臀部至大腿下方垫一个长软枕，以防患侧髋关节外旋，髋关节若长期外旋或向外固定，容易导致步行时形成外旋步态。在患侧肩胛骨下方放一个枕头，使肩部上抬，并使肘部伸直、腕关节背伸、手指伸开，手上不要握东西。患侧下肢伸展，可在膝下放一小枕头，形成膝关节屈曲，足底可用枕头抵住，也可用床架支撑起被褥，避免足部受压而致下垂变形。

下肢呈屈曲倾向的患者，膝关节下不要放小枕头，因为这样容易使髋、膝关节形成屈曲状，长期下去会导致腘绳肌、屈髋肌缩短，使髋关节挛缩变形。

（3）帮助患者坐稳：患者坐不稳，主要因为平衡功能减退，所以帮助患者坐稳的关键是平衡训练。

1）左右平衡训练：患者坐位，家属坐于其患侧，将患者的重心移向自己。家属一手放在患者的腋下，一手放在其健侧腰部，嘱患者头部保持直立，使患侧躯干拉长。然后，让患者将重心转移至健侧，家属一手抵住患者患侧腰部，另一手压在患者同侧肩部，嘱患者尽量拉长健侧躯干，并且头部保持直立。重复做重心转移的动作，患者的主动性会逐渐增加，而家属也要相应减少辅助力量，直至患者能自己完成重心的转移。

2）前后平衡训练：患者坐在椅子上，双足平放于地上，家属指导患者的手向前触碰自己的足趾。患者双足不要向下蹬地。向前触碰的程度以患者能返回坐位，且保持正确的端坐姿势而无足跟离地为宜。患者也可双手练习向下触脚。

以上动作，随着病情的恢复而逐渐增加难度。

（4）预防肩关节半脱位：应在脑梗死发病的早期开始预防肩关节半脱位。在卧、坐、站等体位中均应注意保持肩胛骨的正确位置，如采取患侧卧位、仰卧位时，垫软枕于肩背部，使肩前屈；坐位时，将患肢放于前方桌面上，轮椅坐位时，应将患肢放在轮椅桌上；立位时，可使用角巾或肩吊带。目前，人们对吊带的使用有争议，但在患侧肌张力弛缓时，使用吊带有一定的辅助作用，肌张力增高后，不宜持续使用角巾肩带。在转换体位姿势、穿脱衣、洗擦身等动作时，均要注意保护肩关节。总之，采取早期预防措施和康复护理手段，可使肩关节半脱位的发生率降低。

（六）肢体运动障碍训练（介入时间：确诊 24 小时之后）

（1）木钉训练：目的：健侧上肢带动患侧上肢；促进分离运动。

（2）腕关节运动功能训练：目的：扩大腕关节活动度；增加与腕关节活动相关肌肉的力量。

（3）髋关节控制能力训练：目的：提高髋关节的控制能力；诱发患者屈髋屈膝的分离运动；诱发患者的摆腿能力。

（4）上肢联带运动抑制训练（肩关节屈曲、肘关节伸展运动）：目的：诱发上肢分离运动；缓解上肢痉挛。

（5）肩关节被动关节活动度维持训练：目的：预防肩关节挛缩、肩周炎、肩手综合征、肩关节半脱位等并发症。

（6）下肢跟腱牵拉训练：目的：预防跟腱挛缩、足内翻、足下垂；提高下肢本体运动感觉。

（7）易化下肢分离运动训练：目的：抑制患侧下肢联带运动；易化下肢分离运动；提高下肢的控制能力。

（8）偏瘫步态训练：目的：抑制患侧下肢伸肌联带运动；诱发髋关节、膝关节、踝关节屈曲的分离运动；缓解躯干下肢痉挛；提高患侧下肢支撑体重的能力。

（9）偏瘫单腿训练：目的：改善平衡功能；提高躯干的控制能力；诱发患侧下肢支撑体重的能力。

（10）搭桥训练：目的：训练骨盆的控制能力；诱发下肢分离运动；缓解躯干、下肢痉挛；提高床上生活能力。

（11）坐位平衡训练：目的：骨盆控制训练；腰背肌肉训练；躯干旋转训练。

（12）下肢肌力训练：目的：股四头肌训练；防止下肢痉挛；为步行做准备。

（七）心理康复

（1）脑梗死后的常见症状：脑梗死可导致多种功能障碍，具有病死率高、致残率高、再发率高、恢复期长的特点。由于病后带来的经济负担，家庭和社会地位的改变，以及肢体功能的障碍，增加了患者对再次发作的不安感和对死亡的恐惧感。主要表现为终日心烦意乱、忧心忡忡、惶恐，对外界刺激易出现惊跳反应，多梦易惊，坐立不安，面肌或手指震颤，肌肉紧张，有时疼痛抽动，经常感到疲乏，或常见心悸、气促、呼吸不畅、头昏头晕、多汗、口干、面部发红或苍白等症。此外，病后患者极易产生特殊的心理压力，表现为恐惧、猜疑、焦虑不安、悲观、抑郁等心理障碍。其中，抑郁是较常见的症状，临床表现为情感基调低沉、灰暗，轻者仅有心情不佳、心烦意乱、苦恼、高兴不起来，重者可有悲观绝望、心情沉重，常可出现睡眠障碍，思维内容多消极悲观，患者过分贬低自己，严重的自责自罪可产生自杀意念和行为。

（2）心理干预：脑梗死患者的康复主要是功能训练，为了促进恢复，还要建立良好的医患关系。因此，在康复过程中，治疗师不仅要了解患者的身体状况，还要及时发现和解决患者的心理问题，帮助其回归家庭和社会。

治疗师要热情宽容地对待患者，为其制订康复计划，解除患者和家属的焦虑。对于患者来说，漫长的康复训练伴随着苦痛，由于肢体活动障碍，因而迫切期望功能尽早恢复，有时可能会出现愤怒的情绪，甚至对治疗师发生攻击性的行为。治疗师应理解患者的这种情绪反应，并帮助、鼓励他们稳定情绪，成为患者的倾诉对象和心理疏导师。此外，还要及时发现患者在康复过程中出现的精神症状，掌握患者的家庭和社会关系，针对具体原因给予解决，必要时请精神科医生会诊。如果患者在发病前就存在对家庭或职业场所的不满，那么在康复期间就应尽量做适当的调整。患者的家居环境要适当改造，以方便患者的日常生活。

（八）语言康复

凡是有语言障碍的患者都可以接受语言治疗，即治疗师与被训练者之间的双向交流。因此，对伴有语言障碍、行为障碍、智力障碍或精神疾病的患者，以及语言功能持续停留在某一水平的患者，要进一步改善语言障碍，进行语言康复训练。

（1）通过照镜子检查自己的口腔动作是不是与语言治疗师做的口腔动作一样，模仿治疗师发音，包括汉语拼音的声母、韵母和四声。

（2）单词练习：从最简单的数字、词、儿歌或歌曲开始，让患者自动从嘴里发出。如拿出一张图片，治疗师说："这是一个书……"患者回答："书包。"以自动语言为线索，进行提问，口头表达，如治疗师说"男"，让患者接着说"女"；治疗师说"热"，患者接着说"冷"；治疗师说"跑"，患者接着说"跳"；等等。

（3）复述单词：图片与对应的文字卡片相配，然后给患者出示一组卡片，并说几遍图中物品的名称，请患者一边看图与字一边注意听。反复说10次，让患者看字卡或图卡后提问："这是什么？"以相互关联的单词集中练习，可增加效果。例如：烟、火柴、烟灰缸一组；桌子、椅子、书架一组等。

（4）阅读理解及朗读：训练单词的认知，包括视觉认知和听觉认知。

（5）家庭训练：治疗师应将评价及制订的治疗计划介绍并示范给家属，通过观察、阅读指导手册等方法教会家属训练技术，再逐步过渡到回家进行训练，还要定期检查和评估并调整训练课题，告知家属注意事项。

（6）器材和仪器：包括录音机、录音带、呼吸训练器、镜子、秒表、压舌板、喉镜、单词卡、图卡、短语和短文卡、动作画卡和情景画卡等。

（7）改善口唇的闭合功能：偏瘫患者往往表现为口微张或唇紧贴于齿外，且经常流涎，可进行一些功能训练，如吞咽功能训练、口唇闭合训练等。

六、临床病例

（一）病例一

刘某，女，61 岁。主诉：右半身活动不利 1 年余。病史：1 年前患中风，右半身瘫痪，CT 示"多发性脑梗死"。经多方治疗症状好转，走路时步态不稳，右手活动不利，不能握物，四肢发凉、麻木、肿胀，头晕，大便干，小便频，舌红，苔少，脉弦细。查体：右上肢活动不利，右手腕关节痉挛，拇指内收，远端肌力Ⅲ级，近端肌力Ⅳ级，肌张力高，手指肿胀，伸屈困难；右下肢肌力Ⅳ级，肌张力高，走路时程偏瘫步态，足内翻。

辨证：肝肾阴虚，肝阳上亢。

治法：补肝益肾，滋阴潜阳。

取穴：四神聪透百会、风池、曲池、手三里、合谷、后溪、阳陵泉、足三里、太溪、太冲。

操作：四神聪透百会、风池，平补平泻；曲池、手三里、合谷、后溪、阳陵泉，施以泻法，用火针点刺，每次 5 穴左右，隔日治疗 1 次；足三里、太溪，施以补法；太冲，施以泻法。每日治疗 1 次，1 个月为 1 疗程，配合康复训练。

三诊时，患者精神好转，肢体活动部分恢复，手能握物，头晕目眩明显好转，动态血压负荷（BPL）为 50/90mmHg。见效不更方，针法不变，连续治疗 2 个疗程，BPL 为 60/110mmHg，其余症状基本消失。四诊时，患者精神佳，神清，右侧上、下肢肌力Ⅳ级，手的精细动作基本正常，走路正常。

（二）病例二

王某，男，68 岁。主诉：右半身活动不利半年余。病史：半年前患中风，右半身瘫痪，CT 示"基底节腔隙性脑梗塞"。舌暗，有瘀点，苔白，脉沉细无力。查体：右上肢活动不利，右手腕关节痉挛，拇指内收，不能握物，不能走路，足内翻。

辨证：瘀阻脑络。

治法：活血化瘀，醒脑通窍。

取穴：四神聪透百会、太阳、风府、合谷、足三里、气海、关元、公孙。

治疗 1 个疗程之后，患者自觉全身有力，关节活动灵巧，能拿勺子吃饭，搀扶下已可行走。患侧上、下肢肌力已达Ⅴ级。来诊 10 余次后，患者自我感觉良好。

（三）病例三

张某，女，53 岁。主诉：语言不利，右侧上、下肢活动不利 1 月余。病史：1 个月前突发头目眩晕，口眼㖞斜，语言不利。食欲尚可，二便调，舌红，苔少，脉沉细。查体：神志清，语言欠流畅，口角稍偏，左侧上、下肢肌力Ⅳ级，痛觉减弱，左侧上、下肢锥体束征阳性，舌左偏。

辨证：阴虚阳亢，肝风内动，风中经络。

治法：滋阴潜阳，平肝息风，疏通经络。

取穴：四神聪、曲池、合谷、阳陵泉、足三里、太冲、气海。

操作：四神聪点刺放血；曲池、合谷、阳陵泉，施以泻法；足三里、太冲，施以补法；气海，施以灸法。每日治疗 1 次。

三诊时，患者精神好转，恐惧心理已消除，肢体活动部分恢复，手能握物，头晕目眩明显好转，BPL 为 60/100mmHg。见效不更方，针法不变，连续治疗 10 余次，症状完全消失。

（余俊奇）

第十九节　惊悸、怔忡

一、定义

惊悸、怔忡是指患者自觉心中急剧跳动，惊慌不安，不能自主，或脉见参伍不调的一种病证。主要由于阳气不足，阴津亏损，心失所养；或痰饮内停，瘀血阻滞，心脉不畅所致。惊悸、怔忡虽属同类，但两者亦有区别：惊悸常因情绪激动、惊恐、劳累而诱发，时作时辍，不发时一如常人，其证较轻；怔忡则终日觉心中悸动不安，稍劳尤甚，全身情况较差，病情较重。惊悸日久不愈，可发展为怔忡。

二、历史沿革

《内经》无惊悸、怔忡的病证名称，但有关于惊悸、怔忡临床证候及脉象的论述。如《素问·平人气象论篇》说："胃之大络，名曰虚里，贯鬲络肺，出于左乳下，其动应衣，脉宗气也。盛喘数绝者，则病在中；结而横，有积矣；绝不至曰死。乳之下，其动应衣，宗气泄也。"《素问·痹论篇》说："心痹者，脉不通，烦则心下鼓。"证之临床，若虚里的跳动，外可应衣，以及心痹时"心下鼓"，均属宗气外泄的征象，病者多自觉心悸怔忡。《灵枢·经脉》谈到心包络之病甚，则出现"心中憺憺大动"的症状。另一方面，惊悸怔忡患者，其脉搏亦常有相应的变化，或脉来疾数，或脉来缓慢，或脉律不齐，多有改变。《素问·平人气象论篇》中提到："人一呼脉一动，一吸脉一动，曰少气……人一呼脉四动以上曰死……乍疏乍数曰死。"《素问·三部九候论篇》说："参伍不调者病。"《灵枢·根结》说："持其脉口，数其至也，五十动而不一代者，五脏皆受气；四十动一代者，一脏无气；三十动一代者，二脏无气……不满十动一代者，五脏无气。"显然，这些关于脉搏过慢、过快、不齐等记载，与惊悸、怔忡的脉象变化是颇为吻合的，尤其是其中的脉律不齐，多属于惊悸怔忡范畴。

汉代张仲景在《金匮要略》中，正式以惊悸为病名，立"惊悸吐衄下血胸满瘀血病脉证治"篇，惊悸连称，并有"动即为惊，弱则为悸"的记载，认为前者是因惊而脉动，后者是因虚而心悸。同时，书中还提到"心下悸"、"水在肾，心下悸"等，大抵指因水停心下所致，因此多用半夏麻黄丸、小半夏加茯苓汤等治疗。又在《伤寒论·辨太阳病脉证治》里说："伤寒脉结代，心动悸，炙甘草汤主之。"炙甘草汤沿用至今，是治疗心悸的重要方剂之一。

唐代孙思邈《备急千金要方·心藏脉论》提出因虚致悸的观点："阳气外击，阴气内伤，伤则寒，寒则虚，虚则惊，掣心悸，定心汤主之。"

宋代严用和《济生方·惊悸怔忡健忘门》率先提出怔忡病名，并分别对惊悸、怔忡的病因病机、病情演变、治法方药等，作了比较详细的论述，认为惊悸为"心虚胆怯之所致也"、"或因事有所大惊，或闻虚响，或见异相，登高陟险，惊忤心神，气与涎郁，遂使惊悸。惊悸不已，变生诸证，或短气悸乏，体倦自汗，四肢浮肿，饮食无味，心虚烦闷，坐卧不安"，治宜"宁其心以壮胆气"，选用温胆汤、远志丸作为治疗方剂。认为怔忡因心血不足所致，亦有因感受外邪及饮邪停聚而致者，"夫怔忡者，此心血不足也。又有冒风寒暑湿，闭塞诸经，令人怔忡。五饮停蓄，堙塞中脘，亦令人怔忡"，治疗"当随其证，施以治法"。

唐宋以降，历代医家论述渐丰，相继有所发挥。金代刘完素在《素问玄机原病式·火类》中，记述了怔忡的临床表现，明确指出："心胸躁动，谓之怔忡。"成无已亦指出："悸者，心忪是也，筑筑惕惕然动，怔怔忪忪，不能自安者是矣。"（《伤寒明理论·悸》）并提出了心悸发生的原因不外"气虚"、"停饮"二端。元代朱丹溪又提出了血虚致病的理论，认为惊悸与怔忡均由血虚所致，并强调了痰的致病作用。《丹溪心法·惊悸怔忡》中提出心悸当责之虚与痰，说："惊悸者血虚，惊悸有时，以朱砂安神丸"、"怔忡者血虚，怔忡无时，血少者多；有思虑便动，属虚；时作时止者，痰因火动"、"肥人属痰，寻常者多是痰。"

明清时期，对心悸的认识，百家争鸣，各有发挥，论述更为精要。如明代虞抟《医学正传·怔忡惊悸健忘证》认为惊悸、怔忡与肝胆有关，并对惊悸、怔忡两者的区别作了具体叙述："怔忡者，心中惕惕然动摇，而不得安静，无时而作者是也；惊悸者，蓦然而跳跃惊动，而有欲厥之状，有时而作者是也。"李梴《医学入门·惊悸怔忡健忘》指出："怔忡因惊悸久而成。"王肯堂《证治准绳·杂病·悸》承接《丹溪心法》"悸者怔忡之谓"的说法，明确提出："悸即怔忡，而今人分为两条，谬矣。"在引起心悸的原因方面，则认为"有汗吐下后正气内虚而悸者，有邪气交击而悸者，有荣卫涸流脉结代者，则又甚焉"。张景岳对惊悸、怔忡的病因病机和证治论述较全面，他在《景岳全书·怔忡惊恐》中，认为惊有因病而惊和因惊而病二证，因病而惊当察客邪，以兼治其标；因惊而病，宜"安养心神，滋培肝胆，当以专扶元气为主"。并提出："主气强者不易惊，而易惊者必肝胆之不足者也。"认为怔忡由劳损所致，且"虚微动亦微，虚甚动亦甚"。在治疗及护理上则主张："速宜节欲节劳，切戒酒色"、"速宜养气养精，滋培根本。"

至叶天士，对惊悸的认识更臻完善，认为病因主要有内伤七情，操持劳损，痰饮或水湿上阻，清阳失旷；或本脏阳气自虚，痰浊乘侮，水湿内盛，上凌于心；或宿哮痰火，暑热时邪，内扰心神。在治疗上，除了沿用前代医家常法外，对温病后期阴虚液耗所致惊悸，在复脉汤基础上，去姜、桂、参等温补，加白芍以养营阴，或用酸枣仁汤、黄连阿胶汤等甘柔养心阴，反对妄用辛散走泄。对心悸重证，或交通心肾，或填补精血，或培中以宁心。清代王清任对瘀血导致的心悸作了补充，《医林改错·血府逐瘀汤所治症目》说："心跳心忙，用归脾安神等方不效，用此方百发百中。"唐容川《血证论·怔忡》亦说："凡思虑过度及失血家去血过多者，乃有此虚证，否则多挟痰瘀，宜细辨之。"

三、范围

据本病的临床证候表现，西医学之各种原因引起的心律失常，如心动过速、心动过缓、过早搏动、心房颤动与扑动、房室传导阻滞、束支传导阻滞、病态窦房结综合征、预激综合征、心力衰竭、心肌炎、心包炎以及一部分神经症等，有本病表现者，可参考本篇辨证治疗，其他多种病证，如痹证、胸痹、咳喘、水肿、眩晕、热病等伴见心悸者，也可参考本篇辨证论治，并与有关篇章联系处理。

四、病因病机

惊悸怔忡的病因较为复杂，既有体质因素、饮食劳倦或情志所伤，亦有因感受外邪或药物中毒所致，其中体质素虚是发病的根本。病机包括虚实两方面，虚为气血阴阳亏虚，引起心神失养；实则痰浊、瘀血、水饮，而致心神不宁。

1. 心虚胆怯　心主神志，为精神意识活动之中枢，故《灵枢·邪客》云："心者，五脏六腑之大主也，精神之所舍也。"胆性刚直，有决断的功能。心气不虚，胆气不怯，则决断思虑，得其所矣。凡各种原因导致心虚胆怯之人，一旦遇事有所大惊，如忽闻巨响，突见异物，或登高陟险即心惊神摇，不能自主，惊悸不已，渐次加剧，稍遇惊恐，即作心悸，而成本病。故《济生方》指出："夫惊悸者，心虚胆怯之所致也。"

2. 心血不足　心主血，血赖心气的推动才能运行周身，荣养脏腑四肢百骸，故《素问·五脏生成篇》云："诸血者，皆属于心。"而心脏亦因有血液的奉养方能维持正常的生理活动。若禀赋不足，脏腑虚损；或病后失于调养；或思虑过度，伤及心脾；或触事不意，真血亏耗；或脾胃虚衰，气血生化乏源；或失血过多等，均可导致心血亏虚，使心失所养而发为惊悸、怔忡。《丹溪心法·惊悸怔忡》说："人之所主者心，心之所养者血，心血一虚，神气不守，此惊悸之所肇端也。"

3. 肝肾阴虚　肝藏血，主疏泄。肝阴亏虚导致心悸主要有 2 种情况：一是肝阴不足，肝血亏耗，使心血亦虚，心失所养而发为心悸。如《石室秘录》说："心悸非心动也，乃肝血虚不能养心也。"二是肝阴不足，则肝阳上亢，肝火内炽，上扰心神而致心悸。"肝为心母，操用神机，肝木与心火相煽动，肝阳浮越不僭，彻夜不寐，心悸怔忡，有不能支持之候"（引自《清代名医医案精华·凌晓五医案》）。

肝肾同源，肝阴不足亦可导致肾阴不足，肾水亏损亦可影响肝阴的亏耗。所以《石室秘录》谓："怔忡之证，扰扰不宁，心神恍惚，惊悸不已，此肝肾之虚而心气之弱也。"对于惊悸怔忡之发生与肝、肾的关系作了扼要说明。

4. 心阳不振　心主阳气，心脏赖此阳气维持其生理功能，鼓动血液的运行，以资助脾胃的运化及肾脏的温煦等。若心阳不振，心气不足则无以保持血脉的正常活动，亦致心失所养而作悸。心之阳气不足，一则致心失所养，心神失摄而为心悸，即心本身功能低下；再则是心阳不足，气化失利，水液不得下行，停于心下，上逆亦可为悸。另外，心气不足，血行不畅，心脉受阻，亦可致惊悸怔忡。因此，心气不足而致的惊悸怔忡，常虚实夹杂为患。

5. 痰饮内停　关于痰饮内停而致本病者，历代医家均十分重视。如《金匮要略》即提及水饮停聚的心悸，《丹溪心法》、《血证论》等亦谈到痰浊所致的心悸。《血证论·怔忡》说："心中有痰者，痰入心中，阻其心气，是以心跳不安。"至于痰饮停聚的原因，大致有以下几个方面。心血不足，如《证治汇补·惊悸怔忡》说："心血一虚，神气失守，神去则舍空，舍空则郁而停痰，痰居心位，此惊悸之所以肇端也"；脾肾阳虚，肾阳不足，开阖失司，膀胱气化不利，脾失健运，转输失权，则湿浊内停，脾肾阳虚，不能蒸化水液，而停聚成饮，寒饮上迫，则心阳被抑，则致心悸；火热内郁，煎熬津液而成痰浊。如《医宗必读·悸》认为，心悸"证状不齐，总不外于心伤而火动，火郁而生涎也"。可见临床上痰饮内停致生本病者，多是虚实兼见，病机较为复杂。

6. 心血瘀阻　心主血脉，若因心气不足，心阳不振，阳气不能鼓动血液运行；或因寒邪侵袭，寒性凝聚，而使血液运行不畅甚至瘀阻；或因痹证发展，"脉痹不已，复感于邪，内舍于心"（《素问·痹论篇》）而成心痹，均会导致心脉瘀阻，而引起心悸怔忡。

7. 邪毒犯心　感受风寒湿邪，合而为痹，痹证日久，复感外邪，内舍于心，痹阻心脉，心血运行受阻，发为心悸；或风寒湿热之邪，由血脉内侵于心，耗伤心气心阴，亦可引起心悸；或温病、疫毒等毒邪犯心，灼伤营阴，耗伤气血，心神失养，亦可见心悸。

惊悸怔忡的病位主要在心，由于心神失养或不宁，引起心神动摇，悸动不安。但其发病与脾、肾、肺、肝四脏功能有关。

其病机变化主要有虚实两方面，以虚证居多，也可因虚致实，虚实夹杂。虚者为气、血、阴、阳亏损，使心失所养，而致心悸，实者多由痰火扰心，水饮上凌或心血瘀阻，气血运行不畅而引起。虚实之间可以互相转化。实证日久，正气亏耗，可分别兼见气、血、阴、阳之亏损，而虚证则又往往兼见实象。如阴虚可致火旺或夹痰热，阳虚易夹水饮、痰湿，气血不足易伴见气血瘀滞。痰火互结每易伤阴，瘀血可兼痰浊。此外，老年人怔忡多病程日久，往往进一步可以发展为气虚及阳，或阴虚及阳而出现心（肾）阳衰，甚则心阳欲脱，更甚者心阳暴脱而成厥、脱之变。

五、诊断与鉴别诊断

（一）诊断

1. 发病特点　本病病位在心，病机性质主要有虚实两方面。发作常由情志刺激、惊恐、紧张、劳倦过度、饮酒饱食等因素而诱发。多见于中老年患者。

2. 临床表现　自觉心慌不安，心跳剧烈，神情紧张，不能自主，心搏或快速，或缓慢，或心跳过重，或忽跳忽止，呈阵发性或持续不止。伴有胸闷不适，易激动，心烦，少寐多汗，颤抖，乏力，头晕等。中老年发作频繁者，可伴有心胸疼痛，甚至喘促，肢冷汗出，或见晕厥。脉象可见数、疾、促、结、代、沉、迟等变化。心电图、监测血压及X线胸部摄片等检查有助于明确诊断。

（二）鉴别诊断

1. 胸痹心痛　除见心慌不安，脉结或代外，必以心痛为主症，多呈心前区或胸骨后刺痛、闷痛，常因劳累、感寒、饱餐或情绪波动而诱发，多呈短暂发作。但甚者心痛剧烈不止，唇甲紫绀或手足青冷至节，呼吸急促，大汗淋漓，直至晕厥，病情危笃。胸痹心痛常可与心悸合并出现。

2. 奔豚　奔豚发作之时，亦觉心胸躁动不安，《难经·五十六难》："发于小腹，上至心下，若豚状或上或下无时。"称之为肾积。《金匮要略·奔豚气病脉证治》："奔豚病从小腹起，上冲咽喉，发作欲死，复还止，皆从惊恐得之。"其鉴别要点在于：惊悸怔忡系心中剧烈跳动，发自于心；奔豚乃上下冲逆，发自小腹。

3. 卑慄　卑慄与怔忡相类，其症"痞塞不饮食，心中常有所怯，爱处暗室，或倚门后，见人则惊避，似失志状"（《证治要诀·怔忡》）。其病因在于"心血不足"。怔忡亦胸中不适，心中常有所怯。惊悸、怔忡与卑慄鉴别要点在于：卑慄之胸中不适由于痞塞，而惊悸、怔忡缘于心跳，有时坐卧不安，并不避人。而卑慄一般无促、结、代、疾、迟等脉象出现。

六、辨证论治

(一) 辨证

1. 辨证要点

(1) 分清虚实：惊悸、怔忡证候特点多为虚实相兼，虚者系指脏腑气血阴阳亏虚，实者多指痰饮、瘀血、火邪之类。痰饮、瘀血等虽为病理产物或病理现象，但在一定情况下，可形成惊悸、怔忡的直接病因，如水停心下、痰火扰心、瘀阻心脉等。因此辨证时，不仅要注意正虚一面，亦应重视邪实一面，并分清虚实之程度。正虚程度与脏腑虚损情况有关，即一脏虚损者轻，多脏虚损者重。在邪实方面，一般来说，单见一种夹杂者轻，多种合并夹杂者重。

(2) 辨明惊悸、怔忡：大凡惊悸发病，多与情志因素有关，可由骤遇惊恐，忧思恼怒，悲哀过极或过度紧张而诱发，多为阵发性，实证居多，但也存在正虚因素。病来虽速，病情较轻，可自行缓解，不发时如常人。怔忡多由久病体虚、心脏受损所致，无精神因素亦可发生，常持续心悸，心中惕惕，不能自控，活动后加重。病来虽渐，病情较重，每属虚证，或虚中夹实，不发时亦可见脏腑虚损症状。惊悸日久不愈，亦可形成怔忡。

(3) 结合辨病辨证：对惊悸、怔忡的临床辨证应结合引起惊悸、怔忡原发疾病的诊断，以提高辨证准确性，如功能性心律失常所引起的心悸，常表现为心率快速型心悸，多属心虚胆怯，心神动摇；冠心病心悸，多为阳虚血瘀，或由痰瘀交阻而致；病毒性心肌炎引起的心悸，初起多为风温干犯肺卫，继之热毒逆犯于心，随后呈气阴两虚，瘀阻络脉证；风心病引起的心悸，多由风湿热邪杂至，合而为痹，痹阻心脉所致；病态窦房结综合征多由心阳不振，心搏无力所致；慢性肺源性心脏病所引起的心悸，则虚实兼夹为患，多心肾阳虚为本，水饮内停为标。

(4) 详辨脉象变化：脉搏的节律异常为本病的特征性征象，故尚需辨脉象，如脉率快速型心悸，可有一息六至之数脉，一息七至之疾脉，一息八至之极脉，一息九至之脱脉，一息十至以上之浮合脉。脉率过缓型心悸，可见一息四至之缓脉，一息三至之迟脉，一息二至之损脉，一息一至之败脉，两息一至之夺精脉。脉律不整型心悸，脉象可见有数时一止，止无定数之促脉；缓时一止，止无定数之结脉；脉来更代，几至一止之代脉，或见脉象乍疏乍数，忽强忽弱。临床应结合病史、症状，推断脉症从舍。一般认为，阳盛则促，数为阳热，若脉虽数、促而沉细、微细，伴有面浮肢肿，动则气短，形寒肢冷，舌质淡者，为虚寒之象。阴盛则结，迟而无力为虚寒，脉象迟、结、代者，一般多属虚寒，其中结脉表示气血凝滞，代脉常表示元气虚衰、脏气衰微。凡久病体虚而脉象弦滑搏指者为逆，病情重笃而脉象散乱模糊者为病危之象。

2. 证候

(1) 心虚胆怯

1) 症状：心悸，善惊易恐，坐卧不安，多梦易醒，食少纳呆，恶闻声响。舌象多正常，脉细略数或弦细。

2) 病机分析：心虚则神摇不安，胆怯则善惊易恐，故心悸多梦而易醒；心虚胆怯，脾胃失于健运，故食少纳呆；胆虚则易惊而气乱，故恶闻声响；惊则脉细小数，心肝血虚则脉细略数或弦细。

（2）心脾两虚

1）症状：心悸气短，头晕目眩，面色不华，神疲乏力，纳呆腹胀。舌质淡，脉细弱。

2）病机分析：心主血脉，脾为气血生化之源，心脾两虚则气血生化不足，血虚不能养心，则致心悸气短；血虚不能上荣于头面，故头晕目眩，面色不华；心脾两虚，气血俱亏，故神疲乏力；脾虚失于健运，故纳呆腹胀；舌为心苗，心主血脉，心血不足，故舌质淡，脉细弱。

（3）心阴亏虚

1）症状：心悸易惊，心烦失眠，口干，五心烦热，盗汗。舌红少津，脉细数。

2）病机分析：心阴亏虚，心失所养，故心悸易惊；心阴亏虚，心火内生，故致心烦，不寐，五心烦热；虚火逼迫津液外泄则致盗汗；虚火耗津以致口干；舌红少津，脉细数，为阴虚有热之象。

（4）肝肾阴虚

1）症状：心悸失眠，五心烦热，眩晕耳鸣，急躁易怒，腰痛遗精。舌红少津，脉细数。

2）病机分析：肾阴不足，肝阴亏损，故心悸、五心烦热；肝阳上亢故眩晕；肾水不足则耳鸣；肝火内炽，故易怒，引动心火则烦躁；阴虚火旺则舌红少津，细数之脉亦为肝肾阴虚之征。

（5）心阳不振

1）症状：心悸不安，动则尤甚，形寒肢冷，胸闷气短，面色㿠白，自汗，畏寒喜温，或伴心痛。舌质淡，苔白，脉虚弱，或沉细无力。

2）病机分析：久病体虚，损伤心阳，心失温养，则心悸不安；不能温煦肢体，故面色㿠白，肢冷畏寒；胸中阳气虚衰，宗气运转无力，故胸闷气短；阳气不足，卫外不固，故自汗出；阳虚则寒盛，寒凝心脉，心脉痹阻，故心痛时作；阳气虚衰，无力推动血行，故脉象虚弱无力。

（6）水饮凌心

1）症状：心悸，胸脘痞满，渴不欲饮，小便短少或下肢浮肿，形寒肢冷，眩晕，恶心呕吐，泛涎。舌淡苔滑，脉弦滑或沉细而滑。

2）病机分析：阳虚不能化水，水邪内停，上凌于心，饮阻气机，故见心悸，胸脘痞满，渴不欲饮，小便短少或下肢浮肿；饮邪内停，阳气不布，则见形寒肢冷；饮邪内停，阻遏清阳，则见眩晕；胃失和降，饮邪上逆，则恶心呕吐，泛涎。舌淡苔滑，脉弦滑或沉细而滑皆为阳虚饮停之象。

（7）痰浊阻滞

1）症状：心悸短气，心胸痞闷胀满，痰多，食少腹胀，或有恶心。舌苔白腻或滑腻，脉弦滑。

2）病机分析：痰浊阻滞心气为本证的主要病机。正如《血证论·怔忡》所说："心中有痰者，痰入心中，阻其心气，是以心跳不安。"故见心悸短气之症；由于痰浊阻滞，上焦之气机不得宣畅，故见心胸痞闷胀满；中焦气机不畅，则致食少腹胀；胃失和降则见恶心；痰多，苔腻，脉弦滑，均为内有痰浊之象。

（8）心血瘀阻

1）症状：心悸怔忡，短气喘息，胸闷不舒，心痛时作，或形寒肢冷。舌质暗或有瘀点、瘀斑，脉虚或结代。

2）病机分析：或由心阳不振，或因阴虚血灼，或因痹证发展，均可导致血脉瘀阻，而使心失所养，引起心悸；血瘀气滞，心络挛急，不通则心痛，胸闷；气血不畅，则短气喘息；血脉不通，阳不外达故形寒肢冷；舌质暗，脉虚亦为血瘀之象；心脉瘀阻，气血运行失和，故脉律不匀，而成结代之象。

（9）邪毒犯心

1）症状：心悸，胸闷，气短，左胸隐痛。发热，恶寒，咳嗽，神疲乏力，口干渴。舌质红，少津，苔薄黄。脉细数，或结代。

2）病机分析：外感风热，侵犯肺卫，故咳嗽，发热恶寒。表证未及发散，邪毒犯心，损及阴血，耗伤气阴，心神失养，故见心悸，胸闷；阴液耗损，口舌失润，故口干渴，舌少津；气短，神疲乏力乃气虚表现。舌质红，苔薄黄为感受风热之象，脉细数或结代为气阴受损之征。

（二）治疗

1. 治疗原则

（1）补虚为基本治则：由于本证的病变部位主要在心，证候特点是虚实相兼，以虚为主，故补虚是治疗本病的基本治则。

（2）兼以祛邪：当视脏腑亏虚情况的不同，或者补益气血之不足，或者调理阴阳之盛衰，以求阴平阳秘，脏腑功能恢复正常，气血运行调畅。本病的邪实，以痰饮内停及瘀血阻络最为常见，故化痰涤饮、活血化瘀也为治疗本病的常用治则。又因惊悸、怔忡以心中悸动不安为主要临床症状，故常在补虚及祛邪的基础上，酌情配伍养心安神或镇心安神的方药。

总之，益气养血、滋阴温阳、化痰涤饮、活血化瘀及养心安神，为治疗惊悸怔忡的主要治则。

2. 治法方药

（1）心虚胆怯

1）治法：益气养心，镇惊安神。

2）方药：平补镇心丹加减。方用人参、五味子、山药、茯苓益气健脾；天门冬、生地、熟地滋养心阴；肉桂配合前述药物，有鼓舞气血生长之效；远志、茯苓、酸枣仁养心安神；龙齿、朱砂镇惊安神；车前子可去。全方共奏益气养心，镇惊安神之功。

心虚胆怯而挟痰者，当用十味温胆汤为治。因为此类患者易受惊恐，故除药物治疗之外，亦当慎于起居，保持环境安静，方能使药物效用巩固。

此外，龙齿镇心丹、琥珀养心丹、宁志丸等方剂，也具有益气养心、镇心安神的功效，临床可酌情选用。

（2）心脾两虚

1）治法：健脾养心，补益气血。

2）方药：归脾汤加减。方中用人参、黄芪、白术、炙甘草益气健脾，以资气血生化之源；当归、龙眼肉补养心血；酸枣仁、茯神、远志养心安神；木香理气醒脾，使补而不滞。

心血亏虚，心气不足，而见心动悸、脉结代者，可用炙甘草汤益气养血，滋阴复脉。方中用人参、炙甘草、大枣益气健脾；地黄、阿胶、麦门冬、麻仁滋阴养血；桂枝、生姜行阳气；加酒煎药，取其通利经脉，以增强养血复脉的作用。

心脾两虚，气血不足所致的心悸怔忡，亦可以选用十四友汤、益寿汤或七福饮等具有益气养血、养心安神功效的方剂进行治疗。

（3）心阴亏虚

1）治法：滋养阴血，宁心安神。

2）方药：天王补心丹或朱砂安神丸。前方用天门冬、麦门冬、玄参、生地滋养心阴；当归、丹参补养心血；人参、茯苓补心气；酸枣仁、柏子仁、五味子、远志养心安神；朱砂镇心安神。后方用生地、当归滋阴养血；黄连清心泻热；朱砂镇心安神；甘草调和诸药。二方同为滋阴养血，宁心安神之剂，但前方偏于补益，清心作用较弱，以心气不足、阴虚有热者为宜；后者则重在清热，滋阴作用不强，对阴虚不甚而心火内动者较为适合。

除以上二方外，对心阴亏虚的患者，尚可采用安神补心丹或四物安神汤治疗。

（4）肝肾阴虚

1）治法：滋养肝肾，养心安神。

2）方药：一贯煎合酸枣仁汤加减。一贯煎中，以沙参、麦门冬、当归、生地、枸杞子等滋养肝肾；川楝子疏肝理气。酸枣仁汤以酸枣仁养心安神；茯苓、甘草培土缓肝；川芎调血养肝；知母清热除烦。一贯煎侧重滋养肝肾，酸枣仁汤侧重养血安神，两方联合使用，可获滋补肝肾，补血宁心之功。若便秘可加瓜蒌仁，并重用生地；阴虚潮热，手足心热者，可加地骨皮、白薇；口渴者加石斛、玉竹。肝肾阴虚，虚火内炽，以致心肝火旺，而见心烦、急躁易怒、舌质红者，可加黄连、栀子清心泻火。

本证用一贯煎合朱砂安神丸治疗，亦可收到较好效果。此外，尚可用宁静汤加减化裁治疗。

（5）心阳不振

1）治法：温补心阳。

2）方药：桂枝甘草龙骨牡蛎汤。方中桂枝、炙甘草温补心阳；生龙骨、生牡蛎安神定悸。心阳不足，形寒肢冷者，加黄芪、人参、附子；大汗出者，重用人参、黄芪，加煅龙骨、煅牡蛎，或加山茱萸，或用独参汤煎服；兼见水饮内停者，选加葶苈子、五加皮、大腹皮、车前子、泽泻、猪苓；夹有瘀血者，加丹参、赤芍、桃仁、红花等；兼见阴伤者，加麦门冬、玉竹、五味子；若心阳不振，以心动过缓为著者，酌加炙麻黄、补骨脂、附子，重用桂枝；如大汗淋漓，面青唇紫，肢冷脉微，喘憋不能平卧，为亡阳征象，当急予独参汤或参附汤，送服黑锡丹，或参附注射液静推或静滴，以回阳救逆。

（6）水饮凌心

1）治法：振奋心阳，化气行水。

2）方药：苓桂术甘汤加味。本方主要功用是通阳行水，是"病痰饮者，当以温药和之"的代表方。方中茯苓，淡渗利水；桂枝、甘草，通阳化气；白术，健脾祛湿。兼见恶心呕吐，加半夏、陈皮、生姜；阳虚水泛，下肢浮肿，加泽泻、猪苓、车前子、防己、葶苈子、大腹皮；兼见肺气不宣，肺有水湿者，表现咳喘，加杏仁、前胡、桔梗以宣肺，葶苈子、五加皮、防己以泻肺利水；兼见瘀血者，加当归、川芎、刘寄奴、泽兰叶、益母草；若肾阳虚衰，不能制水，水气凌心，症见心悸，喘咳，不能平卧，尿少浮肿，可用真武汤。

（7）痰浊阻滞

1）治法：理气化痰，宁心安神。

2）方药：导痰汤加减。方中以半夏、陈皮理气化痰；茯苓健脾渗湿；甘草和中补土；枳实、制天南星行气除痰。可加酸枣仁、柏子仁、远志养心安神。痰浊蕴久化热，痰热内扰而见心悸失眠，胸闷烦躁，口干苦，舌苔黄腻，脉象滑数者，则宜清热豁痰，宁心安神，可用黄连温胆汤加味。属于气虚夹痰所致的心悸，治宜益气豁痰，养心安神，可用定志丸加半夏、橘红。

（8）心血瘀阻

1）治法：活血化瘀

2）方药：血府逐瘀汤加减。方中桃仁、红花、川芎、赤芍、牛膝活血祛瘀；当归、生地养血活血，使瘀去而正不伤；柴胡、枳壳、桔梗疏肝理气，使气行血亦行。

心悸怔忡虽以正虚为主，但瘀血阻滞心络为常见的病变。在运用本方时，可根据患者虚实兼夹的不同情况加减化裁。兼气虚者，可去柴胡、枳壳、桔梗，加黄芪、党参、黄精补气益气；兼血虚者，加熟地、枸杞子、制何首乌补血养血；兼阴虚者，去柴胡、枳壳、桔梗、川芎，加麦门冬、玉竹、女贞子、旱莲草等养阴生津；兼阳虚者，去柴胡、桔梗，酌加附子、肉桂、淫羊藿、巴戟天等温经助阳。

（9）邪毒犯心

1）治法：清热解毒，益气养阴。

2）方药：银翘散合生脉散加减。方中重用金银花、连翘辛凉透表，清热解毒；配薄荷、牛蒡子疏风散热；芦根、淡竹叶清热生津；桔梗宣肺止咳；人参益气生津；麦门冬益气养生津；五味子生津止咳，共具清热解毒，益气养阴之功，治疗邪毒犯心所致气阴两虚，心神失养之证。热毒甚者，加大青叶、板蓝根；若夹血瘀，症见胸痛不移，舌质紫暗有瘀点、瘀斑者，加丹皮、丹参、益母草、赤芍、红花；若夹湿热，症见纳呆，苔黄腻者，加茵陈、苦参、藿香、佩兰；若兼气滞，症见胸闷、喜叹息者，可酌加绿萼梅、佛手、香橼等理气而不伤阴之品；口干渴，加生地、玄参；若邪毒已去，气阴两虚为主者，用生脉散加味。

当然，临床所见证候不止以上几种，且疾病进程中亦多有变化，故临证必须详审。遇有证候变化，治疗亦应随之而变化，切不可徒执一法一方。

对于惊悸怔忡的治疗，要抓住病变主要在心及重在调节2个环节。因其病主要在心，故常于方中酌用养心安神之品。凡活动后惊悸、怔忡加重者，宜加远志、酸枣仁、柏子仁，以助宁心之功。凡活动后惊悸怔忡减轻者，多为心脉不通，当加郁金、丹参、川芎之属，以增通脉之力。另一方面，本病发生亦与其他脏腑功能失调或虚损有关，因此，治疗又不可单单治心，而应全面考虑，分清主次；若原发在他脏，则应着重治疗他脏，以除病源。

本病晚期，气血双亏，阴阳俱损，临床表现常以心肾两衰为主，治疗中更应谨守益气与温阳育阴兼用之大法，以防阳脱阴竭之虞。

3. 其他治法

（1）单方验方

1）苦参20克，水煎服。适用于心悸而脉数或促的患者。

2）苦参合剂：苦参、益母草各20克，炙甘草15克，水煎服。适用于心悸而脉数或促者。

3）朱砂0.3克，琥珀0.6克，每日2次，吞服，适用于各种心动过速。

（2）中成药

1）珍合灵：每片含珍珠粉0.1克，灵芝0.3克，每次2～4片，每日3次。

2）宁心宝胶囊：由虫草头孢菌粉组成，每次2粒，每日3次。

3）稳心颗粒：由黄精、人参、三七、琥珀、甘松组成，每次9克，每日3次。

4）益心通脉颗粒：由黄芪、人参、丹参、川芎、郁金、北沙参、甘草组成，每次10克，每日3次。

5）灵宝护心丹：由红参、麝香、冰片、三七、丹参、蟾酥、牛黄、苏合香、琥珀组成，每次3～4丸，每日3～4次。

（3）药物外治：生天南星3克，川乌3克。共为细末，用黄蜡熔化摊于手心、足心。每日1次，晚敷晨取，10次为一个疗程。适用于心悸患者。

（4）针灸

1）体针：主穴选郄门、神门、心俞、巨阙。随证配穴：心胆气虚配胆俞，心脾两伤配脾俞，心肾不交配肾俞、太溪，心阳不振配膻中、气海，心脉痹阻配血海、内关。

2）耳针：选交感、神门、心、耳背心。毫针刺，每日1次，每次留针30分钟，10次为一个疗程。或用揿针埋藏或王不留行贴压，每3～5日更换1次。

3）穴位注射：选心俞、脾俞、肾俞、肝俞、内关、神门、足三里、三阴交。药用复方当归注射液，或复方丹参注射液，或维生素B12，每次选2～3穴，每穴注射0.5～1毫升，隔日注射1次。

七、转归及预后

心悸仅为偶发、短暂阵发者，一般易治，或不药而解；反复发作或长时间持续发作者，较为难治，但其预后主要取决于本虚标实的程度，邪实轻重，脏损多少，治疗当否及脉象变化等情况。如患者气血阴阳虚损程度较轻，未兼瘀血、痰饮，病损脏腑单一，治疗及时得当，脉象变化不显著，病证多能痊愈。反之，脉象过数、过迟、频繁结代或乍疏乍数者，治疗颇为棘手，预后较差，甚至出现喘促、水肿、胸痹心痛、厥脱等变证、坏证，若不及时抢救，预后极差，甚至卒死。心悸初起，病情较轻，此时如辨证准确，治疗及时，且患者能遵医嘱，疾病尚能缓解，甚至恢复。若病情深重，特别是老年人，肝肾本已损亏，阴阳气血亦不足，如病久累及肝肾，致真气亏损愈重，或者再虚中夹实，则病情复杂，治疗较难。

八、预防与护理

治疗引起心律失常的基础疾病，如积极治疗冠心病、肺心病；对于高血压患者应控制好血压；有风湿热者则宜抗风湿；有高脂血症者应注意饮食清淡，并予以降脂药；积极预防感冒，防治心肌炎；严禁吸烟。

患者应保持精神乐观，情绪稳定，坚定信心，坚持治疗。对心虚胆怯及痰火扰心、阴虚火旺等引起的心悸，应避免惊恐及忧思恼怒等精神刺激。

轻症可从事适当体力活动，以不觉劳累，不加重症状为度，避免剧烈活动。对水饮凌心、心血瘀阻等重症心悸，应嘱其卧床休息，保持生活规律。

应饮食有节，进食营养丰富而易消化吸收的食物，忌过饥、过饱、烟酒、浓茶，易低脂、低盐饮食。心气阳虚者忌过食生冷，心气阴虚者忌辛辣炙焯，痰浊、瘀血者忌过食肥甘，水饮凌心者宜少食盐。

药物治疗十分重要，治疗过程中应坚持服药，症状缓解后，亦当遵医嘱服药巩固一段时间。

九、现代研究

（一）辨证治疗

严氏将本病的病因归纳为邪、情、痰、瘀、虚五个字。病机归纳为：痰饮、瘀血内停；或心阴亏虚、心气不足、气阴两伤；或阴阳失调；或心阳不振、心肾阳虚等。临床上主要采用益气养心法、温通心阳法、滋阴宁心法、养心定志法、化痰泻热法、活血通脉法、疏肝理气法等治疗。

王氏指出本病病因病机在于气阴不足为本，痰瘀互阻为标，治疗时须辨证与辨病相结合，审度虚实偏重或虚实并重，益气养阴治其本，化痰逐瘀治其标。强调无论"补"或"通"，都应以"通"为重点。益气养阴为主的基本方为：炙黄芪30克，生地、太子参各12克，麦门冬、玉竹、郁金、降香各10克，丹参15克，五味子6克。痰瘀并治的基本方为：瓜蒌、薤白、法半夏、陈皮、淡竹茹、石菖蒲、郁金、降香各10克，茯苓、丹参各15克。

袁氏认为，本病为本虚标实之证，气血阴阳不足为本，血瘀、痰浊、水饮等为标，以虚证为多，常虚实兼夹，治疗上采用益气养阴、温肾助阳、理气化瘀、健脾利湿、化痰清热、镇心安神为法，常用保元生脉饮（人参、黄芪、肉桂、麦门冬、五味子、炙甘草）、黄连温胆汤、血府逐瘀汤之类加减。

周氏等观察规范化中医辨证治疗本病的临床疗效。将150例本病患者随机单盲分成观察组100例、对照组50例，观察组采用规范化中医辨证治疗，对照组采用常规西药治疗。结果在症状改善方面，规范化中医辨证治疗比常规西药治疗疗效要好。

（二）分型治疗

1. 快速性心律失常　王氏等观察参麦注射液加稳心颗粒治疗急性病毒性心肌炎伴快速性心律失常的疗效。结果：治疗组应用参麦注射液加稳心颗粒后抗快速性心律失常的总有效率明显优于对照组。

宋氏等用复律煎剂治疗快速性心律失常患者，用心律平作对照。结果：治疗组总有效率优于对照组。

邢氏等观察养心定悸冲剂治疗快速性心律失常的临床疗效。结果：治疗组疗效要比对照组疗效好。

2. 缓慢性心律失常　治疗较困难，尤其是病窦综合征是一种较严重的顽固难治性心律失常。近年来中医治疗报道较多，且收到良好效果。

屈氏等治疗了86例缓慢性心律失常患者，将本病分为气阴两虚、气滞血瘀、痰湿阻遏3种证型，运用温阳通脉、益气化瘀、理气化痰等方法治疗，疗效满意。

冯氏等认为本病为心肾阳虚而导致阴寒凝滞，瘀血阻于心脉，属本虚标实之证，治疗当用温阳益气活血化瘀之法，以振奋心肾之阳气，使血脉流通，扶正复脉，经用此法治疗46例本病患者，临床症状改善明显。

刘氏等应用温通心阳、养血活血法治疗40例缓慢性心律失常患者，并设立阿托品对照组 31 例，结果治疗组在临床症状改善和动态心电图检查结果两方面均明显优于对照组。

杜氏用调律冲剂（由淫羊藿、黄芪、参三七、黄精、山楂、茶叶、炙甘草组成，具有温补心肾、化瘀复脉之功）治疗病态窦房结综合征取得较好疗效，且优于心宝丸对照组。

3. 早搏　钱氏验证了复方苦参颗粒剂（苦参、黄芪、党参、麦门冬、柏子仁、炙甘草）治疗室性早搏的疗效，与对照组心律平相比较，结果两组总有效率无明显差异。

樊氏用脉安颗粒（由人参、丹参、徐长卿、郁金、苦参组成）在临床上与普罗帕酮对照观察治疗各类早搏 66 例，结果两组总有效率相当，而对患者临床症状的改善方面明显优于对照组。

李氏等观察宁心汤（黄芪、炒白术、薏苡仁、谷芽、麦芽、茯苓等）治疗过早搏动患者 206 例。结果：治疗组总有效率优于对照组。

十、小结

惊悸、怔忡的病因主要是体质素虚（久病或先天所致的气血阴阳亏虚或脏腑功能失调）、情志内伤，以及外邪侵袭。此三者互相影响，互为因果，有主有从，其中体质素虚是发病的根本。本病的病位在心，但亦常与其他脏腑有密切关系。其病机变化不外虚、实两端。虚为气、血、阴、阳的亏虚，以致心气不足或心失所养；实则多为痰饮内停或血脉瘀阻，以致心脉不畅，心神不宁。虚实两者常互相夹杂，虚证之中，常兼痰浊、水饮或血瘀为患；实证之中，则多有脏腑虚衰的表现。

本病在临床上，应与胸痹心痛、奔豚、卑慄相鉴别。对于本病的辨证，应着重辨明惊悸与怔忡之不同，虚实夹杂的情况，脏腑亏损的程度，以及脉象的变化。

益气养血、滋阴温阳、涤痰化饮、活血化瘀为治疗惊悸怔忡的主要治则。心气不足治宜补益心气；心阴亏虚治宜滋养阴血、宁心安神；心脾两虚治宜健脾养心、补益气血；肝肾阴虚治宜滋养肝肾、养心安神；脾肾阳虚治宜温补脾肾、利水宁心；心虚胆怯治宜益气养心、镇惊安神；痰浊阻滞治宜理气化痰、宁心安神；血脉瘀阻治宜活血化瘀。因本病以心中悸动不安为主要临床特点，所以对各种证型的惊悸怔忡，都经常配伍养心安神的药物，有时尚需采用重镇安神之品，但重镇安神药一般不宜久用。

近几年来，应用中医药治疗缓慢性心律失常及快速性心律失常取得一定疗效，研究工作有一定的进展。

附方：

（1）苓桂术甘汤（《金匮要略》）：茯苓　桂枝　白术　甘草。

（2）天王补心丹（《摄生秘剖》）：人参　玄参　丹参　茯苓　五味子　远志　桔梗　当归　天门冬　麦门冬　柏子仁　酸枣仁　生地。

（3）朱砂安神丸（《医学发明》）：朱砂　黄连　生地　当归　甘草。

（4）安神补心丹（《沈氏尊生》）：当归　生地　茯神　黄芩　川芎　白芍　白术　酸枣仁　远志　麦门冬　玄参　甘草。

（5）四物安神汤（《万病回春》）：生地　当归　白芍　熟地　麦门冬　酸枣仁　黄连　茯神　竹茹　栀子　朱砂　乌梅。

（6）归脾汤（《济生方》）：白术　茯神　黄芪　龙眼肉　酸枣仁　人参　木香　甘草　当归　远志。

（7）炙甘草汤（《伤寒论》）：炙甘草　大枣　阿胶　生姜　人参　生地　桂枝　麦门冬　麻仁。

（8）十四友汤（《和剂局方》）：人参　黄芪　茯神　肉桂　当归　酸枣仁　地黄　远志　桃仁　阿胶　紫石英　龙齿　朱砂。

（9）益寿汤（《世医得效方》）：人参　黄芪　远志　茯神　酸枣仁　柏子仁　木香　白芍　当归　甘草　大枣　紫石英。

（10）七福饮（《景岳全书》）：人参　白术　远志　甘草　当归　酸枣仁　熟地。

（11）一贯煎（《柳州医话》）：沙参　麦门冬　当归　生地　枸杞子　川楝子。

（12）酸枣仁汤（《金匮要略》）：酸枣仁　甘草　知母　茯苓　川芎。

（13）宁静汤（《石室秘录》）：熟地　玄参　麦门冬　白芍　酸枣仁　人参　白术　白芥子。

（14）真武汤（《伤寒论》）：茯苓　芍药　白术　生姜　附子。

（15）平补镇心丹（《和剂局方》）：龙齿　朱砂　人参　山药　肉桂　五味子　天门冬　生地　熟地　远志　茯神　酸枣仁　茯苓　车前子。

（16）十味温胆汤（《医学入门》）：甘草　人参　陈皮　茯苓　熟地　半夏　酸枣仁　远志　枳实　五味子。

（17）龙齿镇心丹（《和剂局方》）：龙齿　远志　天门冬　熟地　山药　茯神　车前子　麦门冬　桂心　地骨皮　五味子。

（18）琥珀养心丹（《证治准绳》）：琥珀　龙齿　石菖蒲　远志　黑豆　甘草　茯神　酸枣仁　人参　当归　生地　朱砂　黄连　柏子仁　牛黄。

（19）宁志丸（《证治准绳》）：人参　茯神　茯苓　远志　柏子仁　酸枣仁　当归　琥珀　石菖蒲　朱砂　乳香。

（20）导痰汤（《济生方》）：半夏　橘红　茯苓　甘草　天南星　枳实。

（21）温胆汤（《备急千金要方》）：半夏　橘红　茯苓　甘草　竹茹　枳实　大枣。

（22）定志丸（《和剂局方》）：石菖蒲　远志　人参　茯神　朱砂。

（23）血府逐瘀汤（《医林改错》）：当归　生地　桃仁　红花　枳壳　赤芍　柴胡　甘草　桔梗　川芎　牛膝。

（24）银翘散（《温病条辨》）：金银花　连翘　桔梗　薄荷　竹叶　甘草　荆芥　淡豆豉　牛蒡子。

（25）生脉散（《备急千金要方》）：人参　麦门冬　五味子。

（26）桂枝甘草龙骨牡蛎汤（《伤寒论》）：桂枝　炙甘草　龙骨　煅牡蛎。

（27）独参汤（《景岳全书》）：人参。

（28）参附汤（《正体类要》）：人参　附子。

（李小燕）

第二十节　心力衰竭

　　心力衰竭是指在静脉血回流正常的情况下，由于心脏收缩或（和）舒张功能障碍，使心排血量绝对或相对低于全身组织代谢需要的综合征，临床上可出现动脉系统灌注不足、肺或（和）体循环静脉瘀血的各种症状和体征。症见：呼吸困难、咳嗽、咳痰、下肢浮肿、尿少、食欲不振等。目前，随着心脏病治疗水平的提高，患者存活时间延长，使心衰几乎成为多数器质性心脏病患者不可避免的结局。据统计，目前美国约有 400 万人罹患心衰，每年死于心衰者约有 40 万人，每日死亡超过 1000 人。我国心衰的发病率与死亡率也在逐年升高，心衰已成为世界公共卫生的重大问题。

中医经典文献无此相关病名，根据其主要临床表现，与中医所述"心水"、"心悸"、"喘证"等有关，现代有医家主张以"心衰"或"悸-喘-水肿"联证作为其病名。

一、发病机制

（一）中医学认识

中医认为，心衰的病因可为先天不足或病后失调、久病，各种失血、思虑、劳欲过度等造成气血阴阳诸种亏虚，使心失所养，亦可为六淫外邪所致。由于心衰是反复发作的慢性病理过程，某些因素如外感时邪、情志剧变、劳累疲乏，输血输液过快、过多等均可诱发或加重心衰。心阳气虚是本病的发病关键。全身血液的正常运行，依赖心之阳气的基本动力，从而维持心脏的正常搏动；若心阳气失调，势必导致气血运行障碍，久者历岁，由轻渐重，终致心悸怔忡，血脉瘀滞，水道不利，少尿水肿，故心阳气虚弱构成了心衰最基本的病理基础。心肺同居膈上，肺朝百脉助心行血，而心主血，血载气行，正常血液循环有助于维持肺司呼吸的功能。故心气不足可引起肺失肃降，升降出入异常而喘作。血瘀是本病的重要病理环节，"元气既虚，不能达于血管，血管无气，必停留而瘀"，明确地指出了气虚血瘀的发病机制；以本病而言，心肺功能低下，导致元气亏虚，推动和温煦的功能减退，进而产生血瘀的病理状态。内生水湿是本病重要的病理产物和继发性致病因素，内生水湿的表现恒多，但以本病而言，水肿是心衰的主要症状，其表现特点是，首先发生于下垂部位，自下而上，遍及全身。心之阳气虚衰，不能下达于肾以温肾阳，寒水泛溢而为身肿、阴肿、尿少；水邪上凌心肺，心肺之阳被遏，血液瘀阻，则见心悸、少气、气促、不能平卧、喘咳、唇舌紫绀等症状。本病的病理重点当责之于心之阳气虚衰，推动血液循环的原动力减弱，从而导致血瘀、水肿，而气、血、水三者又具有相互转化、相互兼夹为病的特点。

（二）西医学认识

1. 病因

（1）心肌丧失及其间质异常：此为引起心衰的最常见原因，主要包括缺血性心脏病、心肌病和心肌炎等。

（2）心脏负荷过度和机械异常：容量负荷过重如房间隔缺损、室间隔缺损、主动脉瓣关闭不全、二尖瓣关闭不全、动脉导管未闭等。压力负荷过度如高血压、主动脉瓣狭窄、肺动脉瓣狭窄、主动脉缩窄等。机械异常最常见的原因是缩窄性心包炎和心包填塞。

（3）心脏激动形成或传导障碍：如严重心率过缓或过速、频发性期前收缩、心室颤动、心室传导障碍等。

2. 诱因　据统计约有 80%～90% 心衰的发生是由于诱因引发的。因此，了解和控制诱因，对防治心衰有重要意义。诱因很多，最常见者有以下几种。

（1）感染：感染诱发心衰以呼吸道感染占首位，其次为风湿热。而女性患者泌尿道感染也为常见诱因。

（2）体力活动过度和情绪激动。

（3）妊娠和分娩。

（4）输液不当：过多或过快的输液（血）可造成血容量急剧增加，心脏前负荷过大，尤其在原血容量和外周血管阻力增加的基础上，或在心脏储备功能严重降低的情况下，更易诱发心衰。

（5）出血与贫血。

（6）电解质紊乱和酸碱平衡失调：酸中毒是诱发心衰的常见原因。电解质紊乱诱发心衰最常见于高血钾、低血镁和低血钙。

（7）心律失常：心律失常尤其是快速型心律失常，既可诱发或加重心衰，又可在原心功能正常情况下，引起心衰。

（8）另外，患者合并糖尿病、肝脏严重疾患或洋地黄类药物应用不当（过量或停药过早）以及应用有抑制心肌收缩的药物或某些抗心律失常药物（奎尼丁、维拉帕米等），也可诱发心衰。

3. 心力衰竭发生的机制　心衰的发生机制比较复杂，不同原因所致的心衰以及心衰发展的不同阶段和程度，参与的发生机制都不同，且有不同水平（器官、细胞和分子）的机制参与。但心衰的本质是其射血功能不能满足机体的需要，而完成心脏射血的基础是心肌的舒缩功能，故心衰发生、发展的基本机制是心肌舒缩功能障碍，而导致心肌舒缩功能障碍的主要机理有以下几个方面：

（1）心肌丧失和构型重建（重塑）：心肌组织是由心肌细胞和非心肌细胞两种成分组成，前者约占心脏结构空间的75%，而后者约占25%，其中包括内皮细胞、血管平滑肌细胞、少量的巨噬细胞和成纤维细胞及其产生、分泌的胶原蛋白所构成的间质网络。所谓心肌构型重建（又称重塑）就广义而言，既包括心肌细胞大小、数量和分布的改建，又包括胶原间质的多少、类型和分布的改建，同时还包括心肌实质和间质两者的比例改建。任何形式的改建，都会引起心脏舒缩功能障碍乃至心衰的发生。

1）心肌丧失：心肌丧失包括细胞死亡和功能丧失两种含义。引起心肌细胞死亡的有两种原因，一种是由于心肌缺血、中毒和炎症等原因所致的被动性死亡，另一种是单个细胞自我消化的主动性死亡，称为凋零性死亡或程序性死亡。两种死亡的原因和表现有所不同。前者主要是当细胞受损后，首先发生细胞膜的完整性被破坏，胞质内容物漏出，细胞肿胀，随之细胞溶解、坏死，同时伴有炎症反应。后者死亡主要是细胞内源性蛋白降解激活，胞内支架破裂，细胞皱缩和胞膜的小疱化，同时出现核 DNA 裂解形成片段，不伴有炎性反应，但伴有原癌基因活化、蛋白合成和能量消耗。现证明肿瘤坏死因子、神经介质、生成因子的不足、钙和理糖激素以及各种损伤有关因子如氧化剂、自由基、热休克、病毒感染、细菌中毒、肿瘤抑制因子（P53）和细胞毒性 T 细胞等都可促进细胞的凋零性死亡；相反，生长因子、细胞外间质、中性氨基酸、锌以及性激素等则可抑制之。凋零性死亡具有重要的病理生理意义。现已证明心肌梗死的中心区细胞是缺血性坏死，而其周围区的细胞则多是凋零性死亡。缺血或再灌注后由于氧自由基的激活和钙的超负荷也可能导致本类细胞（包括间质细胞）的死亡。另外，心肌肥大由代偿转入失代偿期的细胞数减少可有本类死亡的参与。

细胞死亡必然功能丧失，但功能丧失未必细胞死亡。心肌细胞功能丧失多见于顿挫心肌和心肌冬眠。当心肌缺血或再灌注后，被挽救免于死亡的心肌细胞，虽然恢复了血液供应，但其舒缩功能尚不能及时恢复，这种处于"无功能"的心肌谓之顿挫心肌。心肌的这种无功能临床上常维持数小时乃至数周，是冠脉痉挛或阻塞解除和心脏外科手术恢复心肌血运后，仍可发生心衰的重要原因之一。当心肌长期处于低灌流或缺氧不利的情况下，心肌细胞为了节省能量消耗避免死亡，将其收缩功能降低到冬眠无功能状态，这是心肌对低灌流情况下进行的一种功能下调的适应现象，一般是可逆的。临床见于冠脉供血不足造成区域性低灌注。

2）间质改建（重塑）：心肌间质改建在心衰发生中日益受到重视。心肌间质胶原网络不但对心肌细胞起着支架和固定的保护作用，且对保证心肌的协调舒缩功能以及储备供应起着不可忽视的作用。间质改建表现为破坏性和增生性两种形式。破坏性改建见于急性心肌缺血和扩张型心肌病；增生性改建多见于心脏压力负荷过度导致的心肌肥大以及容量负荷过度的晚期时。无论是胶原网络的破坏或增生性改建，均可通过不同机制导致心肌的舒张或（和）收缩功能障碍，从而引起心衰的发生和发展。因此，在防治心衰的战略上，除了应注意如何保护心肌细胞和防止心肌细胞质和量的改变外，还应考虑如何防止或逆转间质网络的改建。

3）心肌舒缩协调性的改建：从心泵"器官"角度上看，心脏各部区心肌舒缩活动在时间和空间上必须保持高度的协调性和严格的程序性，才能保证心脏的正常射血功能。如果这种协调性或（和）程序性发生了改建，则可降低其射血量甚至引起心衰。最常见的收缩不协调性有：收缩减弱；无收缩即受损区丧失收缩性；收缩性膨出即当未受损区心肌收缩时，本区反而向外膨出；心肌收缩的不同步性。近来发现心脏的舒张也出现与收缩类似的不协调性。任何形式的收缩不协调将会影响心脏的射血量，而舒张的不协调则会妨碍心脏的充盈。

4）自由基在心肌改建和心衰中的作用：自由基参与心肌改建和心衰的作用机制是多方面的。其中主要是通过对细胞膜（包括线粒体、溶酶体膜等）结构中的不饱和脂质过氧化作用，使其结构和功能受损，轻者细胞功能障碍或丧失，重者细胞死亡。另外，自由基通过激活胶原酶原变成胶原酶，降解胶原蛋白破坏胶原网络；通过影响肌浆网对 Ca^{2+} 的释放，增加胞质中的 Ca^{2+} 浓度等，从而导致心肌的舒缩功能障碍。此外，自由基还可激活细胞膜上的脂加氧酶和环加氧酶催化花生四烯酸的代谢，产生生物活性物质如血栓素等加强白细胞和血小板的聚集以及冠脉的收缩，从而导致冠脉微循环障碍和心肌的缺血、缺氧，这在急性心肌缺血或（和）再灌注后心衰的发生中更为重要。

（2）细胞能量"饥饿"和信息传递系统障碍：心脏是一个高活动、高能量消耗的器官。无论心肌舒张或收缩都需要充足的能量供应，当心肌能量供不应求出现心肌能量"饥饿"状态时，则会导致心肌的舒缩障碍，从而发生心衰。临床上造成心肌能量"饥饿"状态往往是供不应求和需求增加共同作用的结果。例如，缺血性心脏病，开始是心肌的缺血使能量的供应障碍，但随后因室壁应力的增高、室腔的扩大以及心率加快等因素的参与，致使心肌耗氧量增加，又加重心肌能量的"饥饿"。无论心肌的收缩和舒张均需充足的ATP。ATP对心肌舒缩活动有两种作用，一种是ATP分解提供化学能量，另一种是起着滑润剂的作用，即有助于离子泵、离子交换和离子通道的开放，此称为空间移位效应。本效应虽不需要分解ATP，但ATP的浓度水平需在远高于完成ATP化学能的环境下，才能完成本效应。此外，当心肌能量"饥饿"时，还可引起心肌动作电位的改变诱发心律失常。

心肌受体-信息传递系统尤其是 β-肾上腺受体-G 蛋白-腺苷环化酶系统对心肌的变力和变时调控具有重要作用。当本系统激活时，可使细胞内 cAMP 水平升高，后者再通过 cAMP 依赖性蛋白激酶的磷酸化作用，一方面使胞膜 Ca^{2+} 通道开放促使 Ca^{2+} 的内流，加强心肌的收缩功能，另一方面又可通过磷酸接纳蛋白的磷酸化，促使肌浆网对 Ca^{2+} 的摄取，而加强心肌的舒张；同时还能加速窦房结的冲动发放，使心率加快等。故当本调控系统发生障碍时，则可导致心脏的舒缩功能减弱或异常。

心肌 β 受体有 $β_1$ 和 $β_2$ 两个亚型，$β_1$ 分布于心肌约占受体的 80%，$β_2$ 主要分布于血管，也分布于心房和心室肌，约占 20%。在正常情况下，儿茶酚胺类物质主要通过 $β_1$ 受体及信息传递系统调控着心肌的舒缩功能。心衰时 $β_1$ 受体下调、密度降低，其下降程度与心衰程度相关，但与心衰原因无关。G 蛋白是一类能与鸟嘌呤核苷可逆性结合的膜蛋白，它是多种激素信息传递的耦联因子和调节器。现证明，心衰时抑制性 G 蛋白（Gi）活性加强、含量增加，对激动性 G 蛋白（Gs）的抑制作用加强；同时由于 $β_1$ 受体下调和 β 受体激酶活性增强促使 β 受体的磷酸化，从而导致 β 肾上腺受体与 Gs 耦联障碍，影响心肌的舒缩功能。

（3）基因结构和表达异常：心衰的患者在长期代偿过程中，均有不同程度的心肌肥厚，而心肌肥厚的同时，毛细血管的数量不相应增加，肥厚心肌单位容积内线粒体的增加也赶不上肌原纤维的增加，使细胞内线粒体数目相对减少，且因肌浆网摄 Ca^{2+} 能力下降，大量的 Ca^{2+} 转存于线粒体内，使线粒体的氧化磷酸作用受抑制，产生 ATP 的能力降低。此外，心肌细胞内肌凝蛋白本身具有 ATP 酶作用，能分解 ATP 而产生能量。这一作用可被 Ca^{2+} 激活，被 Mg^{2+} 所抑制。肌凝蛋白 ATP 酶具有三种同功酶，依其活性高低和使心肌收缩速度快慢分别称为 V_1、V_2、V_3。三者呈一定的比例。在心脏慢性负荷过重和发生心肌肥厚的情况下，肌凝蛋白 ATP 酶活性降低，V_1 成分减低而 V3 成分增加。意味着心脏在牺牲收缩速度的情况下，节省能量消耗，保持继续进行工作状态。这是一种节能的保护机制，有利于心脏适应慢性血流动力学负荷过重，有助于延缓心衰恶化，有可能延长生命，并为负性肌力药 β 受体阻滞剂的应用提供理论基础。

4. 心衰时的代偿和失代偿

（1）心率加快：心率加快是启动快、见效迅速的一种心脏本身的代偿机制。一定范围内的心率加快，可提高心输出量，增加冠脉血流量；但心率过快，心肌耗量增大，心室充盈不足，心搏量减少，另外可使冠脉灌注减少。

（2）心肌肥大（肥厚）：心肌收缩组织的数目增加，进而增加了肌凝蛋白与肌纤蛋白的相互作用点，使心输出量增加。因此在心衰时作为代偿机理的心室扩大和心肌肥厚常常首先出现。

（3）神经内分泌的激活：心衰时主要的表现是交感神经兴奋，副交感神经抑制。心衰时可能引起各种内分泌激素的改变，就其主要功能而言，可分为两大类，一是具有缩血管保钠、正性肌力和促生长作用的（统称 A 类），如儿茶酚胺、肾素-血管紧张素、加压素、神经肽、内皮素等；二是具有扩血管排钠、负性肌力作用的（统称 B 类），如心房肽、前列腺素、缓激肽、多巴胺、内皮舒张因子等。A 类激素的激活，从本质上讲是代偿性的，但其后果又可加重心脏负荷和心衰恶化；而 B 类激素的激活，实际上是机体的自我防卫和调控，如果经过自我调控，使 A 与 B 能达到新的平衡，心衰即可停止发展或好转；否则，A 强于

B，则促进心衰恶化。临床上常采用扩血管、排钠、利尿和减轻心脏负荷的多种措施，其病理生理基础即在于对抗 A 类激素作用，使之恢复平衡。

（4）外周血管和组织代谢的适应性改变：心衰时外周血管的主要改变是紧张性增大、阻力升高，而其舒张适应性降低。此外，心衰时，血红蛋白释放氧增加，骨骼肌组织的有氧氧化减弱，而无氧代谢加强。

二、诊断

（一）左心衰竭的诊断

1. 临床表现

（1）病史：有较长的心脏病史。

（2）症状：①呼吸困难：包括缓慢型劳力性呼吸困难、阵发性夜间呼吸困难和端坐呼吸。②咳嗽、咯泡沫痰，在活动或夜间平卧时加重，甚至咯粉红色泡沫样痰。

（3）体征：①心脏方面体征：心脏增大，心率常增快，心尖区舒张期奔马律，肺动脉瓣区第二心音亢进。②肺脏方面体征：两肺底湿性啰音或全肺湿性啰音，伴或不伴哮鸣音及干啰音；呼气及吸气均感困难。③交替脉：部分病例可见。

2. 特殊检查

（1）胸部 X 线表现：中、上肺野纹理增粗，或见到 Kerley 线，尤其 B 线。

（2）血流动力学检查：应用有创性或无创性方法测定肺毛细血管楔嵌压（PCWP）、心排血量（CO）和心脏指数（CI）。其中 PCWP 正常值为 0.8～1.6kPa（6～12mmHg），当 PCWP＞2.4kPa（18mmHg）时，即出现肺瘀血；＞3.3kPa（25mmHg）时，有重度肺瘀血；达 4kPa（30mmHg）时，即出现肺水肿。

（二）右心衰的诊断

1. 临床表现

（1）病史：有心脏病史。

（2）症状：由于各脏器瘀血、水肿，可出现各种胃肠道症状，以及肝区不适、黄疸、少尿、浮肿、体重增加等。

（3）体征：①心脏体征：右室舒张早期奔马律。②全身表现：颈静脉充盈、怒张或搏动，肝脏肿大和压痛，肝颈静脉回流征阳性，下垂性水肿，胸水，腹水甚至心包积液。

2. 特殊检查 颈静脉压＞1.5kPa（15mmHg）。

（三）分型与分期

（1）按心衰的程度将心功能分为四级、心衰分为三度：

Ⅰ级：一般体力活动不受限制，不出现疲劳、乏力、心悸、呼吸困难及心绞痛等症状，无心力衰竭体征。通常称心功能代偿期。

Ⅱ级：体力活动稍受限制，休息时无症状，但中等体力活动时（如常速步行 3～4 里路或登三楼等），即出现疲劳、乏力、心悸、呼吸困难症状及心力衰竭体征，如心率加快、肝肿大等。亦称一度或轻度心衰。

Ⅲ级：体力活动明显受限，休息时无症状，轻微体力活动（如日常家务劳动、常速步行 1～2 里路、登二楼等），即出现心悸、呼吸困难或心绞痛等症状及肝肿大、水肿等心力衰竭体征。卧床休息后症状好转，但不能完全消失。亦称二度或中度心衰。

Ⅳ级：不能胜任任何体力活动，休息时仍有疲乏、心慌、呼吸困难或心绞痛及明显的心力衰竭体征，如内脏瘀血及显著水肿，久病者可有心源性肝硬化。亦称三度或重度心衰。

（2）根据心衰有无临床症状分为隐性心衰和显性心衰。

（3）按身体休止时有无心衰表现分为静息性心衰和负荷性心衰。

（4）按心衰发展的进程分为急性心衰和慢性心衰。

（5）按心衰发生的部位分为左心衰竭、右心衰竭和全心衰竭。

（6）按心衰时心输出量的高低分为高心输出量心衰和低心输出量心衰。

（7）按心衰时心肌机械性能改变分为收缩性心衰、舒张性心衰和混合性心衰。

（四）鉴别诊断

左心衰竭主要与支气管和肺部疾病所引起的呼吸困难及非心源性肺水肿等相鉴别；右心衰竭需与心包积液、缩窄性心包炎、肾炎、肝硬化等引起的水肿和腹水相鉴别。

1. 左心衰竭的鉴别诊断

（1）心源性哮喘与支气管哮喘的鉴别点：①前者有引起急性瘀血的基础心脏病，后者部分病例有过敏史或长期哮喘史。②前者平卧时加重，坐起或站立后减轻，痰为泡沫样，尤其是粉红色泡沫样痰；后者多见于年轻人或青少年时起病，发作时有咳嗽，喷嚏等先兆。③体征方面：前者可有各种相应的心脏体征，尤其是奔马律，无肺气肿征；而后者心脏正常，双肺满布哮鸣音，呈呼气性呼吸困难，可有肺气肿征。④X线检查：前者心脏常增大、肺瘀血；后者心影正常，肺野清晰或有肺气肿征。⑤治疗反应：前者使用洋地黄、快速利尿剂、吗啡常有效；后者用吗啡后病情加重，对支气管扩张剂有效。

（2）慢性阻塞性肺部疾病尤其是肺气肿时，亦可有呼吸困难，但有慢性支气管、肺及胸廓疾病的既往病史，常有肺气肿征，紫绀比呼吸困难重，咯痰后缓解，不一定需要坐起。如进行血气分析及肺功能测定，则更有利于鉴别。

2. 右心衰竭的鉴别诊断：

（1）心包积液或缩窄性心包炎：①本病无心脏病史，可以平卧，无气急。②心脏听诊无杂音、心脏搏动弱、心音遥远、肺动脉瓣 S2 不亢进，心包积液者，其扩大的心浊音界可随体位而改变，并有奇脉。③超声心动图可显示心包积液的液性暗区，X线摄片可见心包蛋壳样钙化影为缩窄性心包炎的特征，具有鉴别诊断的价值。

（2）心源性水肿与肾源性水肿：①前者逐渐形成水肿，后者则发展迅速。②水肿开始部位：前者呈上行性；后者则多从眼睑开始，自上而下。③水肿性质：前者为压凹性，后者软而易移动。④其他表现：前者伴有心力衰竭的其他征象，如心脏扩大、心脏杂音、静脉压增高等；后者则有肾脏疾病的其他征象，如蛋白尿、血尿、管型尿等。

（3）门脉性肝硬化：无心脏病基础和心脏体征，主要表现为肝病特征，如腹壁静脉曲张及蜘蛛痣、脾肿大、肝功能不良等。但右心衰竭晚期亦可发生心源性肝硬化。

三、治疗

（一）辨证论治

"阳虚则寒"，"血气者，喜温而恶寒，寒则泣不能流，温则消而去之。"气血以温为宜，气得温而行，血得温而活，水得温而化。心衰的基本病理改变是心之阳气不足，血脉流行无力，血行缓慢而瘀滞，水湿不化聚生痰饮，属因虚致实，虚实交错之证。其阳气虚衰是本，血水瘀滞为标，本虚标实。故心衰的治疗当以温阳益气为首要，使正复邪去，气充血行。在此基础上，根据兼证的轻重缓急，适当配合化瘀行水之法，寓通于补中，以补为主，以通为辅，祛邪而不伤正，不可滥用攻伐，徒伤正气，正气愈虚则气血愈难复。具体应用时，还应时刻注意辨明脏腑之间的标本相移，阴阳气血互损、虚实转化的动态发展，针对其病变的主要矛盾，灵活变通以提高疗效。

（1）心气不足，心阴（血）亏虚证：心悸，气短，活动后加重，疲乏无力，头晕，心烦，失眠，自汗、盗汗，舌质偏红，脉细结代或细数。

证候分析：心气不足，推动无力，故心悸，气短，乏力；动则耗气，故活动后加重；气虚无力推动血行，血不上荣则头晕，血不养心则见心烦、失眠；气虚不能固摄津液故自汗；阴虚内热逼液外泄则见盗汗；阴虚则舌质偏红，脉细数；气虚血不充脉则脉细，脉气不相顺接则脉结代。

治法：益气敛阴，活血利水。

方药：葶苈生脉五苓散加减。药用葶苈子 10g，党参 15～30g，麦冬 12g，五味子 10g，茯苓 15～30g，泽泻 30g，白术 30g，车前子 30g（包煎），猪苓 10g。

方解：党参、麦冬、五味子益气养阴；葶苈子、茯苓、泽泻、白术、车前子、猪苓泻肺利水，为辨病与辨证相结合用药。

加减：气虚重，见自汗明显者加黄芪 30g；阳虚明显，见怕冷、畏寒者加制附子 10g；阴虚明显者去白术加楮实子 15～30g，白茅根 30g；瘀血明显者加丹参 15～30g，桃仁 10g，红花 10g。

（2）脾肾阳虚，水湿不化证：心悸，咳嗽，气喘，畏寒肢冷，腰酸尿少，大便溏泄，面色苍白或见青紫，全身水肿。舌淡苔白，脉沉细或结代。

证候分析：心之阳气虚弱，鼓动无力，故心悸；脾肾阳虚，故畏寒，肢冷，大便溏泄，腰酸；心阳虚衰，不能下达于肾以温肾阳助膀胱气化，则寒水泛滥而为身肿，尿少；水邪上凌心肺，则见咳嗽，气喘；面色苍白为阳虚之征，青紫为水湿之象；气虚不能上承则舌淡苔白；阳虚脉行不畅则沉细或结代。

治法：益气温阳，活血利水。

方药：真武汤加减。药用制附子 9～18g，茯苓 15～30g，白芍 10g，白术 10g，桃仁 9g，红花 9g，黄芪 20g，桂枝 6g，五加皮 10g。

方解：附子温补肾阳；茯苓、白术、五加皮化湿利水，且白术、茯苓能健脾，五加皮辨病用药，有强心的作用；桃仁、红花活血以助水湿祛除；黄芪补气补虚；桂枝通阳化气以利水。

加减：若兼见肺失肃降，水饮上泛之咳嗽、吐血痰、胸闷憋气、气短、脉浮者佐以泻肺利水，可和葶苈大枣泻肺汤合用；若水湿内蕴，腹部膨胀，纳少脘闷，恶心呕吐，苔白，脉缓者，宜合实脾饮加减；若高度水肿，或有胸水、腹水者，宜重用真武汤，配以五苓散；若气虚，神疲乏力，甚则喘促汗出、心阳欲脱者，重用人参 15g、黄芪 30g、制附子 15g。

（3）气虚血瘀，痰湿阻滞证：两颧红暗，口唇紫绀，心悸怔忡，胁下痞块作痛或有水肿，咳喘，咯吐白痰；纳差腹胀。舌质暗滞，或紫斑，脉涩或结代。

证候分析：气虚无力推动血行，瘀血内停，而阳虚不能制水，水邪上凌心肺，心肺之阳被遏，又加重血液瘀阻，则见两颧红暗，口唇紫绀，心悸怔忡，胁下痞块；寒水泛滥而为水肿，上凌心肺而为咳喘，咯吐白痰，留于胃肠而致纳差腹胀；舌质暗滞，或紫斑，脉涩或结代为血瘀之征。

治法：活血化瘀，兼以补气。

方药：血府逐瘀汤加减。药用黄芪 15~30g，当归 10g，桃仁 10g，红花 9g，赤芍 10g，枳壳 10g，乌药 10g，香附 10g，车前子 30g（包煎）。

方解：黄芪补气；当归、桃仁、红花、赤芍活血化瘀；枳壳、香附、乌药调理气机，取气为血帅，气行则血行之意；车前子利水渗湿。

加减：若见心悸、失眠者可加丹参 12g，酸枣仁 10g 等养心安神之品；若下肢水肿，苔薄腻或白腻者，可加桂枝 6g、茯苓 12g、泽泻 12g 以化气利水；若见咳嗽痰白者，可加用葶苈子 12g、桑白皮 12g 等以泻肺逐水。

（4）痰饮阻肺，气道不利证：心慌、气短、喘憋不得卧，咯吐稀痰或泡沫样痰，胁胀，脘腹痞满，肢体水肿，舌质淡，苔白，脉弦数或细数。

证候分析：阳气虚衰日久，心脾肺肾阳气均亏，水湿不化，水邪泛溢为病。水邪上凌心肺则见心慌、气短、喘憋不得平卧，咯吐稀痰或泡沫样痰；水流胁下则为胁胀；停留胃肠则为脘腹痞满；水溢肌肤则为肢体水肿；舌淡苔白为痰饮之征，脉数为本虚之象。

治法：泻肺逐饮。

方药：葶苈大枣泻肺汤合泻白散加减。药用葶苈子 30g，大枣 6 枚，炙甘草 10g，地骨皮 15g，桑白皮 15g，北五加皮 4~6g，大腹皮 15g，厚朴 10g，杏仁 10g，车前子 30g（包煎），泽泻 15g。

方解：葶苈大枣泻肺汤泻肺逐饮；地骨皮、桑白皮泻肺利水；北五加皮、大腹皮、车前子、泽泻利水渗湿；厚朴、杏仁止咳平喘化痰。

加减：若脉细数无力，加人参 10g、黄芪 30g 以益气生脉；若气喘极为严重，面色青灰，张口抬肩，喘促鼻煽，心悸不宁，烦躁不安，小便量少，大汗肢冷，舌质淡白，脉沉细欲绝者，宜回阳益气固脱，用人参 10g，制附子 10g，煅龙骨 30g，煅牡蛎 30g，山萸肉 30g。

这一类型表现痰饮水湿过盛，病情急重，因此，对待这种情况，必须采用"急则治其标"的治则，以泻肺逐水，祛除实邪为主。若出现阳越于外，阴竭于内，必须及时抢救，可用大剂量生脉液静脉注射。

（二）中成药

（1）心宝丸：用于心衰阳气亏虚证，尤适宜心跳缓慢者。

用法：轻者每次 2 粒，中度每次 3 粒，重者每次 4 粒，每日 3 次。

（2）参附补心丸：用于心衰阳气虚衰证。

用法：每次 2 丸，每日 3 次。

（3）北五加皮粗甙：适用于急、慢性心力衰竭。

用法：每次 20mg，每日 3~4 次，服 2~3 天后改为维持量，每日 20~40mg。

（4）参附针：用于心衰阳气亏虚证。

用法：每次 10~20ml. 加入 50% 葡萄糖液 30~40ml. 静注 1~2 次后，用 40~80ml 加入 10% 葡萄糖液 250~500ml 中静滴，每日 2 次。

（5）参麦针：用于心衰气阴两虚证。

用法：每次 20~30ml，加入 50% 葡萄糖液 30ml 静注；1~2 次后，用 50~100ml 加入 10% 葡萄糖液 250ml 中静滴。

（6）丹参或复方丹参注射液：冠心病心绞痛及心肌梗死、心衰。

用法：16ml 加入 5% 葡萄糖液 500ml 中静滴，每日 1 次。

（7）福寿草总甙：适用于急、慢性心力衰竭，对心房颤动和心房扑动也有一定效果。

用法：每 10ml 含总甙 1mg。成人每次 0.6~0.8mg，加入 50% 葡萄糖液稀释后缓慢注射。

（8）黄夹甙：适用于急、慢性心功能不全，尤其是伴心房颤动、心房扑动和室上性心动过速者（非预激综合征所致）。

用法：0.125~0.25mg，加入 50% 葡萄糖液 20ml 稀释，缓慢注射。

（9）万年青注射液：适用于急、慢性心力衰竭。

用法：2~4ml，用 50% 葡萄糖液 20ml 稀释后静脉推注，每日 2~4 次。

（三）专病方

（1）心衰合剂：葶苈子 30g，桑白皮 30g，车前子 30g，紫丹参 30g，生黄芪 30g，太子参 30g，泽泻 15g，麦冬 15g，五味子 10g，全当归 10g，一般每日服用 1 剂，病情重者服用 2 剂。适用于肺心病、冠心病所致的心衰。

（2）抗心衰 1 号：葶苈子 30g，枳壳 15g，丹参 10g。适用于顽固性心衰，有效率达 80% 以上。

（3）抗心衰方：赤芍 15g，川芎 15g，丹参 15g，鸡血藤 15g，党参 25g，坤草 25g，麦冬 25g，附子 10g，五加皮 10g，泽兰 15g。适用于以右心衰为主者。

（4）丹芎通络汤：丹参 30g，川芎 10g，葛根 30g，生蒲黄（布包）15g，郁金 10g，降真香 10g，山楂 15g。适用于左室舒张功能不全性心力衰竭之瘀阻心络证。

丹蝎通络汤：丹参 30g，降真香 10g，生蒲黄（布包）15g，天麻（蒸兑）10g，钩藤 15g，白芍药 15g，石决明（布包先煎）30g，珍珠母（布包先煎）30g，全蝎（为末兑入）5g，山楂 10g。适用于左室舒张功能不全性心力衰竭之瘀阻夹风证。

丹菖通络汤：丹参 30g，川芎 10g，赤芍 10g，益母草 12g，三七粉（兑）3g，瓜蒌壳 10g，薤白 10g，法夏 10g，石菖蒲 10g，郁金 10g。适用于左室舒张功能不全性心力衰竭之瘀阻夹痰证。

丹苓通络汤：丹参 30g，生蒲黄（布包）15g，泽兰 10g，葶苈子 10g，茯苓 20g，桂枝 7g，白术 10g，甘草 5g，泽泻 15g，薏苡仁 30g。适用于左室舒张功能不全性心力衰竭之瘀阻夹水证。

（5）强心汤：葶苈子 30g，北五加皮 30g，益母草 30g，茯苓 30g，泽泻 30g，桔梗 10g。适用于各类心衰。

（6）防己茯苓汤加减：防己 15g，茯苓 15g，大枣 15g，黄芪 20g，党参 20g，葶苈子 30g，丹参 18g，桂枝 9g，川芎 9g，车前子 9g，泽泻 9g，白芥子 9g，莱菔子 9g，苏子 9g。

（7）万附葶方：万年青 15~30g，附子 15~40g，葶苈子 30~45g。

（8）强心饮：党参 24g，黄芪 30g，丹参 30g，茯苓 30g，麦冬 20g，益母草 20g，万年青根（鲜品）20g，玉米须 20g，炙甘草 10g，泽兰 15g，葶苈子 15g，五加皮 7g。适用于心衰以气虚、血虚、瘀阻、水湿内停为主，兼有心阳或心阴不足。

（四）针灸

（1）毫针：主穴取心俞、厥阴俞、膻中、内关、足三里、束骨、郄门、神门。呼吸困难配气海、太渊，乏力配中脘、阳陵泉、水分、肾俞、阴谷、气海、复溜。采用平补平泻法，每日一次，留针15～20分钟，15～20次为一疗程。每一疗程间隔5～7天。

（2）灸法：主穴取心俞、百会、关元、神阙、足三里、人中、内关。呼吸困难配膻中、肺俞、肾俞、足三里，呕吐配中脘、建里、肝俞、脾俞，水肿配水道、水分、三焦俞、阴陵泉。用艾条或艾炷灸，每日1～2次，每穴艾条悬灸15～20分钟，或艾炷灸3～5壮，10～15次为一疗程。

（五）临证要点

（1）本病的基本病理以阳气虚衰为本，水泛血瘀为标，故常以温阳益气、利水消瘀为治疗大法。临证应注意本虚与标实的轻重缓急，以确定扶正与祛邪的主次搭配。

（2）阴阳互根，无阳则阴无以生，无阴则阳无以化：阳虚日久，必损及阴液。若阳虚阴损，阴阳俱虚者，当选用益气养阴法，阴阳并补，使阳生阴长，正气康复。肺、脾、肾三脏阳气不足，水液代谢输布失常，不仅会出现水液异常积聚的痰饮水肿症状，还常同时出现口干唇燥等津液不足之症。在治疗过程中，如不能很好地掌握温、润药的配合应用，就会出现温药伤阴，或过用阴药而不利于治肿的情况。因此，恰当掌握温阳利水法与育阴利水法的配合交互应用，使温阳之品不伤阴，育阴之剂不助水湿，是提高疗效的重要环节。

（3）外邪羁留，非祛邪不足以安正：外邪是心衰中常兼有的病理因素之一，几乎各证型中都可合并，每每导致心衰加重和难愈。外邪羁留，多犯于肺脏，使痰阻于肺，肺失宣肃，典型证候有发热恶寒，或但热不寒，咳嗽痰多色黄，多不难辨别。然有时重度心衰患者，因正气虚极，难与邪争，虽有外邪，而无明显寒热、咳嗽痰多等邪实征象，应细心审证，如咳虽不甚而气逆憋闷，痰虽少而质粘色黄难咯，或听诊肺部湿啰音难以心衰本身解释者，均可作为外邪羁留之佐证。尤其在按一般辨证施治等治疗效果不著时，都应想到外邪羁留的可能。治疗应注意祛邪利肺，一般根据虚实主次。以虚为主，邪不甚者，可于扶正方中酌选宣肺或清肺化痰之品以及金荞麦、鱼腥草、山海螺、漏芦等；如正虽虚，外邪已成为病情难愈的主要矛盾，可将扶正药如独参汤等仅用一、二味另煎，送服葶苈子末3g，每日2～3次，另处汤剂以祛邪利肺为主。或先祛其邪，后固其本。或配合西药抗感染，往往邪去而元气自复，心衰易于改善。此即《内经》"病发而不足，标而本之，先治其标，后治其本"之意。

（4）精髓亏耗，不填精髓则无以化生阳气：心衰之正虚，虽以阳气虚衰为多，但若阳损及阴，伤精耗髓，或本有阴精亏损，复加阳气虚衰，表现全身重度浮肿及腹水难消，小溲量少，腰脊背痛，舌淡红或光红无苔，脉沉细，经检查有低蛋白血症者，此时若单纯利水或益气养阴、滋阴配阳、活血化瘀等常收效亦不显。可配用填精补髓法，以左归丸为主，并选加紫河车、鹿角片或鹿角胶、阿胶、龟甲等血肉有情之品，辅以鲤鱼汤等食疗，有时能事半功倍，治疗后随低蛋白血症纠正而水肿得以消退，心衰随之改善。此种治法，颇值得玩味。张介宾在注《素问·阴阳应象大论》"精化为气"时说："精化为气，谓之气由精而化也。"夫气赖精化，精盈则气盛，精少则气衰，精亏髓耗，阳气化源欲竭，其时精损为本中之本，填精而精得充盈，阳气自生，阴霾自散，是故不治水而水自消，不扶阳而阳自复。使用时须注意：填精要适当配合温肾药，如鹿角片、仙灵脾之属；二是要注意健运脾气，不可使中焦呆滞，常配伍枳术丸，特别是用大剂量白术，白术既可健脾，前人认为还能通利水道，现代研究可升高白蛋白。

（六）西药治疗

治疗原则为：防治病因；增强心肌收缩力；减轻心脏前后负荷；消除心衰的诱发因素。

1. 病因的防治　积极采取药物和外科手术等治疗方法，有效地根治或控制心衰的病因。如外科手术矫正血管动力学异常，切除局限性病变和组织更换，以及内科治疗感染性心内膜炎、甲状腺功能亢进、纠正贫血、控制风湿活动和高血压，并尽早发现和尽量消除一切诱发心衰的诱因，如过度疲劳、感染、电解质紊乱、心律失常和肺栓塞等。

2. 正性肌力药物

（1）洋地黄类药物：适应证：①心功能Ⅲ、Ⅳ级收缩功能障碍为主的心力衰竭；②窦性心律的心力衰竭患者；③心房颤动伴心室率快的心力衰竭患者。

禁忌证：①旁道下传的预激综合征合并快速型室上性心动过速、心房扑动、心房颤动；②已出现洋地黄中毒表现者；③窦性心律的单纯二尖瓣狭窄；④Ⅱ度或高度房室传导阻滞；⑤病态窦房结综合征，尤其是在老年患者，又无起搏器保护者；⑥单纯性左室舒张功能障碍性心力衰竭。

常用制剂和用法：①快速作用制剂：如毛花苷 C，缓慢静注 0.2～0.4mg/次，24h 总量可达 1～1.6mg；毒毛旋花子苷 K，缓慢静注 0.25～0.5mg/次；②中速作用制剂，如地高辛常采用维持量法给药，即口服 0.25～0.5mg，1 次/日；③慢速作用制剂，如洋地黄毒苷，口服 0.05～0.1mg，1 次/日。（表 2-1）

表 2-1　常用洋地黄类制剂作用时间及剂量

药物	给药途径	起效时间 (min)	作用高峰时间 (h)	维持时间 (d)	消失时间 (d)	半衰期 (d)	负荷量 (mg)	每日维持量 (mg)
毒 K	静注	5	1～2	1～2	2～5	1～1.5	0.25～0.5	
毛花苷 C	静注	10～30	0.5～2	1～2	3～6	1.5	1.2	
地高辛	口服	60～120	4～12	1～2	5～7	1.5～2	1～2	0.25～0.5

给药方法有两种：速给法：多采用静注速效洋地黄制剂，如西地兰可视病情先静注 0.4～0.8mg，2～4h 后再注 0.2～0.4mg；毒 K 首剂 0.25mg，2h 后再注 0.125～0.25mg。这种在治疗上最初快速给予较大剂量洋地黄类制剂，能迅速发挥最高疗效而不出现毒副作用所需要的剂量称为洋地黄负荷量或洋地黄化量。目前此法主要用于治疗急性左心衰竭或快速心房颤动伴心衰者，亦适用于危重的充血性心力衰竭患者，有效后改为口服维持。

每日维持量疗法：适用于病情不太急的慢性心衰患者。目前临床应用最广的是地高辛 0.25mg，每日 1 次，口服，心房颤动和个别患者为每日 0.5mg，约 5 个半衰期（即 1.5×5＝7.5d），血浓度即可达到治疗水平。在一般情况下宜采用每日维持量疗法，其优点是既可降低洋地黄用量，又可减少其毒副作用，对控制慢性心衰十分满意。

洋地黄的治疗量与毒性量相差较小，用量的个体差异很大，同一患者不同条件下也有差异。剂量要因人、因时而定，以策安全。如老人、有缺血缺氧、肾功能不全、低血钾、贫血、甲减等易致毒性反应，要特别谨慎，用量须减少。

洋地黄毒性反应表现为：①胃肠道反应如纳差、恶心、呕吐；②心律失常如室早呈二联律、室性心动过速、房颤伴完全性房室传导阻滞与房室交界处心律、房颤伴加速的交界处自主心律呈干扰性房室分离、房性心动过速伴房室传导阻滞等；③神经精神症状，常见的有头痛、失眠、忧郁、眩晕甚至精神错乱；④视觉改变，可出现黄视或绿视。但毒性反应表现多为非特异性，要与其他原因所致者鉴别。测定地高辛血浓度有一定意义。地高辛治疗浓度为0.5～2mg/ml，90%的洋地黄中毒者>2mg/ml。

一旦确定为洋地黄毒性反应，须①立即停用洋地黄；②补充钾及镁盐，轻者口服10%氯化钾10～20ml，3～4次/日，较重者可静脉滴注，10%氯化钾15～20ml加入5%葡萄糖液500ml，1ml/min静滴。25%硫酸镁10ml加入250ml液体静滴。亦可用门冬酸钾镁20～50ml加入5%葡萄糖液250～500ml中静滴。高血钾、肾功能衰竭及严重房室传导阻滞者禁用。③心律失常的治疗，洋地黄中毒所致的心律失常的特殊药物治疗包括苯妥英钠、利多卡因、钾盐、阿托品；④洋地黄特异性抗体的应用。

（2）β受体激动剂：①多巴胺：小剂量2～5μg/（kg·min）激动肾血管、肠系膜血管、脑血管及冠状血管等多种脏器的多巴胺受体，扩张肾血管使尿量增多；中剂量6～10μg/（kg·min）激动β$_1$和β$_2$受体，增强心肌收缩力，扩张外周血管，改善心衰患者血流动力学异常；大剂量>10μg/（kg·min）可兴奋α受体，导致心动过速，所有动脉及静脉收缩。常规应用2～10μg/（kg·min）对低心排血量、高充盈压和低血压的急、慢性心衰患者均有显著效果。连续滴注超过72小时，可能出现耐药性，因而大多数采用间歇静脉滴注，最主要的副作用是室上性心律失常和心绞痛，大剂量可有恶心、呕吐。②多巴酚丁胺：静滴速度5～10μg/（kg·min），增加心肌收缩力的作用可能最强，副作用最小。

（3）磷酸二酯酶抑制剂：①氨力农：本品静注2min内生效，10min达到高峰，半衰期为5～10min，作用持续1～1.5小时。静滴每次0.5～3mg/kg，一般以50mg加入生理盐水20ml静脉注射，然后以150mg加入生理盐水250ml，以5～10μg/（kg·min）速度静滴。每日最大量不超过10mg/kg。静脉注射液不能用含右旋糖酐或葡萄糖的溶液稀释。少数有轻微食欲减退、恶心、呕吐等副作用；快速静注可致室早、室性心动过速；大剂量使用时可有血小板减少，如每日剂量不超过300mg，不致发生。②米力农：本品静注5～15min生效，半衰期为2～3小时。一般开始10min内给予50μg/kg，然后以0.375～0.75μg/（kg·min）维持。每天最大剂量不超过1.13μg/kg。本品可与强心剂、利尿剂、血管扩张剂联合应用，与多巴胺、多巴酚丁胺使用有协同作用。副作用：少数有头痛、低血钾；过量时可有低血压、心动过速，故低血压、心动过速者慎用；心肌梗死急性期忌用，肾功能不全者宜减量。

3. 血管扩张剂

（1）硝酸甘油：静脉滴注最初剂量为10μg/min，5～10min增加剂量一次，一般用量为20～50μg/min，最高剂量<200μg/min。治疗中以动脉收缩压维持在100～110mmHg（13.3～14.6kPa），有高血压者不宜低于120mmHg（16.0kPa）。停药时，尤其长期用药者，应逐渐减量。

（2）酚妥拉明：静脉滴注常用剂量为1～5μg/（kg·min），成人相当于0.05～0.3μg/min。老年人一般20μg/min开始，逐步增加剂量至出现疗效或收缩压有所下降，一般下降10～15mmHg。对低血压患者可与多巴胺联合应用，避免血压进一步下降。

（3）硝普钠：25mg 硝普钠溶解于 5% 葡萄糖 500ml（浓度 50μg/ml）静滴，以 10μg/min 小剂量开始，无效时每 5~10min 增加一次，每次增加 5~10μg/min，直至达到所需效果。通常维持量为 25~250μg/min。血压偏低而情况紧急又必须用硝普钠时，可同时滴注多巴胺。一般连用 3~4 天，连续应用一周以上时应注意硫氰化物中毒。

（4）血管紧张素转化酶抑制剂（ACE-I）：①卡托普利，初始剂量 6.25mg，3 次/日（饭前服用），以后逐渐加量至 25~50mg，3 次/日，每日最大剂量为 450mg，过敏体质者忌用，肾功能不全者慎用。②依那普利，初始剂量为 2.5mg，2 次/日，以后可逐渐增加至 10mg，1~2 次/日。③贝那普利，初始剂量为 2.5mg/d，可增加到 10~20mg/d。④培哚普利，初始用量为 2mg/d，可增加到 4mg/d。

（5）血管紧张素受体拮抗剂：缬沙坦，80mg/d，可增至 160mg/d。

4. 利尿剂

（1）氢氯噻嗪：每日量 25~50mg，必要时可增至 75~100mg，分 2 次口服。

（2）呋塞米：口服每日 20~40mg，静注单剂 20~40mg。

（3）螺内酯：每日用量为 40~120mg，分 3~4 次口服。

（4）阿米洛利：每日用量 10~20mg，分 2~3 次口服。

（5）武都力：每片含阿米洛利 5mg，氢氯噻嗪 50mg。每次 1 片，1~2 次/日。

（6）吲哒帕胺：每日 2.5mg，即有降压作用，加大剂量时利尿作用增强。

5. β受体阻滞剂：在临床症状稳定时开始使用β受体阻滞剂，开始剂量要小，递增剂量要慢，且病情一旦加重，应迅速减量。β受体阻滞剂治疗心衰 2~3 个月才能显示出效果，而最明显的疗效则出现在治疗后 12 个月。β受体阻滞剂停药时，至少在一周前开始逐渐减量，停药过程中避免运动和情绪激动。

6. 心肌代谢赋予药

（1）G-I-K 即葡萄糖-胰岛素-氯化钾液：通常 10% 葡萄糖液 500ml + 10% 氯化钾 10~15ml + 普通胰岛素 8~12U，也可加 25% 硫酸镁 10~20ml。

（2）1,6,二磷酸果糖（FDP）：剂量每日 10~20g，分 2 次静注。一般每 5g 注射 5~10 分钟，连用 5~10 天。

（3）辅酶 Q10：常用量为 10~20mg，3/d。

7. 心力衰竭治疗指南要点（摘自 ACC/AHA 和欧洲心脏病学会，1999.11）

（1）收缩性心力衰竭：①全部收缩性心力衰竭患者，以及 NYHA I 级无症状左心功能不全（LVEF < 35%~40%）患者，均需应用 ACE 抑制剂，除有禁忌证或不能耐受。②ACE 抑制剂需无限期终身应用。③根据临床试验结果，ACE 抑制剂推荐量较大。治疗宜从小量开始，逐步递增至最大耐受量或靶剂量，而不按症状的改善来调整剂量。④所有有症状的心衰患者（即使无水肿），均应给予利尿剂。利尿剂必需与 ACE 抑制剂合用。利尿剂一般亦需无限期应用，并宜应用能缓解症状的最小剂量，制剂则依病情和肾功能而定。⑤地高辛适用于心衰伴房颤患者。有症状的心衰伴窦性心律患者亦可应用。DIG 试验的结果表明，地高辛对死亡率的影响为中性。⑥钙拮抗剂对收缩性心衰并未证实有益，甚或有害，因此不主张应用。长效钙拮抗剂氨氯地平的作用尚需进一步研究（PRAISE 试验为中性）。⑦β受体激动剂和磷酸二酯酶抑制剂仅限应用于终末期心衰和准备作心脏移植的患者。低剂量多巴酚丁胺（2~5μg·kg⁻¹·min⁻¹）或米力农（50μg/kg 负荷量，继以 0.375~0.75μg·kg⁻¹·

min^{-1}）静滴，可短期选用于难治性心衰患者。⑧所有 NYHA Ⅱ级、Ⅲ级病情稳定者均必需应用 β 受体阻滞剂，除非有禁忌证。应在 ACE 抑制剂和利尿剂基础上加用 β 受体阻滞剂。必需强调的是，β 受体阻滞剂不能用于"抢救"急性心衰患者，β 受体阻滞剂应在心衰血流动力学稳定的基础上开始使用。应告知病者，症状改善常在治疗 2~3 个月后出现。应注意 β 阻剂必须从极小量开始，每 2~4 周剂量加倍，一直达到最大耐受量或靶剂量。⑨心衰患者合并无症状的窦性心律失常时不必治疗。⑩不主张常规应用抗凝治疗。仅适用于心房颤动患者、以往有栓塞史者、射血分数极低患者或有心内血栓者。

必需鼓励动态运动，以避免去适应状态。

所有有瓣膜疾病的心力衰竭患者，均需对手术治疗做出评价。

（2）舒张性心力衰竭：①应用静脉扩张剂或利尿剂降低左心室舒张末压，但不宜过度，以免心输出量减少。②不用正性肌力药和动脉扩张剂。③维持窦性心律非常重要。④ACE 抑制剂逆转心肌肥厚最佳，钙拮抗剂亦可应用。⑤冠心病患者伴活动性心肌缺血时，β 受体阻滞剂可改善心肌舒张功能。⑥β 受体阻滞剂和钙拮抗剂维拉帕米对肥厚性心肌病均有效。⑦积极治疗高血压，包括孤立性收缩期高血压。

四、预防与康复

（1）积极治疗各种原发性心脏病，是预防心衰的根本措施。许多心脏病发展到严重阶段都可引起心衰，其中某些心脏病的病因如能得到彻底治疗，心衰亦可因此而解除，可预防心衰的发生。如高血压性心脏病是心衰的常见病因之一，而积极预防和治疗高血压病，就可避免疾病的进一步发展，从而防止心衰的发生。

（2）积极预防和控制感染，亦是预防心衰的重要措施。如风心病、肺心病等患者，往往于上呼吸道感染、慢支合并感染时发生心衰，或慢性风心病患者反复风湿活动而加速心衰的形成。此类患者平素应积极预防感冒，已有感染者应及时给予足量的抗生素或中药清热解毒之品以控制感染，是预防心衰的重要措施之一。

（3）避免过度劳累和情绪激动，适当进行体育锻炼，以提高心脏的代偿能力。心脏患者输液时应避免过多和速度过快，以免加重心脏的负担。

五、小结

中医药研究 CHF 已取得了许多成绩，但还存在不少薄弱环节和问题，这也许就是值得深入研究的前景所在。

1. 关于疗效问题　目前的研究，无论是临床，还是实验，均肯定了中医药对 CHF 的疗效。但由于 CHF 是急危重证，许多情况下是中西医结合并用，甚至有时中医仍处于辅助地位。多数临床报道缺乏严密设计，样本较小，因此，对其疗效的评估，还缺乏确切的依据。

2. 关于证型问题　尽管国家卫生部颁布的《指导原则》中规定了五个证型，然而在临床实际操作中还有一定距离。在单、复证型的划分与组合方面，如何更接近临床实际，有待于进一步探讨，在证型客观指标以及疗效机理等研究方面，比较多的是心气虚与左心功能相关性的观察，对其他证型或复合证型指标的观察较少，更缺乏深层次的研究，如中医药对无症状心衰、舒张性心衰、心肌重构、心肌组织、心衰内分泌变化，以及细胞、分子水平的研究还廖廖无几，甚至缺如。此外单、复证型之间，不同病因心衰的证型、客观指标等方面有何差异，还很少阐明。在研究方法手段上，心衰证型模型还是薄弱环节。

3. 关于剂型问题　CHF病情危重者需要快速、有效、无毒副作用的静脉注射剂型。尽管目前已有生脉针、参附针等，但远远不能适应需要，且其急救疗效尚未得到确认，故急需研究能作用于多环节的、疗效肯定而稳定的复方注射剂。

4. CHF具有较长的慢性病理发展过程　中医学在其病理发展环节上起到什么样的作用，是关系到中医药有无防止、逆转心衰病理发展进程的关键，有待于进一步深入研究。

（高晓冉）

第二十一节　心绞痛

心绞痛是指心肌需氧与供氧失去平衡而致的急性暂时性心肌缺氧所引起的一组临床综合征。临床表现是指突然发生的胸骨后或心前区压榨性或窒息性疼痛，可向左肩背及左上肢、颈部放射和/或胸闷、呼吸困难等，重者可有濒死感，出汗。本病多发于40岁以上，男性多于女性。

根据本病的发病特点和临床表现，属中医"胸痹"、"心痛"范畴。

一、发病机制

1. 中医学认识　中医认为，本病的发生多由情志内伤、饮食失节、劳逸失度、冷暖失调、年老体衰等引起。本病的病理机制为本虚标实，本虚为脏气亏虚，以心、肾为主，波及肝、脾，这是发病的基础。心之气阳亏虚，运血无力，则心脉瘀阻不通而发心痛；心阴亏虚，虚火内炽，营阴涸涩，则心脉不畅而发心痛。肾气亏虚，则心气、阳虚损；肾阴亏虚，则引起心阴内耗。肝失疏泄，气机升降失常，则气郁而血行不畅，气滞而津液停留，遂生瘀血、痰浊，痰瘀阻于心脉，痹而不通，以成本病。脾失健运，一则气血生化乏源，心气不足，宗气匮乏，运血无力和心血亏虚，血不养心，心脉不利；二则水液代谢失调，痰浊内生，痹阻心脉，或遏制胸阳，进而导致心痛等症。标实主指寒邪、热邪、气滞、血瘀、痰浊等实邪阻滞，心脉痹阻不通，这是发病的直接原因和诱因。血瘀是冠心病心绞痛最常见的标实之一，其成多因气致瘀，或由于气滞；由于气虚；另外，血亦可因寒凝而瘀，因热结而瘀，痰浊阻滞脉道亦可致血瘀。血瘀则脉道不利，心脉痹阻而发胸闷、心痛。总之，本病为本虚标实证，病机为脏腑自衰，阴阳气血不足，继则痰浊、水饮、瘀血等邪由内而生，致使经脉失荣，血脉阻滞，常因厚味饱餐、情志不遂、劳力失度、寒温失调等诱发或加重胸痹心痛。

2. 西医学认识　西医学认为冠心病的发生原因由多种因素造成。目前普遍公认的冠心病危险因素包括：年龄、性别、高脂血症、高血压、糖尿病、超重（肥胖）、吸烟、从事缺乏体力活动和劳动的职业、饮食习惯（高脂肪、高胆固醇、高盐及高糖饮食）、某些微量元素的缺乏（如铬、锌、硒等）、口服避孕药、遗传因素（有阳性家族史）、A型性格（争强好胜、有时间紧迫感、不耐烦、觉得环境对自己有压力、焦急和神经过敏等）、种族及地理环境等。近年来发现白细胞增高与冠心病的发生也有一定关系。

冠心病发病机制可能是高血压、血浆中血管紧张素Ⅱ及儿茶酚胺增加、病毒感染、免疫复合物等因素导致血管内皮细胞损伤；或体力或精神负荷，造成过度应激反应，使冠状动脉收缩甚至痉挛，导致血管壁血运障碍，缺血、缺氧，而易于损伤内膜，其通透性增高而屏障作用减弱或丧失，或血中低密度脂蛋白（LDL）浓度增高及发生理化性质改变，脂蛋白侵入血管壁，与其他物质结合形成斑块。血管内皮受损时，血小板在病变局部粘附、聚集，及凝血系统的参与，形成血栓，血栓退色、机化，被内皮细胞覆盖，使管腔进一步狭窄。另外，血流动力学因素，致使血管壁的损伤，从而易形成斑块。脂质浸润学说认为本病主要是平滑肌细胞增生并吞噬脂质所致。冠状动脉粥样硬化可引起管腔的狭窄或闭塞，内膜损伤或斑块破裂可致局部血栓形成，使相关冠状动脉血流减少或中断引起急性心肌缺血发生心绞痛。疼痛的发生机制可能是心肌在缺血与缺氧情况下，进行无氧代谢，心肌内积聚了过多的代谢产物和不正常物质，如腺苷、乳酸、血浆激肽类等，刺激心脏内传入神经末梢，由上颈节至第五胸交感神经节接受来自心脏的痛觉传导，沿脊髓丘脑束传至大脑皮层而产生痛觉。有的患者心肌缺血时并不发生心绞痛，这可能与其内源性止痛物质增加或其疼痛阈值提高有关。据临床研究，< 50%的冠状动脉管腔狭窄，当心肌耗氧量增加时，并不引起心肌缺血，而在冠脉狭窄程度 > 50%，特别是狭窄程度 >75%的情况下，当心肌耗氧量增加时，几乎均可见到心肌缺血。缺血范围的大小，取决于病变动脉支的大小和多少，狭窄程度和速度，即与代偿机制建立有关。但冠状动脉造影发现在 5% ~ 10%的心绞痛患者冠脉分支无明显病变，可能主要是由于冠脉痉挛所引起。

二、诊断

1. 诊断标准（采用 1979 年世界卫生组织制定的命名诊断标准。）

（1）劳累性心绞痛：劳累性心绞痛的特征是由运动或其他增加心肌需氧量的情况所诱发的短暂胸痛发作，休息或舌下含服硝酸甘油后，疼痛常可迅速消失。劳累性心绞痛可分为三类：①初发劳累性心绞痛：劳累性心绞痛病程在 1 个月以内；②稳定型劳累性心绞痛：劳累性心绞痛病程稳定在 1 个月以上；③恶化型劳累性心绞痛：同等程度劳累所诱发的胸痛发作次数、严重程度及持续时间突然加重。

（2）自发性心绞痛：自发性心绞痛的特征是胸痛发作与心肌需氧量的增加无明显关系。与劳累性心绞痛相比，这种疼痛一般持续时间较长，程度较重，且不易为硝酸甘油缓解。未见酶变化。心电图常出现某些暂时性的 ST 段压低或 T 波改变。自发性心绞痛可单独发生或与劳累性心绞痛合并存在。

自发性心绞痛患者因疼痛发作频率、持续时间及疼痛程度可有不同的临床表现。有时，患者可有持续时间较长的胸痛发作，类似心肌梗死，但没有心电图及酶的特征性变化。

某些自发性心绞痛患者在发作时出现暂时性的 ST 段抬高，常称为变异型心绞痛。但在心肌梗死早期记录到这一心电图图形时，不能应用这一名称。

初发劳累性心绞痛、恶化型劳累性心绞痛及自发性心绞痛常统称为"不稳定型心绞痛"。

2. 鉴别诊断　在考虑冠心病心绞痛诊断时，应与主动脉夹层瘤、肥厚性心肌病、心脏瓣膜病、心肌心包炎、肋软骨炎、肋间神经痛等所致心胸疼痛相鉴别，也应与消化道溃疡病、胆道疾患、心脏神经官能症等相鉴别。

3. 分型

（1）1979 年世界卫生组织规定的心绞痛分型：

1）劳力型心绞痛：①初发劳力型心绞痛；②稳定劳力型心绞痛；③恶化劳力型心

绞痛;

2）自发型心绞痛：其中心绞痛发作时出现暂时性 ST 段抬高者，称为变异型心绞痛。初发劳力型心绞痛、恶化劳力型心绞痛和自发型心绞痛统称为"不稳定心绞痛"。但主张不如选用其各自的名称。

（2）近年来，经临床研究，有的学者将"卧位型心绞痛"归属为"劳力型心绞痛"范畴，指出卧位型心绞痛是重度劳力型心绞痛的特殊类型。发作频繁者属不稳定型心绞痛。梗死后心绞痛因易发生再梗死，也属于不稳定型心绞痛。1985 年 Maseri 提出混合型心绞痛，有一定的临床意义，可作为心绞痛分型的一种补充类型。其内容包括：①劳力型合并变异型心绞痛；②劳力型合并自发性心绞痛；③劳力型心绞痛伴冠状动脉收缩。心绞痛的特殊临床表现：初发劳力心绞痛，心肌梗死后心绞痛，餐后心绞痛，及因寒冷诱发的心绞痛可归属为混合型心绞痛。

三、治疗

（一）辨证论治

本病辨治应以虚实为纲。虚证以心气虚为基础，兼有阴虚、阳虚及血亏，治疗分别予以益气、养阴、温阳、补血。实证以血瘀为多见，可夹有阴寒、气滞与痰浊，治疗分别予以化瘀、通阳、理气、豁痰。因多虚实夹杂，常予补虚与通痹同用，但应辨清二者的主次而相应施治。

（1）心气不足证：心胸隐痛时作，胸闷气短心悸，动则喘息，倦怠乏力，动易汗出，面色㿠白，舌淡红体胖，边有齿痕，苔薄白，脉沉细或结代。

证候分析：心气不足，鼓动血液无力，心脉失养，故心胸隐痛时作；心气不足，胸阳不振，故见胸闷气短心悸，倦怠乏力；劳则气耗，故见动则喘息不能自续；"汗为心液"，心气虚弱，不能固摄自持，故见自汗出；"心主血脉，其华在面"，"舌为心之苗"，心气虚弱，心血失于上荣，故见面色㿠白，舌质浅淡；舌胖边有齿痕，苔薄，脉沉细或结代均是气虚之征。

治法：补益心气，振奋胸阳

方药：五味子汤合保元汤加减药用人参 6g（或党参 15g），黄芪 15g，五味子 12g，桂枝 10g，炙甘草 15g，丹参 15g。

方解：人参甘温，益气养心怡神；五味子收敛耗散之精气，引气归根；黄芪甘温，大补元气，更得人参、炙甘草之助，能鼓舞宗气，心气能充沛，血脉自然流行；桂枝入血通脉，人参得桂枝之行导，心气能鼓舞，桂枝得甘草之和平，温心阳而和血脉；丹参养血活血。

加减：气虚及阳，心阳不足，症见遇冷心痛加剧，四肢欠温，加熟附片 6g，仙灵脾 12g；阳虚寒凝，胸痛较明显者，加鹿角片 6g，荜茇 9g；寒凝血瘀，症见心痛如刺如绞，遇寒即发，形寒肢冷，口唇紫暗，舌暗有瘀点瘀斑者，细辛 3g，当归 12g。

（2）心阴不足证：胸闷且痛，或灼痛，心悸盗汗，心烦不寐，头晕，口干，舌红少津，苔薄或剥，脉细数或结代。

证候分析：心阴不足，心脉失于濡润，气血运行不畅，故见胸闷且痛；心阴不足，心火内炽，故或见灼痛；心阴虚，虚火扰神则见心悸，心烦不寐；阴虚内热迫津液外泄，故见盗汗；水不涵木，肝阳偏亢，则见头晕；舌红，苔薄或剥，脉细数均为阴虚有热之象。

治法：滋阴养心，活血安神。

方药：天王补心丹加减。药用生地 15g，玄参 12g，党参 15g，丹参 12g，茯神 12g，麦冬 15g，当归 12g，柏子仁 15g，酸枣仁 12g。

方解：生地、玄参、麦冬养阴清热；党参、茯神益气宁心；当归、丹参养血活血；柏子仁、酸枣仁养心安神。

加减：心肝阴虚，阴虚阳亢，症见头晕目眩，舌麻肢麻，面部烘热者，加天麻 10g，钩藤 15g（后下），生石决明 30g（先煎）；阴虚火旺，症见面赤眩晕，耳鸣，口舌生疮等，可加黄连 6g，白芍 12g，或用黄连阿胶汤加减；阴虚及气，气阴两虚，症见乏力、神疲、自汗者，可加大党参用量至 30g，加黄芪 20g，五味子 12g；阴虚及阳，阴阳两亏，兼见畏寒肢冷，腰酸乏力，唇甲淡白或青紫者，加熟附片 9g，桂枝 12g。

（3）痰浊阻遏证：胸憋闷痛，阴雨天加重，咳唾痰涎，口粘无味，纳呆恶心，形体肥胖，倦怠乏力，舌苔白腻或白滑，脉滑或濡缓。

证候分析：痰浊停滞心胸，故见咳唾痰涎；闭塞阳气，阻滞心脉，故见胸憋闷痛；痰浊为阴邪，故阴雨天胸憋闷痛加重；脾主四肢，痰浊困脾，脾气不运，故倦怠乏力；痰阻气机，胃失和降，故纳呆恶心；形体肥胖，舌苔白腻或白滑，脉滑或濡缓，均为痰浊内蕴之象。

治法：宣痹化痰，通阳泄浊。

方药：瓜蒌薤白半夏汤合菖蒲郁金汤加减。药用瓜蒌 30g，薤白 10g，半夏 10g，陈皮 10g，茯苓 15g，石菖蒲 6g，郁金 10g。

方解：瓜蒌开胸中痰结；薤白辛温通阳，豁痰下气；半夏化痰降逆；陈皮理气通阳豁痰；茯苓健脾，使痰无由生；石菖蒲通阳化浊；郁金理气宣痹。

加减：痰浊化热，症见胸脘烦热，口苦苔黄腻，加黄连 5g，胆星 6g，竹茹 15g；痰阻血瘀，甚至痰瘀互结，症见胸痛时作，舌质青紫或有瘀斑者，加丹参 15g，红花 9g。

（4）血瘀阻络证：心胸疼痛，如刺如绞，痛有定处，胸闷，口唇紫暗，舌暗滞有瘀点或瘀斑，舌下血脉青紫，脉弦涩或结代。

证候分析：瘀血内停，心脉不通，故见心胸疼痛，如刺如绞；血脉凝滞，故痛有定处；口唇紫暗，舌暗滞有瘀点或瘀斑，舌下血脉青紫，脉弦涩或结代均为瘀血之征象。

治法：活血化瘀，通脉止痛。

方药：血府逐瘀汤合失笑散加减。药用桃仁 10g，红花 10g，当归 12g，川芎 10g，赤芍 12g，枳壳 10g，生蒲黄 12g，五灵脂 10g。

方解：桃仁、红花、当归、川芎、赤芍活血化瘀；枳壳理气，气行则血行；生蒲黄、五灵脂通利血脉，祛瘀止痛。

加减：血瘀气滞，症见胸胁胀痛，每因精神刺激而加重者，加香附 12g，郁金 12g，元胡 12g；血瘀明显，症见疼痛较剧烈，加乳香 6g，没药 6g，莪术 10g；瘀热互结，症见心胸部灼热，舌红苔黄，脉数者，加生地 15g，丹皮 12g。

概言之，以上各证中如心痛发作较剧，应急治其标，可予麝香保心丸 2 粒含化，或酌加芳香温通药（阴虚火旺者除外）。阴寒或痰浊痹阻心窍，痛甚致厥者，可加服苏合香丸芳香化浊，温开通窍。

（二）中成药

（1）麝香保心丸：用于寒邪内犯，气血阻滞之冠心病心绞痛。

用法：每次1~2粒，每日3次，或发作时服用。

（2）复方丹参滴丸（片）：主要用于心绞痛之气滞血瘀证，特别是胸闷、憋气症状明显时。

用法：每次10粒（或3~4片），每日3次。

（3）乐脉颗粒：用于心绞痛之气滞血瘀证。

用法：每次1~2包，温开水冲服，每日3次。

（4）地奥心血康胶囊：主要用于瘀血内阻之冠心病心绞痛。

用法：每次100~200mg，每日3次。

（5）速效救心丸：用于冠心病之胸闷憋气、心前区疼痛者。

用法：每次4~6粒，含服，每日3次。急性发作时10~15粒含服。

（6）舒血宁（银杏叶片）：用于血瘀型冠心病心绞痛及合并高血脂等症者。

用法：每次2~4片，每日3次。

（7）银可络：用于心血瘀阻型冠心病心绞痛。

用法：每次2片，每日3次。

（8）养心氏片：用于气虚血瘀型冠心病心绞痛及合并高血脂、高血糖等症者。

用法：每次2~3片，每日3次。

（9）心源胶囊：用于心肾阴虚、心血瘀阻型冠心病心绞痛。

用法：每次2~4片，每日3次。

（10）通心络胶囊：用于冠心病心绞痛证属心气虚乏，血瘀阻络者。

用法：每次4粒，每日3次，4周为1个疗程。

（11）心达康：用于缺血性心脏病，心脉瘀阻之心绞痛为主者。

用法：每次10~20mg，每日3次。

（12）心可舒片：用于冠心病心绞痛属气血瘀滞者。

用法：每次4片，每日3次。

（13）川芎素片：用于冠心病心绞痛属瘀血阻络者。

用法：每次2~4片，每日3次。

（14）血府逐瘀口服液：用于冠心病心绞痛属气滞血瘀者。

用法：每次1支，每日3次。

（15）心通口服液：用于冠心病心绞痛属气阴两虚、痰瘀交阻者。

用法：每次10~20ml，每日2~3次。

（16）补心气口服液：用于冠心病心绞痛证属心气虚损者。

用法：每次1支（10ml），每日3次。

（17）滋心阴口服液：用于冠心病心绞痛证属心阴不足者。

用法：每次1支（10ml），每日3次。

（18）参附注射液：用于冠心病心绞痛之阳气暴脱的厥脱证及证属气阳虚者。

用法：肌内注射，每次2~4ml，每日1~2次；静脉滴注，每次10~20ml，加入5%或10%葡萄糖注射液250~500ml，每日1次；静脉推注，每次5~20ml，加入5%或10%葡萄糖注射液 20~40mL，每日 1 次。

（19）参麦注射液：用于冠心病心绞痛证属气阴两虚者。

用法：肌内注射，每次 2~4ml，每日 1 次；静脉滴注，每次 5~20ml，加入 5% 或 10% 葡萄糖注射液 250~500ml，每日 1 次。

（20）生脉注射液：用于冠心病心绞痛证属气阴两虚者。

用法：每次 30~60ml，加入 5% 葡萄糖注射液 250~500ml，静脉滴注，每日 1 次，10~15 天为一疗程。

（21）黄芪注射液：用于冠心病心绞痛以气虚为主者。

用法：每次 20~40ml，加入 5% 葡萄糖注射液 250~500ml，静脉滴注，每日 1 次，10~15 天为一疗程。

（22）脑明注射液（三七总甙注射液）：用于冠心病心绞痛以瘀血阻络为主证者。

用法：每次 0.4g，加入 5% 葡萄糖注射液 250~500ml，静脉滴注，每日 1 次。

（23）川芎嗪注射液：用于冠心病心绞痛证属气滞血瘀者。

用法：每次 80~160mg，加入 5% 葡萄糖注射液 500ml，静脉滴注，每日 1 次，10~15 天为一疗程。

（24）复方丹参注射液：用于冠心病心绞痛证属气血瘀滞者。

用法：每次 20~40ml，加入 5% 葡萄糖注射液 250~500ml，静脉滴注，每日 1 次，10~15 天为一疗程。

（25）脉络宁注射液：用于冠心病心绞痛证属气阴两虚兼心血瘀阻者。

用法：每次 10~20ml，加入 5% 或 10% 葡萄糖注射液 250ml，静脉滴注，每日 1 次，10~15 天为一疗程。

（26）普乐林注射液：用于冠心病心绞痛以瘀血阻脉为主者。

用法：每次 300~500mg，加入 5% 葡萄糖注射液 250ml，静脉滴注，每日 1 次，10~15 天为一疗程。

（27）心痛气雾剂：热证心痛气雾剂用于心绞痛属热证者；寒证心痛气雾剂用于心绞痛属寒证者。

用法：心绞痛发作时对准舌下喷雾，每次 1~2 下。

（28）复方细辛气雾剂：用于冠心病心绞痛属气滞寒凝者。

用法：心绞痛发作时对口喷 2~5 次。

（三）专病方

（1）合欢汤：柴胡 6g，枳壳 6g，黄连 6g，淫羊藿 6g，肉桂 6g，白芍 20g，杞子 15g，黄芪 30g，全瓜蒌 30g，合欢皮 25g。每日 1 剂，水煎服。治疗 37 例，心绞痛有效率为 91.89%，心电图有效率为 78.38%。适用于冠心病心绞痛证属肝气郁结、肾气虚衰者。

（2）心痛饮：丹参 30g，三七 2g（冲服），降香 5g，薤白 10g，远志 10g，琥珀 2g（冲服），柴胡（醋）5g，杭白芍 10g，五味子 5g，橘叶 10g，卧蛋草 10g，党参 10g，炒枳壳 5g，桔梗 5g，炙甘草 5g。每日 1 剂，水煎服。治疗 114 例，总有效率 92.9%。适用于冠心病心绞痛属气滞血瘀、痰浊壅塞者。

（3）养心疏肝汤：柴胡 10g，香附 10g，川芎 15g，栀子 10g，党参 30g，五味子 12g，麦冬 15g，赤芍 15g，蒲黄 10g，枣仁 30g，山楂 15g。每日 1 剂，水煎服。治疗 160 例，总有效率90.6%。适用于冠心病心绞痛证属肝气郁滞、气阴两虚者。

（4）通化补心汤：丹参15g，瓜蒌15g，赤芍10g，郁金10g，麦冬10g，桂枝6g，人参6g。每日1剂，水煎服。治疗60例，总有效率95%。适用于冠心病心绞痛属气血阴阳亏虚，气滞血瘀痰阻者。

（5）复心汤：太子参12g，炙黄芪30g，当归12g，赤芍10g，郁金12g，丹参15g，桂枝6g，地龙6g，首乌16g，黄精20g，薤白6g。每日1剂，水煎服，连服2周。治疗46例，心绞痛有效率93.48%，心电图有效率63.04%。适用于冠心病心绞痛属气虚血瘀，兼有气滞者。

（6）补肾活血方：首乌15g，菟丝子15g，枸杞子15g，山药15g，五灵脂15g，山茱萸15g，蒲黄15g，地龙10g，红花10g，丹参10g。每日1剂，水煎服，2个月为一疗程。治疗68例，心绞痛总有效率92.7%，心电图总有效率78.2%。适用于冠心病心绞痛属肾虚血瘀证者。

（7）益气活血汤：黄芪30g，当归10g，参三七10g，川芎9g，苏木9g，茵陈9g，丹参15g，鸡血藤15g，赤芍12g，红花12g，麦冬12g，党参12g，益母草30g。每日1剂，水煎服，1个月为一疗程。治疗1336例，显效824例，有效412例，无效100例，总有效率92.52%。适用于冠心病心绞痛属气虚血瘀证者。

（8）参元丹煎剂：黄芪15g，党参15g，玄参15g，丹参15g，地龙10g，元胡10g，地鳖虫6g，水蛭6g。每日1剂，水煎服，4周为一疗程。治疗不稳定心绞痛（UA，血瘀证）113例，总有效率90.3%。适用于冠心病心绞痛瘀血内阻证，或兼有气虚、阴虚证候者。

（9）冠心参龙液：党参、麦冬、丹参各15g，枳实、酸枣仁各12g，五味子、郁金、竹茹各10g，陈皮、甘草各6g，三七末（冲）3g，五爪龙30g。上药由广州兴华制药厂调配成浓缩口服液，每支10ml，相当于原方生药量35g。每次2支，口服，每日2次，4周为一疗程。治疗90例，心绞痛症状疗效总有效率96.5%，心电图疗效总有效率55.6%。适用于冠心病心绞痛证属气阴两虚，兼痰热血瘀者。

（10）太圣镇心痛口服液：由三七、延胡索、地龙、葶苈子、薤白、肉桂、冰片、薄荷脑组成，每次服该口服液20ml，每日3次，疗程为3周，连服2个疗程。适用于冠心病心绞痛证属瘀血痰阻者。

（四）针灸

（1）体针：心俞、厥阴俞为主穴。配穴为内关、膻中、通里、间使、足三里等穴。辨证选穴：心阴虚可加三阴交、神门、太溪；心阳虚可加关元、气海；痰瘀痹阻者加膻中、丰隆、肺俞。每日1次，每次3~5穴，10~15次为一疗程，采用中轻刺法，留针20分钟。急性发作期立即用泻法针刺膻中、内关、心俞、神门、厥阴俞等穴。

（2）耳针：主穴为心、皮质下、神门、交感。配穴为内分泌、肾、胃。每次3~5穴。亦可采用王不留行籽压埋法，每日2~3次。心痛发作即刻按压。

（五）临证要点

（1）辨心痛性质

闷痛：是临床最常见的一种心痛。闷重而痛轻，兼见胸胁胀满，善太息，憋气，苔薄白，脉弦者，属气滞者多；兼见多唾痰涎，苔腻，脉弦滑者，属痰浊为患；心胸隐痛而闷，伴心慌气短乏力，舌淡胖嫩边有齿痕，脉沉细或结代者，多属心气不足之证。

隐痛：时作时止，绵缠不休，舌质淡红，苔薄白，脉沉细数，常系气阴两虚和心血不足之证。

灼痛：总由火热所致。若伴有烦躁气粗，舌红苔黄，脉数而虚象不明显者，由邪热犯心所致；痰火者，多胸闷而灼痛阵发，痰稠，苔黄腻，脉弦滑或弦滑数；心阴不足，心火内炽者，亦可见灼痛，多伴有心悸、眩晕、五心烦热、口干、盗汗、舌红少津、脉细数等阴虚内热之证。

刺痛：《素问·脉要精微论》云："脉者，血之府也……涩则心痛。"由血脉瘀涩引起的心痛，多为刺痛，固定不移，痛有定处，舌紫暗，或有瘀斑，脉细涩或结代。但是由于引起血瘀心脉的原因很多，病因不同，心痛的性质也常有不同，故血瘀之心痛又不局限于刺痛。

绞痛：疼痛如绞，遇寒则发，得冷则剧，多伴畏寒肢冷，苔白，舌淡，脉细，为寒凝心脉所致。若四肢厥冷，脉细欲绝，冷汗如油，则为阳虚暴脱，危重之象。另外，这种剧烈的心痛，也常因劳累过度，七情喜怒，饱食饮酒等因素而诱发，所以临床见心胸绞痛又不可为寒所囿。

（2）辨心痛轻重：一般情况下，心痛病情轻重的判断，大致可根据以下几点。

持续时间：瞬息即逝者轻，持续不止者多重。若心痛持续数小时甚至数天不休者常为本病的重症或危候。

发作次数：发作频繁者重，偶尔发作者轻。但临床上存有发作次数不多或偶尔发作者病情却比较严重的情况。

缓解方式：遇劳发作，休息或服药能缓解者，病轻为顺；药后难以缓解者常是危候。

心痛发作部位固定与否：疼痛部位固定，病情较深、较重；不固定者，病情较浅、较轻。

心痛证候的虚实：证候属实者较轻；证候属虚者较重。

病程长短：一般来说，初发者轻，病程迁延日久者较重。

总之，依据心痛情况判断病情的轻重是相对的，临床上有的患者痛不显，胸闷明显，或闷痛不甚，但精神萎靡，面色惨白，手足欠温，自汗出，脉细或沉或见结代，示病情危重。故应把心脏的表现与全身状况和心电图、心肌酶谱等客观指标结合起来进行分析，才能正确判断病情的轻重。

（3）掌握治疗原则：由于本病的病机为本虚标实，故本病的治则是通痹补虚。然本虚常与标实并见，相互影响，故临证之时，补虚与通痹之法宜变通而用，补中寓通，通中寓补，先补后通，先通后补，通多补少，补多通少，抑或通补兼施，均应视具体情况而定。正气内虚较重者，应该补，如补气法、温阳法、滋阴法等皆是，但不能只补虚，而忽视疏导痰瘀，补而不通则气壅，气壅不但恋邪，且使药力不能运达病所；痰瘀痹阻较明显者，应该重于通，如芳香开窍法、宣痹通阳法、活血化瘀法等，但也不能一通到底而不予固本扶正，通利过甚则又使正气耗损，故应适当掌握。

首先必须辨明标本虚实，权衡缓急。冠心病心绞痛基本的标本虚实关系是本虚为主，本虚在先，因虚致实，虚中夹实。《素问·标本病传论》谓："本而标者，先治其本。"本证已愈，标证易除。但冠心病心绞痛急性发作时的基本病机为心脉痹阻，在素体脏腑亏损的基础上，瘀血、痰浊、气滞、寒凝交相为患，闭阻心脉，此期病情急重，应急治其标，急选芳香温通、速效止痛之剂以迅速解其疼痛，防止变生危证。冠心病心绞痛发作缓解后，以心、肾及肝、脾等脏器的阴阳气血的亏损为本，治疗上应以补虚为主。冠心病心绞痛缓解期病情稳定，以脏腑阴阳气血虚损为主，兼以瘀血、痰浊、气滞等，治疗宜标本兼顾，辨证治疗。同时，在掌握急则治标、缓则治本的过程中，不可绝对化。如心阳虚脱而急用回阳救逆之法，就是治本；缓的时候，如脾虚痰浊痹阻心脉时，可暂化其痰通脉，就是治标，再缓图补脾以固本。标本同治，并非标本双方对等，而是有所侧重，或重于本，或重于标，当视具体病情而定。

其次，辨证治疗须与辨病治疗结合。辨证治疗是侧重于疾病某阶段病情状态的治疗方法；辨病治疗是着眼于疾病病理变化基本规律的治疗方法。冠心病心绞痛有其自身的内在规律，在其发展过程中，由于各种因素的影响，可出现各种不同的证，但这些不同证却总是受着冠心病基本病理过程的制约和影响。临床上不同疾病之间的"相同证"在治疗上是有很大差异的，如：冠心病心绞痛可表现为胃脘痛，若只按中医胃脘痛辨证治疗，显然缺乏针对性，甚至会延误病情。辨证与辨病治疗有机地结合，就能进行有的放矢的救治。冠心病心绞痛患者血液多呈高粘、高凝状态，属于血瘀的范畴，无论辨证属于何种证型，运用活血化瘀药皆是获取良效的重要方法之一。活血化瘀药有效成分和药理作用的研究，也为辨病用药提供了客观依据。总之，临床上以病证为主轴，根据冠心病心绞痛在其发生发展过程中各个阶段的病情特点，采取辨证与辨病治疗相结合的方法，对提高中医临床疗效会起到一定促进作用。

（4）掌握常用治法及方药的运用

1）活血化瘀法：冠心病心绞痛中医辨证的一个突出的标证是血瘀，活血化瘀法便是针对此特点而设。应用化瘀法治疗本病，应辨血瘀的寒热虚实和瘀血的轻重先后，视其证候之不同，针对性地配以温、清、补、攻诸法，选择适当的药物。具体应用简介如下：

a. 益气活血：适用于冠心病心绞痛兼有气虚证候，及气虚不足以运血而血瘀者。活血法与补气法联合应用，可以提高活血化瘀法的疗效，且化瘀而不伤正气。现代实验研究证实，补气药人参、黄芪、党参等与活血药丹参、川芎、赤芍、红花等合用具有改善心功能，降低心肌耗氧量，扩张冠状动脉，改善微循环，抑制血小板聚集，增强机体耐缺氧能力等功能。

b. 养阴化瘀：适用于冠心病心绞痛阴虚血瘀证。由于瘀血与阴虚互为因果，相互交织，故治以养阴化瘀，药可选用麦冬、女贞子、生地、山萸肉、枸杞子、何首乌、熟地等补养心肾之阴；当归、丹参、鸡血藤、牛膝、丹皮、赤芍等活血化瘀兼有养阴作用，慎用辛温燥热之活血药，以防伤津耗液而重新致瘀。现代实验结果表明，麦冬、生地、玄参等养阴药有明显的抑制体外血栓形成的作用，并能改善凝血学及血液流变学指标等异常变化。

c. 理气活血：气滞则血瘀，血瘀气亦郁滞。故活血化瘀方药中多配以理气药，如香附、降香、檀香、砂仁、郁金、川楝子、玄胡索、佛手片等。香附开郁散气；降香"行血破滞"；檀香"善调膈上诸气"，"煎服止心腹痛"；砂仁"快气调中"；郁金"行气解郁"，"人心散瘀"，动物实验也证明可减轻主动脉及冠状动脉内膜斑块形成；川楝子"止热厥心痛"；玄胡索"能行血中气滞，气中血滞"其镇痛的十分显著；佛手片治"心下气痛"。这几味药均属气分要药，气行则血亦行，而且某些理气药物如郁金、玄胡索亦兼能祛瘀。

d. 温经活血：适用于寒冷诱发或加重的心绞痛，临床上可选用偏于温性的活血药：当归、川芎、红花、元胡、姜黄等；亦可配以温经药，一般通阳温经用桂枝、仙灵脾、细辛、良姜即可，寒重痛甚者需附子、肉桂等，其剂量宜随证加减，而以由小剂量递增为妥。

e. 养血活血：适用于冠心病心绞痛血瘀而兼有血虚证候，因血虚亦可致瘀，治疗宜补血祛瘀，活血化瘀与养血并用，方选桃红四物汤等。

f. 活血解痉：瘀血阻于心脉，心之络脉失养，可使心络痉挛拘急而发心痛。此类患者常在动脉粥样硬化基础上伴有冠状动脉痉挛，常表现为心痛阵作，胸闷如窒，舌质紫暗有瘀斑。治疗应在活血化瘀基础上加用通络解痉药，如地龙、全蝎、川芎、羌活、鸡血藤等。

g. 清热活血：适用于冠心病心绞痛之因热致瘀者，治疗应活血化瘀，清热散结，可选用冠心Ⅱ号方或丹参饮合小陷胸汤。

2）宣痹通阳法：临床观察表明，在冠心病心绞痛患者所见标证中，痰浊亦是常见的。故宣痹通阳法以及瓜蒌薤白白酒汤加减仍是中医治疗心绞痛的常用而有效的治则和方药。现代药理研究证实：瓜蒌具有明显增加冠脉血流量、增加心肌收缩力、保护缺血心肌的作用；薤白具有抑制血小板聚集、抗心肌缺血、降血脂作用。

3）芳香温通法：常用于心绞痛的急性发作之时，代表制剂为速效救心丸、冠心苏合丸、宽胸丸、宽胸气雾剂、复方细辛气雾剂等。实验研究表明：芳香温通药物大都含有挥发油，加冰片制成含化剂和气雾剂后通过口腔及呼吸道黏膜吸收迅速，具有扩张冠状动脉、解除血管痉挛的作用，能保护急性缺血的心肌，改善心肌供血，从而能迅速缓解心绞痛。

4）补肾固本法：肾虚"不荣则痛"是心绞痛的重要病机，故补肾固本调整阴阳是治疗本病的重要方法。在临床具体运用中，补肾基础方由三组药物组成：炮附子、肉桂、补骨脂温补肾阳；熟地、制首乌、枸杞滋补肾阴；人参、黄芪、炙甘草等补元气和中气。如阴虚阳亢，血压增高，应滋阴配合平肝潜阳之品，如钩藤、豨莶草、夏枯草、石决明、珍珠母、牡蛎、桑寄生、怀牛膝等。实验研究证实，补肾药具有提高机体细胞的免疫功能、调整男性患者的性激素水平、改善心肌缺血及心功能等作用。

（5）掌握"三因"制宜

1）因时制宜：指根据不同季节气候特点，来考虑治疗用药。秋冬季节，气候由凉变寒，阴盛阳衰，冠心病心绞痛易感受风寒而发。现代医学认为寒冷能引起冠脉收缩，心绞痛的发生主要是在冠状动脉粥样硬化的基础上发生冠脉痉挛引起，这与中医"寒则气收，寒气客于脉外侧脉寒，脉寒则缩蜷，缩蜷则脉细急"完全吻合。临床上冠心病心绞痛发生的诱因，各地报道冬季或阴雨寒冷诱发者占 57.7% ~ 74.7%。冬春是冠心病心绞痛的好发季节，故对冬季易发或加重的冠心病心绞痛患者，入秋就应开始预防，增强体质，选用适宜的食疗；冬春季节应予适当的药物治疗，予益气温阳通脉剂，以防止减轻心绞痛的发作。盛夏炎热，夺气伤津，易成气津两虚之证，血运弛缓，心绞痛易发，可选用西瓜、绿豆粥等食疗，予益气生津剂，并辅解暑去湿之品。总之，临床应根据具体病情结合季节、气候特点，灵活选方用药，不可墨守成规。

2）因地制宜：指根据不同的地理环境来考虑治疗用药。如西北地区，气候干燥寒冷，易发冠心病心绞痛、心肌梗死等疾病，其病多为寒证，实证，治宜辛润；东南地区，温热多雨，其病多湿热，治宜清化。

3）因人制宜：即根据患者年龄、性别、体质、性格、气质、生活习惯及合并病等不同特点，来考虑治疗用药。如老年人易患冠心病心绞痛，且多为虚证，或虚实夹杂，治疗虚证宜补，既便邪实要攻，亦应慎用，中病即止。凡阳盛或阴虚体质，宜慎用温热之剂；阳虚或阴盛之体，宜慎用寒凉伤阳之药。但是，也不可以过分地强调体质的特异性，而忽视了辨证施治。

（六）西医治疗

（1）一般疗法：本病应避免劳累，低盐、低脂、低糖饮食，保持情绪稳定，注意保暖，戒烟，积极治疗易患因素，如高血压、高血脂等。

（2）药物治疗

1）终止发作的治疗：立即安静休息。

硝酸甘油：0.5mg，舌下含化；

异山梨酯：5～10mg，舌下含化；

硝苯地平：10mg，舌下含化（适合变异型心绞痛）。

2）预防发作

a. 硝酸酯类药物：硝异山梨醇：5～10mg，口服或舌下含化，每日3次，或6小时1次。

硝酸甘油：0.3～0.6mg，舌下含化，每日3次，或6小时1次。

硝酸甘油皮肤贴片：4小时1次。长效皮肤贴可24小时1次。

单硝酸异山梨酯：20mg，口服，每日3次；缓释片或胶囊：50mg，每日1次。

二硝酸异山梨醇：20mg，口服，每日3～4次。喷雾，每次喷用1～3撤。

b. 钙拮抗剂：硝苯地平：10～20mg，每日3～4次。

硫氮唑酮：30～60mg，每日3～4次。

维拉帕米：40～80mg，每日3～4次。

c. β-受体阻滞剂：阿替洛尔：常用剂量为6.25～100mg/日，分1～2次服用。

美托洛尔：常用剂量为50～200mg/日，分2～3次服用。

普萘洛尔：10～40mg，每日3次。因其对心脏无选择性，无内源性拟交感活性作用，故禁用于慢性阻塞性肺部疾患及周围动脉闭塞性疾患。

该类药一般从小剂量开始，逐渐加量，直至达到满意疗效且患者能耐受或出现明显的副作用（如心率<50次/分，Ⅱ度以上房室传导阻滞）为止。适用于劳力型心绞痛，但禁用于冠状动脉痉挛发作者及病窦综合征、房室传导阻滞、低血压者。

d. 抗血小板药物：阿司匹林：50～150mg/日，长期口服维持。可选用肠溶制剂，或缓释剂以减少胃肠道刺激。

双嘧达莫：25mg，每日3次。

3）稳定型心绞痛的治疗：轻者可用β-受体阻滞剂或合用硝异山梨醇，重者则加用钙拮抗剂。

4）不稳定型心绞痛的治疗：卧床休息；镇静。①加大硝酸酯类药物剂量或同时合用β受体阻滞剂及/或钙拮抗剂。②疼痛较剧，频繁发作，含化药物难以控制者，可用硝酸甘油10mg加入5%葡萄糖250～500ml中，开始剂量10～15μg/分，最大剂量200μg/分速度静脉滴注，持续静点3天后减量，连用5～7天。应用时注意观察血压变化。③阿司匹林：始0.3g/天，3天后改为50～150mg/日，长期口服。④肝素：6250单位加入5%葡萄糖液300ml，静脉滴注，每日1次。目前常用低分子肝素，如速避凝，0.4ml，腹部皮下注射，每日 2 次，连用 5~7 天。

5）卧位型心绞痛的治疗：卧位型心绞痛病情重，是劳力型心绞痛的晚期表现，主要是心肌耗氧量增加所致，故在临床上主张以 β-受体阻滞剂作为主要药物，联合应用硝酸酯类或/和钙拮抗剂。应用 β-受体阻滞剂治疗卧位型心绞痛要注意诱发左心功能不全，特别是需要较大剂量时，必要时与洋地黄等正性肌力药合用。β-受体阻滞剂与地尔硫卓联合应用，要密切注意心率的变化，如心率＜50 次/分，可减少剂量或先停用地尔硫卓。对卧位型心绞痛伴有心功能不全者，应在强心、利尿的基础上联用小剂量 β-受体阻滞剂治疗。常用药物如下：①β-受体阻滞剂：目前国内常用药物为心脏选择性阻滞剂，如阿替洛尔，6.25~37.5mg/次，每日 2 次口服；美托洛尔 12.5~50mg/次，每日 2 次口服。②硝酸酯类：常用药物为硝酸甘油、二硝酸异山梨醇酯、单硝酸异山梨醇酯。用法同上。③钙离子拮抗剂：常用药物为地尔硫卓、维拉帕米等。硝苯地平由于其反射性引起心率增快，对此不宜选用。若需要用，可于 β-受体阻滞剂合用。④抗血小板及抗凝治疗：常用药物为阿司匹林、肝素等。用法同上。⑤强心剂：一般选用洋地黄类制剂，如地高辛 0.125mg/次，每日 1 次；西地兰 0.2mg 加入 5% 葡萄糖 20ml，缓慢静脉推注，每日 1 次。⑥利尿剂：常用药物为呋塞米 20mg/次，每日 1~2 次；氨苯蝶啶 50mg/次，每日 1~2 次；安体舒通 40mg/次，每日 1~2 次。

6）变异型心绞痛的治疗：预防治疗首选药物为钙拮抗剂，其与硝酸酯类药物配合有协同作用。因其半衰期为 4~5 小时，为控制夜间发作，口服需 4 小时 1 次，最长每 6 小时 1 次，或睡前口服单硝基山梨醇酯、或硝酸异山梨醇酯或用硝酸甘油贴膜，以达到后半夜有效血药浓度，预防心绞痛发作。常用药物简介如下：①常用钙拮抗剂：硝苯地平：40~80mg/d，每 6 小时 1 次。扩血管作用最强，对于合并有高血压的患者尤为适宜。地尔硫卓：120~240mg/d，分 3~4 次口服。用于变异型心绞痛，心率偏快者尤为适宜。维拉帕米：40~80mg，每日 3~4 次。对心动过缓或充血性心力衰竭患者相对禁忌，但对合并有劳力型心绞痛的患者，疗效较佳。②常用抗血小板及抗凝剂：阿司匹林、肝素。用法同上。③β-受体阻滞剂：由于有加重冠状动脉痉挛的可能，一般不宜用于治疗变异型心绞痛。但当合并有劳力型心绞痛时，可白天加用小剂量 β-阻滞剂。常用药物：阿替洛尔，3.125~25mg/次，每日 2~3 次；美托洛尔，12.5~25mg/次，每日 2~3 次。

对于反复发作的变异型心绞痛主张给予硝酸甘油静脉滴入，待病情稳定后，给予一种钙拮抗剂维持治疗，对于病情严重者，可给予二种药物：如心痛定加地尔硫卓，往往取得较好疗效。地尔硫卓与维拉帕米不能合用，以防加重对心率和房室传导的抑制。口服药物一般需维持半年以上后逐渐减量或停药。

（3）主动脉内气囊反搏术：用于急症冠状动脉造影及旁路或其他手术的预备和支持疗法。

（4）经皮穿刺冠状动脉腔内成形术（PTCA）或激光成形：用于药物治疗不能控制的心绞痛患者。

（5）冠状动脉旁路移植术：用于内科治疗无效者。

四、预防与康复

冠心病是常见病，发病率高，病死率和病残率亦很高，因此应加强预防知识的宣传教育，提高人群的自我保健意识和健康水平，从而防止或减少本病的发生。

1. 一级预防　即病因预防。措施以非药物治疗为主，改变不良生活习惯。因为一旦生活方式和膳食习惯有了较大的不利改变，冠心病发病率明显增高，再控制起发病只能取得事倍功半之效，故通过非药物途径达到预防冠心病发病的目的具有十分重要的意义。

（1）控制危险因素：重点是控制高血压、高血脂、糖尿病、吸烟等危险因素，必要时进行药物干预，预防或减缓动脉粥样硬化的形成。

（2）饮食有节，合理饮食：饮食宜清淡，不过食肥甘厚腻，不饥饱无度，选择和搭配恰当的品种，不偏食。据现代研究，缺乏维生素 C 和 B_6 以及微量元素铬、锰、锌、碘、钙、镁等易致冠心病，而补充这些物质对预防冠心病有较好的作用。所以在进食中，要选择富含上述维生素和微量元素的食物，但又不偏食，这样便可有效预防冠心病。

1）含维生素类食物：富含维生素 C 的食物当首推绿叶蔬菜和水果，如刺梨、红枣、猕猴桃、山楂、柑橘类及野生酸枣；维生素 B_6 广泛存在于谷物外皮及绿叶蔬菜中，此外，富含维生素 B_6 的食物还有酵母、猪肝、糙米、肉类、蛋类、牛奶、豆类和花生等。冠心病患者宜选食上述食物。

2）含微量元素类食物：粗制糖和红糖中含较多铬；糙米、黄豆、萝卜缨、胡萝卜、茄子、大白菜、扁豆中锰的含量较多；海带含碘量高；全谷类、豆类、坚果、海味、茶叶等锌含量较高；绿叶蔬菜、花生、核桃、牛奶、鱼肉、海产品含镁较多。冠心病患者宜选择食用。此外，硬水中含较多的钙、镁，食用硬水居民冠心病发病率、死亡率明显低于饮软水的居民，为此，应提倡食用硬水，尤以矿泉水为佳。

（3）调摄精神，维持心理平衡：临床上异常的情志刺激，既是心血管疾病的致病因素之一，又是疾病的加重因素。现代医学也证实了情绪易激动的人其冠心病患病率明显高于心理平静的人，心绞痛和心肌梗死的发作也与情绪异常波动有密切的关系。因此，注意精神的调摄，避免过于激动喜怒或思虑无度，保持心情愉快，对于预防冠心病的发生、发展具有重要的意义。

（4）劳逸结合，坚持适当锻炼：现代医学认为，过度安逸，缺乏锻炼，是冠心病的发病因素之一，而耐力运动能预防冠心病。体育锻炼可防止身体超重，可降低血清甘油三酯水平，增加高密度脂蛋白，改善微循环。因此，适当的体力活动对预防冠心病具有一定的意义，但不可过劳。

2. 二级预防与康复　二级预防的对象是冠心病患者，重点在于既病防变，促进其康复。具体措施包括两方面，其一是非药物措施，具体方法同一级预防，而在程度上要求更严格些；其二是药物措施。许多中药既是药物又是食物，如山楂，具有扩冠和持久的降压作用，尚能降血脂，因而能抗冠状动脉粥样硬化形成；莲子、苡仁、红枣用于脾胃虚弱、心血亏虚之人；葱、蒜、韭、薤有"走上焦、通心阳、泻浊阴、开胸痹、散结气"之功，具有降血脂、预防动脉粥样硬化之效。可作为预防性治疗长期服用，达到防病治病的目的。

（1）常用食疗处方

1）乌鸡汤：雄乌鸡切块，陈皮3g，良姜3g，胡椒6g，草果2个，以葱醋姜炖熟，连汤带肉食之。用于心阳不振，痰浊壅滞者最为相宜。

2）归参鳝鱼羹：鳝鱼500g，洗净切丝，当归、党参各15g纱布包，合煮1小时，去药包加葱丝、生姜、盐调味，喝汤吃鱼。用于心阳气虚者。

3）生地黄鸡：生地黄250g，饴糖150g，乌鸡1只，生地切细与糖和匀纳入鸡腹中，蒸熟服食。用于心阴血亏虚者。

4）八宝粥：芡实、薏米、扁豆、莲肉、山药、红枣、桂圆、百合各6g，加水适量，煮40分钟，入库大米150g，熬粥服。心脾气虚，痰湿偏盛者可常服之。

5）蒜醋鲤鱼：鲤鱼1条，洗净切块，素油煎至焦黄，烹酱油少许，加糖、黄酒适量，小火煨炖至熟。姜蒜捣泥调拌黑醋，浇盖其上即可食用。用于体虚痰湿证。

6）桃仁粥：桃仁去皮尖10g，煮熟取汁，和粳米适量熬粥食。用于心脉瘀阻型冠心病心绞痛，中病即止，久服防伤正。

7）山楂荷叶薏米汤：山楂、荷叶、薏米各50g，薤白30g，四味一起煎汤，代茶常饮。用于脾虚湿盛，心脉瘀阻型或兼高脂血症的冠心病患者。

（2）常用茶、酒、醋疗处方

1）山楂益母茶：山楂30g，益母草10g，茶叶5g，用沸水冲沏，每日饮用。用于瘀血内阻型冠心病心绞痛、高脂血症。

2）香蕉茶：香蕉50g，茶叶10g，蜂蜜少许，先用沸水一杯冲泡茶叶，然后将香蕉去皮研碎，加蜜调入茶水中，代茶饮，每日1剂。降压、润燥、滑肠，有抗动脉粥样硬化之功效。

3）茶叶15g，素馨花6g，茉莉花15g，川芎6g，红花1g，后两味焙黄研末，用过滤纸装袋，与前三味同泡茶常年饮用，每日1~2次。用于瘀血阻络型冠心病心绞痛。

4）灵芝丹参酒：灵芝30g，丹参5g，三七5g，白酒500ml加盖浸泡，每天搅拌1次，15天即成，每次饮20~30g，每日1次。用于气虚血瘀型冠心病心绞痛。

5）米醋，花生仁，桂花，浸醋24小时，每天起床后取花生仁10~15粒服。有预防动脉粥样硬化之功效。

患者可在医生指导下，根据病情，选用上述处方。

（3）药疗：必要时可进行药物治疗，以巩固疗效，稳定病情。中药可根据辨证选用方药，西药可用硝酸酯制剂、β-受体阻滞剂、钙通道阻滞剂及长期服用小剂量阿司匹林和调血脂药物等。

此外，应避免引起心绞痛发作的诱因，如：饱餐、大量饮酒、过劳、发怒或情绪激动、突然的寒冷刺激等，以防心绞痛复发或加重。

五、小结

冠心病心绞痛为心血管系统的常见病，多发病，中医在该病的诊治方面积累了丰富的临床经验。中医药治疗本病仍是九十年代中医药界关注的重点，其具有以下特点：

（1）中医病因病机的认识：根据文献记载，结合临床观察和实验研究，得出较为一致的结论，气虚血瘀是最基本病理机制，发病脏腑主要在心、肾，病理因素以痰、瘀多见。

（2）重视对中医辨证客观指标的实验和临床研究：主要在痰与血脂，气虚与心功能，血瘀与血流变等方面，并对血管内皮细胞中的N_0、血小板中的α-颗粒膜蛋白、内皮素等内源性血管活性物质的分子指标与中医药辨证的关系进行初步研究。

（3）在发挥辨证的同时，认识到辨病与辨证相结合，使中医证候能与冠心病的不同分型建立一定程度的相关联系。

（4）大量不同制剂新药已被开发，如滴丸、胶囊、注射剂、口服液等，并具有较好疗效，开发应用高效、低毒、定量、科学的中药制剂成为必然。

为了更好地挖掘中医药治疗冠心病心绞痛的潜力，应在大量的临床治疗基础上，制定和完善辨证分型和疗效评定标准，强调临床资料的科学性、准确性，采用多指标观察，注意中医药在抗心肌缺血、调血脂、调整免疫、改善心功能、增加超氧化物歧化酶、降低氧自由基等方面存在的巨大潜力；注意挖掘名老中医丰富经验，以给临床、科研带来新思路、新方药。相信冠心病心绞痛的中医药治疗将会有更快的发展，新的突破。

（高晓冉）

第二十二节　病态窦房结综合征

病态窦房结综合征，简称病窦，是由窦房结及其临近组织病变引起窦房结起搏功能和（或）窦房传导障碍的综合征。临床常见心悸、胸闷、乏力、头晕甚则昏厥等，多由缓慢心律失常或在此基础上的多种快速心律失常所致。病因以冠心病、心肌炎等较为多见，但不明原因者占相当比例。发病率迄今尚无确切统计资料，有报道称约 0.2%。本病可累及各年龄组，以老年人为主，高峰发生年龄为 60~70 岁，但也可能是青年人猝死的原因之一。

根据本病的发病特点和临床表现，主要与中医的"心悸"、"眩晕"、"厥脱"相关。

一、发病机制

（一）中医学认识

病窦的病因或由时感邪毒，内犯于心，伤及气阳，耗损阴血，或由先后天不足，年迈脏腑自衰，阴阳气血功能减退。发病机制主要是阳气虚衰，病位在心，肾为次之。主要病机为心阳虚、心肾阳虚，或兼脾阳不足。

气虚则血少脉涩，而阳虚则脉寒，脉寒则挛急，血寒则凝泣，气阳衰微，无力鼓动血脉，气血不能接续而见迟、结、代、促等脉，使脏腑失于温养，从而产生临床见证。本病为本虚标实之症，气衰阳亏是本，阴寒血凝是标。在阳虚的基础上还可夹有不同程度的血瘀、痰凝等病理因素，系气阳虚损，不能温煦鼓舞血脉，水湿气化失司所致。病程迁延日久，阳损及阴，出现阴阳两虚之重症。

（二）西医学认识

常见病因为冠心病、心肌病、心肌炎，亦见于结缔组织病，代谢或浸润性疾患，但其最常见的病因为窦房结的非特异性退行性纤维化，其基本病理变化包括：①窦房结动脉病变；②窦房结细胞坏死、炎症、退行性改变及胶原纤维过度增生等，但以非特异性纤维化多见；③先天性窦房结发育不良；④窦房结周围心房肌损害累及窦房结，其病程发展大多缓慢，从出现症状到症状严重可长达 5~10 年，或更长。少数急性发作，见于急性心肌梗死和急性心肌炎。

二、诊断

（一）诊断标准（源自 1993 年第一期《中华心血管病杂志》）

1. 符合下列心电图表现至少一项即可确诊：

（1）窦性心率过缓（≤40 次/分），持续≥1 分钟；

（2）二度Ⅱ型窦房传导阻滞；

（3）窦性停搏＞3.0秒；

（4）窦性心动过缓伴短阵房颤、房扑、室上速，发作停止时窦性波动恢复时间＞2.0秒。

2. 下列心电图表现之一为可疑：

（1）窦性心律过缓（≤50次份），但未达上述标准者；

（2）窦性心率60次份，在运动、发热、剧痛时心率明显少于正常反应；

（3）间歇或持续出现二度工型窦房传导阻滞、结性逸搏心律；

（4）显著窦性心律不齐，RR间期多次超过2秒。

（二）评定窦房结功能方法的应用

目的是：①对可疑病窦患者进一步确诊；②结合临床症状，判断其病变的严重程度；③对安置或选择不同类型永久起搏器提供依据；④估计该患者受迷走神经张力影响的程度，以指导临床应用抗迷走神经药物。

1. 动态心电图　①24小时心电连续监测，可以发现病窦患者的异常心电图，阴性结果对除外病窦有帮助；②尽量采用使P波清晰的导联。

2. 阿托品实验　静脉注射阿托品2mg（0.04mg/kg），老年人适当减量，观察注药后20分钟内心率，＜90次/分为阳性，对确诊病例有助于判断为非迷走神经高敏症，对可疑病例有助于病窦的诊断（青光眼、前列腺肥大者禁用）。

3. 食管调搏试验　对可疑病窦应作食管调搏试验。

（1）窦房结恢复时间：①最长窦房结恢复时间（SNRT＞1500ms为阳性，连续结性心律亦属阳性）；②校正窦房结恢复时间（SNRTc）≥525ms，为阳性标准，有较大诊断意义；③如SNRT正常，但随后的PP间期明显延长，称为继发性SNRT延长，是窦房传导阻滞的表现，属诊断病窦的阳性标准；④调搏频率≤130次/分，出现文氏型房室传导阻滞，可能合并房室结传导功能低下。

（2）窦房传导时间（SACT）：正常值＜120ms，＞200ms为显著延长，对病窦诊断的敏感性只占50%。

（3）固有心率测定：先静脉注射普萘洛尔5mg（0.1mg/kg），10分钟后给阿托品2mg（0.04mg/kg），可测得固有心率，有助于评价自主神经对窦房结功能的影响。

（三）病因及合并征象的说明

（1）如临床判定窦房结功能障碍由某种心脏疾病所致者，应有各特定心脏病的诊断标准，病窦可能是有助于该病诊断的临床征象之一，但不是该病的诊断指标。

（2）有迷走神经张力过高所致者，可由上述窦房结功能检查确定，但因其预后与起搏功能障碍（器质性病变）所致者相似，亦认为是本综合征的一种常见类型。

（3）本征多合并心脏其他部位病变，最常见为房室传导障碍，可合并不同程度的房室传导阻滞，以及如合并结性逸搏心律≤35次/分，称为双结病变。

（4）注意除外颈动脉窦高敏征，各种药物所致及其他心外病变所致者。

（5）单纯心电变化无晕厥症状者属轻症，有心电变化及晕厥症状者属重症，晕厥反复发作伴有房室心律失常或伴有栓塞者属特重症。

三、治疗

（一）辨证论治

本病辨证应以虚实为纲，虚证以心阳虚弱为基础，或兼脾肾阳虚，后期亦有阴血亏虚者，治疗以温阳益气为主，或辅以滋阴养血。实证以痰瘀为多见，但应区别痰、瘀的主次，或以化痰为主兼治其瘀，或以祛瘀为主佐以治痰。

（1）心气阳虚证：心悸气短，动则加剧，或突然昏仆，汗出倦怠，面色㿠白，或形寒肢冷。舌淡苔白，脉沉弱或沉迟。

证候分析：心气虚衰，心中空虚惕惕而动，故而心悸；心位胸中，胸中宗气运转无力则气短，动则加剧；气虚腠理不固则汗出；血液运行无力上荣则面色㿠白；气虚及阳，不能温煦肢体，兼见畏寒肢冷；舌淡苔白，为阳虚寒凝之征；阳虚无力推动血行，则脉道失充，脉沉弱或沉迟。

治法：温阳益气。

方药：人参四逆汤合苓桂术甘汤。药用红参10g，制附片9g，干姜9g，炙甘草9g，桂枝9g，白术12g，茯苓12g。

方解：红参、附片益气温阳；干姜辛温助阳；炙甘草甘温复脉，以利心气；桂枝温阳通脉；白术、茯苓益气健脾。

加减：兼水肿，加防己10g，益母草各15g；兼血瘀，症见胸闷而痛，唇甲青紫，舌质紫暗、有瘀点瘀斑，脉涩或结代，加丹参、赤芍各15g，红花9g。

（2）心肾阳虚证：心悸气短，动则加剧，面色㿠白，形寒肢冷，腰酸膝软，眩晕耳鸣，小便清长。舌质淡苔白，脉迟结代。

证候分析：阳气衰微，心失温养，故心悸怔忡；不能上荣头面，温煦肌肤，则面色㿠白，形寒肢冷；腰为肾府，肾开窍于耳，又司二便，故肾虚可见腰酸、耳鸣、小便清长；舌淡苔白，脉迟结代为阳虚之表现。

治法：温补心肾。

方药：参附汤合右归丸加减。药用党参30g，黄芪30g，炙附片30g，补骨脂30g，淫羊藿12g，熟地15g，桂枝10g，枸杞12g。

方解：党参、黄芪益气；附子、补骨脂、淫羊藿温补肾阳；熟地、枸杞滋阴补肾；桂枝温阳通脉。

加减：兼脾虚或有痰湿者，症见纳少腹胀，大便稀薄，倦怠，少气懒言，舌淡苔白脉弱，加茯苓15g，白术15g；兼血瘀者，症见胸部刺痛，唇甲紫暗，舌紫有瘀点，脉涩，可加红花10g，川芎10g。

（3）气阴两虚证：心悸气短、烦劳加重，倦怠乏力，头晕盗汗，五心烦热。舌红少苔，脉细微或结代。

证候分析：心气虚，心中空虚故而心悸；胸中宗气运转无力故而气短，烦劳加重；气虚则倦怠乏力；盗汗、五心烦热、舌红少苔则为一派阴虚之象；脉细微或结代则是气阴两虚之表现。

治法：益气养阴。

方药：生脉散加味。方用：党参24g，黄芪24g，黄精24g，太子参15g，百合15g，麦冬 12g，五味子 9g。

方解：党参、太子参、黄芪甘平益气，大补心肺宗气；麦冬、百合甘寒养阴生津，清虚热而除烦；五味子酸收敛气止汗；黄精益气养阴。

加减：兼血虚者，症见面色苍白，唇淡无华，舌淡苔白，脉细弱而迟，去五味子、百合，加当归 12g，熟地 15g；兼脾虚者，症见头晕倦怠，喜寐，腹胀便溏，加茯苓 10g，白术 10g；兼痰热而见口苦，烦热，舌红苔腻，脉濡，可加川连 5g，瓜蒌仁 10g。

（4）痰瘀阻络证：心悸气短，胸闷短气，胸痛彻背，或咳嗽有痰，头晕目眩，舌淡苔白滑，脉弦滑。或心胸刺痛，四肢厥冷，唇甲青紫，舌质紫暗有瘀点，脉涩或结代。

证候分析：本病由于正气先虚，阳气不足，心失温养，故见心悸；由于阳气不足，运血无力，血行不利而瘀；痰阻脉道，心脉痹阻，气血不畅，因而胸痛；咳嗽有痰，苔滑、脉弦滑为痰浊之象，而瘀阻心脉，阻碍气机运行，故四肢冷，刺痛；气血运行不利，肌肤失养，则唇甲青紫；舌质紫暗有瘀点，脉涩或结代为瘀血之特点。

治法：温化痰湿，活血化瘀。

方药：痰湿盛者，六君子汤合瓜蒌薤白半夏汤加减，药用：党参 30g，瓜蒌 30g，薤白 15g，白术 10g，半夏 12g，茯苓 12g，陈皮 10g，桂枝 10g，炙甘草 10g，砂仁 6g（后下）。瘀阻者，参附汤和冠心 2 号方加减，药用：党参 15g，附片 15g，淫羊藿 10g，桃仁 10g，丹参 10g，川芎 10g，红花 10g，当归 10g，麻黄 6g，细辛 3g。

方解：白术、茯苓益气健脾，以杜生痰之源；薤白辛温通阳，宽胸散结；桂枝通阳散寒，瓜蒌涤痰散结，黄芪益气，陈皮理气，砂仁化湿，总成散寒除湿化痰之功；淫羊藿、附片温阳，桃仁、川芎、红花、丹参活血通络，当归养血活血，麻黄、细辛温肾散寒，方以温阳益气，活血化瘀为主。

加减：痰湿兼眩晕甚者，加菊花 15g，天麻 10g；心脉瘀阻，阳损及阴致阴阳两虚者，加枸杞、麦冬各 12g 以滋补阴血。

（二）中成药

（1）心宝：用于本病阳虚者。

用法：日 2～3 次，每次 3～10 粒，温开水送服。

（2）银杏叶片：用于本病气虚血瘀者。

用法：日 3 次，每次 1～2 片，口服。

（3）心元胶囊：用于本病气阴两虚者。

用法：每次 3～4 粒，日 3 次，口服，28 天为一疗程。

（4）养心片：用于本病气阳虚者。

用法：日 3 次，每次 3～4 粒，口服。

（5）振源胶囊：适应证：用于本病心肾阳虚者。

用法：日 3 次，每次 1～2 粒，口服。四周为一疗程。

（6）滋心阴口服液：用于本病以阴虚为主者。

用法：日 3 次，每次 20ml，4 周为一疗程。

（7）生脉饮：用于本病气阴两虚者。

用法：每次 10ml，日 3 次。

（8）金匮肾气丸：用于本病肾阳虚者。

用法：每次8粒，日3次。

（9）麝香保心丸：用于本病气虚血瘀者。

用法：日3次，每次2粒。

（10）血府逐瘀口服液：用于本病血瘀证者。

用法：日3次，每次10～20ml。

（11）参附针：用于本病阳虚证，病情较急者。

用法：静脉滴注，日1次，20～40ml。

（三）专病方

（1）病窦灵口服液：附子、红参、仙灵脾、黄芪、熟地、丹参、炙甘草，按规范制成口服液，10ml/支，用于本病气阳两虚者。

（2）复律汤：黄芪15g，丹参15g，炙甘草10g，茯苓12g，桂枝10g，细辛3g，麦冬10g，苦参10g，瓜蒌皮12g，炙附子6g，用于病窦之气虚者，显效17例，好转7例。

（3）温阳通络活窦饮：淫羊藿12g，炙黄芪12g，党参12g，麻黄10g，肉桂3g，附子6g，炙甘草10g，丹参12g，沙苑子12g，当归10g，生地10g，麦冬10g，细辛3g，总有效率91.2%，用于本病阳虚者。

（4）病窦转复汤：红参10g，黄芪12g，炙附片6g，桂枝10g，五味子10g，丹参10g，炙甘草6g，麦冬10g，淫羊藿12g，川芎10g，总有效率81.8%。用于本病阳虚者。

（5）益气温阳养血复窦汤：党参10g，白术12g，黄芪12g，桂枝10g，炙甘草10g，酸枣仁12g，木香10g，桂圆肉10g，附子8g，当归10g，川芎10g，丹参12g，茯苓12g，总有效率87%。用于本病气阳虚者。

（6）扶本增脉汤：黄芪12g，附子8g，桂枝10g，干姜8g，川芎10g，补骨脂12g，丹参12g，细辛3g，甘草8g，显效16例，有效23例。用于本病之正虚者。

（7）清心复律汤：生地10g，麦冬10g，苦参15g，虎杖15g，丹参10g，太子参10g，炙甘草5g，显效36例，有效11例。用于本病之阴虚火旺者。

（四）针灸治疗

（1）体针：取穴：内关、间使、心俞、膻中、神门、巨阙、三阴交、太溪等，可采用针刺、温针、艾灸。每次选用1～2穴，每日或隔日一次，8～10次为一疗程。

（2）耳针：取心、皮质下、交感、神门穴，每次2～3穴，捻转轻刺激。留针15分钟。

（五）临证要点

（1）病窦临床表现虽然复杂多样易变，但其基本病机是本虚标实，主要矛盾是气阳不足，标实以血瘀多见，次为痰浊阴寒。基本证型是气阳不足、血脉瘀阻，故益气温阳，活血通脉是本病的基本治疗大法。在改善症状、提高心律方面，益气温阳法优于单纯益气法。在温阳中，温通心阳、振奋心阳固然重要，但实践证明，单纯温通心阳效快而不持久，同时温补心肾之阳，则疗效持久，因此气阳并补、心肾同治可提高疗效。该病较多见于冠心病，血瘀与冠心病关系密切，故活血通脉无疑是有利的，此亦符合心主血脉的中医观点。至于滋养阴血，虽有滋腻之虑，但养阴法确是气阴两虚、阴阳两亏者的需要，同时根据阴中求阳的机理，温阳中掺以阴药可起到阴阳互生的作用，且可制约麻黄、附子、肉桂、细辛等燥热之性，从而减少口干、便结的副作用。

（2）脉象与舌质对本征的辨证施治有重要意义，本病以迟脉为特点，并常与沉细、结代、促脉等交替或相兼。迟脉为阳不胜阴，阴盛阳衰之征，如出现快慢综合征，脉来乍疏乍数，是阴阳之气失调，"阴极则阳"的严重表现的，此时虽有数脉也决不可误为阳热证而施以寒凉。本病的舌象多以舌淡暗或紫暗瘀斑为主，苔多薄白或白腻，属气虚或阳虚，阳气不能振奋鼓动，血脉瘀阻之象。应根据舌脉结合全身状况进行综合分析，重在调补或平衡气血阴阳，佐以活血化瘀。

（3）要正确处理辨证施治与辨病用药的关系。辨证施治与辨病用药二者互补，可取长补短，一般来说，辨证复方取效慢，但取效后作用持久、副作用少，而单用附子1号碱静脉滴注，取效快，但不持久，且有产生房早、房性心动过速、房颤、室早的副作用。再如心宝虽然有益气温阳的作用，但其中洋金花、肉桂、附子、鹿茸均较温燥，故往往有目干、咽燥、便结甚至动血的副作用。本病后期之严重证候为心肾阳衰，水气凌心，心阳暴脱，病情险恶，预后不良，治宜温通心肾、补益心气为主，祛邪为辅，温补之品多辛温燥热，易耗伤津液，应随时注意阴阳消长的情况加以纠正。

（4）麻黄附子细辛汤既能温通心阳，亦能温补肾阳，是温经散寒、通达表里、宣通气血、振奋阳气、鼓动血脉之要方，附子、细辛均含消旋去甲乌药碱，麻黄含麻黄碱，具有兴奋心脏、增加心率、加速传导、提高血压的作用，故该方从辨证与药理角度来看，可以说是治疗病窦的基本方，但需随证配伍。其用量不可拘泥于"麻不过五、辛不过钱"之戒，一般应比常规用量大得多，有人用附子在12~50g之间，麻黄用至18g之多，我们在实践中细辛亦曾用至12g，但不等于用量越大越好，宜延长煎药时间，防止毒、副作用的发生。若病重药轻，草木之辈效不著者，可加用温补阴阳气血之血肉有情之品，如鹿茸、鹿角片、紫河车等。

（六）西医治疗

1. 药物治疗

（1）阿托品：阻断M－胆碱受体，能解除迷走神经对心脏的抑制，每次口服0.3mg，3~4次/日，必要时可皮下或静注1~2mg。

（2）异丙肾上腺素：能兴奋心脏高位起搏点及改善心脏传导，增强心室自律性。可舌下含服10~20mg，每3~4小时服1次，或以1~2μg/分静滴。

（3）麻黄素：每次12.5~25mg，每日2~3次口服。

（4）氨茶碱：可拮抗腺苷受体，逆转腺苷对心脏的异常电生理效应，能提高病窦患者的心率及改善传导。口服每次0.1g，每日3次；必要时可静滴0.25g，4小时滴完，每天1次，睡前可加服氨茶碱缓释片0.2g。

（5）慢快综合征的药物治疗矛盾而棘手，必要时仅能选用少量洋地黄，以防止或减少室上性快速性心律失常的发作，即使发作亦可减慢心率。一般情况下，小量洋地黄并不影响窦房结和房室传导系统。

2. 起搏器疗法

（1）指征：①慢性病窦伴有阿斯综合征发作或有明显晕厥先兆症状者；②慢性病窦因心动过缓而伴有心衰或心绞痛发作者；③慢快综合征伴有阿斯综合征或晕厥先兆者；④慢性病窦合并二度二型以上房室传导阻滞伴有阿斯综合征或晕厥先兆者。

（2）选择：①如房室结功能正常者，文氏点＞120次/分，应选用心房起搏、心房感知按需抑制型起搏器；②伴有房室结功能异常，而心功能不好者，选用双腔全自动生理性起搏器；③伴有频发房性快速心率失常而心功能尚好者，一般选用心室起搏、心室感知按需抑制型起搏器；④必要时选用频率适应性心房或心室起搏器。

四、预防与康复

患者宜居处相宜，作息有序，调情志，慎起居，饮食有节，少食生冷，忌饮酒。需注意晕厥的发生，不宜单独外出，曾有黑矇史者尤应谨慎，稍感不适应立即到医院诊治。对于原发病如冠心病的预防可参阅本书相关部分。

可采用饮食调护，常服食的食品有玉米、小麦、大枣、菠菜、葡萄等。常服粥食为龙眼莲子粥，可养心血、安心神。可饮药茶如灯心草、鲜竹叶各60g水煎煮，代茶饮，可用于心悸、失眠、易惊易怒。

应保持良好平和的心境，戒怒解郁，避开周围不良刺激因素，排遣内心杂念，培养追求美好事物的情趣如书法、音乐等。

（刘　辉）

第二十三节　阵发性室上性心动过速和心房颤动

阵发性室上性心动过速简称室上速，包括一大类心动过速，大多数心电图表现为 QRS 波群形态正常、RR 间期规律而无心室预激表现。当折返发生在窦房结、房室结和心房，以及心房与心室共同参与形成大折返回路，或心房、房室结异位起搏点自律性增高所致心动过速，称为室上速。

心房颤动简称房颤，是由于一个心房的主导折返环引起许多小折返环所致的房律紊乱。其发生率可能仅次于期前收缩而居第 2 位，60 岁以上人群中，房颤发生率为 1%，并随年龄的增长而增加。

房颤与室上速，主要与中医的"心悸"、"怔忡"、"奔豚气"等相关，两者在中医辨证和治疗上有类似之处，故合并讨论。

一、发病机制

（一）中医学认识

本病病位在心，可直接发病，亦可由其他疾病所并发。常与体质虚弱、情志所伤、饮食劳倦、外邪侵袭等因素有关。平素痰热内蕴之体，复因郁怒，肝失条达，胃失和降，脾胃运化失司，水谷精微聚而为痰，气郁化火，痰火扰心成病；风寒湿邪搏于血脉，日久不愈，内舍于心，使心脉闭阻，心气被抑，气滞脉闭，心血瘀阻而发病；或由久病不愈，气血亏耗，心失所养而悸动不安。病理性质有虚有实，病理因素有痰火、瘀血。

（二）西医学认识

室上速包括房室结折返性心动过速、房室交界性心动过速、交界性自搏性心动过速、房内折返性心动过速、自律性房性心动过速、窦房结折返性心动过速。发病机制，多数由于折返，少数由于异位灶自律性增强而引起。

心房颤动的发生机理尚不十分清楚，目前主要学说有：①心房内同时存在数个异位节律点；②心房内有一异位节律点反复发出高频冲动；③冲动在心房内形成环形运动；④冲动在心房内形成多处微折返。

二、诊断

（一）诊断标准

主要根据心电图。

1. **房性阵发性心动过速**　①连续出现3次或3次以上的房早，房率160~220次/分；②P′-P′间期匀齐，P′-R＞0.12秒；③QRS波群形态一般呈室上性。

2. **交界性阵发性心动过速**　①连续出现3次或3次以上的交界性期前收缩，频率150~200次/分；②室率匀齐，QRS波群呈室上性；③可无P波，或可有逆行P′波，P′-R＜0.12秒，R-P′＜0.20秒。

3. **房颤**　①P波消失，代之以形态大小不一，振幅高低不一，快慢不均的f波，频率350~650次/分；②f波之间无等电位线；③R-R间距绝对不齐。

（二）鉴别诊断

1. 常见的室上性心动过速鉴别诊断（见表2-2）。

表2-2　常见的室上性心动过速鉴别诊断

室上速类型	P波和QRS波关系			P波形态（Ⅱ、Ⅲ、AVF）			伴房室阻滞	颈动脉按摩	
	其前	同时	其后	正常	异常直立	异常		终止	房室阻滞
慢快房室结折返	—	+	+	—	+	罕见	+	—	
快慢房室结折返	+	—	—	—	—	+	可能	+	—
顺向预激综合征	—	—	+	—	—	+	—	+	—
逆向预激综合征	+	—	—	—	—	+	—	+	—
窦房结折返	+	—	—	+	—	—	+	+	+
心房内折返	+	—	—	—	+	+	+	—	+
自律性房速	+	—	—	—	+	+	+	—	+

2. QRS波宽大畸形的阵发性心动过速鉴别（见表2-3）

表2-3　QRS波宽大畸形的阵发性心动过速鉴别

	阵发性室性心动过速	阵发性室上性心动过速
频率	很少＞200次/分	多为160~200次/分
节律	相对规则	十分规则
V1呈rsR′	少见	常见
心室夺获	可有	无
室性融合波	可有	无
房率＞室率	-	+
室率＞房率	+	-
压迫颈动脉窦	室率无变化	心率可变缓或中止

四、治疗

(一) 辨证论治

本病辨治应以虚实为纲，虚证以心气虚弱为基础，兼有阴伤及阳虚甚则心阳虚脱，治疗分别予以益气、滋阴、温阳、回阳。实证以痰火扰心及瘀血内阻为多见，治疗分别予以清热豁痰、活血化瘀。因虚实每每互见，常需补虚与泻实同用，但应辨清二者的主次而相应施治。

(1) 痰火扰心证：心悸不安，胸闷烦躁，头晕失眠，痰多，口干苦。舌苔黄腻，脉滑数。

证候分析：心主神明，痰火扰心，则心神被扰故见心悸失眠，烦躁；痰阻胸宇，胸阳失展，清阳不升，可见头晕目眩；痰阻则气机不畅，故胸闷痰多；口干苦，舌苔黄腻，脉滑数则是痰热内盛之象。

治法：清热豁痰，宁心安神。

方药：黄连温胆汤加减。药用黄连6g，法半夏10g，枳实10g，竹茹10g，甘草6g。

方解：半夏降逆燥湿化痰，黄连、竹茹清热化痰；陈皮理气燥湿，茯苓健脾渗湿，枳实行气消痰，使痰随气下；枣仁安神宁心；使以甘草协调诸药。

加减：热盛加山栀10g，黄芩10g；火郁伤阴，见舌红少津，脉细数者去枳实、半夏、陈皮，加生地10g，石斛15g，麦冬15g；腑气不行，便结者加制大黄6g，全瓜蒌10g。

(2) 瘀血内阻证：心悸怔忡，胸闷或痛，呼吸气短。舌质紫暗，或有瘀点，脉涩或促。

证候分析：心主血脉，心脉瘀阻，心失所养，故心悸不安；血瘀气滞，宗气失于斡旋，则胸闷不舒；心络挛急，心脉不通，则心痛时作；舌质紫暗，或有瘀点，脉涩或促均为心血瘀阻之征。

治法：活血化瘀。

方药：血府逐瘀汤加减。药用桃仁10g，川芎10g，郁金10g，枳壳10g，牛膝10g，香附10g，当归15g，丹参15g。

方解：桃仁、丹参活血化瘀；枳壳、香附行气以助血行；川芎、郁金行气活血，当归养血活血，牛膝通利血脉，引血下行。

加减：兼气血不足，见乏力气短，面白无华，头晕目眩者加炙黄芪15g，白芍10g，龙眼肉10g；兼有痰浊见胸闷明显，痰多，口粘者加枳实10g，白术10g；瘀从水化见心悸喘促，不能平卧，小便短少者，可加汉防己10g，车前子10g（包煎）。

(3) 气阴两虚证：心悸怔忡，虚烦多梦，气短乏力，汗多口渴。舌淡或红，苔薄白，脉虚数。

证候分析：心阴虚而致心火内动，扰乱心神，故心悸虚烦，不得安寐；气虚失养则气短乏力；卫外不固则汗多；津液损耗，故而口渴；舌淡、苔薄、脉虚数均为气阴不足之象。

治法：益气养阴。

方药：生脉散加减。药用西洋参5~10g，酸枣仁10g，枣皮10g，麦冬15g，五味子5g。

方解：西洋参益气养阴；五味子酸收敛肺；麦冬甘寒养阴生津；枣仁、枣皮安养心神。

加减：阴虚火旺者，症见心悸不宁，口舌干燥，可加黄连6g，百合15g，莲子心5g；肾阴不足，见腰膝酸软，目眩耳鸣，可加首乌15g，枸杞子15g；心脉瘀阻见胸闷刺痛，舌瘀点瘀斑，脉细数可加丹参 15g，苦参 15g，三七 6g；气虚之极，阴虚及阳，心阳虚脱可见心悸气促，四肢厥冷，冷汗淋漓，脉微欲绝可加红参 10g，附片 10g，煅牡蛎 30g。

（二）中成药

（1）黄杨宁片：用于本病气虚血瘀者。

用法：每次 4 片，口服，一日 3 次。

（2）百草安神片：用于本病心神不安者。

用法：每次 1～3 片，口服，一日 3 次，病重者可在睡眠前加服 1～2 片。

（3）磁朱丸：用于本病心悸怔忡伴心神不宁者。

用法：每次 3～5g，口服，一日 2～3 次。

（4）宁心宝：用于本病气阴两虚者。

用法：每次 2 片，口服，一日 3 次。

（5）养心片：用于本病以气虚为主证者。

用法：每次 4～6 片，口服，一日 2～3 次。

（6）生脉饮：用于本病气阴两虚者。

用法：每次 10ml，口服，一日 3 次。

（7）天王补心丸：用于本病阴血不足者。

用法：每次 5g，口服，一日 3 次。

（8）柏子养心丸：用于本病阴血不足者。

用法：每次 6g，口服，一日 3 次。

（三）专病方

（1）敛心冲剂：炒枣仁 12g，柏子仁 10g，夜交藤 10g，琥珀 3g（冲服），龙齿 10g，苦参 10g，麦冬 10g，玉竹 10g，水煎服，日 2 次。用于阴虚火旺型。

（2）苦参增液汤：苦参 12g，黄连 10g，麦冬 10g，玄参 12g，炒枣仁 10g，柏子仁 10g，水煎服，日 2 次。用于本病阴虚火旺型。

（3）除颤汤：丹参 10g，苦参 10g，炙甘草 8g，柏子仁 10g，三七 10g，川芎 12g，五味子 10g，水煎服，日 3 次。用于本病血瘀型。

（4）定心方：苦参 10g，黄连 10g，枣仁 10g，茯苓 10g，党参 10g，灵芝 10g，丹参 10g，赤芍 10g，瓜蒌 10g，三七 3g。日 1 剂，水煎服。用于本病血瘀型。

（5）转律汤：苦参 15g，桂枝 15g，炙甘草 20g，当归 20g，丹参 15g，枳实 10g，赤芍 15g，茯苓 15g，益母草 20g，甘松 9g，日 1 剂，水煎 30 分钟取汁 300ml，每服 150ml，日 2 次。用于痰瘀交阻型之快速房颤。

（6）宁心除颤汤：太子参 15g，丹参 15g，黄芪 20g，茯苓 12g，当归 10g，赤芍 10g，炙远志 6g，葛根 10g，枣仁 10g，生地 10g，川芎 10g，甘草 4g，水煎服，日 1 剂。用于本病气虚血瘀型。

（7）天王定心汤：生地 15g，麦冬 15g，女贞子 15g，苦参 15g，丹参 15g，鸡血藤 15g，太子参 10g，茯神 10g，酸枣仁 10g，柏子仁 10g，茶树根 10g，旱莲草 10g，降香 10g，生龙齿（先煎）24g，黄连 3g。上药每日 1 剂，水煎两次混合浓缩 300ml，早晚空腹各温服 150ml。用于本病阴血不足型。

（四）针灸治疗

（1）体针：针刺内关透外关、合谷、厥阴俞，强刺激，不留针。或针刺内关、合谷穴，必要时加人中，均施捻转泻法，持续30分钟左右。

（2）耳压：心穴、神门、皮质下、交感，王不留行籽贴压，2日一次。

（五）临证要点

（1）阵发性室上速及房颤，其因有异，病有久暂，青年人有之，老年人更为多见。一般来说，室上速有虚有实，多热；房颤多虚多瘀，一般发作短暂者多实，病程长、持续发作者多虚，青年人多实，中老年人多虚。因此临证应以辨证为主，结合病因、病性、病程、发病特点等进行治疗。

（2）就脉象而言，房颤和室上速的脉象为数、疾、促、涩等，中医辨证多属热证。《濒湖脉学》指出："促脉数而时一止，此为阳极欲亡阴，三焦郁火炎炎盛，进必无生退可生"，"促脉惟将火病医"，"数脉为阳热可知"，由此可以看出，热象是本病的一个主要矛盾，治疗应抓住清热凉血的治法，用药如丹皮、赤芍、黄连、生地、丹参等。当然，患者多为本虚标实，常有阴血亏虚之象，在非发作期仍应重视滋阴养血，标本兼治。

（3）房颤日久，气血耗伤，室率常不甚快，多有心肾阳虚之证，此时瘀血更易内生，寒痰亦复滋蔓，此时当以温阳活血为治法，兼以益气养血，炙甘草汤常可使用，方中炙甘草为其主药，应加大用量，可用至20～30g。

（4）频繁发作时，患者心慌不安之状甚剧，且受情绪影响则易发作，应属"惊悸"，当用重镇安神之法，如磁石、龙骨、牡蛎、琥珀、珍珠母，对改善症状和促进房颤的转复有重要作用。本类药物虽为矿石类，只要配方得当，可大量长期服用，不必有碍胃之虑。

（六）西医治疗

治疗室上速时，应注意了解患者发作频繁程度、诱因、有无心脏病等。如心动过速发作持续时间短，且很少复发，一般不需药物治疗，但可教会患者一些控制发作的简易方法。如发作时间较长，或原有心脏病，则应迅速处理，尽快中止发作，其治疗方法较多：

（1）压迫眼球：平卧闭目向下看，医生用拇指在一侧眼眶压迫眼球上部，同时听诊心脏或观察心电图，每次一般不超过10秒，不宜用力过猛，否则有引起视网膜剥脱的危险，如有青光眼忌用此法。

（2）压迫颈动脉窦：此法较安全有效。取卧位，以免发生昏厥。医生用三个手指在甲状软骨上缘水平按压颈动脉窦，一般先压右侧，无效时再按压左侧，每次按压10分钟，不可同时按压两侧，老年人有脑动脉硬化者禁用，对严重低血压者也要谨慎行事。

（3）面部冷水浸浴：将面部浸入10℃冷水中，浸至耳前水平，当发作中止或患者因不能屏气，面部自动浮出水面后停止浸浴。

（4）刺激咽部：以引起恶心、呕吐或深吸气后闭住口鼻，用力呼气。

（5）维拉帕米：是控制室上速的首选药物，可用5～10mg稀释后缓慢静注，如无效可在10～15分钟后再予5mg，不宜用于心功能不全及病窦综合征患者。

（6）三磷腺苷5～20mg稀释后静脉快速推注（15秒内注完），成功率约70%～90%，多于30秒内生效，偶可致严重心律失常。

（7）伴器质性心脏病、心功能不全者，最宜选用洋地黄类。近两周未用过洋地黄者，可给予西地兰 0.4~0.8mg，稀释后缓慢静脉推注，如未恢复窦性心律，2~4小时后可再推注 0.3~0.4mg，一天总量不能超过 1.2mg，亦可给地高辛口服，每日 0.125~0.25mg。

（8）对情绪紧张诱发的室上速，可用 β 受体阻滞剂普萘洛尔 10mg，每天 3~4次口服。

（9）如因洋地黄中毒引起的室上速，应立即停用洋地黄，并用钾盐治疗。氯化钾 1.5~3g 加 5% 葡萄糖液 500~1000ml 静脉慢速点滴，如患者肾功能不全少尿，可改用苯妥英钠 125~250mg 加注射用水 40ml，5~10分钟后静脉推注完毕，必要时 2 小时后再重复一次。

（10）如上述治疗均无效时，可行同步直流电转复心律，但因洋地黄中毒所致者禁用。电复律能量从 50~75J 开始，但曾用过洋地黄治疗者，需先注射利多卡因 50mg，或苯妥英钠 100mg，并从 10J 开始，观察其反应，再酌情增加电能。

（11）发作频繁及/或药物治疗无效的房室折返性心动过速或房室结折返性心动过速，可采用射频导管消蚀房室附加旁路或改良房室结。

（12）阵发性房颤无明显症状且心室率不快者，既往发作在几小时之内能自行停止者，一般不需特殊治疗。为了预防发作可给普萘洛尔、胺碘酮或普罗帕酮。房颤绝大多数见于有器质性心脏病者，病因治疗非常重要。如甲亢与风心病二尖瓣病变引起的房颤，在基本病因消除之前较难转为窦性心律，即使转复亦难维持，若甲亢得以控制，二尖瓣狭窄手术后，则较易复律，且易长期维持窦律。

1）对室率显著增快的房颤，为减轻心脏负担，均需用洋地黄控制室率，使房室结传导减少，从而控制室率在正常范围内。若房颤发生不久，或呈阵发性阶段的患者，使用洋地黄制剂后，房颤可消失。洋地黄制剂使用方法：如病情不十分紧急，两周内又未用过洋地黄者，可口服地高辛，每日 0.125~0.25mg，对快速性房颤伴有心衰者，可用西地兰 0.4mg 加 25% 葡萄糖液 20~40ml 静脉推注，如 2~4 小时后室率仍快，可再给 0.2~0.4mg（但一天总量不超过 1.2mg），待室率控制后再改为地高辛 0.125~0.25mg 口服，每天一次维持。

2）持续性房颤发生不久及室率快者，可用奎尼丁或维拉帕米、胺碘酮转复，电复律成功率约 90%。房颤患者，心房内血栓形成多在房颤发病的 15 天以内，因尚无机化，一旦恢复窦性心律，易发生血栓脱落，故持续性房颤不到 3 个月或近期有栓塞史者，在除颤前应先服抗凝药物治疗 3 周，术后继续口服抗凝药 4 周。转复成功后，均需采用奎尼丁维持，以防复发。

3）复律用药方法如下：①胺碘酮：0.2~0.3g，每日 4 次，4~5 日后改为 0.2g，每日 3 次，至转复成功后，减为 0.2g，每日 1~2 次，维持半年左右。②奎尼丁：先试用 0.2g，每 2 小时 1 次，连续 5~6 次，连服 2 天无效者，可改为 0.3g，每 2 小时 1 次，每天 5~6 次。

慢性房颤持续时间超过两年者，一般不需复律治疗，即使电除颤及转复后服用适量的奎尼丁，仍有 2/3 的患者在一年内复发。另由于慢性房颤，心房内常有血栓形成，一旦突然恢复正常心房收缩，有可能发生血栓脱落，而有引起肺栓塞及脑栓塞的可能。

四、预防与康复

积极治疗原发病，消除诱发因素，工作宜劳逸结合，严禁烟酒，预防外感，生活节制，起居有常，宜保暖，避惊吓，精神乐观，情绪稳定。频繁发作的患者，在发作中止后，可选择一定的药物预防再发。

平时可多食用红枣、龙眼、猪心、百合、莲子及水果、蔬菜类，不食辛辣刺激之品，积极参加户外活动，保持轻松愉快的心情。

五、小结

中医中药在治疗房颤、阵发性室上速方面取得了较好疗效，对于阵发性房颤和室上速，急性发作时，以针灸和针剂注射为宜，对于持续性房颤和非发作期的房颤、室上速，以中药辨证治疗为主，力图从整体上调节机体的功能状态，以预防发作。上述治疗虽取得了一些经验，但也存在一些问题，如疗效判定方面，是否可以从中医角度制定出一套完整的具有科学性的统一标准。对已有线索或苗头的抗快速性心律失常的中药进行电生理研究和临床药代动力学等研究，并进一步筛选有效方药，对有效成分进行分析，并予以改造，使其效增毒减，加强临床和试验的结合。对于临床有效的方法，应当从辨证和辨病两方面来总结疗效，希望能得出较为统一的认识，并扩大样本，使制剂相对固定。由于房颤和阵发性室上速常为发作性，故另一方面若能研制成作用迅速、给药方便、毒性较小的有效制剂，当可补传统中药剂型之不逮。总之，中医诊治房颤和室上速，具有广阔的发展前景，但很多工作仍处于初步阶段，有待深入。

（刘　辉）

第二十四节　低血压

低血压是由于有效循环血量绝对或相对的减低导致血压降低，引起全身供血不足，尤其是脑部供血不足，表现头昏、目眩、乏力等症，严重者可导致晕厥。

血压的正常变异范围相当大，很难以一个数值代表不同年龄、性别、体质的人的正常血压。一般认为成年人肱动脉血压低于 12/8kpa（90/60mmHg）为低血压。低血压可分为急性和慢性两大类，急性低血压指血压由正常或较高的水平突然明显下降，其主要表现为晕厥与休克两大临床综合征。慢性低血压指慢性低血压而伴有症状者，主要见于体质性低血压和体位性低血压两种情况。本篇主要讨论慢性低血压。

根据本病的发病特点和临床表现，主要与中医的"眩晕"、"心悸"有关，低血压所致晕厥又属"厥证"、"脱证"范畴。

一、发病机制

（一）中医学认识

本病主要病机是气血亏虚、肾之阴阳不足、肝气郁滞、水饮中阻所致气血鼓动无力，或气血运行不畅，髓海失养。具体言之，先天禀赋不足，脾胃虚弱，生化乏源；或饮食不节，忧思劳倦，伤及脾胃；或失血之后，气随血耗，失而不复，而致气血虚弱，鼓动无力，上不能荣脑，下不能通达四末而致血压降低，头昏眩晕，甚则昏厥。或因先天不足，或大病久病之后，导致肾阴不足，心阳独亢，心肾不交，髓海失养而致眩晕。或年老体弱肾衰，或房事不节，暗耗精血，以致肾之精血亏虚，元阳不足，髓海枯竭而作眩晕。或因外邪内扰，或情志不畅，而致肝气郁结，气血不畅，不能上荣，而致眩晕。或因外感湿邪困遏，或水饮阻遏中焦，气血生化乏源，加之水饮中阻，肝气失疏，气血升降失常，不能上荣，而致眩晕。总之，本病病因无非气血阴阳虚衰，脉道不利，气血不畅，以致心、肝、脾、肾等脏功能不能充分发挥，髓海失养所致。

（二）西医学认识

血压＝每搏心排血量×心率×外周血管阻力。每搏心排血量取决于前后负荷及心脏收缩，上述任何因素发生变化，引起有效循环血量绝对或相对减低（如静脉回心血量减少、左室泵功能减低、左室流出道梗阻、外周血管阻力太低及心率过慢等），可导致血压降低。正常情况下容易变化的因素为外周血管阻力、静脉回流血量及心率。外周血管阻力主要取决于小动脉半径，而小动脉半径受血液动力、神经、内分泌及局部代谢物质的调节，静脉及毛细血管床亦受上述因素的影响，一旦扩张则将引起相对血容量不足。心率太快太慢都会使血压降低。

具体说来，慢性低血压又可分为原发性及体位性低血压，原发性低血压多无症状，亦可由于合并某些慢性疾病或营养不良而见有乏力、头晕、健忘、心悸等症状。体位性低血压又可分为特发性与继发性两组，特发性者原因未明，为自主神经变性导致去甲肾上腺素的分泌和合成减少，从而削弱站立时外周血管收缩，加快心率及维持适当排血量的调节。继发性者多由于①脊髓疾病，包括脊髓痨、多发性硬化、脊髓空洞症、肌萎缩侧索硬化、脊髓出血等；②急性传染病恢复期，如大叶性肺炎、伤寒、斑疹伤寒等病之后；③内分泌功能紊乱，如慢性垂体前叶功能减退症、慢性肾上腺皮质功能减退症、甲状腺功能减退症；④慢性营养不良状态，如重症糖尿病、吸收不良综合征、慢性胰腺炎、重症肝脏病、恶性肿瘤、活动性肺结核；⑤心血管疾病，如传导异常、严重心动过缓或阵发性心动过速、严重瓣膜狭窄、慢性缩窄性心包炎、心包填塞、特发性肥厚性心肌病、心肌梗死、主动脉瓣下狭窄（梗阻性心肌病）、心房黏液瘤、心房球形血栓、人工瓣功能障碍、原发性肺动脉高压、肺动脉分支狭窄、肺栓塞、法洛四联症或艾森曼格综合征、多发性大动脉炎、高山病等；⑥晚期妊娠；⑦药物毒性作用，如血管扩张药、交感神经能拮抗剂、吩噻嗪类、利尿剂、巴比妥及其他中枢神经抑制剂、奎尼丁及其他负性心肌收缩力药、洋地黄等。

二、诊断

（一）诊断依据

本病诊断较为容易，凡成年人肱动脉血压低于 12/8kpa（90/60mmHg），即可诊断为低血压。典型症状为头昏晕眩，可有反复发作史，常伴神疲乏力，不耐劳作。

（二）分型诊断

原发性低血压一般无症状，此类人群一般比正常人长寿，常为非病理现象。另外一些患者则有头晕头痛、健忘乏力，甚至昏厥，或心前区重压感，心悸等类似心脏神经官能症的表现，这些症状常由于合并某些慢性疾病或营养不良所致。本型诊断主要依据是：低血压及神经官能症状而无器质性病变或营养不良表现，并可与其他原因所致低血压相鉴别。

体位性低血压，如患者直立位收缩压较卧位下降 6.67kpa（50mmHg），舒张压下降 2.67~4.0kPa（20~30mmHg），有肯定的诊断价值。其中特发性者除直立位血压降低症状外，其心率无改变，伴尿失禁、尿频、排尿困难、阳痿、腹泻或便秘、少汗或无汗等自主神经功能障碍症状，及说话缓慢、写字手颤或笨拙、协调动作欠灵活、步态不稳等躯体神经症状。继发性者除直立性血压降低症状外，可伴有原发疾病症状或体征及用药史，结合针对原发病的实验室检查可明确诊断。

三、治疗

(一) 辨证治疗

低血压病情较为复杂，临床以气血亏虚、肾精不足、肝气郁结、水饮中阻四种证型多见。治疗应灵活运用益气养血、行气活血、填补肾精、交通心肾、疏肝理气、通阳化饮等法。

(1) 气血亏虚型：头晕目眩，动则加甚，神疲气短，心悸怔忡，健忘失眠，食纳不振，面色萎黄无华，舌淡苔薄，脉细弱无力。

证候分析：气血亏虚，鼓动无力，上不能荣脑，髓海失养故见头晕目眩，动则加甚，健忘失眠；气血供应不足，心力虚弱，脉道空虚，故见心悸怔忡，神疲气短；脾胃虚弱，健运无力故见食纳不振；气血不足，失于濡养故见面色萎黄无华；舌淡苔薄，脉细弱无力均提示气血亏虚之象。

治法：益气养血，健脾通阳。

方药：补中益气汤加减。药用炙黄芪12g，炒白术10g，陈皮6g，升麻10g，柴胡6g，党参15g，当归10g，炙甘草4g。

方解：黄芪、党参、白术益气健脾；升麻、柴胡升提中气；陈皮健脾和胃；当归养血和营。

加减：阳虚症见怕冷，舌淡者，加桂枝6g，补骨脂10g；阴虚症见口干，舌红者，加桑椹12g，枸杞10g；夹有痰湿，症见痰多者加半夏。

(2) 肾精不足型：本型又可具体分为心肾不交及肾阳亏虚两型。

1) 肾阴不足，心火独亢：头晕耳鸣，虚羸少气，心悸健忘，虚烦失眠，大便干结。舌红苔少，脉虚细而数。

证候分析：肾阴不足，心火独亢，心肾不交，阴阳失调故见心悸健忘，虚羸少气，虚烦失眠；髓海失于濡养，故见头晕耳鸣；阴液不足，肠道失濡故见大便干结；舌红苔少，脉虚细而数均提示肾阴不足之象。

治法：交通心肾，滋阴益髓。

方药：复脉汤加减。药用太子参15g，炙甘草10g，阿胶10g（烊冲），麦冬12g，生龟甲15g（先煎），肉桂1g（后下），川连3g，五味子6g，柏子仁15g。

方解：川连、肉桂、阿胶滋阴清火，交通心肾；麦冬、龟甲、五味子滋补肾阴；太子参、炙甘草益气宁心；柏子仁养心安神。

加减：阴虚甚者症见腰酸膝软，加熟地12g，山萸肉10g；心悸明显加酸枣仁10g，龙骨30g（先煎）；大便干结重者，加火麻仁10g，苁蓉10g。

2) 肾阳亏虚，精血虚损：头晕头痛而有空虚感，劳则加剧，耳鸣耳聋，心悸怔忡，倦怠喜卧，腰膝酸软无力，男子遗精，女子带下，舌质淡，苔薄白，脉沉细无力。

证候分析：肾阳不足，精血虚损，髓海枯竭故见头晕头痛，耳鸣耳聋，劳则加剧；腰为肾之府，阳虚不温，肌体失养故见腰膝酸软无力，倦怠喜卧；肾之精气不足，失于固摄故见男子遗精，女子带下，肾阳不足，心失温煦濡养，心动不宁故见心悸怔忡；舌淡苔薄白，脉沉细无力均提示肾阳不足之象。

治法：益肾温阳，填精补血。

方药：左归丸加减。药用熟地 12g，山药 15g，山萸肉 10g，人参 10g，仙灵脾 15g，当归 12g，黄芪 30g，枸杞 12g。

方解：熟地、山萸肉、枸杞补益肾阴；人参、黄芪补益精气；仙灵脾温润助阳；当归养血活络；山药健脾益气。

加减：中气下陷加升麻 9g，柴胡 9g；阳虚明显加仙茅 10g，菟丝子 10g；中虚不运症见脘痞、纳呆者，加陈皮 6g。

（3）肝气郁结：头晕目眩，手足欠温，胁肋胀满，胸膈满闷，喜太息，脘腹痞满，舌质淡红，苔白脉弦。

证候分析：肝气郁结，气机阻滞，血行不畅，上犯脑络故见头晕头痛；肝气郁结，气机不畅故见胁肋胀满，胸膈满闷，喜太息；气机郁滞，阳气不达四末，故见手足欠温；肝郁乘脾，脾失健运故见脘腹痞满；脉弦提示肝郁之象。

治法：疏肝解郁，调畅气机。

方药：逍遥散合四逆散加减。药用柴胡 6g，枳实 10g，白芍 10g，川芎 6g，黄芪 15g，当归 10g，白术 10g，薄荷 4g（后下）。

方解：柴胡、枳实、薄荷疏肝行气解郁；当归、白芍、川芎养血柔肝活血；黄芪、白术益气健脾。

加减：心气虚，失眠多梦加酸枣仁 10g，五味子 6g，菖蒲 10g；肝郁重，肝络不和，症见胁痛善怒，加香附 10g，郁金 10g；夹有痰湿蒙蔽，症见头痛如裹，加苍术 10g，细辛 3g；瘀血明显，头痛且有定处，加桃仁 10g，地龙 10g。

（4）水饮中阻：头昏头重如裹，胸膈满闷，脘痞腹胀，呕吐痰涎，食纳不振。舌淡，苔白腻，脉濡滑。

证候分析：水饮中阻，气机不畅，清阳不升，脑窍失养，故见头昏头重如裹；湿困脾胃，脾运失司故见脘痞腹胀，食纳不振；痰饮内停，胃失和降故见呕吐痰涎；水湿内停，阻遏气机故见胸膈满闷；舌淡苔白腻，脉濡滑均为水饮内停之象。

治法：健脾化湿，通阳利水。

方药：茯苓泽泻汤加减。药用茯苓 12g，白术 12g，泽泻 15g，桂枝 6g，黄芪 15g，川芎 12g，生姜 12g，炙甘草 6g。

方解：茯苓、泽泻淡渗利水；桂枝、甘草通阳化气；白术、黄芪益气健脾祛湿；生姜温散化湿利水；川芎理气活血。

加减：气机不畅，症见胸闷者，加枳壳 10g，香附 10g；呕吐痰涎重者，加制半夏 10g，竹茹 9g；心悸失眠，加酸枣仁 12g；耳鸣较甚，加石菖蒲 10g，葛根 10g。

（二）中成药

（1）生脉注射液：气阴两虚证。

用法：本品 60ml 加入 5% GS 500ml 中静滴，每日一次，14 天为 1 疗程，疗程之间间隔 7 天。

（2）参脉注射液：气阴两虚证。

用法：本品 50ml 加入 5% GS 500ml 中静滴，每日一次，10 天为 1 疗程，疗程之间间隔 3~5 天。

（3）参附青注射液：阴阳两虚证。

用法：本品 50ml 加入 10% GS 500ml 中静滴，每日一次，7 天为 1 疗程，疗程之间间隔 3～5 天。

（4）青皮注射液：各型均可。

用法：本品 5ml 加入 10% GS 500ml 中静滴，每日一次，7 天为 1 疗程，疗程之间间隔 3～5 天。

（5）参附注射液：气阳不足证。

用法：本品 50～100ml 加入 5% GS 250～500ml 中静滴，每日一次，10 天为 1 疗程，疗程之间间隔 3～5 天。

（6）生脉饮：气阴两虚证

用法：本品 20ml 口服，每日 3 次，气虚甚者加黄芪口服液 10ml 每日 3 次，阴虚甚者加杞菊地黄口服液 10ml 每日 3 次，阳虚甚者加金匮肾气丸 6g 每日 3 次。

（7）补中益气口服液：中气不足，气阳亏虚。

用法：本品 10～20ml 口服，每日 3 次。

（8）黄杨宁：各型均可。

用法：本品 1mg，每日 3 次。

（三）专病方

（1）参芪升压汤：生黄芪 15g，玉竹 15g，党参 15g，北沙参 15g，白术 15g，炙甘草 10g，白芍 10g，当归 10g，茯苓 10g，熟地 15g，谷芽 10g，陈皮 10g。上方水煎，分 3 次服，日一剂，用于各型低血压。

（2）升压汤：黄芪 30g，党参 30g，五味子 20g，麦冬 10g，北柴胡 3g。上药水煎，分两次服，日一剂，用于原发性低血压。

（3）补气升压汤：生芪 30g，党参 20g，炙甘草 12g，附子 12g，白术 12g，柴胡 12g，陈皮 12g，当归 15g，升麻 10g，肉桂 10g。上药水煎两次后合并药液，分 3 次服，日一剂，用于低血压综合征。

（4）生脉散合当归补血汤加味：党参 15g，生芪 15g，麦冬 10g，五味子 10g，桂枝 10g，当归 10g，炒白芍 12g，炙甘草 6g，大枣 4 枚。上药水煎，分两次服，日一剂，10 剂为一疗程，用于低血压。

（5）五灵升压汤：五味子 30g，淫羊藿 30g，黄芪 20g，当归 20g，川芎 20g，白酒 40ml（各 20ml 加入药液中）。上药水煎，分两次口服，日一剂，用于低血压综合征。

（6）益气养阴汤：黄芪 30g，党参 15g，白术 15g，茯苓 15g，熟地 12g，山药 12g，麦冬 10g，五味子 10g，太子参 9g，泽泻 9g，山萸 9g，升麻 9g，菊花 9g，蔓荆子 9g，甘草 6g。上药水煎，分两次口服，日一剂，用于各型低血压。

（四）针灸

（1）体针

1）主穴：晕听区、四神聪、风池、印堂。

配穴：心脾两虚配心俞、脾俞、胃俞、气海、足三里；髓海不足配肾俞、关元、太溪；健忘失眠配内关、神门、三阴交。

双侧取穴，常规针刺，用补法，留针 30min，四神聪、气海、关元、足三里、三阴交可针后加温和灸 10min，每日一次，6 日为一疗程。

2）取百会穴，针与皮肤成 15°角，百会透四神聪，艾条灸百会，以百会穴最热但能耐受为度，7 日为一疗程，共 2 ~ 4 疗程，疗程间休息 2 天。

（2）灸法：取百会穴，温和灸法，距百会 3cm 处，每次 15min，每日一次，10 天为一疗程。

（3）耳压：用王不留行籽胶贴于双侧耳穴的心、头兴奋点和敏感区，按摩各 60 次，餐后睡前各一次，5 ~ 7 日更换一次。

（五）临证要点

（1）关于治法方药：低血压是一种临床常见病，多表现为头晕目眩，心悸气短，神疲懒言，失眠健忘等一系列症状。我们认为，低血压多由于气血亏虚，不能上荣；肾之阴阳不足，髓海枯竭；肝气郁结，气血不畅及水饮中阻，髓海失养所致，通过益气养血，滋阴壮阳，健脾养胃，养心安神，疏肝理气，温化水饮，重建人体阴阳平衡，恢复和协调各脏功能，均可得到满意疗效。从总体来分析，在病机分型方面，气血两虚及肾精不足型最为多见，治疗以益气养阴，补益精血为大法，方用补中益气汤、生脉饮、左归丸等，同时多加用振奋阳气之品，如麻黄、桂枝，或于各型中加入人参、甘草，人参甘微平，入心肺脾经，大补元气；甘草甘平，入肺脾心经，益气补中，缓和药性，二者与当归、熟地为伍，发挥补气生血作用；与黄芪、白术为伍，发挥益气升阳之功；与桂枝、仙茅配合，发挥温阳益气之功。据现代药理研究表明，麻黄、人参、甘草均有升压作用；党参、黄芪有增强细胞免疫的作用，能促进淋巴细胞转化，并可增进食欲；生脉散有升高血压，强心及改善循环的作用，并能调节神经 - 体液 - 内分泌，增强机体的免疫力和防御能力。临床上原发性低血压患者多为以上两型，用上述方法治疗能取得很好疗效，而由水饮中阻或肝郁不达等原因而致此病的也不鲜见，但多属于继发性低血压，应详析病情，治病求本方可奏效。

（2）关于防治晕厥：前已述及，血压由正常或较高的水平突然下降称急性低血压，主要表现为晕厥与休克两大临床综合征。正常人如立位平均动脉压降低 2.7 ~ 4.0kPa（20 ~ 30mmHg），即可引起晕厥，此时证属中医"厥证"范畴，辨证多属气厥或血厥虚证范畴。一般将患者平卧，头部放低，休息片刻即可缓解，但如症情较重，出现突然昏厥，面色苍白，口唇无华，四肢震颤，目陷口张，自汗肤冷，呼吸微弱，舌质淡，脉芤或细数无力，证属血厥虚证，治当补养气血，急用独参汤灌服，继用人参养营汤。若出现眩晕昏仆，面色苍白，呼吸微弱，汗出肢冷，舌淡，脉沉微，证属气厥虚证，治以补气回阳，方用四味回阳饮加减。此证有反复发作倾向，平时可常服香砂六君丸健脾益气和中，防患于未然，另可加用甘麦大枣汤养心安神，甘润缓急，合前方则心脾同调，更可加强疗效。日常生活中嘱患者睡眠时头部抬高，直立时要慢慢地逐步站起。

（六）西医治疗

1. 一般处理　睡眠时头部垫高 20 ~ 25cm，有助于起床时的血压调节，直立时要慢慢逐步站起，久病卧床者须逐渐起坐活动，然后下地活动。反复多次发作者可在下肢用绷带结扎或穿弹力长袜，或结扎腹部以减少身体下部血液积滞。

2. 扩容　在饮食中增加食盐摄入量，但注意在老年人可引起水肿甚至心力衰竭。地塞米松能增加血容量，开始 0.75mg 每天 2 次，当已矫正低血压，改为 0.75mg 每天一次。也

可以用滞钠激素如 $9-\alpha$ 氟可的松，每次 $0.5\sim1mg$ 口服，每天 2 次，还可以用醋酸氟氢可的松，通常用量是每天口服 $0.1\sim0.2mg$。亦有试用甘草浸膏者。鼻腔吸入脑垂体后叶粉等治疗方法均可能有一定的价值。

3. 针对原发病治疗　直立性低血压系由血管内容量降低引起者，应予纠正血容量。如系肾上腺或垂体功能不全所致者，须用适量激素替代治疗。而与周围神经病或特发性疾病有关的直立性低血压须对症处理。特发性直立性低血压有自主神经病变者释放去甲肾上腺素量少，β 受体过度兴奋，故可用 β 受体阻滞剂以增高血压，尤其用具有内源性拟交感作用类如吲哚洛尔。部分自主神经病变者可用抑制前列腺素生成的药物如吲哚美辛或非甾体类消炎药，使患者对去甲肾上腺素的加压反应增强。拟交感神经作用药如 Paredrine 或麻黄素也用于治疗，但效果不肯定。α 受体激动药，单胺氧化酶抑制剂等也曾用于治疗体位性低血压。

四、预防与康复

低血压为临床常见病，每常引起晕厥，严重影响患者日常生活及工作。平时应教育患者注意营养，摄入足够热量，饮食应做到高维生素、高蛋白及低脂，并适当注意补充盐分。睡眠时头部抬高，起立时应逐步站起。平时应调畅情志，避免情绪过激，适当从事体育锻炼。有原发病者应积极及早针对原发病进行治疗。一旦出现晕厥，应立即将患者放在头低位，若少时仍不能苏醒，应立即送医院就诊。

五、小结

长期以来对低血压中医有着较为广泛的研究，在病因病机、辨证施治方面均多有阐述，并发掘验证了许多专方专药，研制出了许多品质优良，性能可靠的新药，极大提高了本病的疗效。中药稳定升压，副作用小，弥补了西药的缺陷，但目前仍存在部分问题，如对低血压病机还没有一个较为统一的认识，治疗上还缺乏系统全面且确有疗效的方法，药物剂型和给药途径单一，药理实验的广度和深度远远落后于临床，中医药对于升压和稳压都有明显作用，近期疗效较好，但目前各地对疗效评价标准尚不统一，远期疗效的观察资料尚少，且近年来对本病研究似呈衰落趋势。我们认为，只有不断通过大量临床实践，积累资料，总结经验，反复试验研究，才能使中医药治疗慢性低血压上升到一个新水平。

（王繁盛）

第二十五节　风湿性心瓣膜病（二尖瓣狭窄）

风湿性心瓣膜病是风湿热后遗留的，以心瓣膜损害为主的心脏病。本病可累及各瓣膜，其中以二尖瓣病变最常见（95%~98%）。二尖瓣狭窄患者轻的代偿期临床可无症状或活动后出现心慌、胸闷、气短、乏力；重的（失代偿期）多有轻重不同的呼吸困难、紫绀、咳嗽、咯血、水肿等症；若心房内血栓脱落，可引起栓塞症状。本病多见于 20~40 岁的中青年，随着我国风湿热发病率的下降，新病例有所减少，患者高发年龄继续向后移，其中 2/3 为女性，发生狭窄病变时间多在风湿热首发后 2 年以上，单纯狭窄者约占 39.1%。根据本病的发病特点和临床表现，主要与中医的"心悸"、"水肿"、"喘证"相关。

一、发病机制

（一）中医学认识

中医认为，本病的发生多因人体卫外不固，腠理空疏，风寒湿热之邪乘袭机体，滞留肌肤、关节、筋脉，症见发热汗出，咽痛，乳蛾肿大，关节肿痛，肌肤出现隐疹红斑，胸闷，心悸心慌等症。当脉痹不除，或复感风湿热邪，内舍于心，则作心脉痹阻，心下动悸，唇甲、面颧青紫，筋脉怒张。心痹日久，湿热之邪耗伤心之气阴，气虚则无力行血，阴伤则心脉不利，症作胸闷痹痛，气短，心悸怔忡。肺朝百脉而主治节，心虚脉痹，累肺及肾，致肺不能主气，肾不能纳气，则作咳逆倚息不能平卧，呼吸浅促，声低气短，动则作喘，平素极易感冒。诸症反复发作，迁延日久，心阴耗竭，阳气虚脱，则作心悸气促，烦躁不安，频繁咯血，冷汗淋漓，手足厥冷，面肢浮肿，口唇、面颧、舌质紫暗，脉细欲绝或促结代等厥脱危象纷呈。综上所述，本病病发虽在心，而肺肾关系密切。心肺肾之阳气、阴液亏虚为病之本，而水湿痰瘀交阻为病之标，其中又以心脉瘀阻为本病发生、发展的主要病理变化。

（二）西医学认识

本病的发病与 A 组溶血性链球菌有关，此外发病季节及分布地区常与链球菌感染有关疾病如扁桃体炎、猩红热的流行有关，特别是地理环境居住拥挤潮湿，经济因素和年龄都直接影响发病。

本病的发病机制尚未完全阐明，一般认为有下列三个方面：一是自身免疫性疾病，近年来发现甲组乙型溶血性链球菌的细胞膜外层的非特异性 M 蛋白和细胞壁中层的多糖成分与心肌细胞膜和心瓣膜的糖蛋白有相似交叉抗原，在人体感染链球菌后，人体对这些细菌成分所产生的抗体，也作用于自身的心肌和心瓣膜的有关抗原，形成免疫复合物，引起炎症，形成瓣膜病变。二是病毒感染，有人发现柯萨奇 B4 病毒可使爪哇猴发生类似风湿性心瓣膜病变，在慢性心瓣膜病患者的左房及心瓣膜上曾发现嗜心脏病毒，因此认为本病的发生与病毒感染有关。三是遗传因素。近年来尚发现不同 HLA 型的淋巴细胞，对同一链球菌抗原有不同的免疫反应，并注意到一家族中几个子女患有本病，因此考虑到遗传因素与本病的发病有关。

二尖瓣狭窄所产生的病理生理改变又分为：第一期的慢性肺瘀血期，即肺静脉和肺毛细血管高压期；以及第二期的肺动脉高压期，即右室增大或衰竭期。二期均有相应的临床症状，前者主要为呼吸困难和紫绀，后者主要有肝肿大、腹水、皮下水肿和体循环静脉瘀血。

二、诊断

（一）诊断标准

（1）约半数患者有链球菌感染及急性风湿热病史。

（2）自觉劳力性心悸、气短或阵发性呼吸困难，咳嗽、咯血、颧部与口唇轻度紫绀，重者有肝大、腹水、浮肿等右心衰竭表现。

（3）心前区隆起，胸骨左缘第 3～4 肋间有收缩期抬举样冲动，心尖搏动点略向左移。

（4）心尖部有舒张期震颤，可扪及心尖部撞击感，及胸骨左缘处的收缩期抬举冲动。

（5）心尖区可闻及第一心音亢进及隆隆样或雷鸣样舒张中晚期杂音，范围局限；肺动脉瓣第二心音亢进；沿胸骨左下缘或心尖可听到二尖瓣开放拍击音。若有严重肺动脉高压可在胸骨左缘闻及舒张早期吹风样杂音。

（6）根据 X 线检查、心电图、多普勒超声心电图或右心导管一般即可确诊。

（二）鉴别诊断

器质性二尖瓣狭窄主要由风心病引起，但临床上偶也遇到心尖区出现舒张期杂音，必须与先天性二尖瓣狭窄、左房黏液瘤、"功能性"二尖瓣狭窄相鉴别。

1. 先天性二尖瓣狭窄　瓣膜呈降落伞样畸形，可以出现非常类似风湿性二尖瓣狭窄的症状和体征，但早期发现都在幼儿年代。

2. 左房黏液瘤　为心脏原发性肿瘤最常见者，临床上其症状和体征的出现往往呈间歇性，随体位而变更；听诊可发现肿瘤扑落音；很容易有反复的周围栓塞现象。超声心动图显示左心房内有云雾状光点，可以做出正确的鉴别诊断。左心房内收缩压明显增高，选择性心血管造影显示左心房内有充盈缺损。

3. "功能性"二尖瓣狭窄　见于各种原因所致的左心室扩大，二尖瓣口流量增大，或二尖瓣在心室舒张期受主动脉返流血液的冲击等情况。如动脉导管未闭和心室间隔缺损等有大量左至右分流的先天性心脏病，二尖瓣关闭不全、主动脉瓣关闭不全等。这类"功能性"杂音，历时一般较短，较少伴有开瓣音。

（三）分型与分期

（1）根据病变程度，可分两型：隔膜型和漏斗型。

（2）根据病变的发展，可分为 3 期

（1）代偿期：无症状或只有轻微症状，患者大多数能胜任一般的体力活动或劳动，但有明显的体征。

（2）左心房衰竭期：狭窄严重时，左心房压力增高，以后肺静脉和肺毛细血管压力亦增高，形成慢性肺充血，临床上出现呼吸困难、紫绀、咳嗽、咯血，甚至声音嘶哑、吞咽困难。

（3）右心衰竭期：长期肺动脉高压使肺小动脉由痉挛而硬化，导致右心室肥大和扩张，右心衰竭产生体循环静脉瘀血、肝脾肿大与压痛，皮下及下肢水肿和腹水等。

三、治疗

（一）辨证论治

（1）辨治要点：本病辨治应以虚实为纲。虚证以心气虚弱为基础，兼有阴伤及阳虚、血亏，治疗分别予以益气、滋阴、温阳、补血。实证以邪毒为多见；尚可夹有瘀血、痰浊与湿热，治疗分别予以清解邪毒、活血、化瘀和清化湿热。因虚实每每互见，常需补虚与攻实同用，但应辨清二者的主次而相应施治。

（2）证治分类

1）心肺两虚证：咳嗽，咯痰，或干咳，气短，气促，动则加剧，甚则不能平卧，或夜间突发气促，端坐于床上；易感冒，苔薄白或薄黄，脉滑而弱。

证候分析：肺气虚，卫外不固，则易感外邪，肺失宣降，肺气上逆，则咳嗽；痰随气升，则咯痰；心肺气虚，则有气短；肺气升降失其常度，气机上逆，则气促；动则耗气，心肺之气更虚，故动则加剧，甚则不能平卧。夜间属阴，气虚益甚，气不归元，上逆于肺，则有夜间突发气促，端坐于床上。苔薄白为气虚征，感受外邪，郁而化热，苔薄黄，脉滑。心肺两虚，气不行血，血脉失充，则脉弱。

治法：补气养血。

方药：养心汤。药用黄芪15g，茯苓10g，当归10g，川芎10g，炙甘草6g，半夏10g，柏子仁10g，酸枣仁10g，远志6g，五味子5g，党参15g，肉桂3g。

方解：黄芪、党参、炙甘草补益心肺之气；当归养血，川芎行气活血；半夏燥湿化痰；柏子仁、酸枣仁、远志养心安神；五味子敛肺宁心安神；肉桂引火归元，使上逆之气下归于肾。

加减：气短明显者，可用人参6g，蛤蚧10g，研末冲服；痰热阻肺，咳吐黏稠黄痰，咯痰不爽、苔黄腻，改用清金化痰汤加减。

2）心肾阳虚证：心悸怔忡，心中觉空虚，或心悸如脱，或左乳下筑筑而动，形寒怯冷，面色㿠白虚浮，两颧红紫，气短不续似叹息之状，腹胀，四肢不温，自汗尿少，浮肿，舌淡苔白，脉细弱。

证候分析：肾为一身阳气之根本，心阳为气血运行、津液流注的动力，心阳内虚，心失温养，则心悸怔忡，心中觉空虚，或心悸如脱或左乳下筑筑而动；心肾阳虚，不能温煦肌肤，则形寒怯冷，面色㿠白，四肢不温；阳虚寒水不化，水液停聚，泛溢肌肤，则面虚浮、浮肿；三焦决渎不利，膀胱气化失司，则尿少；病及于脾，脾虚运化失司，则腹胀；阳虚卫外不固则自汗；心肾阳虚，运血无力，血行瘀滞，则两颧红紫；肾阳虚，肾不纳气，气逆于上，则有气短不续似叹息状；舌淡苔白为阳虚行血无力，血不上荣舌之故。脉细弱为阳虚，运血无力，脉道失充之故。

治法：温阳利水。

方药：真武汤加减。药用制附子10g，生炙黄芪各15g，白术10g，白芍10g，桂枝10g，泽泻20g，茯苓30g，五加皮30g。

方解：附子温补心肾，以助阳气；桂枝温阳化气；黄芪益气利水；茯苓健脾渗湿，以利水邪；白芍敛阴和阳；白术健脾燥湿，以扶脾之运化；泽泻、五加皮利水消肿。

加减：阳虚甚，症见怕冷明显，小便清长者，加红参6g（另煎），细辛3g；若气虚著，症见气短、气喘明显者，加五味子10g，红参6g（另煎）；腹胀剧者加带皮槟榔15g，广木香10g。

3）血瘀水阻证：口唇紫绀、两颧暗红，胁下痞块，颈脉曲张，爪甲青紫，胸闷胸痛或脘腹胀痛，心悸、气短、下肢浮肿，舌紫暗或有瘀斑、瘀点，脉细或涩。

证候分析：血行不畅，停而为瘀，则有口唇紫绀、两颧暗红；瘀阻肝脉，则胁下痞快；阻塞脉络，则有颈脉曲张；瘀阻心脉，不通则痛，表现胸闷胸痛或有脘腹胀痛；心失所养，则有心悸、气短；久病"血不利则为水"，水性下趋，则下肢浮肿；瘀血内阻，气血运行不利，爪甲失养，表现爪甲青紫；舌紫暗或瘀斑、瘀点为瘀血外征，瘀血内停，脉道不利，可见细脉、涩脉。

治法：化瘀利水，佐以益气。

方药：血府逐瘀汤合四君子汤加减。药用党参15g，黄芪30g，茯苓30g，益母草30g，泽兰12g，路路通30g，川芎10g，桃仁10g，当归10g，枳实10g。

方解：党参、黄芪补气利水；茯苓、泽兰、路路通、枳实利水消肿；川芎行气活血；当归养血活血；益母草、泽兰活血利水；桃仁活血化瘀。

加减：胁痛明显，加郁金10g，赤芍10g。

4）阳气虚脱证：气促、端坐呼吸，烦躁不安，极度焦虑，面色灰白，口唇紫绀，皮肤湿冷，大汗出，心悸，或咯吐大量白色或粉红色泡沫痰，或咯血，脉细数欲脱。

证候分析：肺肾阳气虚脱，气失摄纳，气逆于上，则气促、端坐呼吸，烦躁不安、焦虑。肾阳既衰，卫外之阳不固则大汗出，阳气不能温养于外，则面色灰白、皮肤湿冷，气虚血瘀则口唇紫绀，阳气虚衰，心失所养，则心悸。气不摄血，血随气脱，则咯吐大量白色或粉红色泡沫痰，或咯血。脉细数欲脱为阳气虚脱，血随气脱的表现。

治法：回阳救逆固脱。

方药：参附龙牡汤加减。药用红参6g（另煎），炮附子10g，生龙骨10g（先煎），生牡蛎（先煎），五味子10g，麦冬10g，山萸肉10g，干姜10g。

方解：红参益气温阳；炮附子、干姜回阳救逆；生龙骨、生牡蛎敛汗固脱；五味子、麦冬、山萸肉阴中求阳，补益气阴。

加减：瘀血明显，见胸痛，舌质暗红，或瘀斑、瘀点者，加丹参12g，当归10g。

（二）中成药

（1）黄芪注射液：适用于风心二狭各期表现气虚证为主者。

用法：黄芪注射液20～30ml加入5%或10%葡萄糖液250～500ml内，静脉滴注。每日1次，10～15天为一疗程。

（2）丹参注射液：适用于风心二狭血瘀水阻证。

用法：丹参注射液20～40ml加入5%或10%葡萄糖液250～500ml内，静脉滴注。每日1次，10～15天为一疗程。

（3）生脉注射液：适用于风心二狭兼有气阴两虚者。

用法：生脉注射液20～60ml加入5%或10%葡萄糖液250～500ml内，静脉滴注。每日1次，10～15天为一疗程。

（4）黄花夹竹桃甙注射液：适用于风心二狭阳气虚脱证。

用法：黄花夹竹桃甙注射液0.25mg，25～50%葡萄糖液20ml稀释后缓慢静推，时间不少于5分钟。

（5）参附注射液：适用于风心二狭之阳气虚脱证。

用法：参附注射液4～20ml，以25～50%葡萄糖液20ml稀释后静推。

（6）补心气口服液：适用于风心二狭以气虚为主证者。

用法：本品每次1支，口服，每日2次。

（7）心可舒：适用于风心二狭血瘀水阻证。

用法：本品每次4片，口服，每日3次。

（8）复方丹参滴丸：适用于风心二狭血瘀水阻证。

用法：本品10粒，舌下含服，亦可每次10粒，口服，每日3次。

（9）心宝：适用于风心二狭之心肾阳虚证。

用法：本品每次1粒，口服，每日3次，必要时每次1～2粒，舌下含服。

（10）黄杨宁：适用于风心二狭各期出现期前收缩时。

用法：本品每次 3~6 片，口服，每日 3 次。

（三）专病方

（1）葶苈大枣泻肺汤：葶苈子10g、大枣10枚。葶苈子、大枣煎取汁150ml，每次服用75ml，每日1~2次，早、晚饭后服。适用于慢性风湿性心脏病水肿明显者。

（2）抗心衰方：赤芍、川芎、丹参、鸡血藤、党参、坤草、麦冬、五加皮各10g，泽兰30g，附子8g。以上煎2次，取汁300ml，每次服用150ml，每日2次，早、晚饭后服。适用于慢性风湿性心脏病属血瘀水阻者。

（3）心衰合剂：葶苈子、桑白皮、车前子、生黄芪、太子参、丹参各30g，泽泻、麦冬各10g，五味子、全当归各10g。以上煎2次，取汁300ml，每次服用150ml，每日2次，早、晚饭后服。适用于慢性风湿性心脏病属肺肾两虚、心肾阳虚证者。

（4）强心煎：黄芪、益母草、补骨脂、生地碎成粉末装入袋中密封，每袋70g，为一剂量，服用时加水500ml，煎煮20分钟，一日分两次服用，半月为一疗程。

（四）针灸

（1）体针：主穴取内关、间使、通里、少府、心俞、神门、足三里等。辨证取穴如利水消肿取水分、水道、阳陵泉透阴陵泉、中枢透曲骨；及三阴交、水泉、飞扬、复溜、肾俞。以上三组穴位可酌情选用。咳嗽痰多取尺泽、丰隆。嗳气腹胀取中脘。镇静安眠取内关、间使、少府、曲池。止咳平喘取肺俞、少府、合谷、腹中、天突。每次选部分主穴及辨证取穴4~5个穴位，每日1次，7~10天为一疗程，休息2~7天，再行下一疗程。

（2）耳针：取心、肺、脑、神门、皮质下、内分泌、肝、肾、小肠等穴。探明穴位后消毒，以毫针刺入1分钟，捻转半分钟，留针10~20分钟，每日1次，12次为1疗程。或用王不留行籽压于穴位，胶布固定，每日用手指捏压贴药处2~3次，每次1~3分钟，以耳部稍有痛感为度。

（五）临证要点

（1）关于治法方药：我们认为慢性风湿性心脏病二尖瓣狭窄的治疗原则是扶正祛邪。基本治法是益气温阳，活血利水。药用红参、西洋参或党参、黄芪、麦冬、附子、玉竹、仙灵脾。其中红参益气回阳，西洋参益气养阴，分别适用于气阳虚、气阴虚，若无红参、西洋参，可以党参代替，因其药力弱，需加大用量，黄芪补胸中大气，能改善本病胸闷、气短乏力等中气不足症状。麦冬补益心肺气阴，附子回阳救逆与大补元气之红参同用，回阳固脱。玉竹、仙灵脾，一阴一阳，互相配伍，"阴中求阳，阳中求阴"之意，冀建"阴平阳秘"之功。

水瘀互阻是本病的继发病理因素，水瘀互结，蕴阻于脏腑，充斥于内外，当用活血利水法祛之。常予丹参、泽兰、泽泻、葶苈子等药。

临证时由于目前越来越多的患者起病隐匿，临床过程不典型，自觉症状与病变程度不完全符合，应重视早期预防、定期检查、早期诊断、早期治疗、"治未病"的观念。另外要注意病毒感染在本病中的作用。

（2）临床用药经验点滴：本病患者容易感受外邪引发咳嗽，甚至气喘，此时应急则治其标，从肺论治，一般分为以下四法：

1）宣肺解表证：用于心衰外感表证明显者，偏风寒者选用三拗汤、杏苏二陈汤加味；

偏风热者选桑菊饮加减。

2）清肺化痰法：用于心衰合并肺部感染咳痰黏稠或黄者，选用泻白散、清气化痰丸、千金苇茎汤加减，咯血者加茅根 15g、仙鹤草 15g 等。

3）肃肺平喘法：心衰咳喘，痰多色白，苔白滑或腻，选用苏子降气汤、三子养亲汤等。

4）泻肺利水法：心衰喘满痰多，伴有支饮悬饮，浮肿表现者，选用葶苈大枣泻肺汤、五皮饮等。

容易外感者，多由于心肺之气不足、卫外失固所致，当注意益气固卫，选用黄芪、白术、防风等药以治之。

另外，要十分重视本病代偿期阶段的治疗，此时在益气的基础上可适当伍入温阳、活血、利水之品。因气属阳，气虚发展则为阳虚；心主血脉，气虚血脉不畅，而致血瘀；瘀从水化而水湿内停，药可选桂枝 6g，红花 6g，桃仁 10g，泽兰 10g，车前子 10g（包煎）等。

在本病病变末期或出现危急重症时，紧急抢救应发挥中医药急救的潜力和长处，用药上选用具有强心、镇痛作用的一些药物，如葶苈子、附子、川草乌等。但要注意剂量的把握和炮炙配伍的选择，谨防中毒。

（六）西医治疗

1. 代偿期治疗

（1）对于风心病，基本原则是防治咽部链球菌感染与风湿活动复发及预防感染性心内膜炎。若患者年龄在 30 岁以下宜每月注射长效青霉素 120 万单位直至咽炎、扁桃体炎满意控制；若在 30 岁以上，但有明显慢性扁桃体炎并时有急性发作者，仍宜注射长效青霉素预防。

（2）对于毫无症状且非常轻度的二尖瓣狭窄患者则毋需治疗，但应定期检查。

2. 失代偿期治疗

（1）即使在轻度二尖瓣狭窄，亦应适当休息，限制钠盐摄入，给予温和的利水剂，以减轻肺充血所致的呼吸困难。

（2）急性肺水肿可皮下注射吗啡 10mg 或杜冷丁 50mg，给氧，快速利尿；可用血管扩张剂如硝酸酯类，酚妥拉明或硝普钠；轮换结扎四肢近心端以减少体静脉回流。

（3）若心房颤动伴快速心室率，可缓慢静脉注射西地兰 0.4mg；若窦性心动过速或室上性心动过速为诱因，可在心电图监测下以 0.5～2mg 普萘洛尔或 2.5～5mg 维拉帕米用 5%～10% 葡萄糖液 20ml 稀释，3～5 分钟缓慢静注。

（4）大咯血可注射安定 10mg，强力利尿，患者采取半坐位及轮换结扎四肢近端。

3. 外科治疗

（1）二尖瓣分离术：适用于粘连性狭窄，有闭式和直视式两种。闭式多采用经左室进入使用扩张器方法，并截除左心耳，对隔膜型效果最好。适用于术前检查无心房内血栓，瓣膜钙化轻，无合并二尖瓣关闭不全或主动脉瓣病，或虽合并上述瓣膜病但左室不增大或轻度增大者。近年来，对上述患者采用经皮球囊扩张瓣膜成形术，初步观察效果良好。对伴中度二尖瓣关闭不全或不能准确地排除心房内血栓，或瓣膜重度钙化或疑有腱索重度融合缩短时，应作直视下分离术。

（2）瓣膜置换术：凡风心病功能在 Ⅲ～Ⅳ 级且合并有明显主动脉瓣病或二尖瓣关闭不

全致左室明显增长，或瓣膜广泛重度钙化以至不能分离修补者以及钙化粥样瘤引起狭窄者均适用于瓣膜置换术。

在二尖瓣手术修补后，仍需持续药物治疗，如洋地黄、利尿剂等；几乎所有二尖瓣置换术后的患者，均需进行抗凝治疗。

四、预防与康复

1. 首先应着重预防风湿热的发生，使心脏瓣膜病失去发病的基础，如瓣膜已经损害，仍应积极控制和预防风湿活动，以免病变加重；这需要慎起居，注意保暖，避免感受寒湿，重视对痹证、感冒、乳蛾、烂喉痧等疾病的治疗。

2. 对于体力活动，在风湿活动和失代偿阶段，应予限制或适当卧床休息。病变已无活动性且全身和心脏功能代偿良好的患者可照常轻体力工作，除过度体力劳动外，一般可不必多加限制。

3. 坚持适当体育锻炼，增强体质，提高抗病机能。

五、小结

近几年的中医药治疗研究风湿性心瓣膜病，在承接前人经验基础上继续深入，临床上取得很好的疗效，但亦存在某些问题。首先大样本资料较少，远期疗效观察不够，缺乏严格的科研设计和对照，尤其是相应的动物实验研究尚未开展；许多经验总结尚需进一步验证，难以归结为科学的理论规律指导临床；甚至某些貌似有价值的经验认识，因缺乏对适用条件和范围的严格控制和规定，也未进行科学的论证和验证，便轻率地应用于临床，同样影响科学总结和临床发展。再者从大量临床资料来看，辨证论治以其整体观和灵变性显示出独特的优势，但由于各家分型用药并不完全相同，临床疗效的评判尚缺乏相对统一的客观标准，致使无法进行必需的重复验证和总结推广，而无法判定临床疗效的优劣。故对证型归类、用药和疗效评判上亟需相对统一的规范化标准，同时筛选出疗效确切、证候量化的专方专药。另外还要重视研究工作和辨病工作，注意鉴别诊断，并依据现代科技手段进行微观辨证和客观的量化分析，深入研究疾病本质的微观改变，弥补中医整体宏观认识的不足。有研究证实风心患者细胞免疫功能低下，尤在反复发作风湿活动时应加强提高免疫功能，中药有双向调节免疫功能而无西药的明显不良反应的优点，应用前景十分广阔，但要注意筛选符合本病特点和规律的药物，加强药理研究的深度。

（余俊奇）

第三章

肺系病证

第一节　肺脓肿

　　肺脓肿是由多种病因所引起的肺化脓性感染，伴有肺组织炎性坏死、脓腔形成。临床表现为高热、咳嗽和咳大量脓臭痰。其致病菌多为金黄色葡萄球菌、化脓性链球菌、革兰阴性杆菌和厌氧菌等。因感染途径不同，可分为吸入型、血源性和继发性三种。病程在3个月以内者为急性肺脓肿；若病情未能控制，病程迁延至3个月以上者则为慢性肺脓肿。

　　本病多发生于青壮年，男多于女。临床主要表现为高热、咳嗽、胸痛及咯大量脓臭痰。根据其证候特征，系属于中医"肺痈"范畴。

一、病因病理

　　外邪犯肺是肺脓肿形成的主要原因；而正气虚弱，或痰热素盛、嗜酒不节、恣食辛热厚味等，致使湿热内蕴，则是易使机体感邪发病的内在因素。

　　由于风热之邪袭肺，或风寒郁而化热，蕴结于肺，肺受邪热熏灼，清肃失司，气机壅滞，阻滞肺络，致使热结血瘀不化而成痈；继而热毒亢盛，血败肉腐而成脓；脓溃之后，则咳吐大量脓臭痰。若热毒之邪逐渐消退，则病情渐趋改善而愈；但若误治或治疗措施不力，迁延日久，热毒留恋不去，则必伤及气阴，形成正虚邪实的病理状态。

二、诊断

（一）临床表现

1. 病史　往往有肺部感染或异物吸入病史。

2. 症状　常骤起畏寒、发热等急性感染症状。初多于咳或有少量黏液痰，约1周后出现大量脓性痰，留置后可分为三层，下层为脓块，中层为黏液，上层为泡沫，多有腥臭味；炎症累及壁层胸膜可引起胸痛，且与呼吸有关。病变范围大时可出现气促。有时还可见有不同程度的咯血。

3. 体征　肺部体征与肺脓肿的大小和部位有关。初起时肺部可无阳性体征，或患侧可闻及湿啰音；病变继续发展，可出现肺实变体征，可闻及支气管呼吸音；肺脓腔增大时，可出现空瓮音；病变累及胸膜可闻及胸膜摩擦音或呈现胸腔积液体征。血源性肺脓肿大多无阳性体征。慢性肺脓肿常有杵状指（趾）。

（二）实验室检查

急性肺脓肿血白细胞总数达（20~30）×10⁹/L，中性粒细胞百分率在90%以上，核明显左移，常有中毒颗粒。慢性患者的血白细胞可稍升高或正常，红细胞和血红蛋白减少。血源性肺脓肿时，血培养可检出致病菌。

（三）特殊检查

1. X线检查　早期多呈大片浓密模糊浸润阴影，边缘不清，或为团片状浓密阴影，分布在一个或数个肺段。当肺组织坏死、肺脓肿形成后，脓液经支气管排出后，则脓腔病灶内可出现空洞及液平，脓腔内壁光整或略有不规则。恢复期脓腔逐渐缩小、消失，最后仅残留纤维条索阴影。慢性肺脓肿脓腔壁增厚，内壁不规则，有时呈多发性，周围有纤维组织增生及邻近胸膜增厚，肺叶收缩，纵隔可向患侧移位。血源性肺脓肿，病灶分布在一侧或两侧，呈散在局限炎症，或边缘整齐的球形病灶，中央有小脓腔和气液平。炎症吸收后，亦可能有局灶性纤维化或小气囊后遗阴影。肺部CT则能更准确定位及区别肺脓肿和有气液平的局限性脓胸，发现体积较小的脓肿和葡萄球菌肺炎引起的肺气囊，并有助于作体位引流和外科手术治疗。

2. 细菌学检查　痰涂片革兰染色，痰、胸腔积液和血培养，以及抗菌药物的药敏试验，有助于确定病原体和指导选择抗菌药物。

3. 气管镜检查　有助于明确病因和病原学诊断，并可用于治疗。如有气道内异物，可取出异物使气道引流通畅。还可取痰液标本进行需氧和厌氧菌培养。经支气管镜对脓腔进行冲洗、吸引脓液、注入抗菌药物等，可以提高疗效与缩短病程。

三、鉴别诊断

（一）细菌性肺炎

早期肺脓肿与细菌性肺炎在症状和X线改变往往相似，有时甚难鉴别。一般而言，细菌性肺炎高热持续时间短，起病后2~3天，多数患者咯铁锈色痰，痰量不多，且无臭味，经充分和有效的治疗后体温可于5~7天内下降，病灶吸收也较迅速。

（二）空洞性肺结核

本病常有肺结核史，全身中毒症状不如肺脓肿严重，痰量也不如肺脓肿多，一般无臭味，且不分层。X线显示空洞周围炎症反应不明显，常有新旧病灶并存，同侧或对侧可有播散性病灶，痰检查可找到结核菌，抗结核药物治疗有效。

（三）支气管肺癌

本病多见于40岁以上，可出现刺激性咳嗽及痰血、多无高热，痰量较少，无臭味，病情经过缓慢；X线表现为空洞周围极少炎症，可呈分叶状，有细毛刺，洞壁厚薄不均，凹凸不平，少见液平，肺门淋巴结可肿大；血检白细胞总数正常，痰中可找到癌细胞。

四、并发症

本病的并发症有支气管扩张、支气管胸膜瘘、脓气胸、大咯血及脑脓肿等。

五、临证要点

肺脓肿系邪热郁肺，肺气壅滞，痰热瘀阻所致。初期为表邪不解，热毒渐盛，治疗宜在辛凉解表的基础上，酌情配合清热解毒类药以冀截断邪热传里。若热毒炽盛，痰瘀互结不化，酿成脓肿，甚而脓肿溃破，咳吐大量脓臭痰时，则须采用苦寒清解之品，佐以化痰祛瘀利络，以直折壅结肺经热瘀之邪；如肺移热于大肠，出现腑气不通，大便秘结，但正气未虚者，可予通腑泄热治之。至于肺脓肿后期或转变为慢性者，往往存在正气虚弱而余热未清的病理状况，此时应注意扶正，宜益气养阴以复其元，清热化痰以清余邪，切不可纯用补剂，以免助邪资寇，使之死灰复燃。

六、辨证施治

（一）邪热郁肺

主症：畏寒发热，咳嗽胸痛，咳而痛甚，咳痰黏稠，由少渐多，呼吸不利，口鼻干燥。舌苔薄黄，脉浮滑而数。

治法：疏风散热，清肺化痰。

处方：银翘散加减。

银花30g，连翘30g，淡豆豉9g，薄荷6g（后下），甘草6g，桔梗12g，牛蒡子9g，芦根30g，荆芥穗6g，竹叶9g，败酱草30g，鱼腥草30g，黄芩12g。

肺脓肿病初多表现为表热实证，与上呼吸道感染以及肺炎早期的症状颇相类似，往往甚难鉴别。在临床上，此时采用银翘散或桑菊饮以清热散邪至为合拍。但要注意，本病乃属大热大毒之证，不能按一般常法治疗。因此，在应用银翘散时，宜适当加入败酱草、鱼腥草、黄芩等清热解毒药物以增强消炎防痈的作用。邪热亢盛，极易伤阴耗液，方中芦根具有清热生津之功，用量宜重，以新鲜多汁者为佳，干者则少效；淡竹叶能清心除烦，也属必不可少之品。此外，如咳嗽较剧者，可加桑白皮、杏仁、枇杷叶、浙贝；胸痛明显者酌加广郁金、瓜蒌皮、丝瓜络；食欲较差者，加鸡内金、谷麦芽、神曲等以醒脾开胃。根据笔者经验，若痰量由少而转多，发热持续不退者，有形成脓肿之可能，应重用鱼腥草，以鲜者为佳，剂量可加至45～60g；也可酌加丹皮、红藤，此乃治疗肠痈之要药，移用于治疗肺脓肿，颇有异曲同工之妙。

（二）热毒血瘀

主症：壮热不退，汗出烦躁，时有寒战，咳嗽气急，咳吐脓痰，气味腥臭，甚则吐大量脓痰如沫粥，或痰血相杂，胸胁作痛，转侧不利，口干舌燥。舌质红绛，舌苔黄腻，脉滑数。

治法：清热解毒，豁痰散结，化瘀排脓。

处方：千金苇茎汤合桔梗汤加减。

鲜芦根30～45g，冬瓜仁15～30g，鱼腥草30g，桔梗15g，甘草5g，生苡仁30g，桃仁10g，黄芩15g，黄连5g，银花30g，金荞麦30g，败酱草30g，桑白皮12g。

肺脓肿发展至成脓破溃阶段，其实质乃为邪热鸱张、血败瘀阻所致。因而必须重用清热解毒药物，若热势燎原，病情重笃者，可每日用2剂，日服6次，待病情基本控制，肺部炎性病变明显消散，空洞内液平消失，才可减轻药量，否则病情易于反复。同时，为促使脓痰能尽快排出，桔梗一药非但必不可少，而且剂量宜大，可用至 15～30g，即使药后略有恶心等不良反应也无妨。此药开肺排脓化痰之力较强，为历代医家屡用屡验的治疗肺痈要药。但用时要注意的是，对于脓血相兼者，其用量以 9～12g 为宜；脓少血多者，6g 已足矣；纯血无脓者则慎用或禁用，以免徒伤血络。此外，对因热结腑实，大便秘结者，可加大黄、枳实以通里泄热；咳剧及胸痛难忍者，酌加杏仁、浙贝、前胡、广郁金、延胡索、川楝子以理气镇痛、化痰止咳；呼吸急促、喘不得卧者则加甜葶苈、红枣以泻肺平喘；高热神昏谵语者，加服安宫牛黄丸以开窍醒神；血量较多时常加三七及白及研末冲服。

值得一提的是，本方中所用的金荞麦一药，即蓼科植物之野荞麦，具有清热解毒、润肺补肾、活血化瘀、软坚散结、健脾止泻、收敛消食、祛风化湿等多种功效。据中国医科院药物研究所等单位的研究结果，认为本品系一种新抗感染药，有抗炎解热、抑制血小板聚集以及增强巨噬细胞吞噬功能等作用。它虽然不能直接杀菌，但可通过调节机体功能，提高免疫力，降低毛细血管通透性，减少炎性渗出，改善局部血液循环，加速组织再生和修复过程，从而达到良好的治疗效果。南通市中医院以该药制成液体剂型，先后经临床验证达千余例，疗效满意；近年并提取出其有效成分——黄烷醇，制成片剂应用于临床，也同样有效。笔者的实践结果表明，以本药配合败酱草、鱼腥草、黄芩、黄连等药组方，对增强解毒排脓及促进炎性病灶的吸收，比单用金荞麦则更胜一筹。

（三）正虚邪恋

主症：身热渐退，咳嗽减轻，脓痰日少，神疲乏力，声怯气短，自汗盗汗，口渴咽干，胸闷心烦。舌质红，苔薄黄；脉细数无力。

治法：益气养阴，扶正祛邪。

处方：养阴清肺汤合黄芪生脉饮、桔梗杏仁煎加减。

黄芪 15～30g，麦冬 12g，太子参 15～30g，大生地 15～30g，玄参 12g，甘草 6g，浙贝 9g，丹皮 12g，杏仁 9g，桔梗 9g，百合 12g，银花 30g，金荞麦 30g，苡仁 30g。

肺脓肿在发展过程中最易耗气伤阴，尤其在大量脓痰排出之后，此时邪势虽衰，但正虚渐明，亟须采用益气养阴之剂，临床常常选用养阴清肺汤合黄芪生脉饮等。以扶其正气，清其余热。用药时宜注意的是，补肺气不可过用甘温，以防助热伤阴；养肺阴则不可过用滋腻，以防碍胃困脾。益气生津选用太子参或绞股蓝为宜，养阴则以玉竹、麦冬、百合、沙参为妥。但须指出，本病不宜补之过早，只有在热退、咳轻，痰少、且有明显虚象时，方可适当进补。同时，在扶正之时，不可忘却酌用祛邪药物，故方中合用桔梗杏仁煎以及适当选用金荞麦、银花等清热解毒、宣肺化痰、利气止咳之品。只有这样，才能达到既防余热留恋，又可振奋正气的作用。另外，对于病后自汗、盗汗过多者，可加用炒白术、防风、浮小麦、穞豆衣以固表敛汗；如低热不退者，可加青蒿、地骨皮、炙鳖甲、银柴胡等以清虚热；脾虚纳呆、便溏、腹胀者，酌加炒白术、茯苓、扁豆、鸡内金、神曲、谷麦芽等开胃运脾类药，以生金保肺。

七、西医治疗

（一）控制感染

急性肺脓肿大多数为厌氧菌感染，因此，早期的一线治疗首选青霉素 G，一般可用 240

万~1 000万U/d，对于轻症患者，静脉青霉素，甚至口服青霉素或头孢菌素常可获痊愈。但随着细菌耐药的出现，尤其是产生β-内酰胺酶的革兰阴性厌氧杆菌的增多，青霉素G的治疗效果欠佳，甚至治疗失败。而用甲硝唑（0.4g，每日3次口服或静脉滴注）辅以青霉素G，对严重厌氧菌肺炎是一种有效选择。甲硝唑对所有革兰阴性厌氧菌有很好的抗菌效果，包括脆弱杆菌和一些产β-内酰胺酶的细菌。甲硝唑治疗厌氧性肺脓肿或坏死性肺炎时，则常需与青霉素G（或红霉素）连用。青霉素G对某些厌氧性球菌的抑菌浓度需达8μg/ml，故所需治疗量非常大（成人需1 000万~2 000万U/d），因此目前青霉素G、氨苄西林、阿莫西林不再推荐单独用于中重度厌氧性肺脓肿或坏死性肺炎的治疗。同时即作痰菌培养以及药物敏感试验，然后根据细菌对药物的敏感情况应用相应的抗生素。头孢西丁、羧基青霉素（羧苄西林、替卡西林）和氧哌嗪青霉素对脆弱菌属、一些产β-内酰胺酶的拟杆菌、大多数厌氧菌及肠杆菌科细菌有效。头孢西丁对金黄色葡萄球菌有效，而哌拉西林对铜绿假单胞菌有很好抗菌活性，亚胺培南、美洛培南对所有厌氧菌都有较好抗菌活性，β-内酰胺/β-内酰胺酶抑制剂，如替卡西林/克拉维酸、氨苄西林/舒巴坦对厌氧菌、金黄色葡萄球菌和很多革兰阴性杆菌有效，氯霉素对大多数厌氧菌包括产β-内酰胺酶的厌氧菌有效，新一代喹诺酮类药物对厌氧菌具有较好抗菌活性。治疗疗程基本为2~4个月，须待临床症状及X线胸片检查炎症病变完全消失后才能停药。

血源性肺脓肿多为葡萄球菌和链球菌感染，可选用耐β-内酰胺酶的青霉素或头孢菌素，如氨苄西林舒巴坦、哌拉西林/舒巴坦、头孢哌酮/舒巴坦钠等。若为耐甲氧西林的葡萄球菌，应选用万古霉素1~2g/d分次静滴，或替考拉宁首日0.4g静滴，以后0.2g/d，或利奈唑胺0.6g每12小时1次静滴或口服。对于肺炎克雷伯杆菌或其他一些兼性或需氧革兰阴性杆菌，氨基糖苷类抗生素治疗效果肯定。因庆大霉素耐药率的升高，目前较推荐使用阿米卡星，半合成青霉素、氨曲南、β-内酰胺/β-内酰胺酶抑制剂亦有较好抗菌疗效。复方磺胺甲噁唑和新一代喹诺酮对很多非厌氧革兰阴性杆菌有效，常用于联合治疗。在重症患者，特别是免疫抑制患者，β-内酰胺类抗生素和氨基糖苷类抗生素组合，也是一种不错的选择。亚胺培南、美洛培南基本能覆盖除耐甲氧西林金黄色葡萄球菌以外的大部分细菌，故亦可选择。

（二）痰液引流

1. 祛痰剂　化痰片500mg，每日3次口服；或氨溴索片30mg，每日3次口服；或吉诺通胶囊300mg，每日3次餐前口服；必要时应用氨溴索注射液静脉注射。

2. 支气管扩张剂　对于痰液较浓稠者，可用雾化吸入生理盐水以湿化气道帮助排痰，也可以采用雾化吸入氨溴索、异丙托溴铵、博利康尼等化痰及支气管舒张剂，以达到抗炎化痰的目的，每日2~3次。

3. 体位引流　按脓肿在肺内的不同部位以及与此相关的支气管开口的方向，采用相应的体位引流。每日2~3次，每次10~15分钟。同时，可嘱患者做深呼吸及咳嗽，并帮助拍背，以促使痰液之流出。但对于体质十分虚弱及伴有严重心肺功能不全或大咯血的患者则应慎用。

4. 支气管镜　经支气管镜冲洗及吸引也是引流的有效方法。

5. 经皮肺穿刺引流　主要适用于肺脓肿药物治疗失败，患者本身条件不能耐受外科手术、肺脓肿直径>4cm，患者不能咳嗽或咳痰障碍不能充分的自我引流，均质的没有痰气平面的肺脓肿，CT 引导下行经皮肺穿刺引流可增加成功率，减少其不良反应。

（三）其他

1. 增强机体抗病能力　加强营养，如果长期咯血，出现严重贫血时可少量间断输注同型红细胞。

2. 手术治疗　肺脓肿病程在 3 个月以上，经内科治疗病变无明显好转或反复发作者；合并大咯血有危及生命之可能者；伴有支气管胸膜瘘或脓胸经抽吸、引流和冲洗疗效不佳者；支气管高度阻塞使感染难以控制或不能与肺癌、肺结核相鉴别者，均需外科手术治疗。对病情重不能耐受手术者，可经胸壁插入导管到脓腔进行引流。术前应评价患者一般情况和肺功能。

八、饮食调护

（1）进食前宜以淡盐水漱口，清洁口腔。

（2）宜食清淡蔬菜、豆类和新鲜水果，如菊花脑、茼蒿菜、鲜萝卜、黄豆、豆腐、橘子、枇杷、梨、核桃等；多吃薏苡仁粥，常饮芦根或茅根汤以助排脓；禁食一切辛辣刺激物品，如葱、胡椒、韭菜、大蒜及烟、酒；忌油腻荤腥食物，如黄鱼、虾子、螃蟹等。

（3）宜少吃多餐，可用下列食谱。

早餐：赤小豆粥、酱豆腐、煎鸡蛋。

加餐：牛奶、南瓜子。

午餐：米饭、猪肺萝卜汤、菊花脑炒鸡蛋。

加餐：薏苡仁粥、梨子。

晚餐：汤面（肉丝、青菜）。

（余俊奇）

第二节　肺间质纤维化

肺间质纤维化（PIF）是由已明或未明的致病因素通过直接损伤或有免疫系统介入，引起的肺泡壁、肺间质的进行性炎症，最后导致肺间质纤维化。常见的已知病因为有害物质（有机粉尘、无机粉尘）吸入，细菌、病毒、支原体的肺部感染，致肺间质纤维化药物的应用，以及肺部的化学、放射性损伤等。未明病因则称为特发性间质性肺炎（IIPs），可分 6 种亚型，其中以特发性肺间质纤维化（IPF）为最常见。此外，还继发于其他疾病，常见的有结缔组织病、结节病、慢性左心衰竭等。

PIF 的临床表现均因病变累及肺泡间质而影响肺换气功能，故引起低氧血症的临床表现，有病因或有原发病的 PIF 应归属原发病中介绍，故本文仅介绍病因未明的 PIF 即 IIPs。

中医古籍中无本病病名，有关本病的认识，散见于肺痿、肺胀、上气、咳喘、胸痹、肺痨、虚劳等病证的记载中。

一、病因病理

肺为五脏六腑之华盖，肺气与大气相通，肺气通于鼻，在空气中的有机粉尘、无机粉尘（二氧化硅）、石棉、滑石、煤尘、锑、铝及霉草尘、蔗尘、棉尘、真菌、曲菌、烟雾、气溶胶、化学性气体及病毒、细菌等，经鼻咽部吸入肺中，肺为娇脏，受邪而致发病。如宋代孔平钟《孔氏谈苑》曰："贾谷山采石人，末石伤肺，肺焦多死"。

气候急剧变化也是本病致病原因。节气应至而未至，干燥寒冷或闷热潮湿的气候变化常使人有"非时之感"或温疫之邪相染，经口鼻而入，首先犯肺而致病。

皮毛者，肺之合也，肺主皮毛。风、寒、燥、暑之邪常在肌表皮毛汗孔开泄，卫气不固之时侵袭人体。许多农药、除草剂等有毒物质经皮肤吸收入血液中，"肺朝百脉"，直接损其肺脏而发病。

肺与其余四脏相关作用，心肝脾肾有病，或受邪时亦可损于肺而发病。如有毒农药、细胞毒性药物、免疫抑制剂、磺胺类、神经血管活性药物、部分抗生素可损伤脾之运化、肝之疏泄，致使化源不足，肺失所养而致病。其中一部分药物还可损及肾精、骨髓，使脾肾功能低下，引起骨髓造血低下，自身免疫功能异常，精血亏耗，使肺之功能异常而发病。

肾为先天之本，本病的发生与先天禀赋关系密切，已经观察到本病有家族遗传因素，具有同种白细胞抗原相对增多的特征。有人研究发现组织与细胞毒性组织特异性抗体相结合，引起细胞和组织的损伤及免疫复合物的沉着，经各种炎细胞、肺泡巨噬细胞、T淋巴细胞等免疫系统的介入，发生肺泡炎和纤维化的形成。而以上这些免疫异常的形成与个体素质、先天禀赋有着内在的密切关系。本病病理主要有燥热、痰瘀、痰浊及津亏。

（一）燥热伤肺

多见于先天禀赋不足，肾气亏虚者。因吸入金石粉尘及有毒物质，常以其燥烈之毒性直接伤及肺脏本身，"金石燥血，消耗血液"（李木延），除伤其阴津外，由于气道干燥，痰凝成块不易咳出而郁于内，生热生火。又因先天肾亏，阴津不能蒸腾自救，燥痰郁阻更伤于肺。故见干咳、喘急、低热、痰少、胸闷诸症，劳作时则更剧。

（二）气亏津伤

气根于肾主于肺，肾气亏虚而气无所根，燥热伤肺，肺气不足而气无所主。肺肾气虚而不能保津，阴津亏耗，精液枯竭又不能养气，气亏津伤而肺脏失养，纤维增生或缩小而成肺痿，或膨胀而为肺胀。肺肾皆虚，呼气无力，吸气不纳，故胸闷气急，呼吸浅促，口咽干燥，舌红苔少，脉细弱而数。

（三）痰瘀互结

肺气亏虚则血行无力，阴虚血少则血行涩滞，故气滞血瘀。肺肾亏虚，脾失肺之雾露、肾之蒸腾，输布津液上不能及肺，下不能与肾，津液停聚，燥邪瘀热，煎熬成痰，痰阻脉络，使瘀更甚，痰瘀互结，故唇舌色黯，手足发绀，痰涎壅盛而气息短促。

（四）痰浊内盛

久病脾肾亏虚，以致饮停痰凝，痰湿内聚，脉道受阻，肺气不达，不能"朝百脉"升清降浊，血气不能相合，脏腑失养，五脏衰竭，清气不得升，浊气不得降，故喘满、气急、发绀、烦躁，痰盛者，阳衰阴竭，痰浊内阻，清窍不明，气阴两衰，内闭外脱。

二、诊断

（一）临床表现

1. 症状　IIPs均为病因不明，以进行性呼吸困难，活动后加重为其临床特征。急性型常有发热，干咳、起病后发展迅速的胸闷、气急，类似 ARDS 的病情，1～2 周即发生呼衰，1～2 个月可致死亡。慢性型隐匿起病，胸闷、气短呈进行性加重，初期劳累时加重，后期则静息时亦然。病程常数年。当继发感染后则咳吐痰液、喘急、发热、或导致呼吸衰竭。

2. 体征　呼吸急促、发绀、心率快，两肺底听及弥漫性密集、高调、爆裂音或有杵状指。慢性型可并发肺心病，可有右心衰竭体征，颈静脉充盈，肝大、下肢浮肿。

（二）辅助检查

1. 肺活检　可采用纤维支气管镜进行肺活检。本病初期病变主要在肺泡壁，呈稀疏斑点状分布；增生期则肺组织变硬，病变相对广泛；晚期肺组织皱缩实变，可形成大囊泡。

2. 胸部 X 线检查　早期可无异常，随病变进展肺野呈磨砂玻璃样，逐渐出现细网影和微小结节，以肺外带为多，病变重时则向中带、内带发展。且细网状发展为粗网状、索条状，甚至形成蜂窝肺，此期肺容积缩小，膈肌上升，可并有肺大疱。

3. 肺功能检查

呈限制性通气功能障碍，肺活量下降，弥散功能减退，P（A－a）O_2 增大，低氧血症，运动后加重，早期 $PaCO_2$ 正常或降低，晚期可增加。

4. 血气检测　IIPs 主要表现为低氧血症，或并有呼吸性碱中毒，PaO_2、SaO_2% 降低的程度和速度与病情严重程度呈正相关，可作为判断病情严重程度、疗效反映及预后的依据。

（三）临床诊断要点

1. 临床表现

（1）发病年龄多在中年以上，男：女≈2：1，儿童罕见。

（2）起病隐袭，主要表现为干咳、进行性呼吸困难，活动后明显。

（3）本病少有肺外器官受累，但可出现全身症状，如疲倦、关节痛及体重下降等，发热少见。

（4）50% 左右的患者出现杵状指（趾），多数患者双肺下部可闻及 velcro 音。

（5）晚期出现发绀，偶可发生肺动脉高压、肺心病和右心功能不全等。

2. X 线胸片（高千伏摄片）

（1）常表现为网状或网状结节影伴肺容积减小。随着病情进展，可出现直径多在 3～15mm 大小的多发性囊状透光影（蜂窝肺）。

（2）病变分布：多为双侧弥漫性，相对对称，单侧分布少见。病变多分布于基底部、周边部或胸膜下区。

（3）少数患者出现症状时，X 线胸片可无异常改变。

3. 高分辨 CT（HRCT）

（1）HRCT 扫描有助于评估肺周边部、膈肌部、纵隔和支气管，血管束周围的异常改变，对 IPF 的诊断有重要价值。

（2）可见次小叶细微结构改变，如线状、网状、磨玻璃状阴影。

（3）病变多见于中下肺野周边部，常表现为网状和蜂窝肺，亦可见新月形影、胸膜下线状影和极少量磨玻璃影。多数患者上述影像混合存在，在纤维化严重区域常有牵引性支气管和细支气管扩张，和（或）胸膜下蜂窝肺样改变。

4. 肺功能检查

（1）典型肺功能改变为限制性通气功能障碍，表现为肺总量（TLC）、功能残气量（FRC）和残气量（RV）下降。一秒钟用力呼气容积/用力肺活量（FEV1/FVC）正常或增加。

（2）单次呼吸法一氧化碳弥散（DLCO）降低，即在通气功能和肺容积正常时，DLCO也可降低。

（3）通气/血流比例失调，PaO_2、$PaCO_2$ 下降，肺泡－动脉血氧分压差 $[P(A-a)O_2]$ 增大。

5. 血液检查

（1）IPF 的血液检查结果缺乏特异性。

（2）可见红细胞沉降率增快，丙种球蛋白、乳酸脱氢酶（LDH）水平升高。

（3）出现某些抗体阳性或滴度增高，如抗核抗体（ANA）和类风湿因子（RF）等可呈弱阳性反应。

6. 组织病理学改变

（1）开胸/胸腔镜肺活检的组织病理学呈 UIP 改变。

（2）病变分布不均匀，以下肺为重，胸膜下、周边部小叶间隔周围的纤维化常见。

（3）低倍显微镜下呈"轻重不一，新老并存"的特点，即病变时相不均一，在广泛纤维化和蜂窝肺组织中常混杂炎性细胞浸润和肺泡间隔增厚等早期病变或正常肺组织。

（4）肺纤维化区主要由致密胶原组织和增殖的成纤维细胞构成。成纤维细胞局灶性增殖构成所谓的"成纤维细胞灶"。蜂窝肺部分由囊性纤维气腔构成，常常内衬以细支气管上皮。另外，在纤维化和蜂窝肺部位可见平滑肌细胞增生。

（5）排除其他已知原因 ILD 和其他类型的 IIP。

三、鉴别诊断

（一）嗜酸性粒细胞性肺疾病（eosinophilic lung disease，ELD）

包括单纯性、慢性、热带型、哮喘性或变应性支气管肺曲菌病、过敏性血管炎性肉芽肿、特发性嗜酸细胞增多综合征等类型，影响多为肺实质嗜酸细胞癌浸润，部分并有肺间质浸润征象，亦常为弥漫性阴影故需鉴别，主要依据 ELD 的临床病情和周围血 BAL 中嗜酸性粒细胞增加 >10%。

（二）外源性过敏性肺泡炎（HP）

HP 的影像亦为弥漫性肺间质炎、纤维化征象，其和 nPs 影响相似，不能区别，主要依据 IIPs 病因不明，HP 则有过敏源（如鸟禽、农民肺等）接触，BAL 中淋巴细胞增高（常至 0.3~0.7），治疗需脱离过敏源接触，否则 GC 不能阻止病情。

（三）郎格罕组织细胞增多症（LCH）

以往称为肺嗜酸细胞肉芽肿、组织细胞增多症，好发于中青年，累及肺者为 LCH 细胞浸润，发病过程可分为三期：细胞期（细胞浸润），增殖期（肺间质纤维化）、纤维化期（细支气管阻塞形成囊泡），肺影响呈弥漫性，早期为小结节，继之纤维化和囊泡，胸片特征为常不侵犯肋膈角部位。其和 nPs 的鉴别为 LCH 具有弥漫性囊泡的特征。

（四）肺结节病

肺结节病可分为4期。Ⅰ期肺门、纵隔淋巴结肿大，Ⅱ期淋巴结肿大并间质性肺炎，Ⅲ期肺间质纤维化，Ⅳ期蜂窝肺。Ⅱ、Ⅲ、Ⅳ期时需和IIPs鉴别，常依据结节病有Ⅱ、Ⅲ、Ⅳ期相应的影像发展过程，有时需依据病理。

（五）结缔组织病

类风湿关节炎，进行性系统硬化症、皮肌炎和多发性肌病、干燥综合征等为全身性疾病，可伴有肺间质纤维化。可依据结缔组织病的临床表现如关节畸形、皮肤肌肉炎症、口腔干燥等病情和相应的自身免疫抗体相鉴别。

（六）药物性肺间质病

抗肿瘤化疗与免疫抑制剂如博莱霉素、氮芥类、百消安、环磷酰胺、甲氨蝶呤、巯基嘌呤、丝裂霉素、甲基苄肼等均可引起肺间质病变。苯妥英钠、异烟肼、肼屈嗪当引起不良反应时可伴有肺间质损害。胺碘酮、呋喃妥因、青霉胺等也可引起肺间质病变，可依据有关应用药物史作鉴别。

（七）尘肺

石棉肺是因吸入多量石棉粉尘引起广泛弥漫性肺间质纤维化及胸膜增厚。痰内和肺组织中可查到石棉小体。矽肺是因吸入多量游离二氧化硅粉尘、煤尘引起，影响以结节性肺纤维化为特征。均有职业接触史为特点。

四、并发症

本病常因呼吸不畅引起阻塞性肺气肿和泡性肺气肿，甚至发生气胸。合并慢性感染时易形成阻塞性肺炎、支气管扩张、慢性肺化脓症。累及胸膜时常有胸膜增厚，随病情进展可导致肺心病。合并肺癌者也不少见，多发于明显纤维化的下叶，多为腺癌、未分化细胞癌及扁平细胞癌。

五、临证要点

（一）首辨气阴亏虚、五脏气衰

本病以本虚为其病理基础，急进型多以气阴两亏并见，阴亏甚者必耗其气，气虚者必伤其阴，益气养阴为急重型治疗大法，非益气不能统摄阴津，不保阴津血液而气无所主。病缓者应辨其五脏虚损，初病者胸闷、气短、咽干口燥、纳少腹胀、汗出量多，病属脾肺气虚。病久者胸闷如窒，胸痛彻背，胸胁疼痛，口苦烦躁，目眩耳鸣，心悸不寐，腰膝酸软，则以心、肝、肾亏虚多见。

（二）明辨在气在血，掌握轻重缓急

本病虽与外感疾病不同，但多数也有先入气分，后入血分，新病在气，久病入血的规律。但急重型（急性间质性肺炎）发展迅速，症状明显，患者多痛苦异常，胸闷如窒，行走气短，口干咽燥，乏力汗出，这时治疗非常关键，应早期配合应用西药肾上腺皮质激素，用大剂的益气养阴之品，有效地控制病情发展，不然病情会迅速恶化，导致功能衰竭。但对缓进型患者，养阴补血、滋填肝肾、化瘀祛痰为治疗大法，对中型、轻型患者，单纯中药治疗往往有效，但要以症状、体征、肺功能的客观指标为依据，密切观察病情，必要时仍需中西医结合治疗。

（三）急以养阴清热，缓以活血化瘀

重症患者以痰、瘀、热毒为标，以气阴两亏为本。邪毒甚者，可用银花、连翘、蒲公英、生地、沙参、黄芩、丹参、栀子、芦根、玄参、柴胡、陈皮、川贝、浙贝、桔梗、甘草。气阴两亏为主者则投人参、西洋参、童参、麦冬、沙参、五味子、生地、川贝、陈皮。缓进期气虚津亏血瘀，应重在益气活血化瘀，在辨证治疗基础上加入丹参、当归、生地、赤芍、桃仁、红花等。

六、辨证施治

适用于各种病因及病因不明所致的肺间质纤维化及肺泡炎的治疗。

（一）肺阴亏虚，燥热伤肺

主症：干咳无痰，胸中灼热、紧束感、干裂感，动则气急，胸闷，胸痛，乏力，气短，或有五心烦热，夜不得寐，或有咽干口渴，唇干舌燥。舌红或舌边尖红，苔薄黄而干或无苔，甚者舌红绛有裂纹，脉细或细数。

治法：益气养阴，止咳化痰。

处方：五味子汤。

红参 12g（慢火单炖 1 小时）（或党参、北沙参各 30g），麦冬 15g，五味子 9g，川贝母 12g，陈皮 6g，生姜 3 片，大枣 3 枚。

本证是本类疾病最常见的临床症候，可见于本病的各种临床病种，以肺阴亏虚为主要病理机制，投以五味子汤养阴止咳化痰，既顾其阴虚之本，又兼管其干咳之症。若舌红苔少或无苔干裂者，可加鲜生地 60g、鲜石斛 30g、肥玉竹 15g；伴身热、咳嗽、咽干、便结者，可予以清燥救肺汤；胃中灼热、烦渴者，予沙参麦冬汤；五心烦热、夜热早凉、舌红无苔者，予以秦艽鳖甲汤；伴腰膝酸软者，予以百合固金汤；如有低热干咳，痰少带血丝鲜红者，改用苏叶、黄芪、生地、阿胶、白茅根、桔梗、麦冬、贝母、蒲黄、甘草加三七粉冲服。

（二）肺脾气虚，痰热壅肺

主症胸闷气急，发热，咽部阻塞憋闷，喉中痰鸣，咯吐黄浊痰，难以咯出，胃脘灼热，纳可。舌红苔黄厚或腻，脉弦滑数。

治法益气开郁，清热化痰。

处方涤痰汤加味。

全瓜蒌 15g，枯黄芩 12g，党参 12g，姜半夏 12g，桔梗 12g，云苓 15g，橘红 12g，贝母 12g，石菖蒲 9g，竹茹 3g，甘草 3g，生姜 3 片，大枣 3 枚。

本型多见于慢性病继发感染者，以痰热壅肺为主，故以清热化痰治疗。兼胸脘痞满者加薤白 12g；伴呛咳、咽干，脉细数者改用贝母瓜蒌散加沙参、杏仁；伴咽部红肿者再加蝉衣、僵蚕、银花、连翘、薄荷。

（三）脾肺肾亏，痰浊内阻

主症：胸中窒闷，咳吐痰涎或痰黏难咯，脘腹胀闷，腰膝酸软，乏力，纳呆食少或腹胀泄泻。舌淡或黯红，苔白或白腻，脉滑或沉。

治法：健脾益肾，化痰止咳。

处方：金水六君煎加味。

清半夏 12g，云苓 12g，当归 12g，陈皮 9g，党参 9g，苍术 9g，白术 9g，紫苏 9g，枳壳 9g，生、熟地各 12g，生姜（煨）3 片，大枣（擘）5 枚。

本证多见于慢性进展、迁延难愈者，以痰浊内蕴为主要表现，化痰为主要治则。若咳嗽重者加浙贝母、杏仁、桑白皮；喘鸣、咳痰清稀伴腰背胀痛者改用小青龙汤；伴腰膝酸软，下肢浮肿，咳嗽痰多，腹胀者予以苏子降气汤；病久咳嗽夜甚，低热者用紫菀茸汤（人参、半夏、炙甘草、紫菀、冬花、桑叶、杏仁、贝母、蒲黄、百合、阿胶、生姜、水牛角粉）。

（四）气虚阴亏，痰瘀交阻

主症：胸痛隐隐或胸胁掣痛，胸闷，焦躁善怒，失眠心悸，面唇色黯，胃脘胀满，纳少，乏力，动则气短。舌黯红，苔黄或有瘀斑，脉沉弦或细涩。

治法：益气养阴，化瘀止痛。

处方：血府逐瘀汤加味。

当归 15g，生地 18g，党参 12g，桃仁 12g，赤芍 12g，柴胡 9g，枳壳 9g，川芎 12g，牛膝 9g，红花 9g，桔梗 9g，炙甘草 6g。

本型多见于晚期患者，以气虚阴亏为主，但其病理已呈肺痿，有瘀血内阻，故治用活血化瘀。伴咳嗽气急者，可加沙参 12g、浙贝 9g、瓜蒌 18g；胃脘疼痛，干呕者可加香附 12g、焦山栀 9g、苏叶 9g；胃脘疼甚者，加丹参 18g、砂仁 9g；咽干善饮者，加麦冬 15g、芦根 30g、木蝴蝶 6g。

（五）五脏俱虚，气衰痰盛

主症：干咳气急，喘急气促，短气汗出，动则喘甚，心悸、憋闷异常，胸痛如裂，羸弱消瘦。舌红或红绛，少苔或无苔，脉细弱或细数。

治法：益气养阴，利窍祛痰。

处方：三才汤加味。

人参（慢火单炖 1 小时）15g，天门冬 30g，生地黄 60g，川贝母 12g，桔梗 6g，菖蒲 9g。

本证已是本病的晚期表现，已有呼衰等垂危见症，当以益气养阴救逆为主。兼口干甚，舌红绛无苔干裂者加鲜石斛、鲜芦根、鲜玉竹；骨蒸潮热、盗汗者加秦艽、鳖甲、青蒿、知母，人参改用西洋参；病情较缓者可用集灵膏（生地、熟地、天冬、麦冬、人参、枸杞）；如纳呆乏力，舌淡苔白，脉沉者改用香砂六君子汤；病情危重，大汗淋漓，精神萎靡，口开目合，手撒遗尿，脉微欲绝者，急用独参汤，取红参 30g 或野山参 15g 单炖喂服。

七、西医治疗

（一）肾上腺糖皮质激素

IIPs 的发病涉及类证和免疫反应所致肺损伤，产生大量促纤维化生长因子导致纤维化，而 GC 对炎性和免疫反应有抑制作用，但对纤维化则失去有效作用，因此要采取早期用药、控制病情最小剂量、长期维持用药的方法，以求有效控制病情的进展。使用该药的依据是患者肺部炎症进展（复查肺部 X 片炎症进展或者患者呼吸困难明显加重伴剧烈阵发咳嗽或者肺底部爆裂音），这证明患者自身产生肾上腺皮质激素已不能控制肺部非特异性炎症，需要加用外源性药物治疗，但大剂量用药会造成自身肾上腺皮质功能迅速衰退，常对患者病情不利，甚至使部分患者病情加重，笔者看到许多案例都是因为大剂量冲击治疗导致。通过多年临床治疗数百例患者的治疗，摸索出以下用药原则，使患者临床病控率提高，介绍如下，以临床供参考。

1. 剂量　对缓慢隐匿进展（前后肺部 CT 片对照观察）无显著临床症状者建议给甲泼尼龙片 4mg/d 或泼尼松 5mg/d，晨顿服，并按随访病情变化予以调整剂量。对有近期肺部炎症进展者（依据临床表现为阵咳或呼吸困难加剧，近期肺部 CT 片有病变轻度进展者）根据病情给予甲泼尼龙片 4～8mg/d，每日 2 次，或泼尼松 5～10mg/d，每日 2 次。病情较重者（平地走动即感呼吸困难者）则根据病情适当加大剂量，甲泼尼龙片 12mg/d，每日 2 次，或泼尼松 15mg/d，每日 2 次，对严重者或 AIP、IPF 急性加重患者采用静脉冲击治疗（甲泼尼龙注射液 40～80mg/d，每日 2～3 次）。

2. 疗程　原则上开始用较大剂量，如中度或较重病情口服泼尼松 15～30mg/d（其他制剂可折换相应剂量），待病情缓解后则减为维持剂量，连续用药 3 个月至半年，根据患者改善程度持续减药至停用。严重患者或 IPF 急性加重（AE～IPF）患者、AIP 患者静脉给药冲击治疗 5～10 天后，改甲泼尼龙片 12mg/d，每日 2～3 次或泼尼松 15mg/d，每日 2～3 次，渐依据病情减至维持量。连续用药 6 个月至 1 年后根据临床肺功能评价、胸部 X 线、肺功能检查明显改善者即可继续减量至停药。部分患者需要用药 2～3 年以上才能随病情改善继续减量至停药。

3. 合并用药

（1）百令胶囊 2g，每日 3 次。

（2）中药辨证用药参照以上辨证论治方法，每日 1 剂。

（3）假如病情需要静脉给肾上腺糖皮质激素时，需要同时与低分子肝素 5000U 皮下注射，每日 1 次，防止激素长期使用导致的动静脉血栓形成，应观察凝血指标。

（4）钙片和止酸剂可防止骨质疏松、胃肠道不良反应等。

（5）对于肺部炎症进展明显者，常同时用 3 组中草药静脉给药——清热剂（苦参碱、穿心莲）、活血剂（丹参、川芎）、益气剂（参麦、参芪），可有效缓解患者病情的进展。

（二）免疫抑制剂

仅用于泼尼松疗效差者，可并用环孢素 A、环磷酰胺、硫唑嘌呤等。

（三）抗纤维化药物

纤维化的发生初为炎细胞浸润释放细胞因子和炎性递质及生长因子等而致纤维化细胞增殖，胶原形成及基质沉积，至晚期为纤维化，故治疗应针对发病机制，吡非尼酮（pirfenidone）能抑制炎细胞因子，因而阻断纤维化的早期阶段，同时能抑制肺成纤维化细胞增殖、减少胶原合成、细胞外基质沉积，还能抑制巨噬细胞产生加重肺组织炎症损伤的血小板衍生生长因子（PDGF），并可能有类似自由基清除作用，故此药具有抗纤维化作用。剂量 20～40mg/kg，每日 3 次（最大剂量 3500mg/d），有改善肺功能、稳定病情、减少急性发作等作用。

1. 疗效判定

（1）反应良好或改善

1）症状减轻，活动能力增强。

2）X线胸片或HRCT异常影像减少。

3）肺功能表现TLC、VC、DLCO、PaO_2较长时间保持稳定。以下数据供参考：TLC或VC增加≥10%，或至少增加≥200ml；DLCO增加≥15%或至少增加3ml/（min·mmHg）；SaO_2增加>4%；心肺运动试验中PaO_2增加≥4mmHg（具有2项或2项以上者认为肺生理功能改善）。

（2）反应差或治疗失败

1）症状加重，特别是呼吸困难和咳嗽。

2）X线胸片或HRCT上异常影像增多，特别是出现了蜂窝肺或肺动脉高压迹象。

3）肺功能恶化。以下数据供参考：TLC或VC下降≥10%或下降≥200ml；DLCO下降≥15%或至少下降≥3ml/（min·mmHg）；SaO_2下降≥4%，或运动试验中P（A-a）O_2增加≥4mmHg（具有2项或2项以上者认为肺功能恶化）。

疗效评定多数患者接受治疗3个月至半年以上。

4）疗效尚不能肯定的药物

a. N-乙酰半胱氨酸（NAC）和超氧化物歧化酶（SOD）能清除体内氧自由基，作为抗氧化剂用于肺纤维化治疗。NAC推荐大剂量（1.8g/d）口服。

b. γ干扰素、甲苯吡啶酮、前列腺素E2以及转化生长因子等细胞因子拮抗剂，对胶原合成有抑制作用。

c. 红霉素具有抗炎和免疫调节功能，对肺纤维化治疗作用是通过抑制PMN功能来实现的。主张小剂量（0.25g/d）长期口服，但应观察不良反应。

2. 并发症的处理

（1）低氧血症：予氧疗，需要时高浓度氧吸入，但要注意氧中毒，并注意给氧的温度、湿度以利于气体在肺泡中的交换。晚期常并有二氧化碳潴留，故应注意控制性给氧，并用血气分析或血氧饱和度仪监测，氧疗效果不佳时，要注意气道痰栓、酸碱失衡、呼吸肌疲劳等，请参阅"呼吸衰竭"。

（2）继发感染：因糖皮质激素的应用，继发感染常见，应及时选用适当的抗生素，有条件者应根据痰培养药敏情况用药，要静脉给药，足量，短疗程，联合用药。

（3）心力衰竭：晚期患者常并发心力衰竭，应及时予以适当治疗和配合中医辨证治疗以缓解病情。

八、饮食调护

急重期患者饮食应清淡，多食新鲜富含汁液的水果、蔬菜，口咽干燥患者可予果汁，如梨汁、萝卜汁、藕汁及西瓜等。缓解期患者应少食海鲜、羊肉等发物，但要保持每日饮食有鲜猪肉、禽蛋及水果、蔬菜等。忌暴饮暴食。

（余俊奇）

第三节　结核性胸膜炎

结核性胸膜炎系由结核杆菌侵入胸膜腔所引起的胸膜炎症。本病往往继发于肺结核，且多数伴有胸腔积液，为临床常见病。

根据本病发热、胸痛、气急等主要临床表现，系属于中医"悬饮"、"胁痛"、"水结胸"、"瘵"等范畴。

一、病因病理

本病多由于素体正气不足、饮食劳倦或久病体虚而致痨虫感染，侵犯肺胸，初则伤及肺阴，灼津生热，邪热内结而发病；如痨虫感染日久，阴损及阳，由肺及脾，甚则累及于肾，以致肺失输布、脾失运化、肾失气化，进而影响水液代谢，遂使水湿停聚成饮，积于胸胁而使病情进一步加重，形成本虚标实之候。

二、诊断

（一）临床表现

1. 病史　常有结核接触史，或肺及其他器官的结核病史。

2. 症状　起病时常有轻中度发热、干咳及其他结核毒性症状。干性胸膜炎主要症状为胸痛，多发生于胸廓扩张度最大的部位，如腋侧胸下部。疼痛性质为剧烈尖锐的针刺样痛，深呼吸及咳嗽时更甚，浅呼吸、平卧和患侧卧位，胸痛可减轻，故呼吸常急促表浅。渗出性胸膜炎起始时有胸痛，待渗液增多时，壁层与脏层胸膜分开，胸痛即减轻。大量胸腔积液者可出现气急、胸闷，积液愈多，症状也愈明显。急性大量渗出性积液时可有端坐呼吸、发绀。

急性结核性脓胸毒性症状重，伴有支气管胸膜瘘时，则咳出大量脓痰（即脓性胸腔积液），有时呈血性。慢性者多不发热，但贫血及消瘦较明显。

3. 体征　患侧呼吸运动受限制，呼吸音减低。干性及少量渗出性胸膜炎腋侧下胸部常有恒定的胸膜摩擦音，吸气及呼气期均可闻及，听诊器紧压胸壁时摩擦音增强，咳嗽后摩擦音不变；渗出性胸膜炎胸腔积液量较多时病侧呼吸运动度减弱，叩诊浊音，听诊呼吸音减低或消失；大量渗液时气管、心脏移向健侧。

（二）实验室检查

1. 血象　一般无明显异常。有时白细胞数可稍增多；血沉增快。

2. 胸水　胸腔积液一般呈草黄色、透明或混浊的液体，少数也可呈淡红或深褐色的血性液体，含大量纤维蛋白，放置后形成胶冻样凝块。

胸腔积液 pH 在 7.30～7.40（鲜有超过 7.40），但大约有 20% 的患者 <7.30，大约 80%～85% 的胸腔积液中糖 >3.33mmol/L（60mg/dl），大约 15% 的患者 <1.67mmol/L（30mg/dl）。比重 1.018 以上，蛋白定量 >30g/L，镜检有核细胞 100～1000/mm^3，病程前 2 周，分类以中性粒细胞为主，后转为淋巴细胞。结核性脓胸的脓液性状和普通脓胸相似，胸腔积液中白细胞总数 10 000～15 000/mm^3 或更多，以中性粒细胞为主，pH <7.2，糖 <

1. 11mmol/L（20mg/ml），乳酸脱氢酶（LDH）>1000IU/L。一般腺苷脱氨酶（ADA）>70IU/L 高度怀疑结核性胸膜炎，ADA<40IU/L 作为除外诊断。ADA 诊断结核性胸膜炎的敏感性 47. 1%～100%，特异性 0～100%，差异主要在于不同的检测方法和临界值的设定。在发达国家，由于发病率低，ADA 的阳性预测值只有 15%，而在结核高发的发展中国家，其敏感性和特异性可高达 95% 和 90%。γ-干扰素（IFN-γ）其敏感性在 78%～100%，特异性在 95%～100%。许多研究显示 IFN-γ 要优于 ADA。其他可以引起胸腔积液 IFN-γ 增高的疾病是血液系统肿瘤和脓胸。

胸腔积液离心沉淀后行涂片检查结核菌的阳性率在 5% 以下，胸腔积液培养的阳性率在 12%～70%，绝大多数的报道在 30% 以下。

3. 痰培养　传统认为结核性胸膜炎痰抗酸杆菌检查阳性率很低，但有研究表明即使胸片没有发现病灶的结核性胸膜炎，导痰后痰结核杆菌培养的阳性率也高达 55%。

（三）特殊检查

1. X 线检查　可见肋膈角变钝，或上肺外周有增厚的胸膜影。中等量积液时可见中下部肺野呈一片均匀致密影，上缘呈弧形向上，外侧升高，患者仰卧后积液散开，可见整个肺野亮度降低。大量积液时，患侧全为致密阴影，仅肺尖尚透亮。胸膜若有粘连，可形成包裹性积液。

2. 超声波检查　B 超探测胸腔积液远较 X 线灵敏，可测出肋膈角少量积液，并可估计胸腔积液的深度和积液量，提示积液穿刺部位，对包裹性积液的穿刺尤其重要。可提示穿刺部位、深度、范围等，此外对鉴别胸膜肥厚也有帮助。

3. CT 检查　CT 是发现胸腔积液最敏感的方法，可以发现极少量的积液，并能鉴别胸膜增厚和包裹性积液，对鉴别包裹性积液和肺内或纵隔巨大囊性肿块较 X 线和 B 超优越。

4. PCR　用 PCR 方法检测胸腔积液中结核分枝杆菌的 DNA，可以检出至少 20 个结核分枝杆菌，一系列的研究表明敏感性在 20%～90%，特异性在 78%～100%，主要和胸腔积液中结核分枝杆菌的数量和检测的技术有关。用 PCR 检测胸膜活检组织，可达 90% 的敏感性和 100% 的特异性。

5. 经皮胸膜活检　曾经是诊断结核性胸膜炎的金标准，活检胸膜组织表现为肉芽肿性炎症、干酪样坏死、抗酸染色阳性，胸膜活检有 50%～97% 显示为肉芽肿，组织培养分枝杆菌的阳性率在 39%～80%。胸膜活检显示为肉芽肿的其他疾病有结节病、真菌感染、类风湿关节炎、诺卡菌病，诊断时需要排除。

6. 胸腔镜　是诊断不明原因胸腔积液的最好方法，典型结核性胸膜炎可以看到壁层胸膜黄白色的小结节，胸膜面红肿充血，并可见纤维渗出粘连。通过胸腔镜活检可以进行病理检查和结核分枝杆菌的病原检查。

三、鉴别诊断

（一）肋间神经痛

疼痛沿神经走向分布，常有感觉减退或过敏，在脊柱旁点、腋中线肋间及胸骨旁区有压痛点，一般无发热、咳嗽及胸膜摩擦音。此与干性胸膜炎不同，易于鉴别。

（二）流行性肌痛

由柯萨奇 B 病毒所引起。起病有乏力、胸痛、发热、食欲减退，偶有腹泻等肠道症状；

胸痛常急起，随呼吸、咳嗽而加剧，可放射至颈、肩及上腹部，胸部肌肉可有压痛；X 线检查常无异常发现或仅有肋膈角变钝。此可与干性胸膜炎进行鉴别。

（三）风湿性疾病引起的胸腔积液

系统性红斑狼疮、类风湿关节炎合并胸腔积液时，起病也以发热为主，胸腔积液为渗出性积液，多以淋巴细胞为主，胸腔积液 ADA 增高，容易与结核性胸膜炎混淆。但风湿性疾病一般有关节、皮肤和全身表现，引起胸腔积液一般为双侧，胸腔积液的量在中等以下，多发生于风湿性疾病的活动期，随着风湿性疾病的控制胸腔积液可以消退，SLE 患者胸腔积液中抗核抗体多阳性，类风湿关节炎胸腔积液中糖很低或无糖是其特征。

（四）肺炎旁胸腔积液（parapneumonic effusion）

40% 的肺炎患者可以并发胸腔积液称为肺炎旁胸腔积液，肺炎旁胸腔积液一般同时有肺炎的急性起病证状，全身症状明显，血白细胞常常增多。胸腔积液检查细胞计数 5 000 ~ 10 000/mm^3，中性粒细胞 90% 以上，胸腔积液 pH 和葡萄糖常常降低，LDH 通常较高，部分患者的胸腔积液呈脓性，胸腔积液涂片或培养有助于诊断。

（五）癌性胸腔积液

癌性胸腔积液肺部恶性肿瘤、乳腺癌、淋巴瘤、消化道和妇科肿瘤常可转移至胸腔引起胸腔积液，多缓慢起病，通常无发热，胸腔积液增长速度较快，转移至壁层胸膜可以有持续性胸痛。胸腔积液常呈血性，胸腔积液中红细胞数多超过 10 万/mm^3，胸腔积液内肿瘤标志如癌胚抗原 CEA 部分增高，胸腔积液 ADA 和 IFN - γ 低。胸腔积液引流后胸部 CT 检查多可以发现肺内的转移性结节和纵隔淋巴结肿大，其他部位转移也可以有相应的病史和症状以资鉴别。胸腔积液离心沉淀发现恶性细胞可确诊。

四、并发症

广泛应用抗结核药物治疗以来，肺结核管道播散的并发症，如喉、肠结核已很少见。肺内空洞及干酪样病变靠近胸膜部位破溃时，可引起结核性脓气胸。渗出性胸膜炎的胸水如未及时治疗，亦可逐渐干酪化甚至变为脓性，成为结核性脓胸。

五、临证要点

本病系因正气虚弱而被痨虫所感染，侵蚀肺叶胸膜，导致气虚阴亏，饮停胸胁，表现本虚标实之证，故益气养阴、化痰逐饮为基本治则。如胸痛剧烈，则常须配合疏肝理气、通络化瘀之品。

六、辨证施治

（一）痰热结胸

主症：恶寒发热，胸胁疼痛，干咳少痰，呼吸稍粗，口苦纳呆。舌苔薄黄而糙，质红，脉弦数或滑数。

治法：清热化痰，疏肝散结。

处方：小柴胡汤合小陷胸汤加减。

柴胡 6 ~ 9g，黄芩 12g，黄连 4.5g，太子参 15g，甘草 6g，全瓜蒌 12g，竹沥半夏 9g，桑白皮 12g，地骨皮 12g，平地木 30g，炙百部 12g。

本型多见于干性胸膜炎阶段或渗出性胸膜炎初期，胸腔积液量较少的患者，此时以小柴胡汤和解少阳，疏肝散结；小陷胸汤清热化痰，理气宽胸，并能加强其散结消癖的作用。方中加用桑白皮、地骨皮，目的在于泻肺散邪；配伍平地木、百部，对于有结核病者，能起到较好的抗痨止咳效果。此外，若见胸胁疼痛较甚时，可酌加广郁金 12g、延胡索 15g；咳嗽、痰黏或咯痰不畅者，加用桔梗 9g、杏仁 9g、浙贝 9g；食欲较差者，加鸡内金 9g；邪热偏盛而伤阴者，可去半夏，加麦冬 12g、玉竹 12g、石斛 15g。

（二）饮停胸胁

主症：胸胁疼痛或疼痛逐渐减轻，转侧或咳嗽可使之加剧，肋间胀满，气短息促，动则更甚。苔薄，质淡红，脉弦滑。

治法：泻肺逐饮，健脾利水。

处方：葶苈大枣泻肺汤合五苓散加减。

葶苈子 15g，红枣 15～30g，白术 9g，茯苓 15g，猪苓 12g，泽泻 12g，太子参 15～30g，车前草 15g，平地木 30g，桑白皮 12g，丹参 15～30g。

本型多见于渗出性胸膜炎胸腔积液量较多的患者。对此，临床常选用《金匮要略》所载治疗饮证的葶苈大枣泻肺汤为主方，合五苓散之健脾利水以加强其利水逐饮的功效。方中加上车前草、平地木、桑白皮、丹参等品，不仅有抗痨止咳作用，而且还可起到通络、祛瘀、利肺、化饮的良好效果。一般而言，对于年老体弱多病的患者，治以标本兼顾。但对于青壮年体质尚可的患者，则以泻肺逐饮攻邪为主，可酌加控涎丹 1.5～2g。每日清晨空腹一次，连用 3～7 天。此方对胸水虽少，但胸痛顽固者亦可使用。若症见神疲肢倦、气短较甚者，酌加黄芪 30g、党参 15g；心悸、肢寒者，宜加附子、桂枝、干姜以温阳利水。

（三）气阴两虚

主症：胸痛、咳嗽、气急等症状基本消失，唯有体力虚弱，或时有自汗、盗汗，懒言声低。舌质淡，苔薄白，脉细弱。

治法：益气养阴，健脾补肺。

处方：沙参麦冬汤合四君子汤加减。

沙参 15g，麦冬 12g，甘草 6g，玉竹 15g，桑叶 9g，扁豆 9g，生黄芪 30g，党参 15g，白术 9g，茯苓 12g，山药 15g，天花粉 12g。

此多属于结核性胸膜炎恢复期阶段。此时饮消邪去，正气未复，故往往表现气阴两虚、肺脾俱亏，治疗应根据"损者益之"、"虚者补之"的原则，采用沙参麦冬汤以补肺养阴，四君子汤以健脾益气，这对促使病体的早日康复能起到较好的作用。如有自汗、盗汗较甚者，可酌加浮小麦 15g、稽豆衣 6～12g、牡蛎 30g；胃纳欠馨者，加鸡内金 12g、山楂肉 15g。

七、西医治疗

（一）抗结核治疗

一旦诊断为结核性胸膜炎，应进行正规抗结核治疗，如不经治疗，65% 的患者在 5 年内发展为活动性肺结核，部分患者甚至可能进展为结核性脓胸。抗结核治疗的方案参照痰菌阳性的肺结核方案，可以用2HRZE（S）/4HR，或$2H_3R_323E_3/4H_3R_3$。由于结核性脓胸腔内药物浓度远较血液中为低，结核分枝杆菌在较低浓度下可能诱导耐药，因此结核性脓胸可以考虑脓腔内注入对氨基水杨酸钠4~8g、异烟肼400~600mg或链霉素0.5~1g。

（二）胸腔穿刺抽液

胸腔抽液有助于减少纤维蛋白沉着和胸膜增厚，使肺功能免遭损害。一般主张大量胸腔积液时及早进行，每周抽液2~3次，直至胸腔积液完全吸收，以减少胸膜粘连及肥厚。也有报道一旦诊断明确，胸腔置入猪尾导管，一次性把胸腔积液引流干净，可以减少胸膜粘连。结核性脓胸须反复胸穿抽脓，或置管冲洗，一般每周抽脓2~3次，每次用0.9%氯化钠溶液或2%碳酸氢钠溶液冲洗脓腔。

另外注意抽液速度不宜过快，首次量不宜超过800ml，以免造成急性循环衰竭、休克或肺水肿。大量抽液及应用激素治疗者应适当补充氯化钾。

（三）激素治疗

一般泼尼松20~30mg/d，分3次口服。体温正常、全身毒性症状消除、胸腔积液吸收或明显减少时，逐渐减量至停用，疗程约4~6周。但由于国内结核性胸膜炎的诊断许多时候仅仅是临床诊断，需要通过抗结核治疗反应来确认诊断，糖皮质激素的应用尤需慎重。

（四）对症治疗

咳嗽剧烈者可口服棕色合剂10ml，每日3次口服。胸痛剧烈者可口服可待因30mg。

八、饮食调护

1. 日常饮食及禁忌　结核性胸膜炎与肺结核一样，是一种慢性消耗性疾病，需要高热量、高蛋白性饮食，同时还要进食含有丰富维生素及微量元素的新鲜蔬菜、水果、豆制品、牛奶、禽蛋、鱼类等食物。忌用辣椒、姜葱等辛烈刺激、动火伤津食物，并须戒烟戒酒及少吃肥甘厚味。

2. 要注意劳逸结合　休息要充分，忌饮浓茶、咖啡等兴奋性饮料，以避免影响睡眠，不利于疾病的早日康复。

（李小燕）

第四节　成人呼吸窘迫综合征

成人呼吸窘迫综合征（ARDS）是一种急性、进行性、缺氧性呼吸衰竭。可见于临床各科，包括内、外、妇科和儿科的多种原发疾病的抢救或医治过程中。其主要病理生理改变为肺的微循环障碍、毛细血管壁通透性增加及肺泡群萎陷，导致通气/血流比例失调，肺内分流量增加。临床表现为呼吸频数、严重的呼吸困难和不易缓解的低氧血症。如不给予有效的治疗，缺氧持续，可危及患者生命。属于中医"喘证"的范畴。

引起本病的常见病因有休克、严重创伤、大手术后、烧伤、严重感染、体外循环、输液过量、异型输血、脂肪或羊水栓塞等。中医对此也早有类似记载，认为伤损、产后、温病、失血、痈疽等，均可导致喘逆的发生，且多表现为虚实夹杂的病理变化。

一、辨证施治

ARDS 所致的喘证，一般多属于本虚标实或虚实夹杂。虚主要为肺肾气血虚亏，实则多为瘀血、水湿或热毒等壅滞肺气。由于其病因、病程及各自体质状况的不同，治当根据具体病情进行辨证论治。

（一）热毒犯肺

主症：发热汗出，喘促气急，烦躁不安，面赤鼻扇，甚或神昏谵语。舌质红，苔黄燥，脉滑数。

治法：清热解毒，涤痰平喘。

处方：黄连解毒汤合千金苇茎汤加减。

黄连 5g，山栀 9g，黄芩 12g，甘草 6g，银花 30g，连翘 15g，竹叶 9g，芦根 30g，生石膏 30g，知母 9g，鱼腥草 30g，桑白皮 12g，甜葶苈 12g，前胡 9g。

本型为阳明热盛，肺气壅遏所致，故以黄连解毒汤合千金苇茎汤以清肺泻火，涤痰降逆。如便闭尿涩者，可加生大黄 9g、全瓜蒌 12g、车前草 30g、茯苓 15g；神昏谵语较重者，可用安宫牛黄丸，日服 2 次，每次 1 粒或用紫雪丹 0.9～1.5g，分次口服。

（二）气虚血瘀

主症：因外伤、手术、产后等造成张口抬肩，喝喝喘急，气短难续，或胁痛唇青，恶露不行。舌质黯，苔薄白，脉弦细或结代。

治法：益气活血，祛瘀生新。

处方：二味参苏饮加减。

党参 30g，黄芪 30g，苏木 15g，麦冬 12g，五味子 6g，当归 12g，茯苓 12g。

此系损伤、产后，或血虚失运，瘀血内留而致气血运行受阻，肺气不利之见症，方以二味参苏饮益气行滞，加黄芪、当归、丹参、麦冬、五味子以增强其益气养血、祛瘀生新之功。此外，也可选用中成药参麦注射液加丹参注射液静滴。

（三）肺肾两虚

主症：喘促难平，呼多吸少，动则更甚，神疲乏力，甚则汗出肢冷，唇青。舌淡，苔薄白；脉沉细。

治法：益肺补肾，固本培元。

处方：生脉散合右归丸加减。

党参 30g，黄芪 30g，麦冬 12g，五味子 6g，生熟地各 15g，怀山药 15g，山萸肉 9g，杜仲 12g，菟丝子 12g，杞子 12g，当归 12g，肉桂 5g，制附子 9g。

此型多为大出血或急性重症导致肺肾两虚，下元不固所出现的临床症状，故此时以生脉饮益气养阴，上以治肺；并以右归丸补肾助阳，下以固本纳气。方中加用黄芪伍当归，有补气养血之功，对大出血所致的 ARDS，则更为适用。

二、成人呼吸窘迫综合征的中西医研究

在 ARDS 的发生与发展过程中，缺氧严重而且难以纠正，因而往往容易导致体内各重要器官，如脑、肾、心、肝等发生不同程度的组织损害及功能障碍而使病情进一步加重，

故迅速纠正缺氧，是抢救 ARDS 患者的当务之急。西医此时的主要治疗措施就是给氧，初期可用鼻导管给氧，如无效或病情危重者，则用人工呼吸机械通气，在 P（A-a）O_2 高于 40kPa（300mmHg）、QS/QT 大于 15% 时，须考虑采用呼气末正压通气（PEEP）。根据近年的临床报道，中医益气活血剂如生脉饮加丹参、川芎或采用中成药参麦注射液加丹参注射液进行静脉滴注，对各种原因引起的低氧血症有一定疗效，因此对 ARDS 所致的低氧血症，在给氧的同时，配合上述中药的治疗，对纠正其严重低氧状态，可能有较好的作用。

急性感染性疾病所致的 ARDS，选用西药抗生素控制炎症，效果较好；但如能及早结合中医治疗，根据其邪热深入发展的程度，分别选用人参白虎汤合泻心汤或清营汤加减等清热解毒方药，以起到"菌毒并治"的作用。此外，若属里、热、实证者，可选用增液承气汤或大承气汤加减以清里攻下。实践证明，这对减轻呼吸困难及促进一般情况的好转也有一定裨益。

在 ARDS 病程中，如失治或治疗不当，常易发生肺水肿，在控制液体入量，保持体液负平衡及输入晶体液、应用强心利尿剂等的同时，配合中医宣肺利水之剂，选用宣肺渗湿汤加减进行治疗，对消除肺水肿，促进疾病恢复有一定作用。

肺微循环障碍是 ARDS 的基本病理生理改变，西医在治疗中，多采用酚妥拉明、低分子右旋糖酐及肾上腺皮质激素，予以扩张肺内血管、降低肺静脉压及改善微循环，近年已主张配合中医活血化瘀之品，如注射复方丹参注射液或川芎嗪注射液，认为能加强消除肺瘀血，增加肺血流，提高肺通气及换气功能等效果。

（李小燕）

第五节　矽肺

矽肺系由于长期吸入含有游离二氧化矽的粉尘而引起的一种职业病，主要表现为肺内广泛结节性纤维化。起病较缓慢，早期多无明显症状，病情发展则逐渐发生全身衰弱及呼吸功能减退，甚至导致心力衰竭或大咯血而死亡。在中医文献中散见于"肺痿"、"喘咳"、"虚劳"等病证。

关于本病的发病机制，中医认为系由于"石末伤肺"所致。金石燥烈，耗阴伤肺，日久而致肺之气阴亏虚，遂出现气短、胸闷、干咳等肺系症状；此外，石末阻塞肺络，气血运行受阻，导致气滞血瘀，宣降失司，也是形成本病的重要机制之一。同时，肺虚之后，外邪更易侵袭，故常出现外感及痰湿阻肺的证候，久之则进而累及脾肾。

一、辨证施治

（一）阴虚燥咳

主症：咳嗽无痰或痰黏黄量少，咯而不爽，口干舌燥，常感气急，五心烦热，或面色红赤。舌红苔薄，脉弦细或细数。

治法：养阴清肺，润燥止咳。

处方：百合固金汤化裁。

百合 15g，麦冬 12g，玄参 12g，大生地 15～30g，丹皮 12g，地骨皮 12g，当归 12g，白

芍 12g，甘草 6g，桑白皮 12g，川贝母 9g，沙参 15g。

本方具有养阴清热、润肺止咳的作用，对矽肺并发肺结核或咯血的患者尤为适用。如盗汗较甚者，可加牡蛎 30g、稽豆衣 15g、浮小麦 15g；大便干结者加麻仁 12g、当归 12g、瓜蒌仁 12g；咯血量多者，酌加仙鹤草 30g、茜草炭 12g、白茅根 30g；气急明显者可加五味子 5g、胡桃肉 12g。

（二）气虚血瘀

主症：咳嗽气短，痰少而黏，胸闷胸痛，声低懒言，神疲乏力。舌质紫黯，苔薄白，脉弦细或细软。

治法：益气活血，化痰祛瘀。

处方：生脉散合瓜蒌薤白半夏汤加减。

太子参 30g，黄芪 30g，麦冬 12g，五味子 6g，瓜蒌皮 12g，薤白 9g，姜半夏 9g，丹参 15g，降香 6g（后下），当归 12g，牡蛎 30g（先煎），海藻 30g。

本方以生脉饮加黄芪、当归、丹参、降香以益气活血、化瘀生新，而以瓜蒌皮、薤白、半夏以利气宽胸、温阳散结，加牡蛎、海藻以加强其软坚散结、化痰止痛作用。如胸痛、气急较甚者，可酌加广郁金 12g、桑白皮 12g、苏子 9g、延胡索 12g；痰少口干，有伤阴现象者，酌加沙参 15g，玉竹 15g，知母 9g。

（三）脾肾两虚

主症：咳嗽痰少，胸闷倦怠，短气息促，动则更甚，纳差便溏，腰膝酸软，肢冷面青，时而自汗。舌质淡，苔薄白，脉沉细。

治法：健脾化痰，补肾纳气。

处方：六君子汤合金匮肾气丸加减。

党参 30g，白术 9g，茯苓 15g，甘草 6g，陈皮 6g，姜半夏 9g，熟地 15g，山萸肉 9g，怀山药 15g，泽泻 12g，肉桂 5g，制附子 9g，五味子 6g，胡桃肉 12g。

矽肺晚期者多表现为脾肾两虚证候，因此用六君子汤以健脾化痰，金匮肾气丸以补肾纳气。如有肢肿者，酌加黄芪 30g、防己 12g、车前草 15g；如有唇甲青紫者可加丹参 15g、当归 12g、川芎 9g。

二、矽肺的中西医研究

本病强调防重于治。一般都主张中西医结合治疗，认为这对于阻止及延缓病变进展、改善患者体质及保护呼吸功能有一定作用。据一些文献报告，西药克矽平、磷酸喹哌及从中药防己中提取出来的汉防己甲素对早期矽肺的防治有较好效果，可供临床选用。

矽肺者容易并发慢性支气管炎、支气管痉挛、肺部感染、肺结核、大咯血等。因此，必须根据其不同情况分别择优选药，目前比较一致的看法是，对控制炎症及抗结核菌效果，应首选西药，但中医对增强机体免疫功能及止咳化痰方面不仅具有一定优势，而且对减轻某些西药多引起的不良反应也有一定作用，故两者结合，可以取长补短，有助于提高本病的临床疗效。

（李小燕）

第六节　失音

一、概述

失音是一个症状，凡是语声嘶哑，甚则不能发声者，统谓之失音。主要由于感受外邪，肺气壅遏，声道失于宣畅；或精气耗损，肺肾阴虚，声道失于滋润所致。古代将失音称为瘖或喑。

早在《内经》就已经对人体的发音器官有了认识。如《灵枢·忧恚无言》提到："喉咙者，气之所以上下者也。会厌者，音声之户也。口唇者，音声之扇也。舌者，音声之机也。悬雍垂者，音声之关也。颃颡者，分气之所泄也。横骨者，神气所使，主发舌者也。"说明喉咙、会厌、唇舌、悬雍垂、颃颡、横骨均与发音有关。

关于失音，《内经》中指出有2种不同的情况：一是感受外邪。如《灵枢·忧恚无言》中提到"人卒然无音者，寒气客于厌，则厌不能发，发不能下，至其开阖不致，故无音"，《素问·气交变大论篇》有"岁火不及，寒乃大行……民病……暴瘖"，说明了在感受外邪的情况下，声门的开阖作用受到影响而病失音。二是脏气内伤。如《素问·宣明五气篇》中有"五邪所乱……搏阴则为瘖"。所谓阴者，五脏之阴也，手少阴心脉上走喉咙系舌本，手太阴肺脉循喉咙，足太阴脾脉上行结于咽、连舌本、散舌下，足厥阴肝脉循喉咙之后，上入颃颡而络于舌本，足少阴肾脉循喉咙系舌本，故皆主病瘖。五脏为邪所扰而失音，《灵枢·邪气脏腑病形》有"心脉……涩甚为瘖"。《素问·脉解篇》提出"内夺而厥，则为瘖痱，此肾虚也；少阴不至者；厥也"，《素问·大奇论篇》有"肝脉骛暴，有所惊骇，脉不至若瘖，不治自已"，《灵枢·忧恚无言》也有"人之卒然忧恚，而言无音"的记载。这些说明心气不足、肾精亏耗、突受惊扰等因素，皆可使心、肾、肝受损而失音；但是因情志变化而失音者，多可自愈。由此可见，《内经》所论述的两类失音，感受外邪者与肺有关，五脏内伤者，主要涉及心肝肾。

总之，对于失音一证，古代医家从脏腑经络的整体观点来看，以心、肺、肾三脏病变为主。其中属于中风的舌强不语（舌瘖），主要与心有关；属于喉瘖者，则与肺、肾有关。

二、范围

本篇内容以"喉瘖"为主。主要见于各种原因引起的急性喉炎、慢性喉炎、喉头结核、声带创伤、声带小结、声带息肉等，也见于癔症性失音。若其他疾病而兼有失音的，亦可参照本篇辨证治疗。

三、病因病机

失音的致病因素多端，主要与感受外邪、久病体虚、情志刺激和用声过度有关，导致肺、肾、肝等脏腑功能失调，声道不利。

（一）外邪犯肺

由于风寒外袭，邪郁于肺，肺气失于宣畅，会厌开合不利，音不能出，以致卒然声嘎。如感受风热燥邪，或寒郁化热，肺受热灼，清肃之令不行，燥火灼津，声道燥涩，均可导致发音不利。或因热邪灼津为痰，痰热交阻，壅塞肺气，而使声音不扬。此外亦有因肺有蕴

（痰）热、复感风寒、寒包热邪、肺气壅闭、失于宣肃而致失音者。

（二）肺肾阴虚

慢性疾患，久咳劳嗽，迁延伤正；或酒色过度，素质不强，以致体虚积损成劳，阴虚肺燥，津液被灼；或肺肾阴虚，虚火上炎，肺失濡润，而致声瘖。亦有因阴伤气耗、气阴两虚、无力鼓动声道而致失音者。如《古今医统》指出："凡患者久嗽声哑，乃是元气不足，肺气不滋。"

（三）气机郁闭

此因忧思郁怒，或突受惊恐，而致气机郁闭，声瘖不出。情志因素致瘖与内脏功能失调密切有关。

（四）声道受损

用声过多、过强，损伤声道，津气被耗，亦可导致失音。

综上所述，失音可归纳为外感和内伤所致 2 大类。外感属实，为"金实无声"；因感受外邪，阻塞肺窍，肺气壅遏，失于宣畅，会厌开合不利，而致声音嘶哑。内伤属虚，为"金碎不鸣"；多系久病体虚、肺燥津伤，或肺肾阴虚、精气耗损，咽喉、声道失于滋润，而致发音不利。《临证指南医案·失音》亦有"金实则无声，金破碎亦无声"之说。一般说来，内伤失音临床表现多以阴虚为主，但因"声由气而发"，因此常可同时有气虚的一面。如属情志致病，郁怒伤肝，肝气侮肺，或悲忧伤肺，肺气郁闭，不能发音者，又属内伤中的实证。其他如高声号叫引起的一时性失音，由于声道受损，亦常有津气耗伤之候。

就病位而言，失音虽属喉咙和声道的局部疾患，病变脏器主要在肺系，但同时与肾密切相关。因喉属肺系，肺脉通于会厌，肾脉上系于舌，络于横骨，终于会厌。肺主气，声由气而发，肾藏精，精足则能化气，精气充足，自可上承于会厌，鼓动声道而发音。若客邪闭肺，或肺肾阴气耗损，会厌受病，声道不利，皆可导致失音。

四、诊断与鉴别诊断

（一）诊断

1. 发病特点　失音发病有急有缓，急者突然而起，常伴外感表证；缓者逐渐形成，持续加重，多有慢性病史可询，表现正虚之候，另外亦有呈发作性者。病情轻者，语声嘶哑，重者声哑不出；若慢性虚劳久病，全身衰竭而伴有失音者，为病情严重的征兆。

2. 临床表现　本病以声音嘶哑或声哑不出为特征。

3. 相关专科检查　如耳鼻咽喉科喉镜检查，神经科检查可协助诊断。

（二）鉴别诊断

失音一证，应当分喉瘖和舌瘖。本篇论述的为喉瘖，当与舌瘖相鉴别。喉瘖为喉中声嘶，或声哑不出，而舌本运转自如；舌瘖为舌本不能运转言语，而喉咽音声如故，每有眩晕、肢麻病史，或同时伴有口眼㖞斜及偏瘫等症。

五、辨证

（一）辨证要点

1. 辨外感内伤　对失音的辨证，当从发病缓急、病程长短，区别外感内伤。凡急性发病，病程短者，多属外感引起；病起缓慢，病程长者，多因内伤疾病所致。

2. 辨虚证实证　一般可分为暴瘖、久瘖2类。暴瘖为卒然起病，多因邪气壅遏，窍闭而失音，其病属实；久瘖系逐渐形成，多因肺肾阴虚，声道燥涩而失音，或兼肺肾气虚，鼓动无力所致，其病属虚。但内伤气郁致瘖者亦可属实，外感燥热表现为肺燥津伤者亦可属虚。

（二）证候

1. 实证

（1）风寒：卒然声音不扬，甚则嘶哑；或兼咽痒，咳嗽不爽，胸闷，鼻塞声重，寒热，头痛等症，口不渴，舌苔薄白，脉浮。或兼见口渴，咽痛，烦热，形寒，气粗，舌苔薄黄，脉浮数者。或见卒然声暗，咽痛欲咳而咳不出，恶寒身困，苔白质淡，脉沉迟或弦紧。

病机分析：风寒袭肺，会厌开合不利，故卒然声音不扬，甚至嘶哑，肺被邪遏，气失宣畅，则咳嗽咽痒、胸闷、鼻塞声重；风寒束表，则见寒热头痛、舌苔薄白、脉浮。若邪热内郁，风寒外束，又可见口渴、咽痛、气粗、烦热、形寒等"寒包热"证。若肾虚受寒，太阳少阴两感，可见恶寒身困、苔白舌淡、脉沉迟或弦紧。

（2）痰热：语声嘎哑，重浊不扬，咳痰稠黄，咽喉干痛，口干苦，或有身热。舌苔黄腻，脉滑数。

病机分析：风热犯肺，蒸液成痰，肺失清肃，故语声嘎哑，重浊不扬；痰热壅肺，则咳痰稠黄；邪热灼津，故见咽喉干痛、口苦；若风热在表，可见身热；舌苔黄腻、脉滑数乃痰热郁肺之征象。

（3）气郁：突然声哑不出，或呈发作性。常因情志郁怒悲忧引发。心烦易怒，胸闷气窒，或觉咽喉梗塞不舒。舌苔薄，脉小弦或涩滞不畅。

病机分析：郁怒伤肝，肝气侮肺，悲忧伤肺，肺气郁闭，而致突然声哑不出；肝郁化火则心烦易怒；肝气上逆，肺气不降，则胸闷气窒，咽喉如物梗阻；脉小弦、涩滞不畅，是属肝郁之候。

2. 虚证

（1）肺燥津伤：声嘶，音哑，咽痛，喉燥，口干；或兼咳呛气逆，痰少而黏。舌质红少津、苔薄，脉小数。

病机分析：燥火伤肺，声道燥涩而致声嘶、音哑；燥伤肺津，咽喉失于滋润，故咽喉干燥疼痛、口干；肺失清润，燥邪灼津为痰，则咳呛气逆、痰少质黏；舌红少泽，脉象小数，乃属燥热蕴肺之象。

（2）肺肾阴虚：声音嘶哑逐渐加重、日久不愈，兼见干咳少痰，甚则潮热、盗汗、耳鸣、目眩、腰酸膝软、形体日瘦。舌质红，苔少，脉细数。

病机分析：肺阴不足，病损及肾，阴精不能上承，以致声音嘶哑日渐加重，久延不愈，肺失滋润，清肃无权，则干咳少痰；阴虚内热，阴不内守，故见潮热、盗汗；肾虚肝旺，而致耳鸣、目眩；肾虚，阴精不能充养腰脊，外荣形体，故腰膝酸软、形体日瘦；舌质红、苔少、脉细数为阴虚之象。

六、治疗原则

凡属暴瘖因邪气壅遏而致窍闭者，治当宣散清疏；久瘖因精气内夺所致者，治当清润滋养，或气阴并补。具体言之，实证则辨别风寒、痰热的不同，分别予以宣、清；久瘖应区分肺燥津伤与肺肾阴虚的轻重，或润或养。病缘气郁者，气郁化火，日久亦可灼伤津液，导致肺肾阴虚，因此又当注意本虚与标实之间的关系，权衡施治。

凡失音日久，经治疗效果差者，可在辨证的基础上酌配活血化瘀之品，亦可径以活血化瘀为主进行治疗，如《张氏医通》论失音中即有"若膈内作痛，化瘀为先，代抵当丸最妥"的记载。

七、治法方药

（一）实证

1. 风寒

治法：疏风散寒，宣肺利窍。

方药：三拗汤、杏苏散加减。麻黄、苏叶、生姜功能疏风散寒；前胡、杏仁宣肺止咳；桔梗、甘草利咽化痰。

"寒包热"者，当疏风散寒，兼清里热，方用大青龙汤，或在疏风散寒的药物上配以石膏、黄芩、知母，并合蝉蜕、木蝴蝶以利咽喉、开声音。太阳少阴两感证，可用麻黄附子细辛汤。

2. 痰热

治法：清肺泻热，化痰利咽。

方药：清咽宁肺汤。方中桔梗、甘草清利咽喉，桑白皮、黄芩、栀子清泻肺热；前胡、知母、贝母清宣肺气、化痰止咳。并可酌情选用蝉蜕、胖大海、牛蒡子、枇杷叶等清肺泻热、利咽开音之品。

若觉痰阻咽喉，哽痛不适，加僵蚕、射干消痰利咽；内热心烦，加石膏清热除烦；痰热伤阴，口渴、咽喉肿痛，加玄参、天花粉养阴清咽。

3. 气郁

治法：疏肝理气，开郁利肺。

方药：小降气汤、柴胡清肝汤加减。前方中紫苏、乌药、陈皮理气，白芍、甘草柔肝，用于肝郁暴逆、气闭为瘖；后方中柴胡疏肝，黄芩、栀子、连翘清肝泻肺，桔梗、甘草清利咽喉，用于气郁化火，有清肝散郁之功，并可兼清肺热。

对于气郁失音，尚可酌情选用百合、丹参养心解郁闷；厚朴花、绿梅花、白蒺藜、合欢花疏肝解郁，川楝子泻肝降气，木蝴蝶解郁通音。

肺气郁闭，胸闷气逆，配苏子、瓜蒌皮降气化痰。忧思劳心，精神恍惚，失眠多梦者，酌配党参、远志、茯神、石菖蒲、龙齿、酸枣仁以安神定志。

气郁所致的失音，虽应理气解郁，但忌过用辛香之品，若病久气郁化火伤津，当酌配润燥生津之品。

（二）虚证

1. 肺燥伤津

治法：清肺生津，润燥利咽。

方药：桑杏汤、清燥救肺汤。方中沙参、麦门冬、梨皮有生津润燥之功；桑叶、枇杷叶、栀子皮清宣肺热；杏仁、贝母化痰止咳；桔梗、甘草清利咽喉。可加蝉蜕、木蝴蝶利咽喉、开声音。

若兼微寒、身热、鼻塞、头痛等表证，可酌配荆芥、薄荷以疏风透表；燥火上逆、咳呛气急加桑白皮以清润止咳；津伤较著，口咽干燥、舌红唇裂加天门冬、天花粉滋润肺燥。

2. 肺肾阴虚

治法：滋养肺肾，降火利咽。

方药：百合固金汤、麦味地黄丸等。方中百合、麦门冬、熟地、玄参滋养肺肾，五味子、白芍滋阴敛肺，桔梗、甘草、贝母化痰利咽，当归养血活血。可酌加诃子肉、凤凰衣、木蝴蝶、蜂蜜等敛肺利咽、濡润声道之品。

虚火偏旺，潮热、盗汗、口干、心烦、颧红者，加知母、黄柏；兼有气虚、神疲、自汗、短气者，去玄参、生地，加黄芪、太子参。

如因用声过度，声道损伤，津气被耗而失音者，注意适当休息，避免大声说话。同时可用响声丸，每日含化 1~2 粒。或用桔梗、甘草、胖大海等泡茶服。亦可配合养阴之剂内服，如二冬膏、养阴清肺膏等。

八、其他治法

（一）蒸汽吸入

风寒证用苏叶、藿香、佩兰、葱白各适量，水煎，趁热吸入其蒸汽。风热证用薄荷、蝉蜕、菊花、桑叶各适量，水煎，趁热吸入其蒸汽。

（二）针灸

主穴：天突、鱼际、合谷；配穴：尺泽、曲池、足三里。每日取主穴 1~2 个，配穴 1~2 个，暴瘖者用泻法，每日 1 次。

九、转归及预后

凡外感风寒、痰热蕴肺的失音，一般容易治疗。但燥热伤肺所致者，如迁延日久，需防其趋向肺虚劳损之途。

若肺肾阴虚，久瘖不愈，濒于虚损之境者，称为"哑劳"，每为严重征兆。如《简明医彀》指出："酒色过度，肾脏亏损，不能纳气归元，气奔咽嗌，嗽痰喘胀，诸病杂糅，致气乏失音者，俗名哑劳是也，神人莫疗。"（转引自《杂病广要·瘖》）当辨病求因，分别对待。其他如因情志所伤、气郁失音，则又可呈反复性发作。

十、预防与护理

对失音患者，除药物治疗外，必须注意避免感冒，少进辛辣、厚味，并忌吸烟、饮酒。风寒痰火所致者，宜宣宜清，切忌酸敛滋腻，以免恋邪闭肺，迁延不愈。因痰热交结或肺燥津伤者，可食用梨子、枇杷、橙子等清润生津；肺肾两虚者，可以白木耳、胡桃肉作为食疗。因于情志郁怒所致的失音，则应避免精神刺激。如与用声有关者，又当避免过度及高声言语，以利恢复。

（马　铭）

第七节 感冒

一、概述

感冒是由卫表不和引起，以鼻塞、流涕、喷嚏、咳嗽、头痛、恶寒、发热、全身不适等为主要临床表现的外感疾病。

感冒又有伤风、冒风、伤寒、冒寒、重伤风等名称。

"感冒"一词首见于北宋《仁斋直指方·诸风》，此后历代医家沿用此名。隋代《诸病源候论》所指的"时气病"之类，应包含有"时行感冒"。

《内经》认识到感冒主要是外感风邪所致，《素问·骨空论》："风从外入，令人振寒，汗出，头痛，身重，恶寒。"汉代《伤寒论》已经论述了寒邪所致感冒。《诸病源候论·风热候》指出："风热之气，先伤皮毛，乃人于肺也……其状使人恶风寒战，目欲脱，涕唾出……有青黄脓涕"，已经认识到风热病邪可引起感冒并较准确地描述其临床症候。清代不少医家已认识到本病与感受时行疫毒有关，《类证治裁·伤风》就有"时行感冒"之名。

汉代张仲景《伤寒论》所列桂枝汤、麻黄汤为感冒风寒轻重两类证候的治疗作了示范。

金元时期《丹溪心法·伤风》明确指出本病病位在肺，治疗"宜辛温或辛凉之剂散之"。明代《万病回春·伤寒附伤风》说："四时感冒风寒者宜解表也。"

清代《证治汇补·伤风》等对虚人感冒有了进一步认识，提出扶正祛邪的治疗原则。

二、病因病机

病机关键：卫表不和。

1. 外感风邪，时行疫毒 风邪或时行疫毒，从皮毛或口鼻侵犯人体，使卫表不和而发病。风邪虽为六淫之首，但在不同季节，往往随时气而入侵。临床上以冬、春两季发病率较高，故以夹寒、夹热为多见。疫毒指一种为害甚烈的异气，或称疫疠之气，是具有较强传染性的邪气，即指时行疫毒之邪。人感时行疫毒而病感冒则为时行感冒。由此可见，外感风邪是感冒的主要原因，但风邪多合时气或时行疫毒伤人为病。

2. 正气虚弱，卫表不和 人体感冒，除因邪气盛外，总是与人体的正气失调有关。由于正气素虚，或素有肺系疾病，不能调节肺卫而感受外邪。即使体质素健，若因生活起居不慎，如疲劳、饥饿而机体功能下降，或因汗出裹衣，或餐凉露宿、冒风沐雨，或气候变化时未及时加减衣服等，正气失调，腠理不密，邪气得以乘虚而入。

总之，风性轻扬，即"伤于风者，上先受之"。肺为脏腑之华盖，其位最高，开窍于鼻，职司呼吸，外主皮毛，其性娇气，不耐邪侵，故外邪从口鼻、皮毛入侵，肺卫首当其冲。感冒病位在肺卫，主要在卫表，其基本病机是外邪影响肺卫功能失调，导致卫表不和，肺失宣肃，尤以卫表不和为主要方面。

三、诊断与鉴别

（一）诊断

1. 病史 四季皆有，以冬春季为多见，气候突然变化，有伤风受凉、淋雨冒风的经过，或时行感冒正流行之际；起病较急，病程较短，病程 3～7 天，普通感冒一般不传变。

2. 证候 典型的肺卫症状，初起鼻咽部痒而不适，鼻塞，流涕，喷嚏，语声重浊或声嘶，恶风，恶寒，头痛等。继而发热，咳嗽，咽痛，肢节酸重不适等。部分患者病及脾胃，而兼有胸闷，恶心、呕吐，食欲减退，大便稀溏等症。时行感冒呈流行性发病，多人同时发病，迅速蔓延。可有咽部充血，扁桃体肿大。

3. 理化检查 血常规、胸部 X 线检查。

（二）鉴别诊断

1. 风温 二者均有发热，风温早期更与风热感冒相似。但感冒一般病情轻微，发热不高或不发热，病势少有传变，服解表药后多能汗出热退，病程较短，四时可发；而风温其病情较重，必有发热，甚至高热寒战，服解表药后热虽暂减，但旋即又起，多有传变，由卫而气，入营入血，甚则神昏、谵妄、惊厥等，有明显季节性。

2. 鼻渊 二者均可见鼻塞流涕，或伴头痛等症。但鼻渊多流浊涕腥臭，眉额骨处胀痛、压痛明显，一般无恶寒发热，病程漫长，反复发作；而感冒一般多流清涕，并无腥臭味，寒热表证明显，头痛范围不限于前额或眉骨处，病程短，治疗后症状很快消失。

四、辨证论治

（一）辨证要点

1. 辨风寒感冒与风热感冒 感冒常以风邪夹寒、夹热而发病，因此临床上应首先分清风寒、风热两证。二者均有恶寒、发热、鼻塞、流涕、头身疼痛等症，但风寒证多见恶寒重发热轻，无汗，有时无汗恶寒，可伴高热，头身疼痛不适症状明显，鼻流清涕，口不渴，舌苔薄白，脉浮或浮紧；风热证发热重恶寒轻，有汗，鼻流浊涕，口渴，舌苔薄黄，脉浮数。

2. 辨普通感冒与时行感冒 普通感冒呈散发性发病，肺卫症状明显，但病情较轻，全身症状不重，少有传变；时行感冒呈流行性发病，传染性强，肺系症状较轻而全身症状显著，症状较重，且可以发生传变，入里化热，合并他病。

3. 辨常人感冒与虚人感冒 普通人感冒后，症状较明显，但易康复。平素体虚之人感冒之后，缠绵不已，经久不愈或反复感冒。在临床上还应区分是气虚还是阴虚。气虚感冒，兼有倦怠乏力，气短懒言，身痛无汗，或恶寒甚，咳嗽无力，脉浮弱等症。阴虚感冒，兼有身微热，手足心发热，心烦口干，少汗，干咳少痰，舌红，脉细数。

（二）治疗原则

感冒，邪在肺卫，治疗当因势利导，从表而解，以解表达邪为原则。解表之法应根据所感外邪寒热暑湿的不同，而分别选用辛温、辛凉、清暑解表法。时行感冒的病邪以时行疫毒为主，解表达邪又很重视清热解毒。虚人感冒应扶正祛邪，不可专事发散，以免过汗伤正。病邪累及胃肠者，又应辅以化湿、和胃、理气等法治疗，照顾其兼证。

（三）分证论治

1. 风寒感冒

证候：恶寒重，发热轻，无汗，头痛，肢节酸痛，鼻塞声重，时流清涕，喉痒，咳嗽，咳痰稀薄色白，舌苔薄白，脉浮或浮紧。

病机：风寒外袭，肺气失宣，故咳嗽，咯痰清稀色白；肺气失宣，窍道不利，故鼻塞声重，流清涕，咽痒；风寒之邪外束肌表，卫阳被郁，故见恶寒发热，无汗；清阳不展，络脉失和，则头痛，肢节酸痛；寒为阴邪，故口不渴或喜热饮；苔薄白而润，脉浮紧，俱为表寒之象。

治法：辛温解表，宣肺散寒

方药：荆防败毒散

加减：风寒重，恶寒明显，加麻黄、桂枝；头痛，加白芷；项背强痛，加葛根；风寒夹湿，身热不扬，身重苔腻，脉濡，用羌活胜湿汤加减；风寒兼气滞，胸闷呕恶，用香苏散加减。

2. 风热感冒

证候：发热，微恶风寒，或有汗，鼻塞，喷嚏，流稠涕，头痛，咽喉疼痛，咳嗽痰稠，舌苔薄黄，脉浮数。

病机：风热犯表，热郁肌腠，卫表不和，故身热，微恶风寒，汗出不畅；风热上扰，则见头胀痛；风热之邪熏蒸清道，则咽喉肿痛，咽燥口渴，鼻流黄涕；风热犯肺，肺失清肃，则咳嗽，痰黄黏稠；舌苔薄黄，脉浮数，为风热侵于肺卫之征。

治法：辛凉解表，宣肺清热

方药：银翘散

加减：发热甚，加黄芩、石膏、大青叶；头痛重，加桑叶、菊花、蔓荆子；咽喉肿痛，加板蓝根、玄参；咳嗽痰黄，加黄芩、知母、浙贝母、杏仁、瓜蒌皮；口渴重，重用芦根，加花粉、知母。

时行感冒，呈流行性发生，寒战高热，全身酸痛，酸软无力，或有化热传变之势，重在清热解毒，方中加大青叶、板蓝根、蚤休、贯众、生石膏等。

3. 暑湿感冒

证候：发生于夏季，面垢身热汗出，但汗出不畅，身热不扬，身重倦怠，头昏重痛，或有鼻塞流涕，咳嗽痰黄，胸闷欲呕，小便短赤，舌苔黄腻，脉濡数。

病机：夏季感冒，感受当令暑邪，暑多夹湿，每多湿热并重，暑湿伤表，卫表不和，故发热，汗出热不解；暑湿犯肺，肺气不清，窍道不利，故鼻塞流浊涕；暑邪夹湿上犯，则面垢，头昏重胀痛；暑热内扰，热盛津伤，则心烦口渴，小便短赤；暑湿阻滞，气机不展，故身重倦怠，胸闷泛恶；舌苔黄腻，脉濡数为暑热夹湿之象。

治法：清暑祛湿解表

方药：新加香薷饮

加减：暑热偏盛，加黄连、青蒿、鲜荷叶、鲜芦根；湿困卫表，身重少汗恶风，加藿香、佩兰；小便短赤，加六一散、赤茯苓。

4. 体虚感冒

（1）气虚感冒

证候：素体气虚，易反复感冒，恶寒，发热，热势不高，鼻塞流涕，头痛，汗出，倦怠乏力，气短，咳嗽咯痰无力，舌质淡苔薄白，脉浮无力。

病机：老年人多病者，气虚则卫表不密，故恶风，易汗出；腠理不固，易受邪侵，风寒外袭，卫表不和，故恶寒发热，头痛鼻塞；气虚腠理不固，易受邪侵，故反复发作，稍有不慎即易感冒；肺气失宣，则咳嗽，咯痰无力；素体气虚体弱，故见倦怠无力，气短；舌质淡苔薄白，脉浮无力为气虚邪在卫表之征。

治法：益气解表

方药：参苏饮

加减：表虚自汗，加黄芪、白术、防风；表证轻，气虚明显，用补中益气汤。

（2）阴虚感冒

证候：微恶风寒，少汗，身热，手足心热，头昏心烦，口干，干咳少痰，鼻塞流涕，舌红少苔，脉细数。

病机：由于素体阴虚，感受外邪后邪从热化，故见身热头痛，微恶风等证；阴虚生内热，故头晕心悸，手足心热；虚热迫津外泄，则盗汗；虚火上扰，心神不安，故心烦，失眠；肺阴不足，气失宣肃，故干咳少痰；阴虚津少，津不上承，故口干咽燥；舌红少苔，脉细数均为阴虚内热之象。

治法：滋阴解表

方药：加减葳蕤汤

加减：阴伤明显，口渴心烦，加沙参、麦冬、黄连、天花粉。

（四）其他

1. 单验方

（1）生姜10 g，红糖适量，煎水服用。适用于风寒感冒轻证。

（2）蒲公英、大青叶各30 g，草河车15 g，薄荷5 g（或荆芥10 g），水煎服。适用于风热感冒热毒较重者。

（3）柴胡、炒黄芩、青蒿各15 g，大青叶30 g，水煎服。适用于感冒身热持续，或发热起伏不退者。

（4）贯众、紫苏、荆芥各10 g，甘草3 g，水煎顿服，连服3天。适用于预防冬春季节流行性感冒。

（5）藿香、佩兰各5 g，薄荷2 g，煎汤代茶口服。适用于预防夏季暑湿感冒。

2. 中成药

（1）通宣理肺丸：每次1丸，每日2次口服。适用于风寒感冒。

（2）感冒退热冲剂：每次1～2袋，每日3次，开水冲饮。适用于风热感冒。

（3）银翘解毒片：每次4片，每日2～3次。适用于风热感冒。

（4）正柴胡饮冲剂：每次1袋，每日3次，开水冲服。适用于外感风寒初起。

（5）藿香正气软胶囊每次2～3粒，每日3次口服。适用于外感风寒，内伤湿滞之头痛昏重、脘腹胀满、呕吐泄泻等症。也可用藿香正气的其他剂型。

（6）板蓝根冲剂每次1包，每日2～3次口服。适用于风热感冒，发热、咽喉肿烂，以及时行感冒。

（7）玉屏风滴丸每次1袋，每日3次口服。适用于气虚易感冒患者。

3. 外治法

（1）刮痧：用边缘光滑的瓷汤匙蘸润滑油（花生油或麻油）刮颈背，颈自风池穴向下，骨从背脊两旁由上而下。刮时要用力均匀，不要太重，防止刮破皮肤，刮到出现紫色出血点为止。感冒周身酸痛者，可以均匀力量反复刮胸背、腋窝、腘窝处至皮肤出现红色斑点或紫色斑片。

（2）拔火罐：选大椎、身柱、大杼、肺俞，拔罐后留罐 15 min 后起罐，或用闪罐法。适用于风寒感冒。

（3）刺络拔罐：选大椎、风门、身柱、肺俞，常规消毒后，用三棱针点刺，使其自然出血，待出血颜色转淡后，加火罐于穴位上，留罐 10 min 后起罐，清洁局部并再次消毒针眼。适用于风热感冒。

4. 针灸

（1）主穴：列缺合谷大椎太阳风池

配穴：风寒感冒者加风门、肺俞；风热感冒者加曲池、尺泽、鱼际；夹湿者加阴陵泉；夹暑者加委中；体虚感冒者加足三里。鼻塞流涕者加迎香；咽喉疼痛者加少商；全身酸楚者加身柱。

（2）耳针：选肺、内鼻、屏尖、额，用中强刺激，适用于感冒初期。咽痛加咽喉、扁桃体，毫针刺。

五、辨病思路

（1）感冒有普通感冒与时行感冒之分，中医感冒与西医学感冒基本相同，普通感冒相当于西医学的普通感冒、上呼吸道感染，时行感冒相当于西医学的流行性感冒。

（2）反复感冒，引起正气耗散，由实转虚，或在素体亏虚的基础上，反复感邪，以致正气愈亏，而风邪易侵，均可导致本虚标实之证。

（王繁盛）

第八节　咳嗽

一、概述

咳嗽是指肺气不清，肺失宣肃而上逆，发出咳声或咳吐痰液为主要表现的一种病证。

历代将有声无痰称为咳，有痰无声称为嗽，有痰有声谓之咳嗽。临床上多为痰声并见，很难截然分开，故以咳嗽并称。

《黄帝内经》对咳嗽的成因、症状及证候分类、证候转归及治疗等问题已作了较系统的论述，阐述了气候变化、六气影响及肺可以致咳嗽，如《素问·宣明五气》说："五气所病……肺为咳。"《素问·咳论》更是一篇论述咳嗽的专篇，指出"五脏六腑皆令人咳，非独肺也"。强调了肺脏受邪以及脏腑功能失调均能导致咳嗽的发生。对咳嗽的症状按脏腑进行分类，分为肺咳、心咳、胃咳、膀胱咳等，并指出了证候转归和治疗原则。

汉代张仲景所著《伤寒论》、《金匮要略》不仅拟出了不少治疗咳嗽行之有效的方药，还体现了对咳嗽进行辨证论治的思想。

隋代《诸病源候论·咳嗽候》在《黄帝内经》脏腑咳的基础上，又论述了风咳、寒咳等不同咳嗽的临床证候。唐宋时期，如《备急千金要方》、《外台秘要》、《太平惠民和剂局方》等收集了许多治疗咳嗽的方药。

明代《景岳全书》将咳嗽分为外感、内伤两类，《明医杂著》指出咳嗽"治法须分新久虚实"，至此咳嗽的理论渐趋完善，切合临床实际。

二、病因病机

病机关键：肺气不清。

咳嗽分外感咳嗽与内伤咳嗽，外感咳嗽病因为外感六淫之邪；内伤咳嗽病因为饮食、情志等内伤因素致脏腑功能失调，内生病邪。外感咳嗽与内伤咳嗽，均是病邪引起肺气不清，失于宣肃，迫气上逆而作咳。

1. 外感　由于气候突变或调摄失宜，外感六淫从口鼻或皮毛侵入，使肺气被束，肺失肃降，《河间六书·咳嗽论》谓："寒、暑、湿、燥、风、火六气，皆令人咳嗽"即是此意。风为六淫之首，其他外邪多随风邪侵袭人体，所以外感咳嗽常以风为先导，或夹寒，或夹热，或夹燥，其中尤以风邪夹寒者居多。《景岳全书·咳嗽》说："外感之嗽，必因风寒。"

2. 内伤　内伤病因包括饮食、情志及肺脏自病。饮食不当，嗜烟好酒，内生火热，熏灼肺胃，灼津生痰；或生冷不节，肥甘厚味，损伤脾胃，致痰浊内生，上干于肺，阻塞气道，致肺气上逆而作咳。情志刺激，肝失调达，气郁化火，气火循经上逆犯肺，致肺失肃降而作咳。肺脏自病者，常由肺系疾病日久，迁延不愈，耗气伤阴，肺不能主气，肃降无权而肺气上逆作咳；或肺气虚不能布津而成痰，肺阴虚而虚火灼津为痰，痰浊阻滞，肺气不降而上逆作咳。

《素问·咳论》说："五脏六腑皆令人咳，非独肺也。"说明咳嗽的病变脏腑不限于肺，凡脏腑功能失调影响及肺，皆可为咳嗽病证相关的病变脏腑。但是其他脏腑所致咳嗽皆须通过肺脏，肺为咳嗽的主脏。肺主气，咳嗽的基本病机是内外邪气干肺，肺气不清，肺失宣肃，肺气上逆迫于气道而为咳。

三、诊断与鉴别

（一）诊断

1. 病史　有外感病史或脏腑失调表现。

2. 证候　以咳逆有声，或咳吐痰液为主要临床症状；听诊可闻及两肺野呼吸音增粗，或干湿啰音。

3. 理化检查　血常规、胸部 X 线、肺 CT 或肺功能检查。

（二）鉴别诊断

1. 哮病、喘病　共同点是均有咳嗽。哮病和喘病虽然也会兼见咳嗽，但各以哮、喘为其主要临床表现。哮病主要表现为喉中哮鸣有声，呼吸气促困难，甚则喘息不能平卧，发作与缓解均迅速；喘病主要表现为呼吸困难，甚至张口抬肩，鼻翼翕动，不能平卧。

2. 肺胀　二者均有咳嗽症状。但肺胀有久患咳、哮、喘等病证的病史，除咳嗽症状外，还有胸部膨满，喘逆上气，烦躁心慌，甚至颜面紫黯、肢体浮肿等症，病情缠绵，经久难愈。

3. 肺痨　二者均有咳嗽，咳嗽是肺痨的主要症状之一，但尚有咯血、潮热、盗汗、身体消瘦等主要症状，具有传染性，X 线胸部检查有助鉴别诊断。

4. 肺癌　二者均有咳嗽，但肺癌常以咳嗽或咯血为主要症状，多发于 40 岁以上吸烟男性，咳嗽多为刺激性呛咳，病情发展迅速，呈恶液质，一般咳嗽病证不具有这些特点。肺部

X 线检查及痰细胞学、气管镜检查有助于确诊。

四、辨证论治

(一)辨证要点

1. 辨外感内伤　外感咳嗽，多为新病，起病急，病程短，常伴肺卫表证。内伤咳嗽，多为久病，常反复发作，病程长，可伴见他脏见证。

2. 辨证候虚实　外感咳嗽以风寒、风热、风燥为主，均属实，而内伤咳嗽中的痰湿、痰热、肝火多为邪实正虚，阴津亏耗咳嗽则属虚，或虚中夹实。另外，咳声响亮者多实，咳声低怯者多虚；脉有力者属实，脉无力者属虚。

(二)治疗原则

外感咳嗽，为邪气壅肺，多为实证，故以祛邪利肺为治疗原则，根据邪气为风寒、风热、风燥的不同，应分别采用疏风、散寒、清热、润燥治疗。内伤咳嗽，多属邪实正虚，故以祛邪扶正、标本兼顾为治疗原则，根据病邪为"痰"与"火"，祛邪分别采用祛痰、清火为治，正虚则养阴或益气为宜，又应分清虚实主次处理。

咳嗽的治疗，除直接治肺外，还应从整体出发注意治脾、治肝、治肾等。外感咳嗽一般均忌敛涩留邪，当因势利导，肺气宣畅则咳嗽自止；内伤咳嗽应防宣散伤正，注意调理脏腑，顾护正气。咳嗽是人体祛邪外达的一种病理表现，治疗决不能单纯见咳止咳，必须按照不同的病因分别处理。

(三)分证论治

1. 外感咳嗽

(1) 风寒袭肺

证候：咳声重浊，气急，喉痒，咯痰稀薄色白，常伴鼻塞、流清涕、头痛、肢体酸楚、恶寒发热、无汗等表证，舌苔薄白，脉浮或浮紧。

病机：风寒之邪外束肌表，内袭于肺，肺卫失宣，肺气闭郁，不得宣通，故咳嗽声重，气急咽痒；寒邪郁肺，气不布津，凝聚为痰，故痰白清稀；风寒束表，皮毛闭塞，卫阳被郁，故见鼻塞，流清涕，头痛，肢体酸楚，恶寒发热，无汗等风寒表证；舌苔薄白，脉浮或浮紧均为风寒袭肺之象。

治法：疏风散寒，宣肺止咳

方药：三拗汤合止嗽散

加减：痒甚，加牛蒡子、蝉蜕；鼻塞声重，加辛夷花、苍耳子；夹痰湿，咳而痰黏，胸闷，苔腻，加半夏、茯苓、厚朴；表证明显，加防风、苏叶；表寒未解，里有郁热，热为寒遏，咳嗽音嘎，气急似喘，痰黏稠，口渴心烦，身热，加生石膏、桑白皮、黄芩。

(2) 风热犯肺

证候：咳嗽咳痰不爽，痰黄或稠黏，喉燥咽痛，常伴恶风身热、头痛肢楚、鼻流黄涕、口渴等表热证，舌苔薄黄，脉浮数或浮滑。

病机：风热犯肺，肺失清肃而见咳嗽频剧，气粗或咳声嘶哑；肺热伤津，则见口渴，喉燥咽痛；肺热内郁，蒸液成痰，故咳痰不爽，痰黄或稠黏；风热犯表，卫表不和而见鼻流黄涕，头痛，汗出，四肢酸楚，恶风身热等表热证；舌苔薄黄，脉浮数或浮滑，均为风热犯肺之征。

治法：疏风清热，宣肺止咳

方药：桑菊饮

加减：咳嗽甚，加前胡、瓜蒌、枇杷叶、浙贝；表热甚，加银花、荆芥、防风；咽喉疼痛，声音嘎哑，加射干、牛蒡子、山豆根、板蓝根；痰黄稠，肺热甚，加黄芩、知母、石膏；鼻衄或痰中带血，加白茅根、生地；咽燥口干，加沙参、麦冬；夏令暑湿，加六一散、鲜荷叶。

（3）风燥伤肺

证候：喉痒干咳，无痰或痰少而黏连成丝，咳痰不爽，或痰中带有血丝，咽喉干痛，唇鼻干燥，口干，常伴鼻塞，头痛，微寒，身热等表证，舌质红干而少津，苔薄白或薄黄，脉浮。

病机：风燥犯肺，肺失清肃故见干咳作呛；燥热灼津则咽喉口鼻干燥，痰黏不易咯吐；燥热伤肺，肺络受损，则痰中夹血；本病多发于秋季，乃燥邪与风热并见的温燥证，故见风燥外客，卫气不和的表证；舌质红干而少津，苔薄白或薄黄，脉浮，均为温燥伤肺的表现。

治法：疏风清肺，润燥止咳

方药：桑杏汤

加减：表证较重，加薄荷、荆芥；津伤较甚，加麦冬、玉竹；肺热重，加生石膏、知母；痰中带血丝，加生地、白茅根。

干咳而少痰或无痰，咽干鼻燥，兼有恶寒发热，头痛无汗，舌苔薄白而干，用杏苏散加减；

恶寒甚、无汗，加荆芥、防风。

2. 内伤咳嗽

（1）痰湿蕴肺

证候：咳嗽反复发作，尤以晨起咳甚，咳声重浊，痰多，痰黏腻或稠厚成块，色白或带灰色，胸闷气憋，痰出则咳缓、憋闷减轻，常伴体倦，脘痞，腹胀，大便时溏，舌苔白腻，脉濡滑。

病机：痰湿蕴肺，肺失宣降，故咳嗽痰多，咳声重浊，痰黏腻或稠厚成块，色白或带灰色；晨间痰壅，故咳痰尤甚，痰出则咳缓、憋闷减轻；湿痰中阻，脾为湿困，故见胸闷，体倦，脘痞，腹胀，大便时溏等症；舌苔白腻，脉濡滑，为痰湿内盛之象。

治法：燥湿化痰，理气止咳

方药：二陈汤合三子养亲汤

加减：肺气不宣，加桔梗、杏仁、枳壳；胸闷脘痞，加苍术、厚朴；寒痰较重，痰黏白如泡沫，怯寒背冷，加干姜、细辛；脾虚证候明显，加党参、白术；有表寒，加紫苏、荆芥、防风；病情平稳后可服六君子汤加减调理。

（2）痰热郁肺

证候：咳嗽气息急促，或喉中有痰声，痰多稠黏或为黄痰，咳吐不爽，或痰有热腥味，或咳吐血痰，胸胁胀满，或咳引胸痛，面赤，或有身热，口干欲饮，舌苔薄黄腻，舌质红，脉滑数。

病机：痰热壅阻肺气，肺失清肃，故咳嗽气息粗促，痰多稠黏或为黄痰，咳吐不爽；痰热郁蒸，则痰有腥味；热伤肺络，故咳吐血痰，胸胁胀满，或咳引胸痛；肺热内郁，则有身热，口干欲饮；舌苔薄黄腻，舌质红，脉滑数，均为痰热壅肺之征。

治法：清热肃肺，化痰止咳

方药：清金化痰汤

加减：痰黄如脓或有热腥味，加鱼腥草、金荞麦根、象贝母、冬瓜仁等；便秘，加葶苈子、风化硝；咳痰不爽，加北沙参、麦冬、天花粉。

（3）肝火犯肺

证候：上气咳逆阵作，咳时面赤，常感痰滞咽喉，咯之难出，量少质黏，或痰如絮状，咳引胸胁胀痛，咽干口苦，症状可随情绪波动而增减，舌红或舌边尖红，舌苔薄黄少津，脉弦数。

病机：肝失调达，郁结化火，上逆侮肺，肺失宣肃以致气逆作咳，咳则连声；肝火上炎，故咳时面红，咽干口苦；木火刑金，炼液成痰，肺热津亏，则痰黏或痰如絮状，难以咳出；胁肋为肝经循行的区域，故咳引胸胁胀痛；舌红或舌边尖红，舌苔薄黄少津，脉弦数，皆为肝火肺热之征。

治法：清肝泻火，化痰止咳

方药：黛蛤散合黄芩泻白散

加减：火旺，加山栀、丹皮；胸闷气逆，加葶苈子、瓜蒌、枳壳；咳引胁痛，加郁金、丝瓜络；痰黏难咯，加海浮石、浙贝母、冬瓜仁；咽燥口干，咳嗽日久不减，加北沙参、百合、麦冬、天花粉、诃子。

（4）肺阴亏耗

证候：干咳，咳声短促，痰少黏白，或痰中带血丝，或声音逐渐嘶哑，口干咽燥，常伴有午后潮热，手足心热，夜寐盗汗，口干，舌质红少苔，或舌上少津，脉细数。

病机：肺阴不足，虚火内灼，肺失滋润，肃降无权，肺气上逆，则干咳，咳声短促；虚火灼津为痰，肺损络伤，故痰少黏白，或痰中带血丝；阴虚肺燥，津液不能濡润上承，则咳声逐渐嘶哑，口干咽燥；阴虚火旺，故午后潮热，手足心热，颧红，夜寐盗汗；阴精不能充养而致形瘦神疲；舌质红少苔，或舌上少津，脉细数，为肺阴亏虚，阴虚内热之征。

治法：滋阴润肺，化痰止咳

方药：沙参麦冬汤

加减：久热久咳，用桑白皮易桑叶，加地骨皮；咳剧，加川贝母、杏仁、百部；咳而气促，加五味子、诃子；咳吐黄痰，加海蛤粉、知母、瓜蒌、竹茹、黄芩；痰中带血，加山栀、丹皮、白茅根、白及、藕节；低热，潮热骨蒸，加功劳叶、银柴胡、青蒿、白薇；盗汗，加糯稻根须、浮小麦。

（四）其他

1. 单验方

（1）川贝母 3 g，白梨 2 个，白冰糖适量，水煎服用。适用于燥热咳嗽。

（2）蚕茧 2 个剪碎，用棉籽油 30g 炸焦后，打入鸡蛋 1 个，炒热，1 次吃完，每日 1 次。适用于慢性咳嗽。

（3）生梨 1 个，洗净连皮切碎，加冰糖炖水服；或用大生梨 1 个，切去盖，挖去心，加入川贝母 3 g，仍旧盖上，以竹签插定，放碗内隔水蒸 2h，喝汤吃梨，每日 1 个。适用于肺燥咳嗽，痰量少，咯痰不爽者。

（4）佛耳草、苏子、莱菔子各 6 g，煎服。适用于咳嗽痰浊壅盛证。

（5）桑皮、枇杷叶各 12 g，煎服。适用于咳嗽痰热证。

（6）矮地茶 30g，每日 1 次，服 20～30 天。适用于咳嗽肺热证。

2. 中成药

（1）二冬膏每次 9～15 g，每日 2 次口服。适用于咳嗽阴虚证。

（2）二陈丸每次 9～15 g，每日 2 次口服。适用于咳嗽痰湿停滞证。

（3）川贝枇杷糖浆每次 10 ml，每日 3 次口服。适用于感冒、咳嗽风热犯肺，内郁化火证。

（4）止嗽定喘口服液每次 10 ml，每日 2～3 次口服，儿童酌减。适用于咳嗽表寒里热证。

（5）蛇胆川贝散每次 0.3～0.6 g，每日 2～3 次口服。适用于咳嗽肺热痰多证。

（6）蛇胆陈皮口服液每次 10 ml，每日 2～3 次口服。适用于咳嗽痰热证。

（7）清肺消炎丸 1 袋，每日 2～3 次口服，适用于咳嗽痰热阻肺证。

3. 外治法

（1）石白散（熏洗法）：石菖蒲、麻黄、生姜、葱白、艾叶各适量。上药共研粗末，入锅内炒热后，用纱布包裹备用。取药袋趁热在胸背上，由上而下，反复热熨。凉后再炒用，每次热熨 10～15 min。每日 1 次。适用于咳嗽，兼有喘促者。

（2）药蛋熨法：半夏、苍术、麻黄各 25 g，鸡蛋（连壳）1 枚。将药放入砂锅内，加清水适量（水超出药面 1 cm），入鸡蛋，以文火煎沸 15 min，待药性深入鸡蛋后取出鸡蛋备用。趁热取鸡蛋揉熨背部的心俞、肺俞及足部涌泉双侧穴位。蛋凉再入药液中煮之再熨，每次热熨 10～15 min，每日 1～2 次。适用于咳嗽肺气上逆证。

（3）熏洗法：款冬花（适量）。蛋拌、晾干，将药放入有嘴壶中点燃烧之，吹熄盖住壶口，备用。将壶嘴对准患者口咽吸之。若胸中发闷，抬起头，以指掩盖嘴，稍定再吸咽之，每次吸 3～5 min，每日 1 次。适用于慢性咳嗽（久嗽）。

4. 针灸

（1）外感咳嗽

主穴：列缺　合谷　肺俞

配穴：风寒加风门、太渊；风热加大椎、曲池；咽喉痛加少商放血；急性支气管炎加大椎、风门、足三里；肺炎加大椎、身柱、膻中；支气管扩张加尺泽、鱼际、孔最。

（2）内伤咳嗽

主穴：肺俞太渊三阴交

配穴：痰湿阻肺加丰隆、阴陵泉；肝火灼肺加行间；肺阴亏虚加膏肓；咯血加孔最；上呼吸道感染加尺泽、鱼际；慢性支气管炎加身柱、膏肓、足三里；肺结核加尺泽、膏肓、百劳。

（3）穴位贴敷法

选肺俞、定喘、风门、膻中、丰隆。用白附子 16%、洋金花 48%、川椒 33%、樟脑 3% 制成粉剂。将药粉少许置穴位上，用胶布贴敷，每 3～4 日更换一次，最好在三伏天应用。亦可用白芥子、甘遂、细辛、丁香、苍术、川芎各等量，研成细粉，加入基质，调成糊状，制成直径 1 cm 圆饼，贴在穴位上，用胶布固定，每 3 日更换 1 次，5 次为 1 个疗程。

（4）穴位注射法

选定喘、大杼、风门、肺俞，用维生素 B_1 100 mg 注射液或胎盘注射液，每次以 1~2 穴，每穴注入药液 0.5 ml，选穴由上而下依次轮换。隔日 1 次。本法用于慢性咳嗽。

五、辨病思路

（1）咳嗽既是独立性的病证，又是肺系多种病证的一个症状。本节是讨论以咳嗽为主要临床表现的一类病证。西医学的上呼吸道感染、支气管炎、支气管扩张、肺炎等以咳嗽为主症者可参考本病证进行辨证论治，其他疾病兼见咳嗽者，可与本病证联系互参。

（2）咳嗽是许多肺系疾患所共有的症状，但作为中医病证之一的咳嗽，应着重与肺痨、肺胀、喘证、哮证、肺癌等病证相鉴别。

（3）外感咳嗽与内伤咳嗽可相互影响为病，病久则邪实转为正虚。外感咳嗽如迁延失治，邪伤肺气，更易反复感邪，而致咳嗽屡作，转为内伤咳嗽；肺脏有病，卫外不固，易受外邪引发或加重，特别在气候变化时尤为明显。久则从实转虚，肺脏虚弱，阴伤气耗。由此可知，咳嗽虽有外感、内伤之分，但有时两者又可互为因果。

（王繁盛）

第四章

消化系统疾病

第一节 呕吐

一、概述

呕吐是由胃失和降而引起的病证。临床上可单独出现，亦常并发于其他疾病之中。呕吐之发生，必先感胃脘不适或心中懊恼、恶心，而后将食物吐出。

历代医家以有物有声谓之呕，有物无声为之吐，有声无物为之干呕（或谓"哕"）。但实际上呕之与吐常常是同时出现，很少单独发生的。

呕吐之症皆由胃失和降，气逆而上所引起，然脏腑相连，阴阳会通，其他脏腑有病也可引起胃气之和降失职，上逆而为呕吐。

应该指出，如胃中有痈脓、痰饮、食滞，或误吞毒物等而致的呕吐，乃人体正气奋起抗邪，驱邪外出之机，不可遽止，而应因势利导，荡涤病邪，以冀邪去病除。

呕吐与反胃，噎膈之病无论在病因、病机症状等方面均有相似之处，然三者同中有异，必须严加区别；"呕吐与反胃、噎膈不同。呕吐是胃失和降，气逆于上；反胃是朝食暮吐，暮食朝吐，为虚寒瘀滞，胃之下口阻碍，幽门不放所致；噎膈是食入则吐，或食已则吐，为胃之上口阻碍，贲门不纳所形成"

呕吐的病因虽然很复杂，但总的来说，可以归纳概括为虚实两大类：实者多为外邪内迫，饮食所伤，情志过激，饮痰内阻，瘀积留滞等因素所致；虚者多由饥饱劳倦，久病耗伤，中气衰败，胃阴亏乏所致。

一般来说，新病多实，若呕吐久久不止，损伤胃气，饮食水谷不化精微，则每多转为虚证。现代临床依据病因，八纲、脏腑辨证的方法，将呕吐分成7个症候类型；①外邪犯胃；②饮食停滞；③痰停内阻；④肝气郁结；⑤胃热（火）；⑥脾胃虚弱；⑦胃阴不足；⑧胃寒。以上证型中，①～⑤为实证；⑥～⑧为虚证。

西医学中急、慢性胃炎、食源性呕吐，胃黏膜脱垂症，贲门痉挛，幽门梗阻，肠梗阻、肝炎、胆囊炎、颅脑病证，以呕吐为主要表现时，可参考本篇辨证论治。

二、辨证治疗

（一）外邪犯胃

主症：突然呕吐，发病暴急，脘部痞痛，泛恶，心中懊侬，或腹泻，伴有恶寒，发热头痛等，舌苔薄白或白腻，脉浮。

治法：解表和中，理气化浊。

首选方剂：藿香正气散。方解：藿香芳香辟秽，理气和中；紫苏、白芷、桔梗解表邪，利气机；厚朴、大腹皮燥湿除满；半夏、陈皮理气化痰；茯苓、白术、甘草和中健脾化湿。诸药合用则有解表和中，理气化浊的作用。本方对四时感冒，外客表寒，内有湿浊阻滞中焦，气机升降失常而引起的胃气上逆之呕吐用之有效。

备用方剂：小柴胡汤加减。方解：柴胡透达少阳半表之邪；黄芩清泄少阳半里之热；半夏、生姜以和胃降逆；人参、甘草、大枣以扶正达邪。同时姜、枣相配，可以调和营卫，通行津液。小柴胡汤为和剂诸方之首。本方亦适应于半表半里证之少阳病呕吐。

随症加减：兼有宿滞，胸闷脘胀者，可加鸡内金、焦三仙；如表邪偏重，寒热无汗，可加防风、荆芥穗以祛风解表；兼心烦，呕吐不止，口苦脉数者，多为胃火上逆，去厚朴之类香燥药，加栀子、枇杷叶、竹茹；中暑呕吐多为感受秽浊之气，来势较凶，可加用玉枢丹以辟秽止呕；夏令感受暑湿，呕吐而兼心烦口渴者，本方去甘温之药，加入黄连、佩兰、荷叶、六一散之属，以清暑解热。

（二）饮食停滞

主症：呕吐酸腐，脘腹痞闷，嗳气厌食，疼痛拒按，得食尤甚，吐后感觉舒畅，大便秘结或泄利腐臭，舌苔厚腻，脉滑实。

治法：消食化滞，和胃降逆。

首选方剂：保和丸加减。方解：山楂酸温，消肉食最佳；神曲辛温，能醒酒悦胃、善除陈腐之积；莱菔子善消面积，更兼豁痰下气，宽畅胸膈；半夏、陈皮、茯苓和胃利湿；连翘散结清脾热。诸药合用，有和胃消食之功，对食滞中脘而致呕吐者，用之颇宜。

备用方剂：

（1）越鞠丸加减。方解：香附开郁散滞；川芎行气活血，气血通畅，郁结自解，脾胃自和；苍术燥湿健脾；神曲消食和胃；栀子清热泻火。本方着重于行气解郁，气行则血行，气畅则痰、火、湿、食诸郁自解，呕吐自止。

（2）小承气汤。方解：大黄通涤肠胃，破结行瘀；厚朴下气除满、宽胸厚肠胃；枳实破气消积、化痰除痞。本方宜用于因宿食停滞化热结于肠胃，中焦痞满不通而致呕吐，兼见大便秘结或泄利腐臭者。

随症加减：腹满便秘，可加枳实、大黄以导滞通腑，使浊气下行；伴有发热、舌苔黄腻，酌加黄连、黄芩、连翘。消导积滞，当根据患者伤于何种食物，而选用相应药物，如猪、羊肉积滞者重用山楂；由于米、麦食积者加谷麦芽；若积面食者重用莱菔子；酒积滞者用豆蔻仁、葛花、枳椇子；鱼蟹积滞者加紫苏叶、生姜；豆类及其制品积滞者加用生萝卜汁。如误食不洁食物，兼见腹中疼痛，欲吐不得者，先用盐汤探吐，促使吐尽宿食，然后再用上方施治。

(三) 痰饮内阻

主症：呕吐清水痰涎，胸脘满闷，脘中水声辘辘，不欲纳食，头眩、心悸、舌苔白滑腻，脉沉弦滑。

治法：温化痰饮，和胃降逆。

首选方剂：小半夏汤合苓桂术甘汤。方解：小半夏汤。半夏燥湿化痰，降逆止呕；生姜散寒、温中、止呕、化饮。苓桂术甘汤：茯苓健脾利水，为君；桂枝温阳化气，为臣；佐以白术健脾燥湿；使以甘草调和脾胃。本方具有健脾燥湿，温化痰饮之效。两方合用，适宜于痰饮内阻，呕吐偏寒者。

备用方剂：温胆汤。方解：二陈汤燥湿化痰，理气和中。竹茹清热利痰，降浊止呕；枳实破气消积，化痰除痞。本方具燥湿化痰、清胆和胃之功。采用于痰饮内阻，呕吐偏热者。

(四) 肝气郁结

主症：呕吐吞酸，干呕泛恶，嗳气太息，咽中如梗塞状。胸胁满闷，脘胁胀痛，精神抑郁，心烦易怒。妇女还可见乳房结块，少腹胀痛，月经不调等。每遇情志异常改变，则发作更著。舌边红赤、苔薄腻或微黄，脉弦。

治法：理气降逆。如气郁化热，宜清肝和胃。

首选方剂：半夏厚朴汤。方解：半夏散结除痰；厚朴降气除满，紫苏宽中散郁，茯苓渗湿消饮，生姜降逆散寒。合而用之，具有辛以散结，苦以降逆，宣气化痰之功。宜用于肝逆犯胃引起之呕吐（初起）。

备用方剂：半夏泻心汤。方解：黄连、黄芩苦降以和阳；干姜、半夏辛开散痞以和阴；党参、甘草、大枣补脾和中。本方为寒热并用，以调和阴阳。苦辛并进，以顺其升降。对肝气犯胃引起之呕吐肠鸣，心下痞满，脾肾升降失调，上热下寒，寒热错杂者较为适宜。

随症加减：若肝郁化热；心烦口渴者，酌加黄连、吴茱萸、竹茹、黄芩；口苦、嘈杂、大便干结者，加大黄、枳实；如郁而化火伤阴，症见口燥咽干，胃中灼热，舌红少苔者，去川厚朴、紫苏梗等香燥药，酌加沙参、麦冬、石斛；心下痞满者可加小陷胸汤。

(五) 胃热 (火)

主症：呕吐时作，或食入即吐，善饥多食，面红燥热，口渴喜饮，恶热多汗，大便秽臭不爽或干结难出，小便黄少，舌红苔黄，脉数有力。

治法：清热泻火，通腑和胃。

首选方剂：大黄黄连泻心汤。方解：大黄、黄连均系苦寒之品，意在清胃热，通腑气。适用于胃热炽盛火冲上逆引起的呕吐。

备用方剂：大黄甘草汤。方解：方中用大黄泄热通腑，甘草清热和中，并缓和大黄峻猛之性，以成缓降之势，共达泄热降逆止呕之功。此方系治胃热呕吐之轻剂。

随症加减：上两方原服法为开水浸泡数分钟，绞去药渣，分次温服。不煎煮而取渍其意在取其气味轻扬清淡，以清泄阳明胃热，不在取其攻里泻实之力，使邪热得清，胃气得和，呕吐自止。胃热呕吐之轻证，或无大便干结难出之症者，可用开水浸泡取汁服用。上两方均可酌加竹茹、生姜，以增强其清热和胃，降逆止呕之功；若心下痞闷，按之痛甚者，可加瓜蒌、枳实；若热盛，面赤烦躁，恶热多汗，口渴喜饮者，加生石膏、知母；如火热伤津，口燥咽干，舌红苔少者，加石斛、天花粉、玄参、麦冬。

（六）脾胃虚弱

主症：呕吐时作时止，饮食稍多即吐，面色㿠白，脘部痞闷，食欲不振，倦怠乏力，口干而不欲饮，四肢不温，大便溏薄，舌质淡，脉缓或濡弱。

治法：温中健脾，和胃降逆。

首选方剂：香砂六君子汤。加吴茱萸、生姜。方解：其中四君子汤益气健脾；二陈汤燥湿化痰，理气和中。加入木香理气散寒，砂仁开胃行气。加生姜、吴茱萸温中降逆止呕。本方适宜于脾胃虚弱引起之呕吐。

备用方剂：理中汤加砂仁、半夏。方解：干姜温中祛寒，白术健脾燥湿，人参补气益脾，甘草和中补土，加砂仁开胃消食，半夏燥湿降逆和胃。全方温中补脾，降逆和胃。

随症加减：吐甚者可用伏龙肝30克先煎，连汤煎药。若呕恶频作，噫气脘痞，酌加代赭石、旋覆花、枳壳，如呕吐不止，再加吴茱萸以温中降逆止吐，如泛吐清水较多，脘冷四肢不温者，宜加附子、肉桂。

注意：

（1）呕吐有虚有实，虚者主要为胃气虚，其呕吐特点为呕吐无常，时作时止。

（2）胃本属土，非火不生，非暖不化，故虚寒者当用温热之药以暖胃，《备急千金要方·呕吐哕逆》云："凡呕者多食生姜，此是呕家圣药。"或补君相之火以生土。

（七）胃阴不足

主症：反复呕吐，有时为干呕、恶心，或进食则呕，口燥咽干，饥而不欲食。低热、心烦。舌红津少，脉细数。

治法：滋养胃阴，降逆止呕。

首选方剂：麦门冬汤加减。方解：人参、麦冬、粳米、甘草益气生津养胃，半夏降逆止呕。此手太阴、足阳明之药。《金匮要略》曰："火逆上气，咽喉不利，止逆下气者，麦门冬汤主之。"本方适宜于肺胃阴伤所致之呕吐。

备用方剂：沙参麦冬汤去桑叶改枇杷叶。方解：沙参、麦冬清养肺胃；玉竹、天花粉生津解渴；生扁豆、生甘草益气培中；枇杷叶降气化痰，和胃。全方具有养胃阴，生津润燥之功。

随症加减：津伤甚者半夏宜少用，人参可改沙参，再加石斛、天花粉、竹茹、知母之类以生津养胃；若大便干结者加火麻仁、瓜蒌仁之类，润肠通便；呕吐较甚者，可加橘皮、竹茹、枇杷叶和降胃气；低热心烦者酌加紫苏叶、川黄连、炒栀子、淡豆豉。

（八）胃寒

主症：平素饮食喜温热之品，而不耐寒凉生冷，多食即吐。口淡，泛吐清涎，四肢不温，腹痛时作，大便稀溏。舌质淡，舌体胖，脉沉迟。

治法：温中散寒，降逆止呕。

首选方剂：附子理中汤加半夏。方解：干姜温中祛寒；白术健脾燥湿；人参补中益气，甘草和中；半夏降逆止呕，燥湿化痰。本方对胃寒引起之呕吐有效。

备用方剂：大建中汤。方解：蜀椒温中下气，降逆止痛；干姜温中祛寒，和胃止呕；人参补益脾胃，扶持正气；重用饴糖建中缓急，并能调和椒姜之燥烈。全方温中散寒，降逆止痛。

随症加减：血气虚弱，腹中冷痛，里急者加当归、黄芪、大枣；肾气虚寒，脐中冷痛，连及小腹者加胡芦巴、毕澄茄；四肢不温者加桂枝；胸胁满者加香附。

注意：

（1）呕吐一证，首当辨别外感与内伤。因外邪所致的，常突然发病，多伴寒热表证。内伤呕吐因于食滞的，多有饮食不节史，起病突然，吐物酸腐；由痰饮、肝郁所致的，常反复发作，每兼吐物多痰涎饮沫，头眩晕等症；属脾胃虚弱者，往往迁延日久不已；脾胃虚寒者，平时不耐寒凉生冷食品，口内多清涎，经常泛泛欲吐；胃阴虚者，多在温热病后出现，且兼有伤阴之候。

（2）久吐不止，长期迁延不愈，形体消瘦，或表现进行性吞咽困难，呕吐清水及少量食物者，当注意排除恶性病变之可能。

（3）呕吐在辨证施治当中，当注意其属虚属实。一般说来，实证呕吐多由外邪或饮食所伤而致病。病程短，来势急，呕吐量多，吐出物多有酸臭味，或伴寒热，脉实有力等症。虚证呕吐，多因脾胃不健所致，或因他病诱发，病程较长，或时作时止，吐出物不多，酸臭不甚，伴见精神疲倦，脉弱无力等症。

（4）呕吐的病理主要是胃失和降，其治疗应在辨证论治的基础上，再选配一些和胃降逆的药物如生姜、半夏等以提高疗效。

三、病案选录

杨××，女，39岁，1973年11月2日初诊。

病史：顽固性呕吐一个多星期。患者素日性情孤僻。少言寡语，近日因工作关系，情志不舒，食欲日减，胸闷嗳气，恶心呕吐，食后即吐，吐后则适，吐物为清水或食物，有时喝水也吐，近日呕吐加重，并感胁肋不适，气不够用，头昏脑涨，睡眠不实。曾服各种西药健胃止呕剂、镇静剂等，仍不能控制。脉弦，苔薄腻，胸透及消化道造影（-）。

辨证施治：情志不舒，肝气郁滞，横逆犯胃，胃气上逆而致呕吐。治以疏肝和胃。降逆止呕之法。

处方：陈皮9g，半夏9g，旋覆花9g，代赭石24g，茯苓15g，白术9g，竹茹9g，柴胡6g，香附9g，白蔻仁6g，藿香9g，夜交藤15g。水煎服。

二诊：药后呕吐减轻，次数减少，能饮少量开水。仍不能进食。

上方加麦芽30g去竹茹。

三诊：服药二剂，呕吐明显减轻，睡眠好转，嗳气减少，胁肋胀满减轻。

仍宗原方去竹茹、藿香，代赭石改18g，加麦芽30g。薄荷6g共服十余剂，病愈。

（魏千程）

第二节　泄泻

一、概述

泄泻是一个病证，以排便次数增多，粪质稀溏，或泻物如水样为其主症。泄，有漏泄的含义，粪出稀溏，其势较缓。

泄泻一病证，有久暴之分。暴泻属实，多因外邪、饮食所伤；久泻多虚，或虚中挟实，多为久病体虚，或情志郁怒，脏腑功能失调而成。脾病湿盛是发病的关键，实证为寒湿、湿热、酒食中阻，脾不能运，肠胃不和，水谷清浊不分；虚证为脾虚生湿，或肝气乘脾，或命门火衰，腐熟无权，健运失司。总属脾胃运纳不健，小肠受损和大肠传导失常所致。治疗应以调理脾胃，去湿为主，但应随其所因而出入变化。

泄泻与西医所说腹泻含义相似，可见于多种疾病，凡因消化器官发生器质性或功能性病变而致的腹泻。有各种细菌性食物中毒，肉食中毒等，有急性肠道感染，如病毒性肠炎，急性细菌性痢疾、霍乱、副霍乱等。有其他原因的急性肠炎，如急性出血性坏死性肠炎等。还有肠结核、结肠炎、结肠过敏症等都包括在中医泄泻的范畴。

临证若见虚实相兼者，应补脾与祛邪并施，寒热错杂者，须温清同用。急性暴泻不可妄予补涩，慢性久泻不宜漫投分利。清热不可过于苦寒，太苦则伤脾。补虚不可纯用甘温，太甘则生湿，一般说来，急性泄泻，多易治疗，如迁延日久，则难期速效，且易反复发作。此外，本病在服药治疗的同时，还应做到饮食有节，忌生冷腥荤等食物，才能有助于提高疗效。

泄泻应与痢疾相鉴别，前者为大便稀溏或水样，色黄，泻下爽利，甚或滑脱不禁；后者为大便混杂红白脓血黏液，里急后重，利下不爽。

二、辨证治疗

（一）寒湿伤脾

主症：泄泻稀薄多水，腹部胀痛，肠鸣不已。饮食减少，甚则恶心欲吐。身体困倦，懒说懒动。或兼寒热，头痛如裹，肢体酸楚，口淡不渴，舌苔白，脉浮。

治法：温寒化湿，疏散表邪。

首选方剂：藿香正气散。方解：藿香温化中寒，芳香辟秽，理气和中，为主药；紫苏、白芷、桔梗辛温发散，解表邪而利气机；厚朴、大腹皮燥湿除满；半夏、陈皮理气化痰；茯苓、白术、甘草和中，健脾化湿。本方既能驱散表邪，又能燥湿除满，健脾宽中，调理肠胃，使湿浊得化，风寒外解，脾胃功能恢复而泻止。

备用方剂：甘草干姜茯苓白术汤。方解：干姜、甘草补中暖土，茯苓、白术健脾利湿。脾主运化，寒湿中阻，运化失常，发为泄泻，故使用暖土胜湿之法，使寒去湿化，则泄泻自止，凡寒湿伤脾，不兼表证者，宜此方。

随症加减：若表寒重者，可加荆芥、防风等增强疏散风寒之力。腹部胀痛、肠鸣，加砂仁、炮姜，以温寒行气。胸闷脘痞，肢体倦怠，舌苔垢腻者，加豆蔻仁、法半夏，以芳香化湿。尿少，加泽泻、车前子，以利小便而实大便。恶心欲吐，加生姜、砂仁，以和胃止呕。肢体怠倦，舌苔白腻，脉象濡缓者，加苍术、广木香，以助燥湿健脾之力。头痛如裹加藁本、羌活，以表散寒湿。

（二）湿热下注

主症：腹痛即泻，泻下急迫，势如水注，粪色黄褐而臭，肛门灼热，心烦口渴，小便短赤，舌苔黄而厚腻，脉濡滑而数。

本证应与寒湿伤脾相鉴别。二者皆为湿盛，但一寒一热，各不相同。《证治要诀》曰：

"冷泻不言而喻，热亦能泻者，盖冷泻譬之盐，见火热则凝，冷则复消；热泻譬之水，寒则结冰，热则复化为水。"寒湿伤脾者，粪便不臭；肛门不热，湿热下注者粪便多臭，肛门灼热，寒者肢体倦怠，懒说懒动；热者心烦意燥，声音壮亮。寒者小便清白不涩，不渴；热者小便赤黄而涩，烦渴。寒者苔白脉沉细，热者苔黄脉濡数。至于泄泻时间的久暂，不足为凭。

治法：清热化湿，利尿厚肠。

首选方剂：葛根黄芩黄连汤。方解：方中重用葛根，解肌清热，升举内陷之热邪，黄芩、黄连苦寒，清热燥湿厚肠为辅，甘草甘缓和中，协和诸药。诸药使湿热分消，而泄泻自止。本方外解肌表，内清肠胃之热，湿热泄泻而兼有表邪者尤宜之。

备用方剂：二妙散。方解：黄柏苦寒清热，苍术芳香燥湿，两者相合，有清热燥湿之功。

随症加减：湿偏重者，舌苔黄厚而腻，腹胀不适，加厚朴、苍术，苦温燥湿，行气宽中。挟滞者，脘腹胀闷，恶心呕吐，加山楂、神曲，消食导滞，和胃安中。热偏重者，烦渴尿少，肛门灼热，加连翘、地锦，清泄热邪，以防暴注下迫。若发于炎暑盛夏之时，感冒暑气，暑伤其外，而湿伤其中，症见泄泻如水，烦渴尿赤，自汗面垢，舌苔薄黄，脉象濡数，加藿香、香薷、扁豆衣、荷叶等清暑化湿。小便短赤，舌苔厚腻，加木通、金银花，消热利尿，利小便即实大便，湿热从小便中去，泄泻亦能速止。

（三）酒食伤中

主症：腹部胀痛拒按，泻下粪便臭如败卵，泻后痛减，或泻而不畅，胸脘痞闷，嗳气不欲食，舌苔垢腻，脉滑而数，或见沉弦。

伤食和伤酒，临床症状，各有不同。食泻的特点为：有伤食史，腹痛，腹泻，泻后腹痛减轻，泻出物为消化不良，且嗳气反酸。如《医学入门》曰："食泻食积痛甚，泻后痛减，如抱坏鸡子，嗳气作酸。"酒泻的特点是：有伤酒史，多晨起作泻，能食善饮，泻出物为水样便，带有酒臭味，午后反便结粪，或时有血。如《张氏医通》曰："有人患早起泄泻，或时有血，午后仍便结粪，能食善饮，此是酒积作泻。"二者大同小异。

治法：消食导滞，健脾和胃。

首选方剂：保和丸。方解：山楂酸温，消内食积；神曲辛燥，能醒酒洗胃，除陈腐之积；莱菔子善消面积，更兼豁痰下气，宽畅胸膈，配以半夏、陈皮、茯苓和胃利湿；连翘芳香，散结清热。诸药合用，以成和胃消食之功。饮食过度则脾运不及，势必停积而为食滞，食停上脘，有上逆之势，当以吐法引而越之。食停下脘，有坚结之形，又当以下法攻之。食停中脘，嗳腐不食，大便泄泻，既无上逆之势，又无坚结之形，如此则吐、下两法皆不相宜，惟以平之品，消而化之，因此本方有"保和"之称，食滞一去，脾之运化复常，泻可自止。

备用方剂：枳实导滞丸。方解：枳实消痞导滞为君，大黄荡涤实积为臣，黄芩、黄连清热利湿为佐，茯苓、白术、泽泻、神曲渗湿和中为使，合用具有推荡积滞，清利湿热之功。对于湿热食滞互阻肠胃，痞闷不安，腹痛泄泻，甚为合适。因湿热积滞一日不去，则腹痛泄泻一日不出，只有湿热清，积滞去，泄泻才能自止。

随症加减：如腹痛胀甚，大便泻下不畅者，可加枳实、槟榔，通腑导滞。积滞化热，加连翘、黄连，清热厚肠。恶心呕吐，加半夏、豆蔻仁，和胃止呕。食欲不振，加藿香、佩兰，芳香醒胃。舌苔垢腻，加苍术、薏苡仁，芳香和淡渗同用，以增强去湿之功。

（四）寒热错杂

主症：心下痞满，按之柔软不痛，肠鸣不利，水谷不化，恶心呕吐，干噫食臭，心烦不安，苔多滑腻，或白或黄，脉象滑数。

治法：和中止泻，降逆消痞。

首选方剂：半夏泻心汤。方解：黄芩、黄连苦寒泻热，干姜、半夏辛温散寒，为辛开苦降，寒温并用，阴阳并调之法，从而达致恢复中焦升降，消除痞满、泄泻的目的。更佐以人参、甘草、大枣，补益脾胃，助其健运之力，使中焦得和，升降复常，泄泻自可痊愈。本方为和解剂，专为寒热错杂于中而设，治因寒热错杂，脾胃升降失常之泄泻有良效。

备用方剂：甘草泻心汤。方解：本方即半夏泻心汤加重甘草用量而成，重用甘草，取其调中补虚，余义相同，适用脾胃运化之力更显薄弱，下利频作，水谷不化者。

随症加减：若干噫食臭，腹中雷鸣，是寒热错杂于中，升降失常，气机痞塞之外，兼有饮食停滞和水气不化，用半夏泻心汤，减少干姜，另加生姜，名"生姜泻心汤"，以干姜配黄芩、黄连辛开苦降，调理脾胃，复其升降；生姜、半夏宣散水气，降逆止呕，更用人参、炙甘草、大枣补中益气，共为和胃消食，宣散水气之方。本方与主方、备用方，三方虽同名泻心，均治寒热错杂之痞满泄泻，而主治则同中有异。

（五）脾胃虚弱

主症：病程较长，反复发作，稍有饮食不慎，大便次数即显著增加，大便时溏时泻，内夹不消化食物，腹胀且鸣，或兼隐痛，纳谷不香，纳后脘痞不适，面色淡黄少华，精神倦怠，舌淡苔白，脉象缓弱。

泄泻一证，凡发病骤急，病程短，为实证；发病较缓，病程较长，多虚证。本证脾胃虚弱，故病程较长，反复发作。脾胃虚弱，则脾气不能升发，水谷不化，清阳易于下陷，故稍有饮食不慎，大便次数即显著增加，大便时溏时泻。脾虚气滞，水走肠间，故腹胀且鸣，或兼隐痛。脾胃不和，运化无权，故纳谷不香，纳后脘痞不适。久泻不已，脾胃愈弱，生化精微亦受影响，气血来源不足，是以面色淡黄少华，精神倦怠。舌淡苔白，脉象缓弱，均属脾胃虚弱之象。

治法：健胃补脾，温阳运中。

首选方剂：参苓白术散。方解：人参、白术、茯苓、甘草合为"四君子汤"，为治疗脾胃虚弱的基本方剂。现又加上补脾的山药、扁豆、莲肉，和胃气的砂仁，理脾渗湿的薏苡仁，载药上行的桔梗，从功效来说，较四君原方功宏，而且药性中和，无寒热偏胜之弊，对于脾胃虚弱，饮食不消，泄泻体虚者，补其虚，除其湿，行其滞，调其气，两和脾胃，本方最为妥当。

备用方剂：补中益气汤。方解：黄芪益气为君，人参、甘草补中为臣，此为方中主要部分，有益气升陷之妙。白术健脾，当归补血，陈皮理气，均为佐药；更用升举清阳的升麻、柴胡，以为引使。如此则升阳益气，补中固脱，气陷自举，泄泻可止。《八法效方举隅》曰："形气衰少，阳气下陷阴中，阴虚而生内热，内不化则外不和，其表证颇同外感；惟东垣知其机窍在里，而不在表，为劳倦伤脾，而立补中益气一法。遭《内经》劳者温之，损者益之之义，选用甘温之品，实脾益胃，以升清阳。盖风寒外伤，其形为有余；脾胃内伤，其气为不足。脾土喜甘而恶苦，喜补而恶攻，喜温而恶寒，喜通而恶滞，喜升而恶降，喜燥而恶湿，此方正中奥窍。"

随症加减：脾阳不振，伴见形寒肢冷，脉沉迟，腹部冷痛绵绵者，加附子、肉桂、干姜，以温运脾阳。久利中气下陷，脱肛或肛门有下坠感者，可加黄芪、升麻、柴胡，以益气升陷。夹食滞，伴见嗳气呕恶者，加莱菔子、山楂、鸡内金，以消食导滞。若泄泻日久脾虚夹湿，肠鸣辘辘，舌苔厚腻，或食已即泻，当于健脾止泻药中加升阳化湿的药物，原方去白术，加苍术、厚朴、羌活、防风，以升阳燥湿。如脾虚而夹湿热，大便泻下黄褐者加黄连、厚朴、地锦草，以清化湿热。

（六）肝气乘脾

主症：泄泻发作常与情志因素有关，每因愤怒，情绪激动，即发生腹痛泄泻。胸胁痞满，嗳气食少，腹鸣攻痛，腹痛即泻，泻后痛减，矢气频作，舌苔白或两旁偏腻，脉细弦。

治法：顺肝之气，补脾之虚。

首选方剂：痛泻要方。方解：白芍泻肝抑木，白术健运补脾，陈皮理气醒中，防风散肝舒脾。四药相配，可以泻肝木而补脾土，调气机以止痛泻。本方长于治疗肝木乘脾，脾失克制，运化失常，而致泄泻者。

备用方剂：四逆散。方解：柴胡疏肝，白芍柔肝，共为抑肝之剂；枳实行气通滞，甘草益气建中，共为扶脾之补。抑肝扶脾，木土得和而气机流畅，腹痛泄泻可瘥。本方对于肝脾不调，气机阻塞，泄泻而兼四肢逆冷者，尤为相宜。

随症加减：若久泻不止，应加酸收之品，如乌梅、木瓜等，以涩肠止泻。脾虚，食少，神疲，加党参、山药，以补益脾气。如便秘和腹泻交替发作时，加槟榔、沉香，以疏导积滞。若两胁刺痛，加川楝子、青皮，以疏肝止痛。若腹胀腹痛，加枳实、厚朴，以行气消胀。若嗳气呕恶，加旋覆花、代赭石，以降逆止呕。若情怀郁结，不思饮食，加代代花、玫瑰花，以疏肝醒胃。

（七）命门火衰

主症：病程已久，黎明之前，脐下作痛，继则肠鸣而泻，完谷不化，泻后稍安，腹部发凉，喜暖畏寒，有时作胀，食欲不振，伴有腰膝酸软，形寒怕冷，舌淡苔白，脉象沉细。

本证辨证的重点，一是病程已久，因病延日久，穷必及肾，如《医宗必读》曰："五更溏泄，久而不愈。"《景岳全书》也曰："有经月连年弗止者，或暂愈而复作者。"二是泄泻多发生在天将明时，《景岳全书》认为"阳气未复，阴气极盛，命门火衰，胃关不固而生泄泻。"三是伴有一系列肾阳虚衰的症状，如腰膝酸软，形寒畏冷等，如《仁斋直指方》曰："诸泄泻……抑且腹痛走上走下，或脐间隐痛，腰膂疼酸，骨节软弱，面色黧悴，尺脉虚弱，病安在哉？曰：此肾泻也。"

治法：温肾运脾，涩肠止泻。

首选方剂：四神丸。方解：补骨脂补命门之火；吴茱萸温中祛寒；肉豆蔻行气消食，暖胃涩肠；五味子敛阴益气，固涩止泻；生姜可以暖胃，大枣可以补土，合为温肾暖脾，涩肠止泻之方，治疗五更泻甚效。《八法效方举隅》曰："查此方为温肾暖脾，兴奋中下机能之方。故纸、豆蔻为二神丸，加五味子、吴茱萸为四神丸。故纸温补肾气，豆蔻宣发脾气，中下焦火化不足，脾泻肾泻，不思食，不化食，宜此方两两兴奋之。盖故纸一名补骨脂，涩而能固，润而多脂，煞具异秉。其性温涩，其脂柔润，为刚中之柔。豆蔻则刺激胃肠黏膜，增加分泌，且芳香醒豁，为开胃健食之要药，二药合用，温而不烈，香而不破，不仅宣利中焦，而且固涩下焦。再加五味子，酸以益肝之体；加吴茱萸，辛以振肝之用。五味子收坎宫耗散之火，吴茱萸启东土颓废之阳，一阖一辟，鼓之舞之。二神治脾，而求之肾；四神治脾，而更求之肝；精义如神，故名二神、四神。"

备用方剂：豆附丸。方解：附子、肉桂、肉蔻，辛大热，温补命门之火；干姜、茯苓，一辛热，一甘淡，互伍为用，温脾运湿；木香、丁香，芳香醒胃，行气止痛，合为温肾运脾，醒胃止泻之方。凡五更泻，泄泻如注，腹痛肠鸣，不思食，不化谷，手足厥冷者尤宜之。

随症加减：若泄泻日久，滑脱不禁，加赤石脂、诃子肉、禹余粮、米壳，以涩肠止泻。若虽为五更泻，脾肾阳虚不显，反见心烦嘈杂，而有寒热错杂症状者，宜去补骨脂、吴茱萸，加黄连、干姜，寒温并用，温脾止泻。若年老力衰，气陷于下，久泻脱肛，宜加升麻、柴胡，以升提阳气而固下脱。

（八）痰湿（饮）留滞

主症：形体肥盛，便泻稀溏或如鱼冻状，时或不泻，泻下或多或少，臭气不甚，多食后作泻，泻而不爽，或脘痞腹胀，身重怠惰，舌淡，舌体胖大，苔白腻，脉濡滑或沉滑。

本证多见于形盛痰湿之体。长期过食肥甘油腻、酒醴荤腥之物，或多食而食后多卧少动，或未及细嚼即下咽，脾胃难以磨消，久则滋酿痰湿，痰浊内蕴，脾为痰浊所遏而不振，运化不健，饮食不能化作精微反化为痰浊，痰浊内盛，故渐致形体肥盛；痰浊内积，日久不化，留滞肠中，故便泻稀溏或如鱼冻状，且多食后作泻，泻下或多或少；痰湿内阻，气机不利，故泻下不爽，脘痞腹胀；痰为湿聚，湿性重着，故见身重怠惰；舌体胖大，苔白腻，脉濡滑或沉滑为痰湿内阻之征。

亦有偏于水饮之邪留滞肠中而作泄泻者，症见形体消瘦，便泻清水，如注水状，伴见肠鸣辘辘有声，腹胀，苔白滑等水饮内停之象。

痰湿与水饮致泻，临床症状有所区别。痰湿留滞之泻表现为形体肥盛，便泻稀溏或如鱼冻状，多食后作泻，泻下不爽，且苔腻，脉沉滑。水饮留滞之泻则多便泻清水，如水注下，苔多白滑。两者均为痰湿水饮为患，然同中有异。

治法：消痰理气，燥湿和中。

首选方剂：导痰汤。方解：方中陈皮理气消痰，半夏、天南星燥湿化痰，枳实行气除痰，茯苓健脾渗湿，甘草和中培土。合用而成消痰燥湿之功，发挥其化痰行气，燥湿和中之效。

备用方剂：二陈平胃散。本方是由二陈汤与平胃散合方而成。二陈汤中半夏辛温性燥，功能燥湿化痰；气行则痰易化，故用陈皮理气消痰；痰由湿生，湿去则痰易消，故以茯苓健脾利湿；甘草和中补土。平胃散中用苍术燥湿健脾，厚朴燥湿行气，与陈皮、甘草合用成为燥湿健脾主方。痰湿留滞肠中所致泄泻，系痰湿内蕴，脾失健运而成，故取两方辛温香燥，祛其痰湿阻滞，理其脾胃，使中运得复，则泄泻易止，对舌苔白腻而厚，腹胀食少，身重怠惰者，尤为适宜。

随症加减：若舌苔厚腻，泻下频作，水湿偏盛者，可合五苓散；若脘闷少食者，可加白蔻仁、砂仁化湿醒胃；怠惰嗜卧，身重困倦甚者，加羌活、防风、独活胜湿通络；痰湿兼寒见手足冷、口泛涎沫者，加干姜、吴茱萸；口流涎或吐痰涎如蛋清者，加党参、白术、益智仁。

三、病案选录

病案一：

贺某，女，30岁。1942年6月以久患泄泻腿肿，侯诊，六脉缓小，舌苔白，口不渴，腹中不舒，大便溏泻，四肢厥冷，虽盛暑亦必裹以厚棉，小便清长，经愆不至。是乃中焦湿郁较深，宿食停积日久之故。宜先禁绝一切复杂饮食，服药方可收效。方拟：藿香6克，陈皮6克，麦芽9克，莱菔子9克，苍术9克，厚朴6克，法半夏9克，茯苓皮9克，枳壳9克，神曲9克，薄荷5克，大腹皮9克，甘草3克。

服10余剂。诸症悉除。再服归脾汤8剂，月事遂调。

按语：泄泻日久，必伤阳耗阴。本案出现下肢浮肿，四肢厥冷，脉缓小，颇似阳虚，而实乃湿邪内郁，阳气不达所致。故用化湿燥湿、运脾健胃之药而效。

病案二：久泻案

尹某，女，一岁半。食后腹胀吐泻，泻后稍松，顷刻胀泻如故。日夜20余次，病历半月，面色淡白，肌肉瘦削，肢冷神疲。症见指纹青，沉而伏，泻便夹有黏液，里急后重。此乃过食生冷，泄泻日久，脾胃虚寒，湿热内蕴，证属虚实夹杂，寒热并见，治当温中扶脾，清利湿热，寒热同用，虚实兼顾。红参3克，附片6克，干姜3克，白术6克，诃子6克，黄连3克，3剂。

次诊：药后呕吐腹泻止，精神稍振，但腹胀未除，下肢水肿，再以扶脾健胃、利湿消肿为治。条参6克，白术6克，茯苓皮6克，大腹皮6克，陈皮6克，商陆6克，3剂。

三诊：诸症皆除。

按语：钱仲阳："小儿不能食乳，泻褐色，身冷无阳也"。本例泄泻日久，虽以虚寒为主，但虚中夹实，寒中有热，故用药宜寒热同用，虚实兼顾，方获效验。

病案三：暑泻案

李某，男，1岁。2天前发热，午后较剧，大便稀溏，带少量白色陈子；烦啼咳嗽，不食。1961年6月3日住院。检查：双眼轻度下凹，舌微红，扁桃体肿大。治疗月余，体温总在38℃以上，腹泻如故，至7月5日，要求中医诊治。指纹色紫，舌尖红，苔白，身热有汗，口干喜饮，脉证合参，乃暑邪为病。以甘寒清热生津为治。台党参3克，知母3克，石膏9克，竹叶3克，粳米一撮，甘草2克，2剂。

次诊：体温稍降，饮食渐进，大便日行3次。台党参3克，知母3克，黄芩5克，白术3克，甘草3克，半夏2克，五味子3克，茯苓5克，

三诊：服上方2剂，发热未退，不食，小便黄，大便稀，指纹紫，精神疲倦，此发热泄泻日久，阴液已伤，宜用和解之剂，兼养阴生津，健脾利湿。银柴胡3克，黄芩3克，半夏2克，麦冬3克，生地黄3克，木通3克，白术3克，白芍3克，车前子3克，石斛3克，当归3克，沙参3克，粉甘草3克。

四诊：发热腹泻等症完全消失，饮食正常。

按语：本例暑热腹泻，初用知母、石膏、竹叶清泻肺胃实热，台党参、甘草、粳米益气养胃；后用和解兼养阴生津，健脾利湿收功。暑泻要注意实热和津伤两方面的病机特点及转化，用药方能中的。

（魏千程）

第三节 消化性溃疡

一、概述

消化性溃疡（peptic ulcer）或消化性溃疡病（peptic ulcer disease），指在各种致病因子的作用下，黏膜发生的炎症与坏死性病变，病变深达黏膜肌层，常发生于与胃酸分泌有关的消化道黏膜，其中以胃、十二指肠为最常见，即胃溃疡（gastric ulcer，GU）和十二指肠溃疡（duodenal ulcer，DU），因溃疡形成与胃酸/胃蛋白酶的消化作用有关而得名。

一般认为人群中约有 10% 在其一生中患过消化性溃疡病。但在不同国家、不同地区，其发病率有较大差异。消化性溃疡病在我国人群中的发病率尚无确切的流行病学调查资料，有资料报道占国内胃镜检查人群的 10.3% ~ 32.6%。本病可见于任何年龄，以 20 ~ 50 岁居多，男性多于女性 [（2 ~ 5）∶1]，临床上十二指肠溃疡多于胃溃疡，两者之比约为 3∶1。

幽门螺杆菌（Helicobacter pylori，Hp）感染和非甾体类抗炎（non - steroidal antiinflammatorydrugs，NSAIDs）摄入，特别是前者，是消化性溃疡最主要的病因。另外，糖皮质激素药物、抗肿瘤药物和抗凝药的使用也可诱发消化性溃疡病，同时也是上消化道出血不可忽视的原因之一。吸烟、饮食因素、遗传、胃十二指肠运动异常、应激与心理因素等在消化性溃疡病的发生中也起一定作用。其发病机制主要与胃十二指肠黏膜的侵袭因素（aggressive factors）和黏膜自身防御/修复因素（defensive/repairing factors）之间失平衡有关。GU 和 DU 在发病机制上有不同之处，前者主要是防御/修复因素减弱，后者主要是侵袭因素增强。

本病属中医学的胃脘痛范畴，有时表现为吞酸、嘈杂。

二、病因病理

脾胃素虚或长期饮食失调，或精神情绪因素的刺激，寒邪犯胃，病情延久以及药物刺激是本病发生的主要病因。

（一）脾胃素虚或长期饮食失调或寒邪犯胃

素禀脾胃薄弱，先天遗传，加之忧思劳倦伤脾，或因外寒侵袭，过食生冷，饥饱无常，导致脾胃气虚，甚则及阳，以致脾阳亏虚，寒从内生，出现脾胃虚寒之证。进而使胃失温煦，脉络拘急失养，发生溃疡胃痛。

（二）情志因素

如忧思恼怒，焦虑紧张，可使气郁伤肝，肝失疏泄，横逆犯胃，使胃失和降。或加本体脾虚，不能斡旋中气，以致气滞肝、胃、脾，不通则痛。若肝郁化火，郁火暗耗胃阴，可使胃痛变得顽固。

（三）久病入络

胃病日久，久痛入络，气滞导致血瘀，气血失调，胃络失养，使胃痛持续难解，进一步损伤脾胃之气，甚或内生郁火，血瘀损伤胃络，以及气虚失于统摄，均可导致便血、吐血或溃疡反复。

（四）药物刺激

如一些致溃疡药物辛可芬、组织胺、保泰松、利舍平、水杨酸盐、吲哚美辛及肾上腺皮质激素等，刺激损害胃体，影响胃气通降及胃之脉络，诱发胃病或溃疡、出血。

（五）饮食偏嗜或七情因素均可化热化火

或胆邪犯胃，或湿热中阻，或痰火内结，使邪热伤络，血败内腐，形成内痈。若加气虚血瘀，不能托毒生肌敛疮，则溃疡难愈，反复迁延。

上述共同的、也是基本的病机为气机不利、血脉瘀阻，气血不通，不通则痛。盖胃为多气多血之府也。但气血不通的原因很多，必先究其所因，伏其所主。此病病位虽在胃，但和肝（胆）、脾关系甚为密切。

三、诊断

（一）临床表现

1. 症状　慢性长期反复发生的周期性、节律性上腹部疼痛，应用碱性药物可缓解。腹痛发生与用餐时间的关系认为是鉴别胃与十二指肠溃疡病的临床依据。

胃溃疡疼痛多在餐后1小时内出现，持续约1~2小时自行缓解，直至下餐进食后再复现上述节律。十二指肠溃疡疼痛多在两餐之间发生，持续至下餐进食后缓解，有疼痛→进食→缓解的规律，有时疼痛常在夜间。胃十二指肠复合性溃疡或合并有慢性胃炎等其他胃部疾病时可使疼痛无明显规律。近年来，由于抗酸剂、抑酸剂等药物广泛使用，症状不典型的患者日益增多。由于NSAIDs有较强的镇痛作用，NSAIDs溃疡临床上无症状者居多，部分以上消化道出血为首发症状，也有表现为恶心、厌食、纳差、腹胀等消化道非特异性症状。

2. 体征　消化性溃疡缺乏特异性体征。在溃疡活动期，多数患者有上腹部局限性轻压痛；十二指肠溃疡患者压痛点常在右上腹；对于反复慢性失血者可有贫血；部分胃溃疡患者体质较瘦弱，呈慢性病容。

3. 并发症　消化性溃疡病的主要并发症为上消化道出血、癌变、穿孔和幽门梗阻，目前后者已较少见，此可能与临床上广泛根除幽门螺杆菌和应用PPI治疗有关。慢性胃溃疡恶变的观点至今尚有争议。

（二）内镜检查及胃黏膜组织活检

1. 胃镜检查注意事项　检查过程中应注意溃疡的部位、形态、大小、深度、病期以及溃疡周围黏膜的情况。并常规行组织学活检，对不典型或难愈合溃疡，要分析其原因，必要时行超声内镜检查或黏膜大块活检，以明确诊断。

2. 胃镜检查优越性　胃镜检查是消化性溃疡检查的金标准，可发现X检查难以发现的表浅溃疡及愈合期溃疡，并可对溃疡进行分期（活动期，愈合期，瘢痕期），结合直视下黏膜活检，对判断溃疡的良、恶性有较大的价值。同时，内镜可以用于溃疡并发症的治疗，如溃疡大出血时的止血治疗。

3. 胃镜检查特征

（1）发生部位：GU绝大多数发生于胃小弯，特别是胃角或胃角附近，位于胃大弯的溃疡常为恶性溃疡，但也有少数良性溃疡可发生在大弯侧。DU多发生在球部，前壁比后壁多见，偶尔溃疡见于球部以下部位，称球后溃疡（postbulbar ulcer）。NSAIDs溃疡以胃部多见，分布在近幽门、胃窦和胃底部，溃疡形态多样。

（2）溃疡形态：溃疡常呈圆形或卵圆形，其表面的炎性渗出物和坏死物形成胃镜可见的特征性白苔。

（3）溃疡大小：GU 的直径一般 <2cm，DU 的直径一般 <1.5cm，但巨大溃疡（GU > 3cm，DU >2cm）亦非罕见，需与恶性溃疡鉴别。

（4）溃疡深度：有不同的深度，浅者仅超过黏膜肌层，深者则可贯穿肌层，甚至浆膜层。

（5）溃疡数量：胃溃疡多为单个，两个或者两个以上为多发性溃疡（muliple ulcers），胃溃疡合并十二指肠溃疡称复合性溃疡，占 2% ~3%。

（6）溃疡分期：溃疡活动期（A，active stage）：

A1 期：溃疡的苔厚而污秽，周围黏膜肿胀，无黏膜皱襞集中。

A2 期：溃疡苔厚而清洁，溃疡四周出现上皮再生所形成的红晕，周围粘膜肿胀面逐渐消失，开始出现向溃疡集中的黏膜皱襞。

溃疡愈合期（H，healing stage）：

H1 期：溃疡缩小，变浅，白苔边缘光滑，周边水肿消失，边缘再生上皮明显，呈红色栅状，皱襞集中，到达溃疡边缘。

H2 期：溃疡明显缩小，白苔变薄，再生上皮范围加宽。

溃疡瘢痕期（S，scarring stage）：

S1：溃疡苔消失，中央充血，瘢痕呈红色，又称红色瘢痕期。

S2：红色完全消失，又称白色瘢痕期。

4. X 线钡餐检查　多采用钡剂和空气做双重对比造影技术检查胃和十二指肠。消化性溃疡的 X 线征象有直接和间接两种，前者是诊断本病的可靠依据，后者的特异性有限。

直接征象：龛影，由于溃疡周围组织的炎症和水肿，龛影周围可出现透明带；因溃疡部位纤维组织增生和收缩，出现黏膜皱襞向溃疡集中的现象。

间接征象：包括局部痉挛、激惹现象、十二指肠球部畸形和局部压痛等。

另外，75% 的溃疡穿孔在腹部平片上可见腹腔游离气体。

（三）其他实验室检查

1. Hp 检测　Hp 感染的诊断已成为消化性溃疡的常规检测项目，其方法分为侵入性和非侵入性两大类：

侵入性检查：需做胃镜检查和胃黏膜活检，包括快速尿素酶试验（rapid urease test，RUT）、胃黏膜直接涂片染色镜检、胃黏膜组织切片染色镜检（如 W – S 银染、改良 Giemsa 染色、甲苯胺蓝染色、免疫组化染色）、细菌培养、基因检测方法（PCR、寡核苷酸探针杂交等）。

非侵入性检查：仅提供有无 Hp 感染的信息，包括 ^{13}C 或 ^{14}C 尿素呼气试验（urea breathtest，UBT）、粪便 Hp 抗原（H. pylori stool antigen，Hp SA）检测和血清及分泌物（唾液、尿液等）抗体检测以及基因芯片和蛋白芯片检测等。

2. 粪便隐血试验检查　活动性溃疡患者粪潜血试验可呈阳性，对于判断溃疡有无活动出血有一定意义。

3. 胃液分析　GU 患者的胃酸分泌正常或低于正常，部分 DU 患者则增多，但与正常人均有很大重叠，故胃液分析对消化性溃疡的诊断和鉴别诊断价值不大。

四、鉴别诊断

(一) 胃的良性溃疡与恶性溃疡的鉴别

胃癌发生的报警信号：①中老年人近期内出现上腹痛伴不明原因上消化道出血；②中老年人出现不明原因的纳差、贫血或消瘦；③胃溃疡患者疼痛加重，和（或）失去节律性，且抗溃疡治疗无效；④胃溃疡患者胃黏膜活检有重度萎缩/肠化/不典型增生；⑤胃溃疡患者出血与贫血不相符。具体鉴别见（表4-1）：

表4-1　胃良性溃疡与恶性溃疡的鉴别

		良性溃疡	恶性溃疡
临床表现	年龄	青中年居多	多见于中年以上
	病史	周期性间歇发作	进行性持续发展
	病程	较长，多以年计	较短，多以月计
	全身表现	轻	多明显，消瘦显著
	制酸药	可缓解腹痛	效果不佳
胃镜检查	溃疡形状	圆形或椭圆形，规则	呈不规则形
	溃疡边缘	呈钻凿样，锐而光滑，充血	凹凸不平，肿瘤状凸起，较硬而脆，可有糜烂出血
	基底苔色	平滑，洁净，呈灰白或灰黄色苔	凹凸不平，污秽苔，出血，岛屿状残存
	周围黏膜	柔软，皱襞常向溃疡集中	呈癌性浸润，增厚，常见结节状隆起，皱襞中断
	胃壁蠕动	正常	减弱或消失
X线检查	龛影直径	多<2.5cm	多>2.5cm
	龛影形状	常呈圆或椭圆形	常呈三角形或不规则形
	溃疡边缘	光滑	不整齐
	龛影位置	胃腔外	胃腔内
	周围黏膜	黏膜纹粗细一致，柔软，龛影四周有炎症性水肿引起的密度较低透明带，溃疡口部常显示1～2mm的透亮细影，即Hampton线	癌性浸润而隆起成结节状或息肉状，黏膜变厚而不规则，僵硬，皱襞中断，断端杵状、变尖，边缘毛糙，龛影无透亮区，也无Hampton线
	胃壁蠕动	正常	减弱或消失
其他	粪便隐血	活动期可呈阳性，治疗后转阴	多持续阳性
	胃液分析	胃酸正常或偏低	缺酸者较多

(二) 溃疡病与胃泌素瘤的鉴别

本病又称 Zollinger-Ellison 综合征，有顽固性多发性溃疡，或有异位性溃疡，胃次全切除术后容易复发，多伴有腹泻和明显消瘦。患者胰腺有非 β 细胞瘤或胃窦 G 细胞增生，血清胃泌素水平增高，胃液和胃酸分泌显著增多。

（三）功能性消化不良

本病可有上腹部不适、恶心呕吐，或者酷似消化性溃疡，但常伴有明显的全身神经症症状，情绪波动与发病有密切关系。内镜检查与 X 线检查未发现明显异常。

（四）慢性胆囊炎和胆石症

多见于中年女性，常呈间歇性、发作性右上腹痛，常放射到右肩胛区，可有胆绞痛、发热、黄疸、Murphy 征。进食油腻食物常可诱发。B 超检查可以做出诊断。

（五）心绞痛、心肌梗死

本病可表现为上腹疼痛，但多为急性起病，伴有胸闷、心慌等症状，心肌酶谱、肌钙蛋白、ECG 等可鉴别。

（六）克罗恩病继发的上消化道溃疡

克罗恩病为一种慢性肉芽肿炎症，病变可累及胃肠道各部位，以末端回肠及其邻近结肠为主，呈穿壁性炎症，多为节段性、非对称性分布，临床主要表现为腹痛、腹泻、瘘管、肛门病变等。肠镜检查可以明确诊断。

（七）淋巴瘤继发的上消化道溃疡

非霍奇金淋巴瘤的结外侵犯倾向，累及胃肠道部位以小肠为多，其中半数以上为回肠，其次为胃，可表现为腹痛、腹泻和腹块，症状可类似于消化道溃疡。但本病多以无痛性颈和锁骨上淋巴结肿大为首发表现，可出现发热、盗汗、消瘦等全身症状，血常规检查、骨髓穿刺和淋巴结活检可明确诊断。

五、并发症

本病常见的并发症有上消化道出血、穿孔、幽门梗阻、癌变。

六、辨证施治

（一）脾胃虚寒

主症：空腹胃痛，得食则缓，胃部怕冷，喜温喜按。气候转冷易诱发胃痛，不敢进生冷。舌质多淡或淡黯，脉细或沉细。

治法：建中温阳止痛。

处方：黄芪建中汤合良附丸。

炙黄芪 15～30g，桂枝 10g，白芍 10～30g，炙甘草 6g，生姜 3 片，大枣 5 枚，高良姜 10g，香附 10g，乌贼骨 15～30g，饴糖 30g（冲入）。

此证临床最常见，除十二指肠溃疡外，还包括十二指肠炎、十二指肠过敏症、球变形等，几乎占 80% 以上。以上方药改善疼痛症效果明显，每在 2～7 天内获控制。但对胃脘冷感仅有好转，根除需长期坚持服药，但仍不免有反复，似较西医复发率低。高良姜为止痛要药。白芍根据具体情况增减剂量，如苔白润伴脘痞属寒湿者量宜少，6～10g 即可；如苔少或净，胃痛有拘紧感，可用至 15～30g。饴糖在便溏或湿重时不宜用。乌贼骨为必用之品，加强止酸，即使没有吞酸症。

如血虚面色无华，加当归 10g、党参 15g 或参须 6g，取归芍六君子汤意。便溏则不宜用当归。便溏者加煨肉蔻10g、焦白术10g、炮姜炭10g。寒痛重者加荜茇10g、丁香3g、川椒6g、吴茱萸3g，甚者加附子10~30g、细辛6g，止痛效果好。个别也有药后疼痛者，可能与大辛大热刺激溃疡局部末梢神经有关。黑便者加伏龙肝30g、熟附片10g、炮姜炭10g、生地榆15g、侧柏炭15g、阿胶10g。脘腹作胀加木香6g、甘松10g、小茴香6g。外寒诱发者加苏叶10g、吴茱萸3g。泛吐清水者加姜半夏10g、吴茱萸3g、苏叶6g。阳虚饮停，辘辘有声，改用苓桂术甘汤加吴茱萸3g、川椒10g、姜半夏10~20g，重用生姜10~15g。脾胃气虚证明显，但阳虚不著时，可改用香砂六君子汤或归芍六君子汤。不能偏信朱丹溪"痛无补法"之说。"若属虚痛，必须补之"（程钟龄语）。生冷伤脾见脘胀腹痛，可用强中汤或扶阳助胃汤。

（二）脾虚肝郁（热）

主症：胃痛无规律，饭前饭后皆可疼痛，痛连胸胁背，伴脘腹胀、吞酸，脘宇怕冷，但口苦，偶或烧心，情绪变化易诱发胃脘痛胀。苔薄白或薄黄，脉弦。

治法：疏肝健脾，行气止痛。

处方：逍遥散、四逆散合柴胡疏肝散合方化裁。

（1）肝气为主：柴胡10g，郁金10g，白芍10g，香附10g，青陈皮各10g，川芎10g，瓦楞子15~30g，川楝子10g。

（2）脾虚为主：上方酌减2~3味，加白术10g，茯苓10g，党参10g。

（3）气郁化热：主方加丹皮10g，山栀10g，青木香10g，川连3g，吴茱萸2g。

此证多见于胃溃疡活动期，或伴胃炎、胃肠功能失调、慢性胆道疾患者，女性相对多见。用药要灵活，根据肝郁和脾虚或肝热（包括湿热）的主次调整药物，疗效差别较大，部分原因取决于患者的精神情绪状态。对气郁化火者要注意"火郁发之"原则的运用，取柴胡、川芎、香附、桑叶、丹皮、山栀、薄荷、吴茱萸等，火郁易耗阴，阴耗则肝气易急，故宜酌配白芍、木瓜、枸杞子、稽豆衣、沙参、麦冬、当归等以敛肝柔肝止痛，此时白芍量宜大。止酸用瓦楞子、乌贼骨。气郁日久，久痛入络则夹瘀，轻则脘胁刺痛或隐痛，每用疏肝调气而痛不止，重则舌黯有瘀斑点，宜加延胡索、炙五灵脂、三七粉，一般不用川楝子，因该品含苦楝素，有小毒，能直接刺激胃肠黏膜，导致炎症、水肿，加重溃疡，并可有引起呕吐、腹泻之虞。故有活动性溃疡、脾虚或胃肠功能薄弱者不宜用此药。瘀痛较重，加丹参饮，甚者加手拈散。肝胃火盛，见口臭龈痛便干，加黄芩、生石膏、酒军、蒲公英。若胆火上炎、胆汁逆胃，见呕苦、口苦、泛酸等，如《灵枢》所说"邪在胆，逆在胃"者，当清胆和胃，改用黄连温胆汤、小柴胡汤、旋覆代赭汤化裁以清降之。或选张锡纯的镇逆汤。常选川连、黄芩、柴胡、清半夏、茯苓、竹茹、生赭石、白芍、龙胆草等。兼呕恶，可改用连苏饮小量疏和，如川连1.5~2g、白蔻2~3g、竹茹3g、苏叶3g，有时可收功。在应用疏肝法治疗本证时，要注意"疏肝不忘和胃，理气还防伤阴"和"忌刚用柔"的使用原则，尤其伴有火郁和阴伤者。疏肝而不伤阴的药物有：佛手、香橼皮、白蒺藜、枳壳、郁金、木蝴蝶、绿萼梅、醋柴胡等，可供选择。

（三）胃阴不足

主症：胃脘隐痛或灼痛，嘈杂，烧心，便干少纳。口干咽燥，易生口疮，舌红或嫩红，或有裂纹，苔少或净，或苔剥，脉细。

治法：和阴止痛。

处方：芍药甘草汤合一贯煎、沙参麦冬汤加减。

白芍 15～30g，生甘草 6～10g，北沙参 12g，麦冬 10g，枸杞子 12g，当归 10g，丹参 10～20g，石斛 10～15g，玉竹 10～15g，瓦楞子 15～30g，青木香 10g。

此证在溃疡病中较少见。阴虚证在使用上述方药后，部分患者舌转淡红、嫩红，部分舌质转淡，前者反映了阴虚好转与原有的气虚之本兼见，呈气阴两虚症，宜转手调补气阴，选用太子参、生白术、山药、扁豆、苡仁、石斛、玉竹、沙参、麦冬、莲肉等甘平之剂以调补巩固之；后者阴虚好转后呈现素有的气虚、阳虚之本象，在此转化之际，必须药随证变，或养阴与温阳药同用，或甘平剂缓图其功。

阴虚兼气滞，加佛手、香橼皮、白蒺藜、绿萼梅等理气而不燥之品；阴虚夹湿，见舌红苔腻，不可过用辛苦燥，宜芳化淡渗和养阴并用，选用藿香、佩兰、荷梗、冬瓜子、芦根、白芍等；兼呕恶，加赭石、牡蛎、竹茹、芦根以育阴平肝和胃；阴虚虚火内灼，加蒲公英、生地。

（四）气滞血瘀

主症：气滞为主：胃脘胀痛，胀甚于痛，或胀甚则痛，往往兼血瘀征象，如舌质黯滞等；血瘀为主：多呈刺痛，部位固定，舌黯有瘀斑点。

治法：气滞为主，宜行气和络止痛。血瘀为主，和营止痛或化瘀止痛。

处方：

（1）气滞为主：香苏饮合丹参饮加减。

香附 10g，苏梗 10g，陈皮 6g，丹参 10～15g，砂仁 3g，白檀香 6g，当归 10g，延胡索 10g，枳壳 10g。

（2）血瘀为主：

1）血瘀轻症：桃红四物饮加失笑散、丹参饮化裁。

当归 10g，桃仁 10g，红花 6～10g，丹参 10～20g，赤芍 10g，川芎 10g，延胡索 10g，五灵脂 10g，香附 10g，瓦楞子 15～30g，生蒲黄 10g，檀香 6g。

2）血瘀重症：猬皮香虫汤（董建华教授方）、活络效灵丹合五香丸、手拈散化裁。

炙刺猬皮 6g，九香虫 6g，延胡索 10g，五灵脂 10g，制乳没各 6g，炮山甲 10g，赤芍 10g，当归 10g，丹参 15g，香附 10g，三七粉 3g（分冲）。

气滞与血瘀互相影响，每多兼见，要分清气滞与血瘀孰者为主，还要注意血瘀证之轻重。此证临床可单独出现，也可见于其他证型中，故可以与其他治疗法则配伍应用。溃疡病一般均或多或少存在血瘀证。气滞血瘀往往是导致胃脘痛的直接病机，不通则痛，故应重视。瘀血征除了通常人们所了解的之外，下列情况对血瘀证起提示作用：①性情善郁；②"宿有嗜饮，必有蓄瘀"（张石顽语）；③病程久或久治少效，对理气药反应差；④疼痛无规律，持续时间长；⑤痛而拒按，压痛部位固定而局限；⑥有反复胃出血史或新近便血后仍有胃痛；⑦舌底舌背青筋显露，舌质黯红瘀滞、映紫；⑧只痛不胀；⑨胼胝样溃疡或反复发作的慢性溃疡、复发性吻合口溃疡。

胀痛明显属实者，加三棱、莪术、八月札。脐腹作胀，适当重用枳实、槟榔、全瓜蒌、大腹皮，有较好的通便排气作用。气滞夹湿的加川朴 6～10g、白蔻仁 3～6g。

使用活血化瘀药应注意：①化瘀药不宜久用，一旦痛止，当以养血和血、益气健脾法巩固之，如当归、丹参、地黄、党参等；②适当配行气药以加强止痛效果；③化瘀药性多偏润，故有脾虚便溏者可暂缓或少用，或适当选用性温之活血药；④便黑有块夹瘀者，当以祛瘀止血、养血和血为主，具有祛瘀止血作用的药物如：制军、丹皮、花蕊石、蒲黄炭、三七粉、茜草、丹参等，可以选用。

（五）寒热错杂

主症：即脾胃虚弱或虚寒证兼见胃经郁火证。见烧心吞酸，但不敢进凉食，喜温喜按。舌多淡胖，苔薄黄或淡黄腻，脉细。本证与脾虚肝郁证有近似处，不同之处是脾虚肝郁证有肝郁征象和痛无规律。此二证在胃溃疡多见，尤其溃疡活动阶段。

治法：辛开苦降，寒热并用。

处方：诸泻心汤、左金丸、连理汤、黄连汤等化裁组方。

黄连 3 ~ 6g，熟附片 6 ~ 10g，吴茱萸 1.5 ~ 3g，黄芩 10g，党参 10g，干姜 6g，炙甘草 6g。

此证患者多为素体脾胃虚寒，每因气郁、食积、胃酸增多、胆汁反流或伴发胃炎糜烂，或情志因素等诱发。治疗切不可见有烧心而过用寒凉，否则痛愈甚，烧心反不止，用温阳健脾和中药或酌配川连、左金丸等能较快消除烧心感，而于脾寒之本亦有裨益，可注意适当加用止酸剂。温阳药还可选加公丁香、肉桂，寒凉药仅作反佐，少许川连、淡芩即可。烧心重者可再加蒲公英，凉而不伤胃。

七、西医治疗

（一）治疗目的

缓解症状，促进溃疡愈合，预防并发症，预防复发。

（二）一般治疗

消化性溃疡病是自愈性疾病，在针对可能的病因治疗同时，要注意休息，减少不必要的活动，避免刺激性饮食，但无需少量多餐，每日正餐即可，避免辛辣、过咸食物及浓茶、咖啡等饮料。服用 NSAIDs 者，应尽可能停服，即使患者未服用此类药物，应告诫今后慎用。

（三）抑酸治疗

抑酸治疗是缓解消化性溃疡病症状、愈合溃疡的最主要措施。PPI 是首选药物。药如：奥美拉唑、雷贝拉唑、埃索美拉唑等。

溃疡的愈合特别是 DU 的愈合与抑酸强度和时间成正比。如果抑制胃酸分泌，使胃内 pH 升高≥3，每天维持 18 ~ 20 小时，则可使几乎所有十二指肠溃疡在 4 周内愈合。

PPI 制剂作用于壁细胞胃酸分泌终末步骤中的 $H^+ - K^+ - ATP$ 酶，抑制胃酸作用强，且作用时间持久，消化性溃疡病治疗通常采用标准剂量的 PPI，每日 1 次，早餐前半小时服药。治疗十二指肠溃疡疗程为 4 周，胃溃疡为 6 ~ 8 周，通常内镜下溃疡愈合率均在 90% 以上。新一代的 PPI 抑酸作用更强，缓解腹痛等症状更为迅速。对于 Hp 阳性的消化性溃疡病，应常规行 Hp 根除治疗。在抗 Hp 治疗结束后，仍因继续应用 PPI 至疗程结束。

组胺的效应系统经 H_1 和 H_2 受体介导。H_1 受体位于支气管和小肠平滑肌内，与组胺的致支气管痉挛和小肠平滑肌收缩有关，H_2 受体位于壁细胞上和子宫内，与组胺的致胃酸分泌和子宫收缩作用有关，传统的抗组胺药如苯海拉明，能阻断 H_1 受体，而 H_2 受体只能被特异性 H_2 受体拮抗剂做阻断。H_2 – RA 通常采用标准剂量，每日 2 次，疗程同 PPI，但溃疡愈合率低于 PPI，内镜下溃疡愈合率在 65% ~ 85%。

对胃泌素瘤的治疗，通常服用标准剂量的 PPI，但需每日 2 次用药。若 BAO > 10mmol/h，则还需增加剂量，直到理想的抑酸效果为止。

（四）抗幽门螺杆菌治疗

国内已对 Hp 相关性溃疡的处理达成共识：即无论溃疡初发或复发，无论活动或静止，无论有无并发症，均应该行 Hp 根除治疗。

由于 PPI 能增强抗生素杀灭 Hp 的作用，目前推荐的各类根除 Hp 治疗方案中最常用的是以 PPI 为基础的三联治疗方案（PPI、阿莫西林、克拉霉素），三种药物均采用常规剂量，疗程 7 ~ 14 天。Hp 根除率在 70% ~ 90%。为提高根除率，在治疗消化性溃疡病时建议采用 10 天疗法。

对于首次根除失败者，应采用二、三线方案进行治疗。常用四联疗法，可根据既往用药情况并联合药敏试验，采取补救治疗措施（PPI + 铋剂 + 2 种抗生素）或选用喹诺酮类、呋喃唑酮、四环素等药物，疗程多采用 10 天或 14 天。

序贯疗法治疗幽门螺杆菌感染具有疗效高、耐受性和依从性好等优点。目前推荐的序贯疗法为 10 天：前 5 天，PPI + 阿莫西林，后 5 天，PPI + 克拉霉素 + 替硝唑；或前 5 天，PPI + 克拉霉素，后 5 天，PPI + 阿莫西林 + 呋喃唑酮。据报道序贯疗法有效率明显优于 7 天或者 10 天常规疗法，且不良反应无明显增加。但对序贯疗法国内仍需积累更多的临床经验。

抗 Hp 治疗后复查：抗 Hp 治疗后，确定 Hp 是否根除的试验应该治疗完成后 ≥4 周时进行。用基于尿素酶的试验（RUT、UBT）进行检测时，至少在复查前 1 周停用 PPI 或者 H_2 – RA，以免影响检测结果，见表 4 – 2。

表 4 – 2　常用抗酸分泌药物（单位：mg）

	药物	每粒剂量	治疗溃疡标准剂量	根除 Hp 标准剂量
PPI	奥美拉唑	20	20qd	20bid
	兰索拉唑	30	30qd	30bid
	雷贝拉唑	10	10qd	10bid
	泮托拉唑	40	40qd	40bid
	埃索美拉唑	40	40qd	40bid
H_2 – RA	西咪替丁	400 或 800	400bid 或 80qn	–
	雷尼替丁	150	150bid 或 300qn	–
	法莫替丁	20	20bid 或 40qn	–

（五）胃黏膜保护剂

对老年人消化性溃疡病、巨大溃疡、复发性溃疡，在抗酸、抗 Hp 治疗同时，建议应用胃黏膜保护剂，这些药物或可在黏膜表面形成保护层，或可中和胃酸吸附胆汁，或可增加黏液的分泌，或可改善黏膜血流促进细胞再生，从而提高消化性溃疡病的愈合质量，减少溃疡的复发率。药物主要有以下三种：

硫糖铝（sucralfate）：通过黏附覆盖在溃疡表面而阻止胃酸、胃蛋白酶侵袭溃疡面，同时可促进内源性前列腺素合成，主要用于 GU 的治疗。不良反应：便秘。常用剂量：1.0g，一日 3 次。

次枸橼酸铋（colloidal bismuth subcitrate, CBS）：本药除了具有硫糖铝的作用外，尚有较强的抗 Hp 作用，主要用于根除 Hp 联合治疗。不良反应：舌苔发黑以及黑便。常用剂量：110mg 一日 4 次。

米索前列醇（misprostol）：本药可能是通过干扰壁细胞内的环磷酸腺苷（cAMP）的生成起作用，主要用于 NSAIDs 相关性溃疡的预防。不良反应：腹泻，前列腺素可引起子宫收缩，故孕妇忌服。常用剂量：$200\mu g$，一日 4 次。

（六）NSAIDs 溃疡的治疗

非甾体类抗炎药可以消耗组织内贮存的前列腺素，抑制黏膜的碳酸盐分泌，干扰上消化道运动，从而使黏膜发生糜烂出血，甚至溃疡。

单纯的 NSAIDs 相关性溃疡停服 NSAIDs 后，可用常规抗溃疡方案进行治疗。如不能停服 NSAIDs 的患者，则应选用 PPI 进行治疗，而常规剂量的 $H_2 - RA$ 效果不佳。

PPI 是防治 NSAIDs 溃疡的首选药物。通过高效抑制胃酸分泌作用，显著改善患者的胃肠道症状、预防消化道出血、提高胃黏膜对 NSAIDs 的耐受性等作用，并能促进溃疡愈合。PPI 疗程与剂量同消化性溃疡病。$H_2 - RA$ 仅能预防 NSAIDs 十二指肠溃疡的发生，但不能预防 NSAIDs 胃溃疡的发生。

伴有 Hp 感染的 NSAIDs 相关溃疡，一般认为：长期服用 NSAIDs 前根除 Hp 可降低 NSAIDs 相关溃疡的发生率；已发生溃疡停用 NSAIDs 者应根除 Hp 治疗；已发生溃疡而仍需服用 NSAIDs 者，根除 Hp 不能加快 PPI 治疗溃疡的愈合。

胃黏膜保护剂（如米索前列醇）可增加前列腺素合成、清除并抑制自由基作用，对 NSAID 溃疡有一定的治疗作用。

（七）消化性溃疡病并发出血的治疗

消化性溃疡病合并活动性出血的首选治疗方法是内镜下止血，建议 24 ~ 48 小时急诊内镜，并应同时静脉使用 PPI。PPI 通过抑制胃酸分泌，提高胃内 pH，降低胃蛋白酶活性，减少对血凝块的消化作用，提高血小板的凝集率，从而有助于巩固内镜的止血效果。如大量出血，内科保守治疗无效者，应尽早行外科手术治疗。

（八）消化性溃疡病并发幽门梗阻的治疗

首先采取禁食、胃肠减压，经强有力的抑酸治疗大多能缓解。如长期的幽门梗阻系因反复的溃疡疤痕挛缩导致，为外科性梗阻，需手术治疗。部分患者胃窦部溃疡恶变也会导致幽门梗阻，胃镜下活检可帮助诊断，同时亦应采取外科手术治疗。

（九）消化性溃疡病并发穿孔的治疗

若 X 线腹部平片见到膈下游离气体时，可明确为并发溃疡穿孔，应及早行胃肠减压并请外科会诊，出现休克时应积极抗休克治疗，为手术争取条件。

（十）消化性溃疡病癌变的治疗

尽快手术根除治疗。

八、饮食调护

溃疡病急性发作期：严格限制对胃黏膜有机械性刺激的食物如生、硬食物和化学性刺激食物和药物，包括辛辣刺激性食物、烈酒、酸性饮食、浓茶、咖啡以及易致溃疡的化学药物，以保护胃黏膜。给予适量蛋白质和糖，脂肪量可稍高，尽可能补充各种维生素，但属虚寒者不宜吃梨、柿等凉性水果。采用对胃液分泌作用较弱的食品和不含植物纤维的食物，如牛奶、牛奶大米粥、鸡蛋羹、蛋花汤、藕粉、蜂蜜、杏仁霜、果汁等。限制肉汤、鸡汤、鱼汤，因含氮高能强烈刺激胃液分泌，增加胃的代谢负担。清淡饮食，易予消化，每日进餐6～7次。每隔2小时进餐一次。使食物常与胃酸结合，以缓解症状，促进溃疡愈合。

好转愈合期：逐渐过渡到锻炼性饮食，日餐5～6次。主食可用烤馒头片、面包干、大米粥、细面条、面片等，蛋白质、糖、脂肪量和盐可适当增加。

恢复期：日进餐4～5次。仍以清淡饮食和易消化饮食为主，忌煎炸厚味及辛辣刺激性食物，避免采用强烈促进胃液分泌的食物如酒、咖啡、汽水及芹菜、茴香、青葱、辣椒等，忌用能加重胃负担的含嘌呤较多的豆类、动物内脏和菠菜等。食疗方可采用：花生米50g、鲜牛乳200ml、蜂蜜30ml。将花生米浸清水中30分钟，取出捣烂，将牛乳先煮开后倒入捣烂的花生米，再煮开，取出待凉，加入蜂蜜。每日睡前一次服用。

（魏千程）

第四节 胃癌

一、概述

胃癌是发生在胃部的恶性肿瘤。是一种严重威胁健康的疾病。我国的胃癌发病率以西北最高，东北及内蒙古次之，华东及沿海又次之，中南及西南最低。胃癌可发生于任何年龄，但以40～60岁多见，男多于女，约为2：1。胃癌的病理类型主要是腺癌，其他类型的胃癌有鳞状细胞癌、腺鳞癌、类癌、小细胞癌等，后几种类型较少见。早期胃癌多无症状或仅有轻微症状。当临床症状明显时，病变已属晚期。因此，要十分警惕胃癌的早期症状，做到早发现、早诊断、早治疗。

胃癌由于生长部位及病程长短不一，临床上可出现相应的不同症状和体征；早期症状往往不明显或仅有轻度胃脘不适，进展期如生长在胃体部的肿瘤可出现胃脘疼痛、进食减少、消瘦等症。生长在贲门的肿瘤可出现进食发噎，饮食难下。生长在幽门区的肿瘤可出现幽门梗阻症状：朝食暮吐、暮食朝吐。胃癌晚期肿瘤增大，上腹部可能触及肿块。

胃癌分属于中医的"胃脘痛"、"反胃"、"噎膈"、"心下痞"、"伏梁"、"癥积"等范围。

二、病因病理

胃癌的病因较为复杂，中医认为是饮食不洁、忧思伤脾，饮食不化精微而生浊痰，气滞痰凝则血行阻滞，形成瘀血。浊痰、瘀血互阻互结，加之内外之因侵袭，血分蕴毒，与痰瘀互结，痰火毒瘀不散，人体正虚之际壅积结聚而成肿瘤。肿瘤一旦形成，病邪随血流、经络播散，可侵害全身多个组织器官，进一步耗伤正气，邪愈盛，正愈耗，终至气血阴津匮乏，病邪难以遏制，毒瘀蕴结愈盛，以致危及生命。

三、诊断

胃癌早期诊断比较困难，其主要原因是患者在早期多无明显的异常感觉，如果患者能在最初有轻微症状时就引起重视并进行进一步检查和治疗，则基本上可达到满意效果。

（一）临床表现

（1）早期表现临床上常被忽视，有的在普查中发现早期胃癌可无任何症状和体征，早期胃癌主要症状为上腹胀痛，有少量出血，多数为大便潜血阳性，内科治疗不易转阴，或即使转阴，以后又呈阳性反应。

（2）中期表现：较为明显，上腹部疼痛，腹胀，时有呕吐，大便潜血持续阳性。

（3）晚期表现：病情严重时表现为上腹部疼痛，顽固持续，不易为制酸剂所缓解，并出现顽固的恶心呕吐和脱水征，乏力，贫血，恶病质等症状。如果出现肝、卵巢、腹腔转移，可产生相应的临床表现。

（二）实验室检查

半数以上大便潜血持续阳性，大便潜血检查对胃癌诊断有一定的帮助。血常规检查，胃癌发展期可产生贫血，多为低血色素性，不明原因贫血伴胃脘不适者应想到胃癌的可能。胃液分析，多数患者胃酸低下或缺乏，用五肽胃泌素刺激仍无胃酸分泌，考虑胃癌可能。胃液检查也可检测是否存在出血。

（三）X线钡餐造影

X线上消化道钡餐造影有较高的诊断价值，特别是气钡双重造影，可清楚显示胃轮廓、蠕动情况、黏膜形态、排空时间、有无充盈缺损龛影等，检查准确率近80%。

（四）纤维内镜检查

纤维内镜检查是诊断胃癌最直接准确有效的诊断方法，可以直接观察病灶大小、部位、形态、范围，可取活组织进行病理诊断。

（五）组织细胞检查

组织细胞检查是胃癌确诊的最主要方法，除胃镜活检以外，还有胃脱落细胞检查，晚期胃癌出现锁骨上淋巴结肿大，可行淋巴结活检。如有腹膜转移及卵巢转移出现腹水，可抽腹水找癌细胞以明确诊断。

（六）早期胃癌诊断要点

用纤维胃镜可直接观察胃内形态变化，并能取病变组织行活检，是诊断早期胃癌的首选方法。胃镜检查加病变组织活检能使早期胃癌的诊断率达90%以上。提高早期胃癌检出率的关键在于，提高临床检查技能及医患双方对胃癌的警觉性。对40岁以上出现不明原因上腹部症状者，可常规行内镜检查，对慢性胃病患者应定期复查胃镜。胃镜下活检病理报告为中重度不典型增生的患者，应重复多次胃镜及活检，以免延误诊断。积极开展普查是发现早期胃癌的关键。

四、鉴别诊断

胃癌与胃部其他疾病相鉴别，如萎缩性胃炎、胃溃疡、胃息肉、胃部其他良恶性肿瘤、平滑肌瘤及平滑肌肉瘤、胃的恶性淋巴瘤等相鉴别。

胃癌肝转移应与原发性肝癌相鉴别，肝脏出现多发性转移应与肝囊肿相鉴别，与其他部位肿瘤肝转移相鉴别。

胃癌出现卵巢转移和腹膜转移出现腹水要与卵巢癌相鉴别。

胃癌腹膜转移出现癌性腹膜炎与感染性腹膜炎相鉴别。

五、并发症

（一）出血

消化道出血表现为呕血和（或）黑粪，偶为首发症状。约5%患者可发生大出血，表现为呕血和（或）黑便，偶为首发症状。可出现头晕、心悸、柏油样大便、呕吐咖啡色物。

（二）梗阻

决定于胃癌的部位。邻近幽门的肿瘤易致幽门梗阻。可出现呕吐，上腹部见扩张之胃型、闻及震水声。

（三）胃穿孔

比良性溃疡少见，可见于溃疡型胃癌，多发生于幽门前区的溃疡型胃癌，穿孔无粘连覆盖时，可引起腹膜炎，出现腹肌板样僵硬、腹部压痛等腹膜刺激征。

（四）继发性贫血

由于胃癌细胞可分泌一种贫血因子。部分患者虽然没有出血，但表现为贫血貌，

六、临证要点

胃癌的基本病机是正气虚损，邪气内实。正气虚是指脾胃虚弱，故扶正治疗的重点是健脾和胃。邪气实主要是指痰瘀内结和毒热蕴结，故祛痰化瘀，清热解毒亦是本病的重要治疗法则，常需要相互兼顾。

本病初期正虚而邪不盛，仅显示脾胃功能不足，治疗当以祛邪为主，适当扶助脾气。晚期则正不胜邪，邪毒内窜，病变可累及肺、肾、肝等诸脏器。而邪毒久羁又使机体阴阳气血进一步亏损，呈现出一派正虚邪实之象，临床上常用扶正为主兼以祛邪的治疗法则。在灵活运用温补脾肾、大补气血的基础上适当给予解毒散结、活血化瘀之品，力求恢复正气，稳中求效。

七、辨证施治

（一）痰湿凝结

主症：胃脘闷胀，或隐隐作痛，呕吐痰涎，面黄虚胖，腹胀便溏，纳呆食少。舌淡，苔白腻、脉细濡或滑。

治法：燥湿化痰，健脾和胃。

处方：宽中消积汤。

柴胡 10g，香附 10g，枳壳 10g，法半夏 10g，陈皮 10g，党参 15g，白术 10g，砂仁 3g，瓜蒌 15g，白屈菜 15g，茯苓 10g，老刀豆 30g，八月札 15g，藤梨根 15g。

此证多见于生长在贲门胃底等部位的早期患者，由于脾胃虚弱，而致痰湿凝滞，阻碍气机。方中党参、白术、茯苓益气健脾；陈皮、半夏、柴胡、香附、枳壳等理气化痰散结；白屈菜、八月札缓急止痛，行气散结；老刀豆具有扩张食管贲门的作用。若呕吐较重可加旋覆花、代赭石以降逆止呕；胃脘疼痛较重者加杭芍、元胡以缓急止痛。若脾胃功能尚可，方中可辨证加 2~3 味抗癌的中草药。

（二）气滞血瘀

主症：胃脘部刺痛或拒按，痛有定处，或可扪及肿块，腹胀满不欲食，呕吐宿食或如赤豆汁，或见柏油样大便。舌紫黯或有瘀斑、瘀点，脉涩细。

治法：行气活血，化瘀止痛。

处方：膈下逐瘀汤加减。

生蒲黄 10g，五灵脂 10g，三棱 10g，莪术 10g，桃仁 10g，红花 10g，白花蛇舌草 30g，半枝莲 30g，元胡 15g，大黄 10g，沙参 30g，玉竹 10g，赤茯苓 15g，龙葵 15g，黄精 10g。

此证表现血瘀毒热并存，多属于胃癌进展期，正气盛而邪气实，治疗以祛邪为主。方中半枝莲、白花蛇舌草、龙葵有清热解毒作用，又是用于胃癌的常用抗肿瘤药物，选用于本证最为合适。桃仁、红花、三棱、莪术化瘀以止痛，其中三棱、莪术具有一定的抗肿瘤作用。本证病情进展迅速而多变，临床上应注意。由于肿瘤侵及大血管可引起大出血，出现休克，危及生命，此时应及时采取中西医措施给予止血，停用活血化瘀药物。

（三）脾胃虚寒

主症：面色㿠白，神倦无力，胃脘部隐痛，喜温喜按，呕吐清水，或朝食暮吐：暮食朝吐，四肢欠温，浮肿便溏。舌淡胖，有齿印，苔白润，脉沉缓或细弱。

治法：温中散寒，健脾和胃。

处方：附子理中汤加减。

党参 15g，白术 10g，茯苓 10g，良姜 10g，陈皮 10g，附片 10g，半夏 10g，荜茇 10g，紫蔻 10g，娑罗子 15g。

本证主要特征为脾胃虚寒，运化迟缓。多见于肿瘤晚期或久有脾胃虚寒者。以温中散寒，健脾温胃为主法。方中党参、白术、茯苓、陈皮、半夏健脾和胃；良姜、附片、紫蔻温中散寒。其中荜茇，具有温中同时又有抗肿瘤作用，用于此证最宜。其他用于抗肿瘤药物，一般性味偏凉，于此证应少用或不用，以免加重患者症状。

（四）胃热伤阴

主症：胃脘灼热，时有隐痛，口干欲饮，喜冷饮，或胃脘嘈杂，饥不欲食，纳差，五心烦热，大便干燥。舌质红或绛，或舌见裂纹，舌苔少或花剥，脉细数。

治法：养阴清热解毒。

处方：养胃汤加减。

沙参 30g，玉竹 15g，黄精 10g，白术 10g，白芍 10g，茯苓 10g，姜半夏 10g，生地 15g，玄参 15g，陈皮 10g，神曲 15g，麦冬 15g，藤梨根 15g，肿节风 15g。

本证为胃热伤阴，方中沙参、玉竹、黄精以养胃阴，白术、茯苓、陈皮、半夏和胃醒脾，生地、麦冬、玄参可增液润便，藤梨根、肿节风清热解毒，并有抗癌的作用，陈皮、神曲和胃助消化。

（五）气血双亏

主症：神疲乏力，面色无华，唇甲色淡，自汗盗汗，或见低热，纳呆食少，胃脘疼痛或有肿块，食后胃胀，形体消瘦。舌淡白，苔薄白，脉细弱无力。

治法：益气补血，健脾和胃。

处方：八珍汤加减。

潞党参15g，生黄芪30g，生白术15g，生薏米15g，仙鹤草30g，白英15g，白花蛇舌草30g，七叶一枝花15g，石见穿15g，陈皮10g，姜半夏9g，内金10g。

此证特征为正虚邪实，虚多实多，体弱难以攻邪，攻邪又虑伤正。治疗时应注意侧重于用扶正之品。方中党参、黄芪、薏米、白术益气健脾，如患者出现元气大伤之象，可重用黄芪30~60g，并以人参易党参；白花蛇舌草、七叶一枝花、石见穿、白英、仙鹤草均具有抗癌散结的作用。此类药物不宜多用重用，否则肿瘤未消，而正气徒伤，反而可促使肿瘤进一步恶化，以重补缓攻，缓缓图治为要。

八、西医治疗

（一）手术治疗

手术是目前治疗胃癌的主要方法，其中包括：

1. 胃癌根治术　胃癌根治术指除了切除肿瘤病灶，还要清扫淋巴结。

2. 姑息性手术　患者病期较晚，已无法清扫淋巴结，只能单纯切除肿瘤病灶。

3. 短路术　胃癌晚期，肿瘤巨大或出现转移，并有梗阻时所采取的一种手术方式，如幽门梗阻出现呕吐无法进食，病程很晚又不能切除病灶，也不能清扫淋巴结，只能行胃空肠吻合术，此种手术可以缓解患者症状，使消化道重新开通，暂时解决患者进食问题和改善患者营养状况，有利于争取下一步治疗机会。

（二）化学药物治疗

胃癌对化疗药物有一定的敏感性，近年来新的抗癌药物不断涌现，使得不少新的联合化疗方案在临床应用。单一化疗药物疗效低，临床上多采用联合化疗。胃癌化疗广泛运用于术后的辅助性治疗，术后复发转移及晚期不能切除病灶的病例的姑息性治疗，也有用于术前化疗，以提高手术切除肿瘤的成功率。

胃癌常用的化疗药物：多西他赛（TAT）、5-氟尿嘧啶（5-FU）、顺铂（PDD）、伊立替康（CPT-11）。胃癌有不少常用化疗方案，现提供以下方案，供参考。

1. DF方案　多西他赛（docetaxel），175mg/m²，静滴（3小时），第1天。5-氟尿嘧啶（5-FU），750mg/m²，静滴（24小时连续输注），第1~5天。每3周重复。

2. ECF方案　表柔比星（Epi-ADM），50mg/m²，静滴（3小时输注），第1天。卡铂（CBP），300mg/m²，静滴，第1天。5-氟尿嘧啶（5-FU），200mg/m²，静滴，第1~5天。每21天重复。

3. PF方案　顺铂（PDD），30mg/m²，静滴3小时，第1天。5-氟尿嘧啶（5-FU），

500mg/m²，静滴，第 1 天。本方案顺铂可以改用卡铂或奥沙利铂，5 - 氟尿嘧啶改用希罗达口服，不良反应相对减少，适用于身体弱和年纪较大的患者。4 周后重复。

4. ELF 依托泊苷（VP - 16），20mg/m²，静滴（50 分钟输注），第 1～3 天。四氢叶酸（CF），300mg/m²，静滴（10 分钟输注），第 1～3 天。5 - 氟尿嘧啶（5 - FU），500mg/m²，静滴（10 分钟输注），第 1～3 天。每 3～4 周重复。

5. CP 方案 伊立替康（CPT - 11），350mg/m²，静滴，第 1 天。顺铂（PDD），30mg/m²，静滴 3 小时，第 1 天。每 3 周重复。本方案为胃癌的二线治疗用药，对 5. 氟尿嘧啶耐药的胃癌患者有效。

（三）胃癌的其他治疗

1. 胃癌的放射治疗 胃癌对放疗不敏感，胃癌的术前放疗、术中放疗可降低局部肿瘤的复发率，提高生存期。

2. 胃癌的免疫治疗 目前尚未见成功的免疫制剂。临床上常用的免疫药物有香菇多糖、胸腺素、白细胞介素等。生物免疫治疗，有的单位已经开展。具体是把手术的癌细胞在体外培养与免疫细胞结合产生"抗体"。把这种抗体再注射到患者体内。确切疗效未见文献报道。

3. 晚期患者的支持治疗和对症治疗

（1）补液：胃癌患者出现高烧或进食困难，摄入量不足者，必须静脉补液及补充营养，其中包括输鲜血及血液制品、氨基酸、脂肪乳、葡萄糖、维生素、电解质等。出现梗阻或根本不能进食的患者可以考虑胃肠外营养治疗。

（2）止血：胃癌出血，可用氨甲苯酸、酚磺乙胺加入静脉滴入。局部止血可用冰水加入肾上腺素或孟氏液局部止血。亦可通过内镜下进行电凝止血。

（3）止痛：胃癌晚期出现脏器转移可出现疼痛，药物可选择阿托品、布桂嗪、曲马朵等，后期疼痛剧烈可考虑用吗啡类强止痛药物。

九、饮食调护

注意饮食卫生，少食烟熏、腌制、油炸食物，戒烟酒，宜多吃高营养食物，平时应以新鲜的瓜果蔬菜、粗粮为主食，肉类少吃，做到饮食搭配合理，防止体液偏酸，摄入的饮食应该做到"二酸八碱"，使体液达到弱碱性。食品中的许多食物对癌细胞都有抑制作用，如山药、扁豆、薏米、菱角、金针菜、香菇、蘑菇、葵花籽、猕猴桃、无花果、苹果等。胃癌患者有气虚者可喝参粥：党参 30g、茯苓 20g、生姜 6g，水煎去渣留汁，加粳米 120g 煮粥，临熟时加鸡蛋 1 枚及少许盐，继续煮粥至熟而成。常吃此粥能健脾益气。脾虚有湿，可吃薏米粥：生薏米 50g 煮粥服。常服此粥健脾祛湿，生薏米还有抗病毒和抗癌的作用。血虚失眠者可用莲子汤：莲子 309、大枣 15 枚，加水煮，可放少量糖。久食可健脾生血安神。化疗血象降低可用猪骨髓、牛骨髓、鹿胎盘、人胎盘等。

（魏千程）

第五节　肠易激综合征

肠易激综合征（irritable bowel syndrome，IBS）是一种以腹痛或腹部不适伴排便习惯改变和（或）粪便形状改变的功能性肠病，常呈慢性间歇发作或在一定时间内持续发作，缺乏形态学和生化学改变，经检查排除器质性疾病。

本病特征是肠的易激性，症状出现或加重常与精神因素或应激状态有关，患者常伴有疲乏、头痛、心悸、尿频、呼吸不畅等胃肠外表现。肠易激综合征临床上相当常见，在西方国家初级医疗和消化专科门诊中，IBS 患者分别占 12% 和 28%。总体看来，IBS 在人群的总体发病率多在 5%～25% 之间，发达国家的发病率要高于发展中国家。1996 年北京的流行病学调查显示人群发病率按 Manning 标准和罗马标准分别为 0.82% 和 7.26%，2001 年广东的调查显示按罗马 II 标准患病率为 5.6%，就诊率 22.4%。近年来的流行病学调查均显示年龄与发病无明显关系，具有 IBS 症状的患者中女性多于男性（男女比例为 1：1.2～1：2）。

肠易激综合征归属于中医学的"肠郁"、"腹痛"、"便秘"、"泄泻"等范畴。

一、病因病理

本病主要表现为腹痛、便秘、腹泻、黏液性大便或腹泻与便秘交替出现等。本病的发生与情志失调，思虑劳倦最为密切，精神抑郁为重要诱因，饮食不调为发病的重要环节。

肝主疏泄，郁怒忧愁过度或精神高度紧张，可致肝失条达，气机不畅，甚则气滞血瘀，脉络不通而腹痛；肝气郁结，横逆乘脾犯胃，脾胃运化失常可见泄泻。

湿邪蕴结肠道，故见黏液便，湿邪为主可见白色黏液便，湿郁化热或湿热互结则见黄白色黏液便；气机阻滞，不能宣达，肠道通降失常，传导失职故见大便秘结。

脾主运化，思虑劳倦最易伤脾，脾胃受损，运化无力，水谷不能化为精微而反为"湿"与"滞"，于是清浊不分，混杂而下，泄泻乃作；又或脾虚血少，不能下润大肠而便秘；如嗜食肥腻辛辣之物，胃肠积热，伤津化燥，肠失濡润亦可出现便秘。肝脾不调，升降失常，大肠传导失司，故腹泻与便秘交替。

本病病初在脾与肝，病久则脾虚及肾，脾肾阳虚，导致脏腑失于温养，以致病情迁延，缠绵难愈。总之，本病病位在肝、脾、大肠，以肝郁脾虚，大肠传导失司为主要病机。

二、诊断

临床上迄今无统一的 IBS 诊断标准，临床诊断 IBS 应重视病史采集和体格检查，并有针对性地进行排除器质性疾病的辅助实验室检查。

本病起病缓慢，症状呈间歇性发作，有缓解期。症状出现与精神因素、心理应激有关。

（一）症状

1. 腹痛 为主要症状，多诉中腹或下腹疼痛，常伴排便异常、腹胀。腹痛易在进食后出现，热敷、排便、排气或灌肠后缓解，不会在睡眠中发作。疼痛的特点是在某一具体患者疼痛常是固定不变的，不会进行性加重。

2. 腹泻 粪量少，呈糊状，含较多黏液，可有经常或间歇性腹泻，可因进食而诱发，无夜间腹泻；可有腹泻和便秘交替现象。

3. 便秘 大便如羊粪，质地坚硬，可带较多黏液，排便费力，排便未尽感明显，可为间歇性或持续性便秘，或间中与短期腹泻交替。

除上述症状外，部分尚有上腹不适、嗳气、恶心等消化不良症状，有的则还有心悸、胸闷、多汗、面红、多尿、尿频、尿急、痛经、性功能障碍、焦虑、失眠、抑郁及皮肤表现如瘙痒、神经性皮炎等胃肠外表现。胃肠外表现较器质性肠病多见。

（二）体征

可触及乙状结肠并有压痛，或结肠广泛压痛，或肛门指诊感觉括约肌张力增高，痛感明显；某些患者可有心动过速、血压高、多汗等征象。

临床上常依据大便特点不同将本病分为三型：便秘为主型、腹泻为主型和腹泻便秘交替型三个亚型。

（三）常见并发症

本病并发症较少，腹泻甚者可出现水、电解质平衡紊乱，病程长者可引起焦虑症。

（四）实验室和其他辅助检查

1. 血液检查　血常规、血沉无异常。

2. 大便检查　粪便镜检大致正常，可含大量黏液或呈黏液管型；粪隐血、虫卵、细菌培养均呈阴性。

3. 胰腺功能检查　疑有胰腺疾病时应作淀粉酶检测，还要做粪便脂肪定量，排除慢性胰腺炎。

4. X线检查　胃肠X线检查示胃肠运动加速，结肠袋减少，袋形加深，张力增强，结肠痉挛显著时，降结肠以下呈线样阴影。

5. 内镜检查　结肠镜下见结肠黏膜正常。镜检时易出现肠痉挛等激惹现象。疑有肠黏膜器质性病变时应作肠黏膜活检。本病患者肠黏膜活检无异常。

6. 结肠动力学检查　结肠腔内动力学及平滑肌电活动检查示结肠腔内压力波形及肠平滑肌电波异常。

（五）诊断

主要包括三方面内容：①IBS临床综合征；②可追溯的心理精神因素；③实验室及辅助检查无器质性疾病的依据。目前国内外建议使用的常用诊断标准如下。

（1）全国慢性腹泻学术会议（1986年）

1）有腹痛、腹胀、腹泻和便秘，伴全身神经症状。

2）一般情况良好，无消瘦或发热，可有腹部压痛。

3）粪常规培养多次（-），隐血（-）。

4）钡灌肠无阳性发现，或有结肠激惹征象。

5）肠镜下黏膜无明显异常，组织学基本正常。

6）血尿常规和血沉正常。

7）无痢疾、血吸虫病史，试验性治疗无效。

（2）Manning标准（1978年）

1）腹胀，排便后腹痛减轻。

2）黏液便。

3）便不畅感。

4）便次增多或伴腹痛。

5）便稀伴腹痛发作。

（3）罗马Ⅱ标准（1999年）

1）过去12个月至少累计有12周（不必是连续的）腹部不适或腹痛，并伴有如下3项症状的2项：①腹部不适或腹痛在排便后缓解；②腹部不适或腹痛发生伴有排便次数的改变；③腹部不适或腹痛发生必有粪便性状的改变。

2）以下症状不是诊断所必备，但属IBS常见症状，这些症状越多越支持IBS的诊断：①排便频率异常（每天排便>3次，或每周排便<3次）；②粪便性状异常（块状/硬便或稀/水样便）；③粪便排出过程异常（费力、急迫感、排便不净感）；④黏液便；⑤胃肠胀气或腹部膨胀感。

3）缺乏可解释症状的形态学和生化学异常。

（4）罗马Ⅲ标准（2006年）

反复发作的腹痛或不适，最近3个月内每个月至少有3天出现症状，合并以下2条或多条：

1）排便后症状改变。

2）发作时伴有排便频率改变。

3）发作时伴有大便形状（外观）改变

注：①诊断前症状出现至少6个月，近3个月满足以上标准；②不适意味着感觉不舒服而非疼痛。在病理生理学研究和临床实验中，筛选可评估的患者时，疼痛和（或）不适出现的频率至少为每周2天。

上述诊断标准中，罗马Ⅲ标准最新，推荐使用。诊断IBS时，应强调排除诊断，同时应进行随访观察，以防漏诊。特别对老年患者，或腹痛症状夜间加重，伴食欲减退，体重明显下降，或合并有便血、肠梗阻者，应考虑器质性疾病的可能。

（5）罗马ⅢIBS的亚型分类：①IBS便秘型（IBS－C）：块状/硬便≥25%，且稀/水样便<25%；②IBS腹泻型（IBS－D）：稀/水样便≥25%，且块状/硬便<25%；③IBS混合型（IBS－M）：稀便和硬便均>25%；稀/水样便≥25%；④IBS未定型（IBS－U）：排便性状改变未达到上述三型要求。

诊断标准体现的重要原则：①诊断应建立在排除器质性疾病的基础上；②IBS属于肠道功能性疾病；③强调腹痛或腹部不适与排便的关系；④该诊断标准判断的时间为6个月，近3个月有症状，反映了本病慢性、反复发作的特点；⑤该诊断标准在必备条件中没有对排便频率和粪便性状作硬性规定，提高诊断的敏感性。

三、鉴别诊断

首先必须排除肠道器质性疾病，如细菌性痢疾、炎症性肠病、结肠癌、结肠息肉病、结肠憩室、小肠吸收不良综合征。其次必须排除全身性疾病所致的肠道表现，如胃及十二指肠溃疡、胆道及胰腺疾病、妇科病（尤其是盆腔炎）、血紫质病，以及慢性铅中毒等。

（一）慢性细菌性痢疾

二者均有不同程度的腹痛及黏液便等肠道症状。但慢性细菌性痢疾往往有急性细菌性痢疾病史，从粪便、指肠拭子或内镜检查时所取标本进行培养可分离出痢疾杆菌，必要时可进行诱发试验，即对有痢疾病史或类似症状者，口服泻剂导泻，然后检查大便常规及粪培养，阳性者为痢疾，肠易激综合征粪便常规检查及培养均正常。

（二）溃疡性结肠炎

二者均具反复发作的腹痛、腹泻、黏液便症状。肠易激综合征虽反复发作，但一般不会影响全身情况；而溃疡性结肠炎往往伴有不同程度的消瘦、贫血等全身症状。结肠内镜检查，溃疡性结肠炎镜下可见结肠黏膜粗糙，接触易出血，有黏液血性分泌物附着，多发性糜烂、溃疡，或弥漫性黏膜充血、水肿，甚至形成息肉病。组织活检以黏膜炎性反应为主，同时有糜烂、隐窝脓肿及腺体排列异常和上皮的变化。X线钡剂灌肠显示有肠管变窄、缩短、黏膜粗乱、肠袋消失和假性息肉等改变。而肠易激综合征镜下仅有轻度水肿，但无出血糜烂及溃疡等改变，黏膜活检正常。X线钡剂灌肠无阳性发现，或结肠有激惹征象。

（三）结肠癌

腹痛或腹泻是结肠癌的主要症状，直肠癌除腹痛、腹泻外，常伴有里急后重或排便不畅等症状，这些症状与肠易激综合征很相似。但结肠癌常伴有便血，后期恶性消耗症状明显。肛指检查及内镜检查有助诊断。

（四）慢性胆道疾患

慢性胆囊炎及胆石症可使胆道运动功能障碍，引起发作性、痉挛性右上腹痛，与肠易激综合征结肠痉挛疼痛相似，但慢性胆道疾患疼痛多发生在饱餐之后（尤其是脂肪餐后更明显）。B型超声波、X线胆道造影检查可明确诊断。

五、临证要点

本病病机主要在于肝脾不调，运化失常，大肠传导失司，日久及肾，形成肝、脾、肾、肠胃诸脏腑功能失常。

早期多属肝郁脾虚；若夹寒、夹热、夹痰可形成肝脾不调，寒热夹杂；后期累及肾脏，可表现为脾肾阳虚；波及血分则可致气滞血瘀等证候。

故临床辨证需辨明虚实、寒热、气滞、兼夹的主次及相互关系，治疗以调理肝脾气机为主，兼以健脾温肾。

六、辨证施治

（一）肝郁气滞

主症：大便秘结，欲便不能，腹胀或腹胀痛，苔薄白，脉弦。

治法：疏肝理气。

方药：六磨汤加味。

沉香9g（后下），木香12g（后下），槟榔12g，乌药12g，枳实20g，大黄6g，郁金12g，厚朴9g，茯苓12g。

此型为肝郁失疏，木不疏土，土壅失运，大肠气机不畅，传导功能失常。此型便秘者居多，因直肠空虚，故亦称为假性便秘。治疗上以疏肝理气为主。方用六磨汤加味，疏肝解郁，畅通气机，则肠道传送功能有序。方中乌药、郁金调肝顺气，木香、槟榔、枳实、厚朴等加强理气导滞。腹痛明显，可加延胡索12g、青皮9g、白芍15~30g行气止痛；肝郁化热，见口苦咽干，可加黄芩12g、菊花15g、栀子12g以清肝热。

（二）肝郁脾虚

主症：腹痛、腹泻常发生于抑郁、恼怒、情绪紧张之时，泻后痛减，痛区多在少腹部，胸胁痞闷，胁痛肠鸣，嗳气，矢气频作，善太息，易怒，纳食欠佳，苔薄白，脉弦。

治法：抑肝扶脾。

方药：痛泻要方加味。

白术15g，白芍15g，党参15g，佛手12g，防风12g，陈皮9g，郁金10g，甘草6g，柴胡12g，煨木香9g（后下），煨葛根18g，枳壳12g。

此型为肝疏泄太过，横逆乘脾，脾失健运所致，应用抑肝扶脾法，协调平衡。方中选用白芍甘酸敛肝抑木之强，防风泻肝舒脾，白术、党参健脾扶土之弱，陈皮、佛手、枳壳理气和中，郁金、木香行气止痛，甘草调和诸药。诸药相配，可泻肝木而补脾土，调气机以止痛泻。烦躁易怒者加龙胆草12g、栀子12g、牡丹皮15g清泄肝火；夜寐不安者加炒枣仁15g、夜交藤15g、磁石20g（先煎）安神定志。

（三）脾胃虚弱

主症：饮食稍有不慎（如进食生冷、粗糙、油腻或虾蟹等物）即易发生大便次数增多，便质溏薄甚或完谷不化，并常夹有白色黏液，脘闷不舒，或有腹部隐痛，面色萎黄，神疲倦怠，舌淡苔白，脉细弱。

治法：健脾养胃，化湿消滞。

方药：参苓白术散加减。

党参20g，黄芪15g，白术15g，茯苓15g，砂仁6g（后下），陈皮6g，扁豆20g，莲子肉15g，薏苡仁30g，甘草6g，藿香12g。

此型为脾胃虚弱，运化失职，分清泌浊失常所致。治以健脾养胃，化湿消滞为法，方选参苓白术散加减。方选党参、黄芪健脾益气，白术、茯苓、扁豆健脾化湿，砂仁、陈皮理气和中，薏苡仁、藿香加强化湿之功，莲子肉健脾涩肠，甘草调和诸药。诸药相配，共奏健脾养胃，化湿消滞之功。若腹痛明显者，可加乌药12g、白芍30g、延胡索12g理气止痛；泄泻而腹部畏寒者，加炮姜9g、煨木香9g（后下）、熟附块9g温补脾阳。

（四）大肠燥热

主症：腹部胀满疼痛，大便秘结，或者粪便如羊屎状，日数次却排出不畅，部分患者可在左下腹触及条索状包块，面红潮热，汗多，心烦，口干欲饮，舌红苔黄或黄燥，脉滑数。

治法：泄热清肠，行气通便。

方药：麻子仁丸加减。

大黄6～9g，虎杖20g，火麻仁30g（打），杏仁15g，白芍、枳实各20g，厚朴12g，白蜜30g，生地黄30g。

嗜食肥腻辛辣之物，胃肠积热，伤津化燥，肠失濡润亦可出现便秘。治以泄热清肠，行气通便为法。方选火麻仁、大黄、虎杖、杏仁、生地黄清热润肠通便，枳实、厚朴、广木香理气止痛，白芍缓急止痛。如燥热内结日久，耗伤阴液，表现为口干唇燥，舌红少苔者，可加玄参30g、麦冬15g养阴扶正祛邪；便秘腹泻交替者，宜加党参20g，茯苓15g，白术30g，郁金12g等健脾益气理气。

（五）脾肾阳虚

主症：晨起腹泻，完谷不化，腹部冷痛，形寒肢冷，腰膝酸软。舌淡胖苔白滑，脉沉细。

治法：温肾健脾，固涩止泻。

方药：四神丸合理中丸加减。

补骨脂15g，肉豆蔻10g，吴茱萸3g，五味子10g，熟附子10g（先煎），肉桂3g（焗服），干姜10g，党参15g，白术15g，炙甘草5g。

病久或失治误治日久则脾虚及肾，导致脾肾阳虚，不能温化水谷所致。治以温肾健脾，固涩止泻之法，方选四神丸合理中丸加减。方选补骨脂、熟附子、肉桂温补肾阳，肉豆蔻、吴茱萸、干姜暖脾逐寒，五味子收敛止泻。若泻下不禁加罂粟壳、石榴皮、诃子固肠止泻，中气下陷加黄芪、升麻益气升阳。

七、西医治疗

肠易激综合征属于一种心身疾病，目前的治疗方法的选择均为经验性的，治疗目的是消除患者顾虑，改善症状，提高生活质量。治疗原则是在建立良好医患关系的基础上，根据主要症状类型进行对症治疗和根据症状严重程度进行分级治疗。注意治疗措施的个体化和综合运用。

（一）建立良好的医患关系

对患者进行健康宣教、安慰和建立良好的医患关系是有效、经济的治疗方法，也是所有治疗方法得以有效实施的基础。

（二）饮食疗法

不良的饮食习惯和膳食结构可以加剧IBS的症状。因此，健康、平衡的饮食可有助于减轻患者的胃肠功能紊乱状态。IBS患者宜避免：①过度饮食；②大量饮酒；③咖啡因；④高脂饮食；⑤某些具有"产气"作用的蔬菜、豆类；⑥精加工食粮和人工食品（便秘者），山梨醇及果糖（腹泻者）；⑦不耐受的食物（因不同个体而异）。增加膳食纤维化主要用于便秘为主的IBS患者，增加纤维摄入量的方法应个体化。

（三）药物治疗

对症状明显者，可酌情选用以下每类药物中的1～2种控制症状，常用药物有：

1. 解痉剂

（1）抗胆碱能药物，可酌情选用下列一种：①普鲁本辛，每次15mg，每日3次。②阿托品，每次0.3mg，每日3次，或每次0.5mg，肌内注射，必要时使用。③奥替溴铵，每次40mg，每日3次。

（2）选择性肠道平滑肌钙离子通道拮抗剂，可选用匹维溴铵每次50mg，每日3次。离子通道调节剂马来曲美布汀，均有较好安全性。

2. 止泻药　可用于腹泻患者，可选用：①洛哌丁胺，每次2mg，每日2～3次。②复方地芬诺酯，每次1～2片，每日2～3次。轻症腹泻患者可选吸附剂，如双八面体蒙脱石等，但需注意便秘、腹胀等不良反应。

3. 导泻药　便秘使用作用温和的轻泻，容积形成药物如欧车前制剂，甲基纤维素，渗透性轻泻剂如聚乙烯乙二醇、乳果糖或山梨醇。

4. 肠道动力感觉调节药 5 – HT$_3$ 受体拮抗剂阿洛思琼可改善 IBS – D 患者的腹痛及减少大便次数，但可引起缺血性结肠炎等严重不良反应，临床使用应注意。

5. 益生菌 益生菌是一类具有调整宿主肠道微生物生态平衡而发挥生理作用的微生态制剂，对改善 IBS 多种症状具有一定疗效，如可选用双歧三联活菌，每次 0.42g，每天 2 ~ 4 次。

6. 抗抑郁药物 对腹痛症状重而上述治疗无效，特别是伴有较明显精神症状者，可选用抗抑郁药如百忧解，有报道百忧解可显著改善难治性 IBS 患者的生活状况及临床症状，降低内脏的敏感性，每次 20mg，每天 1 次；或阿普唑仑，每次 0.4mg，每天 3 次；黛力新，每次 2.5mg，每天 1 ~ 2 次。

（四）心理行为治疗

症状严重而顽固，经一般治疗和药物治疗无效者应考虑予心理行为治疗。这些疗法包括心理治疗、认知疗法、催眠疗法、生物反馈等。

八、饮食调护

IBS 患者的饮食调理非常重要，根据其临床表现以便秘为主或以腹泻为主，而采用相应的饮食原则和食疗用方。

腹泻为主者，饮食宜清淡易消化之物，忌油腻、生冷之品。牛奶、核桃、芝麻或一些滋补药品极易滑肠，尽量少用，常用食疗方有：怀山药30g（鲜者加倍），莲肉15g。先将莲肉浸冷水中 1 小时，然后与怀山药共煮至稠食用。适用于脾虚泄泻者。

便秘为主者，宜多吃含纤维素丰富的食品，如各种新鲜蔬菜、水果、笋类等。平时应多喝开水，适当服用一些有润肠通便作用的食物，如蜂蜜、芝麻、核桃、奶油等，在煮菜时可多放一些食油。还可以适当吃一些富含 B 族维生素的食物，如豆类、粗粮、番薯、马铃薯等，避免吃烈酒、浓茶、咖啡、韭菜、辣椒等刺激性食物，少吃荤腥厚味的食物。常用食疗方有：核桃仁、芝麻、蜂蜜各50g，先将核桃仁打碎与芝麻一起炒熟，然后调入蜂蜜，拌匀后食用，每次 2 匙，每日 2 次。适用于气血不足引起的便秘。

（魏千程）

第六节 大肠癌

一、概述

大肠癌为结肠癌和直肠癌的总称。大肠癌是指大肠黏膜上皮的恶性肿瘤，是常见的恶性肿瘤之一。结肠癌超过直肠癌，占大肠癌的 59.39%，男性多于女性。发病年龄半数以上是高龄，中位年龄在 45 岁左右。而大于 70 岁的高龄大肠癌高达 51.2%。大肠癌大多数为腺癌，少数为鳞癌，鳞癌一般在直肠。我国大肠癌的发病率上升迅猛，上海大肠癌的发病率正以每年 4% 的速度递增。统计显示，从 1962 年上海市大肠癌的发病率为 8.7/10 万，2005 年已达 43.5/10 万。大肠癌因此由原先癌谱排位第七跃居成为上海市区发病率第二位的恶性肿瘤。大肠癌相当于中医文献中的"肠覃"、"积聚"、"脏毒"、"癥瘕"、"锁肛痔"、"肠风"、"肠癖"等。

二、病因病理

大肠癌的致病因素：一是饮食结构失当，恣啖甘肥油腻、醇酒厚味，湿浊偏盛而困阻脾胃，以致运化乏权，湿浊蕴热，日久化毒，湿毒下注大肠，使大肠传导失司，蕴毒结于脏腑，火热流注肛门，结为肿毒。肿块阻塞肠道，排便艰难或粪便变细变形；湿毒久蕴，化热灼伤血络，则见便血；热毒炽盛，肉腐络伤，则便下脓血。二是情志失调，忧思抑郁，气滞而致血瘀，血瘀与大肠内湿滞胶着而为肿瘤。三是久泻久痢，湿热余邪，留恋脏腑，久则脾虚受损，正气渐耗，正虚则邪胜，邪毒内结而成为肿瘤。癌瘤既成，则耗损脾胃肾气。故后期除了脏腑传导失常以外，还表现脾肾亏虚之象。

三、诊断

大肠癌的主要症状为血便、排便异常（便秘、腹泻）、腹痛。

（一）临床表现

1. 早期症状　结肠癌起病隐匿，早期仅见粪便隐血阳性，逐步为血便，最早期可有腹胀不适、消化不良样症状，而后出现排便习惯的改变，如便次增多、腹泻或便秘、便前腹痛，稍后即可有黏液便或黏液脓性血便。

2. 中期症状　肿瘤发生溃烂出血和毒素吸收，常可导致贫血、低热、乏力、消瘦、水肿等表现，其中尤以贫血、消瘦为著。

3. 肠梗阻表现　为不全性或完全性低位肠梗阻症状，如腹胀、腹痛（胀痛或绞痛）、便秘或便闭，体检可见腹部隆起肠型，局部有压痛。

4. 腹部包块　为瘤体或与网膜、周围组织浸润，粘连的肿块质硬、形体不规则，有的可随肠管有一定的活动度，晚期时肿瘤浸润较甚，肿块可固定。

5. 晚期表现　黄疸、腹水、水肿等肝转移征象，以及有恶病质、直肠前凹肿块、锁骨上淋巴结肿大等肿瘤远处扩散转移等表现。

（二）肛门指诊

我国下段的直肠癌远比国外多见，约70%，因此绝大部分直肠癌可在直肠指诊时触及。指诊要注意肿块的形态、大小、部位、质地以及肿瘤与肛门的距离。

（三）实验室检查

1. 纤维结肠镜检查　可清晰地观察全部结肠，并可在直视下钳取可疑病变进行病理学检查，有利于早期及微小结肠癌的发现与癌的确诊，进一步提高了本病的诊断正确率，是大肠癌最重要的检查手段。

2. X线检查　通过X线钡剂灌肠检查。普通钡灌肠X征象表现为钡剂充盈缺损、肠壁僵硬、肠管变窄、黏膜破坏等。对较小的大肠癌容易漏诊，最好采用气钡双重造影，可提高诊断的正确率，并显示癌肿的部位与范围。

3. 血清癌胚抗原（CEA）测定　在大肠癌患者血清中，可以检测到癌胚抗原（CEA），但并非大肠癌的特异相关抗原，故血清CEA测定对本病的诊断不具有特异性。因此不能作为大肠癌的诊断指标，但用放射免疫法检测CEA，作定量动态观察，对判断大肠癌治疗效果与监测术后复发有一定意义。

4. 其他检查　直肠内超声扫描可清晰显示直肠肿块范围、大小、深度及周围组织情况，并可分辨直肠壁各层的微细结构，检查方法简单，可迅速提供图像，对选择手术方式、术后随访有一定帮助。CT 检查对了解肿瘤肠管外浸润程度以及有无淋巴结或肝脏转移有重要意义，对直肠癌复发的诊断较为准确。

四、鉴别诊断

（一）痔疮与直肠癌鉴别

直肠癌常被误为痔，一般内痔多为无痛性出血，色鲜不与大便相混，而肠癌患者的便血常伴有黏液和直肠刺激症状，直肠指检和乙状结肠镜检可资鉴别。

（二）结肠癌与慢性肠炎、阿米巴痢疾、溃疡性结肠炎相鉴别

鉴别要点是病期的长短、粪便检查寄生虫、钡灌肠检查所见病变形态和范围等，最可靠的鉴别是通过结肠镜取活组织检查。

（三）盲肠癌与阑尾炎和阑尾脓肿的鉴别

阑尾炎和阑尾脓肿血象中白细胞及中性粒细胞增高，无贫血、消瘦等恶病质，作钡灌肠检查或结肠镜可明确诊断。

五、并发症

（一）肠梗阻

肿瘤增大可致肠腔狭窄，肠内容物通过障碍，而导致机械性肠梗阻。但在临床上肿瘤性急性肠梗阻并非是因肿瘤增生完全阻塞肠腔所致，在很多情况下是在肿瘤造成严重狭窄的基础上，局部发生炎性水肿、食物堵塞或肠道准备给予甘露醇等诱发。主要表现为腹痛、腹胀、无排气排便、呕吐等。大肠癌性梗阻 70% 位于左半结肠，右半结肠梗阻仅占大肠癌性梗阻的 20%~30%。

（二）肠穿孔

有典型的急腹症表现，腹肌紧张、压痛、反跳痛，X 线平片见膈下新月状游离气体等。

（三）消化道出血

急性大出血是大肠癌较少见的并发症。临床短时间内一次或反复多次大量鲜或黯红色血便。大量出血，可导致心率增快、血压下降、肢冷、尿量减少甚至休克等一系列症状，常危及生命。

（四）腹水

由于肿瘤腹腔广泛转移，可引起癌性腹水，多为血性。大肠癌肝转移出现门脉癌栓，亦可出现腹水、尿量减少、腹胀。严重可引起肝肾综合征，造成死亡。

六、临证要点

湿毒久蕴化热，灼伤血络是大肠癌的基本病机，因湿毒蕴结，使肠腑传导失司，故清热化湿，行气化滞，避秽解毒是本病常用的治疗大法。但晚期亦可出现气血双亏，正气虚损，致正虚邪实，此时除驱邪以外尚需补虚扶正。

邪毒瘀滞肠道，日久积聚成块，肿块阻塞肠道，严重时出现肠道梗阻，造成腑气不通。因此泻下通腑也是本病的主要治疗手段，而腑气不通往往是在肿瘤晚期出现，由于肿瘤扩散转移，临床上可表现为多种证候，归结为邪实而正虚。邪实多表现为热毒、湿毒、血瘀。正虚表现为气虚、血虚、阴虚、津亏等。治疗时要求做到通腑驱邪而不伤正，补虚扶正而不恋邪。

七、辨证施治

（一）湿热蕴结

主症：腹部阵痛，大便脓血，里急后重，肛门灼热，或有发热。舌质红，苔黄腻，脉滑数。

治法：清热化湿，宽肠散结。

处方：白头翁汤加减。

白头翁 30g，黄柏 12g，黄连 5g，秦皮 15g，广木香 15g，厚朴 15g，苍术 15g，赤芍 12g，槐花 20g，甘草 5g，败酱草 30g，生薏苡仁 30g，白花蛇舌草 30g。

本证多为大肠癌的进展期，湿滞肠道，正气尚未衰败，故用清热化湿，宽肠散结法。药用白头翁、黄连、黄柏、半枝莲、苍术清导湿热毒邪；木香、厚朴等理气化湿。痛引两胁者，加柴胡、郁金；热结便秘者，加大黄；便血多者，加地榆炭、炒荆芥、田三七粉（冲服）。

（二）湿热瘀毒

主症：烦热口渴，腹痛腹胀，大便脓血，血色紫黯，里急后重。舌质紫黯或有瘀点，脉滞涩或细数。

治法：祛瘀解毒，化湿攻积。

处方：木香槟榔丸加减。

广木香 15g，厚朴 15g，败酱草 30g，红藤 30g，半枝莲 30g，藤梨根 15g，三棱 10g，莪术 10g，黄连 10g，黄柏 10g，大黄 10g，乳香 5g，没药 5g。

方中败酱草、黄连、黄柏、大黄、藤梨根、半枝莲清热解毒；三棱、莪术、红藤、败酱草、乳香、没药活血祛瘀散结。腹硬满痛甚者，加枳实、槟榔；排便困难者，加大黄、桃仁；发热偏甚者，加丹皮、生地、水牛角、青蒿、鳖甲等。

（三）脾胃虚寒

主症：腹胀隐痛，大便夹血，血色暗淡，久泻不止，面色萎黄，四肢不温。舌质淡，苔薄白，脉沉细无力。

治法：温阳健脾，止血散结。

处方：参苓白术散合四神丸加减。

党参 15g，白术 10g，吴萸 3g，肉蔻 10g，五味子 10g，干姜 10g，老鹳草 20g，黄芩 10g，阿胶 12g（烊化），陈皮 10g，甘草 5g，蚤休 20g，夏枯草 30g。

本证为肠癌的晚期，邪气盛而正气衰。特别是在最晚期可出现脾气虚弱，命门火衰，湿毒仍有内蕴。治疗需温肾健脾，在补先天和后天之本的同时兼祛湿解毒。但是因机体衰弱，总以补虚为主，驱邪为辅。若攻伐太过，伤人正气，会使体虚的患者更虚，使病情反而恶化。方中党参、黄芪、白术、茯苓益气健脾；吴茱萸、肉蔻、干姜温阳；阿胶养血止血。若伴血虚者加当归、白芍、鸡血藤、何首乌；气虚下陷、肛门下坠加柴胡、葛根、升麻；里急后重者，可加广木香、巴戟天；便血黯红，量多者，加炒艾叶、地榆炭；大便泻下无度者，加诃子、罂粟壳。

（四）气血双亏

主症：患者久泻久痢，面色苍白，肌肤甲错，头昏眼花，心悸气短，体瘦腹满，腹胀硬满拒按。舌淡红，苔薄白，脉细弱。

治法：益气健脾，养血补心。

处方：归脾汤加减。

黄芪60g，党参20g，白术12g，茯苓12g，广木香15g，陈皮10g，当归10g，龙眼肉10g，酸枣仁12g，甘草5g，枳实10g，蚤休20g。

本证为肠癌的后期，病情发展已经严重进入垂危。绝不能攻伐，所以治疗只能益气健脾，养血补心。方中重用黄芪、党参益气；白术、茯苓健脾；当归、龙眼肉、酸枣仁养血宁心；枳实、木香、蚤休行气消胀。气虚甚者，加红参；大便秘结者，加大黄、桃仁；便血不止者，加炮姜炭、伏龙肝；腹胀甚者，加厚朴、沉香粉。

八、西医治疗

（一）手术治疗

手术是治疗大肠癌的主要方法，其中包括：

1. **根治性手术** 将肉眼所见及扪及的肿瘤，包括原发灶及引流区淋巴结全部清除者为根治性切除。

2. **姑息性手术** 指手术时虽能切除病灶，但肉眼或扪及的肿瘤有残留者或种种原因不能清扫肠周淋巴结者，属于姑息性手术。已有远处转移如肝转移或其他内脏转移，而原发灶尚能切除者可根据病员具体情况考虑是否同时切除，当然此亦属于姑息性手术。

3. **造瘘术** 指病灶广泛、粘连、固定，已无法切除，可以作捷径手术，或造瘘术以解除症状。

（二）化学药物治疗

大肠癌"化疗"经过近一个世纪的发展，围绕着"如何提高治疗效果"，即"延长患者生存期，提高患者生活质量"的目标，无论是化疗药物、化疗方案还是化疗方式均取得进展。一般用于术前化疗提高手术切除率和术后化疗以巩固疗效及不能手术的晚期患者。

常用的化疗药：5-氟尿嘧啶（5-FU）、甲酰四氢叶酸（folinic acid/leucovorin, LV）、羟喜树碱（hydroxycamptothecin, HCPT）、伊立替康（irinotecan）、奥沙利铂（oxaliplatin, OXA）、卡培他滨（capecitabine）。

常用的联合化疗方案：

1. **Mayo方案**（Mayo Clinic Regimen） Mayo方案是普遍公认的一线方案。四氢叶酸（CF），200mg/m²，静滴。5-氟尿嘧啶（5-FU），425mg/m²，静滴，第1~5天。21天为一周期。

2. **FOLFOX4方案** 奥沙利铂（OXA），150mg/m²，静滴，第1天。甲酰四氢叶酸（LV），200mg/m²，静滴，第1~5天。5-氟尿嘧啶（5-FU），500mg/m²，第1~5天。21天为一周期。

关于动脉插管化疗：晚期直肠癌无法行根治术或在姑息性肿瘤切除后短期内出现复发转移，经动脉插管化疗可为其治疗提供一条较好的途径。同时，采用动脉插管化疗药物毒性反应轻，减少了全身毒性反应，缩短了治疗时间，如在术前应用还可提高手术切除率。

（三）放射治疗

大肠癌的放疗有根治性放疗和姑息性放疗。单纯根治性放疗主要适用于少数早期及细胞类型特别敏感的患者。姑息性放疗：对因全身情况差等原因而不能耐受手术治疗者，可应用放射治疗作为姑息性治疗的手段。

1. 直肠癌术前放疗　一般认为，术前放疗可使生存率提高 10% ~ 15%，局部复发率降低 10% ~ 15%。术前放疗可防止手术时癌细胞的播散，减少局部和盆腔种植，使肿瘤瘤体减小，扩大手术的适应证，松解癌性粘连，提高手术切除率。

2. 术中放射治疗　可进一步杀灭术后残存的肿瘤细胞，减少局部复发率，提高生存率和减少正常组织的放射性损伤。

3. 术后放疗　术后放疗是辅助性放疗，是对手术治疗很重要的一种补充治疗手段。

（四）大肠癌的其他治疗

1. 内分泌治疗　不少学者认为大肠癌也有部分患者属于激素依赖性肿瘤。亦可表现为雌激素受体和孕激素受体阳性。对于受体阳性的患者可以服用他莫昔芬。

2. 免疫治疗　临床上常用有胸腺喷丁、白细胞介素 - 2、香菇多糖、干扰素（IFN）、肿瘤坏死因子（TNF）等。从理论上讲癌细胞数在 106 以上免疫治疗无效。目前无特异性的免疫治疗。近几年来生物免疫方面开展的有肿瘤疫苗和 CKT，均在进一步研究之中。

九、饮食调护

大肠癌有很大一部分都是由于不当的饮食所引起的，患了大肠癌的患者饮食宜低脂肪、低蛋白，忌生冷霉变及辛辣刺激性食物，多用新鲜蔬菜及水果。

具体意见如下：大肠癌患者膳食中应注意多吃些膳食纤维丰富的蔬菜，如芹菜、韭菜、白菜、萝卜等蔬菜，膳食纤维丰富的蔬菜可刺激肠蠕动，增加排便次数，从粪便当中带走致癌及有毒物质。如果结肠癌向肠腔凸起，肠腔变窄时，就要控制膳食纤维的摄入，因为摄入过多的膳食纤维会造成肠梗阻。此时应给予易消化、细软的半流食品，如小米粥、浓藕粉汤、大米汤、粥、玉米面粥、蛋羹、豆腐脑等，这些食品能够减少对肠道的刺激，较顺利地通过肠腔，防止肠梗阻的发生。

要合理搭配糖、脂肪、蛋白质、矿物质、维生素等食物，每天都要有谷类、瘦肉、鱼、蛋、乳、各类蔬菜及豆制品，每一种的量不要过多。这样才能补充体内所需的各种营养。手术后初期不能正常进食时，应以静脉补液为主。手术后注意加强护理和饮食营养，促进患者身体恢复。

（高晓冉）

第七节　便秘

一、概述

便秘是指由于大肠传导失常，导致大便秘结，排便周期延长，或周期不长但粪质干结，排出艰难；或粪质不硬，虽有便意，但便而不畅的病证。

西医中功能性便秘（又称单纯性便秘），肠道激惹综合征、肠炎恢复期、直肠及肛门疾病所致便秘，药物性便秘，内分泌及代谢性疾病及肌力减退所致的排便困难，可参考本篇辨证论治。

相关检查：

（1）临床上对于便秘患者，大便常规、潜血试验和直肠指检应是常规检查的内容。

（2）直肠指检有助于发现直肠癌、痔、肛裂、炎症、狭窄及外来压迫、肛门括约肌痉挛等。

（3）腹部平片可有助于确定肠梗阻的部位，对假性肠梗阻的诊断尤有价值。

（4）钡剂灌肠适用于了解钡剂通过胃肠道的时间、小肠与结肠的功能状态，亦可明确器质性病变的性质、部位与范围。此外，可根据临床估计器质性病变部位的高低，选用直肠镜、乙状直肠镜或纤维结肠镜进行检查。

便秘应与肠结相鉴别。

两者皆为大便秘结不通。但肠结多为急病，因大肠通降受阻所致，表现为腹部疼痛拒按，大便完全不通，且无矢气和肠鸣音，严重者可吐出粪便。便秘多为慢性久病，因大肠传导失常所致，表现为腹部胀满，大便干结艰行，可有矢气和肠鸣音，或有恶心欲吐，食纳减少。

二、辨证治疗

便秘的辨证当分清虚实，实者包括热秘、气秘和冷秘，虚者当辨气虚、血虚、阴虚和阳虚的不同。

（一）治疗原则

便秘的治疗应以通下为主，但绝不可单纯用泻下药，应针对不同的病因采取相应的治法。

实秘为邪滞肠胃、壅塞不通所致，故以祛邪为主，给予泻热、温散、通导之法，使邪去便通；虚秘为肠失润养、推动无力而致，故以扶正为先，给予益气温阳、滋阴养血之法，使正盛便通。如《景岳全书·秘结》曰："阳结者邪有余，宜攻宜泻者也；阴结者正不足，宜补宜滋者也。知斯二者即知秘结之纲领矣。"

（二）分证论治

1. 实秘

（1）热秘

1）主症：大便干结，腹胀腹痛，口干口臭，面红心烦，或有身热，小便短赤，舌红，苔黄燥，脉滑数。

2）证机概要：肠腑燥热，津伤便结。

3）治法：泻热导滞，润肠通便。

4）方药：麻子仁丸加减。本方有润肠泄热，行气通便的作用，适用于肠胃燥热，津液不足之便秘。

5）常用药：大黄、枳实、厚朴通腑泄热；麻子仁、杏仁、白蜜润肠通便；芍药养阴和营。

若津液已伤，可加生地、玄参、麦冬以滋阴生津；若肺热气逆，咳喘便秘者，可加瓜蒌仁、苏子、黄芩清肺降气以通便；若兼郁怒伤肝，易怒目赤者，加服更衣丸以清肝通便；若燥热不甚，或药后大便不爽者，可用青麟丸以通腑缓下，以免再秘；若兼痔疮、便血，可加槐花、地榆以清肠止血；若热势较盛，痞满燥实坚者，可用大承气汤急下存阴。

（2）气秘

1）主症：大便干结，或不甚干结，欲便不得出，或便而不爽，肠鸣矢气，腹中胀痛，嗳气频作，纳食减少，胸胁痞满，舌苔薄腻，脉弦。

2）证机概要：肝脾气滞，腑气不通。

3）治法：顺气导滞。

4）方药：六磨汤加减。本方有调肝理脾，通便导滞的作用，适用于气机郁滞，大肠传导失职之便秘。

5）常用药：木香调气；乌药顺气；沉香降气；大黄、槟榔、枳实破气行滞。

若腹部胀痛甚，可加厚朴、柴胡、莱菔子以助理气；若便秘腹痛，舌红苔黄，气郁化火，可加黄芩、栀子、龙胆草清肝泻火；若气逆呕吐者，可加半夏、陈皮、代赭石；若七情郁结，忧郁寡言者，加白芍、柴胡、合欢皮疏肝解郁；若跌仆损伤，腹部术后，便秘不通，属气滞血瘀者，可加红花、赤芍、桃仁等药活血化瘀。

3. 冷秘

1）主症；大便艰涩，腹痛拘急，胀满拒按，胁下偏痛，手足不温，呃逆呕吐，舌苔白腻，脉弦紧。

2）证机概要：阴寒内盛，凝滞胃肠。

3）治法：温里散寒，通便止痛。

4）方药：温脾汤合半硫丸加减。前方温中散寒，导滞通便，用于冷积便秘，腹痛喜温喜按者；后者温肾、祛寒、散结，适用于老年虚冷便秘，怯寒，四肢不温者。

5）常用药：附子温里散寒；大黄荡涤积滞；党参、干姜、甘草温中益气；当归、苁蓉养精血，润肠燥；乌药理气。

若便秘腹痛，可加枳实、厚朴、木香助泻下之力；若腹部冷痛，手足不温，加高良姜、小茴香增散寒之功。

2. 虚秘

（1）气虚秘

1）主症：大便并不干硬，虽有便意，但排便困难，用力努挣则汗出短气，便后乏力，面白神疲，肢倦懒言，舌淡苔白，脉弱。

证机概要：脾肺气虚，传送无力。

2）治法：益气润肠。

3）方药：黄芪汤加减。本方有补益脾肺，润肠通便的作用，适用于脾肺气虚，大肠传导无力，糟粕内停所致便秘。

4）常用药：黄芪补脾肺之气；麻仁、白蜜润肠通便；陈皮理气。

若乏力汗出者，可加白术、党参助补中益气；若排便困难，腹部坠胀者，可合用补中益气汤升提阳气；若气息低微，懒言少动者，可加用生脉散补肺益气；若肢倦腰酸者，可用大补元煎滋补肾气；若脘腹痞满，舌苔白腻者，可加白扁豆、生薏苡仁健脾祛湿；若脘胀纳少者，可加炒麦芽、砂仁以和胃消导。

（2）血虚秘

1）主症：大便干结，面色无华，头晕目眩，心悸气短，健忘，口唇色淡，舌淡苔白，脉细。

2）证机概要：血液亏虚，肠道失荣。

3）治法：养血润燥。

4）方药：润肠丸加减。本方有养血滋阴，润肠通便的作用，适用于阴血不足，大肠失于濡润之便秘。

5）常用药：当归、生地滋阴养血；麻仁、桃仁润肠通便；枳壳引气下行。

若面白，眩晕甚，加玄参、何首乌、枸杞子养血润肠；若手足心热，午后潮热者，可加知母、胡黄连等以清虚热；若阴血已复，便仍干燥，可用五仁丸润滑肠道。

（3）阴虚秘

1）主症：大便干结，如羊屎状，形体消瘦，头晕耳鸣，两颧红赤，心烦少眠，潮热盗汗，腰膝酸软，舌红少苔，脉细数。

2）证机概要：阴津不足，肠失濡润。

3）治法：滋阴通便。

4）方药：增液汤加减。本方有滋阴增液，润肠通便的作用，适用于阴津亏虚，肠道失濡之便秘。

5）常用药：玄参、麦冬、生地滋阴生津；油当归、石斛、沙参滋阴养血，润肠通便。

若口干面红，心烦盗汗者，可加芍药、玉竹助养阴之力；便秘干结如羊屎状，加火麻仁、柏子仁、瓜蒌仁增润肠之效；若胃阴不足，口干口渴者，可用益胃汤；若肾阴不足，腰膝酸软者，可用六味地黄丸；若阴亏燥结，热盛伤津者，可用增液承气汤增水行舟。

（4）阳虚秘

1）主症：大便干或不干，排出困难，小便清长，面色㿠白，四肢不温，腹中冷痛，或腰膝酸冷，舌淡苔白，脉沉迟。

2）证机概要：阳气虚衰，阴寒凝结。

3）治法：温阳通便。

4）方药：济川煎加减。本方有温补肾阳，润肠通便的作用，适用于阳气虚衰，阴寒内盛，积滞不行之便秘。

5）常用药：肉苁蓉、牛膝温补肾阳；附子、火麻仁润肠通便，温补脾阳；当归养血润肠；升麻、泽泻升清降浊；枳壳宽肠下气。

若寒凝气滞、腹痛较甚，加肉桂、木香温中行气止痛；胃气不和，恶心呕吐，可加半夏、砂仁和胃降逆。

三、其他疗法

1. 简验方

（1）生大黄6g，开水泡服。

（2）番泻叶3～6g，开水泡服，主治一般实证便秘。

（3）蜂蜜30g，凉开水冲服。

（4）生首乌30～60g，水煎服。

（5）草决明炒研粉，每次 5～10g，开水冲服。

（6）生大黄、麻油各 100g，同煎以浮起油面为度。去生地将油倾入大碗中，加白蜜两匙，调开水一碗，同油一起顿服。治老人津枯血燥之便秘，以及产后大便不通。

2. 针灸

（1）主穴。天枢、上巨虚、支沟、大肠俞。

（2）配穴。热结者配合谷、曲池；气滞者配中脘、行间；气血虚弱者配脾俞、胃俞；寒秘者灸神阙、气海。

四、预防与调摄

预防之法，首要在于消除病因。饮食上避免过度煎炒、酒类、辛辣，亦不可过食寒凉生冷，宜多食粗粮蔬菜，多饮水；生活起居避免久坐少动，宜多活动以流通气血；保持定时登厕；避免过度七情刺激，保持精神舒畅。便秘不可滥用泻药，因使用不当，反使便秘加重。

热病之后，由于进食甚少而不大便的，不必急以通便，只需扶养胃气，待饮食渐增，大便自能正常。

大便干硬，可用蜜煎导或甘油栓之类纳入肛中，使大便易于排出，以避免肛门损伤。身体极度虚弱，大便过于干硬，积于直肠，无力排出者，便前给服补气之药以防虚脱。对于便秘十数天，而且年老体弱者，尤其要注意细心护理，防止过度用力引起虚脱，并可指导患者做导引术。

五、病案选录

陈××，女，58 岁，1974 年 11 月 19 日初诊。

病史：大便秘结两个多月。患者精神欠佳，每十天至二周大便一次，粪便干结如丸，伴腹胀纳呆，曾服果导片，开始一片即效，以后逐渐加量，每次服五片方能通便，停药后便秘如故。脉沉而有力，苔薄白稍干。

辨证施治：阴虚液燥，肠道失于濡润，传化之职失常，而致肠燥便秘。治以滋阴养血，润肠通便之法。

处方：当归 21g，白芍 9g，生地 12g，火麻仁 15g，郁李仁 15g，肉苁蓉 15g，桃仁 9g，麦冬 12g，炒莱菔子 12g。水煎服。

二诊：服药两剂，大便得下，但仍较坚鞭，腹胀减轻。续服两剂。

三诊：患者共服六剂，大便变软，一二天一行，精神好，食欲增，腹不胀，仍遵原方去桃仁服之。

（高晓冉）

第八节　溃疡性结肠炎

溃疡性结肠炎（ulcerative colitis）又称慢性非特异性溃疡性结肠炎或特发性溃疡性结肠炎，简称溃结（UC），是一种病因不明的慢性非特异性炎症性肠病，病变主要限于直肠、结肠黏膜及黏膜下层，呈连续性非节段性分布，且以溃疡为主，直肠和远端结肠受累多见，也可向近端扩展，甚至遍及整个结肠。临床主要表现为腹痛、腹泻、黏液脓血便、里急后重。部分患者有发热、贫血、体重减轻等全身表现。发病可缓渐或突然发生，多数患者反复发作，病程呈慢性经过，发作期与缓解期交替。本病病因与发病机制尚未完全明确，目前的研究认为是由环境、遗传和免疫等因素相互作用所致，精神、感染、过敏等因素可能是发病的诱因。本病可发生于任何年龄，男女发病率无明显差异。国内尚缺乏对本病流行病学方面的系统调查，一般认为发病率较国外低，总体上人群发病率 2～10/10万。本病发病有种族差异，白人的发病率高于有色人种（约为 4：1），白人中的犹太人发病率较非犹太人高。据文献报道，发病年龄以 15～25 岁为多，也有认为 55～65 岁的发病率也高。

溃疡性结肠炎属于中医学"腹痛"、"泄泻"、"痢疾"、"肠风"、"脏毒"范畴。

一、病因病理

中医学认为，脾胃主管饮食的受纳、腐熟、消化与吸收；小肠则主管"分清别浊"，吸收精微物质；大肠功专"传导糟粕"，排出大便。溃结的病因为外感（风、湿、暑、热）之邪，或脾胃素虚，或饮食不节、饮食不洁，或思虑劳倦过度，或忧思恼怒，情志不遂，致湿邪蕴于大肠，气血与之相搏结，气机郁滞，肠道功能失职，脉络受损而发病。

（一）外邪侵袭

外邪主要有风、热、暑、湿，其中以湿最常见。感受湿邪，脾失健运，湿热或寒湿蕴于大肠，气血与之相搏结，肠道传导失司，脉络受损，气血凝滞，化腐成脓而痢下赤白；伤及气分，则为白痢；伤及血分，则为赤痢；气血俱伤，则为赤白痢。

（二）饮食不节

嗜食肥甘醇酒或辛辣之品，酿生湿热，湿热与气血相搏结，化为脓血；或素嗜生冷，中阳受损，湿从寒化，大肠气机受阻，气血与寒湿相搏，化为脓血，亦可致痢下赤白。

（三）七情内伤

情志不遂或忧思恼怒，肝失疏泄，气机郁结，横逆犯脾，大肠传导失司，气滞血瘀，化腐成脓，故腹痛，里急后重，便脓血；脾失健运，气机升降失常，大肠传导失司，故腹泻与便秘交替。

（四）脾肾素虚

先天禀赋不足或久病体虚，脾阳不足或肾阳亏虚不能温煦脾阳，以致脾肾阳虚，水谷清浊不分，下注大肠，故见大便溏薄甚至水样便，洞泄不止，缠绵难愈。

总之，溃结患者病位在脾胃与大小肠，与肾有关；脾虚湿胜是主要的病机；以脾虚、肾虚为本，湿、热、气滞、血瘀、寒等为标。发作期以标实为主或虚实相兼；缓解期则以本虚为主。溃结患者如以泄泻为主，久之则耗伤气阴，暴泻无度可成气阴两衰而最终成亡阴亡阳之变；如便脓血甚或利下鲜血，则可导致阴血亏虚，气随血脱成厥脱危候。

二、诊断

溃疡性结肠炎起病有缓有急，病情轻重不一，常表现为持续性或发作期与缓解期交替。

（一）临床表现

1. 症状

（1）消化道症状

1）腹泻：为本病主要症状。炎症刺激使肠蠕动增加，肠道对水钠吸收障碍，患者一般都有腹泻，腹泻次数取决于病变轻重和广泛程度。轻者每日 2 ~ 4 次，重者达每日 10 ~ 30 次，可致失水、电解质紊乱。粪质含黏液、脓血，也可只排黏液便和脓血而无粪质。大便带血多见，偶呈全血便。病变限于直肠时，表现为大便表面带血；病变广泛时，血混于粪便中。

2）腹痛：疼痛多位于左下腹或下腹，可涉及全腹，多为阵发性痉挛性绞痛，一般为轻至中度腹痛，轻型患者或缓解期可无腹痛或仅有腹部不适。重症患者并中毒性巨结肠或并发腹膜炎可有持续剧烈腹痛。腹痛呈疼痛 - 便意 - 缓解的规律。

3）里急后重：由于直肠炎症刺激所致，常有骶部不适。

4）其他：腹胀、食欲不振、恶心、呕吐等。

（2）全身症状：发热常提示溃疡性结肠炎急性发作或急性期，或伴有感染。多为低到中度发热。重症者可有高热、心率加速。病情进展、恶化者可出现衰弱、消瘦、贫血、水电解质紊乱、低蛋白血症、营养障碍。约 3% 患者表现为情绪不稳定，如抑郁、焦虑、失眠等。

（3）肠外表现：在本病较少见，约占 10%，可能与毒素、肠吸收障碍、衰弱、自身免疫有关。关节痛多见，多为一过性游走性关节痛，偶见强直性脊椎炎。另外可有结节性红斑、多形红斑、阿弗他口炎、皮下结节、坏疽性脓皮病、虹膜炎、眼色素层炎、脂肪肝、慢性活动性肝炎、坏死后性肝硬化、胆管周围炎、硬化性胆管炎、肾盂肾炎、尿石症、贫血等，儿童生长发育也可受影响。

2. 体征　左下腹或全腹压痛，伴肠鸣音亢进，可触及痉挛或增厚的降结肠或乙状结肠。重症或暴发型患者有发热、脉速、失水体征；结肠扩张者有明显腹胀，上腹明显膨隆，腹肌紧张，腹部压痛，反跳痛，肠鸣音减弱或消失。在轻型或缓解期患者可无阳性体征。直肠指检常有触痛，肛门括约肌常痉挛（但急性中毒症状较重者可松弛），可有指套染血。

（二）实验室检查

1. 血液检查

（1）血常规和血沉：由于失血、缺铁而贫血常见，多为小细胞低色素性贫血。急性期白细胞计数升高、血沉加速。血沉的加快常反映病变的活动性而不能反映病情的轻重。

（2）凝血功能：第 V、Ⅶ、Ⅷ 因子活性增加，纤维蛋白增加，血小板计数升高。由于血液呈高凝状态，血栓性栓塞常见，如肺栓塞等。

（3）血清蛋白电泳：血清蛋白降低，α_1、α_2 球蛋白升高。缓解期者如有 α_2 球蛋白增加，提示病情复发可能。γ 球蛋白下降提示预后不良。

（4）电解质：钠、钾、氯降低，腹泻明显者低钾尤为突出。

（5）C 反应蛋白（CRP）：C 反应蛋白可鉴别功能性与炎症性肠病，损伤 16 小时可先于其他蛋白质升高。在克罗恩病患者，CRP 较溃结患者高，提示两者有着不同的急性反应相。

2. 粪便检查　外观有脓血、黏液，镜下见大量红、白细胞、脓细胞、巨噬细胞。溶组织阿米巴滋养体、包囊、血吸虫卵及大便孵化、细菌培养（沙门菌、痢疾杆菌、空肠弯曲杆菌、需氧及厌氧菌）及真菌培养阴性。

3. X 线检查　钡灌肠可见多发性溃疡，表现为肠管管壁边缘呈毛刺状或锯齿形，肠腔内有小龛影或条形存钡区，黏膜皱襞粗大紊乱，可见肠腔内炎性息肉引起的颗粒状充盈缺损。早期可见肠壁痉挛，结肠袋形加深，在后期患者由于肠壁纤维组织增生，肠壁变硬，肠管缩短，肠腔变窄，呈铅管状，结肠袋形消失。在中毒性巨结肠患者结肠扩张，结肠袋消失。在重症或暴发型患者一般不作钡灌肠检查，以免加重病情或诱发中毒性结肠扩张。低张气钡双重造影有利于显示微小病变。全消化道钡餐有利于了解整个胃肠道情况。

4. 肠系膜上或肠系膜下动脉选择性血管造影　血管造影可使病变部位的细小血管显影，对溃结的诊断提供有力的帮助。典型表现可见肠壁动脉影像有中断、狭窄及扩张，静脉影像早期则显示高度浓染，而毛细血管像显示中度浓染。

5. 内镜检查　对诊断本病有重要价值，并可确定病变范围，摘除较大的炎性息肉。镜检可见病变呈连续性由远端向近端发展，黏膜弥漫性充血、水肿、血管模糊，黏膜粗糙呈细颗粒状，脆性增加，触之易出血，肠黏膜有多发性浅溃疡、糜烂、覆黄白色或血性渗出物，后期见炎性息肉、肠腔狭窄、肠壁增厚、僵直、结肠袋消失、癌变，黏膜较苍白，有萎缩斑片。急性期溃疡及慢性期息肉可同时存在。对急性期重症患者检查应慎重，以防肠穿孔。炎性息肉可有蒂或无蒂，色鲜红，或粉红、苍白，可见桥状形态形成。

（三）病理学检查有活动期与缓解期的不同表现。

1. 活动期

（1）固有膜内有弥漫性、慢性炎性细胞及中性粒细胞、嗜酸性粒细胞浸润。

（2）隐窝有急性炎性细胞浸润，尤其上皮细胞间有中性粒细胞浸润和隐窝炎，甚至形成隐窝脓肿，可有脓肿溃入固有膜。

（3）隐窝上皮增生，杯状细胞减少。

（4）可见黏膜表层糜烂、溃疡形成和肉芽组织增生。

2. 缓解期

（1）中性粒细胞消失，慢性炎性细胞减少。

（2）隐窝大小、形态不规则，排列紊乱。

（3）腺上皮与黏膜肌层间隙增宽。

（4）潘氏细胞化生。

根据以上临床表现及辅助检查，诊断本病一般不难。但一个完整的诊断应包括疾病的临床类型、严重程度、病情分期、病变范围和并发症。

临床类型：可分为初发型、慢性持续型、慢性复发型和急性暴发型。①初发型：指无既往史而首次发作；②慢性持续型：病情持续，间断出现急性发作，症状加重；③慢性复发型：临床最多见，发作与缓解交替出现；④急性暴发型：症状严重伴全身中毒性症状，可伴中毒性巨结肠、肠穿孔、脓毒血症等并发症。除暴发型外，各型可相互转化。

严重程度：可分为轻度、中度和重度。①轻度：患者腹泻 4 次/日以下，便血轻或无，无发热、脉搏加快或贫血，血沉正常；②中度：介于轻度和重度之间；③重度：腹泻 6 次/日以上，明显黏液血便，体温在 37.5℃以上，而脉搏在 90 次/分钟以上，至少 3~4 天；血红蛋白大于 75g/L，血沉大于 30mm/h，病变范围多为全结肠。

病情分期：可分为活动期和缓解期。

病变范围：分为直肠、直乙状结肠、左半结肠（脾曲以远）、广泛结肠（脾曲以近）、全结肠。

肠外表现及并发症：肠外可有关节、皮肤、眼部、肝胆等系统受累；并发症可有大出血、穿孔、中毒性巨结肠和癌变等。

2000 年成都全国炎症性肠病学术研讨会规范了本病的诊断标准；2007 年济南中华医学会第七次全国消化病学术会议对诊治规范作了修改，可资参考。

三、鉴别诊断

本病以腹痛、腹泻和黏液脓血便为主要表现，应该与慢性细菌性痢疾、阿米巴痢疾、慢性血吸虫病、肠结核等感染性肠炎和缺血性肠病、放射性肠炎等非感染性肠炎以及大肠癌、肠易激综合征等疾病相鉴别。

（一）克罗恩病

腹痛呈持续性，疼痛程度较溃结重，常位于右下腹或脐周，排便后缓解，发热较溃疡性结肠炎常见，大便一般无黏液及脓血，里急后重少见，腹块常见（而溃结一般无腹块）。常累及回肠末段和临近结肠，偶见累及食管及胃。病变不连续，呈节段性分布，肠腔狭窄和瘘管较多见，容易形成瘘管是本病的一个特点。内镜下黏膜呈卵石样，有较深的沟槽样溃疡，黏膜脆性不增加。病变累及肌层，呈全壁性，可见肉芽肿形成，肠腺隐窝脓肿少见。癌变较溃结少见。

（二）阿米巴病

阿米巴性肠病多累及右侧结肠，溃疡孤立而分散，较深，边缘潜行，溃疡间可见正常黏膜，粪便阿米巴滋养体或包囊阳性，抗阿米巴治疗有效。急性期者内镜表现酷似溃疡性结肠炎，易误诊。

（三）细菌性痢疾

多有急性菌痢史，大便痢疾杆菌培养阳性。抗菌治疗有效。

（四）血吸虫病

有疫水接触史。肝脾肿大，粪便虫卵阳性，孵化毛蚴阳性。内镜下直肠黏膜见黄褐色颗粒（急性期），黏膜活检可见虫卵。血嗜酸细胞增高，抗血吸虫治疗有效。

（五）肠易激综合征

轻症溃疡性结肠炎患者易被误诊为肠易激综合征。肠易激综合征患者粪便有黏液但无脓血，镜下仅有少量白细胞。内镜、X 线仅见肠激惹征象，无炎症性改变。患者往往伴有神经症症状。

（六）结肠癌

发病年龄较溃疡性结肠炎者大，多在中年以后。X 线可见病变部位黏膜破坏、充盈缺损、肠壁僵硬、肠腔变窄，直肠指检可触及肿块；内镜检查和病理活检有助于诊断。应警惕溃疡性结肠炎合并癌变者。

（七）缺血性结肠炎

一般发生在年龄较大者，发病急，病程短，一般不累及直肠（由于直肠侧支循环较多），钡灌肠可见指压痕征、假性肿瘤、肠壁锯齿状改变及肠管纺锤状狭窄。内镜下可见黏膜下出血造成的黯紫色隆起、黏膜的剥离出血及溃疡等，与正常黏膜有明显分界。

四、并发症

（一）中毒性巨结肠

本病严重并发症之一，发生率约2%，死亡率高达20%～30%，国内较少见。多发生在暴发型或重症患者。由于溃疡深而广泛，可累及全结肠，深达肌层，甚至结肠全受累，肠壁血管及肠肌神经丛受损害，结肠张力减弱或消失，肠内容物及积聚的气体使结肠急性扩张，扩张的压力使肠内容物、细菌经溃疡进入肠壁和血流，造成毒血症、脓毒血症，又使结肠进一步扩张。临床表现为肠管高度扩张，腹部明显胀气，以横结肠扩张最显著。患者病情急剧变化，毒血症状明显，有高热、脱水、脉速、电解质紊乱、腹部膨隆、压痛、肠鸣音消失，白细胞计数显著升高。在结肠扩张基础上容易发生肠穿孔、腹膜炎。

（二）直肠、结肠癌

国外报告本病有5%的癌变率，国内发病率较低。癌变趋势与病程长短、病情轻重、病变范围有关。主要发生在重症患者，病变累及全结肠或病程漫长者。故对病程长者要注意癌变可能。有人曾经统计，全结肠炎患者及病期超过10年者，发生结肠癌的危险性比普通人群高10～20倍。

（三）下消化道出血

发生率小于5%。在短时间内大量肠出血，并迅速出现脉搏加快、血压下降、贫血等。

（四）肠穿孔

多发生在中毒性巨结肠患者，也可见于重型患者。穿孔多位于左半结肠。

（五）结肠狭窄、肠梗阻

溃疡修复时形成大量瘢痕，致肠腔狭窄，炎性息肉也可阻塞肠腔致肠腔狭窄，严重时发生肠梗阻。多发生在病程长、病变广泛的患者，左半结肠、乙状结肠、直肠狭窄多见。

五、临证要点

中医认为本病病位在脾胃与大小肠，与肝、肾密切相关，治疗上多从调理脾胃、肝、肾、大小肠等方面着手，辨证施治。

本病临床以正虚邪恋、虚实夹杂证多见，治疗总体以扶正祛邪、标本兼顾为原则，同时应注意分清虚实、寒热、标本、缓急。一般初期或急性发作期，病以标实为主，多为湿热蕴结，气机阻滞，治宜重祛邪，以清热燥湿、行气调血为主；慢性期或恢复期，多为脾肾亏虚或肝脾不调，治宜补益脾肾、固肠止泻，或抑肝扶脾。

溃疡性结肠炎的治疗应当内外并重，内治应注重调气通滞，配伍风药，外治强调生肌敛疡，行局部治疗，使药物直达病所。

六、辨证施治

（一）湿热蕴结

主症：腹痛，泻下脓血黏液，里急后重，肛门灼热，口干，小便短赤或有发热，舌红，苔黄腻，脉滑数。

治法：清热燥湿，调气和血。

方药：芍药汤加减。

白芍24g，黄芩12g，黄连9g，当归9g，木香10g（后下），大黄9g，槟榔10g，苦参9g，白花蛇舌草30g。

此证型多见于本病的急性发作期（包括初发型、复发型和暴发型）。病机为湿热积滞，蕴结大肠，气血阻滞，传导失司。治疗以清热燥湿为主，兼调气和血行滞。方中选白芍调和气血为君，当归和白芍补血和血；白花蛇舌草、黄芩、黄连苦寒燥湿清热，厚肠胃而止泄泻；大黄助黄芩、黄连泻火燥湿，通因通用；木香、槟榔行气导滞，破坚消积调节其气；白花蛇舌草、苦参清热燥湿止痢。若大便脓血较多，加紫珠草15g、地榆15g清热解毒化湿；大便白冻黏液较多加苍术9g、薏苡仁20g化湿燥湿；腹痛较甚加延胡索15g、乌药12g、枳实15g理气止痛；身热加葛根24g解肌退热。

（二）肝脾不调

主症：腹痛肠鸣，泻后痛缓，大便夹黏液或脓血，暧气纳少，胸胁胀闷，急躁易怒，病情每因情绪波动而变化，舌淡红，苔薄白，脉弦。

治法：抑肝扶脾。

方药：痛泻要方加减。

白芍20g，白术20g，陈皮10g，防风10g，郁金12g，木香9g（后下），甘草10g。

本证多见于慢性轻症病者。系肝脾失调，气滞湿阻，肠失传化所致。治宜疏肝理脾，行气导滞。方中白术健脾燥湿，配白芍调肝缓急止痛；陈皮芳香化湿和中，助白术健脾燥湿；防风助白术、白芍散肝舒脾；木香、郁金调理肠道气机；甘草加白芍加强缓急止痛之效。七药相配，补中寓疏，泻肝补脾，调和气机。若排便不畅，矢气频繁者，加枳实18g、槟榔12g理气导滞；腹痛隐隐，大便溏薄，倦怠乏力者，加党参15g、茯苓15g、炒扁豆20g健脾化湿；胸胁胀痛加柴胡9g、香附9g、素馨花9g疏肝理气；夹有黄白色黏液者，加黄连9g、白花蛇舌草24g清肠解毒利湿。

（三）脾胃虚弱

主症：大便溏薄，夹有不消化食物，稍进油腻或劳累后加重，食后腹胀，不思饮食，神疲乏力，面色萎黄，消瘦，舌淡薄白，脉细弱。

治法：益气健脾化湿。

方药：参苓白术散加减。

党参15g，黄芪15g，炒白术12g，茯苓10g，炒扁豆15g，莲子肉10g，木香10g（后下），薏苡仁18g，葛根18g，桔梗12g，炙甘草6g。

此证多见于慢性或缓解期病者。为脾气虚弱，运化失职，湿滞内恋，大肠传导失司。治宜益气健脾化湿。方中党参、黄芪、炒白术、炙甘草益气健脾；加扁豆、薏苡仁、莲子肉补脾渗湿止泻；砂仁行气化湿醒脾；茯苓健脾渗湿；木香理气行气，调整胃肠道功能；葛根升发脾胃清阳之气而止泻；桔梗开宣肺气，借肺之布津而养全身。全方补中有行，行中有止，清浊各行其道。若大便夹不消化食物者加神曲 15g、藿香 9g 化湿消滞；腹痛怕凉喜暖加炮姜 9g，寒甚加附子 12g 温补脾肾；久泻气虚下陷加黄芪 30g、升麻 6g、柴胡 12g 升阳举陷；久泻不止加赤石脂 15g、石榴皮 15g、乌梅 3 枚、诃子 9g、炒山楂 12g 涩肠止泻。

（四）脾肾阳虚

主症：大便清稀，完谷不化，甚则滑脱不禁，或五更肠鸣腹痛，泻后痛减，腹痛喜暖喜按，食少神疲，腰酸肢冷，舌淡，苔薄白，脉沉细。

治法：温补脾肾，固涩止泻。

方药：附子理中汤合四神丸加减。

制附子 10g，干姜 6g，党参 15g，补骨脂 15g，吴茱萸 5g，肉豆蔻 9g，五味子 10g，黄芪 15g，石榴皮 15g，炙甘草 6g，大枣 12g。

此证见于素体脾肾阳虚或久病迁延不愈者。此为脾肾阳虚，寒湿内生，甚或命门火衰，胃关不固。治宜温脾肾，祛寒湿，收敛肠气。方中干姜、附子温补脾肾；补骨脂善补命门之火；党参、黄芪、炙甘草益气健脾；吴茱萸温中散寒；肉豆蔻温脾暖胃，涩肠止泻；大枣补脾养胃；五味子、石榴皮酸敛固涩，使命门火旺，脾得健运，大肠得以固涩。若腹痛甚加白芍 30g 缓急止痛；小腹胀满加乌药 15g、小茴香 6g、枳实 15g 理气除满；大便滑脱不禁加赤石脂 15g、诃子 6g 涩肠止泻。

（五）气滞血瘀

主症：肠鸣腹胀，腹痛拒按，痛有定处，泻下不爽，嗳气少食，面色晦黯，腹部或有痞块，肌肤甲错，舌质紫黯，或有瘀斑瘀点，脉涩或弦。

治法：行气活血，佐以健脾益气。

方药：膈下逐瘀汤加减。

当归 15g，赤芍 10g，红花 6g，五灵脂 6g，乌药 10g，小茴香 6g，郁金 12g，黄芪 15g，香附 10g，枳壳 15g，甘草 6g。

此证多见于慢性病者。此为病邪阻滞气血，肠络失和，气血壅滞所致。治宜行气活血，佐以健脾益气。方中当归、赤芍、红花、五灵脂活血祛瘀生新；乌药、郁金、香附理气止痛；枳壳开胸行气，使气行则血行；黄芪健脾益气；小茴香暖肝；甘草调和诸药，共奏理气活血、健脾益气之功。若腹满痞胀甚者加枳实 18g、厚朴 9g 以行气宽中；痞块坚硬加穿山甲 15g（先煎）、三棱 15g 通瘀软坚；腹痛甚加三七末 3g（冲）、白芍 30g 以理气活血缓急止痛；晨泻明显加肉桂 1.5g（焗服）以温肾阳；伴有黏液，偏白为主加苍术 9g 健脾燥湿，偏黄为主加黄连 9g、白花蛇舌草 30g 清肠解毒。

（六）阴血亏虚

主症：久泻不止，便下脓血，腹中隐痛，午后低热，头晕目眩，失眠盗汗，心烦易怒，消瘦乏力，舌红少苔，脉细数。

治法：滋阴养血，清热化湿。

方药：驻车丸加减。

阿胶 15g（烊化），当归 9g，黄连 12g，炮姜 6g，火炭母 30g，木香 12g（后下），怀山药15g，甘草6g。

此证见于慢性或久病患者。此为久泻脾虚，损伤脾胃阴血，湿滞胃肠气机。治宜滋阴养血，清热化湿。方中阿胶养阴补血，当归和血，用炮姜引之入阴，而复其阴血；黄连清热燥湿，制炮姜之温燥，且黄连之苦，得炮姜之辛，一升一降，邪自不留，阴自可复；山药养脾阴；火炭母则助黄连清热燥湿；木香调理气机；甘草调和诸药。若虚坐努责加诃子6g、石榴皮15g收涩固脱；五心烦热加银柴胡12g、鳖甲20g（先煎）、青蒿9g（后下）清虚热；便下赤白黏冻加白花蛇舌草30g、秦皮15g清化湿热。

七、西医治疗

溃疡性结肠炎是一种以大肠黏膜和黏膜下层炎症为特点的病因不明的慢性炎症性疾病。由于本病病因及发病机制尚未阐明，目前尚无根治疗法。内科治疗的目的是：活动期控制病情进展，缓解病情，防止并发症；缓解期主要是防止复发，监测癌变。本病无论其临床类型、严重程度、病变范围及病态分期如何，内科治疗总是首选的。

（一）基础疗法

1. 饮食与营养　目的是使患者肠道得以充分休息，同时避免发生营养不良。

轻中度患者应给以易消化、少纤维、富含营养的食物，鉴于国人乳糖酶缺乏者较多，应尽量避免进食牛奶及乳制品。

暴发型或重症患者应采取完全性肠道休息疗法或经口摄食完全性要素疗法。减少经口摄入可使腹泻和腹痛得以缓解、肠道内细菌数量下降、受损黏膜的修复功能增强。通常采用要素饮食、半要素饮食和限定化学成分的非要素配方饮食，乃至全胃肠道外营养疗法（TPN）。营养疗法对溃结的治疗作用机制尚不清楚，可能与①要素饮食对肠道刺激甚微，禁食则消除饮食刺激，使肠道得以休息；②营养的加强有利于溃疡的修复；③免疫作用的调节。

2. 心理治疗　与精神障碍相关的自主神经功能失调，可引发消化道运动功能亢进、平滑肌痉挛、血管收缩、组织缺血、毛细血管通透性增高等病理改变，最终导致肠壁炎症及溃疡形成。临床所见有些患者伴有焦虑、紧张、多疑及自主神经功能紊乱表现，而采用精神心理疗法可收到一定效果。精神过度紧张者可适当给予镇静剂。

3. 对症治疗

（1）腹痛或腹泻明显者，可给予少量阿托品、溴丙胺太林之类药物，要注意大剂量有引起中毒性结肠扩张的危险。十六角蒙脱石1.5~3g，每日2~3次口服或采用针灸疗法可减轻腹泻。

（2）重症或久病患者常有贫血、失水、营养不良等，应酌情输血、补液及全身性支持治疗。口服铁剂难以吸收可行肌内注射。毒血症严重时尤应注意水电解质平衡，低钾血症并发率高要及时纠正。多种维生素补充有利于病变恢复，改善全身状况。应用蛋白合成激素能改善一般状况，提高食欲，促进溃疡愈合。

（3）长期服用氨基水杨酸类、抗生素及免疫抑制剂，易致菌群失调，甚至发生难辨梭状芽孢杆菌性肠炎（伪膜性肠炎）、真菌性肠炎，可选用生态制剂进行调整。

（4）恢复期和缓解期复发加重的诱因有精神应激、妊娠、过劳、上呼吸道感染及饮食刺激等，应使患者充分了解，并时刻预防。

（二）药物治疗

1. 活动期的治疗

（1）轻度溃疡性结肠炎的处理：可选用柳氮磺胺吡啶（SASP）制剂，每日 3~4g，分次口服；或用相当剂量 5-氨基水杨酸（5-ASA）制剂。SASP 1g 相当于美沙拉嗪 0.4g，巴沙拉嗪 1g 相当于美沙拉嗪 0.36g，奥沙拉嗪 1g 相当于美沙拉嗪 1g。病变分布于远段结肠者可酌用 SASP 或 5-ASA 栓剂 0.5~1g，每日 2 次；5-ASA 灌肠液 1~2g 或氢化可的松琥珀酸钠盐灌肠液 100~200mg，每晚 1 次保留灌肠；有条件者用布地奈德 2mg 保留灌肠，每晚 1 次；亦可用中药保留灌肠。

（2）中度溃疡性结肠炎的处理：可用上述剂量水杨酸类制剂治疗，反应不佳者适当加量或改口服皮质类固醇激素，常用泼尼松 30~40mg/d，分次口服。

（3）重度溃疡性结肠炎的处理：重度溃疡性结肠炎一般病变范围较广，病情发展变化较快，须及时处理，足量给药，治疗方法如下：①如患者未曾用过口服糖皮质激素，可口服泼尼松或泼尼松龙 40~60mg/d，观察 7~10 天，亦可直接静脉给药；已使用糖皮质激素者，应静脉滴注氢化可的松 300mg/d 或甲基泼尼松龙 48mg/d。②肠外应用广谱抗生素控制肠道继发感染，如硝基咪唑、喹诺酮类制剂、氨苄西林及头孢类抗生素等。③患者应卧床休息，适当输液，补充电解质，以防水盐平衡紊乱。④便血量大、Hb<90g/L 和持续出血不止者应考虑输血。⑤营养不良、病情较重者可用要素饮食，病情严重者应予肠外营养。⑥静脉糖皮质激素使用 7~10 天后无效者可考虑环孢菌素静滴 2~4mg/（kg·d）；由于药物的免疫抑制作用、肾脏毒性作用及其他不良反应，应严格监测血药浓度。因此，基于对医院监测条件的综合考虑，主张该方法在少数医学中心使用；顽固性 UC 亦可考虑其他免疫抑制剂，如硫唑嘌呤（Aza）、6-巯基嘌呤（6-MP）等，剂量和用法参考药典和教科书。⑦上述治疗无效者在条件允许单位可采用白细胞洗脱疗法。⑧如上述药物疗效不佳，应及时内、外科会诊，确定结肠切除手术的时机与方式。⑨慎用解痉剂及止泻剂，以避免诱发中毒性巨结肠。⑩密切监测患者生命体征和腹部体征变化，尽早发现和处理并发症。

2. 缓解期的治疗　除初发病例、轻症远段结肠炎患者症状完全缓解后可停药观察外，所有患者完全缓解后均应继续维持治疗。维持治疗的时间尚无定论，诱导缓解后 6 个月内复发者应维持治疗。业已公认糖皮质激素者无维持治疗效果，在症状缓解后逐渐减量，过渡至用 5-ASA 维持治疗。SASP 的维持治疗剂量一般为控制复发之半，多用 2~3g/d，并同时口服叶酸。亦可用与诱导缓解相当剂量的 5-ASA 类药物。6-MP 或 Aza 等用于上述药物不能维持或对糖皮质激素依赖者。

3. 其他治疗　5-ASA 与免疫抑制剂均无效者，应考虑新型生物治疗剂，如抗肿瘤坏死因子-α（TNF-α）单克隆抗体（商品名：英夫利昔）。亦可用益生菌维持治疗。治疗中应注重对患者的教育，以提高治疗依从性、早期识别疾病发作与定期随访。

（三）外科手术治疗

1. 绝对指征　大出血、穿孔、明确的或高度怀疑癌肿以及组织学检查重度异型增生或肿块性损害中出现轻中度异型增生。

2. 相对指征　重度溃疡性结肠炎伴中毒性巨结肠、静脉用药无效者；内科治疗症状顽固、体能下降、对糖皮质激素抵抗或依赖的顽固性病例，替换治疗无效者；溃疡性结肠炎合并坏疽性脓皮病、溶血性贫血等肠外并发症者。

（四）癌变的监测

对病程 8～10 年以上的广泛性结肠炎、全结肠炎和病程 30～40 年以上的左半结肠炎、直乙结肠炎患者，UC 合并原发性硬化性胆管炎者，应行监测性结肠镜检查，至少 2 年 1 次，并作多部位活检。对组织学检查发现有异型增生者，更应密切随访，如为重度异型增生，一经确认即行手术治疗。

八、饮食调护

（一）膳食原则

（1）溃疡性结肠炎的治疗，根据虚实、寒热、久暂而定，饮食治疗亦应遵循这一原则。本病初起或反复发作较重之时，多属湿热俱重，呈实象，应以消导清热化湿为主，食性当偏凉；久病便次不甚多而呈虚寒象者，则以补益为主，食性宜偏温；便次较多时，亦可酌用酸涩收敛之食物以助止泻。

（2）本病无论虚实，脾胃均有损伤，食疗以扶正为主，参以祛邪，尤须注意进食不当或饮食不节更伤脾胃。

（3）饮食以柔软、易消化、营养丰富、有足够热量为原则，宜少食多餐，并补充足量维生素。生冷、肥厚、黏腻、刺激之品，损伤脾胃，均属不宜，牛奶过敏者慎食牛乳及乳类制品。在平时无高热、呕吐等情况时，宜多食以下食品：荞麦、芋芳、刀豆、荠菜、香椿、刺苋菜、马齿苋、萝卜、冬瓜、山楂、无花果、石榴、向日葵、藕菱、山药、鲫鱼、鸡蛋、龟肉、猪肝、莲子、绿茶等食品。

（二）常用食疗方法举例

（1）陈皮椒姜焖竹丝鸡：竹丝雄鸡一只去毛及内脏，陈皮 3g，高良姜 3g，胡椒 6g，草果 2 个，全部用料用葱、醋、酱油和匀，放入锅内，加少量水，文火焖熟，调味。功效：补虚温中，健脾开胃，适于溃结属寒湿阻滞，出现脘腹胀满、腹泻、口干不欲饮者。

（2）黄精党参蒸鸡：嫩母鸡一只去毛及内脏，黄精 30g，党参 30g，怀山药 30g，生姜、葱花各适量，将调好味之鸡块及上药放入锅内，隔水蒸熟，随量食用。功效：益气补虚，健脾开胃，适用于溃结属脾胃虚弱，症见体弱、纳呆、腹胀、腹泻患者。

（3）豆蔻蒸竹丝鸡：竹丝母鸡一只去毛及内脏，草豆蔻 15g，草果 6g，将草豆蔻、草果烧灰存性掺入鸡腹内，加盐涂匀，缝好鸡腹，隔水蒸熟，随量食用。功效：补虚益气，健脾止泻，适用于溃结属脾虚寒湿内阻，症见脘腹冷痛，大便滑泻或恶心呕吐者。

（4）莲子芡实粥：莲子 30g，芡实 30g，粳米 60g，文火煮成粥，随量食用。功效：健脾止泻，适于溃结症见纳呆，大便溏烂或水泻者。

（5）山药鸡内金粥：怀山药 30g，鸡内金 10g，粟米 120g，文火煮成粥。功效：补中益气，祛湿，适用于溃结属脾虚有湿，症见腹泻，脱肛或水肿者。

（6）芪枣黄鳝汤：黄芪 50g，黄鳝 500g，生姜 5 片，红枣 5 个，少量酒，武火煮沸后，文火煲一小时，调味供用。功效：补益气血，适用于溃结反复不愈，气血两虚见久泻，头晕，肢麻无力者。

（7）怀山芡实老鸽汤：老鸽 2 只，瘦猪肉 500g，怀山药 100g，芡实 50g，桂圆肉 25g，生姜 4 片加清水，武火煮沸后改文火煲 3 小时，调味食用。功效：补气健脾，适用于溃结属于脾胃气虚而症见纳呆、便溏、肢肿者。

（裴海玲）

第九节　食管癌

一、概述

食管癌是发生于食管上皮的恶性肿瘤，食管癌是常见的肿瘤之一，占消化道肿瘤的第二位，也是严重威胁人民健康与生命的疾病之一。我国每年约有 20.9 万人死于食管癌。我国食管癌的发病有明显的区域性，以河南林县以及河北山西交界地区发病率较高。其中鳞状细胞癌最多，腺癌次之，未分化癌少见。发病最多在 40 岁以上，60～70 岁者最多，男性多于女性。本病早期无明显症状，少数患者只有胸骨后痛。进食偶有哽咽感，易被患者和医务人员疏忽。当有明显吞咽困难，呛吐黏液，进行性消瘦时已属于中晚期阶段，疗效与预后均很差。

食管癌与中医的"噎膈"病证状相似，故历来多按噎膈病辨证论治。

二、病因病理

食管癌的发生常因于情志变化，忧思伤脾。脾伤则津液不得输布，遂聚而为痰，肝郁气滞，气结生痰，气滞痰凝而成瘀血，以致痰、气、瘀互结食管。还有脾虚造成津液失充，而阴虚，气郁化火，痰阻郁热，阴虚火旺则内热日盛，津液日耗。食管无津液上乘濡养，此为膈证之内因。《黄帝内经》所说的"三阳结，谓之膈"即是此意。过于辛辣热饮或饮酒过度，痰热内生，损伤食管，壅塞气机。最终痰、气、瘀内阻积而成瘤。阻塞食管而成噎膈。现代研究认为亚硝胺类化合物是公认的强致癌物，从膳食中摄入亚硝胺的量与食管癌的发病率成正比。而酸菜、腌制和发霉食物均含有亚硝胺类化合物和真菌毒素，如喜欢吃酸菜、腌制食物的河北、河南、山西部分地区，食管癌尤其高发。由于长期嗜食过于辛辣、偏硬、过热和制作粗糙的食物，进食过快，饮烈酒，吃大量胡椒，咀嚼槟榔或烟丝，这些对食管黏膜的慢性刺激，在不断的损伤—修复过程中，也容易引起癌变。

三、诊断

对年龄 40 岁以上，有吞咽不适和（或）异物感，尤其是进行性吞咽困难者，应想到本病之可能性，必须作进一步的检查。

（一）临床表现

（1）食管癌的早期表现常被忽略。早期诊断具有意义的是：进食时胸骨后痛、心窝部烧灼或针刺状不适感。食管内异物感，进食时食管内停滞感，呃逆及吞咽疼痛等均应该考虑有食管癌的可能，应进一步检查。

（2）中期症状：其表现为持续性、进行性吞咽困难，开始吃干食受阻，以后出现半流食，或流食下咽困难。可伴体重下降、消瘦等。

（3）晚期表现：病情严重，患者进行性消瘦，呈恶病质，同时可有发热、胸痛、呕血

· 281 ·

或便血等表现，并可触及锁骨上肿大淋巴结。

（二）X 线钡餐造影

目前仍为食管癌重要诊断方法之一。早期表现为食管黏膜的细微改变，小的溃疡龛影以及不太明显而恒定存在的充盈缺损。晚期病例 X 线所见明确，包括软组织影、黏膜破坏、溃疡、龛影、充盈缺损、食管通道扭曲狭窄、管壁僵硬、下段食管癌可侵及胃底大小弯。

（三）食管脱落细胞学检查

食管脱落细胞学检查方法简便，受检者痛苦小，假阳性率低，实践证明是在高发区进行大面积普查的最切实可行的方法，总的阳性检出率可达 90% 左右。脱落细胞学检查在晚期病例中阳性率反而有所下降。这是由于狭窄重，网套通不过肿瘤生长段而致。值得注意的是，脱落细胞学检查的禁忌证为高血压、食管静脉曲张、严重的心脏以及肺部疾病。

（四）纤维食管镜检

纤维食管镜检是食管癌诊断中最重要的手段之一，对于食管癌的定性定位，以及手术方案的选择有重要的作用。可以看到肿瘤的位置、大小、性状，可以取肿瘤组织进行病理分析。食管癌内镜下表现为局部黏膜增粗、增厚、表面糜烂，组织脆弱易出血，或有溃疡。

（五）胸部 CT 及 PET–CT 检查

胸部 CT 及 PET–CT 在诊治食管癌中对分期和预后的估计均有帮助，能判断食管周围淋巴结转移状况。

（六）内镜超声检查

近年来食管内镜超声检查（EUS）逐渐应用于临床。内镜超声其发生系统通过充水囊而工作，正常情况下第一层黏膜是回声发生的，第二层黏膜肌层是暗区，第三层黏膜下有回声。

四、鉴别诊断

（一）食管良性狭窄

可由误吞腐蚀剂、食管灼伤、异物损伤、慢性溃疡等引起的瘢痕所致。病程较长，咽下困难，发展至一定程度即不再加重。经详细询问病史和 X 线钡餐检查或胃镜检查可以鉴别。

（二）食管良性肿瘤

主要为少见的平滑肌瘤，病程较长，咽下困难多间歇性。X 线钡餐检查可显示食管有圆形、卵圆形或分叶状的充盈缺损，边缘整齐，周围黏膜正常。

（三）癔症

多见于青年女性，时有咽部异物感，进食时消失，常由精神因素诱发。本症并无器质性的食管病变，不难与食管癌鉴别。

（四）缺铁性假膜性食管炎

多为女性，除咽下困难外，尚可有小细胞低色素性贫血、舌炎、胃酸缺乏和反甲等表现。

（五）食管周围器官病变

如纵隔的肿瘤、主动脉瘤、甲状腺肿大、心脏增大等。除纵隔肿瘤侵入食管外，X线钡餐检查可显示食管有外压迹，黏膜光滑正常。

（六）功能性吞咽困难

常有异物感、梗塞感和吞咽困难。但是通过X线钡透及食管镜检查，未发现器质性病灶。

五、并发症

食管癌的并发症多见于晚期患者。

（一）恶病质

在晚期病例，由于咽下困难与日俱增，造成长期饥饿导致负氮平衡和体重减轻，对食管癌切除术后的并发症的发生率和手术死亡率有直接影响。实际上每1例有梗阻症状的晚期食管癌患者因其经口进食发生困难，都有程度不同的脱水和体液总量减少。患者出现恶病质和明显失水，表现为高度消瘦、无力、皮肤松弛而干燥，呈衰竭状态。

（二）出血或呕血

一部分食管癌患者有呕吐，个别食管癌患者因肿瘤侵袭大血管有呕血，偶有大出血。据吴英恺和黄国俊（1974）报道，一组841例食管癌和贲门癌患者中，24例（2.8%）有呕血，血液来自食管癌的癌性溃疡、肿瘤侵蚀肺或胸内的大血管。呕血一般为晚期食管癌患者的临床症状。

（三）器官转移

若有肺、肝、脑等重要脏器转移，可能出现呼吸困难、黄疸、腹水、昏迷等相应脏器的特有症状。食管癌患者若发生食管气管瘘、锁骨上淋巴结转移及其他脏器的转移、喉返神经麻痹以及恶病质者，都属于晚期食管癌。

（四）交感神经节受压

癌肿压迫交感神经节，则产生交感神经麻痹症（Homer综合征）。

（五）水、电解质紊乱

因下咽困难，这类患者有发生严重的低钾血症与肌无力的倾向。正常人每天分泌唾液约1~2L，其中的无机物包括钠、钾、钙及氯等。唾液中钾的浓度高于任何其他胃肠道分泌物中的钾浓度，一般为20mmol/L。因此，食管癌患者因下咽困难而不能吞咽唾液时，可以出现显著的低钾血症。有些鳞状细胞癌可以影响甲状旁腺激素而引起高血钙症，即使患者在无骨转移的情况下同样可以有高钙血症。术前无骨转移的食管癌患者有高血钙症，往往是提示预后不良的一种征象。

（六）吸入性肺炎

由于食管梗阻引起的吸入性肺炎，患者可有发热与全身性中毒症状。

（七）癌转移所引起的并发症

如癌细胞侵犯喉返神经造成声带麻痹和声音嘶哑；肿瘤压迫和侵犯气管、支气管引起的气急和刺激性干咳；侵犯膈神经，引起膈肌麻痹；侵犯迷走神经，使心率加快；侵犯臂丛神经，引起臂酸、疼痛、感觉异常；压迫上腔静脉，引起上腔静脉压迫综合征；肝、肺、脑等重要脏器癌转移，可引起黄疸、腹水、肝功能衰竭、呼吸困难、昏迷等并发症。

（八）食管穿孔

晚期食管癌，尤其是溃疡型食管癌，因肿瘤局部侵蚀和严重溃烂而引起穿孔。因穿孔部位和邻近器官不同而出现不同的症状；穿通气管引起食管气管瘘，出现饮食时呛咳，尤其在进流质饮食时症状明显；穿入纵隔可引起纵隔炎，发生胸闷、胸痛、咳嗽、发热、心率加快和白细胞升高等；穿入肺引起肺脓疡，出现高热、咳嗽、咯脓痰等；穿通主动脉，引起食管主动脉瘘，可引起大出血而导致死亡。

（九）其他

据文献报道，有的食管鳞状细胞癌患者有肥大性骨关节病，有的隐性食管癌患者合并有皮肌炎，还有个别食管腔有梗阻的患者发生"吞咽晕厥"（swallow syncope），可能是一种迷走神经介质反应。

六、临证要点

气机郁滞、痰湿内阻、瘀血停留是本病实证阶段的主要病机。三者交阻为患，故疏肝解郁、理气化痰、活血祛瘀为攻实邪的基本法则；而阴虚内耗、气血亏损则是虚证阶段的常见病机，故养阴生津、补益气血、扶助正气为治疗原则。大凡治法，体质较好，病程较短者，以攻邪为主，佐以扶正。病程已久，体质虚弱者，以扶正为主。兼顾攻邪；介乎两者之间，虚实之证并现者，原则上是攻补兼施，但所用药物如何调配组合及其主辅关系，应该视具体证情灵活掌握。

抑癌消瘤是治疗食管癌的最终目标，尽管难度很大，但须勇于探索，根据有关资料和笔者的临床体验，着眼局部，重视整体不失为具有可行性的基本路子。既要看到癌性病灶吞噬食管这一症结所在，又要注意气血津液、肝肾脾胃等在本病发生发展过程中所起的重要作用。因此治疗一定要着力寻觅抑制癌瘤生长、铲除病灶的有效方药。同时，也要采取积极有效的措施充分调动机体的抗病能力。笔者认为在辨证论治的原则指导下，注意养胃生津、调肝通络、化痰软坚等法的选择使用，是值得深入研究探讨的思路。

七、辨证施治

（一）痰气互阻

主症：时感咽部不适，嗳气不舒，食入不畅，吞咽不顺，胸胁苦闷，两肋窜痛，或胸骨后郁闷疼痛，头晕目眩。舌质淡红，苔薄白，脉弦细。

治法：开郁降气，化痰散结。

处方：用启膈散合旋覆代赭汤加减。

沙参30g，茯苓15g，代赭石30～60g，浙贝母10～15g，法半夏10g，青陈皮各6g，郁金10g，荷叶蒂6g，全瓜蒌30～50g，杵头糠30g，砂仁6g。

本证型由于痰气交结，阻于食管，使传递食物功能失常，据证而使用启膈散。方中以郁金、旋覆花、砂仁壳顺气降逆开郁；沙参滋养阴津，此药虽属阴药但不碍气机；瓜蒌、贝母、青陈皮化痰开膈。从辨证而论，川楝子、杏仁、白蔻仁、枳壳、苏梗、薏仁等皆可选用。以痰病而言，则白花蛇舌草、半枝莲、石见穿亦理当入方。

（二）痰瘀互结

主症：吞咽困难，水饮难下，食入易吐，黏涎甚多，胸背固定疼痛，或如锥刺感，可有吐下如赤豆汁。舌有瘀点瘀斑，舌苔厚腻或中黄，脉多滑数或细涩。

治法：化痰软坚，活血散瘀。

处方：血府逐瘀汤加减。

炒柴胡6g，桃仁10g，红花10g，当归尾10g，川芎10g，赤芍10g，枳壳10g，乳香、没药各10g，蜣螂虫30g，枳实10g，陈胆星10g，法半夏10g，海浮石15g，桔梗10g。

病情到此证已较重，为有形之痰与内停之瘀血混杂，阻于食管，不仅食管失去传送之权，而且已损伤胃腑之通降功能，故用血府逐瘀汤为主以活血行瘀。乳香、没药、蜣螂虫增其祛瘀通络之力。加胆星、半夏、海浮石是为祛痰软坚之需。失笑散也可配人其中，有人主张选服玉枢丹，或用烟斗盛药点燃吸入以开膈降逆，随后再服煎药，不妨一试。

（三）热毒伤阴，久则成瘀

主症：口干唇燥，咽痛烦躁，梗阻较甚，胸背灼痛，午后低热，或有盗汗，大便干结，或发音嘶哑。舌苔黄，质红少津，脉细弦数。

治法：滋阴解毒，涤痰化瘀。

处方：麦味地黄汤合血府逐瘀汤加减。

生地30g，麦冬15g，天花粉15g，知母15g，玄参20g，炒柴胡6g，桃仁10g，红花10g，当归尾10g，川芎10g，赤芍10g，枳壳10g，乳香10g，没药10g，蜣螂虫30g，桔梗10g，陈胆星10g，浮石15g。

此证病情较重，有阴虚血槁，痰瘀毒互结，阻于食管。阻于食管，不仅食管失传送之权，而且亦损及胃腑通降之功，故用血府逐瘀汤为主以活血行瘀，协乳香没药蜣螂虫增其祛瘀通络之力，加胆星、半夏、海浮石是为祛痰软坚之需。失笑散亦可配用其中，有人主张选服玉枢丹，或用烟斗盛药点燃吸入，以开膈降逆，随后再服煎药，不妨一试。

（四）气血两亏

主症：噎膈日重，食水难下，面色萎黄无华，消瘦无力，大骨枯槁，形寒肢冷，面浮足肿。舌质淡，苔薄，脉弦细或沉细。

治法：益气养血，佐以祛邪。

处方：生脉饮加参苓白术散。

人参5g，麦冬15g，五味子10g，生黄芪30g，白术10g，茯苓10g，山药15g，扁豆10g，砂仁3g，石斛15g，天花粉30g，陈皮10g，内金10g。

此证多见于食管癌晚期，特别是晚期食管癌加用化疗的患者，或放疗的患者。多属于气阴两伤，脾胃亏虚。由于晚期，攻瘤消癌已非中药所能。改善症状，减轻痛苦，延长生命，已尽医之职责。生脉饮养阴津，以救欲涸之液。参苓白术散健脾胃，有助纳运之功。加生黄芪则补气力专。谷麦芽、焦山楂、鸡内金等助运之品均可选用。饮食难入者可服五汁饮（芦根汁、生姜汁、韭菜汁、竹沥汁、沉香汁），不拘多少，频频呷服。呕吐痰者可加橘红、杏仁、法半夏等化痰药物。

八、西医治疗

（一）手术治疗

我国食管癌的手术治疗效果较好，手术切除率为56.3%～80%，5年生存率30%左右；早期食管癌切除率100%，5年生存率90%。病变越早，切除率越高；髓质型及蕈伞型切除率较缩窄型及溃疡型高；下段食管癌切除率高，中段次之，上段较低；病变周围，有软组织块影较无软组织块影切除率低；食管轴有改变者较无改变者低。这些因素综合分析，对术前肿瘤切除可能性判断有较大帮助。

食管癌手术分为开胸手术和非开胸手术。开胸手术主要有：①左胸后外侧切1∶3，适用于中、下段食管癌。②右胸前外侧切口，适用于中、上段食管癌，肿瘤切除后，经腹将胃经管裂孔提至右胸与食管吻合，食管切除长度至少应距肿瘤边缘5～7cm。③若病变部位偏高，食管足够切除长度，可行颈部切口，胃送至颈部与食管吻合，即右胸、上腹及颈部三切口，目前对中段以上的食管癌多主张采用三切口的方法。应同时行淋巴结清扫。

非开胸食管切除术包括：①食管内翻拔脱术，主要适用于下咽及颈段食管癌；②食管钝性分离切除术，可用于胸内各段食管癌，肿瘤无明显外侵的病例；食管缺损后应用内脏代食管的选择：经过20余年的临床经验，应用内脏代食道有3个选择：胃、结肠或空肠。

对于食管全部梗阻，滴水难入，可行胃造瘘术，现在已经开展很少。目前开展比较多的是行内镜下食管内支架植入，解决患者不能进食的问题，延长生命。

（二）放射治疗

食管癌放射治疗包括根治性和姑息性两大类。照射方法包括外放射和腔内放射、术前放射和术后放射。

治疗方案的选择，需根据病变部位、范围、食管梗阻程度和患者的全身状况而定。颈段和上胸段食管癌手术的创伤大，并发症发生率高，而放疗损伤小，疗效优于手术，应以放疗为首选。凡患者全身状况尚可、能进半流质或顺利进流质饮食、胸段食管癌而无锁骨上淋巴结转移及远处转移、无气管侵犯、无食管穿孔和出血征象、病灶长度 <7～8cm 而无内科禁忌证者，均可行根治性放疗。其他患者则可进行旨在缓解食管梗阻、改善进食困难、减轻疼痛、提高患者生存质量和延长患者生存期的姑息性放疗。近来研究的三维适形放疗已用于临床。

（三）化学药物治疗

化疗对食管癌疗效差，近20年无明显突破。常用药物有博莱霉素（BLMO）、平阳霉素（PYM）、顺铂（PDD）、草酸铂（L－OHP）、5－氟尿嘧啶（5－FU）、加氟（FT207）、优福啶（UFT）、多柔比星（ADM）、丝裂霉素（MMC）、长春地辛（VDS）、依托泊苷（VP－16），最高有效率不超过20%。临床上多采用联合化疗。下面介绍几种化疗方案供参考。

1. PF方案　PDD（顺铂）70mg/m² 第1、22天静滴，注意水化利尿。5－氟尿嘧啶（5－FU）400mg/m² 静滴第1～5天、22～26天。4周重复，总有效率64.4%。

2. PBV方案　PDD（顺铂）每次20mg，静脉冲入，每日1次，连用5天，3～4周重复。VCR（长春新碱）每次0.5mg，静脉冲入，每周3次，连用7周。PYM（平阳霉素）每次10mg，肌注，每周3次，连用7周。总有效率46.8%。

3. CFP 方案　CTX（环磷酰胺）500mg/m²，一次静脉冲入，每周 2 次。5 - 氟尿嘧啶（5 - FU）300mg/m²，静滴，每周 2 次。PYM（平阳霉素）6mg/m²，肌注，每周 2 次。连用 6 周。

（四）晚期食管癌的支持治疗及对症处理

1. 补液　食管癌晚期，表现为滴水不入，患者摄入量严重不足，需要静脉补液及补充营养。其中包括血液制品、氨基酸、脂肪乳、葡萄糖、维生素、电解质等。对于滴水难入的患者每天补充 3000~4000ml 的液体量，才能满足患者的需要。对于根本不能进食、尚无重要脏器转移的患者可考虑胃肠外营养的补给。

2. 止痛　部分患者可有胸骨后痛、背痛，食管癌骨转移肝转移亦可产生剧烈疼痛，可用曲马朵、氨酚待因、布桂嗪、吗啡等药物。

3. 抗感染　食管癌由于肿瘤分泌物，以及食管堵塞致吞咽困难，患者可出现呛吐黏液，合并吸入性肺炎，引起发烧、咳嗽等症状，可适当选用抗生素治疗。

4. 免疫治疗　免疫治疗目前尚无确切的疗效，对于术后、放疗后，无明显肿瘤存在的情况下，可以适当用一些免疫制剂；如胸腺素、免疫核糖核酸等。最近临床上有用肿瘤疫苗，及生物免疫治疗，均在探讨之中。

九、饮食调护

重视饮食调护，治疗期间应给予清淡、营养丰富、易于消化的食物，并应注重食物的色、香、味、形，以增进食欲，保证营养；治疗间歇阶段则宜多给具有补血、养血、补气作用的食品，以提高机体的抗病能力。

1. 食管癌术后的饮食　术后 1~5 天，患者刚好处在手术的创伤期，吻合口尚未愈合，胃肠功能也未很好恢复，消化功能差。其间只能采取鼻饲。鼻饲阶段可喂患者混合奶、菜汁、果汁、米汤等，注入量可由第一天的 500ml，分 2~3 次滴注，以后每天根据患者的耐量增加至 1 500~2 000ml。滴入时的温度以与体温近似为宜。要求鼻饲营养液尽量达到蛋白质、脂肪、碳水化合物、维生素、盐和水的比例适当。

2. 放射治疗中及以后的饮食　放射治疗对食管黏膜会造成一定损伤，主要表现黏膜充血水肿，患者出现进食疼痛，这时可尽量扩大饮食范围，除油炸和甜食，和医师出院时特别强调不能食用的食物外都可进食，但要注意细嚼慢咽，并可指导患者做一些适当的体力活动，以利消化吸收。该期有少数患者可能会出现上腹饱胀、腹泻、吐酸水等症状，可服用多潘立酮 20mg（2 片），每天 3 次；复方苯乙哌啶 2 片，一天 3 次。如用药后症状仍不缓解，患者可到医院诊治。

注意饮食卫生，避免食用刺激性食物及调料，食物不宜过热、过硬等。少量多餐。

（刘　辉）

第五章

内分泌与代谢疾病

第一节　甲状腺功能亢进症

甲状腺功能亢进症，简称甲亢，指甲状腺呈现高功能状态，产生和释放过多的甲状腺激素所致的一组疾病，其共同特征为甲状腺激素分泌增加而导致的高代谢和交感神经系统的兴奋性增加，病因不同者各有其不同的临床表现。毒性弥漫性甲状腺肿（toxic diffuse goiter）又称 Graves 病（Graves disease），或称为 Basedow 病或 Parry 病，是甲状腺功能亢进的主要原因，也是一种自身免疫病，临床表现为累及包括甲状腺在内的多系统的综合征，包括：高代谢综合征、弥漫性甲状腺肿、突眼征、特征性皮损和甲状腺肢端病，由于多数患者同时有高代谢症和甲状腺肿大，故称为"毒性弥漫性甲状腺肿"。毒性甲状腺腺瘤（toxic adenoma）和毒性多结节性甲状腺肿（toxic multinodular goiter）是甲状腺激素水平增高的较少见的原因。以下主要论述 Graves 病。

甲亢归属"瘿病"范畴，"瘿"在《诸病源候论》中已明确指出是指颈前方出现状如樱核的肿物，是指甲状腺肿大，根据历代中医对瘿病的分类，其中忧瘿、气瘿更酷似伴甲亢病证的甲状腺肿大。

一、病因病理

甲亢属"瘿病"的范畴。瘿病是由于情志内伤、饮食及水土失宜等因素引起的，气滞、痰凝、血瘀壅结颈前为基本病机，以颈前喉结两旁结块肿大为主要临床特征的一类疾病。

瘿病的发生与情志内伤、体质因素、饮食及水土失宜有关。

（一）情志失调

长期忧思郁怒，可使气机郁滞，肝失疏泄，则津液循行失常，凝结而生痰，气郁痰结，壅于颈前，则形成瘿气，且其消长与情志变化有关。

（二）体质因素

先天禀赋不足，天癸虚弱，于妇女则对经、带、胎、产、乳等生理产生影响，而致肝血暗耗，冲任亏虚，阴精不足，津液失养。遇情志不遂，则气郁痰结而病。久则更伤肝阴，郁而化火。故较男性而言，女性更易患瘿病。

（三）饮食及水土失宜

饮食失调，或居住在高山地区，水土失宜，一则影响脾胃的功能，使脾失健运，不能运化水湿；二则影响气血的运行，痰气郁结颈前则发为瘿病。在古代瘿病的分类名称中有泥瘿、土瘿之名。

因情志抑郁或突遭剧烈的精神创伤，均可导致肝之疏泄功能异常，木失条达之性，则肝气内迫，郁结不化，气机郁滞，津液不行，凝聚成痰。痰气交阻于颈，遂成瘿肿，而成气郁痰阻之证。痰气郁结日久，凝结于眼部而致目突，恚怒又久而不解，遂化火冲逆，而呈肝火旺盛之象。其肝火炎于上则见急躁易怒，面部烘热，口苦目赤，眼瞳如怒视状；上扰心肺，心阴被扰，心神不宁，而见心悸失眠；肺卫失固，火蒸津液，汗多外泄；横犯中州，胃阴被耗，水津内乏，口渴引饮，阴伤则热，消谷善饥，多食而瘦。肝火既旺，又易伤阴，肝阴不足，久必及肾，肝肾阴虚，水不涵木而致筋脉失养，肢软无力，麻木颤抖，阴虚肝旺之证遂成。素体阴虚者，尤多恚怒郁闷之情，遇有气郁，更易化火。病久，一则壮火食气，二则阴损及阳，而至气阴两伤，脾阳受损，健运失司，因而纳谷不化，大便溏薄。阳虚既成，一则水失健运，滋生痰湿，二则气虚，无力推动血行，致使血液阻滞，而成瘀血、痰湿。瘀血上逆于颈，甲状腺肿大益甚，可有结块、硬肿；上凝于眼，突眼更著。由此在甲亢症状业已控制、甲状腺功能恢复正常时，有时仍可见有突眼症，而成难治之症。

总之，本病初起多实，以肝郁、痰凝为主，继之郁而化火，肝火旺盛，内炽伤阴，阴虚又复阳亢，阴虚、阳亢互为因果，成为甲亢主见之证候。久则气阴两耗，已由实转虚。主病在肝，而又涉及心、脾、胃、肾诸脏腑。目为肝窍，故目睛之症尤为突出，其理自明。

二、诊断

多起病缓慢，在表现典型时，可根据高代谢综合征、甲状腺肿和眼征三方面的表现诊断，轻症患者或年老和儿童病例的临床表现常不典型，须借实验室检查以明确诊断。

（一）临床表现

典型病例常有下列表现。

1. 神经系统　患者易激动、精神过敏，伸舌和伸手时可见细震颤，多言，多动，失眠紧张，思想不集中，焦虑烦躁，多疑等。有时出现幻觉，甚至呈狂躁症，但也有寡言、抑郁不欢者。腱反射活跃，反射时间缩短。

2. 高代谢综合征　患者怕热、多汗，皮肤、手掌、面、颈、腋下皮肤红润多汗。常有低热，发生危象时可出现高热，患者常有心动过速、心悸，胃纳明显亢进，但体重下降，疲乏无力。

3. 甲状腺肿　多数患者以甲状腺肿大为主诉，呈弥漫性对称性肿大、质软，吞咽时上下移动。少数患者的甲状腺肿大不对称或肿大不明显。甲状腺弥漫对称性肿大伴杂音和震颤为本病一种特殊体征，在诊断上有重要意义，但应注意与静脉音和颈动脉杂音相鉴别。

4. 眼征　本病有非浸润性突眼和浸润性突眼两种特殊的眼征。

（1）非浸润性突眼：又称良性突眼，占大多数。一般为对称性，有时一侧突眼先于另一侧。眼征有以下几种：①眼裂增宽（Darymple 征），少瞬和凝视（Stellwag 征）；②眼球内侧聚合不能或欠佳（Mobius 征）；③眼向下看时，上眼睑挛缩，在眼下视时不能跟随眼球下落（vonGraefe 征）；④眼上视时，额部皮肤不能皱起（Joffroy 征）。

（2）浸润性突眼：又称"内分泌性突眼"、"眼肌麻痹性突眼症"或"恶性突眼"，较少见，病情较严重。

5. 心血管系统　可有心悸、气促，稍事活动即可明显加剧。重症者常有心律不齐、心脏扩大、心力衰竭等严重表现。

6. 消化系统　食欲亢进，体重却明显下降，两者伴随常提示本病或同时有糖尿病的可能。

另外还可出现紫癜、贫血、肌肉软弱无力、月经减少甚至闭经、男性多有阳痿等。

高代谢综合征、交感神经系统兴奋性增高、特征性眼征与特征性甲状腺肿大具有诊断价值。

（二）甲状腺功能试验

表现不典型的疑似患者，可按下列次序选作各种检测：①血清总甲状腺素（TT_4）；②血总三碘甲状腺原氨酸（TT_3）；③血清反 T_3（rT_3）；④游离 T_4（FT_4）和游离 T_3（FT_3）；⑤血清超敏促甲状腺激素（S - TSH），甲亢患者的 TT_4、TT_3、rT_3、FT_4、FT_3 均可升高，S - TSH 降低；⑥甲状腺摄[131]I 率升高；⑦T_3 抑制试验（甲亢患者不受抑制）；⑧促甲状腺激素释放激素（TRH）兴奋试验（甲亢患者无反应）；⑨甲状腺刺激球蛋白（TSI）阳性；⑩抗甲状腺球蛋白抗体（TgAb）和抗甲状腺过氧化物酶抗体（TPOAb）阳性；⑪超声检查：采用彩色多普勒超声检查，可见患者甲状腺腺体呈弥漫性或局灶性回声减低，在回声减低处，血流信号明显增加，CDFI 呈"火海征"。甲状腺上动脉和腺体内动脉流速明显加快，阻力减低。

三、鉴别诊断

单纯性甲状腺肿除甲状腺肿大外，并无上述症状和体征。虽然有时[131]I 摄取率增高，T_3 抑制试验大多显示可抑制性，血清 T_3、rT_3 正常；与神经症相鉴别；自主性高功能性甲状腺结节：扫描时放射性集中于结节处，而结节外放射性降低。经 TSH 刺激后重复扫描，可见结节外放射性较前增高。

其他：结核病和风湿病常有低热、多汗、心动过速等。以腹泻为主要表现者常被误诊为慢性结肠炎。老年甲亢的表现多不典型，常有淡漠、厌食、明显消瘦，容易被误诊为癌症。单侧浸润性突眼症需与眶内和颅底肿瘤鉴别。甲亢伴有肌病者，需与家族性周期性瘫痪和重症肌无力鉴别。

四、并发症

甲状腺危象又称甲亢危象，为甲亢患者可危及生命的严重表现，通常见于严重的甲状腺功能亢进者在合并其他疾病时，如感染、败血症、精神应激和重大手术时，严重的甲亢同时合并其他疾病与甲状腺危象之间很难截然区分，因此严重甲亢同时合并感染、败血症等其他疾病的患者如不能区分是否是甲状腺危象，应按甲状腺危象处理。

五、临证要点

素体阴虚，疏泄失常，气郁化火，津铄痰结，伤阴耗气为瘿病的基本病理。本病常由于忧郁恼怒引起，在中医辨证中，主病在肝。在病机演变过程中呈肝郁→肝火→肝阴不足之势，其中尤以肝火（包括阴虚火旺）为其代谢亢盛的主要表现。养阴清热，解郁化痰是治疗本病的基本原则。

本病的中医治疗可分3个阶段。瘿气初起，年轻、体质尚好者，常以气郁痰凝为主，病位以肝为主，治以解郁化痰。病情进展，气郁化火，常累及心、肝、胃3个脏腑，心火旺则心悸不宁，神情欠安；肝火旺则急躁易怒，手舌震颤；胃火旺则多食善饥，形体消瘦。治疗时宜阴虚者滋阴降火，实火者清热泻火。病愈久则阴虚愈明显，或可伤阴耗气，出现气阴两虚的证候，累及心、脾、肝、肾。心气阴两虚者，可见心神不宁、怔忡、失眠、虚烦潮热等；脾气阴两虚者，可见饥不欲食、渴不欲饮、腹胀脘闷、大便溏薄等；肝肾气阴两虚者，可见头晕耳鸣、腰酸齿摇、肢颤手抖等症。故治疗时应酌情加入养阴生津益气之品，以扶正气。病久入络，需配伍活血化瘀通络之药。晚期阴损及阳而致阴阳两虚，精血亏损，并发症加剧，甚至致死致残，此时治疗应以调补阴阳，补肾活血为主。

本病病程漫长，病情复杂，在整个病变过程中除上述基本病机外，常兼夹气滞、痰热、湿热、热毒、水湿潴留、瘀血阻滞等证候，治以理气、化痰、清热、利湿、活血等治法，以提高疗效。

六、辨证施治

（一）气郁痰凝

主症：颈前正中肿大，质软不痛，颈部觉胀，胸闷，喜太息，或兼胸胁窜痛，病情的波动与情志因素有关。苔薄白，脉弦。

治法：理气解郁，化痰消瘿。

处方：四海舒郁丸加减。

青木香15g，陈皮15g，昆布30g，海藻30g，海蛤壳15g，柴胡15g，郁金15g，香附15g，夏枯草20g。

方中青木香、陈皮疏肝理气；昆布、海藻、海蛤壳化痰软坚，消瘿散结；柴胡、郁金、香附疏肝理气；夏枯草散郁结，化痰凝。咽颈不适者可加桔梗、牛蒡子、木蝴蝶、射干利咽消肿。王立琴采用疏肝行气、祛痰散结的治法，方药用柴胡、黄芩、赤芍、连翘、浙贝母、半枝莲、夏枯草、生牡蛎等治疗甲亢，效果显著。

（二）肝火亢盛

主症：颈前轻度或中度肿大，一般柔软、光滑，烦热，容易出汗，性情急躁易怒，眼球突出，手指颤抖，面部烘热，口苦。舌质红，苔薄黄，脉弦数。

治法：清泻肝火，散结消瘿。

处方：龙胆泻肝汤合消瘰丸加减。

龙胆草10g，栀子15g，黄芩12g，柴胡15g，丹皮12g，生地15g，当归15g，夏枯草12g，牡蛎30g。

方中龙胆草泻肝火；黄芩、栀子清火泄热以助龙胆草之力；柴胡疏肝清热；丹皮清热凉血；生地、当归滋养阴血，使驱邪而不伤正；夏枯草、牡蛎清肝火，软坚散结。心火旺盛，心悸频作，夜眠不安者，可加黄连、莲心清心火；胃热内盛，多食易饥者，加生石膏、知母清泄胃热。许芝银认为甲亢进展期虽肝胃火旺，实由心火亢盛所致，若只清肝胃之火，心火难于速去，症难控制且易复发；故应重用黄连配以黄芩、夏枯草、生石膏使心、肝、胃火皆平，则疗效巩固。

（三）阴虚火旺

主症：形体消瘦，目干睛突，面部烘热，咽干口苦，烦躁易怒，心悸气短，恶热多汗，多食善饥，舌颤手抖，寐少梦多，小便短赤，大便干结。舌质红绛，舌苔薄黄，或苔少舌裂，脉弦细数。

治法：滋阴降火。

处方：当归六黄汤合天王补心丹化裁。

生地15g，玄参15g，麦冬15g，天冬15g，黄芩8g，黄连4g，夏枯草30g，鳖甲20g，当归15g，白芍20g，枸杞15g，香附12g。

甲亢阴虚主要累及心、肝、肾。方中生地、玄参、麦冬、天冬养阴清热；火旺甚者用夏枯草、黄芩、黄连清之，则心、肝、肾、胃之虚火并除；鳖甲滋阴潜阳，软坚散结；以当归、白芍、枸杞滋肝阴，香附疏肝理气，既补肝体又助肝用，恢复肝的"体阴而用阳"的功能。甲亢的阴虚火旺证或偏于肝旺，或偏于阴虚；或兼有气滞，或兼有痰凝。需随证加减，方可获良效。于世家对阴虚火旺型的甲亢治以滋阴降火为主，兼以镇静安神，常选知母、黄柏、女贞子、菟丝子、枸杞、山茱萸、黄精及丹参。

（四）气阴两虚

主症：心悸不宁，心烦少寐，易出汗，手指颤动，咽干，目眩，倦怠乏力，大便溏薄。舌质红，舌体颤动，脉弦细数。

治法：益气养阴。

处方：生脉散合牡蛎散化裁。

人参10g，麦冬15g，五味子15g，牡蛎20g，白术12g，黄芪30g，白芍12g，生地15g，何首乌20g，香附12g，陈皮5g。

方中人参甘温，益气生津，又可宁心益智；麦冬入心胃经，可清热养阴；五味子生津敛汗滋肾，宁心安神；牡蛎敛阴潜阳，固涩止汗；白术健脾益气；黄芪益气实卫，固表止汗；白芍、生地、何首乌同用滋养肝肾阴精；陈皮理气健脾；香附疏肝理气，使诸药补而不滞。虚风内动，手指及舌体颤动者，加钩藤、白蒺藜、白芍平肝息风；脾虚便溏者，加白术、薏苡仁、怀山药、麦芽健运脾胃。

七、西医治疗

（一）药物治疗

1. 抗甲状腺药物（ATD）治疗

（1）适应证：ATD治疗是甲亢的基础治疗，适用于轻中度甲状腺肿大，或孕妇、20岁以下的青少年以及儿童患者、甲状腺次全切除后复发又不适合放射性治疗的患者，或由于其他严重疾病不适宜手术者，也用于放射性[131]I治疗前后的辅助治疗和手术前准备。

（2）剂量和疗程：常用的ATD分为硫脲类和咪唑类两类，普遍使用丙硫氧嘧啶（PTU）和甲巯咪唑（MMI）。药物的选择在权衡2种药物的特点之后做出，一般T_3增高明显的重症患者和妊娠妇女选择丙硫氧嘧啶；轻中度症状的甲亢患者选用甲巯咪唑。

初始期：丙硫氧嘧啶的初始剂量为 300～400mg，常分 3 次服用；甲巯咪唑为 30～40mg，可以单次或分 2～3 次服用。一般在服药 2～3 周后，患者的心悸、烦躁、乏力等症状可以有所缓解，4～6 周后代谢状态可恢复正常，此为用药的"初始阶段"。

减量期：当患者症状显著减轻，高代谢症状消失，体重增加，T_4 和 T_3 接近正常时可根据病情逐渐减少药物用量。在减量过程中，每 2～4 周随访 1 次，每次减少甲巯咪唑 5mg 或丙硫氧嘧啶 50mg，不宜减量过快。剂量的递减应根据症状、体征以及实验室检查的结果及时做出相应的调整，需 2～3 个月。如果减量后症状和 T_3、T_4 有所反跳，则需重新增加剂量并维持一段时间。

维持期：很多患者只需要治疗剂量的 1/3 或更少就能维持正常的甲状腺功能。也可以在使用 ATD 的同时使用左甲状腺激素来维持正常的甲状腺功能（维持阶段），为期 1～2 年，个别患者需要延长维持治疗疗程。

（3）药物不良反应：常见于用药后的 3～6 个月内，主要有粒细胞减少、药疹、药物性肝炎等。

2. β 受体阻滞剂　β 受体阻滞剂作为辅助治疗的药物或应用于术前准备，尤其是应用在较严重的甲亢或心悸等症状较重的患者中。

3. 糖皮质激素和碘化物　糖皮质激素和碘化物常用于甲亢危象的治疗。

（二）手术治疗

甲状腺次全切手术是切除了患者的部分甲状腺，适用于中、重度甲亢，长期服药无效者或多结节性甲状腺肿伴甲亢。主要并发症为术后出血、喉返神经受损、甲状旁腺的损伤或切除、甲状腺功能减退。

禁忌证：伴严重 Graves 眼病，合并严重心、肝、肾疾病，不能耐受手术，妊娠妇女尤其是妊娠中晚期妇女和曾进行过甲状腺手术者。

（三）放射碘治疗

放射性 ^{131}I 治疗在不少国家已作为 Craves 病的首选治疗，治疗机制是甲状腺摄取 ^{131}I 后释放出 β 射线，破坏甲状腺组织细胞。

适应证主要有：50 岁以上易发生房颤的患者为首选治疗；反复复发的甲亢或长期治疗无效者，除非有手术治疗的强烈适应证，应该选用放射性 ^{131}I 治疗；手术治疗后复发者；不适合药物治疗和手术治疗者。治疗甲亢后的远期并发症中最常见的是甲状腺功能减退，是否选择 ^{131}I 治疗主要是权衡甲亢和甲减后果的利弊关系。妊娠和哺乳期妇女、严重突眼的患者、青少年、甲亢病情严重者禁忌使用。

八、饮食调护

在高代谢状态未控制前，宜进食如黄豆、蛋黄等高热量、高蛋白、高维生素的饮食，忌食含碘多的食品。保证足够饮水，每天饮水 3000ml 以上，忌浓茶、咖啡等。

（焦素杰）

第二节　甲状腺功能减退症

甲状腺功能减退症，简称甲减，是指组织的甲状腺激素作用不足或阙如的一种病理状态，即是指甲状腺激素的合成、分泌或生物效应不足所致的一组内分泌疾病。甲减为常见的内分泌疾病，其发病率有地区及种族的差异。碘缺乏地区的发病率明显较碘供给充分地区高。女性甲减较男性多见，且随年龄增加患病率上升。新生儿甲减发病率约为 1/4000，青春期甲减发病率降低，随着年龄增加，其患病率上升，在年龄大于 65 岁的人群中，显性甲减的患病率为 2%~5%。99% 以上甲减为原发性甲减，仅不足 1% 的病例为 TSH 缺乏引起。原发性甲减绝大多数系由自身免疫性甲状腺炎、甲状腺放射碘治疗或甲状腺手术导致。

甲减在中医无专有病名，基于甲减的临床表现多为气血亏虚、脏腑虚损、肾阳不足等的证候表现，故一般将其归属于"虚劳"范畴；但某些甲减系甲状腺切除或放射碘治疗后导致，则应属于"虚损"之列；《黄帝内经》中即将甲状腺肿大或结节称为"瘿"，故伴甲状腺肿大或结节的甲减，如地方性碘缺乏、桥本甲状腺炎等所致伴甲状腺肿大或结节者，可称为"瘿病·虚劳证"。

一、病因病理

甲减属于"虚劳"或"虚损"之疾，《素问·通评虚实论》曰："精气夺则虚"，本病大多由于禀赋不足或后天失调、病久失调、积劳内伤所致。病机是元气虚怯，肾阳虚衰，乃脏腑功能减退，气血生化不足。病变脏腑以肾为主，病位涉及心、脾、肝等脏。由于阳气虚衰，无力运化，临床也可见痰湿、瘀血等病理产物夹杂。

甲状腺激素有促进生长发育、产热、调节代谢等作用，故甲减患者表现出一派虚损证候，而以肾阳虚衰最为明显。20 世纪 60 年代建立的"阳虚"动物模型即表现甲减的临床症状。近年来研究进一步表明阳虚证患者血清甲状腺素含量偏低，证实了阳虚与甲减的内在关系。

肾为先天之本，内藏元阳真火，温养五脏六腑。肾为先天之本，元阳所居，甲减有始于胎儿期或新生儿者，患儿智力水平低下、生长发育迟缓、身材矮小，称为呆小病，足可证明甲减与肾虚关系密切。甲减始于幼年期或成年期者也多为禀赋不足或久劳内伤、久病失治所致，其临床主症为元气亏乏、气血不足之神疲乏力、畏寒怯冷等，乃是一派虚寒之象。除此以外，尚可见记忆力减退、毛发脱落、性欲低下等症，也是肾阳虚的表现。肾阳不足，命门火衰，火不生土，则脾阳受损，脾为后天之本，气血生化之源，脾主肌肉且统血，故甲减患者常见肌无力、疼痛，贫血之症，妇女则可有月经紊乱，甚至崩漏等表现。又因肾阳虚衰，命火不能蒸运，心阳亦鼓动无能，而有心阳虚衰之候，常见心动过缓，脉沉迟缓的心肾阳虚之象。阳虚则水运不化，水湿凝聚成痰，故甲减患者可合并黏液性水肿；阳虚无以运血，故瘀血之象可兼夹而见。肝气内郁，气机郁滞，津凝成痰，痰气交阻于颈，痰阻血瘀，遂成瘿肿。由于妇女多见性情抑郁，多思多虑，加之经、产期肾气亏虚，外邪乘虚而入，造成妇女易患甲状腺疾病，因此甲状腺疾病女性患者多于男性。另外，部分患者尚见皮肤粗糙、少汗、大便秘结、苔少、舌红，此乃阳损及阴，阴阳两虚而见阴津不足之象。

总之，阳虚为甲减之病本，肾阳虚衰，命火不足是其关键，病位又常涉及脾、心、肝三脏，而见脾肾阳虚、心肾阳虚，并常伴肝气郁滞或肝阳上亢之证，阳损及阴，阴阳两虚也是常见证型。痰浊瘀血则为其病之标，黏液性水肿即为痰浊之象，源于脾肾阳虚不能运化水湿，聚而成痰；瘿肿即为痰气交阻于颈，痰阻血瘀而成。

二、诊断

甲减的诊断包括明确甲减、病变定位及查明病因 3 个步骤。

呆小病的早期诊断极为重要，应创造条件将血清甲状腺激素及 TSH 列为新生儿常规检测项目。争取早日确诊和治疗以避免或尽可能减轻永久性智力发育缺陷。成人甲减典型病例诊断不难，但轻症及不典型者，早期诊断并不容易，重要的是医生考虑到本病可能，进行甲状腺功能检查，以确定诊断。一般来说，TSH 增高伴 FT_4 低于正常即可诊断原发性甲减，T_3 价值不大。在下丘脑和垂体性甲减，TSH 正常或降低，靠 FT_4 降低诊断。TRH 兴奋试验有助于定位病变在下丘脑还是垂体。

（一）临床表现

一般表现有易疲劳、怕冷、记忆力减退、反应迟钝、精神抑郁、嗜睡、体重增加、便秘、月经不调、肌肉痉挛等。体检可见表情淡漠、面色苍白、皮肤干燥粗糙、黏液性水肿面容、毛发稀疏、眉毛外 1/3 脱落等。

（二）辅助检查

1. 直接依据

（1）血清 TSH 和 T_3、T_4 是最有用的检测项目原发性甲减，TSH 可升高；而垂体性或下丘脑性甲减，则偏低乃至测不出，可伴有其他腺垂体激素分泌低下。除消耗性甲减及甲状腺激素抵抗外，不管何种类型甲减，血清总 T_4 和 FT_4 均低下，血清 T_3 测定轻症患者可在正常范围。由于总 T_3、T_4 受 TBG 的影响，故可测定游离 T_3、T_4 协助诊断。亚临床甲减仅有 TSH 增高，血清 T_4 正常。

（2）甲状腺摄 ^{131}I 率明显低于正常，常为低平曲线。

（3）促甲状腺激素释放激素试验（TRH 兴奋试验）：如 TSH 原来正常或偏低者，在 TRH 刺激后引起升高，并呈延迟反应，表明病变在下丘脑。如 TSH 为正常低值、正常或略高而 TRH 刺激后血中 TSH 不升高或呈低（弱）反应，表明病变在垂体或为垂体 TSH 储备功能降低。如 TSH 原属偏高，TRH 刺激后更明显，表明病变在甲状腺。

（4）抗体测定：怀疑甲减由自身免疫性甲状腺炎所引起时，应测定甲状腺球蛋白抗体（TgAb）、甲状腺微粒体抗体（MCA）和甲状腺过氧化物酶抗体（TPOAb），其中以 MCA 和 TPOAb 的敏感性和特异性较高。

2. 间接依据

（1）血红蛋白及红细胞减少：常呈轻、中度贫血，小细胞性、正常细胞性、大细胞性贫血三者均可见。

（2）血脂：血清甘油三酯、LDL - C 常增高，HDL - C 降低。

（3）X 线检查：可见心脏向两侧增大，可伴心包积液和胸腔积液；部分患者蝶鞍增大。

（4）基础代谢率降低：常在 -45% ~ -35%，有时可达 -70%。

三、鉴别诊断

早期或轻症甲减患者症状不典型，需行甲状腺功能检查明确诊断，注意与以下疾病相鉴别。

（一）贫血

甲减患者可合并贫血，需与其他原因的贫血鉴别。甲减患者常有基础代谢率降低、反应迟钝等表现，血清甲状腺激素和甲状腺摄[131]I率均有助于鉴别。

（二）蝶鞍增大

应与垂体瘤鉴别。伴溢乳者需与垂体催乳素瘤鉴别。

（三）慢性肾炎

甲减患者的黏液性水肿与肾炎水肿的临床症状有些相似，二者均有脑力及体力活动缓慢、皮肤苍白水肿、食欲减退、贫血、血胆固醇增高等症状。二者的鉴别主要依靠肾炎的急性发病或病史、肾功能改变、蛋白尿及水肿的凹陷性与黏液性水肿的区别。

四、并发症

黏液性水肿昏迷，为黏液性水肿最严重的表现，多见于年老长期未获治疗者。大多在冬季寒冷时发病，受寒及感染是最常见的诱因，其他如创伤、手术、麻醉、使用镇静剂等均可促发。昏迷前常有嗜睡病史，昏迷时四肢松弛，反射消失，体温很低（可在33℃以下），呼吸浅慢，心动过缓，心音微弱，血压降低，休克，并可伴发心、肾衰竭，常威胁生命。

五、临证要点

（一）甲减的病机重点在阳虚

甲减的辨证首先要辨明病情、病位和病性。阳虚是甲减患者的临床主要表现，甲减患者往往带有典型的肾阳虚衰表现，如神疲乏力，畏寒怯冷，记忆力减退，毛发脱落，性欲低下等，但随患者个体差异及病情的不同，又或兼脾阳不足，或兼心阳不足，同时阳虚也可损阴，出现皮肤粗糙、干燥少汗、大便秘结等阴津不足的症状，辨证时应辨明病变脏腑，在肾在脾在心在肝，或数脏兼而有之。治疗时根据具体情况，可灵活化裁，不必拘泥。

（二）甲减的治疗关键是要处理好本虚与标实的关系

甲减的治疗关键是要处理好本虚与标实的关系。甲减之本虚证型，主要为肾阳虚衰，或兼脾阳不足，或兼心阳不足，阴阳两虚证。随病程迁延不愈，兼有水湿、痰浊、瘀血等留滞全身，甲减之标实可为肝气郁结、痰湿中阻、痰阻血瘀等。邪实为标，正虚为本。此时应注意处理好本虚与标实之间的关系，病程的不同阶段何者为主，根据患者病情，均衡二者关系方能取得良好效果。

（三）治疗甲减时需重视肝郁之证

临床中甲减患者多伴情志不畅、口苦心烦、失眠多梦等肝郁之证，尤其是甲亢甲状腺术后或放射碘治疗导致甲减的患者，肝郁之证更加明显，此时宜养血柔肝，疏肝药物选用药性平和之品，注意不可戕伐太过，以免损伤正气。

（四）肿胀病机重在气虚

甲减患者可有黏液性水肿，此肿胀按之随手即起，不留凹陷，与凹陷性水肿有别，与《黄帝内经》中之"肤胀"相似。古人有"肿为水溢，胀为气凝"的说法，因此，甲减之黏液性水肿当责之以气虚，治疗不宜用淡渗利湿之法，而宜用补肾健脾利湿，即补虚化浊之法。

六、辨证施治

（一）肾阳虚衰

主症：形寒怯冷，精神萎靡，表情淡漠，头昏嗜睡，思维迟钝，面色苍白，毛发稀疏，性欲减退，月经不调。舌淡胖，脉沉迟。

治法：温肾助阳，益气祛寒。

处方：桂附八味丸化裁。

黄芪15g，党参20g，熟附子9g，肉桂9g，肉苁蓉9g，熟地黄15g，山茱萸15g，山药15g，茯苓15g，泽泻15g。

本型是甲减的基本证型，其他证型均是在此基础上，又增脾阳、心阳虚衰或肾阴不足的表现，故温肾助阳益气是甲减的基本治法。本方宗《黄帝内经》"善补阳者，必于阴中求阳"之旨，故以桂附八味丸为主方化裁，桂附八味丸乃是以地黄、山茱萸、山药等滋阴剂为主，纳少量桂附于滋阴剂中，取其微微生火之义；茯苓、泽泻利水渗湿，意在补中寓泻，以使补而不腻；加入菟丝子、肉苁蓉之类，阴阳兼顾；黄芪、党参可助其温阳益气之力。若肾阳虚衰甚者，可伍以仙茅、仙灵脾、鹿茸加强温肾之功；若兼脾虚，则可配黄芪、党参、白术脾肾双补；若有血瘀征象，可加丹参、桃仁活血通脉。

（二）脾肾阳虚

主症：面浮无华，神疲肢软，手足麻木，四肢不温，少气懒言，头晕目眩，纳减腹胀，口淡乏味，畏寒便溏，男子阳痿，妇女月经不调或见崩漏。舌质淡胖，苔白滑或薄腻，脉弱濡软或沉迟无力。

治法：温中健脾，扶阳补肾。

处方：补中益气汤或香砂六君丸合四神丸加减。

黄芪15g，党参10g，白术12g，茯苓15g，熟附子9g，补骨脂15g，吴茱萸6g，升麻6g，当归10g，砂仁3g（后下），陈皮6g，干姜4片，红枣4枚。

甲减虽主病在肾，但肾阳虚衰，火不暖土，则可累及后天脾土之运化，而见脾肾阳虚证，临床症状常见神疲乏力肢软的气虚症状，及纳呆口淡的脾虚症状，脾为运化之源，脾主统血，故可见贫血和妇女月经不调的症状。温补脾肾为本证治则，临床较为常用，常诸如参、芪、术、附并用，也可补肾、健脾交替应用。本方取补中益气汤之义，黄芪、党参、白术补益中气，升麻升提之；而且脾肾两虚，火不暖土，方用四神加减，附子、补骨脂、吴茱萸脾肾同补；姜、枣、陈皮、当归调和气血；本证除正虚外，常可有食滞及湿聚的情况，故酌加消导之品。临床应用如腹胀食滞者，可加大腹皮、焦三仙等；纳食减少，可加木香、砂仁；黏液性水肿患者脾肾阳虚证多见，此时可用茯苓、泽泻、车前子等利水消肿之品，但需在补肾健脾的基础上应用，不可孟浪攻逐水饮，不仅无益，反伤正气；脾虚下陷，可加白芪、柴胡以升提；妇女月经过多，可加阿胶、参三七以固冲涩经。

（三）心肾阳虚

主症：形寒肢冷，心悸怔忡，胸闷息短，面虚浮，头晕目眩，耳鸣重听，肢软无力。舌淡色黯，舌苔薄白，脉沉迟细弱，或见结代。

治法：温补心肾，强心复脉。

处方：真武汤合炙甘草汤加减。

黄芪15g，党参12g，熟附子9g，桂枝9g，茯苓15g，白芍药15g，猪苓15g，杜仲12g，生地10g，丹参15g，生姜30g，甘草15g。

心肾阳虚型是以肾阳不足及心阳衰微之证并见的证型，临床除形寒肢冷等阳虚表现外，以心动过缓、脉沉迟微弱等为主要表现，由于心阳虚衰，血运不足，心神失养，故可见头晕目眩、耳鸣重听，阳虚水泛故可见面虚浮、胸闷息短。故以真武汤合炙甘草汤化裁，温补心肾，强心复脉。心者以血为养，然必得阳气振奋以脉道通利，故方中生地、芍药、丹参以养血活血；而以大剂姜、桂、黄芪、党参以温阳通脉；附子温补肾阳；猪茯苓行有余之水。对心动过缓者，为鼓舞心阳，可酌加麻黄6g、细辛3g，以增加心率；若脉迟不复，或用参附汤、生脉散，并酌加细辛用量以鼓舞心阳。

（四）阴阳两虚

主症：畏寒肢冷，眩晕耳鸣，视物模糊，皮肤粗糙，小便清长或遗尿，大便秘结，口干咽燥，但喜热饮，男子阳痿，女子不孕。舌淡苔少，脉沉细。

治法：温润滋阴，调补阴阳。

处方：以六味地黄丸、左归丸等化裁。

熟地黄15g，山药15g，山萸肉12g，黄精20g，菟丝子9g，仙灵脾9g，肉苁蓉9g，何首乌15g，枸杞子12g，女贞子12g，茯苓15g，泽泻15g。

阳虚虽是甲减的基本证型，但是阴阳互根互用，临床上单纯的阳虚证候是很少见的，因此本型亦是甲减的常见证型。方中重用熟地等滋肾以填真阴；枸杞益精明目；山茱萸、何首乌滋肾益肝；同时黄精、菟丝子、仙灵脾等于养阴之中，勿忘阳虚为本，阴阳互补。对甲减临床症情应注意观察肾精不足及肾阴不足的表现，诸如本证之皮肤粗糙、大便秘结、口干咽燥、苔少脉细等表现，及时加入滋肾填精之品，是有助于本病的恢复的。若大量滋阴药物使用后，大便仍干结难下者，可酌加麻仁、枳实以通导；若阳虚明显者，可加附子、肉桂；阴虚明显者，加生地黄、生脉散等；本方阴柔滋腻之品较多，久服每宜滞碍脾胃，故宜加入陈皮、砂仁理气醒脾。

七、西医治疗

（一）甲状腺激素减退症的治疗

用甲状腺激素替代治疗效果显著，一般需长期服用。使用的药物制剂用合成甲状腺激素及从动物甲状腺中获得的含甲状腺激素的粗制剂。甲状腺激素替代尽可能应用 LT_4，LT_4 在外周脱碘持续产生 T_3，更接近生理状态。T_3 药效撤退较快，不宜作为甲减的长期治疗，其宜发生医源性甲亢，老年患者对 T_3 的有害作用较为敏感，甲状腺片由于含量不甚稳定，故一般亦不作推荐。

1. 左甲状腺素（LT_4） LT_4替代治疗的起始剂量及随访间期可因患者的年龄、体重、心脏情况以及甲减的病程及程度而不同。一般应从小剂量开始，常用的起始剂量为LT_4每天1~2次，每次口服25μg，之后逐步增加，每次剂量调整后一般应在6~8周后复查甲状腺功能以评价剂量是否适当，原发性甲减患者在TSH降至正常范围后6个月复查1次，之后随访间期可延长至每年1次。一般每天维持量为100~150μg LT_4，成人甲减完全替代LT_4剂量为1.6~1.8μg/（kg·d）。

2. 甲状腺片 应用普遍，从每天20~40mg开始，根据症状缓解情况和甲状腺功能检查结果逐步增加。因其起效较LT_4快，调整剂量的间隔时间可为数天。已用至240mg而不见效者，应考虑诊断是否正确或为周围性甲减。治疗过程中如有心悸、心律不齐、心动过速、失眠、烦躁、多汗等症状，应减少用量或暂停服用。

3. 三碘甲状腺原氨酸（T_3） T_3 20~25μg相当于甲状腺片60mg。T_3每天剂量为60~100μg。T_3的作用比LT_4和甲状腺片制剂快而强，但作用时间较短。

（二）黏液性水肿昏迷的治疗

1. 甲状腺制剂 常首选快速作用的三碘甲状腺原氨酸（T_3），开始阶段，最好用静脉注射制剂，首次40~120μg，以T_3每6小时静注5~15μg，直至患者清醒改为口服。如无此剂型，可将三碘甲状腺原氨酸片剂研细加水鼻饲，每4~6小时1次，每次20~30μg。

2. 给氧 保持呼吸道通畅，必要时可气管切开或插管。

3. 保暖 用增加被褥及提高室温等办法保暖，室内气温调节要逐渐递增，以免耗氧骤增对患者不利。

4. 肾上腺皮质激素 每4~6小时给氢化可的松50~100mg，清醒后递减或撤去。

5. 其他 积极控制感染；补给葡萄糖溶液及复合维生素B，但补液量不能过多，以免诱发心衰；经上述处理血压不升者，可用少量升压药，但升压药和甲状腺激素合用易发生心律失常。

八、饮食调护

（1）甲减患者机体代谢降低，产热减少，故饮食应适当增加富含热量的食物，如乳类、鱼类、蛋类及豆制品、瘦肉等。平时可多吃些甜食，以补充热量。

（2）甲减患者胃肠蠕动功能下降，常有脾虚表现，口淡无味，消化不良，因此饮食应以易于消化吸收的食物为主，生硬、煎炸及过分油腻食品不宜食用。

（3）食疗：阳虚明显时可用桂圆、红枣、莲子肉等煮汤，妇女可在冬令配合进食阿胶、核桃、黑芝麻等气血双补。

（焦素杰）

第三节 糖尿病

糖尿病是一组由于胰岛素分泌缺陷及（或）胰岛素作用缺陷引起的以血浆葡萄糖升高为特征的代谢性疾病群。早期轻症可无症状，血糖明显升高时可出现多尿、多饮、体重减轻，严重者可发生酮症酸中毒、高渗性高血糖状态等急性并发症危及生命。糖尿病患者长期代谢紊乱，血糖升高可导致眼、肾、神经、血管及心脏等组织器官损害，引起脏器功能障碍以致功能衰竭：在这些慢性并发症中，视网膜病变可导致视力丧失；肾病可导致肾衰竭；周围神经病变可导致下肢溃疡、坏疽、截肢和关节病变的危险；自主神经病变可引起胃肠道、泌尿生殖系统及心血管等症状与性功能障碍；周围血管及心脑血管并发症明显增加，并常合并有高血压、脂代谢异常。如不进行积极防治，将使糖尿病患者的生活质量降低，寿命缩短，病死率增高。糖尿病是一种世界性的流行性疾病，其患病率日益增高，2009 年 10 月 21日国际糖尿病联合会（IDF）公布了最新数据，全球糖尿病患者已经达到了 2.85 亿。中国糖尿病患病率亦在急剧增高，从 20 世纪 80～90 年代中期增加了 4～5 倍，截至 2010 年中国的糖尿病患者人数已达 9 200 万，糖尿病前期患者 1.48 亿，成为全球糖尿病患者人数最多的国家。

糖尿病在中医文献中一般被称为"消渴"、"消渴病"。在中医古典医籍《黄帝内经》中有"消渴"、"消"、"消瘅"、"鬲消"、"肺消"、"消中"等不同病名的记载。《外台秘要》引《古今录验方》云："渴而饮水多，小便数，无脂似麸片甜者，皆是消渴病也。"因此有学者根据《外台秘要》对消渴病的描述，认为将糖尿病称为"消渴病"更为确切。

一、病因病理

中医认为消渴病是一个复合病因的综合病证。素体阴虚，五脏虚弱是消渴病发病的内在因素；过食肥甘、形体肥胖、情志失调、外感六淫、房劳过度为消渴病发病的重要环境因素。过食肥甘厚味，损伤脾胃，积热内蕴；精神刺激，气郁化火；外感六淫，毒邪侵害；劳欲过度，损耗阴精。以上诸因皆可导致阴津亏耗，燥热偏盛，发生消渴病。

消渴病早期，基本病机为阴津亏耗，燥热偏盛，阴虚为本，燥热为标。病变部位主要在肺、脾（胃）、肾三脏，尤以肾为主。肺主气，为水之上源，敷布津液，肺热津伤则口渴多饮；胃为水谷之海，主腐熟水谷，胃热炽盛则多食善饥；肾主水，藏精，司开合，肾阴亏损，阴损阳盛，肾之开合失司，固摄无权，水谷精微直势下泄，则尿多而甜，或尿浊如脂膏。由于大量水谷精微随尿排出，不能濡养肌肉，故形体日渐消瘦。部分患者由于阴津极度耗损，虚阳浮越，浊邪上逆，可见头痛烦躁、恶心呕吐、目眶内陷、唇舌干红、息深而长等症，甚则阴竭阳脱而见四肢厥冷、脉微欲绝、昏迷等危象。

消渴病中期，基本病机为阴损耗气，气阴两虚，痰瘀阻络，而导致多种慢性并发症的发生。消渴病阴虚主要由于素体阴虚．燥热伤阴所致；气虚主要由于阴损耗气，燥热伤气，先天不足，后天失养，过度安逸，体力活动减少所致；痰浊主要由于过食肥甘厚味，损伤脾胃，健运失职，聚湿成痰所致；瘀血主要由于热灼津亏，气滞血瘀、气虚血瘀、阳虚寒凝、痰湿阻络而致。气阴两虚，心之脉络瘀阻则出现胸痹、心痛、心悸、怔忡等心系并发症，称为消渴病心病；气阴两虚，脑之脉络瘀阻则出现眩晕、中风偏瘫、口僻、健忘、痴呆等脑系并发症，称为消渴病脑病；气阴两虚，肾络瘀阻则出现尿浊、水肿、腰疼、癃闭、关格等肾系并发症，称为消渴病肾病；肝肾亏虚，目络瘀滞，则出现视物模糊、双目干涩、内障、眼底出血，甚则目盲失明等眼部并发症，称为消渴病眼病；肝肾阴虚，络气虚滞，经脉失养，则肢体麻木、疼痛、感觉障碍，晚期出现肌肉萎缩等肢体并发症，称为消渴病痹痿；气阴两虚，肢体脉络瘀阻，则出现肢端发凉，患肢疼痛，间歇跛行，甚则肢端坏疽等足部并发症，称为消渴病脱疽；脉络瘀阻，燥热内结，蕴毒成脓则发疮疖、痈疽；疮毒内陷，邪热攻心，扰乱神明，则神昏谵语；若肺肾气阴两虚，感受外邪则出现感冒、肺热咳嗽，或并发肺痨；肾开窍于耳，肾主骨，齿为骨之余，肝肾精血亏虚则耳鸣耳聋、齿摇齿落；肝胆气郁，湿浊瘀血阻滞则出现胁疼、黄疸、肝病；肝肾阴虚，湿热下注膀胱则出现尿频急疼、小腹坠胀；若脾气虚弱，胃失和降则出现泄泻、呕吐、痞满、呃逆等症；若胃热炽盛，心脾积热则牙龈脓肿，口舌生疮；皮肤脉络瘀阻，皮肤失去气血濡养，或兼感受风湿毒邪，则出现皮肤瘙痒、皮肤疖肿、皮癣、水疱、紫癜、溃疡等多种皮肤病变。

消渴病晚期，基本病机为阴损及阳，阴阳俱虚，脏腑功能衰败，痰瘀浊毒内生。脾阳亏虚，肾阳衰败，水湿潴留，浊毒内停，壅塞三焦则出现全身浮肿，四肢厥冷，纳呆呕恶，面色苍白，尿少尿闭等症；心肾阳衰，阳不化阴，水湿浊邪上凌心肺则出现胸闷心悸，水肿喘促，不能平卧，甚则突然出现心阳欲脱，大汗淋漓，四肢厥逆，脉微欲绝等危候；肝肾阴竭，五脏之气衰微，虚阳外脱，则出现猝然昏仆，神志昏迷，目合口张，鼻鼾息微，手撒肢冷，二便自遗等阴阳离决之象。临床资料表明消渴病晚期大多因并发消渴病心病、消渴病脑病、消渴病肾病而死亡。

二、诊断

（一）糖尿病的临床表现

糖尿病的临床表现可概括为糖、脂肪及蛋白质代谢紊乱综合征和急慢性并发症及伴发病的临床表现两部分。高血糖是糖尿病的基本特征。血糖异常升高时可出现典型的多尿、多饮、体重减轻、乏力等代谢紊乱的表现。轻症无症状的糖尿病患者则完全依靠化验诊断。不少患者是由于并发症如视物模糊、白内障、化脓性皮肤感染、胆囊炎、肺结核、冠心病、脑血管病、高脂血症、妇女外阴瘙痒等发现糖尿病，甚至酮症酸中毒或高渗昏迷入院就诊。育龄妇女可有多次小产、死胎、胎儿畸形、巨婴、羊水过多、先兆子痫等病史而发现本病。不少患者无糖尿病证状及并发症表现，只是在体检时发现。因此不论有无症状及并发症，关键在于首先考虑到糖尿病的可能性而进行血糖检查，方可确诊。必要时应作口服葡萄糖耐量试验（OGTT）。

（二）糖尿病的诊断与分型

1. 糖尿病的诊断标准　1999 年世界卫生组织（WHO）制订的糖尿病诊断标准如下（静脉血浆真糖法，服葡萄糖 759，采用葡萄糖氧化酶法）。

（1）有糖尿病证状：①一日中任意时候血糖水平 ≥11.1mmol/L（200mg/dl）者；②空腹血糖 ≥7.0mmol/L（126mg/dl）者；③空腹血糖 ≤7.0mmol/L（126mg/dl）但已口服 75g 葡萄糖耐量试验 2 小时血糖 ≥11.1mmol/L（200mg/dl）者。具备以上任何 1 项即诊断糖尿病。

（2）无糖尿病证状：①空腹血糖 ≥7.0mmol/L（126mg/dl）（2 次）者；②第一次 OGTT$_2$ 小时血糖 ≥11.1mmol/L（200mg/dl）者，重复一次 OGTT$_2$ 小时血糖 ≥11.1mmol/L（200mg/dl）者或重复一次空腹血糖 ≥7.0mmol/L（126mg/dl）者。具备以上其中 1 项即诊断糖尿病。

另外诊断标准中还提出了糖调节受损—糖尿病前期的诊断，血糖水平已高于正常，但尚未达到目前划定的糖尿病诊断标准，称为糖调节受损期（IGR），此期包括空腹血糖受损

（IFG）及糖耐量受损（IGT，以往称为糖耐量减退或低减）。糖尿病及 IGT/IFG 的血糖诊断标准。

2. 糖尿病的分型　糖尿病分型包括临床阶段及病因分型两方面。

临床阶段包括正常血糖和高血糖 2 个阶段。高血糖阶段中又分为：①糖调节受损；②糖尿病。糖尿病进展中可经过不需用胰岛素、为控制糖代谢而需用胰岛素及为了生存而需用胰岛素 3 个过程。患者可在阶段间逆转（如经生活方式或药物干预后）、可进展或停滞于某一阶段。患者可毕生停滞于某一阶段，不一定最终均进入需胰岛素维持生存的状态。

病因分型是指根据对糖尿病病因的认识，将糖尿病分为四大类，即 1 型糖尿病、2 型糖尿病、其他特殊类型糖尿病及妊娠糖尿病。其中 1 型糖尿病又分为 2 个亚型，其他特殊类型糖尿病有 8 个亚型。

（1）1 型糖尿病（胰岛 B 细胞破坏导致胰岛素绝对缺乏）：①免疫介导性。②特发性。

（2）2 型糖尿病（从主要以胰岛素抵抗为主伴相对胰岛素不足到主要以胰岛素分泌缺陷伴胰岛素抵抗）

（3）其他特殊类型糖尿病：①β 细胞功能的遗传缺陷：染色体 12 $MODY_3$/肝细胞核因子 1α（HNF - 1α）基因；染色体 7 $MODY_2$/葡萄糖激酶（GCK）基因；染色体 20 $MODY_1$/肝细胞核因子 4α（HNF - 4α）基因；染色体 13 $MODY_4$/胰岛素启动因子 1（IPF_1）基因；染色体 17 MODY5/肝细胞核因子 1β（HNF - 1β）基因；染色体 2 $MODY_6$/神经源性分化因子/β 细胞 E - 核转录激活物 2（Neuro D_1/BETA）线粒体 DNA 常见为 tRNAleu（UUR）基因 nt3243 A G 突变。②胰岛素作用的遗传缺陷：A 型胰岛素抵抗，小精灵样综合征及 Rabson - Mendenhall 综合征（胰岛素受体基因的不同类型突变），脂肪萎缩型糖尿病（全身性及局部性脂肪萎缩，遗传性及获得性脂肪萎缩）。③胰腺外分泌病变：胰腺炎、创伤/胰腺切除术后、胰腺肿瘤、胰腺囊性纤维化、血色病、纤维钙化性胰腺病及其他。④内分泌病：肢端肥大症、Cushing 综合征、胰升糖素瘤、嗜铬细胞瘤、甲状腺功能亢进症、生长抑素瘤及其他。⑤药物或化学品诱导：vacor（杀鼠剂）、喷他脒、烟酸、糖皮质激素、甲状腺激素、二氮嗪、β 肾上腺素受体激动剂、噻嗪类利尿剂、苯妥英钠、干扰素 α 及其他。⑥感染：先天性风疹、巨细胞病毒感染及其他。⑦免疫介导的罕见类型：僵人综合征、抗胰岛素受体抗体及其他。⑧伴糖尿病的其他遗传综合征：Down 综合征、Tumer 综合征、Klinefelter 综合征、Wolfram 综合征、Friedreich 共济失调、Huntington 舞蹈症、Laurence - Moon - Biedel 综合征、强直性肌营养不良、Prader - Willi 综合征及其他。

（4）妊娠糖尿病（GDM）。

三、鉴别诊断

多种因素及疾病可引起葡萄糖耐量减低或空腹高血糖，须与原发性糖尿病相鉴别。

（一）肝脏疾病

肝病患者常有糖代谢异常，空腹血糖往往降低或正常，但葡萄糖耐量减低。肝炎病毒可累及胰岛 β 细胞而发生糖尿病。

（二）肢端肥大症

由于生长激素分泌过多拮抗胰岛素的作用引起糖代谢紊乱，可出现垂体性糖尿病，应与原因不明性糖尿病鉴别，典型的肢端肥大症表现有助于诊断。

（三）Cushing 综合征（皮质醇增多症）

肾上腺皮质激素可促使糖原异生，抑制己糖磷酸激酶和对抗胰岛素，可致糖耐量异常，甚至糖尿病，典型的 Cushing 综合征有助于诊断。

（四）其他

嗜铬细胞瘤、胰岛 α 细胞瘤、甲状腺功能亢进症均可出现高血糖，应结合临床表现及实验室检查与糖尿病相鉴别。

慢性肾脏疾病可因肾小管对葡萄糖重吸收功能障碍而出现肾性糖尿；应激状态如急性感染、创伤、烧伤、心肌梗死、脑血管意外等可出现应激性高血糖，均应与糖尿病相鉴别。

四、并发症

（1）糖尿病酮症酸中毒及昏迷。

（2）糖尿病高渗性高血糖状态：多发生于那些已有数周多尿，体重减轻和饮食减少病史的老年 2 型糖尿病患者，指上述患者最终出现的精神错乱或昏睡、昏迷的状态。

（3）糖尿病乳酸性酸中毒：凡是口服双胍类降糖药的糖尿病患者有严重酸中毒而酮体无明显增高者，应考虑本病。

（4）各种感染

1）皮肤感染疖、痈、蜂窝织炎、毛囊炎，甚引起败血症。另外还有体癣、甲癣及足癣等。

2）呼吸系统感染肺炎、肺结核等。

3）泌尿系统感染尿路感染、肾盂肾炎、坏死性肾乳头炎，女性患者可伴有真菌性阴道炎。

4）胆囊、胆道感染，胆石症，牙周病。

（5）心血管病变：自应用胰岛素与抗生素治疗后，糖尿病性昏迷和感染的死亡率急剧下降，然因血管损害而死亡者逐渐增加，据 Joslin Clinic 统计，糖尿病死于心脏病者占54.6%，死于脑血管病者占 10.0%，肾脏病死亡 8%。包括其他血管损害死亡共占 74.2%。

1）糖尿病心脏病：糖尿病心脏病是指糖尿病患者所并发或伴发的心脏病，包括冠状动脉粥样硬化性心脏病、糖尿病性心肌病、微血管病变和自主神经功能紊乱所致的心律及心功能失常，其临床特点是：休息时心动过速、无痛性心肌梗死、体位性低血压、猝死。

2）糖尿病性高血压：患病率可高达 40% ~80%，比非糖尿病患者高 4 ~5 倍。

3）糖尿病性闭塞性动脉硬化症及糖尿病性肢端坏疽：糖尿病患者动脉硬化发生率比非糖尿病患者高 10 多倍，因闭塞性动脉硬化症做手术的约 24.6% 的患者伴有糖尿病。糖尿病性下肢坏疽发病率国内为 0.7% ~1.7%，国外为 5.8% ~6.3%。糖尿病患者足坏疽的发生率比非糖尿病高 17 倍，在美国 5/6 的截肢患者是糖尿病性坏疽所致。通常可分为湿性坏疽、干性坏疽及混合型坏疽 3 个类型。

（6）脑血管病：糖尿病脑血管病发生率较非糖尿病患者高出 1 倍以上，据国外 2 254 例脑血管病例分析，糖尿病患者占 20% ~30%，以缺血性脑梗死为多。

（7）糖尿病肾病。

（8）糖尿病眼部并发症

1）糖尿病性视网膜病变：其发病率很高，糖尿病的致盲率为普通人群的 25 倍，目前糖尿病性视网膜病变已成为四大主要致盲疾病之一。糖尿病性视网膜病变可分为非增生性糖尿病性视网膜病变（NPDR）和增生性糖尿病性视网膜病变两大类。2003 年国际糖尿病性视网膜病变的分期标准如下（见表 5－1）。

表 5－1　糖尿病性视网膜病变的分期标准

病变严重程度	眼底表现
无明显糖尿病性视网膜病变	眼底正常
轻度 NPDR	仅有微血管瘤
中度 NPDR	介于轻度与重度之间
重度 NPDR	具有以下任一表现
	4 个象限中任一象限有 20 个以上的视网膜出血
	2 个象限的静脉串珠，1 个象限的视网膜内微血管异常，但无增生性改变
增殖性糖尿病性视网膜病变	具有以下任一表现
	新生血管形成
	玻璃体或视网膜前出血

2）白内障：糖尿病患者的白内障可分为两类：①真正的糖尿病性白内障，主要发生于年轻的严重糖尿病患者，较少见。②老年性白内障，在糖尿病患者中较非糖尿病患者发生率高，发生年龄早，成熟较快。

（9）糖尿病性神经病变：糖尿病性神经病变可累及全身神经系统任何部分，但以糖尿病周围神经病变及自主神经病变最为多见。周围神经病变早期症状以感觉障碍为主，呈对称性下肢疼痛、灼痛或钻凿痛，或痛如截肢，夜间更甚，或诉有麻木、蚁走、虫爬、发热、触电样感觉异常。分布如袜子、手套，感觉常减退，当累及运动神经时，肌力常有不同程度的减退，晚期有营养不良性萎缩。体征：跟腱反射、膝腱反射减弱或消失；震动觉、位置觉减低或消失。

自主神经病变可出现：休息时心率增加，常大于 90 次/分钟、直立性低血压、无痛性心肌梗死，甚则猝死，阳痿、不育、神经源性膀胱、尿潴留或尿失禁；食道、胃、胆囊张力低下。腹泻、便秘、泌汗异常、瞳孔调节失常，等等。颅神经病变：以第 3、6 对颅神经受累较多，除眼肌麻痹外有复视、睑下垂、眼球后痛，同侧头痛等。

（10）其他并发症：如糖尿病皮肤损害、糖尿病骨关节病变，等等。

五、临证要点

（一）中医治疗可分 3 个阶段

早期基本病机为阴津亏耗，燥热偏盛，阴虚为本，燥热为标。临床表现可出现典型的多尿、多饮、体重减轻、乏力等代谢紊乱症状，治宜滋阴清热，生津止渴；部分表现为气阴两虚，可益气养阴。

中期基本病机为气阴两虚，脉络瘀阻，临床表现三多不明显，多出现多种慢性并发症，治则以益气养阴、活血化瘀为主。

晚期阴损及阳而致阴阳俱虚，脏腑功能衰败，津液代谢障碍，气血运行障碍，痰瘀互结，精血亏损，并发症加剧，甚至致死致残，此时治疗以调补阴阳、化痰活血、利湿降浊为主。

（二）治疗上佐以理气、化痰、清热、利湿、通络等

本病病程漫长，病情复杂，在整个病变过程中除上述基本病机外，常兼夹气滞、痰热、湿热、热毒、水湿潴留、瘀血阻滞等证候，治疗应在基本大法上佐以理气、化痰、清热、利湿、通络等治法，以提高疗效。

（三）糖尿病的辨证需重视八纲、气血津液、脏腑辨证相结合

本病的辨证分类，古代医家多按照本病的三多症状分为三消论治，但三消分类有一定局限性：①三消的症状有着密切的内在联系，不能截然分开；②三消分类不能全部概括本病（包括并发症）的病机及临床表现。故本文辨证施治部分采用了八纲、气血津液、脏腑辨证相结合的方法。同时为了便于临床治疗，把糖尿病分为本证及并发症两部分加以叙述。

六、辨证施治

（一）糖尿病本证

1. 阴虚燥热 主症：口燥咽干，烦渴多饮，尿频量多，或多食易饥，体重减轻，或大便减少，或大便干结。舌红少津，苔白或苔黄而干，脉洪数或滑实有力。

治法：滋阴清热，生津止渴。

处方：增液汤、消渴方、白虎汤加减。

生地30g，玄参30g，麦冬10g，生石膏30g，知母12g，花粉30g，枳实10g，丹参30g。

本证多见于糖尿病早期阶段。临床特征是三多症状及高血糖，临床观察当血糖 >13.9mmol/L 时，三多症状更为明显。本证病机为阴虚燥热，包括肺热津伤及胃热炽盛或肠燥津伤等病机，故治疗上以滋阴清热为主。方中增液汤增液滋阴，消渴方、白虎汤清热生津。方中大队滋阴清热药对改善口渴多饮、便干有较好疗效，但个别患者服后有腹胀感，后来笔者加枳实一味，腹胀的不良反应解除，于是每当治疗这类患者均加枳实，以防气滞腹胀。鉴于糖尿病大多存在高凝状态，故加丹参以加强活血化瘀。

据观察，此组患者70%～80%有便秘这一症，主要是由于多尿使肠燥津伤所致。一般的便秘服上方可以解除，服药后仍便结不通可加厚朴6～10g、生大黄8～10g（后下）或改用增液承气汤；由于患者初次发现糖尿病，多有精神紧张或肝郁不舒的表现，可加服四逆散以疏肝解郁，调畅气机；若烦渴甚，可加重石膏用量，加乌梅10g；若三多症状明显，且伴有疲乏者，可改用白虎加人参汤。药理研究证明，白虎汤、白虎加人参汤都有明显的降低血糖作用。本证的方药多偏寒凉，不宜长期大量服用，以免败伤胃气。一般随着血糖的下降，症状也会相应改善。当三多症状不明显或自觉乏力时应改为益气养阴或佐活血治疗。素体脾胃虚弱或既往有胃病史者宜合用益胃之品，酌去寒凉滋阴之类中药，

2. 气阴两虚 主症：无明显的多饮、多尿、多食症状，仅有口干咽干，或有便干，倦怠乏力，易疲劳，或心悸气短，或自汗盗汗，或头晕耳鸣。舌体胖或有齿痕，苔白，脉弦细或沉细。

治法：益气养阴。

处方：生脉散合增液汤加减。

太子参 15g，黄精 20 ~ 30g，麦冬 10g，五味子 10g，生地 30g，玄参 20g，葛根 12g，花粉 30g。

本证多由阴虚燥热证经治疗后转化而来的；或虽未服中药治疗但已口服西药降糖药治疗；部分患者并无明显症状。在辨证时应以三多不甚明显、口干、乏力、舌胖为主要依据。若气虚明显者，可将太子参改为黄芪或人参，而黄芪、人参虽补气力强，但多温燥对阴虚明显且大便干结者不宜多用；若以脾胃气虚为主，症见倦怠乏力、脘痞便溏、苔白腻者可改用七味白术散健脾益气；若以阴虚为主且三多症状较明显者可改用白虎加人参汤。

3. 气阴两虚兼瘀　主症：在气阴两虚基础上，兼有多种并发症表现，如视物模糊，胸闷憋气或心前区痛，下肢麻木疼痛，半身不遂等。血黏度增高，血小板聚集率增强，甲皱微循环异常，脑 CT 检查可见血栓及梗死。舌胖或有齿印，舌质紫黯或有瘀斑，舌腹静脉紫黯怒张，脉沉细或细数。

治法：益气养阴，活血化瘀。

处方：益气养阴活血方。

太子参 15g，黄精 30g，生地 30g，玄参 20g，丹参 30g，川芎 15 ~ 30g，桃仁 6 ~ 10g，虎杖 15 ~ 30g，生大黄 8 ~ 10g，葛根 10 ~ 15g，当归 10g，枳实 10g。

20 世纪 70 年代祝谌予教授提出应用活血化瘀法治疗糖尿病，后设降糖活血方治疗血瘀型糖尿病。近年有关糖尿病瘀血的研究不断深入。笔者曾在总结 558 例糖尿病临床资料时发现，糖尿病单纯血瘀型较少，多与气阴两虚并存，其临床特点是：病程相对较长；典型的三多症状不明显；多伴有多种慢性并发症。辨证以口干、乏力、舌胖质黯或有瘀斑瘀点为主要依据。因此提出气阴两虚，脉络瘀阻是糖尿病慢性并发症的病理基础，并将气阴两虚兼瘀作为糖尿病的一个独立证型提出研究。据全国中医糖尿病协作组 1504 例资料统计，气阴两虚兼瘀型占 34.6%。

益气养阴活血方经多年的临床验证，其具有一定的降低血糖、血脂，改善微循环的作用，适应证广，长期服用未发现明显的不良反应。方中太子参、黄精益气，生地、玄参滋阴，当归、丹参、川芎、桃仁、虎杖、生大黄活血化瘀，枳实理气以加强活血作用。实验研究表明：黄精、生地、玄参、葛根均有降糖作用，且黄精、虎杖具有降脂作用，当归、丹参、川芎、桃仁具有抑制血小板黏附聚集，改善微循环的作用。

若以胸闷憋气为主，可加佛手 10g、瓜蒌 15g、香附 10g；若以腰膝酸痛为主，可加狗脊 15g、牛膝 15g、木瓜 30g；若口渴甚加生石膏 30g、知母 12g；若舌苔厚腻，痰湿为主者可加半夏 10g、瓜蒌 15g、藿香 10g、佩兰 10g；兼有皮肤疖肿者合用五味消毒饮；兼尿频、尿急、尿热者合用八正散加减；眼底出血者加槐花炭 10g、三七粉 3g（分冲），或加用云南白药。

4. 肝肾阴虚　主症：尿频量多，尿浊如脂膏，腰膝酸软，口干无明显多饮，头晕耳鸣，或视物模糊，双目干涩或多梦遗精。舌红少苔，脉沉细。

治法：滋补肝肾，兼以活血。

处方：六味地黄汤加味。

生地 20g，熟地 10g，茯苓 10g，山萸肉 10g，山药 15 ~ 30g，丹皮 10g，丹参 30g，泽泻 10g，当归 10g，葛根 10g。

本证有相当一部分患者属老年糖尿病患者，临床无明显的三多症状，以腰酸乏力、口干为主，治疗上长期服用六味地黄丸及玉泉丸，并配合气功（内养功、松静功等）、食疗及适当的运动（如打太极拳、步行等）治疗，疗效较为满意，部分不用西药就能满意地控制血糖，若合并视网膜病变及白内障早期可服用石斛夜光丸或杞菊地黄丸。若阴虚火旺，多梦失眠者可改服知柏地黄丸。

5. 阴阳两虚　　主症：小便频数，尿浊如膏脂，口干咽干，腰膝酸软乏力，畏寒肢冷，耳轮干枯，面色黧黑，或面足浮肿，或阳痿。舌淡胖，苔白，脉沉细无力。

治法：温阳滋阴，补肾活血。

处方：金匮肾气丸加味。

熟地10g，山药15～30g，山萸肉10g，泽泻10g，丹皮10g，茯苓12g，丹参30g，仙茅15g，仙灵脾15g，黄芪30g，益母草30g，制附片6g，桂枝10g。

本证多见于糖尿病后期，并发症较重，病情复杂，治疗颇为棘手。方中六味地黄汤滋补肾阴，桂附、二仙温肾补阳，黄芪、丹参、益母草益气活血。水肿明显者合用五苓散；水邪上犯，凌心射肺症见胸闷喘憋、不能平卧者，加葶苈子30g、桑白皮15g、泽兰15g、猪茯苓各30g；若精血亏损，阴阳俱虚者，可服用鹿茸丸。

（二）并发症

1. 糖尿病心脏病

（1）气阴两虚，心脉瘀阻：胸闷心悸，或心前区刺痛，兼有气阴两虚诸症，舌唇发黯。舌体胖，舌质黯或紫黯或舌有瘀斑瘀点，苔白，脉沉弦细。

治法：益气养阴，活血通脉。

处方：生脉散合冠心Ⅱ号方。

太子参15g，麦冬10g，五味子10g，生地20g，玄参20g，丹参30g，赤芍15g，川芎10g，佛手10g，葛根10g。

本方由生脉散和冠心Ⅱ号方化裁而来，方中生脉散益气养阴，丹参、赤芍、川芎、佛手活血理气通脉。生地、玄参、葛根滋阴生津。适用于糖尿病合并冠心病、心绞痛患者，对改善胸闷、心悸、心前区痛有一定疗效。若兼气滞加香附12g、香橼10g、枳壳10g；若心悸明显加生龙牡各30g，酸枣仁、龙眼肉各10g，或加服天王补心丹；心烦失眠加黄连6g、丹皮10g、龙齿20g、远志10g，或加服枣仁安神液。大便干燥加厚朴8g、熟大黄6～10g、瓜蒌15g。对于此种患者可长期服用复方丹参片。若患者以胸闷为主，且伴体胖多痰、舌苔厚腻者，多为痰湿痹阻，可选用瓜蒌薤白白酒汤合二陈汤或合用冠心苏合丸。

（2）心气虚衰，水饮射肺：胸闷喘憋，不能平卧，心悸气短，双下肢水肿，或咳吐白痰。舌胖或有齿印，舌质黯淡，苔白，脉沉细数。

治法：益气养心，肃肺利水。

处方：生脉散合葶苈大枣泻肺汤加减。

太子参15～30g，麦冬10g，五味子10g，桑白皮12g，丹参30g，黄芪30g，泽泻、泽兰各15g，葶苈子30g，猪苓、茯苓各30g，车前子10g（包煎）。

本方主要用于糖尿病心脏病或糖尿病肾病合并心功能不全的患者。方中生脉散益气通脉；丹参、黄芪益气活血利水；桑白皮、葶苈子肃肺利水，止咳平喘；泽泻、车前子、猪茯苓加强利水作用。临床观察本方有强心利尿的作用。强心作用不如洋地黄类药物明显，但无洋地黄的毒副作用；利尿作用比呋塞米弱，但不易引起电解质紊乱。若血压偏高可减黄芪加牛膝 15g、木瓜 30g。

2. 糖尿病脑血管病

（1）辨证施治

1）阴虚风动，瘀血阻络：突发半身不遂，或是偏身麻木，口角歪斜，舌强语謇，烦躁不安，失眠，眩晕耳鸣，手足心热，口渴多饮，尿赤便干。舌黯红少津，少苔或无苔，脉细数或弦细数。

治法：育阴息风，化瘀通络。

处方：育阴通络汤化裁。

生地 20g，玄参 15g，花粉 20g，川石斛 15g，钩藤 30g，菊花 10g，女贞子 15g，桑寄生 30g，枸杞子 9g，赤白芍各 15g，丹参 15g，广地龙 15g。

消渴病脑病患者以阴虚风动，脉络瘀阻多见。本方治在标本兼顾。方中以生地、玄参、花粉、川石斛滋阴清虚热，生津止渴；女贞子、桑寄生、枸杞子滋肝肾之阴，以滋水涵木；钩藤、甘菊花以平肝息风治其标证；以赤白芍、丹参、广地龙活血通经。若虚热征象不明显者，可酌减滋阴清热之品的用量及药味。风象突出，表现较急，病情发展迅速，眩晕耳鸣者，可重用息风药，加天麻 10g、潼白蒺藜各 15g、生石决明 15g；肝肾阴虚明显，表现为失眠多梦，目干涩，腰膝酸软无力者，可加龟甲胶 10g、鹿角胶 10g；或改用六味地黄丸合血府逐瘀汤加减应用。

2）气阴两虚，脉络瘀阻：半身不遂，偏身麻木，或见口角歪斜，或见舌强语謇，倦怠乏力，气短懒言，心烦热，心悸失眠，口干渴，自汗盗汗，小便或黄或赤，大便干。舌体胖大，边有齿痕，舌苔薄或见剥脱，脉弦细或兼见无力。

治法：益气养阴，活血通络。

处方：补阳还五汤合生脉散化裁。

黄芪 25g，党参 15g，山药 20g，玄参 20g，麦冬 15g，葛根 9g，五味子 15g，当归 15g，川芎 15g，桃仁、红花各 10g，赤白芍各 10g，鸡血藤 30g，牛膝 10g，桑寄生 20g。

此型在消渴病脑病中亦较多见，系消渴病日久气阴耗伤，脉络瘀阻所致，病情进展较为缓慢，其肢体偏瘫程度有轻有重。治疗时既要注重其肢体瘫痪、口角歪斜等中风症状，又要兼顾其原发病证状。方中以补阳还五汤益气活血，通经活络治疗新发病，以生脉散兼顾其阴虚之本。方中黄芪、党参、山药益气扶阳；玄参、麦冬养阴生津；葛根益胃升津；当归、川芎、桃仁、红花、赤白芍活血化瘀；鸡血藤、当归养血活血通经；牛膝、寄生滋补肝肾之阴以治本。若气虚明显甚及阳虚者，也酌加鹿茸末 1.5g 冲服，以温阳化气；伴言语謇涩者，加九节菖蒲 12g、郁金 12g；手足肿胀加茯苓 30g、桂枝 10g 通阳利水。

3）风痰瘀血，痹阻脉络：半身不遂，偏身麻木，口角歪斜，或舌强语言謇涩，头晕目眩。舌质黯淡，舌苔薄白或白腻，脉弦滑。

治法：化痰息风，活血通络，

处方：化痰通络汤化裁。

法半夏 10g，生白术 10g，天麻 10g，胆星 6g，丹参 30g，香附 15g，酒大黄 5g。

证型在急性期多见，症状表现也较突出，治疗之时当抓住风、痰、瘀、阻 4 个关键。方中以半夏、生白术、胆星、天麻以化痰息风；丹参一味活血通经；香附行气以助血行。若风象突出，病情数变，肢体拘急不安，脉象弦者，可加钩藤30g、白蒺藜10g、白僵蚕15g以平肝息风；若痰象明显，神志迷蒙，头昏沉，言语涩滞，舌苔白厚腻者，加陈皮10g、茯苓20g、竹茹15g，或口服鲜竹沥水以增强化痰之力；若瘀血征象明显，肢体瘫痪较重，唇紫黯，舌有紫气，舌下脉络迂曲紫黯，脉行不畅，可加用当归10g、川芎15g、赤白芍各15g，或用水蛭10～15g、蛴螬6～10g等力猛之虫药以破血行瘀。此二味虫药，人们常畏其力峻而应用较少，笔者医院脑病内科常以此二药合用治疗瘀血重证，往往收效甚捷。但应注意，部分患者用量过大可出现胃肠道反应。

4）痰热腑实，风痰上扰：突发半身不遂，偏身麻木，口角歪斜，语言謇涩，或见神昏谵语，烦扰不宁，头晕或痰多，气粗口臭，声高气促，大便3日以上未行。舌苔黄厚或黄褐而燥，脉弦滑，偏瘫侧脉弦滑而大。

治法：通腑化痰。

处方：通腑化痰汤加减。

生大黄10g，芒硝10g，全瓜蒌30g，胆星10g，丹参30g。

本证型在急性期多见。方中以生大黄、芒硝通腑导滞；胆南星、全瓜蒌清化痰热，丹参活血化瘀。如药后大便通畅，则腑气通，痰热减，神志障碍及偏瘫均可有一定程度好转。本方用硝、黄应视病情及体质而定，消渴患者素体多阴虚气虚，用量过猛过大，对病不利，一般用量控制在8～10g，以大便通泻，涤除痰热积滞为度，不可过量，待腑气通后应予清化痰热，活血通络，上方去硝、黄加赤芍15g，鸡血藤30g；若头晕重者可加钩藤15g、珍珠母30g。若患者腑气已通，而见烦躁不安，彻夜不眠，舌红，脉弦细数为痰热内蕴而阴虚已见，可酌选用鲜生地15g、沙参10g、麦冬15g、夜交藤30g等育阴安神之品，但亦不宜过多。

5）痰湿内蕴，蒙塞心神：素体肥胖多湿多痰，湿痰内蕴，病发神昏，半身不遂而肢体松懈瘫软不温，面白唇黯，痰涎壅盛。舌黯淡，苔白厚腻，脉沉滑或沉缓。

治法：涤痰化湿，开窍醒神。

处方：涤痰汤加减送服苏合香丸。

法半夏10g，胆南星10g，枳实10g，橘红5g，党参10g，茯苓15g，菖蒲12g，竹茹12g，全瓜蒌30g，苏合香丸1丸（冲服）。

本类型患者多形体肥胖，痰湿内蕴。多在清晨空腹操劳而发病，方中以半夏、胆星、橘红燥湿化痰浊；全瓜蒌化痰清热；党参、茯苓、甘草健脾益气；竹茹、枳实和胃降浊；菖蒲祛痰开窍；苏合香丸芳香开窍。若痰湿久蕴化为痰热内闭，神昏谵语，可用安宫牛黄丸1丸，冲服，以清化痰热，开窍醒神。痰黄稠者，加竹沥、黄芩、贝母等。若属风痰闭阻，其症兼见舌强语謇，脉弦滑数者，可加天麻、生石决明、钩藤、全蝎各10g，以祛痰息风。急性期可用清开灵60～80ml加入500～1000ml液体中静滴，每日1次，10～14天为一疗程。待痰浊或痰热祛除，神志转清，可据临床证候的转变，以活血通络为法处方。

6）气虚血瘀：半身不遂，肢体偏瘫，偏身麻木，口角歪斜，口流清涎，言语謇涩，寡言少语，面色㿠白，气短乏力，自汗出，心悸，大便溏，小便清长而多，手足肿胀。舌质黯淡，边有齿痕，舌下脉络黯紫，苔薄白或白腻，脉沉细或细弦。

治法：益气活血，通经活络。

处方：补阳还五汤加减。

生黄芪45g，当归尾15g，赤芍10g，川芎10g，桃仁10g，藏红花6g，川地龙15g，丹参

15g，鸡血藤 30g，川牛膝 12g。

本方是益气活血的有效方药。多用于消渴病脑病后遗症期以半身不遂为主者。方中以大量黄芪甘温升阳益气，原方用量达 120g，用意颇深，现一般多用 45～60g，配当归养血，合赤芍、川芎、红花、地龙以活血化瘀，鸡血藤以通经活血。原方中活血药较多，均具有活血通络之功，用时知其义即可，不必泥于其方其药，橘络、桑枝、炮山甲等均可酌选。方中当归、川芎名佛手散，唐宗海认为本散治经络脏腑诸瘀。笔者医院脑病内科应用佛手散，并重用岷当归治疗气虚血瘀之半身不遂，获良好效果。若偏瘫肢体属低张力型，松弛无力，可在方中加用党参 30g，以增强益气之力，病情更重者，可加用鹿茸粉 0.3g（冲服），蒸首乌15g，山萸肉、肉苁蓉各 10g，以补益肝肾，助阳化气，推动气血运行。若兼语言不利者，可加菖蒲、远志、郁金、茯苓各 10g，以祛痰开窍。若瘀血征象明显，舌有瘀斑或瘀点，舌下脉络紫黯怒张者，可加服活血散（三七、水蛭、蜈蚣粉以 2 : 2 : 1 比例研末），每服3g，每日 3 次，以增强化瘀通络之功。

另外，在糖尿病脑血管病急性期可配合中药丹参注射液、清开灵注射液、血塞通、脉络宁静脉滴注以提高疗效。糖尿病脑血管病后遗症期，可选用化瘀通络的中成药消栓再造丸、消栓口服液、大活络丹、再造丸、华佗再造丸等服用，均有一定疗效。

（2）针灸疗法

1）体针：根据病情的轻重，肢体功能障碍程度的不同，辨证取穴。

a. 中风先兆（短暂脑缺血发作）：中风先兆的取穴与针灸方法如下。

取穴：上星、百会、印堂、肩髃、曲池、足三里、阳陵泉。眩晕加头维、风池；夜眠不安加四神聪、神门；烦躁者加太冲、合谷。方法：上星平刺，百会直刺，印堂斜刺，施捻转补泻法，其余穴位直刺平补平泻法，每日 1 次，每次 30 分钟。2 周 1 个疗程。

b. 中经络：取穴：内关、人中、三阴交、极泉、尺泽、委中。上肢不能伸者加曲池；手指握固者加合谷、太冲。方法：先刺双侧内关，捻转提插相组合泻法，继刺入中，用雀啄手法。其他穴位用直刺平补平泻法，每日 1 次，每次 30 分钟。2 周 1 个疗程。

c. 中脏腑：分闭证与脱证两种。闭证：取内关、人中用泻法，取十宣以三棱针点刺放血，每穴出血量 1～2ml。脱证：取内关、人中用泻法，取气海、关元、神阙施隔附子饼灸法，持续 4～8 小时，取太冲、内庭施补法。

d. 后遗症期：口眼歪斜：取风池、太阳、下关、地仓透颊车，健侧合谷。失语：取上星透百会、风池，取金津、玉液三棱针点刺放血，加廉泉、通里、天柱。上肢不遂：曲池、风池、极泉、尺泽、合谷、八邪、肩髃、外关。下肢不遂：委中、三阴交、环跳、阳陵泉、昆仑。构音障碍：吞咽障碍（假延髓性麻痹）：内关、人中、风池、廉泉。以上诸穴，除特殊刺法外，均用平补平泻手法，隔日 1 次，每次 30 分钟至 1 小时，1～1.5 个月为一疗程。

（2）头针：头与脑皆为脏腑、经络之气血聚集的部位，它们在生理上密切相关，头部是调整全身气血的重要部位，故针刺头皮部可作用于脑，可治疗中风病。选对侧运动区、足运感区、感觉区。进针后捻转 3 分钟，可在施术后出现症状缓解。

偏侧运动障碍：取对侧运动区；下肢瘫取对侧运动区上 1/5，对侧足运区；上肢瘫取运动区中 2/5；面部瘫，流涎，舌歪斜、运动性失语，取对侧运动区下 2/5。

偏身感觉障碍：取对侧感觉区；下肢感觉障碍，取对侧感觉区上 1/5，对侧足感区；上肢感觉障碍，取对侧感觉区中 2/5；头部感觉障碍，取对侧感觉区下 2/5。

3. 糖尿病性视网膜病变

（1）阴虚燥热：烦渴多饮，尿频量多，大便干结，视网膜出血、水肿、渗出。舌红，苔黄，脉弦数。

治法：滋阴清热，凉血止血。

处方：白虎汤合增液汤加减。

生石膏 30g，知母 10g，细生地 30g，玄参 20g，麦冬 10g，丹皮 10g，大小蓟各 15g，制军炭 10g，槐花 10g，甘草 6g。

此类患者视网膜出血，多由燥热灼伤眼络所致，故选用增液白虎汤，生津止渴，清泻肺胃燥热，配丹皮、大小蓟、制军炭、槐花凉血止血，可加服云南白药。对于视网膜病变早期患者，服用明目地黄丸、石斛夜光丸有一定疗效。

（2）血热瘀阻：烦渴多饮，视物模糊，周身燥热，尿频量多，视网膜出血，血色黯红，久不吸收，甚则玻璃体积血。舌黯或有瘀斑，脉细涩。

治法：凉血活血。

处方：犀角地黄汤加减。

水牛角 60g，细生地 30g，赤白芍各 12g，丹皮 10g，丹参 30g，三七粉 3g（分冲），玄参 20g，茜草 10g，藕节炭 12g。

此类患者多表现为视网膜反复出血，甚则玻璃体积血，究其原因多为血热迫血妄行，灼伤血络所致，故用犀角地黄汤加味凉血活血止血。若燥热证已退，表现为乏力、口干、舌胖者，应采用益气养阴，活血化瘀法治疗。有用糖眼明（黄芪、生地、玄参、苍术、丹参、葛根、当归、菊花、谷精草、昆布等）治疗糖尿病性视网膜病变，其中出血吸收率为80.8%，渗出吸收率为42.9%。对于出血久不吸收者，笔者医院采用静脉滴注丹参注射液，部分患者出血、渗出吸收，视力提高，大多数病情稳定，个别患者经静滴丹参后出血加重，视力下降。

（3）肾阴亏虚：腰膝酸软，耳鸣耳聋，头晕失眠，视物模糊，视网膜出血，渗出渐或机化。舌红少苔，脉沉细。

治法：滋肾壮水。

处方：六味地黄丸合二至丸加减。

生熟地各 15g，丹皮 10g，泽泻 10g，茯苓 10g，山药 15g，山萸肉 10g，女贞子 15g，旱莲草 15g，赤白芍各 10g。

此类视网膜病变患者多由肝肾阴虚，精血亏损，眼络瘀阻所致，治疗上以滋补肝肾为主，佐以活血化瘀。若出血久不吸收可加用茜草、当归、蒲黄各 10g，三七粉 3g，丹参 30g 以加强活血化瘀作用。如伴有机化可加昆布、海藻软坚散结。治疗糖尿病性视网膜病变运用活血化瘀的药物确有一定疗效，但对逐瘀破血的药物如三棱、莪术等应慎用，以免用量过大反而出血加重。

4. 糖尿病周围神经病变

（1）气血两虚，营卫失和：两足如踩棉花，足趾麻木，肌肤不仁，触之木然，腓肠肌触痛，肌肉瘦瘪，倦怠乏力。舌胖嫩红，边有齿痕，苔薄净，脉濡细。

治法：益气养血，调和营卫。

处方：黄芪桂枝五物汤加减。

生黄芪 15g，当归 10g，白芍 12g，桂枝 10g，川牛膝 12g，木瓜 30g。

此证多见于远端对称性多发性神经病变大纤维型，方中黄芪、当归益气养血，桂枝、芍药调和营卫，川牛膝、木瓜活血通络，大便秘结加瓜蒌、大黄化痰通腑。

(2) 肝肾不足，脉络瘀阻：始觉足趾发冷，渐次麻木，年经月累，上蔓至膝，甚或痛如针刺，或如电灼，拘挛急痛，或如撕裂，昼轻夜重，轻轻抚摸，即觉疼痛，肌肤干燥，腰膝酸软，阳事痿软。舌红少苔，脉弦濡或小弦。

治法：滋补肝肾，息风通络。

处方：六味地黄汤加减。

生熟地各 15g，枸杞 10g，山萸肉 10g，狗脊 15g，牛膝 12g，当归 12g，全蝎 10g，蜈蚣 2 条，桑椹子 10g，制首乌 10g，炙穿山甲 10g。

此证多见于远端对称性多发性神经病变小纤维型，方中枸杞、山萸肉、生熟地、桑椹子、制首乌滋补肝肾；狗脊、牛膝补肝肾，壮筋骨；当归养血活血；全蝎、蜈蚣、炙穿山甲息风通络止痛。

(3) 肝脾失和，脉络瘀阻：突然或渐次胸脘刺痛，或如火燎电灼，引及胁肋少腹，轻手触摸，顿觉不适，形容日瘦，体重轻减，腹肌无力萎缩，纳少便溏，情志抑郁。舌胖嫩，边有齿痕，苔薄少津，脉弦濡。

治法：疏肝健脾，益气活血通络。

处方：逍遥散加减。

柴胡 10g，当归 12g，黄芩 10g，白芍 10g，炒白术 15g，当归 10g，炙黄芪 30g，煨葛根 10g，乌梅肉 10g，杭菊 10g，丹参 30g，全蝎 10g，地龙 10g，桃仁 10g。

此证多见于躯干单神经病变合并有胃肠自主神经病变，方中取逍遥散疏肝健脾，丹参、全蝎、地龙、桃仁活血通络，黄芪、葛根、白术益气健脾，若胃胀呕吐可加香橼、佛手、陈皮、半夏理气和胃止呕；若腹泻可加炒山药、炒莲子肉健脾止泻。

(4) 阴阳两虚，络虚风动：腰膝酸软，畏寒肢冷，神疲自汗，口干，大便秘结，足趾麻木发凉，或如虫行皮中，行走如踩棉花，渐次蔓延及膝。继而痛如针刺电灼，甚或掣痛，或如撕裂，下肢远端无汗，皮肤干燥，肌肉萎缩，肌无力。舌嫩红，边有齿痕，脉沉细无力。

治法：调补阴阳，息风通络。

处方：金匮肾气丸加减。

熟地 10g，山药 15g，山萸肉 10g，泽泻 10g，桂枝 10g，丹皮 10g，狗脊 15g，木瓜 30g，牛膝 12g，丹参 30g，桃仁 10g，川芎 10g，黄芪 15g，当归 12g，枸杞 10g，全蝎 10g，白僵蚕 10g，丹参 30g。

此证多见于远端对称性多发性神经病混合型。方中金匮肾气丸育阴温阳；狗脊、牛膝、木瓜补肝肾，强筋骨；黄芪、当归、丹参、桃仁、川芎益气活血，化痰通络；全蝎、白僵蚕息风通络。此证在糖尿病周围神经病变中比较多见，临床观察采用补肾活血治疗，能明显地改善临床症状。据日本报道，金匮肾气丸、济生肾气丸对糖尿病性神经病变有较好的疗效，有类似醛糖还原酶抑制剂的作用。

(5) 中药静脉滴注：可选用中成药如丹参注射液、川芎嗪、脉络宁、血塞通等溶于生理盐水 250ml 静脉滴注，每日 1 次。

（6）中药外洗：可选用祛风通络，活血通脉的中药熏洗。

（7）针灸按摩：针刺取穴：脾俞、肾俞、委中、承山、足三里、阳陵泉，采用平补平泻法，留针30分钟。针刺对减轻疼痛有较好疗效。双下肢按摩可促进局部血液循环，改善症状，但用力应轻柔，或局部穴位按摩，取双侧足三里、环跳、委中、承山、三阴交、涌泉穴，每次15分钟，每日1～2次，具有滋养肝肾，疏通脉络，调畅气血的功能。

5. 糖尿病性闭塞性动脉硬化症及肢端坏疽

（1）脉络寒凝：下肢发凉，皮肤苍白，肤温降低，肢端发凉，干燥无汗，麻木酸胀，疼痛，间歇性跛行，不耐疲劳。舌胖黯，苔白，脉沉细。

治法：益气活血，温经通络。

处方：温脉通合通脉宁加减。

黄芪15g，当归15g，赤芍15g，川芎15g，红花10g，桂枝10g，制川乌10g，干姜10g，丹参30g，鸡血藤30g，牛膝10g，熟地15g。

此证多见于糖尿病性闭塞性动脉硬化症早期。曾用温脉通、通脉宁治疗下肢动脉硬化性闭塞症早期141例，总有效例数为133例，占94.3%。皮肤怕凉明显加肉桂、附子各10g，疼痛明显加制乳没各10g。对本组患者也有用阳和汤加味（熟地、黄芪、鸡血藤各30g，党参、当归、干姜、赤芍、怀牛膝各15g，地龙12g，麻黄6g）、通脉方（熟附子、路路通、豆豉姜、黄芪、毛麝香、生甘草各20g，桂枝12g，干姜6g）治疗获效者。另外，对本组患者采用草药外洗可加强温经散寒、活血祛瘀作用。常用的外洗药有脱疽汤（伸筋草、透骨草、川草乌、秦艽、红花、苏木、松节、川椒、芒硝）、外洗方（桂枝、红花、乳香、没药、干姜、花椒、透骨草、千年健、鸡血藤）。

（2）脉络瘀阻：下肢麻木酸胀，肢端怕冷不明显，患肢疼痛，间歇性跛行，不耐疲劳。舌黯，苔白，脉沉细涩。

治法：活血通络。

处方：活血通络方。

炙黄芪、当归、赤芍、川芎各15g，红花、桂枝、郁金、制乳没各10g，络石藤30g，牛膝12g。

若肢端怕凉甚者加肉桂、附子各10g。对此证也有采用丹参通脉汤（丹参、赤芍、桑寄生、当归、鸡血藤各30g，川牛膝、川芎、黄芪、郁金各15g）、益气通脉汤（生黄芪30g，当归、牛膝、赤芍各15g，川芎、桃仁、红花、地龙、桂枝各10g，丹参、鸡血藤各30g）、益气活血片（党参、黄芪、鬼箭羽各30g，川芎、红花各12g，当归15g，葛根18g）治疗获效者。对此组患者可静脉滴注丹参注射液或川芎嗪并配合脱疽汤、外洗方水煎外洗，以加强活血通脉作用。

（3）脉络瘀热：患肢疼痛，夜间痛甚，间歇性跛行加重，肤温增高，喜凉恶暖，或出现肢端干性坏疽。舌黯红，苔白或黄或少苔，脉细数。

治法：养阴清热活血。

处方：养阴清热活血方。

忍冬藤、玄参、生地、当归、赤芍各15g，红花6g，牛膝、泽兰、石斛各10g，花粉20g，地龙12g，蜈蚣3条，制乳没各6g。

养阴清热活血方用于脉络瘀热证。对于本组患者也有用四妙勇安汤加味治疗获效者。湿热重者加薏苡仁、赤小豆各30g，黄柏、苍术各10g。

（4）热毒蕴结：患肢疼痛，肢端紫黯或发黑，组织糜烂，形成溃疡，甚则肌腱烂断，骨质破坏，大量组织坏死，排出较多脓性分泌物。舌黯红，苔白或黄，脉细滑。

治法：清热解毒，活血止痛。

处方：四妙勇安汤加减。

忍冬藤、地丁各30g，连翘、玄参、当归各15g，赤芍、牛膝各10g，川楝子10g，红花6g，生甘草6g，赤小豆30g。

此证多见于糖尿病性坏疽。若热毒盛加蒲公英、马齿苋各30g；若湿热盛加黄柏、苍术各10g，薏苡仁30g，泽泻10g。有报道以息风通络汤（蝉蜕、地龙、当归、僵蚕、生牡蛎、牛膝）为主治疗本病出现坏疽者24例，临床治愈和显效率达70.1%，具体运用：正气虚损，痰瘀凝结型加黄芪、桂枝、附子、白芥子、巴戟天、淫羊藿、川芎；肝肾不足，痰瘀阻络型加生地、白芍、玄参、丹参、银花；痰瘀久凝，热毒蕴结型，湿热重者，加益母草、薏米、黄柏、泽泻、虎杖、算盘子、赤小豆、车前子；热毒盛者，加银花、玄参、穿山甲、蚤休、蒲公英、生甘草、干蟾皮。另外坏疽继发感染，创口脓液较多者可用黄柏、大黄、蚤休水煎外洗，或用解毒洗药（蒲公英、苦参、黄柏、连翘、木鳖子、金银花、白芷、赤芍、丹皮、甘草）水煎熏洗；创口脓多和有坏死组织者，应外科清除坏死组织。创面肉芽新鲜，脓水少者，外用生肌玉红膏或蛋黄油膏纱条。

7. 其他

（1）糖尿病性阳痿：本病国外报道占糖尿患者的50%～85%，早期起病时可单独发生，后期往往伴有其他自主神经病变表现。目前对本病的治疗仍在探索中，中医辨证论治有一定疗效，证属肾阳虚衰者治宜补肾壮阳，五子衍宗丸合赞育丹加减；证属湿热下者治宜清化湿热，四妙丸加减；证属肝郁气滞者治宜疏肝解郁，四逆散加减。若配合针灸治疗，疗效可提高。常用穴位：关元、中极、命门、三阴交等。

（2）糖尿病性腹泻：证属肝郁脾虚者予痛泻要方抑肝扶脾；脾胃虚弱者投参苓白术散益气健脾，可合用香连丸，腹泻重者加米壳、葛根；属肾阳虚衰者投四神丸或予附子理中汤加减化裁，并加灸神阙、天枢。

糖尿病性腹泻，临床并不少见，严重者可呈大便失禁，患者极度消瘦，似恶病质，胃纳极差。此时除中药针灸治疗外要注意：①调整饮食，凡油腻滑肠、生冷不易消化或腐败的食品均不宜服用，服用易消化易吸收的食品，如米粥、山药粥、莲子粥、鸡蛋、面片等。②由于患者消瘦，胃纳少，对胰岛素需要量会减少，应及时调整剂量，以免发生低血糖。另外，笔者发现不少糖尿病腹泻患者尤其老年患者，有胃肠自主神经病变，胃肠蠕动减慢，易合并不完全肠梗阻。此时主要是内科保守治疗，笔者用小承气汤加肉苁蓉10～15g，莱菔子、厚朴、苏梗、木香各10g内服常常有效。

（3）糖尿病性便秘：为糖尿病患者常见症状，增加饮水、多食粗纤维膳食、多吃蔬菜、配合脐周按摩，具有一定疗效。若症状仍不缓解者可采用中医药辨证论治。证属脾阴不足者，治宜滋养脾阴，润肠通便，麻子仁丸加减；证属胃肠实热者，治宜滋阴增液通便，增液承气汤加减；证属气虚便秘者，治宜益气健脾通便，黄芪汤加减；证属阴血不足者，治宜滋阴养血通便，润肠丸加减。

（4）糖尿病神经源性膀胱排尿乏力甚至点滴而出，对肺肾两虚者给予六味地黄丸，肾阳虚给予金匮肾气丸。上海市针灸研究所用针灸治疗，对肺肾两虚者，第一组取气海（灸）、列缺、照海、水道；第二组取会阳、中膂俞、委阳。用提插捻转补法。在针刺会阳穴时，针尖向耻骨联合方向斜刺90mm；中膂俞沿骶骨边缘直刺90mm左右，使针感直抵小腹及尿道口为度。对命火不足者加用艾条温灸命门、肾俞、关元穴，每穴重灸5分钟；取得较好疗效。

（5）糖尿病合并的多种感染：若为皮肤感染，多表现为热毒内蕴，可以五味消毒饮加生地、赤芍，便秘可人大黄6~10g，如有外科情况则需清创排脓。合并泌尿道感染属膀胱湿热者可用八正散，若感染象不显而仅有尿路刺激征，可换用四逆散加橘核、荔枝核、石韦疏肝调气行水；属阴虚火旺者，可予知柏地黄汤化裁。若外阴瘙痒，舌红苔黄腻，乃属肝胆湿热，予龙胆泻肝汤加减，另以鹤虱、苦参、狼毒、蛇床子、猪苦胆煎洗坐浴。合并牙周病或口腔炎症，证属脾胃湿热者，可给服清胃散加减；若口腔黏膜真菌感染，可改用泻黄散或合用导赤散，外搽冰硼散、锡类散。

七、西医治疗

（一）糖尿病教育管理

采取讲座等多种形式向患者及家属介绍本病的防治知识，包括如何计算饮食、运动、保持个人卫生、预防感染、合理使用口服降糖药及检测血糖等。应用胰岛素的患者应学会无菌注射胰岛素。帮助患者消除紧张心理。定期复查血糖，糖化血红蛋白，体重，血压，眼底，心血管、神经及肾脏等功能状态，力争取得长期良好的代谢控制（包括血糖、血脂、血压），减少或延缓并发症的发生和发展。

（二）血糖监测

由患者在家中采用便携式的血糖仪所进行的血糖自我监测对改善治疗的安全性和质量是必需的。1型糖尿病每日至少监测血糖3~4次，生病时或剧烈运动之前应增加监测次数。血糖控制良好或稳定的患者应每周监测1天。血糖控制良好并稳定者监测的次数可更少。生病或血糖>20mmol/L时，应同时测定血酮或尿酮体。检测时间分别为每餐前、餐后2小时、睡前，如有空腹高血糖，应监测夜间的血糖。

糖化血红蛋白（HbA_{1c}）能反映8~12周内平均血糖水平，并与糖尿病血管并发症发生发展密切相关，目前被作为评价糖尿病患者血糖控制的金标准。如条件许可，血糖控制达到目标的糖尿病患者应每年检查2次HbA_{1c}，血糖控制未达到目标或治疗方案调整后的糖尿病患者应每3个月检查1次HbA_{1c}。

另外尿酮体阳性提示已有酮症酸中毒存在或即将发生酮症酸中毒，需要立即采取相应的措施改善血糖的控制和及早控制酮症或酮症酸中毒。任何糖尿病患者，在应激、发生其他伴随疾病或血糖超过16.7mmol/L（300mg/dl）时，均应进行常规的尿酮体监测。

（三）运动疗法

经常性的运动可加强心血管系统的功能和体能感觉，可使肥胖患者的体重减轻，改善胰岛素的敏感性，改善血压和血脂，改善血糖的控制并减少降糖药物的用量，可减少或延缓心血管并发症的发生。因此运动疗法是治疗糖尿病的主要方法之一，糖尿病患者除非有运动疗法禁忌证，否则都应积极参加体育锻炼，并长期坚持。以下情况不宜进行运动疗法：①血糖过高、胰岛素用量过大、病情波动、消耗严重、有酮症；②有严重的高血压，心、肾、视网膜并发症，活动性肺结核；③急性感染。

运动治疗的原则是适量、经常性和个体化。运动计划的制订要在医务人员的指导下进行。以保持健康为目的的体力活动为每日至少30分钟中等强度的活动，如慢跑、快走、骑自行车、游泳等。但是，运动项目要和患者的年龄、健康状况及社会、经济、文化背景相适应，即运动的项目和运动量要个体化。应将体力活动融入日常的生活中，如尽量少用汽车代步和乘电梯等。

体育锻炼的方式有多种，如散步、步行、跑步、骑自行车、做各类健身操、打太极拳、进行球类活动、游泳、爬山、滑雪、划船等。其中以步行最为安全可行，易于坚持，一般每日可坚持步行2次，每次时间在30分钟左右，宜在早、午饭后1小时左右开始锻炼，不宜空腹运动，不宜做剧烈运动，不要过度劳累，否则会使病情加重。各类运动1小时所消耗的能量分别为：步行为200kcal，快步走、骑自行车、游泳各为300kcal，跳舞为330kcal，球类活动为400~500kcal，滑雪为600kcal，划船为1000kcal。

（四）饮食治疗

合理的饮食可保证儿童糖尿病患者正常发育，可维持成人患者正常体重；对于妊娠和哺乳妇女，合理的饮食可确保胎儿正常生长和发育，并使代谢得到良好的控制。合理的饮食可减轻胰岛负担，得到良好的代谢控制（包括血糖、血脂、血压），有利于对糖尿病慢性并发症的预防。饮食治疗是糖尿病的基本治疗方法，不论哪种类型糖尿病都要进行饮食治疗。饮食疗法的原则是在规定的热量范围内，达到营养平衡的饮食。2型糖尿病患者重点要求降低饮食中的总热量，减轻超标的体重，使体重维持正常，减少胰岛素抵抗；1型糖尿病患者重点要求是除饮食的定时、定量和定餐外，掌握好胰岛素、饮食与活动量三者之间的平衡关系，根据活动量的增减，灵活调整胰岛素、饮食量和餐次，具体饮食计算如下。

1. 计算理想体重（标准体重） 精确的计算可根据身高、年龄、性别查表得出，也可用下列公式简易计算。

标准体重（kg）=身高（cm）-105

超过或低于标准体重的% =（实测体重-标准体重）/标准体重

超过标准体重的10%~20%称为超重；超过标准体重20%以上为肥胖；低于标准体重20%为消瘦。实测体重在标准体重±10%以内者为正常。

2. 根据标准体重及工作性质估计总热量 成人所需热量：休息者每日每千克体重25~30kcal，轻体力或脑力劳动者30~35kcal；中等体力劳动者35~40kcal；重体力劳动者40kcal以上。儿童所需热量：0~4岁，每日每千克体重50kcal；4~10岁，40~45kcal；10~15岁，40~35kcal。孕妇、乳母、营养不良及患者体重低于标准体重10%以上者，总热量可适量增加10%~20%。肥胖者每日须减至1200kcal以内，体重才能得到控制。

3. 食物中成分分配 将糖尿病患者常用的食品按所含营养素特点分为谷类、瘦肉类、豆乳类、蔬菜类、油脂类、水果类6类。

（1）蛋白质：所提供的热量应占总热量的15%，成人每日每公斤标准体重按0.8~1.2g计算，孕妇、乳母、营养不良及有消耗性疾病者可加至1.5g左右，小儿可加至2~4g。富含蛋白质的食物是肉类、蛋类、乳类及豆类，最好每日摄入的蛋白质有1/3来自动物食物，因其富含丰富的必需氨基酸，保证人体营养中蛋白质代谢所需的原料。有微量白蛋白尿的患者，蛋白质的摄入量应限制在低于 0.8 ~ 1.0g/kg 体重之内。有显性蛋白尿的患者，蛋白质的摄入量应限制在低于 0.8g/kg 体重。

（2）脂肪：所提供的热量应占总热量的 20% ~ 30%，可按每日每千克标准体重 0.6 ~ 1.0g 计算，若肥胖者，尤其有血清脂蛋白过高或有动脉粥样硬化者，脂肪摄入量应控制在总热量的 30% 以下。每日胆固醇的摄入量应低于 300mg，对于高胆固醇血症患者更需严格控制。脂肪可分为动物性脂肪和植物油，动物性脂肪含饱和脂肪酸多，有升高血清胆固醇的作用，植物油富含不饱和脂肪酸，有降低血清胆固醇的作用。最好在每日摄入的脂肪中尽量用植物油代替动物脂肪。

（3）碳水化合物：总热量减去蛋白质及脂肪所产的热量就是碳水化合物所提供的热量。碳水化合物占热量的 50% ~ 65%，应鼓励患者多摄入复合碳水化合物及富含可溶性食物纤维素的碳水化合物和富含纤维的蔬菜。对碳水化合物总热量的控制比控制种类更重要。

（4）高纤维饮食：食物中增加高纤维成分可改善高血糖并减少胰岛素和口服降糖药的用量。包括树胶、果胶、黏胶、植物纤维素等，每日可摄入 10 ~ 20g。饮食中可选用富含食物纤维的粗粮、干豆、蔬菜类。

（5）减少钠的摄入：高血压为冠心病的危险因子，多数糖尿病患者有高血压和肥胖，过多钠盐摄入不利于高血压的防治。一般建议每日食盐摄入量在 6g 以下。

（6）限制饮酒：特别是肥胖、高血压和（或）高甘油三酯血症的患者。

（7）妊娠的糖尿病患者应注意叶酸的补充以防止新生儿缺陷，钙的摄入量应保证 1000 ~ 1500mg/d，以减少发生骨质疏松的危险性。

4. 制订食谱　根据每日所需的总热量制订全日的食谱。

（五）口服降糖药

1. 常用口服降糖药的种类　目前批准使用的口服降糖药包括促胰岛素分泌剂（磺脲类药物、格列奈类药物）和非促胰岛素分泌剂（α - 葡萄糖苷酶抑制剂、双胍类药物和格列酮类药物）。上述药物降糖的机制各不相同。促胰岛素分泌剂刺激胰岛 β 细胞分泌胰岛素，增加体内胰岛素的水平。双胍类药物主要抑制肝脏葡萄糖的产生，还可能有延缓肠道吸收葡萄糖和增强胰岛素敏感性的作用。α - 葡萄糖苷酶抑制剂延缓和减少肠道对淀粉和果糖的吸收。格列酮类药物属胰岛素增敏剂，可通过减少胰岛素抵抗而增强胰岛素的作用。各种口服降糖药物的服用剂量详见表 5 - 2。

表 5 - 2　常用口服降糖药

化学名	每片剂量（mg）	剂量范围（mg/d）	分类
格列本脲	2.5	2.5 ~ 15	磺脲类
格列吡嗪	5	2.5 ~ 30	磺脲类
格列吡嗪控释片	5	5 ~ 20	磺脲类
格列齐特	80	80 ~ 320	磺脲类
格列齐特缓释片	30	30 ~ 120	磺脲类
格列喹酮	30	30 ~ 180	磺脲类
格列苯脲	1, 2	1 ~ 8	磺脲类
二甲双胍	250, 500, 850	500 ~ 2 000	双胍类

续 表

化学名	每片剂量（mg）	剂量范围（mg/d）	分类
二甲双胍缓释片	250，500	500 ~ 1 500	双胍类
阿卡波糖	50	100 ~ 300	α - 葡萄糖苷酶抑制剂
伏格列波糖	0.2	0.2 ~ 0.9	α - 葡萄糖苷酶抑制剂
瑞格列奈	1，2	1 ~ 16	格列奈类
那格列奈	120	120 ~ 360	格列奈类
罗格列酮	4	4 ~ 8	格列酮类
吡格列酮	15	15 ~ 45	格列酮类

2. 口服降糖药的选择和联合用药　2 型糖尿病是进展性的疾病，多数患者在单一的口服降糖药物治疗一段时间后都可出现治疗效果的下降。因此常采用 2 种不同作用机制的口服降糖药物进行联合治疗。如口服降糖药物的联合治疗仍不能有效地控制血糖，可采用胰岛素与 1 种口服降糖药物联合治疗。3 种降糖药物之间的联合应用虽然可在 2 种药物联合用的基础上进一步改善血糖，但这种联合治疗方法的安全性和成本 - 效益比尚有待评估。严重高血糖的患者应首先采用胰岛素降低血糖，减少发生糖尿病急性并发症的危险性。待血糖得到控制后，可根据病情重新制订治疗方案。

（1）肥胖或超重的 2 型糖尿病患者的药物选择：肥胖或超重的 2 型糖尿病患者在饮食和运动不能满意控制血糖的情况下，应首先采用非胰岛素促分泌剂类降糖药物治疗（有代谢综合征或伴有其他心血管疾病危险因素者应优先选用双胍类药物或格列酮类，主要表现为餐后高血糖的患者也可优先选用 α - 葡萄糖苷酶抑制剂）。2 种作用机制不同的药物间可联合用药。如血糖控制仍不满意可加用或换用胰岛素促分泌剂。如在使用胰岛素促分泌剂的情况下血糖仍控制不满意，可在口服药基础上开始联合使用胰岛素或换用胰岛素。

（2）体重正常的 2 型糖尿病患者的药物选择：非肥胖或超重的 2 型糖尿病患者在饮食和运动不能满意控制血糖的情况下，可首先采用胰岛素促分泌剂类降糖药物或 α - 葡萄糖苷酶抑制剂。如血糖控制仍不满意可加用非胰岛素促分泌剂（有代谢综合征或伴有其他心血管疾病危险因素者优先选用双胍类药物或格列酮类，α - 葡萄糖苷酶抑制剂适用于无明显空腹高血糖而餐后高血糖的患者。见表 5 - 2）。在上述口服药联合治疗的情况下血糖仍控制不满意，可在口服药基础上开始联合使用胰岛素或换用胰岛素。

（六）胰岛素治疗

1. 胰岛素治疗的适应证

（1）1 型糖尿病。

（2）糖尿病妇女妊娠期与分娩期。

（3）糖尿病患者手术前后。

（4）糖尿病伴酮症酸中毒、非酮症高渗昏迷、乳酸性酸中毒、重度感染、严重的消耗性疾病。

（5）糖尿病性视网膜病变、糖尿病性神经病变迅速恶化、下肢坏疽、糖尿病肾病、肝病或糖尿病心脏病患者。

（6）显著消瘦、成年发病的糖尿病患者。

（7）糖尿病患者，凡用饮食控制和口服降糖药物治疗而得不到满意控制者。

2. 常用的胰岛素制剂及其作用特点见表5－3。

表5－3 常用胰岛素制剂及其作用特点

胰岛素制剂	起效时间	峰值时间	作用持续时间
短效胰岛素（RI）	15～60分钟	2～4小时	5～8小时
速效胰岛素类似物（门冬胰岛素）	10～15分钟	1～2小时	4～6小时
速效胰岛素类似物（赖脯胰岛素）	10～15分钟	1～1.5小时	4～5小时
低精蛋白胰岛素（中效胰岛素，NPH）	2.5～3小时	5～7小时	13～16小时
精蛋白锌胰岛素（长效胰岛素，PZI）	3～4小时	8～10小时	长达20小时
长效胰岛素类似物（甘精胰岛素）	2～3小时	无峰	长达30小时
预混胰岛素（HI30R，HI50R，HI70/30）	0.5小时	2～12小时	14～24小时
预混胰岛素（50R）	0.5小时	2～3小时	10～24小时
预混胰岛素类似物（预混门冬胰岛素30）	10～20分钟	1～4	14～24小时
预混胰岛素类似物（预混赖脯胰岛素25R）	15分钟	1.5～3小时	16～24小时

3. 胰岛素剂量调整　几种常见情况的调整：①上午或上午和下午血糖高。首先增加早餐前RI量，单纯下午血糖高，增加午餐前RI量，晚餐后及夜间血糖高，增加晚餐前RI量，一般每次增加2单位。②夜间血糖高，并除外晚餐后确无低血糖反应，则可于睡前注射NPH或长效胰岛素类似物。③早餐后血糖高，上午9～10时后血糖下降，则将RI提前于早餐前45～60分钟皮下注射，如整个上午血尿糖皆高，RI不但要提前注射，而且要加大剂量。

4. 1型糖尿病患者的胰岛素替代治疗　1型糖尿病患者常采用中效或长效胰岛素制剂提供基础胰岛素（睡前和早晨注射低精蛋白胰岛素或每日注射1～2次精蛋白锌胰岛素），采用短效或速效胰岛素来提供餐时胰岛素。如无其他的伴随疾病，1型糖尿病患者每日的胰岛素需要量为0.5～1.0U/kg体重。在出现其他的伴随疾病时（如感染等），胰岛素的用量要相应增加。儿童在生长发育期对胰岛素的需要量相对增加。胰岛素的治疗方案见表5－4。

表5－4 1型糖尿病常用的胰岛素替代治疗方案

胰岛素注射时间	早餐前	午餐前	晚餐前	睡前（10pm）
方案1	RI或IA＋NPH	RI或IA	RI或IA	NPH
方案2	RI或IA＋NPH	RI或IA＋NPH		
方案3	RI或IA	RI或IA	RI或IA	Glargine或PZI

注：RI＝普通（常规，短效）胰岛素；IA＝胰岛素类似物（超短效，速效胰岛素）；NPH＝低精蛋白胰岛素（中效胰岛素）；PZI＝精蛋白锌胰岛素（长效胰岛素）。RI或IA与精蛋白锌胰岛素（Clargine或PZI）合用时应分开注射，且不能注射在同一部位。

5. 2型糖尿病的胰岛素补充治疗　2型糖尿病患者对饮食控制和药物治疗效果不佳，可采用短期的胰岛素强化治疗使血糖得到控制，并减少葡萄糖对β细胞的毒性作用。随后，多数2型糖尿病患者仍可改用饮食控制和口服药物治疗。但是，随着病程的进展，大多数的2型糖尿病患者需要补充胰岛素来使血糖得到良好的控制。在口服降糖药效果逐渐降低的时候，可采用口服降糖药和中效或长效胰岛素的联合治疗。当上述联合治疗效果仍差时，可完全停用口服药，而改用每日多次胰岛素注射治疗或连续皮下胰岛素输注治疗（胰岛素泵治疗）。此时胰岛素的治疗方案同 1 型糖尿病（见表 5 - 4）。有些患者因较严重的胰岛素抵抗需要使用较大量的胰岛素（如每日 1U/kg 体重），为避免体重明显增加和加强血糖的控制，可加用二甲双胍、格列酮类或 α 葡萄糖苷酶抑制剂药物。

6. 胰岛素治疗的并发症和不良反应

（1）低血糖反应最常见：轻者可给糖水或糖食糕点即可缓解。较重者可迅速静脉注射 50% 葡萄糖 40ml，继以 10% 葡萄糖溶液静滴。早期还可采用胰升糖素 1mg 肌注，但其作用慢于静推葡萄糖。若低血糖历时久而严重的可采用氢化可的松每次 100 ~ 300mg 溶于 5% ~ 10% 葡萄糖水 500ml 中静滴。

（2）过敏反应：少数患者有过敏反应如荨麻疹、血管神经性水肿、紫癜，极个别有过敏性休克。处理措施包括更换高纯度的人胰岛素制剂、使用抗组胺类药物和糖皮质激素以及脱敏疗法。

（3）胰岛素性水肿和屈光失常：一般可自行缓解，严重水肿者可用少量利尿剂。屈光失常常于数周后自然恢复，无需处理。

（4）局部反应：注射部位皮肤红肿、发热、皮下硬结、皮下脂肪萎缩等。近年采用高纯品较少见以上局部反应。

（5）胰岛素抵抗：是指在无酮症酸中毒和拮抗胰岛素因素存在的情况下每日胰岛素需要量超过 2U/kg。此时应用高纯度人胰岛素制剂，并用静脉注射 20U，观察 0.5 ~ 1 小时后血糖下降情况，如仍无效，除继续加大胰岛素剂量外，可考虑加用二甲双胍和胰岛素增敏剂（格列酮类药物）。

八、饮食调护

在糖尿病饮食方面，中医学要求适当限制米、面等主食的摄入，适当摄入瘦肉、蛋、豆乳类及水产品等食物，多食富含纤维素及维生素的新鲜蔬菜。忌食肥甘油腻之品，如肥肉、动物油、动物内脏、白糖、红糖、冰糖、各种甜饼干、各种甜饮料、水果罐头、糕点等，不宜抽烟饮酒。另外中医学十分强调辨证配膳及食疗，如阴虚燥热型糖尿病可选用猪胰玉米须汤、蚌肉苦瓜汤、地黄麦冬炖豆腐、菠菜银耳汤等；气阴两虚可选用绿豆南瓜汤、鸽肉山药玉竹汤等；肺脾肾气虚为主者可选用人参粉冲服，猪胰煲山药、猪胰煲北芪等；肝肾阴虚者可选用玉米须煲乌龟、枸杞煲兔肉、蚕蛹炒服等；阴阳两虚者可选用韭菜煮蛤蜊肉；合并高血压，可选用苦瓜炖猪排、冬瓜草鱼汤、芹菜拌豆腐丝等；合并冠心病，可选用炒洋葱、炒木耳、丹参葛根汤等。糖尿病患者选用下列食品可有辅助治疗作用：南瓜、苦瓜、麦麸、燕麦、莜麦、荞麦、豆类、黄鳝、田螺、甲鱼、海带、芹菜、苋菜、荠菜、木耳、香菇、洋葱、冬瓜等。

（焦素杰）

第四节　高脂血症

高脂血症又称血脂异常，通常是指血浆中胆固醇和（或）甘油三酯升高，也泛指包括低高密度脂蛋白血症在内的各种血脂异常。血脂异常作为脂质代谢障碍的表现，也属于代谢性疾病。研究表明，血清总胆固醇（total cholesterol，TC）或低密度脂蛋白胆固醇（low density lipoproten - cholesterol，LDL - C）升高是冠心病和缺血性脑卒中的独立危险因素之一。多发于中老年人，但随着人群膳食结构和生活习惯的改变，青年人患本病者也在逐年增加。中国人群血脂水平和血脂异常患病率虽然尚低于多数西方国家，但随着社会经济的发展，人民生活水平的提高和生活方式的变化，人群平均的血清 TC 水平正逐步升高。与此同时，与血脂异常密切相关的糖尿病和代谢综合征在我国也十分常见。血脂异常分类较为繁杂，归纳起来有 3 种：①继发性或原发性高脂血症；②高脂蛋白血症的表型分型法；③高脂血症的基因分型法。中医学无"高脂血症"的病名，根据乏力、短气、胸闷、体重超重等的临床表现，当与"痰饮"、"湿热"、"肥胖"等相关。

一、病因病理

中医学认为高脂血症属本虚标实之证。本虚主要是肝、脾、肾三脏虚损，其中以肝肾不足为多见，因高脂血症多发生在 40 岁以后，此时肝肾亏损之象渐渐显露；标实主要是痰浊、湿浊和瘀血。其病因多由禀赋不足、饮食不节、七情内伤、久病失治、年老体虚，引起脏腑功能失常所致。由于脏腑功能失常，或脾失健运，痰湿内生；或肾虚，开合不利，水湿内停；或肾阳虚，不能温煦脾阳，中土不运，痰浊内生；或肝郁气滞，木横侮土，脾运不健，酿生痰湿；或因气滞、气虚、痰浊，而致血行不畅，瘀血内生，痰瘀交互为患，使营血变为"污秽之血"，脂质留而为弊。综上所述，肝肾不足是高脂血症产生的病理基础，痰浊、瘀血是高脂血症的病理产物，与疾病的发生、发展、转归和预后密切相关。痰瘀互结，留滞脉道，胸痹、中风等变端丛生。

二、诊断

鉴于本病的临床表现复杂且缺乏特异性，故诊断除根据年龄、体态、饮食习惯、家族史及相关疾病史外，主要依据实验室检查指标加以确诊。

（一）一般情况

为了及时发现和检出血脂异常，建议 20 岁以上的成年人至少每 5 年测量 1 次空腹血脂，包括 TC、LDL - C、HDL - C 和甘油三酯（triacylglycerol，TG）测定。对于缺血性心血管病及其高危人群，则应每 3~6 个月测定 1 次血脂。对于因缺血性心血管病住院治疗的患者应在入院时或 24 小时内检测血脂。

血脂检查的重点对象：①已有冠心病、脑血管病或周围动脉粥样硬化病者。②有高血压、糖尿病、肥胖、吸烟者。③有冠心病或动脉粥样硬化病家族史者，尤其是直系亲属中有早发冠心病或其他动脉粥样硬化性疾病者。④有皮肤黄色瘤者。⑤有家族性高脂血症者。

建议 40 岁以上男性和绝经期后女性应每年进行血脂检查。

（二）病史

如询及有本病家族史及患糖尿病、胆管阻塞性肝胆病、慢性肾炎等病史者，即应从本病考虑行相关实验室检查。

（三）临床表现

凡诉有乏力、短气、胸闷、发胖、口黏等应考虑本病，行相关实验室检查。

（四）实验室检查

临床上检测血脂的项目较多，血脂的基本检测项目为 TC、TG、高密度脂蛋白胆固醇（highdensity Lipoprotein – cholesterol，HDL – C）和 LDL – C。其他血脂项目如 ApoA I、ApoB、Lp（a）等的检测属于研究项目，不在临床基本检测项目之列。

（五）诊断标准

源自中华医学会心血管病学分会、糖尿病学分会、内分泌学分会、检验分会和卫生部心血管病防治中心血脂异常防治委员会共同起草的《中国成人血脂异常防治指南》发表于2007 年 5 月，在《中华心血管病杂志》第 35 卷第 5 期，见表 5 – 5。

表 5 – 5　血脂水平分层标准［mmol/L（mg/dl）］

分层	Tc	LDL – C	HDL – C	TG
合适范围	<5.18（200）	<3.37（130）	≥1.04（40）	<1.70（150）
边缘升高	5.18~6.19（200~239）	3.37~4.12（130~159）		1.70~2.25（150~199）
升高	≥6.22（240）	≥4.14（160）	≥1.55（60）	≥2.26（200）
降低			<1.04（40）	

三、鉴别诊断

本病系赖实验室检查加以确诊的，所以临床主要应排除可出现高脂血症的其他疾病（即继发性高脂血症）。可引起血脂升高的系统性疾病主要有糖尿病、肾病综合征、甲状腺功能减退症，其他疾病有肾衰竭、肝脏疾病、系统性红斑狼疮、糖原累积症、骨髓瘤、脂肪萎缩症、急性卟啉病、多囊卵巢综合征等。此外，某些药物如利尿剂、β受体阻滞剂、糖皮质激素等也可能引起继发性血脂升高。

四、并发症

（一）动脉粥样硬化与缺血性心血管病

血脂异常是以动脉粥样硬化为基础的缺血性心血管病（冠心病和缺血性脑卒中）的危险因素。冠心病是冠状动脉粥样硬化引起心肌的氧供需失衡，必要时行平板运动心电图、心肌核素灌注扫描或冠状动脉造影来评估是否合并冠心病。可行颅脑 CT 或 MRI 检查排除脑卒中可能。

（二）急性胰腺炎与糖尿病

这两种疾病既可以是本病的原发病，又可以是本病的并发症。急性胰腺炎因具相应症状而不难确定，必要时可作尿或血清淀粉酶检查；糖尿病则是确诊高脂血症后应作为常规考虑的并发症，不论有无"三多（多尿、多饮、多食）一少（体重减轻）"之典型表现，都应当行血糖、尿糖乃至葡萄糖耐量试验等检查确定。

五、临证要点

（一）辨标本虚实

高脂血症乃本虚标实之证。本虚为脾胃虚弱、肝肾阴虚，标实为痰浊、瘀血。治疗首先应根据标本轻重缓急，确定治疗原则，或以治标为主，或以治本为主，或标本兼顾。治本当注意补虚，慎用熟地、山茱萸等滋腻之品，尤其是阿胶、鳖甲胶之类，以免妨碍脾运。

（二）重视脾胃

因脾为生痰之源，脾运得健，则痰浊自化，水谷精微得以化生气血，充养诸脏，使脏腑功能恢复正常，痰浊、瘀血无从产生。

（三）辨证与辨病结合

处方用药宜在辨证施治的基础上，根据现代药理研究结果，选用或加用具有降脂作用的药物，如决明子、大黄、山楂、泽泻、生首乌、黄精等，以提高疗效。

六、辨证施治

（一）痰浊阻遏

主症：形体肥胖，头重如裹，胸闷，呕恶痰涎，肢麻沉重，伴心悸，失眠，口淡，食少。舌胖，苔滑腻，脉弦滑。

治法：祛痰化浊。

处方：温胆汤合半夏天麻白术汤加减。

制半夏10g，陈皮6g，茯苓12g，枳实9g，白术10g，天麻15g，陈胆星10g。

半夏、陈皮燥湿化痰，理气和胃；茯苓、白术健脾益气渗湿，俾湿去痰消；枳实行气消痰，使痰随气下；天麻、胆星化痰息风。痰湿郁而化热，症见口干而苦，舌红，苔黄腻，脉滑数者，加黄连3g、山栀10g；便秘者，加生（或制）大黄6g；脾虚气弱，见气短乏力，脘腹痞胀，舌淡或胖，脉弱者，加党参、黄芪各15g；兼饮食积滞，见脘腹胀闷，嗳腐厌食者，加山楂20g、炒麦芽15g、莱菔子10g。

成方：血脂康、脂必妥片、心达康片。

（二）脾肾阳虚

主症：畏寒肢冷，眩晕，倦怠乏力，便溏，伴食少，脘腹作胀，面肢浮肿。舌淡质嫩，苔白，脉沉细。

治法：健脾温肾。

处方：苓桂术甘汤合右归丸加减。

茯苓10g，白术15g，陈皮6g，山药10g，桂枝10g，熟地黄15g，制首乌15g，枸杞子10g，菟丝子10g，巴戟天10g，制附片5g。

茯苓、白术、陈皮、山药健脾益气化痰；熟地黄、制首乌、枸杞子滋肾阴；菟丝子、巴戟天、桂枝、制附片温运肾阳，以增温脾化饮之功。大便溏薄者，加炮姜炭10g、建曲10g；小便余沥者，加益智仁10g、台乌药10g。

成方：右归丸。

（三）肝肾阴虚

主症：眩晕，耳鸣，腰酸，膝软，五心烦热，伴口干，健忘，失眠。舌质红，少苔，脉细数。

治法：滋肝养肾。

处方：一贯煎合二至丸加减。

生地黄15g，枸杞子12g，女贞子、旱莲草各15g，沙参、麦冬、当归各10g，川楝子6g。

生地黄、枸杞子、女贞子、旱莲草滋补肝肾；沙参、麦冬、当归滋阴养血以柔肝；川楝子疏肝理气，补而不滞。阴虚生内热，见五心烦热，颧红盗汗者，加知母10g、黄柏8g、丹皮9g；肝肾阴虚，肝阳上亢，症见头目胀痛，面红目赤者，加石决明20g（先煎）、钩藤15g（后下）；阴虚及阳，阴阳两虚，见畏寒肢冷者，加仙灵脾、菟丝子各10g。

成方：六味地黄丸。

（四）阴虚阳亢

主症：眩晕，头痛，急躁易怒，面红，口苦，伴心悸，失眠，便秘，溲赤。舌质红或紫黯，苔黄，脉弦或弦细而数。

治法：滋阴潜阳。

处方：天麻钩藤饮加减。

天麻10g，钩藤15g，石决明20g，益母草10g，牛膝15g，杜仲10g，寄生10g，夜交藤15g。

天麻、钩藤、石决明均有平肝息风之功；牛膝、杜仲、桑寄生、夜交藤能补益肝肾；益母草活血利水。兼便结者，加当归10g、胡麻仁10g；兼失眠多梦者，加柏子仁10g、炒枣仁10g。

成方：全天麻胶囊。

（五）气滞血瘀

主症：胸胁胀闷，走窜疼痛，心前区刺痛，伴心烦不安。舌尖边有瘀点或瘀斑，脉沉涩。

治法：活血化瘀，兼以理气。

处方：血府逐瘀汤加减。

桃仁10g，红花8g，川芎10g，牛膝15g，生地10g，醋柴胡5g，枳壳10g，甘草3g。

桃仁、红花、川芎、牛膝活血化瘀；生地滋阴养血；醋柴胡、枳壳理气解郁；甘草和中。瘀血甚，见有癥积者，加三棱、莪术各10g；见有胸痛甚者，加降香6g，郁金、延胡索各10g。

成方：心可舒。

七、西医治疗

根据心血管病发病的综合危险因素来决定干预的强度，是国内外相关指南所共同采纳的原则。因此，全面评价心血管病的综合危险是预防和治疗血脂异常的必要前提。

（一）治疗性生活方式改变（TLC）

控制饮食和改善生活方式是血脂异常治疗的基础措施。无论是否进行药物调脂治疗都必须坚持TLC。

（二）血脂异常患者开始调脂治疗TC和LDL-C值及其目标值

在进行调脂治疗时，应将降低LDL-C作为首要目标。临床上决定开始药物调脂治疗时，针对不同的危险人群，开始药物治疗的 LDL - C 水平以及需达到的 LDL - C 目标值有很大的不同，见表 5 - 6。

表 5 - 6 血脂异常患者开始调脂治疗 TC 和 LDL - C 值及其目标值 [mmol/L (mg/dl)]

危险等级	TLC 开始	药物治疗开始	治疗目标值
低危：10 年危险性 <5%	TC≥6.22 (240)， LDL - C≥4.14 (160)	TC≥6.99 (270)， LDL - C≥4.92 (190)	TC <6.22 (240)， LDL - C <4.14 (160)
中危：10 年危险性 5% ~10%	TC≥5.18 (200)， LDL - C≥3.37 (130)	TC≥6.22 (240)， LDL - C≥4.14 (160)	TC <5.18 (200)， LDL - C <3.37 (130)
高危：CHD 或 CHD 等危症， 或 10 年危险性 10% ~15%	TC≥4.14 (160)， LDL - C≥2.59 (100)	TC≥4.14 (160)， LDL - C≥2.59 (100)	TC <4.14 (160)， LDL - C <2.59 (100)
极高危：ACS 或缺血性心血管病合并 DM	TC≥3.11 (120)， LDL - C≥2.07 (80)	TC≥4.14 (160)， LDL - C≥2.07 (80)	TC <3.11 (120)， LDL - C <2.07 (80)

（三）血脂异常的药物治疗

1. 他汀类　能显著降低 TC 和 LDL - C，也能降低 TG 水平和轻度升高 HDL - C，是当前防治高胆固醇血症和动脉粥样硬化性疾病非常重要的药物。他汀类药物降低 TC 和 LDL - C 的作用虽与药物剂量有相关性，但不成直线相关关系。当他汀类药物的剂量增大 1 倍时，其降低 TC 的幅度仅增加 5%，降低 LDL - C 的幅度增加 7%。当前认为，使用他汀类应使 LDL - C 至少降低 30% ~40%。目前常用的他汀类药物有：阿托伐他汀、辛伐他汀、氟伐他汀、瑞舒伐他汀、普伐他汀、洛伐他汀。

2. 贝特类　能降低血浆 TG 和提高 HDL - C 水平，并可使 LDL 亚型由小而密颗粒向大而疏松颗粒转变。临床上可供选择的贝特类药物有：非诺贝特、苯扎贝特、吉非贝齐。

3. 烟酸　烟酸属 B 族维生素，有明显的降脂作用。缓释型烟酸片不良反应明显减轻，较易耐受。轻中度糖尿病患者坚持服用，也未见明显不利作用，适用于高甘油三酯血症，低 HDL - C 血症或以 TG 升高为主的混合型高脂血症。烟酸的常见不良反应有颜面潮红、高血糖、高尿酸（或痛风）、上消化道不适等。这类药物的绝对禁忌证为慢性肝病和严重痛风；相对禁忌证为溃疡病、肝毒性和高尿酸血症。

4. 胆酸螯合剂　主要为碱性阴离子交换树脂，在肠道内能与胆酸呈不可逆结合，阻断胆汁酸中胆固醇的重吸收，降低血清 LDL - C 水平。临床试验证实这类药物能降低主要冠脉事件和冠心病死亡。胆酸螯合剂常见不良反应有胃肠不适、便秘，影响某些药物的吸收。

5. 胆固醇吸收抑制剂　依折麦布（ezetimibe）口服后被迅速吸收，有效地抑制胆固醇和植物固醇的吸收。最常见的不良反应为头痛和恶心，肌酸激酶（CK）和肝酶升高仅见于极少数患者。

6. 其他调脂药

（1）普罗布考：主要适用于高胆固醇血症，尤其是纯合子型家族性高胆固醇血症。有室性心律失常或 QT 间期延长者禁用。

（2）n - 3 脂肪酸：降低 TG 和轻度升高 HDL - C，对 TC 和 LDL - C 无影响。用后出现消化道症状如恶心、消化不良、腹胀、便秘；少数病例出现转氨酶或 CK 轻度升高，偶见出血倾向。

7. 调脂药物的联合应用　为了提高血脂达标率，同时降低不良反应的发生率，不同类别调脂药的联合应用是一条合理的途径。由于他汀类药物作用肯定、不良反应少、可降低总死亡率以及有降脂作用外的多效性作用，联合降脂方案多由他汀类药物与另一种降脂药组成。

8. 药物治疗过程的监测　降脂药物治疗需要个体化，治疗期间必须监测安全性。当患者出现与药物治疗相关的症状、肝酶（AST/ALT）超过 3 倍正常上限（ULN）或 CK 升高超过 5 倍 ULN 应停药。停药后仍需每周复查肝功能和 CK，直至恢复正常。

八、饮食调护

预防本病的关键在于合理膳食、适当的体育锻炼及体力劳动、保持心情舒畅 3 个方面。当然本病的发生与遗传有一定关系，有高脂血症家族史者，尤应做到未病先防，有病早治，以防发生胸痹真心痛及中风等变端。

本病发展呈慢性过程，治疗难以奏速效，一般需坚持长期服药，并注意调节饮食、情绪，进行体育锻炼，以求提高疗效。患者宜进低脂肪及有降脂作用的食物如海藻、紫菜、山楂、黑木耳、香菇、荸荠、蔬菜及豆类食品等；多食富含维生素、纤维素及钾、碘、铬等元素的食品。

迄今的研究不仅为本病阐明了中医病因病机及其基本证候类型，并揭示了诸多单味及复方中药的具体降脂作用，此外循证医学的研究方法也用于临床。中医病因病机及其基本证候类型的内容已反映于本节中的有关栏目，所以这里对单味中药及中成药的循证医学的研究作一简介。

1. 已被肯定的降脂中药

（1）首乌：经临床研究证明，以首乌粗提片（每片 0.25g，相当于生药 0.81g）治疗高胆固醇血症有显效，其中对Ⅱa 型效果为好，然多引起大便次数增多，停药后血脂多有反跳现象。动物实验又揭示，首乌制剂对家兔主动脉内膜斑块形成及脂质沉着有减轻作用。

（2）灵芝：临床报告认为它对Ⅱa 型与Ⅲ型有较好的治疗效果，或与脉通的降脂作用相仿，但对此也有相左意见。实验研究则证实，它主要能延缓实验动物粥样斑块的形成。

（3）蜂胶：临床研究发现，蜂胶（1.2～2.7g/d）有类似氯贝丁酯降甘油三酯的作用及一定的降胆固醇作用。实验研究认为，它能明显地提高血清高密度脂蛋白胆固醇的绝对含量及其与总胆固醇的比值。

（4）山楂：临床研究认为，山楂的粗提浸膏片能降低胆固醇、甘油三酯及 β 脂蛋白比浊度，醇提取物也能降低甘油三酯。实验研究提示，它的醇制浸膏能降低实验性动脉粥样硬化家兔的血脂，并减轻脂质在器官上的沉积，总黄酮有降胆固醇作用。

（5）决明子：临床研究发现，决明子的煎剂（30g/d）、糖浆、片剂，对胆固醇与甘油三酯均有一定的降低作用。煎剂的效果与药量有关，并有腹泻、腹胀、恶心等作用。

（6）虎杖：临床报道，虎杖片剂（每片相当于生药 5g，每次 3 片，每日 3 次）对降低胆固醇及甘油三酯均有效，其中以前者的作用为优。实验研究表明其有效成分白藜芦苷能降低胆固醇。

（7）大黄：有关研究证明，大黄主要通过增加肠蠕动而使胆固醇的排泄增多，吸收减少。

（8）绿豆：临床观察发现，每月进食绿豆、蚕豆等豆类 1 000g 以上者，胆固醇呈现降低趋势，甘油三酯无变化。实验研究揭示，它的生粉能降低胆固醇。

（9）泽泻：临床报道，泽泻的降胆固醇作用类似于氯贝丁酯，降甘油三酯作用则稍差于氯贝丁酯。多方面的实验研究提示其醇提取物能干扰胆固醇的吸收、分解和排泄。

（10）褐藻：有关研究揭示，褐藻提取物淀粉酸酯能降低胆固醇及甘油三酯，但有食欲亢进、大便干燥等不良反应。

（11）梧桐叶：临床与实验研究均证明梧桐叶的糖浆制剂有降低胆固醇的作用。

（12）红花：临床证明口服红花种子油（每次 20ml，每日 3 次）有降胆固醇作用，但停药半个月后即回升。实验研究发现有同样的作用。

2. 已被阐明的降脂中药作用环节研究　有关资料已表明，不同的降脂中药可对脂质代谢的不同环节发挥作用，唯其研究主要集中于对胆固醇代谢过程的影响，其具体结果为：首乌、决明子、泽泻、虎杖、柴胡、银花等能抑制肠道的吸收，泽泻能抑制体内的合成，泽泻、首乌、黄精、山楂、灵芝等能促进血浆中脂蛋白的转运与脂质的清除，柴胡、茵陈、大黄等则能促进肠道的排泄。

此外，国内外还研究了大蒜、香菇、三七、丹参、银杏叶、茶树根、龙井绿茶、桑寄生、明矾、荷叶、白僵蚕等的降脂作用。

（张　睿）

第五节　单纯性肥胖症

单纯性肥胖症（obesity）是指人体进食热量多于消耗量，以体内脂肪积聚过多而造成体重超重的一种病证。评估肥胖的方法很多，但较简便且常用的方法为体重指数（body massindex，BMI），其计算公式为：BMI = 体重/（身高）2（kg/m²）。国外诊断标准为：25 为正常上限，25～30 为过重，≥30 为肥胖；考虑中国人的种属及形体，其诊断标准应较低，大致为：24 为正常上限，24～28 为过重，≥28 为肥胖。据美国 1997 年 Build study 资料，男性肥胖发病率为 4%～14%，女性则为 14%～24%。45～65 岁为好发年龄，近年来随着我国经济发展和生活方式的改变，肥胖发病有明显上升，发病年龄有下降趋势。

肥胖症，在古代已有所认识，汉代许慎微《说文解字》谓："肥，多肉也；胖，半体肉也。"然而肥胖主要是指脂肪蓄积，并非是指肌肉壮实，故在《灵枢·卫气失常》中已有"人有肥、有膏、有肉"之分。《灵枢·逆顺肥瘦》曰："肥人……其为人也，贪于取与。"已指出是由于摄入过多所致，故《素问·通评虚实论》明确指出："肥贵人，则膏粱之疾也。"

单纯性肥胖症，其脂肪之堆积在体内相对比较匀称，唯腹部、股部、背部一般较为集中，尤以腹部最为明显。由于脂肪过多，既增加身体的负荷，又影响脂肪代谢，由此肥胖的并发症较多，常见的是高血压、糖尿病、动脉硬化、高脂血症、脂肪肝、胆石症和肺心综合征等，影响人体的健康。所以对肥胖症的治疗，实是防止其并发症的发生或加重，寓有预防观念，体现了中医"治未病"的思想。

一、病因病理

肥胖的病因主要是由于摄入过多而致滋生痰湿，诚如《脾胃论》曰："能食而肥……油腻、厚味，滋生痰涎。"故在中医理论中向有"肥人多痰"、"肥人湿多"之说。然而痰湿乃是阴津水液所化，水湿津液之布输则仰仗肺、脾、肾的斡旋及肝之疏泄，痰湿之成乃是肺、脾、肾、肝之运化疏泄失司所致，《石室秘录》概言之"肥人多痰，乃气虚也，虚则气不能运化；故痰生之。"所以肥胖常是本虚标实之证。

痰湿是肥胖症的表露现象，有一些肥胖者具有家族性遗传因素，据调查双亲肥胖者，其子女肥胖发生率达80%，诚如陈念祖说："大抵素禀之盛，从无所苦，惟是湿痰颇多。"其痰湿之内蕴大都来自后天，湿虽有外湿、内湿之分，导致肥胖的大都来自内湿之膏粱厚味、酒酪肥甘，以致形体丰盛肥胖，形成多痰多湿之质。痰湿混于血脂之中，因其质之稠厚，《黄帝内经》称之为"血浊"、"浊脂"，浊脂壅于脉中，可使脉络痹阻，导致血瘀，妇女常可由于体盛痰多，脂膜壅塞胞中，导致不孕，故痰、湿、瘀是本病的基本病理。

痰湿乃体内之阴津所化，瘀乃脉内血液之凝滞。津之与血在体内之运行、布输，全仗气机之推动与温煦，故气虚失运是本病的基本病机。盖脾为后天之本，生化之源，主运化水谷精微及水湿；肾为先天之本，助脾化生精微，故肥胖之始，常是"脾胃俱旺，能食而肥"，嗜食肥甘厚味，复又伐伤脾胃，以致脾胃气化失司，真元之气不足，湿聚脂积，气滞血瘀，此时之肥胖则已成。"少食而肥"之情，临床以脾虚湿阻最为多见，但在气机的条达中，肝之疏泄至关重要，因肝性喜条达，以布输柔和为顺，既升发阳气，又健运中州，具升降三焦之功。水湿、津液、血脂之运化无不借肝之疏泄而调畅，若肝失疏泄，情志失常，必有碍脾胃之运化，影响化脂降浊而可变生肥胖，且肝郁痰聚又可酿致肝胃积热，故气虚、痰湿、郁热是临床常见的证候。然而肝胃积热又可耗伤阴津，或因烦劳过度，早婚多育，耗伤肝肾之阴，肝阴不足，导致肝阳上亢，木旺克土，致使脾虚失运，痰湿内聚，或是日久阴损及阳，水谷精微亦失之布输，瘀积而致本病，故肥胖症，其本以阳虚为主，阴虚兼而有之；其标以痰湿为主，郁热亦可引发。

二、诊断

（一）临床表现

肥胖症多见于40~50岁女性，轻、中度肥胖常无自觉症状，其脂肪分布匀称，多以颈项、颜面、躯干、胸腹部明显。重度肥胖患者会感觉上楼梯气促气短，易疲劳，腰腿酸痛，喜坐卧，体力活动减少，动辄气短，嗜睡酣眠，可有肌肉酸痛，水肿，部分患者尚有情绪低落如抑郁、焦虑、自卑感等情绪变化。

（二）实验室检查

本症一般不强调过多的实验室检查，完全可以根据体征、体重或体重指数做出满意的诊断。一些检查主要针对相关并发症或有否并发症。

1. 体重指数（BMI） 以体重（kg）除以身高的平方（m^2）来表示体重指数。1998年WHO公布：正常BMI为18.5~24.9；≥25为超重；25~29为肥胖前期；30~34.9为Ⅰ度肥胖（中度）；35~39.9为Ⅱ度肥胖（重度）；≥40为Ⅲ度肥胖（极严重）。2000年国际肥胖特别工作组提出了亚洲BMI正常范围为18.5~22.9；<18.5为体重过低；≥23为超重；23~24.9为肥胖前期；25~29.9为Ⅰ度肥胖；≥30为Ⅱ度肥胖。

2. 理想体重 理想体重（kg）=身高（cm）-105；或=身高减100后再乘以0.9

（男）或 0.85（女）。实际体重超过理想体重的 20% 者为肥胖；超过理想体重的 10% 又不到 20% 者为超重。

3. 腰臀比（WHR）　　分别测量肋骨下缘与髂前上棘之间的中点的径线（腰围）与股骨粗隆水平的径线（臀围），再算出其比值。正常成人 WHR 男性 <0.9，女性 <0.85，超过此者为中央型肥胖。

4. 脂肪堆积程度测定　　多采用皮褶厚度测定，25 岁正常人肩胛皮褶厚度平均为 12.4mm，大于 14mm 为脂肪堆积过多；三头肌部位皮褶厚度 25 岁男性平均为 10.4mm，女性平均为 17.5mm。

5. B 型超声波　　可测定各部位皮下脂肪厚度，亦可测定有否脂肪肝、胆石症等。

6. 血脂水平测定　　多数患者 CH、TG、LDL－C、VLDL－C 水平均升高，HDL－C 水平偏低。

三、鉴别诊断

（一）肥胖与过体重

肥胖是指由于脂肪在体内堆积导致的体重增加，而过体重是指由于肌肉组织的增加所引起的体重增加，如举重运动员、拳击运动员等大都为过体重，并非是脂肪过剩，故皮下脂肪厚度的测量并不增加，且无病态表现。

（二）继发性肥胖症

继发于神经、内分泌，代谢紊乱基础上的肥胖症有下列 7 组。

1. 下丘脑病　　多种原因引起的下丘脑综合征包括炎症后遗症、创伤、肿瘤、肉芽肿等均可引起肥胖症。

2. 垂体病　　见于轻型腺垂体功能减退症、垂体瘤（尤其是嫌色细胞瘤）、空泡蝶鞍综合征。

3. 胰岛病　　由于胰岛素分泌过多，脂肪合成过度。见于：①2 型糖尿病早期；②胰岛 β 细胞瘤（胰岛素瘤）；③功能性自发性低血糖症等。

4. 甲状腺功能减退症　　原发性及下丘脑，垂体性者均较胖，可能由于代谢率低下，脂肪动员相对较少，且伴有黏液性水肿。

5. 肾上腺皮质功能亢进症　　主要为皮质醇增多症。早期轻症的皮质醇增多症与单纯性肥胖症嫌色细胞瘤极为相似，其区别点主要是肥胖的向心性非均衡性分布的特征和副性征的表现，皮肤紫纹较粗且颜色较深，需注意在减肥门诊中把皮质醇增多症筛选出来。可作血皮质醇测定，本病含量升高可予以分辨。

6. 性腺功能减退症　　①女性绝经期及少数多囊卵巢综合征；②男性无睾或类无睾症。

7. 水潴留性肥胖　　本病的特征是以水钠潴留为其主要病理，故肥胖具有水湿下注的特性，主要分布在腿部、臀部、腹部，且傍晚或劳累后可呈现明显的下肢浮肿，经平卧休息后可减轻，与单纯性肥胖症有异，该病以中年及更年期妇女较为多见，男性较少，也可供鉴别。

上述继发性肥胖症都有其明确的病因及基础病的临床特点，与无明显诱因的单纯性肥胖症不难鉴别。

四、并发症

肥胖的并发症很多，最多见的是循环系统疾病、糖尿病、胆石症、脂肪肝、关节退化性病变、肺心综合征。

（一）循环系统疾病

循环系统疾病是肥胖最常见的并发症，主要有高血压、动脉硬化、高脂血症及冠心病。这主要由于肥胖症患者脂肪组织增多，血液中甘油三酯升高，导致血液循环量明显增加、脂肪沉积、心脏负荷过重所致。肥胖症患者经节食疗法减轻体重后，其高血压及高脂血症也会自行缓解，也证明了高血压等循环系统疾病是肥胖症的重要并发症。

（二）糖尿病

糖尿病的发病与肥胖有密切关系，尤其是中年以上的 2 型糖尿病，70% ~ 80% 为肥胖者，这主要由于肥胖者的脂肪细胞过度增生与肥大，对胰岛素不敏感所致。但节制饮食后，糖尿病病情也可随肥胖的减轻而有所缓解。

（三）胆石症

胆石症也是肥胖者常见的并发症，其胆石的主要成分为胆固醇，系由胆固醇紊乱所导致，部分患者可合并有脂肪肝。

（四）脂肪肝

由于脂肪在肝内堆积，致肝细胞变性、纤维组织增生，重者损害肝功能。据报道，肝脏活检有 50% ~ 59% 肥胖者有脂肪变性，肥胖人肝硬化比例也高于非肥胖人。不少肥胖症患者常同时并发糖尿病与脂肪肝。

（五）关节退化性病变

由于脂肪增加加重骨及关节的负担而产生退化性病变，可有关节炎、腰酸、关节疼痛等症，可并发膝外翻或膝内翻、平底足等。

（六）肺心综合征（Pichwickian syndrome）

由于腹腔和胸壁脂肪组织堆积增厚，膈肌升高而降低肺活量，肺通气不良，引起活动后呼吸困难，严重者可导致缺氧、发绀、高碳酸血症，甚至出现肺动脉高压导致心力衰竭，此种心衰往往对强心剂、利尿剂反应差。此外，重度肥胖者，尚可引起睡眠窒息，偶见猝死的报道。

五、临证要点

（一）肥胖者体态臃肿

宗"肥人多痰湿"之说，多见有痰湿的表现，常从实证论治。但痰湿之成主要由于水湿健运失司，《黄帝内经》有"诸湿肿满，皆属于脾"之说，系本虚标实之象。故在临床辨证中，应注意观察有无本虚之征象，诸如腰酸肢软，身困体重，神倦力乏等，但此等症状又常归咎于脂肪堆积，未作为虚象分析。在此，笔者认为应突出舌脉之辨识，如见舌质淡胖，舌边齿痕，或脉沉细濡，即为虚证，不可妄用泻下之法。

（二）肥胖者辨证应注重脾胃强盛与脾胃俱虚之别

肥胖者常主动节制饮食，但其食欲、食量的大小是反映其脾胃脏腑功能的主要表现。临证一定要详细询问，以辨其真伪。《黄帝内经》有"贪于取与"、"多食而肥"及"食少而肥"之分，就是其脾胃强盛与脾胃俱虚之别，故食欲、食量的问诊也是辨其虚实的关键。对肥胖者之饮食控制也应随其食欲佳良与否有所分别，多食而肥者应以减少其食量为主，控制饮食；少食而肥者则应调节其食谱，而不是以节食为目标，要保证供应人体基础代谢量，以维持正常生理功能。

（三）治疗肥胖症应从整体观念出发，全面考虑分析其证候的主次、兼杂

肥胖症常有多种并发症的存在，在临床上，其并发症的症状常与自身肥胖症的症状相混，在辨证中应从整体观念出发，全面考虑分析其证候的主次、兼杂，切不能因他病系肥胖症所引发，强调肥胖症为主体，他病为兼症，因为肥胖症的并发症常是肥胖症的危险因素，是肥胖症患者的重要死亡原因。所以当并发症症状较为明显时，应以其并发症为主体辨证，而将肥胖症之本病作为次症对待。

六、辨证施治

（一）脾虚湿阻

主症：体态肥胖臃肿，神疲力乏肢沉，常感头昏胸闷，纳少口淡或腻，或伴恶心痰多，脘腹胀满不适，大便溏糊或稀，身困嗜睡汗多，四肢麻木或肿，妇女带下清稀，月经量少错后。舌质淡红胖大，苔薄白滑或腻，脉沉细濡或弦滑。

治法：健脾化痰，燥湿减肥。

处方：二陈汤、苓桂术甘汤、防己黄芪汤化裁。

陈皮 10g，半夏 10g，苓 15g，白术 12g，苡仁 20g，防己 15g，泽泻 15g，山楂 15g，荷叶 12g。

脾虚湿阻是肥胖症常见的证型，其中又有痰湿偏重或脾虚为主之分。以肥胖为主诉者大都以痰湿为主，治疗常以化痰燥湿减肥为主，健脾为辅，待减肥之后再以调理脾胃为主。上方是以化痰为主之处方。脾虚明显者加黄芪、党参各 15g；大便溏薄者，加太子参 12g、车前子 15g；兼胸闷痰多者，加蔻仁 6g、杏仁 10g，或藿香 6g、枳壳 8g；有痰湿化热趋势者，加黄芩 6g、贝母 8g；伴头晕头痛者，加菊花 8g、川芎 8g；兼浮肿小便不利者，加猪苓 12g、桂枝 8g。

（二）脾肾两虚

主症：体态肥胖虚浮，腰背酸软微驼，动则气喘，形寒怯冷肢肿，精神萎靡，嗜卧懒散，性欲减退，阳痿，尿少，夜尿较多。舌体淡胖，舌边齿痕，苔薄白或滑，脉沉细无力或迟缓。

治法：补益脾肾，温化水湿。

处方：肾气丸合理中丸，或无比山药丸化裁。

生地 20g，山茱萸 10g，山药 10g，茯苓 15g，丹皮 10g，泽泻 15～20g，白术 10g，党参 10g，黄芪 20g，桂枝 10g，苡仁 20g，鸡内金 10g，山楂 15g。

脾肾阳虚型多见于肥胖症的中老年患者，《黄帝内经》曰："年四十而阴气自半也，起

居衰矣。"中年以后，人体由盛转衰，代谢功能逐渐低下，水湿不运，痰瘀渐生，以致形体肥胖。治当以温补脾肾为主，而不以减肥为主要宗旨。故以肾气丸温肾，理中丸健脾为主方。但在此也要顾及减肥，佐以苡仁、鸡内金、山楂等药。若肾阳虚证较为明显，可加附子10g、仙茅10g、巴戟天10g；夜尿频多者，加覆盆子10g、桑螵蛸10g；兼肾阴不足者，加枸杞子12g、菟丝子10g。

脾肾两虚型与脾虚湿阻型，二证可同时兼见，在治疗时，二证的治则可以相互参合使用，仅在其标实本虚的偏颇中，对顾本治标的药物有所侧重，但化痰燥湿之剂不可投之过猛。

（三）肝胃积热

主症：形体结实肥胖，面红呈多血质貌，平素恶热烦躁，口臭唇赤咽干，多食消谷善饥，小溲黄，大便秘。舌苔黄腻或黄燥，舌边尖红，脉实弦滑而数。

治法：清肝养胃，泄热减肥。

处方：龙胆泻肝汤、丹栀逍遥散、温胆汤化裁。

柴胡10g，郁金10g，姜黄10g，薄荷6g，黄芩8g，山栀10g，龙胆草6g，丹皮10g，知母12g，番泻叶10g，莱菔子10g，荷叶20g。

本型是肥胖症中偏于实证的类型，多见于有家族遗传史的年少的体质强壮者，系属于《黄帝内经》"多食而肥"的范畴，故可兼有食积的表现，如口臭苔腻等，故用莱菔子等佐以消导。其肥人多痰湿之证已有化热之象。部分也可见于肥胖症合并糖尿病或高血压而见肝热征象者，但此已寓有阴虚之内涵，与前者略有不同。治以泄热减肥为主。肝热明显者，重用龙胆草，可加夏枯草10g、白芍15g；胃热明显者，可加生石膏20g、生地10g；头胀头痛者，加钩藤12g、菊花8g、磁石20g；食滞不化者，可佐保和丸等消食导滞。

此型是肥胖症患者中体质结实者，近年来临床普遍采用泻下法以减肥，主要适用于本组病例，可用纯大黄制剂，如大黄醇提片，或复方大黄制剂，如降脂减肥汤。

夏枯草6～10g，绞股蓝10～30g，荷叶5～10g，玉米须15～30g，厚朴10g，枳实10g，大腹皮15～30g，泽泻10～15g，大黄6～18g，决明子10～30g。

也可用其他轻泻剂，如排毒清脂胶囊（由番泻叶、泽泻、山楂、草决明、太子参、荷叶等组成）等，均可随证选用。

（四）肝肾阴虚

主症：体胖日益明显，性情急躁易怒，情绪抑郁寡欢，夜寐梦多，失眠，经少，经期不信或已绝经，伴头昏目眩，口苦咽干，烘热汗出。舌红少苔，脉弦细数。

治法：滋阴潜阳，柔肝减肥。

处方：杞菊地黄丸、知柏地黄丸、一贯煎化裁。

何首乌10g，夏枯草10g，山楂10g，泽泻10g，石决明10g，莱菔子10g，茶叶10g。

肥胖者以阴虚为主证者主要见于更年期发胖者，常系内分泌紊乱所致，尤以妇女绝经前后多见。原则以滋阴、减肥同时并举，实是滋阴以治其本，调整其内分泌之紊乱；减肥以治其标，乃减轻其体重之超负荷。在体重明显上升时可用上方以减肥为主。若伴有高血压，可加钩藤12g、磁石20g、罗布麻15g，克以潜镇降压；若气郁不舒者，可加用三花减肥茶（玫瑰花、代代花、茉莉花、川芎、荷叶等），以宽胸利气；伴大便干结者，可佐番泻叶6～

10g，或加服大黄醇提片 5 片。当体重有所下降时，则以调整内分泌紊乱为主，可随其阴虚阳亢之轻重程度分别选用杞菊地黄丸或知柏地黄为主化裁，或从更年期综合征论治，将肥胖作为兼症处理。

（五）气滞血瘀

主症：体态肥胖丰满，面色黯红，唇色微绀，伴胸闷气短，动则气促，腹部胀满，嗜卧打鼾，皮肤可见瘀点或老年斑，经行不畅或兼痛经。舌质紫黯，舌下青筋暴露，苔薄或滑腻，脉沉细涩。

治法：活血通络，降脂减肥。

处方：桃红四物汤、血府逐瘀汤、泽泻汤化裁。

桃仁 10g，红花 9g，枳实 12g，当归 10g，柴胡 10g，牛膝 10g，川芎 6g，赤芍 10g，泽泻 15g，山楂 15g，荷叶 15g，白术 8g。

肥胖者有气滞血瘀征象者，常是痰湿偏重已脂从浊化，凝而成瘀，常已合并循环系统疾病，尤以动脉硬化、冠心病、高脂血症多见。在痰湿与血瘀见症中，以血瘀之症更为明显。故以活血通络为主要治则，实已是治其合并发生之动脉硬化、冠心病为主。若血瘀较甚者，可加丹参 20g、苏木 10g，或三棱、莪术各 10g，以逐瘀通络；若气滞明显，加菖蒲 20g、郁金 10g、藿香 6g，以理气通络；兼痰浊较重者，可加白芥子 10g、陈胆星 10g、青礞石 20g、海浮石 20g 等，除痰宣通；若痰瘀有化热之势，可用天竺黄 8g、黄芩 8g、栀子 10g 等，清热化痰。

七、西医治疗

肥胖症患者主要采用节制饮食和运动疗法，可取得减肥的效果。只有在减食和运动疗法无效时，才考虑使用西药以进行辅助治疗，但某些药物不宜长期服用，以免发生不良反应。常用的药物主要有下列几种。

（一）食欲抑制剂

1. 苯丙胺类药物　此组药物的作用机制为兴奋下丘脑饱觉中枢，抑制食饵中枢。由于中枢神经兴奋作用，故可引起失眠、紧张等；刺激交感神经可有心悸、血压增高、头晕、出汗、口干等；此外还有恶心、呕吐、便秘等胃肠道反应。由于药物不良反应较大故治疗不理想，沿用较久的芬氟拉明（fenfluramine），每片 20mg，可选择使用。通常第 1 周每次口服 10～20mg，早晚餐前 15 分钟服用，第 2 周每日口服 20mg，每日 3 次餐前服，8～12 周为一疗程。

此组药物禁忌证：①青光眼；②甲状腺功能亢进；③交感胺类过敏者；④用单胺氧化酶抑制剂者；⑤癫痫、抑郁症患者及孕妇、司机、高空作业者禁用。长时间使用会成瘾。国外报道，此药还可引起肺性高血压和心脏瓣膜异常。1997 年夏，芬氟拉明自动在美国停止销售。

2. 盐酸西布曲明（sibutramine）　该药可抑制去甲肾上腺素和 5 - 羟色胺的再摄取，增强生理性饱胀感，从而减少能量的摄入；另外尚可增加能量消耗。1997 年由美国 FDA 批准，已在多个国家上市。用量一般为每次 5mg，每日 3 次，疗程为 3～6 个月。不良反应可见轻度急躁、失眠、血压轻度增高及心率加快等。

3. 芬特明　为拟交感胺药，可促进下丘脑摄食中枢神经末梢内去甲肾上腺素和多巴胺释放而达到抑制食欲的作用，其减少胃液分泌，增加热能的作用也有助于体重减轻。本药口服易吸收，原药及其代谢物主要经由肾清除。芬特明的普通剂型（8mg，每日 3 次）与缓释剂型（15～30mg，每日 1 次）有相同疗效，且每日用药与间歇用药的作用也相同。约 60% 患者可减重 5%～15%，仅采用低卡饮食者，加用本药后效果更好。芬特明常见的不良反应有精神紧张、口干、便秘、血压升高等，故本药不得用于中、重度高血压，心血管疾病患者；也不宜用于焦虑病或处于焦躁状态的患者。本药的结构与药理性质与苯丙胺相似，长期大剂量用药也可引发精神依赖和躯体依赖性，有药物或毒品滥用史者不得使用。

（二）脂肪吸收阻滞剂

此类药物中代表性药物为奥利司他（orlistat），系胰脂肪酶抑制剂，可选择性抑制胃肠道脂肪酶，阻止肠腔内甘油三酯的水解，能有效阻止脂肪分解吸收，可阻止 30% 食物中的脂肪吸收而以原形随粪便排出，减少能量摄取而达到减肥目的，故对喜摄入脂肪者尤有应用价值。由于该剂几乎不被肠道吸收，故无全身不良反应。局部反应有胃肠道的腹泻等。用量一般为 100mg，每日 3 次，进餐时服用。疗程 1 年以上有显著减肥效果，无反跳。

（三）代谢刺激剂

通过增高代谢率降低体重。常用的有甲状腺激素类，甲状腺片每日 30mg 开始逐渐加量，或用三碘甲状腺原氨酸（T_3），从每日 10μg 开始，每周增加一次剂量。可用至甲状腺片 240mg 或 T_3 100μg，剂量逐渐增加。长期应用体重下降较肯定，但也有诸多不良反应，如心动过速、心绞痛、亢奋等。对于有心血管并发症者用此药须非常谨慎，如有心悸、兴奋、失眠、激动、多汗、心动过速，甚至房颤、心绞痛等应停药或减量。此外，在长期应用后，一旦停药有诱发甲亢的危险。

（四）降糖类药物

1. 双胍类降糖药　可降低血糖，也有抑制食欲、降低脂肪作用。由治疗糖尿病而移用于治肥胖症。其制剂有二甲双胍，但其主要是近期疗效，一般 6 周内体重可有所下降，到 12 周时体重就可能停止下降。肝肾功能不良者及年老体弱、心力衰竭者禁用，以防发生酸中毒。

2. 葡萄糖苷酶抑制剂　现常用的阿卡波糖在肠道内可竞争性抑制葡萄糖苷水解酶，减少多糖及蔗糖分解成葡萄糖，使糖的吸收相应减缓，减少能量摄入，也具有辅助减肥的作用。除胃肠道轻微腹泻外，无明显不良反应。

（五）其他减肥药

目前多处于研发阶段，诸如 $β_3$ 肾上腺素能受体激动剂、$α_2$ 肾上腺素能受体抑制剂、胰岛素增敏剂、黑皮质素受体激动剂、瘦素、胆囊收缩剂及神经肽 γ 等。

总之，接受减肥治疗的患者应明确肥胖症是慢性病，一旦采用药物治疗就应坚持用药，这样才能防止体重反弹。实践证明，芬特明多用于短期减肥治疗，治疗中常发生药物耐受，不是首选治疗药。西布曲明和奥利司他经过长期安全性和有效性检验，是目前减肥药中最成熟的品种。

八、饮食调护

（1）饮食调护在肥胖症治疗中十分重要。其目的是减少热量摄入，使热量负平衡而动用体内脂肪。然而肥胖者大都具有恣食甘肥的特性，而油腻厚味又是滋生痰涎之源，故节制饮食不仅应控制饮食的量，更应重视控制饮食的质。应以蛋白质含量丰富，脂肪含量较少的食物为宜。多食蔬菜，少吃动物脂肪，要改变贪吃甜食的习惯。可予以高蛋白低糖低脂肪食谱。

（2）改变饮食习惯：饮食的营养吸收与人体的饮食习惯有一定的内在联系，肥胖者常有饭后午睡、傍晚临睡前吃点心等习惯，无形中增加了食物消化和热量吸收的能力，为减少或阻碍食物热量的吸收，应鼓励肥胖者运动，改变饭后睡眠的习惯，并坚持每天散步、慢跑或打拳、打球、游泳等运动锻炼，促使肌肉发达，脂肪减少，体质增强。

（3）食疗方：食疗方法治疗肥胖症，古已有之。其所选药物，主要是具有化痰、利湿、消食的药用食物，配以粳米煮粥代食。如《仁斋直指方论》的茯苓粥、《广济方》的苡仁粥等，近代有减肥汤（赤小豆100g、生山楂100g、大枣5枚）等。近年来常用的单纯性肥胖症食疗方如下。

1）三花减肥茶：由玫瑰花、代代花、茉莉花、川芎、荷叶等组成。具宽胸利气，祛痰逐饮，利水消肿，活血养胃，降脂提神功效。

2）天雁减肥茶：由荷叶、车前草等降脂利湿药组成。制成袋泡茶剂，每天早晨起饮用。具有清热利湿，润肠通便功效。

3）荷叶茶：每天用鲜荷叶50~100g（干品25g）煎汤代茶，连服3个月，体重可显著降低。适用于脾虚湿阻肥胖者。

4）鲜萝卜汁：白萝卜3个，洗净切块绞取汁液，每次20~50ml，每日2次。可下气消痰去积。

5）黄芪冬瓜粥：炙黄芪30g，新鲜冬瓜100g，大米100g。洗净黄芪切片，加水煎取药汁2次，后与大米、冬瓜块（连皮）入锅，武火烧沸，后文火熬成。每日1次，常食。具有补气健脾渗湿的作用，适用于"多食而肥"者。

6）荷叶苡仁粥：鲜荷叶1张，生山楂、生薏苡仁、橘皮各15g。置砂锅加水煮沸，取汁，加入大米同煮成粥服用，连续服用百日之后即可见效。功能健脾胃，化湿浊，适用于"多食而肥"者。

7）薏米杏仁粥：薏米30g，杏仁10g，冰糖少许。加水成粥服食，常食。有健脾渗湿，宣肺降气祛痰的作用。

8）参芪鸡丝冬瓜汤：鸡脯肉200g，党参、黄芪各10g，冬瓜200g，盐、味精适量。鸡脯肉切丝，参、芪洗净切片，冬瓜皮洗净切片，加水500ml，入盐、味精少许，煮熟至冬瓜烂即成。常食可补脾益气，渗湿减肥，适用于"食少而肥"者。

（杨　振）

第六章

泌尿系统疾病

第一节 急性肾小球肾炎

一、概述

急性肾小球肾炎（简称急性肾炎）是肾小球疾病中常见的一种类型，为原发性肾小球肾炎，多起病较急，临床以血尿、蛋白尿、水肿、高血压为主要表现。病程大多为 4~6 周，少数成人患者可长达半年至 1 年。发病前 1~4 周多有上呼吸道感染、皮肤感染等病史，基本病理变化为肾小球弥漫性增生性改变，与免疫复合物的沉积关系最为密切。预后大多良好，约有 30% 的成年人患者迁延不愈，转为慢性肾炎，极少部分重症患者可导致急性心力衰竭、高血压脑病、尿毒症而危及生命。本病属于中医的"水肿"、"尿血"范畴。

二、病因病理

本病多由感受风、湿、毒邪，而致肺脾肾功能失司。风邪外袭，内会于肺，若为风寒，则肺气郁闭；若为风热，则肺失清肃。均使水之上源受阻，肺失宣降，上不能宣发水津，下不能通调水道，疏于膀胱，以致风遏水阻，风水相搏，风鼓水溢，内犯脏腑经络，外浸肌肤四肢，出现水肿等症。水湿内侵致脾为湿困；肾为湿遏，失其温煦、开合、固摄之能，水湿之邪泛溢肌肤，水谷精微暗渗于下，而致四肢浮肿，尿液混浊。肌肤疮疡，湿毒浸淫，未能及时清解消散，由皮毛内归脾肺，水液代谢受阻，亦可发生上述病理变化。风湿毒邪内郁，皆可酿热化火，若损伤肾之脉络，致使血溢，沿尿路下渗而见尿血；若夹湿毒上攻凌心、潴留脾肾，耗气伤阴，乃至枯竭，则可呈现神昏衰竭等危重状态。

总之，诸多病因虽可单独致病，但大多兼夹为患，且相互转化，使其病机复杂化。证情虽有轻重的不同表现，但终不越风、湿、毒三因和肺、脾、肾三脏，临床诸证皆缘于此。

三、诊断

（一）临床表现

初起少尿多见，多有程度不等的水肿，轻者仅面部、下肢水肿，或仅在早晨起床时见到眼睑水肿，重者可为全身明显水肿，甚至出现腹水和胸腔积液。初起血压呈轻度或中度升高，大部分收缩压在 24kPa（180mmHg）以下，且波动性大，持续时间较短，常有全身不适、乏力、腰酸、头痛、恶心、呕吐等症状，重者可有剧烈头痛、视力障碍、喘促气急等表现。

（二）实验室检查

1. 尿常规　多数为镜下血尿，亦有肉眼血尿者。蛋白尿程度不等，多数为 + ~ + + +之间，亦有微量者。多数有红细胞、白细胞和颗粒、上皮等各种管型。

2. 肾功能检查　少尿超过 1 周，即可出现肾功能不全表现，但多不严重，随尿量增加，程度可逐渐减轻。

3. 血常规　轻度血红蛋白降低，为水钠潴留、血液稀释的结果。白细胞一般不增多，或仅轻微增高，嗜酸性粒细胞有时稍增多，血沉常增快。

4. 其他　血清总补体 CH_{50}、C_3、C_4 呈一过性下降，抗"O"滴定度升高，去氧核糖核酸酶 B 常增加，血浆白蛋白降低而 α_2 球蛋白升高。

四、鉴别诊断

（一）与发热性蛋白尿鉴别

在急性感染发热期间，出现蛋白尿、管型尿，有时为镜下血尿，易与不典型急性肾炎相混，但前者无水肿及高血压，热退后尿异常消失。

（二）与急性肾盂肾炎鉴别

急性肾盂肾炎常有腰部不适、血尿、蛋白尿等类似肾炎的表现，而急性肾炎的少尿期亦常有排尿不适感，但前者一般无少尿表现，而发热、尿频、尿急明显，尿中白细胞增多，有时可见白细胞管型，尿细菌培养阳性，多数无水肿及高血压，抗感染治疗有效。

（三）与慢性肾炎急性发作鉴别

慢性肾炎急性发作多有肾炎史，每于上呼吸道感染后 3 ~ 5 天内出现症状，潜伏期短，贫血、低蛋白血症及高脂血症往往较明显，尿少而比重低，肾功能呈持续性损害等。

五、并发症

在治疗不当或病后不注意休息的儿童，有时可发生急性充血性心力衰竭，少数发生高血压脑病、急性肾衰竭。

六、辨证施治

（一）风寒束肺

主症：起病急骤，眼睑先肿，继则四肢及全身皆肿，微恶风寒，咳喘，骨节酸痛，溲少便稠。舌质淡，苔薄白，脉浮滑或紧。

治法：疏风散寒，宣肺利水。

处方：麻黄汤合五皮饮加减。

麻黄 10g，杏仁 10g，桂枝 10g，甘草 6g，生姜皮 15g，桑白皮 15g，陈皮 10g，大腹皮 30g，茯苓皮 15g。

方用麻黄汤解表散寒，开利肺之郁闭；五皮饮利水消肿，二者相合，可奏祛风寒，利肺气，行水湿之效。兼呕恶欲吐者，加苏叶、藿香；尿中有白细胞者，加白花蛇舌草、半枝莲；红细胞较多甚至肉眼血尿者，加小蓟、三七。若恶风有汗者，加白芍，酌减麻黄之量。本证发于起病之初，临床并不少见，只是由于一般多运用西药利尿等法，而为医者所忽视。临床运用时，可于本方加入石膏，取越婢汤意，用麻黄、石膏相伍，一宣一清，使肺布散有度，水气自消。麻黄、石膏用量比以1：（3~5）最佳。

（二）风热犯肺

主症：突然眼睑和面部浮肿，血尿明显，发热恶风，咽喉肿痛，口干而渴，小便短赤。舌边尖微红，苔薄而黄，脉浮数或沉数。

治法：疏风清热，宣肺利水。

处方：桑菊饮加味。

桑叶12g，菊花9g，桔梗6g，连翘12g，杏仁9g，甘草3g，薄荷6g，蒲公英15g，紫花地丁15g，银花12g，益母草15g，桑白皮30g，茯苓皮30g。

方以桑菊饮辛凉疏表，宣散肺热；又以蒲公英、紫花地丁清热解毒；银花合连翘透邪清热，发表肃肺；桑白皮肃肺走表，散表湿；茯苓皮淡渗行水湿。佐以益母草活血利水，取血行气畅而水去之义。诸药合用，共奏宣肺清热利水之效。肺热甚，咳嗽重者，可加黄芩；咽喉痛甚者，加僵蚕、射干；尿痛者，加生地、瞿麦；血尿者，加鲜茅根、地榆。

上述风邪外袭两个证候，均见于急性肾炎初起，风水搏击，起病急骤，病情变化迅速，治疗用药同中有异，宜细审之。

（三）湿毒浸淫

主症：眼睑浮肿，延及全身，小便不利，身发疮痍，甚则溃烂。舌质红，苔薄黄腻，脉濡数或滑数。

治法：祛湿消肿，清热解毒。

处方：麻黄连翘赤小豆汤合五味消毒饮加减。

麻黄12g，连翘15g，赤小豆15g，桑白皮15g，杏仁10g，生姜皮12g，金银花15g，菊花12g，蒲公英15g，紫花地丁15g，紫背天葵15g。

此证气候炎热地区多见。多由于皮肤湿疹疮毒或外感表证已解，湿郁化热而引起。方中麻黄、杏仁、生姜发表逐邪，宣降肺气，调畅水道；连翘、赤小豆、桑白皮苦寒性善下行，清利肺热，又能清热解毒，行血排脓；金银花、蒲公英、菊花味苦性寒，与紫花地丁、紫背天葵共为疗疮肿脓毒之良品；甘草、大枣和胃缓中。此方可发表利水，消肿解毒。若湿热壅盛，皮肤糜烂者，加苦参、土茯苓；风盛夹湿而瘙痒者，加白鲜皮、地肤子疏风利湿止痒；血热红肿甚者，加丹皮、赤芍；肿势重者，加大腹皮、茯苓皮。

（四）水湿浸渍

主症：肢体浮肿，延及全身，按之没指，小便短少混浊，身重困倦，胸闷纳呆，泛恶。苔白腻，脉沉缓。

治法：行气利水，渗湿消肿。

处方：中满分消丸加减。

厚朴12g，枳实10g，黄连6g，黄芩9g，知母12g，半夏12g，陈皮9g，茯苓12g，泽泻

12g，猪苓 12g，砂仁 6g，干姜 6g，党参 12g，白术 9g。

本型出现于急性肾炎以肾病综合征表现为主的患者。水势弥漫，内外交困，外肿肌肤，内肿脏腑，极易出现多种并发症。故当以利水为第一要务。方用李东垣的中满分消丸，集行气燥湿利水于一体，使脾气振奋，水湿得除。若上半身肿甚者，加麻黄、杏仁；下半身肿甚者，加防己、薏苡仁；若身寒肢冷、脉沉迟者，加附子、干姜。

（五）肾虚湿热

主症：血尿、蛋白尿迁延不愈，水肿时起时消，全身疲乏，口干口苦口腻，纳食不佳，夜有盗汗，五心烦热。舌质红，苔腻或厚，脉细弱或滑数。

治法：清利湿热，和阴益肾。

处方：八正散合二至丸加减。

车前子 12g（包煎），黄柏 12g，萹蓄 15g，瞿麦 15g，茯苓 12g，蒲公英 15g，紫花地丁 15g，银花 15g，连翘 15g，白花蛇舌草 15g，旱莲草 12g，女贞子 12g。

此型为急性肾炎急性期过后，主症已不显著，但尿液检查仍未转阴，临床似乎是无证可辨。此时不可早进温补，免致滋腻生湿留热之弊。方用车前子、茯苓利湿于下窍，配以萹蓄、瞿麦泄热利湿，蒲公英、紫花地丁、白花蛇舌草苦寒，清热解毒，以肃清残余之热。用二至丸益肾阴，扶助被邪耗伤之阴。此型属正虚邪恋，治宜标本兼顾。

（六）肾络瘀阻

主症：血尿、蛋白尿持续不愈，水肿大部消退，腰膝酸痛，或有肢体麻木。舌质紫黯，脉细涩。

治法：活血化瘀，利水泄浊。

处方：益肾汤加减。

当归 12g，川芎 9g，白芍 12g，生地 12g，益母草 30g，白茅根 15g，丹参 12g，泽兰 12g，红花 6g。

本型常见于本病的后期，有转化成慢性肾炎之趋势，为水湿潴留，三焦气滞，血行不畅与水湿相合而致，病难速愈。方以四物汤养血和血，益母草、丹参、泽兰活血利水，红花活血化瘀，白茅根凉血止血，共成祛瘀活络之效。

七、西医治疗

采取对症和支持疗法，主要环节为预防和治疗水钠潴留，控制循环血容量，从而达到减轻症状（水肿、高血压）、预防致死性并发症（心力衰竭、脑病）及防止各种加重肾脏病变因素、促进病肾组织学和功能修复的目的。

（一）消除感染病灶

对尚留存体内的前驱感染灶及隐蔽病灶，均主张用青霉素（过敏者用红霉素）常规治疗 2 周。

（二）对症治疗

1. 利尿　控制水、盐摄入量后，水肿仍明显者，应加利尿剂，常用噻嗪类利尿剂，必要时可用强利尿剂，如呋塞米（速尿）等。襻利尿剂于肾小球滤过功能严重受损，内生肌酐清除率（Ccr）<5% 时仍有利尿作用。还可应用各种解除血管痉挛的药物以达到利尿的

目的，常用利尿合剂（20%～25%葡萄糖注射液200ml，普鲁卡因0.5g，咖啡因0.25g，氨茶碱0.25g）静滴。利尿治疗中应注意维持水、电解质及酸碱平衡。

2. 降压　积极控制血压，预防心脑血管并发症，常用药有肼屈嗪等血管扩张药与利舍平综合使用，必要时可用甲基多巴，如需快速降压者可用硝普钠等。合并惊厥者，降压治疗同时可加用10%水合氯醛灌肠，或异戊巴比妥肌注或静注。

3. 控制心衰　主要措施为利尿、降压、减轻心脏前后负荷，可用α受体阻滞剂如酚妥拉明、襻利尿剂如呋塞米。洋地黄类不作常规使用。仍不能控制可应用血液滤过脱水治疗。

4. 脑病及尿毒症治疗　可参见有关章节。

5. 其他　如肾上腺皮质激素及免疫抑制剂一般无需使用。

6. 具有下列情形之一者，应及时行肾活检以助确诊　急性期出现大量蛋白尿；少尿持续1周以上或进行性尿量减少，血清肌酐水平持续增高，要警惕急进性肾炎的可能；持续性低补体血症超过1个月。

八、饮食调护

根据水肿、肾功能损害程度及高血压情况，合理控制饮食。蛋白质以乳类及鸡蛋为最好，盐类应加以限制，在水肿及高血压时每日食盐以1～2g为宜，过分限盐会促使食欲减退。糖类及维生素应充分供给，每日液体摄入量也应限制。很多食物具有祛湿利水消肿的功效，饮食中可适当选用。如薏苡仁、绿豆、赤小豆、蚕豆、芹菜、西瓜、冬瓜、黄瓜、鸭肉、乌鱼、鲫鱼等。

在疾病的不同阶段，可配合一些食疗方。

1. 苡仁杏仁粥　薏苡仁30g，杏仁10g（去皮），冰糖少许。将薏苡仁加水适量武火烧沸，再改文火煮至半熟，放入杏仁，继用文火熬熟，加入冰糖即成。适于风水为患，时有咳嗽者。

2. 大蒜蒸西瓜　大蒜60～90g，西瓜1个。先在西瓜上挖一小洞，将大蒜去皮后纳入瓜内，把口封好，洞口向上置于碟中，隔水蒸熟，吃蒜及瓜瓤，趁热服下。适宜于湿热内盛，烦热口渴明显者。

3. 荠菜粥　新鲜荠菜250g，粳米90g。将荠菜洗净切碎，同粳米煮粥服食。适宜于急性肾炎、出血、水肿、血尿。

（杨　振）

第二节　慢性肾小球肾炎

一、概述

慢性肾小球肾炎是指由多种原发性肾小球疾病所导致的较长病程的疾病，临床以蛋白尿、水肿、血尿、高血压或伴肾功能减退为特征，成年人常见，除小部分有急性肾炎史外，多数起病缓慢，呈隐匿性经过。根据其临床表现，本病可归于中医的"水肿"、"虚劳"、"尿血"等范畴。

二、病因病理

慢性肾炎主要是由于外邪入侵，饮食不节，劳倦内伤，调摄失宜及禀赋不足诸因素致脏腑内虚后，复受邪袭，迁延日久而成。其病位主要与肺、脾、肾有关，亦可累及心、肝，致病之邪主要是外感六淫，也包括由于脏腑失调而产生的病理产物，如瘀血、湿浊、湿热等。其中正虚是发病的基础，邪实是发病的条件。

肺失通调，脾失健运，肾失开合，可致三焦水道失畅，水液停聚，泛滥肌肤而成水肿；脾肾不固或邪浊停蓄，迫精外泄均可致精微不摄，而成蛋白尿；脾失统摄，肾络受损可出现血尿；水不涵木，肝肾不足，湿浊瘀血阻络均可致阳亢无制，而出现高血压。本病早期多出现水湿潴留之证，渐至脾肾渐亏，湿化为热，湿热耗伤气阴，使正气更虚，日久必致阴阳气血俱亏，邪浊更甚，终于脾肾愈衰，邪浊愈重，而归于脾肾衰败，浊邪壅闭的重症。正气不复，易使邪气留恋，而邪气留恋，导致正气更难恢复，此为本病邪正消长，标实本虚的病理特点，亦构成其迁延不愈和逐渐进展的病理基础。

三、诊断

（一）临床表现

1. 水肿　患者均有不同程度的水肿，轻者仅面部、眼睑和组织松弛部水肿，甚至可间歇出现，重者则全身普遍性水肿，并可有腹（胸）水。

2. 高血压　一部分患者有高血压症状，血压升高可为持续性，亦可呈间歇性，以舒张压升高［高于 12kPa（90mmHg）］为特点。

3. 尿异常表现　此为必有症状，尿量变化与水肿及肾功能情况有关，水肿期尿量减少，无水肿者尿量多正常，肾功能明显减退；浓缩功能障碍者常有夜尿，多尿，尿比重偏低（<1.020），尿蛋白含量不等，多在 1～3g/24h，亦可呈大量蛋白尿（>3.5g/24h），尿沉渣中可见颗粒管型、透明管型，伴有轻中度血尿，偶可见肉眼血尿（为肾小球源血尿）。

4. 肾功能不全　主要指肾小球滤过率（GFR）降低，就诊时多数患者内生肌酐清除率（Ccr）尚未降到正常值 50% 以下。

5. 贫血　有轻至中度以上正常细胞正色素性贫血。水肿明显者可轻度贫血，可能与血液稀释有关。

（二）实验室检查

除上述尿常规及肾功能检查外，还有其他检查有助于诊断及预后判断。

1. 尿液检查　尿 C_3 测定、尿纤维蛋白降解产物（FDP）测定、尿圆盘电泳、尿蛋白选择指数，有助于分析其原发病的病理类型。

2. 血液检查　血清补体测定、免疫球蛋白测定、β 微球蛋白，对分析病理类型及预后有参考价值。

3. 超声检查　观察肾脏形态学改变，以供诊断参考。

4. 肾脏活体组织检查　直接观察慢性肾炎之原发疾病病理类型，对其诊断、治疗和预后都有很重要的意义。

四、鉴别诊断

（一）本病普通型和慢性肾盂肾炎鉴别

泌尿系感染史，尿沉渣中白细胞经常反复出现，甚至有白细胞管型，尿细菌学检查阳性，均可提示慢性肾盂肾炎。其晚期亦有大量蛋白尿和高血压及肾功损害，但肾小管功能损害先于氮质血症，且具有肾小管性蛋白尿的特征，一般无低蛋白血症，肾图示双侧肾损害差异较大。多见于女性。有时慢性肾炎合并尿路感染，用抗生素治疗，其尿改变、氮质血症或可好转，但肾炎综合征仍会存在。

（二）本病高血压与原发性高血压继发肾脏损害的鉴别

后者多发生于40岁以后，常先有多年的高血压史，有全身各器官动脉硬化表现，尿蛋白多不严重，无低蛋白血症，无贫血，肾小管损害较肾小球损害明显。

（三）本病急性发作而既往史不明显者需要与急性肾炎鉴别

较短的潜伏期，伴明显的贫血，低蛋白血症，眼底及心脏改变和B超检查双肾不增大，均可与急性肾炎鉴别。

（四）与继发于全身疾病的肾损害鉴别

全身性疾病出现肾损害的有过敏性紫癜、糖尿病、结缔组织病、高尿酸血症等。各系统的详细检查可助确诊。

（五）本病肾病型与类脂性肾病鉴别

均可有肾病综合征的表现，有时类脂性肾病虽一过性出现高血压、肾功能不全，但经利尿及消肿治疗会很快恢复，一般镜下血尿很少，且尿蛋白高度选择性，尿 C_3、FDP无，对激素敏感，而肾病型与之相反。

五、并发症

（一）心功能不全

由于高血压、贫血、水肿等，表现为心脏扩大、心律失常及心力衰竭。

（二）多种感染

因低蛋白血症，抗感染能力低，易发生呼吸道、泌尿道、皮肤等感染。

六、辨证施治

（一）风邪外束，三焦不利

主症：全身浮肿，来势迅速，多有恶寒、发热、肢节酸楚、小便不利等症，或伴咽喉红肿疼痛。舌苔薄白，脉浮数。

治法：疏风清热，宣肺利水。

处方：越婢汤加味。

麻黄10g，生石膏30g（先煎），甘草6g，车前子15g（包煎），冬瓜皮15g，白术15g，杏仁10g，生姜9g，大枣3枚。

本型多见于慢性肾炎急性发作者。在呼吸道感染、皮肤感染等之后 3 ~ 4 天出现。方中麻黄辛温，散邪宣肺，以复通调水道之功；石膏辛寒，直清肺之郁热。麻石相伍，一宣一清，使邪去肺之宣降自复。杏仁止咳，车前子、冬瓜皮利水，白术利水祛湿，共成宣肺清热利水之功。本病急性发作期，配合清热解毒法治疗，比单纯地从风水论治，疗效更为显著。尤其对一些持续性水肿、蛋白尿不易消除的治疗，酌情加入清热解毒之品，如金银花、连翘、蒲公英、板蓝根、鱼腥草等可提高疗效，减少疾病反复。

本型有时可出现一过性的肾功能不全加重，此时应采取综合疗法，可配合西药的降压、利尿、强心等法以加强效果。

（二）脾虚气滞，水湿内停

主症：下肢浮肿或全身浮肿，面色少华，神疲乏力，四肢倦怠，食欲下降，大便不实或溏泄，脘腹痞满。舌淡，苔白腻，脉沉。

治法：健脾行气，化湿利水。

处方：香砂六君子汤加味。

党参 15g，白术 12g，茯苓 15g，木香 10g，砂仁 6g（后下），半夏 12g，陈皮 9g，冬瓜皮 30g，大腹皮 15g。

本型多见于慢性肾炎肾病型，水肿较著，持续难消。方用香砂六君子汤健脾行气，加冬瓜皮、大腹皮祛湿行水，共奏实脾利水之功。水肿甚者，加泽泻、猪苓；腹胀甚者，加枳壳、槟榔；呕吐者，加藿香、生姜；面色㿠白，纳呆便溏，水肿相对较轻者，可去冬瓜皮、大腹皮，加扁豆、山药、莲子；如水湿化热，可合用疏凿饮子。

慢性肾炎治疗过程中，经常出现脾胃不和的症状，如纳食不馨，脘痞腹满。调理脾胃，是治疗疾病重要的一环。临证时，一定要详审病情，酌情运用健脾和胃之法。此正体现了中医的崇土制水、脾为后天的思想。

（三）肾阴不足，热毒内蕴

主症：腰痛，身热口渴，咽干，小便黄赤，稍有不慎即可引起血尿加重，甚则蛋白尿，眼睑浮肿或有或无。舌红，苔微黄或净，脉细数。

治法：益肾滋阴，清热解毒。

处方：知柏地黄丸合二至丸加减。

生地 15g，玄参 15g，白芍 12g，竹叶 6g，丹皮 10g，黄柏 10g，知母 10g，茯苓 15g，双花 15g，连翘 10g，旱莲草 15g，女贞子 15g，益母草 20g。

此型多发生于慢性肾炎而兼有扁桃体炎、咽炎的患者。足少阴肾经循喉挟舌本，而外感热毒，迁延不愈，循经入肾，耗灼肾阴，标本同病，故用上方标本同治。如尿热不适，加半枝莲、白花蛇舌草；血尿明显者，可加大小蓟、地榆；舌苔腻者，加苍术、薏苡仁；潮热盗汗者，加青蒿、鳖甲。如扁桃体红肿日久，反复发作，可考虑行扁桃体摘除术。

（四）肝肾阴虚，血瘀络阻

主症：头昏目眩，甚则视物不清，耳鸣，腰背酸痛，午后颧红。舌质黯红，脉弦细。

治法：滋养肝肾，活血化瘀。

处方：杞菊地黄汤合桃红四物汤加减。

红花 6g，当归 12g，生地 15g，白芍 12g，川芎 10g，茯苓 15g，益母草 15g，女贞子

15g，枸杞 15g，杭菊花 15g，山萸肉 10g，丹参 15g，钩藤 15～30g（后下），灵磁石 30g（先煎）。

慢性肾炎高血压患者多见此型。当阴亏日久，肾络失和，渐积血滞成瘀所致。属本虚标实之证。若神疲乏力，面浮肢肿者，加黄芪；小便短涩不适，加半枝莲、白花蛇舌草；腰酸膝软甚者，加桑椹、山萸肉。方用杞菊地黄汤调益肝肾之阴，并加川芎、红花、当归、丹参、益母草等活血祛瘀，钩藤、灵磁石等潜镇降压，余如臭梧桐、珍珠母、罗布麻等亦可酌情选用。

（五）脾肾两虚

主症：形寒怕冷，面浮肢肿，面色淡白，少气乏力，腰膝酸软，足跟痛，口淡纳差，大便溏薄，尿多色清或微混。舌胖嫩，脉沉细。

治法：温补脾肾。

处方：济生肾气汤加减。

党参 15g，黄芪 30g，熟地 30g，山药 15g，山萸肉 10g，茯苓 15g，泽泻 10g，丹皮 10g，肉桂 3～6g，熟附片 6～10g，车前子 10g，牛膝 10g。

本型多见于慢性肾炎后期，血浆蛋白持续不升，病情处于相对的稳定期。故用济生肾气汤加减，脾肾双补，阴阳并调，振奋阳气，并能利湿。方中加入党参、黄芪益气固脾，兼有脾胃湿浊者，症见恶心呕吐，腹胀有水鸣，大便溏薄，可加苍术、厚朴、藿香；兼有湿热者，症见尿频或混浊不清，可加萹蓄、瞿麦、白花蛇舌草；兼有热毒者，症见咽红不适，白细胞总数高或淋巴细胞增高者，可加银花、蒲公英、紫花地丁；兼有瘀血者，症见舌质黯红，肢体麻木，可加丹参、赤芍、川芎。

（六）气阴两虚，湿热蕴蓄

主症：晨起眼睑浮肿，面㿠神疲，五心烦热，时有自汗，咽部黯红。舌质淡尖红，苔白略腻，脉沉。

治法：益气养阴，清热利湿。

处方：清心莲子饮加味。

党参 15g，生黄芪 30g，车前子 15g（包煎），茯苓 15g，黄芩 15g，地骨皮 15g，麦冬 15g，莲子 20g。

此型最常见，亦为决定慢性肾炎转归的重要阶段。因慢性肾炎气化失司，水湿潴留，渐而化热，可形成湿热合邪，且湿伤气，热耗阴，久之气阴暗耗；气阴一耗，则水湿无以化，虚热更甚，致成气阴两虚，湿热蕴蓄之证。如任其发展，气损及阳，阴伤及血，湿热蔓延衍生瘀血、水湿浊邪等，势必形成脾肾衰败，浊邪内闭的危证，故应积极治疗，阻止其进一步发展。方中以党参、生黄芪益气；地骨皮、黄芩、麦冬、莲子滋阴清热，茯苓、车前子利湿。如尿涩热，口腻者，可加瞿麦、白花蛇舌草；咽痛者，可加僵蚕、牛蒡子。

七、西医治疗

（一）控制感染

常选用青霉素类或大环内酯类抗生素或林可霉素等药。

（二）对症处理

水肿、尿少者可选用噻嗪类利尿剂，常同时配用保钾利尿药，以增强利尿效果。常用氢氯噻嗪合氨苯蝶啶。如上药无效时，可用呋塞米、依他尼酸等强利尿剂，特别是呋塞米在肾功能严重受损时仍有效。若血浆蛋白过低（小于25g/L），利尿剂往往达不到消肿目的，应适当补充白蛋白或血浆，以提高血液胶体渗透压，促进利尿，消肿。

高血压患者可适当选用利尿剂或降压药。在利尿消肿之后，血压仍不降者，可加用血管紧张素转化酶抑制剂（ACEI）、钙通道阻滞剂，还可配合周围血管扩张药，中枢降压药亦可选用。少数顽固患者，可用血管紧张素Ⅱ转化酶抑制剂。但切记血压不宜下降得过快，过低。

（三）糖皮质激素和细胞毒药物的运用

常用药物为泼尼松，剂量0.5~1mg/（kg·d），对其反应好的病例，服药后约1周，开始利尿消肿，尿蛋白逐渐减少，直到消失，以后逐渐减量，每周减少5mg，当减至10~15mg时，作为维持量不再减少，并改为隔日服药1次，将2日药量于早餐前1次服下，维持量应服半年或1年，激素撤退不宜过快，否则症状易复发。若服泼尼松3~4周后，仍无利尿效果，蛋白尿亦不减轻，则表明疗效差，可改用地塞米松或泼尼松龙或加用细胞毒药物，若再用2~3周仍无疗效，则表明对激素反应差，宜停药。细胞毒药可用环磷酰胺、氮芥之类。

八、饮食调护

根据其水肿及高血压情况，可采取低盐或无盐饮食。蛋白质一般按正常生理需要量供给，成人每日0.8~1.0g/kg。肾功能良好，肾小球滤过率正常而蛋白丢失多，血浆蛋白低于正常者，可用高蛋白饮食，每日可进90~100g，并选富含必需氨基酸的食物，如鱼、鸡、乳类、蛋类等。有高脂血症者可选用一些能降低血脂、改善血压的食品如芹菜、金针菜、山楂等。伴贫血者可选含铁和蛋白质丰富的食物，如瘦肉、动物肝脏等。若非水肿明显者，液体摄入量一般可以不限。

在疾病不同阶段，可酌情配一些食疗方。

1. 复方黄芪粥　生黄芪30g，生薏苡仁30g，赤小豆15g，鸡内金9g（为细末），金橘饼2枚，粳米30g。先以水600ml煮黄芪20分钟，捞去渣；次加薏苡仁、赤小豆煮20分钟；再加鸡内金、粳米，煮熟成粥，作一日量，分2次服之，食后嚼金橘饼1枚，每日1剂。适用于肾气衰弱的慢性肾炎患者。

2. 鲫鱼羹　鲫鱼500g，大蒜1头，胡椒30g，川椒3g，陈皮3g，缩砂仁3g，荜茇3g。先将鲫鱼去鳞及肠杂，洗净，然后将蒜、椒等诸佐料放入鱼肚中缝合，煮熟作羹，调味食之。适用于脾气不足的水肿患者。

3. 乌龟肉煮猪肚　乌龟肉200g，猪肚200g。两味均切成小块，放砂锅内加水适量，共炖成糊状，加食盐少许调味，早晚分服。适用于脾肾亏虚，气血虚弱之尿蛋白不消者。

4. 核桃蜂蜜饮　蜂蜜30g，核桃仁10枚。核桃仁加水适量，煮沸后15分钟，调入蜂蜜即可，每日1剂，长期服用。主治长期蛋白尿不清，脾气不足，肾精不固者。

（杨　振）

第三节　肾病综合征

一、概述

肾病综合征是由各种不同疾病引起的临床综合征。其临床共同表现有四大特点：即大量蛋白尿、低蛋白血症、高脂血症及不同程度的水肿。本征可分为原发性及继发性两大类。原发性主要是由原发性肾小球疾病所引起，继发性常见于系统性红斑狼疮、过敏性紫癜、糖尿病、多发性骨髓瘤等。其基本病理变化是肾小球滤过膜通透性增高，由此而致大量血浆蛋白从肾小球滤出，出现蛋白尿；由于尿中丢失蛋白量多，机体虽增加肝脏中蛋白的合成，但仍不能补偿其损失，而导致低蛋白血症；低蛋白血症时胶体渗透压下降，水分潴留于组织间隙而产生不同程度的水肿；亦由于低蛋白血症，肝脏合成蛋白增加的同时，胆固醇和脂蛋白的合成也增加，从而引起高脂血症。

肾病综合征属于中医"水肿"范畴，在水肿消退后则属"虚劳"、"腰痛"等范畴。在发病过程中常出现感染、血栓形成、循环衰竭、急性肾衰竭、冠状动脉硬化、肾小管功能异常等并发症，则应分别参考温热、瘀血、厥脱、关格、胸痹、消渴诸症进行辨证论治。

二、病因病理

肾病综合征临床见症以水肿为主，故按中医水肿门而论，其发病总由外邪侵袭、内伤脾胃所致。其外因则以感受风寒湿邪为主。诚如《素问·水热穴论》曰："勇而劳甚……传为胕肿……名曰风水。"《素问·气交变大论》："岁水太过，寒气流行，邪害心火……甚则腹大胫肿"，"岁土太过，雨湿流行，肾水受邪……体重烦冤"。此外饮食劳倦，房室所伤，亦可诱发或加重本病。外因必须通过内因而起作用，故其内因当以内伤脏腑、脾肾虚损为主。《诸病源候论》曰："水病无不由脾肾虚所为。"

张景岳云："凡水肿等证乃肺脾肾相干之病，盖水为至阴，故其本在肾；水化于气，故其标在肺；水惟畏土，故其志在脾。"可见水肿之病理主要责之于肺脾肾三脏功能失调。肺脾肾三焦系人体气化系统，主水液代谢功能之调节，若风邪侵袭，肺失宣降，肺气闭塞，不能通调水道。脾肾虚损，水液不得运行和蒸化而致水肿，脾肾不能升清，精微下注，肾虚封藏失职，精微外溢，而产生蛋白尿及低蛋白血症。

水肿日久湿浊蕴结，阻滞气机，气滞不畅又可加重水肿。气滞亦可形成血瘀，瘀血又可加重气滞及水停，气血水三者交互搏击，互相转化，外邪也易乘虚而入，形成虚实夹杂交错的局面，以致病程缠绵，迁延难愈，邹澍云："肾固摄精泄浊之总汇也。"若病久不愈，耗伤正气，肾之精气不足，气化不利，浊邪不泄，潴留体内，升降失司，三焦壅塞，外溢皮肤，内陷心包，动风迫血，变证蜂起，终致邪陷正虚，精气耗竭，内闭外脱，而生命垂危。

三、诊断

（一）临床表现

临床上凡患者具有大量蛋白尿（≥3.5g/24h）、低蛋白血症（<30g/L）、水肿、高脂血症者，即可诊断为肾病综合征。

1. 蛋白尿　大量蛋白尿是诊断肾病综合征的最主要条件，一般 24 小时尿蛋白定量在 3.5g 以上，即为大量蛋白尿，严重者可达 10~20g。亦有个别患者长期蛋白尿达 3.5g/24h 以上，而不出现肾病综合征，故需根据患者的个体差异，进行一定时间的动态观察，方可作出正确之判断。

2. 低蛋白血症　主要为白蛋白下降，常低于 30g/L，甚至可下降到 10g/L。此时常有面色㿠白，神疲乏力，肢体酸重，伴贫血、纳呆、恶心呕吐、甲横嵴（即指甲上见 2 条平行白线）、易感染等临床表现。

3. 水肿　肾病综合征常有严重的全身性水肿，皮肤肿胀而苍白，呈凹陷性，尤以下坠及组织疏松部位更显著，甚至出现胸水、腹水。水肿严重时可有呕吐、腹泻、昏厥、血压下降，甚至产生循环衰竭、休克等。但有不少患者在病程的某一阶段可无水肿，甚至少数患者在整个病程中从未出现过水肿。此时如有大量蛋白尿及低蛋白血症，仍可诊断为肾病综合征。

4. 高脂血症和脂质尿　高脂血症以胆固醇升高为主，在较轻的患者中，常见胆固醇升高到 12.4~13mmol/L（400~600mg/dl），而甘油三酯水平正常。在较严重时就有极低密度脂蛋白增加，甘油三酯和胆固醇都有增加；若病情进一步加重，患者血清白蛋白少于 10g/L 时，低密度脂蛋白大大提高，而胆固醇增高则不明显。还有些患者如长期厌食等，血脂也不一定升高，因此高脂血症并非诊断肾病综合征的必备条件。脂质尿主要表现为尿中双折光的脂肪体出现，可能系含有胆固醇成分的上皮细胞和脂肪管型。

高脂血症早期可增加血管壁通透性使水肿加重，持续日久可引起心血管病变，有心悸、胸闷、心动过速，严重时可引起心律失常、心肌梗死，或血管内血栓形成。

1985 年在南京召开的第二届全国肾病学术会议上，将原发性肾病综合征分为 I 型和 II 型：I 型无持续性高血压、离心尿红细胞 <10 个/高倍视野、无贫血、无持续性肾功能不全，蛋白尿通常为高度选择性（SPI <0.1），尿 FDP 及 C_3 值在正常范围内。II 型常伴有高血压、血尿或肾功能不全，肾病的表现可以不典型，尿 FDP 及 C_3 值往往超过正常，尿蛋白为非选择性。有人对此分型有不同意见，因此仅作参考用。

（二）实验室检查

1. 尿常规　大量尿蛋白 +++~++++，伴管型尿。

2. 尿蛋白圆盘电泳（SDS-PAGE）测定　肾病综合征患者主要是高或中分子蛋白尿，部分伴肾小管脂肪变、混浊肿胀等病变。

3. 蛋白尿选择性测定　可以估计病变轻重、疗效及预后。SPI >0.2 为选择性差，SPI 0.1~0.2 为选择性一般，SPI <0.1 为选择性好。

4. 血浆蛋白　血浆总蛋白低于 60g/L，白蛋白低于 30g/L。α_1 球蛋白正常或降低，α_2 球蛋白、β 球蛋白却相对增高，γ 球蛋白在原发性肾病综合征中一般均降低。

5. 血脂检查　如前述。

6. 尿 FDP 测定　尿 FDP 阳性提示炎症存在，含量极高提示为增殖性病变。病情进展或恶化可见尿 FDP 急剧升高。

7. 尿 C_3 测定　尿 C_3 阳性提示肾小球滤过膜通透性增高，多见于膜性肾炎。尿 C_3 明显升高者见于膜增殖性及局灶硬化性肾炎。

8. 尿溶菌酶测定　尿溶菌酶含量增加超过 $2\mu g/ml$，提示肾小球炎症及间质损害，多见于膜增殖性肾炎，预后不佳。

（三）特殊检查

肾活组织检查：肾病综合征只是一个症状诊断名词，因此必须进一步找出原发疾病，才能正确进行治疗和估计预后。肾穿刺活检对确定原发病因常有重要帮助，原发性肾小球疾病所引起的肾病综合征，肾活检病理常见微小病变性、系膜增殖性、膜性、膜增殖性肾炎，及局灶性阶段性肾小球硬化等。

四、鉴别诊断

肾病综合征分原发性和继发性两大类，其鉴别诊断主要排除继发性肾病综合征。继发性肾病综合征原因很多，也较复杂，往往最终依靠肾穿刺活检才能加以确诊。

（一）狼疮肾炎

多见于生育年龄妇女，常合并有关节痛、发热、皮疹及多器官损害等全身表现，贫血，血沉增快，血小板减少，γ 球蛋白升高。抗核抗体阳性，补体 C_4、C_{1q} 与 C_3 一致性显著下降。

（二）过敏性紫癜性肾炎

最常见于 6~7 岁儿童，但可发生于任何年龄，半数病例病前 1~3 周有上呼吸道感染史、过敏性斑点状出血性皮疹、关节痛及腹痛，血冷球蛋白阳性，血清 IgA 升高，部分患者在急性期出现肾病综合征，预后差。

（三）糖尿病肾病

糖尿病患者如有持续性蛋白尿 >0.5g/24h，并能除外高血压及其他肾脏疾病，便应考虑为糖尿病性肾脏病变。其病程长，进展慢，出现肾病综合征时多伴有视网膜病变、肾功能不全，预后较差。若起病较急，虽有糖尿病，亦往往系非糖尿病性肾小球硬化所致，应作肾活检以确诊。

五、并发症

（一）感染

以肺炎双球菌感染最常见，患者常并发肺炎及原发性腹膜炎，严重者可有败血症。因免疫球蛋白的丢失，体内补体的消耗，T 细胞、B 细胞功能障碍等所致。在大量应用激素时，合并感染症状常被掩盖，尤应加以注意。

（二）血栓形成

常见肾静脉血栓、肺静脉或动脉血栓，以及血栓性静脉炎。多在血肿严重时静脉血流瘀滞，血脂及纤维蛋白含量过高，凝血因子增加，或应用激素血液易发生高凝状态，而有利于血栓形成。

（三）营养不良

蛋白尿的大量丢失致低蛋白血症，营养不良造成维生素 D 的缺乏，和钙磷代谢紊乱，常易继发甲状旁腺功能亢进，营养不良亦可有贫血及铜、锌等微量元素的缺乏。

六、辨证施治

（一）水肿期

1. 脾肾阳虚 主症：周身肢体明显浮肿，甚则伴有胸水、腹水，而有胸闷气急，腹满而胀，不得平卧，小便不利而量少，面色苍白或黧黑，精神委顿，形寒怯冷，身肢瞤动或沉重疼痛，或腰酸腿软，纳少便溏。舌质淡，舌体胖大而有齿痕，舌苔薄白或白腻而滑，脉沉细或沉紧。

治法：温阳利水。

处方：真武汤合五苓散、济生肾气汤、肾水散（经验方）化裁。

附子12g，白术12g，茯苓30g，生姜10g，泽泻15g，肉桂10g，猪苓15g，胡芦巴10g，仙茅10g。

脾肾阳虚，水湿泛滥为肾病水肿常见证型，温阳利水方药有较好疗效。方药组成不外两部分：一部分为利水药，一般以茯苓、猪苓、泽泻为主，水肿严重可暂用逐水药，如葶苈子、川椒目、黑白丑之类；另一部分为温阳药，以附子、肉桂为主，或加仙茅、胡芦巴之类。脾阳虚为主，面色多萎黄或苍白，纳少腹胀便溏，除白术健脾外，散水用生姜，温脾则易干姜，或加厚朴、大腹皮、草豆蔻行气之药，以达温而运之的目的。肾阳虚为主，面色多黧黑，腰膝酸软，可加仙灵脾、补骨脂、巴戟天之类；水肿渐消，肿势不重，可应用济生肾气汤或加龟甲胶、鹿角胶、紫河车等血肉有情之品。肾气不足在应用前方无效时，可采用自拟肾水散［猪肾（1对，阴干）、附子、肉桂、泽泻共研细粉］，每次10g，开水顿服，每日3次，有较好疗效，可供参考。

2. 脾虚湿困 主症：肌肤或全身浮肿或有轻度水肿，但持续不退，面色萎黄不泽，气短懒言，肢软无力，或胸闷腹胀泛恶，小便短少，大便溏软。舌淡红，苔薄白或白腻，脉濡软或沉缓。

治法：益气健脾，燥湿利水。

处方：防己茯苓汤合参苓白术散、胃苓汤。

防己15g，桂枝10g，生黄芪30g，茯苓30g，党参12g，白术12g，薏苡仁15g，扁豆10g，山药15g，甘草6g。

脾虚湿困当分两端：一为脾虚气弱，健运失司，水湿逗留，其水肿较轻但持续减退，以气短乏力、面色萎黄之脾气虚证明显，治宜健脾益气以利水，以黄芪、党参、白术益气健脾，以防己、茯苓、泽泻利水，此类患者血浆白蛋白常较低，随着水肿缓慢消退，血浆白蛋白往往有所升高，蛋白尿亦有所减轻。二为湿盛困脾，脾运迟滞，亦致水肿，其脾气虚证不著，而水肿、胀满、泛恶、口黏等湿困见症明显，治宜燥湿运脾以利水，方用胃苓汤，以苍术、厚朴、陈皮燥湿运脾，以猪苓、茯苓、泽泻利水消肿，或稍加木香、砂仁、大腹皮之引气以助脾运。在水肿消退后，蛋白尿及血浆蛋白往往无明显之变化。

3. 风邪犯肺 主症：全身浮肿，头面眼睑尤甚，恶寒发热，头痛身痛，咳嗽气急，胸满，小便不利。舌苔薄白，脉浮或弦滑。

治法：疏风宣肺利水。

处方：越婢加术汤合五皮饮、麻黄连翘赤小豆汤。

炙麻黄 10g，生石膏 30g，甘草 10g，生姜 3 片，大枣 4 枚，白术 12g，桑白皮 10g，茯苓皮 30g，陈皮 10g，大腹皮 15g。

肾病综合征因感受风寒或风热之邪，突然引起周身浮肿或原有之浮肿骤然加重，以头面部为重，并伴风寒或风热表证及肺气失宣之证，此时当急则治其标，宜疏风宣肺利水，用越婢加术汤，目的重在宣开肺气，服药后并不见汗出，小便增加，水肿迅速消除。五皮饮则可视病情选用一两味药即可。若咽喉疼痛或皮肤疮毒感染，而兼有风热表证，应用麻黄连翘赤小豆汤加黄芩、桔梗、银花、蒲公英之类。此类患者常见反复感染性病灶存在，在使用激素时往往被掩盖，因此应仔细检查搜寻，及时加以清除。

4. 气滞水停　主症：肢体或全身浮肿，反复发作，脘腹胀满，胸闷短气，喘气不舒，纳呆，尿少，大便不畅。舌淡红，脉弦。

治法：行气利水。

处方：大橘皮汤、木香流气饮。

橘皮 10g，滑石 12g，赤茯苓 15g，猪苓 15g，泽泻 15g，肉桂 5g，生姜 2 片，木香 6g，槟榔 10g，乌药 12g，威灵仙 10g，木瓜 6g，桑皮 12g，厚朴 6g。

三焦气塞，水道不利因致水肿，胸闷嗳气为上焦气壅，脘腹胀满为中焦气滞，泄便不利为下焦气塞，故用大橘皮汤加味，以五苓六一散利水以消肿，以桑皮泻肺理上焦之气，厚朴、陈皮宽中理中焦之气，槟榔、木香下气理下焦之气。又三焦之决渎，气机之畅通，还赖肝气之疏泄，故每于方中稍加柴胡、白芍、香橼、佛手疏肝调气之品，既有利于三焦气机之调运，又有利于水液之运行。行气虽非肾病综合征之主要治法，但于宣肺、健脾、温肾之中稍佐疏气之品，则可增该方之条达，有利于水湿之消散。

5. 瘀水交阻　主症：浮肿尿少日久不愈，面色晦暗不泽，两目黑环，肌肤粗糙不润，或有瘀点或色素沉着。舌质黯有瘀斑，舌下血脉青紫，苔薄白微腻，脉涩。

治法：活血化瘀利水。

处方：当归芍药散。

当归 12g，赤芍 15g，川芎 10g，茯苓 15g，白术 12g，泽泻 15g，丹参 30g，桃仁 10g，红花 10g，益母草 30g，车前子 15g。

"血不利则为水"，瘀血内停，气机不利，水湿不运，故成水肿。水肿不退，湿阻气机，气滞血涩，亦成瘀血。故临床既有水肿尿少等水湿见症，又有晦暗瘀滞等瘀血见症。治疗当活血化瘀与利水消肿合用。当归芍药散中归、芍、芎为活血化瘀药，尚可加丹参、桃仁、红花，茯苓、白术、泽泻则为渗利水湿药，尚可加防己、车前子之类，还有泽兰、益母草既能化瘀又可利水。若瘀血较重水肿顽固不退，则可加虻虫、水蛭散结破血之品，常能取效，不但水肿消退，蛋白尿常可明显减轻。

6. 湿热蕴结　主症：周身浮肿，面赤气粗，烦热汗出，胸脘痞闷，口苦口黏，咽痛，小便短涩，大便不畅。舌质红，苔黄腻，脉弦滑而数。

治法：清热利湿。

处方：草薢分清饮、五味消毒饮，阴虚夹湿热者可用猪苓汤。

草薢 15g，菖蒲 10g，白术 10g，丹参 15g，莲子心 6g，茯苓 15g，黄柏 10g，车前子 10g，银花 30g，连翘 10g，蒲公英 10g，地丁 10g。

肾病水肿乃由肾之气化失常，水湿泛滥而成，湿邪久郁化热则成湿热壅滞。或痤疮或疮疖，或上呼吸道感染，或久用激素治疗，致人之气机升降出入紊乱，气血痰湿郁滞经隧，也为湿热蕴结或热毒壅盛。故见烦满泄涩、咽痛口黏等湿热征象。若湿热之邪不能得到彻底清除，在继发感染下又易致肾之气化失常，以致肾病综合征反复发作而缠绵难愈。故清利湿热虽未必直接消除水肿，但仍为治疗中的重要一环。用萆薢分清饮重在清利湿热、分清泌浊，方以黄柏、车前子清热利水，白术、茯苓健脾祛湿，萆薢、菖蒲分清泌浊，丹参、莲子心清心通络，一方之中清热利湿通络兼顾。如水肿较重可加萹蓄、泽泻、滑石，或合八正散。五味消毒饮以五种清热解毒药并用，对于疮疖感染有较好疗效。若阴虚而夹湿热者，则既有尿频尿急、下肢水肿，又伴口干欲饮、心烦不得眠等阴虚内热之症，应滋阴利水，方用猪苓汤，以猪苓、泽泻甘淡利水，滑石滑利水道，阿胶养阴清热，脾水去热清，阴津回复。

（二）无水肿期

水肿消退之后，或始终未见水肿者，常表现为面色无华，头晕目眩，腰膝酸软，疲乏无力等虚证，并常见蛋白尿、管型尿、血尿及肾功能减退，故应按中医虚劳进行辨证。

1. 脾肾气虚 主症：面色淡黄，神疲气短，纳差，腹满便溏，腰膝酸软，夜尿频多，小便清长。舌淡有齿痕，脉沉缓。

治法：健脾补肾。

处方：参苓白术散、五子衍宗丸化裁。

党参15g，茯苓10g，白术12g，山药20g，扁豆12g，桔梗10g，菟丝子15g，枸杞子15g，覆盆子10g，芡实15g，车前子10g。

水肿退后或始终无水肿的肾病综合征，常见上述脾肾气虚的症状，也有患者仅有蛋白尿而无明显自觉症状，亦可采用健脾补肾法治疗。偏脾虚者可用参苓白术散加芡实、金樱子、菟丝子等固精补肾之品，偏肾虚者可用五子衍宗丸加党参、黄芪等健脾益气之药。若见脾肾阳虚者宜加仙茅、仙灵脾、补骨脂、巴戟天等温和的补阳药，因阳虚水肿在水肿消退后，往往出现气阴耗伤，虽此时仍现阳虚，但不宜姜、附、桂等刚燥之品，而仍应用健脾益气、补肾固精之法治疗，不但能改善整体状况，而且能使蛋白尿减少或消失，肾功能恢复。

2. 肝肾阴虚 主症：面白颧赤，眩晕耳鸣，目涩肢颤，口干咽燥，渴欲饮水，五心烦热，溲赤便干。舌红少津，脉细数或细结。

治法：滋补肝肾。

处方：知柏地黄汤、建瓴汤。

生地25g，山萸12g，山药12g，丹皮10g，茯苓10g，泽泻10g，知母10g，黄柏10g，龟甲20g，茅根30g，益母草30g。

肝肾阴虚常因过用温热刚燥之品，或长期大量应用激素而耗伤阴液，使原有的脾肾阳虚或气虚转化为肾阴亏损和肝肾阴虚。亦可因素体阳盛阴亏发病即见肝肾阴虚。其证有二：一为阴虚内热，见五心烦热、口干便结等症，宜滋阴降火，常用知柏地黄丸、大补阴丸之类。如热伤血络而见镜下血尿，可加小蓟、茅根、生侧柏、血余炭、旱莲草等。二为阴虚阳亢，见眩晕耳鸣、头胀易怒等症，常伴血压升高，宜滋肾平肝，可用建瓴汤，或六味地黄丸加天麻、钩藤、菊花、生石决等。

3. 气阴两虚 主症：神疲气短，腹胀纳差，手足心热，口咽干燥，口渴喜饮，腰酸腰痛，头晕头疼。舌淡红有齿痕，苔薄，脉沉细或弦细。

治法：益气养阴。

处方：参芪地黄汤、大补元煎。

党参15g，生黄芪30g，熟地25g，山萸12g，山药12g，云苓10g，丹皮10g，泽泻10g。

水肿退后阴液耗伤，过用滋腻反令脾虚，故既见脾气不足，又有肾阴亏损之证，加之肾病综合征病程缠绵，迁延不愈，气损及阴或阴损及气，故气阴两虚证近年来明显增多，而单纯的虚证较以前有所减少。气阴两虚涉及五脏，而以脾肾气阴两虚为多，故治疗一方面健脾益气，一方面滋补肾阴。参芪地黄汤、大补元煎均有疗效，应用时还须看气虚阴虚轻重而灵活加减，使用本方可使患者的免疫功能及血浆环核苷酸的双向调节趋向平衡，保护和促进肾功能恢复。

无水肿期上述各型亦涉及湿热、热毒、瘀血诸邪，可参考水肿期有关证型及慢性肾炎有关治法辨证施治。

七、西医治疗

肾病综合征应根据不同病因，首要治疗原发病。在临床症状明显时，可采用对症治疗，改善食欲和全身健康状况，预防和治疗感染。在一般情况得到改善后，应用激素和免疫抑制剂，以减少和消除蛋白尿，巩固疗效防止复发。

（一）一般治疗

1. 饮食　以高蛋白、低钠饮食为主。高蛋白饮食必须在食欲改善后才能耐受，一般每日每千克体重1~1.5g，再加上每天尿中蛋白丢失量，还须补充由激素引起的消耗量（每日应用泼尼松30~40mg时，约增加蛋白质消耗19g），这样在一个体重60kg的患者，每天需供应90~100g蛋白质。但在有氮质血症时，蛋白摄入量应适当限制。在水肿明显时须严格限制食盐及含钠药物，一般每天应在1g以下，高度水肿应限在200mg以下，水肿减轻时可适当增加，但以每天不超过5g为宜。

2. 利尿消肿　利尿剂能增加尿量，但又不能利尿过快，以免引起电解质的紊乱及钾的负平衡。一般水肿为了减少尿钾丢失过多，最好先用螺内酯20~40mg，每日3次，然后加用氢氯噻嗪每日70~100mg，分2~3次服；水肿严重可用呋塞米20~40mg，每日2~3次，口服或静脉注射，用量应根据水肿程度及肾功能情况，逐渐增加直至达到利尿效果，可用到400mg/d；若此时仍不能达到利尿效果，则应考虑因严重低蛋白血症而引起血容量减低，此时应加用扩容剂，可输入新鲜血浆、5%无盐右旋糖酐500~1 000ml，适当补充人体白蛋白固属必要，而过多地输入白蛋白，则徒然增加尿蛋白的丢失，加重肾小管的损害，故不宜长期大量地使用。

（二）肾上腺皮质激素及免疫抑制剂的应用

1. 肾上腺皮质激素　具有免疫抑制及抗炎作用。一般以泼尼松为首选，每日30~40mg，分3~4次口服，或晨起顿服，效果不著增至60mg/d，如增至80mg/d以上仍无效，或出现精神或其他系统不良反应，应立即减量停药。多数有效患者在使用1~2周尿蛋白开始减少，亦有1个月方见效，持续用药8周，然后逐渐减量，至15mg/d时递减速度应放慢，以不出现尿蛋白或仅有微量时的用量为维持量，为5~15mg，维持半年左右，采用隔日或每日服药。在服维持量过程中如有复发，需重新用足量治疗，待病情控制后再改为维持量。在治疗4~8周之后，应注射10~20单位的促肾上腺皮质激素，每周1次，以减轻泼尼松对肾上腺皮质的抑制。在用大量激素时，应适当补钾，予氯化钾 1～3g/d，以及小量的钙和维生素 D。

2. 免疫抑制剂（细胞毒物质）　通过抗体的形成，可以减少抗原抗体复合物在肾小球基底膜的沉积。一般在激素治疗效果不满意时加用。常用的有环磷酰胺、硫唑嘌呤、苯丁酸氮芥、噻替哌等。首选为环磷酰胺，每日或间日静脉滴注 200mg（于 0.9% 氯化钠注射液内），以 10 次为一疗程，或每天 100～150mg，分 2～3 次口服，总量 6～12g，疗程 2～3 个月，激素和环磷酰胺合用可减少各自的药量和不良反应。

3. 抗凝疗法　可采用肝素每天 125～250mg，静注或滴注，但大剂量易导致出血。肝素主要作用是减少肾小球新月体形成和纤维蛋白样物沉着，对水肿明显者采用激素、环磷酰胺和肝素联合治疗，可取得显著利尿，肾小球滤过率增加，肾功能改善。而对水肿不明显的肾病综合征则无效。肝素主要用于肾病综合征伴高凝状态者。血小板凝集拮抗药双嘧达莫等有时亦应用。

4. 吲哚美辛　为非固醇类抗炎药，对部分患者能减少蛋白尿的排出。但该药为前列腺素抑制剂，可引起肾血流量下降，降低肾小球滤过率，而易致血尿素氮及肌酐升高，所以应慎用。

目前西医治疗的总趋势是以小剂量、多品种联合用药为主，这样可以协同作战，最大限度地发挥治疗作用，而减少各自的不良反应，以利于长期用药巩固疗效防止复发。只是在顽固性难治性肾病综合征时才有限地、暂时地应用大剂量激素和环磷酰胺冲击疗法，而且同样需要联合用药，至于疗效的评价还有待于进一步探讨。

八、饮食调护

肾病综合征严重水肿，血浆白蛋白持续低下，以及合并急性感染、高热、心力衰竭及水电解质平衡失调，均应绝对卧床休息。一般患者也应起居有时，活动适当，切勿过劳，衣着适度，注意保暖，慎避风寒湿露，保持皮肤清洁，同时还要静养心神，舒畅情怀，绝禁房帏，以保肾精。

饮食调养，宜进高蛋白低盐饮食，忌食海鲜、笋、蟹及胡椒、辣椒、烟、酒等辛辣刺激之品。水肿时可食赤小豆、薏苡仁、茯苓、冬瓜、鲤鱼、鲫鱼等排水消肿的食物，水肿消失后可食山药、芡实、莲子、甲鱼、猪肾、羊肾等滋补固精的食物。下列食疗方法亦可选用。

1. 乌鲤鱼汤　乌鲤鱼 1 条（500g），去鳞鳃内脏，纳入桑皮、陈皮、白术、赤小豆各 15g，葱白 5 根，煮成浓汤，吃鱼喝汤，可利水消肿。

2. 豆汁饮　黑大豆、赤小豆、绿豆、生米仁各 30g，蒜头 10 个，麦麸 60g（布袋包）。水煮至熟烂，喝浓汁，增食欲，消水肿。

3. 鲜羊奶　每天 500g，治水肿，并消蛋白尿。

4. 桑椹粥　桑椹子 30g，生苡仁 30g，赤小豆 30g，葡萄干 20g，粳米 30g，带衣花生米 20 枚，大枣 10 枚。共煮粥，健脾，补肾，消水肿。

5. 黄芪煮鸡　母鸡 1 只，去内脏，纳黄芪 120g，煮烂，喝汤吃鸡，益气补虚消水肿。

6. 虫草鸭　湖鸭 1 只，去内脏，纳冬虫夏草 10g、大蒜 5 只，煮烂，吃鸭喝汤，补虚消肿。

（邹　迪）

第四节 泌尿系感染

一、概述

泌尿系感染又称尿路感染（urinary tract infection，UTI），是由各种病原体入侵泌尿系统引起的疾病。按部位分为上尿路感染和下尿路感染。上尿路感染包括肾盂肾炎、输尿管炎，下尿路感染包括膀胱炎、尿道炎。肾盂肾炎又分为急性肾盂肾炎和慢性肾盂肾炎。尿路感染临床以尿频、尿急、尿痛，偶有血尿、腰痛为主要症状，部分患者可有寒战、发热、恶心、呕吐等，也可见到尿失禁和尿潴留。慢性肾盂肾炎晚期则可引起慢性肾衰竭。

尿路感染是常见的感染性疾病，很多微生物侵入尿路均可引起尿路感染，但以大肠杆菌最多，占47.9%，其次为副大肠杆菌、变形杆菌、产碱杆菌、产气杆菌、铜绿假单胞菌及厌氧杆菌等。变形杆菌、产气杆菌、铜绿假单胞菌常见于再感染患者。极少数可由真菌、原虫、病毒所引起。早期感染常为单一病菌，慢性期或有梗阻情况下可出现混合感染。尿路感染可发生于所有人群，多见于女性，尤其是育龄期女性。据国内普查3万多妇女结果，其发病率为2.05%。

尿路感染的途径分为上行感染和血行感染。绝大多数尿路感染由粪源性病原体上行感染引起，即经尿道、膀胱、输尿管、肾盂而到达肾脏髓质，可累及单侧或双侧。正常人一般不会感染，但是尿路器械的使用、性交引起的尿道损伤、排尿终末时后尿道尿液的反流等因素有可能导致细菌进入膀胱。少数尿路感染是由血中病原体到达肾脏引起的。正常肾脏能抵御血源性细菌等常见尿路感染致病菌的侵袭，但是当肾脏结构受损时，如尿路梗阻、瘢痕或肾小管内药物沉积引起肾内梗阻、血管异常、钾缺乏、多囊肾、糖尿病、应用止痛药、肾脏损害等。

古医籍中未见本病名记载，据其临床表现及病机特点，可以归纳到中医学的"淋证"、"腰痛"、"血淋"、"劳淋"的范畴。

二、病因病理

本病病位在肾与膀胱，如巢元方所谓"肾虚而膀胱热故也"，以肾虚为本，膀胱热为标。热邪常是本病起始致病因子，但热邪之为病，常以炎上为其特征，而本病之病位在于下焦，故热邪导致本病的条件必须是"热在下焦"，由此其常与湿邪相伴随，常见患者感受湿热疫毒之气，或多食辛热肥甘之品，或嗜酒太过之后，酿成湿热下注膀胱；或恼怒伤肝，气郁化火，肝郁不舒，火郁于下焦；或是他脏之热，下注膀胱。盖膀胱系州都之官，乃水聚之处，气化则能出。热邪注入下焦，膀胱气化不利，热与水结，酿致湿热内聚。所以本病早期证候以下焦湿热为主。若久病，湿热耗伤正气，或因年老体虚，素体孱弱，加之劳累过度，房事不节，均致脾肾亏虚，而成慢性过程。若湿热之邪未净，而正气已亏，则形成虚实夹杂之证。正虚无力驱邪，湿热又胶黏难清，故病情常反复，迁延不愈，历经多年乃至数十年，终致脾肾阳衰，浊邪弥漫三焦，而成癃闭关格之证。

三、诊断

（一）临床表现

1. 泌尿系统症状　膀胱刺激征（尿频、尿急、尿痛）、腰痛和（或）下腹部痛，偶可有血尿，甚至肉眼血尿。

2. 全身感染症状　可出现寒战、发热、头痛、恶心、呕吐、食欲不振等；也可无明显全身感染症状，少数患者可仅出现腰痛、低热。

（二）体征

可有下腹部压痛，或肾区压痛、肾区叩击痛，肋脊角及输尿管点可有压痛。

（三）辅助检查

尿白细胞增多，尿细菌培养阳性；部分患者可伴有血白细胞计数升高。

四、鉴别诊断

（一）全身性感染疾病

注意尿路感染的局部症状，并行尿细菌学检查，鉴别不难。

（二）肾结核

肾结核膀胱刺激征多较明显，晨尿结核杆菌培养阳性，尿沉渣可找到抗酸杆菌，静脉肾盂造影可发现肾结核 X 线征，部分患者可有肺、生殖器等肾外结核病灶。肾结核可与尿路感染并存，如经积极抗菌治疗后，仍有尿路感染症状或尿沉渣异常者，应考虑肾结核。

（三）尿道综合征

本征仅有膀胱刺激征，而无脓尿及细菌尿，多见于中年妇女，尿频较排尿不适更突出，有长期使用抗生素而无效的病史。

五、并发症

（一）肾乳头坏死

肾乳头坏死是肾盂肾炎的严重并发症，常发生于严重肾盂肾炎伴糖尿病或尿路梗阻时，可并发革兰阴性杆菌败血症，或导致急性肾衰竭。

（二）肾周围脓肿

常由严重肾盂肾炎扩展而来，致病菌多为革兰阴性杆菌，特别是大肠杆菌。多见于糖尿病、尿路结石等患者。发病时除原有肾盂肾炎症状加剧外，常出现明显单侧腰痛和压痛，向建侧弯腰时，可使疼痛加剧。影像学检查有助于诊断。

（三）革兰阴性杆菌败血症

来势凶险，突然寒战、高热，常引起休克，预后严重。

六、辨证施治

（一）膀胱湿热

主症：以膀胱、尿道刺激症状为主，小便短数、频急、灼热刺痛，排尿困难，尿少，少腹拘急胀痛，腰痛。苔黄腻，脉滑数或濡数。

治法：清热泻火，利水通淋。

处方：八正散加减。

川木通 6g，车前子 20g（包），萹蓄 15g，瞿麦 15g，六一散 15g（包），酒军 10g，炒栀子 10g，甘草 10g，石韦 15g。

在本病急性发作期绝大多数表现为此证，予本方多能取效。方中大黄清热解毒泻浊，保持大便通畅，有利于湿热下趋。大便秘结，腹胀者还可用芒硝 6～10g 冲化或同煎，枳实 10g 以助通腑泄热；发热症重者可加银花 30g、水牛角粉 15g、炒草果 10g，以加强清热解毒祛湿之效；恶寒发热，呕恶者，加柴胡 15g、黄芩 12g、半夏 10g 以和解降逆。血尿明显者加白茅根 30g、小蓟 30g、藕节 30g、生地 15～30g 以凉血止血；小便涩滞不畅加入乌药 6g、琥珀粉 3g（分冲）。

（二）少阳郁热

主症：寒热往来，口苦口干，小腹胀痛不适，小便热涩混浊。苔薄黄，脉弦数。

治法：和解少阳，清利下焦。

处方：柴苓汤加减。

柴胡 10～15g，黄芩 10g，茯苓 15g，炒白术 10g，泽泻 15g，知母 10g，黄柏 10g，萹蓄 15g，瞿麦 15g，白头翁 15～30g，滑石 15g，白花蛇舌草 30g，石韦 20g，甘草 6g。

本证为膀胱湿热毒邪极盛，上犯少阳，致少阳郁热，故现寒热往来、口苦口干、小便热涩混浊等。治疗当用柴苓汤加减。可加半枝莲、马齿苋、野菊花、红藤、连翘、土贝母等以通利膀胱，清热解毒，和解少阳。若热毒入血，弥漫三焦，又当急则治其标，用黄连解毒汤合五味消毒饮，以清热泻火解毒。高热，腰痛，肉眼血尿明显者，可用犀角地黄汤合小蓟饮子或四生丸加减治疗，以水牛角粉易犀角。肝郁气滞明显，或见排尿艰涩、癃闭，可用沉香散加减治疗，可加木香、青皮、乌药、小茴香开郁破气。有刺痛感，尿有血块等血瘀征象者，可加桂枝、酒军、土鳖虫、桃仁或川牛膝、红花、赤芍等。

（三）虚实夹杂证

慢性肾盂肾炎属中医"劳淋"范畴，为本虚标实之证，在治疗时当分清标本的轻重缓急。标急者，先予治标，标证缓解再予治本。标证不急者，可采用标本兼治。正虚者适当加用顾肾之药，以复其正气。

1. 气阴两虚，湿热留恋　主症：小便频急，淋涩不已，反复发作，遇劳尤甚，伴头晕耳鸣，乏力多汗，腰酸软，手足心热。舌红苔少，脉细。

治法：益气养阴，清热利湿。

处方：清心莲子饮加减。

太子参、生黄芪、麦冬、石莲子、萹蓄、石韦、地骨皮、生地、茯苓各 15g，黄芩、炒蒲黄、仙鹤草、六一散各 10g，丹参、白茅根、小蓟各 30g，车前子 20g（包），生甘草 6g。

清心莲子饮主用于劳淋中的"心劳"，由于思虑劳心而发病，气阴不足，兼湿热未清，虚实夹杂，可用本方益气养阴，交通心肾，佐以清热利湿。方中用太子参、生黄芪益气，麦冬养阴，石莲子交通心肾，黄芩、地骨皮、甘草清热，茯苓、车前子导湿热从小便而出。有热者加柴胡、炒栀子。小肠有热，舌尖红赤，尿痛者合导赤散，或可加莲子心 6g、灯芯草 6g、淡竹叶 10g。兼有下焦虚寒或排尿涩滞不畅者，可加肉桂 10g、制附子 10g、小茴香 6g。

2. 肝肾阴虚，湿热未尽　主症：头晕耳鸣，腰膝酸软或酸痛，咽干口燥，尿频而短，小便涩痛，或伴低热，乏力，女性月经量少或愆期。舌红，苔薄黄或苔少，脉弦细或细数。

治法：滋养肝肾，清利湿热。

处方：滋水清肝饮加减。

柴胡 10g，当归 10g，白芍 10g，生地 25g，山茱萸 10g，山药 10g，丹皮 10g，泽泻 10g，甘草 6g。

此证属劳淋中"肾劳"以阴虚为主者。与素体肝肾阴虚或久病热淋伤阴，病情缠绵，或房劳过度损伤肝肾之阴有关。以腰痛绵绵，小便频数，尿热涩，疼痛不甚，头晕耳鸣，舌红少苔等为证候特征。临床兼见尿路刺激症状者，诊断不难，临床也常见尿培养无致病菌或见革兰阴性杆菌的情况，此时治疗当滋补肝肾之阴，兼清利湿热。当随阴虚及下焦湿热证之轻重主次配伍。若阴虚内热明显者，可重用生地 30g，酌加青蒿 15g、白薇 15g、胡黄连 12g；肾阴虚明显者，可用知柏地黄丸合猪苓汤加减；肝阴虚为主者，可用滋水清肝饮合二至丸、四物汤加减。湿热明显时，可加野菊花 15g、红藤 20g、石韦 20g。

3. 脾肾阳虚，湿热未清　主症：畏寒肢冷，神疲乏力，每因劳累则有腰腿酸痛，小便淋漓不尽，或有轻度浮肿，或有尿频数、尿急、尿热，排尿涩痛不畅，因寒或劳累易诱发。舌胖质黯，苔白黏腻，脉沉细尺弱。

治法：温化肾气，兼清热利湿。

处方：金匮肾气丸或合八正散加减。

熟地 15g，山药 15g，山茱萸 10g，泽泻 15g，茯苓 15g，丹皮 10g，桂枝 6g，附子 10g，川牛膝 15g，车前子 20g（包），川木通 6g，萹蓄 15g，酒军 6g，炒栀子 10g，滑石 15g（包），菟丝子 20g，乌药 6g。

此证属劳淋中"肾劳"以阳虚为主者。与素体脾肾阳虚或久病热淋伤阴耗气，病情缠绵，日久阴损及阳，导致脾肾阳虚，或房劳过度损伤肾阳有关。本证属中医"冷淋"范畴。戴思恭谓：淋证"进冷剂愈甚者，此是冷淋，宜地髓汤下附子八味丸。有因服五苓散等药不效者，用生料鹿茸丸却愈，此证病于下元虚冷之故……若因思虑用心过度致淋，辰砂妙香散吞威喜丸，或妙香散合五苓散"（《证治要诀·淋》）。寒凝气滞较著者，可用寒淋汤。《三因极一病证方论》提出治疗冷淋的生附散（生附子、滑石、瞿麦、木通、半夏、生姜、灯芯、蜜）可资借鉴。小便频数明显者可用《景岳全书》的巩堤丸加减治疗。

七、西医治疗

（一）一般治疗

发热或症状明显时应卧床休息。宜多饮水以增加尿量，促进细菌和炎症分泌物的排泄。给予足够热量及维生素。

（二）抗菌治疗

主要为针对病原体的治疗，一般首选对革兰阴性杆菌有效的抗生素，但应顾及革兰阳性菌感染。常用抗菌药有头孢类、喹诺酮类。若全身症状明显，应选用注射给药，疗程一般急性患者为 10～14 天，慢性患者为半年至 1 年。

（三）祛除诱因

对尿路感染尤其是慢性肾盂肾炎，首先应积极寻找易感因素并尽力祛除。如解除尿路梗阻、提高机体免疫力等，以免复发。对孕妇应避免用影响胎儿发育的药物。无症状性细菌尿者，应进行正规抗菌治疗。

八、饮食调护

尿路感染患者可以通过合理的饮食来辅助防治尿路感染，饮食有六忌：

1. 忌发物　发物（如猪头肉、鸡肉、蘑菇、带鱼、螃蟹、竹笋、桃子等）对炎症发热有加重病情的作用，故而忌食。

2. 忌胀气之物　胀气之物包括牛奶、豆浆、蔗糖等。尿路感染常出现小腹胀痛之感，而腹部胀满往往使排尿更加困难。

3. 忌助长湿热之品　包括酒类、甜品和高脂肪食物。本病为湿热太盛之病，凡助长湿热之品都能加重病情。

4. 忌辛辣刺激之物　这些食物可使尿路刺激症状加重、排尿困难，有的甚至引起尿道口红肿，还可使炎症部位充血肿痛。

5. 忌酸性食物　酸性食物包括猪肉、牛肉、鸡肉、鸭肉、蛋类、鲤鱼、牡蛎、虾，以及面粉、大米、花生、大麦、啤酒等。尿的酸碱度对细菌的生长、药物的抗菌活力都有密切关系，忌食酸性食物的目的，是使尿液呈碱性环境，增强抗生素的作用能力；因糖类在体内也可提高酸度，故含糖量高的食物也需限制。

6. 忌温补之品　主要针对急性期而言，因其由湿热之邪所引起的。

（杨　振）

中医学
基础与疾病特色疗法

（下）

焦素杰等◎主编

吉林科学技术出版社

第七章

血液学病证

第一节 血癌脑神病证

血癌脑神病证是在指白血病发生与发展过程中，由于毒邪太盛侵袭脑络，或由于疾病康复之时，余邪未尽，毒邪侵及脑络而发生的一系列具有脑病证状或证候的病证。血癌脑神病证类似于现代医学的中枢神经系统白血病（CNSL），是由于白血病细胞对脑膜、脑实质、脊髓等部位浸润所引起的一组症候群，是急性白血病最常见并发症，也是白血病复发的重要原因之一。CNSL 可发生在急性白血病（AL）任何时期，但多数发生在 AL 缓解期。亦有确诊为 AL 时即合并有 CNSL 者。CNSL 发病率在急性淋巴细胞白血病（ALL）为 26% ~ 80% 不等，在急性粒细胞白血病（AML）为 7% ~ 38%。CNSL 亦可见于部分慢性淋巴细胞白血病（CLL）和慢性粒细胞白血病（CML）。有统计表明，尸检发病率为 90%，远高于临床诊断。

血癌脑神病证原发病因具有白血病的中医病因特性，但又不是直接引起本病证病因，而是由于在白血病发生与发展过程中，毒邪太盛，正气不足，无力抗邪，毒邪留滞，流窜体内，扩散全身，内至五脏六腑，外至筋骨皮毛，最终随经脉上至脑络，或由于病程日久，血液瘀阻脑络，脑液瘀阻，清窍不宣，而出现以头痛、恶心、呕吐、视乳头水肿、视力障碍、失语、抽搐、嗜睡、昏迷、偏瘫等一系列具有中医脑病特征的临床证候，少数可伴有精神障碍。因此，根据本病证临床表现，本病证与中医学的"头痛"、"中风"、"眩晕"等类似。

一、病因

（一）起始病因

1. 毒热入脑　内生癌毒，郁而不散，或外来之毒与内生之毒内外和邪，伤及五脏，侵袭六腑，聚毒不散，上行予脑，脑络损伤，清窍瘀阻，发为本病证。

2. 血液瘀阻　癌毒太盛，煎熬血液成块，或久病气血阴阳虚损，气虚无力推血，阴虚血液涩滞，阳虚鼓脉无力均可导致血液瘀阻。血液瘀阻，脑络闭塞，清窍不宣，发为本病证。

（二）继发病因

1. 肝肾阴虚　久病伤及肝肾，肝肾阴虚，精血衰耗，水不涵木，导致肝阳偏亢，阳化风动，气血逆乱，不得下降而上逆，上扰脑脉，脉道瘀阻出现本病证。

2. 痰湿阻滞　外感湿邪，内蕴生痰，或脾肾阳虚，痰湿内生，影响气血运行，或湿痰郁而化热，痰热瘀阻于脑络，脉络不通引发本病证。

3. 复感外邪　久病体质虚弱，又复感热毒之邪，居于体内，难以疏散，上损于清窍，脑络受损，髓海耗劫，发为本病证。

二、病机

（一）病位

血癌脑神病证原发病位在于骨髓，由于骨髓癌瘤热毒聚而不散，侵袭五脏六腑，脏腑癌瘤细胞恶性增殖，致使上扰脑窍，导致癌瘤细胞居于脑内，不得发散，引发本病证。但脑髓已病，骨髓、脏腑病变尤存。因而，本病证的病位发生始于骨髓，继发于五脏六腑，终之脑髓。

（二）病性

本病证性质可视病因与病机而定。病初骨髓发生癌瘤细胞侵袭，很快浸润五脏六腑、脑髓者，其病性多见实证。此时虽然病邪太盛，但尚不及损伤正气，故多为实证。日久癌瘤细胞经骨髓传化脏腑，涉及脑髓者，其病性多见虚证。

（三）病势

发生急剧者，临床症状严重，病情垂危，病势凶险。虽经积极治疗，病情实难控制，临床除见脑部症状外，还可以见到心神被扰症状。伴有心神被扰症状，标志病情垂危。发生缓慢者，临床症状由轻至重，其病势轻微，经积极治疗，病情尚可缓解。但伴有其他夹实证，可使疾病反复，病势由轻转重。

（四）病机转化

本病证病机转化主要与原发疾病证候有密切关系。若起于实证者，多以热毒上扰脑络，痰湿蒙闭清窍，血瘀阻滞脑窍为主要证候，故发病急剧，临床症状严重，病死率高。若经治疗病情缓解后可由实证转化为虚证，即可见到肝肾虚损，肝风内动，或见肾精不足，脑髓空虚等临床证候。起于虚证者，多由久病气血耗伤，阴阳虚损，脑窍失养证候，其发生缓慢，进展隐袭，但在发生与发展过程中，由于气血不足，阴阳失衡，脏腑功能失调等虚证转化为痰湿互阻，血瘀内阻等实证。在临床实际中，血癌脑神病证是虚实夹杂证候。可先实后虚，也可先虚后实。其病机转化依据患者体质情况、病邪性质、病程长短、是否复感以及治疗是否得当等因素密切相关。

三、证候学特征

（一）中心证候特征

1. 中心证候　本病证以头部疼痛，眩晕，食欲不振，恶心呕吐，焦虑不眠，心情抑郁，躁动不安，神志恍惚，颈项强直，意识障碍，甚则木僵昏迷，舌质红或淡红，或见淡暗，舌苔黄腻，或白腻，或少苔，脉象弦细，或弦滑，或细弱等为中心证候。

2. 辨证要点　其辨证要点是在上述中心证候基础上，结合患者体质情况、病邪性质、病程长短、是否复感、病机转化以及治疗是否得当等因素综合辨证。首先辨别虚实，其次辨别涉及的脏腑，最后辨别证候性质。其虚证涉及脏腑有肝、肾、心、脾，多见肝肾阴虚、肾精不足、脾肾两虚等虚损证候；其实证涉及肝、心等，常见肝阳上亢、心火亢盛等证候。除所涉及脏腑外，其外在表现又可涉及气血阴阳失调，水液代谢紊乱等，临床多见气血两虚、阴阳虚损、痰湿中阻、血瘀阻络、毒瘀互阻等证候。总之，本病证辨证要在全面分析临床症状的基础上，结合舌、脉象综合考虑。

（二）分类证候特征

由于本病是在原发疾病基础上出现的病证，故原发病证临床证候可作为本病证的参考证候。一般来讲，本病证既可见到虚证，也可见到实证。主要见有肾精亏虚、肝肾阴虚、脑络热毒、痰阻脑络、血瘀阻络证候。

1. 肾精亏虚证候　证候发生较为缓慢，多因先天禀赋不足，内在阴阳失衡，大病久病伤及肾脏，导致肾精亏虚，阴液不足，无以养心，脑髓失养，先以头痛，眩晕发病，病情进展中可见进行性头痛，眩晕眼花，心悸失眠，腰膝酸软，疲乏无力等临床症状。舌淡苔薄白，或舌淡红少苔，脉象细弱或细数等均为肾精不足之象。

2. 肝肾阴虚证候　证候发生缓慢，多由肾精亏虚，影响肝脏，肝肾阴虚，虚火上炎，肝阳上亢，扰及脑窍，清阳不升，浊阴不降所致。故见头痛面赤，眩晕不定，失眠多梦，四肢抽动，神志恍惚，情志抑郁等临床表现。舌红少苔，脉象细数均为肝肾阴虚，虚火上扰之象。

3. 脑络热毒证候　证候发生急骤，多由于内生热毒，复感外来之毒，内外合邪，郁阻机体，损及脏腑，上犯脑窍，脑内积毒，不得发散，故临床出现高热不退，语无伦次，寻衣摸床，或神昏谵语等热毒内盛症状。舌红苔黄，脉数，或弦数，或滑数均为热毒内盛之象。

4. 痰阻脑络证候　突然起病，进展较快，多由脾肾双亏，水液代谢紊乱，或见脾胃虚弱，运化失常，痰湿内生，郁阻气机，气机不利，浊阴不降，清阳不升，脑窍闭塞，因而出现头部疼痛，眩晕如裹，恶心呕恶，口流痰涎，食欲不振，脘腹胀满，大便不爽，小便不利等症状。舌淡苔黄腻或白腻，脉滑数或濡滑等均为痰湿中阻之象。

5. 血瘀阻络证候　证候发生较缓，多由病程日久，气血阴阳亏虚而导致血液瘀阻，血流不畅，脉络阻塞，脑部血液不通，脑窍瘀血，神明失养，故出现头痛如裂，固定不移，入夜加重，伴头目眩晕、午后低热、心烦失眠等临床症状。舌暗淡，有瘀斑、瘀点，脉象细涩，或弦细均为血液瘀阻之象。

（三）证候演变

以上为本病证常见五种临床证候。但在疾病发生发展过程中，由于病机转化或与治疗相关因素，其临床证候可以发生演化或转化。常见证候演化为肾精亏虚证候或肝肾阴虚证候日久，阴液严重不足，无以维系元阳，临床可出现肾阳虚衰证候；肾脏虚损，除累及肝脏以外，最常见为脾肾两虚证候，亦可出现心肾两虚证候。临床上虚证也可以引起实证，如脾胃虚弱，水湿运化失常，可演化为痰湿内阻证候；痰湿内阻，气机不利，又可演化为气机阻滞证候，气机阻滞，血液运行不畅，可产生血液瘀阻证候。总之，本病证病情复杂，临床证候变化多端，其在疾病发展过程受多种因素影响可演化多种不同的证候。因此，临证时要注意审视。

四、辨证思路

（一）与原发疾病辨证治疗结合

血癌脑神病证是在血癌疾病基础上发生的脑病，虽然病变发生部位在脑，但与原发疾病

· 361 ·

有密切关系。在临床判定血癌诱发血癌脑神病证常见有不同情况。有与血癌直接相关者，其发生由血癌细胞脑部浸润导致的脑络损伤；另一种是与血癌疾病本身关系不大，多由血癌经治疗或疾病恶化后导致的脑病。分清不同病理变化，有助于针对疾病性质治疗与提高临床疗效。一般认为，前者相当于中枢神经系统白血病，在血癌发生与发展过程中的任何时间均可以发生；有时常与血癌发生同时出现。此时应把血癌脑神病证看作血癌继发病证，可在原发疾病辨证施治基础上，结合血癌脑神病证临床证候综合考虑临床治疗问题。后者相当于现代医学的急性或慢性白血病急性变后，由于血小板减少或败血症等引起的脑出血或脑膜炎症。此时，可看作为并发病证。其临床治疗与原发疾病虽然有一定关系，但更多考虑并发脑病的临床治疗：

（二）与现代疾病治疗结合

血癌脑神病证为白血病临床常见并发症。中医认为，脑为奇恒之府，脑病发生病情危急，若经及时治疗，可使病情缓解，病情严重或治疗不当以及延误治疗时，常可危及患者生命。所以，血癌脑神病证的临床辨证施治必须与现代医学相关治疗相结合。一般情况下，临床症状轻微者，以中医辨证施治为主，适当结合现代医学治疗方法；而临床症状严重者，以现代医学治疗为主，结合中医辨证治疗。结合现代疾病治疗包括原发病化疗、放疗与常规性脑膜白血病处理以及镇静、脱水等其他辅助治疗措施。

（三）与整体辨证施治结合

血癌脑神病证其病变发生在脑络或脑实质部位，临床也以脑病证状或证候为主，辨证时虽以局部辨证为主，但其引起血癌脑神病证的主要因素为血癌或（和）血癌相关的继发病因。故在围绕脑局部辨证的同时，要高度重视与整体辨证相结合。临床实践可以看出，局部辨证与整体辨证相结合，整体治疗与局部治疗相结合可明显提高临床疗效。

（四）辨证施治与辨病施治相结合

血癌脑神病证发生后临床症状或证候虽有轻重缓急不同，但最终病理结果基本一致，均以脑部发生实质性病理改变为主。但是，其脑部实质性病理改变性质有明显区别。从现代医学来看，有白血病细胞浸润中枢神经系统导致，也有血小板减少所致脑出血，亦有感染导致的脑膜病变。这些不同的病因与病理结果决定临床治疗方式与方法，也与临床疗效有直接关系。从中医辨证角度考虑，缓慢发生多见虚证，急骤发生多见实证。因而，临证时应把辨证施治与辨病施治有机地结合起来，才具有针对性，才可以提高临床疗效。

五、诊断与鉴别诊断

（一）诊断

1. 主要依据

（1）临床症状：在原发疾病基础上，见有头部疼痛，眩晕，食欲不振，恶心呕吐等；病情严重者可出现焦虑不眠，心情抑郁，躁动不安，神志恍惚，颈项强直，意识障碍，木僵昏迷等。

（2）体格检查：因颅神经受损，可引起面瘫、视力障碍、瞳孔缩小或扩大、眩晕等相应症状。颅神经受损最常见于 AML 患者。

（3）脑脊液检查：压力增高，pandy 试验阳性，蛋白定量增高，糖定量降低，细胞总数可增多，单核细胞数亦增高，并可见明显的白血病细胞。

2. 次要依据

（1）其他并发症：偶有发生，表现多尿、多食、体重增加等。

（2）其他检查：可视原发白血病情况而定。未经化疗患者血红蛋白、血小板可明显降低，白细胞可明显升高，低增生性白血病白细胞可低于正常；骨髓完全缓解的患者，血红蛋白、血小板、白细胞可正常；当颅内感染，特别是细菌感染时，白细胞亦明显升高。

（二）鉴别诊断

血癌脑神病证为白血病中枢神经系统病变，因病变主要部位发生于脑，故常常与中风、头痛、眩晕等病证相混淆。所以，临床上本病证应与以下三种病证进行鉴别。

1. 中风病　血癌脑神病证虽然有部分病例起病急、进展快，与中风病极为相似。但中风病以卒然昏仆、不省人事，伴口眼㖞斜、半身不遂，语言不利为主要临床表现，发病前无血癌的明确诊断，常在夜间或活动后发作，而有痰湿内阻、血瘀阻络、肝肾阴虚、肝阳上亢、肝风内动等先期证候。

2. 头痛　头痛为临床常见症状，在多种慢性疾病中均见到，也常可单独出现，也可伴原发疾病而出现。头痛有外感头痛与内伤头痛之分，仅从内伤头痛症状上很难与本病证伴有的头痛鉴别。但内伤头痛病证常常反复发作，病程较长，时轻时重，无血癌疾病诊断病史。

3. 眩晕　眩晕轻者闭目即止，重者如坐车船，旋转不定，不能站立，伴有恶心呕吐，汗出，甚则昏倒等症状。眩晕是多种疾病中一个常见症状，发生可缓可急。其虽然与痰湿内阻、肝阳上亢、气血亏虚、肾精不足有密切关系。但眩晕常有其他原发疾病以支持诊断，而无血癌诊断的病史。

六、治疗

由于导致血癌脑神病证的病因不同，其病理机制也不尽相同。但归纳起来，本病证主要分虚证与实证两个方面。因而，其治疗总则为病实者，以祛邪药攻之；病虚者，以滋养药补之。临床上，无论是攻是补，均应以安神定志为要。同时，本病见有实盛虚重的证候特点，故攻实时勿忘补虚，补虚时勿忘攻邪。正确使用先攻后补，先补后攻，攻补兼施等中医治疗法则。

血癌脑神病证为临床难治危重病证，常发生的紧急情况有高热、抽搐、昏迷等。因而，其急症处理应主要针对以下三方面治疗。

高热者：血癌脑神病证之高热多见脑络热毒证候。高热发生急骤，见壮热，大汗出，口大渴，汗出不解，心烦不眠，甚则寻衣摸床，神昏谵语，舌红绛，苔黄厚，脉洪大。急以清营汤（《温病条辨》）加味治疗，药用犀角粉1g（冲服），生地黄15g，玄参10g，竹叶9g，麦门冬10g，丹参10g，黄连6g，金银花10g，连翘10g。病情严重者可加服安宫牛黄丸（《温病条辨》），每次半丸至1丸，2～4次/d；亦可用清开灵注射液40～80ml加入5%葡萄糖注射液250ml中静脉滴注，1～2次/d。

抽搐者：为血癌脑神病证严重症状，抽搐往往是昏蒙或昏迷的前兆。抽搐可由高热引起，也可由痰蒙脑窍导致，亦可由血瘀阻络所为。临床上高热可采用以上处理原则外，属其他因素导致可根据不同病因病机采用相应的急救处理措施。

①痰蒙脑窍证候：突然发病，喉中痰鸣，高热不解，四肢抽搐，牙关紧闭，口吐痰涎，

语言不清，大便干结，舌体胖大，舌苔腻或滑，脉象滑数。急宜化痰开窍，醒神安脑。方用回春丹（《广州钱树田验方》）。药有川贝母、陈皮、木香、白豆蔻、枳壳、法半夏、沉香、天竹黄、僵蚕、全蝎、檀香、牛黄、麝香、胆南星、钩藤、大黄、天麻、甘草、朱砂。儿童每次 2 丸，成人每次 3 丸，以温开水溶化，灌服，2 ~ 3 次/d；亦可选用紫雪丹（《太平惠民和济局方》）或安宫牛黄丸（《温病条辨》）治疗。亦可用清开灵注射液 40 ~ 80ml 加入 5% 葡萄糖注射液 250ml 中静脉滴注，1 ~ 2 次/d。②血瘀阻络证候：由慢性发病而至急性发作，或发病急骤。见有头痛剧烈，恶心呕吐，四肢抽搐，心烦躁动，彻夜不眠，大便干结，舌质紫暗，舌苔黄，脉象细涩。急宜活血通络。神志清楚者，以桃核承气汤（《伤寒论》）加味治疗。药用桃核 12g，大黄 12g，桂枝 6g，甘草 6g，芒硝 6g。神志昏蒙者，可用丹参注射液 40 ~ 80ml 加入 5% 葡萄糖注射液 250ml 中静脉滴注，1 次/d，或以川芎嗪 80 ~ 120mg 加入 5% 葡萄糖注射液 250ml 中静脉滴注，1 次/d。

昏迷者：为血癌脑神病证最严重症状，多由高热、抽搐或痰浊闭阻气机，蒙闭神明所致。临床见不醒人事，痰涎壅盛，大小便失禁，舌红苔黄腻，或白滑，或白腻，脉象滑数，或弦数。属于痰热壅盛者，以灌服安宫牛黄丸（《温病条辨》），或以清开灵注射液（原方安宫牛黄丸）40 ~ 80ml 加 5% 葡萄糖注射液 250ml，静脉滴注，1 次/d，或用醒脑静 30 ~ 60ml 加入 5% 葡萄糖注射液 250ml 中静脉滴注，1 次/d。属于痰浊蒙闭脑窍者，可急灌服苏合香丸（《太平惠民和济局方》），药用白术、青木香、乌犀屑、香附、朱砂、诃子、白檀香、安息香、沉香、麝香、丁香、荜茇、龙脑、苏合香、熏陆香。每次 1 ~ 2 丸，温开水溶化，灌服，1 ~ 2 次/d。

（一）肾精亏虚

1. 证候　分主症、兼症、形证。

主症：头部疼痛，腰膝酸软，疲乏无力。

兼症：眩晕眼花，心悸失眠，五心烦热。

形证：舌淡苔薄白，或舌淡红少苔，脉象细弱或细数。

2. 治法　补肾填精，益脑开窍。

3. 方药　七味都气丸（《医宗己任编》）加减。

熟地 12g，山茱萸 12g，山药 10g，茯苓 15g，泽泻 10g，丹皮 10g，五味子 10g。

熟地滋肾填精，在方中为君药；山茱萸养肝肾固精，山药补阴而益气，二药在方中为臣药；茯苓淡渗利湿，泽泻清泄肾火，丹皮清泄肝火，在方中为佐药；五味子摄纳肾气，养阴敛汗，在方中为使药。全方诸药合用，补中有泻，滋补而不留邪，降泄而不伤正，寓泻于补，相辅相成，通补合用。

备选方：本证为肾精亏虚证候，亦可选用左归丸（《景岳全书》）或右归饮（《景岳全书》）加减治疗；若阴虚伴有阳虚证者，亦可选用左归饮（《景岳全书》）或右归丸（《景岳全书》）加减治疗。

加减：盗汗明显者，可加龟版、阿胶、青蒿、地骨皮、银柴胡等；津液不足，口舌干燥者，可加麦门冬、石斛、天花粉等；头痛严重者，可加细辛、延胡索、川芎等；恶心欲吐者，可加半夏、竹茹、旋覆花等；心神不安者，可加酸枣仁、菖蒲、远志等。

4. 临证事宜　本证以肾精亏虚为主，此时，患者机体极度虚弱，治疗应以补虚为主。待症状缓解后可在原发病治疗基础上，适当加用预防药物。

（二）肝肾阴虚证候

1. 证候　分主症、兼症、形证。

主症：头痛面赤，眩晕不定，四肢抽动。

兼症：失眠多梦，神志恍惚，情志抑郁。

形证：舌红少苔，脉象细数。

2. 治法　滋补肝肾，益脑开窍。

3. 方药　一贯煎（《柳州医话》）加减。

生地30g，沙参15g，麦门冬12g，当归10g，枸杞子10g，川楝子10g。

方中重用生地滋阴养血以补肝肾；辅以沙参、麦门冬、当归、枸杞子益阴而柔肝，配合生地滋阴养血生津；更以少量川楝子加入大量甘寒养阴药中，则不嫌其伤津，反而能够疏理肝气。方中诸药合用，使肝肾之阴得养，而又可使肝气条达实为滋补肝肾之良方。

备选方：本证候为肝肾两虚之证，以肝肾阴虚为主，故也可以大补阴丸（《丹溪心法》）、虎潜丸（《丹溪心法》）、左归饮（《景岳全书》）等方剂加减。

加减：在应用本方时，若肝肾阴虚明显者，可加熟地、山茱萸、阿胶等；口苦烦躁者，加炒川连、炒黄芩等；若大便秘结者，加瓜蒌、火麻仁等；有虚热盗汗者，加地骨皮、青蒿等；口干少津者，加石斛、沙参等；胸胁胀满，胁下癥积者，加鳖甲、龟版等。

4. 临证事宜　本证候为肝肾阴虚之证，故在临床中极易出现肝风内动之证，故可在方中适当加入平肝熄风药；又因在临床上本证候同时可兼有烦躁不安症状，故又可在方中加入安神镇静药。在应用本方时，应抓住肝肾阴虚为主证候，慎用大辛大热之品，以免伤及阴精，损其阴液。

（三）脑络热毒证候

1. 证候　分主症、兼症、形证。

主症：高热不退，汗出不解，神昏谵语。

兼症：口干欲饮，大便干结，小便黄赤。

形证：舌红苔黄，脉数，或弦数，或滑数。

2. 治法　清热解毒，开窍醒脑。

3. 方药　安宫牛黄丸（《温病条辨》）加减。

牛黄、郁金、犀角（水牛角加量代）、黄芩、黄连、雄黄、栀子、朱砂各30g，梅片、麝香各7.5g，珍珠15g，金箔衣。上药共为极细末，炼蜜为丸，每丸重3g，金箔为衣，每次1丸，温开水溶化，3次/d，口服。

以牛黄清心解毒，豁痰开窍；犀角清心、凉血、解毒；麝香开窍醒神，三味中药为伍，使清热解毒，豁痰开窍作用更强；黄连、黄芩、栀子清热解毒，以助牛黄、犀角泻心包之火，雄黄助牛黄以清热解毒；再以郁金、冰片芳香去秽，通窍开闭，助牛黄、麝香内透心包；朱砂、珍珠、金箔镇心安神，蜂蜜调和诸药。上药共奏清热解毒，豁痰开窍之效。

备选方：若热邪初陷心包，神昏谵语，高热烦躁，舌红脉数者，可选用牛黄清心丸（《痘疹世医心法》）加减治疗；若热入心包，神昏谵语，兼有阳明腑实证者，可选择牛黄承气汤（《温病条辨》）加减治疗。

加减：本证候以安宫牛黄丸灌服为主，若大汗出，口干渴，津液亏虚者，可加用生脉散

（《内外伤辨惑论》）水煎服；意识昏蒙者，同时静脉点滴醒脑静。

4. 临证事宜　本证候除应用以上方剂外，要根据病因适当配合西药治疗。如由于白血病细胞侵袭中枢神经系统者，可配合鞘内注射化疗药物；如细菌感染者，可适当合理选用抗生素治疗；如由于血小板减少引起脑出血者，急输血小板悬液或单采血小板，采取急救措施以控制病情发展。

（四）痰阻脑络证候

1. 证候　分主症、兼症、形证。

主症：头部疼痛，眩晕如裹，恶心呕恶。

兼症：口流痰涎，脘腹胀满，大便不爽。

形证：舌淡苔黄腻或白腻，脉滑数或濡滑。

2. 治法　豁痰化浊，开窍醒脑。

3. 方药　涤痰汤（《济生方》）加减。

半夏 10g，胆星 10g，橘红 10g，枳实 10g，茯苓 15g，人参 10g，菖蒲 12g，竹茹 10g，甘草 6g，生姜 6g，大枣 6 枚。

方中半夏降逆消痰，胆星清热化痰，橘红化痰通络，三药合用，消除顽痰；枳实降气消胀，与茯苓、人参合用，而具有健脾祛湿化痰之效；菖蒲化痰开窍，竹茹和胃降逆；甘草、生姜、大枣可健脾和胃，又可调和药性。本方诸药合用，健脾和胃，涤痰开窍，醒脑安神。

备选方：痰热互结者，可选择至宝丹（《太平惠民和济局方》）加减治疗；痰热蒙蔽者，亦可选择回春丹（《广州钱树田验方》）加减治疗；痰湿闭塞者，可选择苏合香丸（《太平惠民和济局方》）加减治疗。

加减：痰浊蒙蔽清窍者，可加郁金、苏合香等；痰热闭阻，大便干结者，可加大黄、瓜蒌；高热不退者，可加生石膏、连翘等；痰热生风者，可加钩藤、天麻等。

4. 临证事宜　本证候以痰阻脑络为主，当以化痰开窍治疗为法，但痰郁为患，极易阻塞气机，而导致气机不利，故本证候应在化痰的基础上可适当加用理气药；又因痰浊极易阻塞脑络而导致脑络不通，脑脊液不得循环之危重症，故在方中可适当加通络与利水之品；痰湿源于脾胃虚弱，其又可以加入健脾和胃药。

（五）血瘀阻络证候

1. 证候　分主症、兼症、形证。

主症：头痛如裂，固定不移，入夜加重。

兼症：头目眩晕，午后低热，心烦失眠。

形证：舌暗淡，有瘀斑、瘀点，脉象细涩，或弦细。

2. 治法　活血化瘀，开窍醒脑。

3. 方药　通窍活血汤（《医林改错》）加减。

赤芍药 15g，川芎 10g，桃仁 10g，红花 10g，老葱 10g，生姜 6g，红枣 6 枚，麝香少许。

赤芍药、川芎活血行气，桃仁、红花活血化瘀，四药合用活血化瘀，行气散血；老葱、麝香开窍豁痰，以消痰瘀内阻；生姜、红枣调和诸药。

备选方：血行不畅，头痛日久，可选择血府逐瘀汤（《医林改错》）加减治疗；有明显气滞者，可选择桃仁红花煎（《素庵医案》）加减治疗；血瘀日久，周身疼痛者，可选择通瘀煎（《景岳全书》）加减治疗。

加减：由气滞导致者，可加郁金、柴胡、香附等；由血瘀导致者，可加当归、丹参等；头痛严重者，可加细辛、延胡索等；血瘀大便干结者，可加大黄、芒硝等。

4. 临证事宜　若患者神志清楚者，可以汤剂为主，若神志昏迷者，即可用静脉给药途径，可选择川芎嗪、丹参注射液、复方丹参注射液等静脉点滴。

七、其他疗法

（一）中成药应用

1. 安宫牛黄丸　出自《温病条辨》。功效、用量用法见本病证的脑络热毒证候内容。

2. 清开灵注射液　原方安宫牛黄丸。功效清热解毒，豁痰开窍。用量、用法见本病证急症处理项。

3. 苏合香丸　出自《太平惠民和济局方》。功效温通开窍，行气化浊。每次1丸，2～3次/d，温开水送服。

4. 回春丹　出自《广州钱树田验方》。功效、用量、用法见本病证急症处理项。

5. 紫雪丹　出自《太平惠民和济局方》。功效清热解毒，镇痉开窍。每次1.5g，2～3次/d，温开水送服。

6. 牛黄清心丸　出自《痘疹世医心法》。功效清热解毒，开窍安神。每次1～2丸，2～3次/d，温开水送服。

（二）针灸治疗

在辨证施治基础上，可配合针灸治疗。急症阶段配合针灸治疗可使病情加速缓解；临床症状缓解后针灸治疗可促进疾病康复。

八、疗效封定标准

血癌脑神病证（中枢神经系统白血病）目前尚无临床疗效判定标准，现根据临床体会拟定以下参考标准，供临床讨论。

（一）临床缓解

经治疗后临床症状消失，脑脊液检查正常，并维持3个月以上。

（二）有效

经治疗后临床症状减轻，脑脊液检查未恢复正常。

（三）无效

经治疗后临床症状未缓解或加重，脑脊液检查无改变。

九、护理与康复

（一）护理

对意识清醒的患者，首先要进行精神安慰，解除患者的恐惧不安、焦虑等不良情绪，使之积极配合抢救；保持室内环境安静、整洁、空气流通。并根据病证性质，调节室内温度与湿度。定时空气消毒；建立急症病历，体温、脉搏、呼吸每日测4次，连续3日。体温在

37.5℃以上者，每4h测1次。体温正常后改为每日测2次；密切观察神志、瞳孔、面色、脉象、舌象、皮肤、汗出、四肢活动、大小便、治疗效果、副作用等情况，并做好记录。发现病情突变时，立即给予应急对症处理，同时报告医师，并做好抢救准备工作；建立有效的静脉通道，做好输液、给药、配血、输血及相应准备；在配合抢救过程中，必须严肃、认真、迅速、及时、准确，各项操作按正规要求执行，做好记录，注明执行时间；随时检查各种导管是否通畅，发现异常，及时处理，并注意观察引流物的量、色、味和性质，并做好记录；根据病情，给予正确卧位。对烦躁不安者宜加床栏或用约束带妥善固定，防止发生意外；做好晨、晚间护理，保持床单整洁、舒适、做好口腔、皮肤护理，预防并发症。

（二）康复

多数患者经过积极治疗后可获得临床缓解。临床缓解后的部分患者可留有头痛或其他后遗症。因此，康复对于预防复发与功能恢复具有极为重要意义。康复包括：以服用药物巩固治疗的康复、心理康复、营养康复与针灸治疗等多方面。其中，营养康复与针灸治疗对于恢复患者体力，增强抗病能力以及功能恢复方面至关重要。

十、转归与预后

（一）转归

本病证多由血癌原发疾病引起，原发疾病临床症状严重，治疗效果不佳者，发生本病证的机会要大，并且病情危重。一般来讲，如果原发疾病临床以实证为主者，发生本病证后依然以实证为主；原发疾病以虚证为主者，发生本病证后可见虚实夹杂证候。若在本病证基础上复感外邪，病情发展很快，正气日衰，热毒更甚，病情由轻转重。若能及时治疗，热毒渐去，正气渐复，病情可由重转轻直至完全缓解。若治疗不当，其证候可变化多端，证型复杂，治疗难度较大，临床疗效甚微。

（二）预后

随着化疗药物的发展，特别是经中西医结合治疗，患者完全缓解率明显提高、生存期显著延长。但本病证临床缓解后可复发，复发后治疗往往难以收到较好疗效。故从总体来讲本病证预后较差。预后较差原因有多方面，其中，原发病情不能较好控制以及发生本病证后继发外感（感染）是预后不良的重要因素之一。

（三）预防

本病证可以通过先期治疗以达到预防目的。预防的主要方式是结合原发疾病的整体治疗与针对现代发生机制的鞘内化疗。一般认为，血癌开始治疗后即可进行鞘内注射化疗药物，或在血癌缓解后，反复复查，反复鞘内注射化疗药物可明显降低本病证的临床症状发生机会。

结语：血癌脑神病证临床诊断远较实际发生率为少，部分疾病已经出现血癌脑神病证，但临床症状（证候）尚不明显，这是基于许多原发疾病尚存在一些症状与本病证相似，加之临床诊断标准相对严格，现又无供临床判定的敏感性指标以及患者不能较好配合也是临床不能及早发现的重要原因。故对于血癌患者应作细致的卫生教育工作，指出本病证早期发现的意义和及早治疗的必要性。另外，现代医学的发展，为本病证治疗带来了快捷的缓解方式，但复发率依然较高。因而，中西医结合治疗将是防治研究的重点。实行中西医结合治疗一方面可使病情得到迅速缓解，另一方面，对于缓解后的康复治疗具有重要意义。

（李小燕）

第二节　血瘀病证

血瘀之名，出自近代对"瘀血"的研究，其含义是人的整体或某一局部因某种病因诱发，血液呈现瘀滞的表现，故有"血瘀"、"滞血"、"留血"、"蓄血"、"干血"、"老血"、"死血"、"败血"、"恶血"及"贼血"等。

血瘀是由于某种诱因（寒、热毒等）使血液成分变化而形成高凝状态，或器官细胞增生，或血管舒缩异常及渗透性改变，或血流缓慢，或有阻塞而致血液成黏、浓、聚的变化，由出血、脏器肿胀等病变而导致瘀血内阻，气机郁滞的一组特定临床证候。腹内癥块、固定性刺痛或胀痛、拒按，或局部青紫肿胀、疼痛，舌质紫暗或有斑点，脉弦涩等为常见的症状。

本证常见于再生障碍性贫血、溶血性贫血、脾功能亢进、脂质沉积症、血栓性疾病、各类出血性疾病及造血系统恶性肿瘤等，这些疾病所导致的微循环障碍、血管栓塞、肝脾及淋巴结肿大、关节肿痛、吐血、便血、尿血、紫癜、瘀斑、弥散性血管内凝血等可参考本篇辨证论治。

一、病因

（一）起始病因

1. 外伤留瘀　初起因跌倒碰撞瘀积肌表、肢节或恶血留于腹中，以致肌肤肢节出血，瘀斑留注，脏腑瘀结、积块。

2. 离经出血　无论外伤或内损，凡脉络损伤，血溢于外，离经之血，留于体表或着于脏腑之内，不能外泄，而留着之血，皆成血瘀。

3. 七情失调　《素问·生气通天论》："阳气者，大怒则形气绝，而血苑于上，使人薄厥。"实质上，不只是大怒，凡七情之气太过或不及，均可因气失调达而致血瘀。

4. 内外寒热　寒包括六淫之寒及阳虚所致之内寒，寒客体内，血泣不行。热包括火邪，温毒之邪也包括阴虚致内热的虚热，热蕴不去，煎熬阴血成瘀。

5. 饮食不慎　明代王肯堂《证治准绳·蓄血》说："夫人饮食起居一失其宜，皆能使血瘀滞不行，故百病由瘀血者多……。"

6. 正气不足　气虚、阳虚使血无力远行而成瘀，也有因阴虚、血亏，热从内生，阴血被其煎熬成瘀。

（二）继发病因

1. 积块腹内　气滞血瘀日久，脉络瘀阻而成为积，而积块不消，痹阻脉络，日久不愈又加重了血瘀的程度。

2. 虚劳致瘀　虚劳不复，血气不行，可导致血瘀，而血瘀也可为虚劳的原因之一，两者互为因果。

3. 治疗不当　宋代陈无择《三因极一病证方论·病余瘀血证治》曰："病者或因发汗

不彻及吐衄不尽，瘀蓄在内。"故患病者治疗不当或治疗不彻，致使邪恋血痹或余邪未尽，瘀血蓄积体内。

二、病机

（一）病位

血瘀的直接病位在血分，外邪侵入或循卫气营血，或从皮肤经络，也可直中脏腑，故瘀血留注于体内，无不关连五脏、骨节、经脉。

1. 心血瘀阻　心气（阳）受损血行迟缓而成瘀血，或外邪（主要热毒之邪）侵入营血，心包受邪而加重了瘀血。

2. 脾失运化　脾受损则气血俱虚而成瘀，脾气运化失司，则气血津液输布失司，其他各脏受血不足而致功能低下，均为成瘀之综合因素。

3. 肾精亏虚　肾精不足，气血不得化生，脉道运行必然受阻而成为瘀。

4. 血脉痹阻　内因正气不足，外受风寒湿邪之侵犯，正邪相搏，结于经脉，必然影响气血运行，以致脉道阻滞发为血痹或脉痹，或病邪深入骨髓，则为骨痹。

5. 肝气郁滞　肝主疏泄，肝郁而致气机升降失调，藏血功能亦受阻，故有瘀血、出血之病变。

以贫血为例，临床实践证明：由于脾、肾、气血不足，阴阳俱虚而形成贫血，由此而导致：①心受血低下而影响心主血脉运行而成瘀；②肝受血不足致疏泄及藏血功能受损均可造成血瘀和出血。且两者互为因果，而血瘀又加重了脾肾亏损，以致造血功能更加低下。

（二）病性

1. 因热致瘀　其热性之邪包括了热邪、热毒、瘟毒的范畴，《伤寒论》说："发热七八日至六七日不大便者，有瘀血也。"《医林改错·积块论》说："血受热则煎熬成块。"许长照等人精制大肠菌内毒素自家兔耳静脉中注入后，动物体温升高，耸毛倦缩少动，反应迟钝，拒食，心跳加快，呼吸急促，眼球结膜和耳部血管明显扩张充血等表现，部分家兔眼球结膜点状出血，皮下及腰大肌可见点片状出血，心、肝、脾均有不同程度肿胀，瘀血、出血，肝、脾表现明显瘀血（点状、条索状、片状），严重者弥漫全肺呈暗紫色，病理切片可见肺、肾、肝、心、脾、脑瘀血及血栓形成。廖福龙等以精制冻干内毒素舌下静脉注入Wistar远交雄性大鼠后，以血液流变为指标，发现先有高凝后向低凝发展的倾向。王殿俊等报道：以铜绿假单胞菌注入雄性家兔后，发现造模动物与对照组相比：体温上升，白细胞总数及中性粒细胞比例上升，微循环障碍，血浆黏度上升，血沉增高，纤维蛋白原增高而凝血时间及凝血酶时间均缩短，超氧化物歧化酶上升，淋巴细胞 α 醋酸萘基脂酶则降低，大体观察及病理均可见心、肝、脾、肺、肾、脑等均有瘀血及出血，用凉血活血方药（金银花、大青叶、大黄、知母及丹参注射液）治疗 2 日后，体温、血液、微循环、血流变均改善，脏器瘀血亦减轻。有学者通过金黄色葡萄球菌、内毒素、地塞米松加内毒素等三种不同的攻毒方法复制了"热毒血瘀证"的动物模型。结果提示三种模型在血凝学指标上均表现为白陶土活化部分凝血活酶时间（APTT）、凝血酶原时间明显缩短，而在血液流变学指标上则有不同，金葡菌所造模型表现为明显的高黏状态，内毒素模型则表现为明显的低黏状态，地塞米松加内毒素模型则改变不明显。

2. 因寒致瘀　《素问·举痛论》说："寒气人经而稽迟，泣而不行，客于脉外则白少，客于脉中则气不通，故卒然而痛。"《素问·调经论》说："气血者，喜温而恶寒，寒则泣不能流，温则消而去之。"都说明了寒邪能使血瘀形成。有学者报告：大鼠浸入6℃冰水（模拟寒）后，测定血流变与未浸前无明显变化，如浸入冰水同时再注射肾上腺素（模拟"忧怒"），则在外置后18h，造成血液黏、浓、凝状态，但未有增聚。有学者报告寒凝血瘀证家兔血液流变学变化，结果显示血沉加快，血细胞比容下降，纤维蛋白原、血浆黏度、血栓烷均增加，血流缓慢，微循环循环障碍。

3. 出血血瘀　由于瘀血阻于脉络可形成出血，放出血既是血瘀的原因，也是血瘀的证候，有学者报告：自家兔耳静脉注入含有兔脑粉的10%高分子葡聚糖液（兔脑粉按30mg/kg计，葡聚糖按20mg/kg计），结果：兔外观萎靡不振，耳青紫色，注入即刻至6h，血小板数明显下降，抗凝血酶Ⅲ明显缩短，白陶土APTT明显延长，纤维蛋白原明显降低，持续至12h，提示实验兔在注药后血液迅速高凝而导致凝血及抗凝血因子消耗，病理切片显示肺、肝、肾、心瘀血及出血，尤以肺为明显，血小板扫描电镜显示：血小板与对照比大多崩解为碎片，未崩解血小板呈多个紧密聚集，伪足明显增多。

4. 因虚致瘀　正气不足，特别是气虚、阳虚，不能鼓动血液运行而成为瘀血，《素问·调经论》说："五脏之道皆出于经隧，以行血气，血气不和，百病乃变化而生。"《灵枢·经脉篇》说："手少阴气绝则脉不通，脉不通则血不流……"常复蓉等报道：将家兔股动脉放血，模拟急性失血后气血俱虚，检查发现血细胞比容减少，全血黏度下降，红细胞内黏滞度增高，红细胞僵硬，酯酶及超氧化物歧化酶均下降，血栓烷放血后72~120h升高，病理切片可见心、肝、肾、肺、脾、脑等血管扩张、瘀血、出血、中小静脉红细胞聚集等。造模动物应用补虚养血、活血化瘀方药（当归、阿胶、鸡血藤及丹参注射液）4日后，微循环改善，纤维蛋白原及红细胞变形能力较对照组略有增加，血栓烷下降，超氧化物歧化酶活性增高，肺、肝、肾瘀血程度减轻等。庞树玲等采用饥饿、疲劳、寒凉综合因素建立中年大鼠气虚血瘀模型，结果显示中年气虚血瘀证实验动物耐疲劳时间缩短，细胞免疫功能显著降低，血液流变性呈低黏状态改变，超氧化物歧化酶活性降低，并与衰老改变相近。

5. 老龄血瘀　老年气血多虚，血瘀比例也随之增高，有学者调查了2251例健康中老年人，发现血瘀证者34.7%，并随着年龄增长，血瘀检出率和血瘀证候积分组均呈递增变化，年龄超过60岁者，血瘀证可达66.74%；另有学者报告：健康老年人和老年前期（50~59岁）与20~40岁健康人相比，表现血小板活性增高，因子Ⅲ相关抗原增高，抗凝血酶Ⅲ活性增高，抗凝血酶Ⅲ抗原下降及纤溶酶原下降等，显示老年人血液呈高凝状态。毛腾敏等报告：老年大鼠（24~27月龄）血液呈黏、浓、凝、聚之血液流变性改变，雄性发生早且明显，老年大鼠易形成体内、外血栓、血细胞比容增高，变形能力降低，血浆纤维蛋白原及胆固醇均增高，故目前把老龄动物作为天然血瘀模型。有结果显示中年及老年组血栓烷 B_2（TXB_2）水平均明显高于青年人（$P < 0.01$），而6-酮-前列腺素Fα（6-Keto-PGFα）水平各年龄组变化不大，T/K比值老年人显著高于青年人（$P < 0.01$），表明随着年龄增长，血液逐渐呈现高凝倾向，并与上述指标相关。

（三）病势

急性起病者，病势多凶险，若不及时治疗，死亡率较高。慢性起病者则病势缠绵，治疗只可缓缓图之，或中、西药并用，则效果较为良好，但也有因治疗不当由慢性转为急性者，故常须密叨注意急变之前兆。

（四）病机转化

本证多为本虚标实、虚实夹杂，但正虚与血瘀亦互为因果，因虚致瘀、因瘀致虚而成为恶性循环。如治疗得法（根据辨证或扶正为主兼以祛瘀，或祛瘀为主而兼顾扶正，或两者并重），元气恢复则血瘀渐解，血瘀去而加速正气之恢复而成良性循环。如邪热亢盛或气郁化火，热迫血溢，则瘀血出血；如寒凝不散，瘀血坚结，正气日益耗损，正气越虚，瘀血越甚，以致正气虚衰，瘀血不易聚消。正虚血瘀随气血阴阳亏虚程度与血瘀寒热之性而转化，初见气血不足，瘀血内结，日久转化为阴阳亏虚，瘀血更重，渐致正衰瘀甚。

三、证候学特点

（一）中心证候特征

1. 疼痛　本证的疼痛特点是痛处固定不移，常呈持续或阵发性加剧，或压之疼痛。
2. 癥积　位于腹中或全身，为实质性肿块，质中或硬，推之不移。
3. 各类出血　如吐血、便血、咳血、尿血或瘀斑。
4. 形证证候　舌质、面色或皮肤紫暗，且呈持续存在为特点。

（二）分类证候特征

血瘀证属血实证，但由于形成血瘀证的原因众多，互相交叉，故常形成虚实夹杂，实证、虚证只是相对而言，换言之，分类为实证，实际情况是实多虚少，反之，则是虚多实少，临证务宜仔细辨别。

1. 实证

（1）瘟毒血瘀：高热、口渴、头痛、或有神志昏迷及出血（瘀斑、紫癜、吐血、便血等），大便干结，舌质紫暗红，薄黄或黄腻，脉弦数或滑数。

邪热亢盛，血热血瘀，热迫血妄行，血不循常道而行，血瘀加重了出血，临床按病期表现为气、营、血证候，为血瘀重证。

（2）肝火血瘀：头痛头胀，眩晕耳鸣，面色红紫，乏力，肢体麻木，腹中多有积块，舌质红绛、紫暗，苔薄黄腻，脉弦。

肝气郁结而化火或肝经郁热，火热上炎故有头目胀痛、目赤、面色红紫。肝火内盛则口干而苦，火热太盛，则致肝不藏血，迫血妄行之证，亦有肝胆湿热，郁蒸而为黄疸者。

（3）瘀积痰毒：腹中或胁下积块，固定不移，疼痛拒按，皮肤有赤丝缕纹，或瘀斑、紫癜或便血，颈、腋、腹股沟肿核，舌质紫暗，苔黄腻，脉沉涩或滑。

肝脾气滞而血瘀，久则瘀结成块，或在左胁或在右胁或在腹中，积块日久，瘀滞加剧，以致腹壁青筋，或有瘀斑、紫癜、便血，皆瘀血所致，若痰毒瘀结于肝经脉络，则为皮肤筋脉所处肿核。

2. 虚证

（1）气虚血瘀：神疲乏力，心悸气短，面色萎黄，大便溏，舌形胖，质淡、紫暗、边有齿痕，苔薄，脉缓而细涩。

气虚运血无力气则血行瘀滞，气虚血瘀，心、脾气虚而致神疲乏力，心悸气短，或有纳差诸症。

（2）血虚血瘀：头晕目眩，心悸失眠，面色萎黄，舌质淡或胖、有瘀点，苔薄，脉细或涩。

气为血帅，血为气母，故血虚者亦可伴有气虚之症状，心肝血虚致头晕目眩、心悸失眠，因有瘀血久留不去，病常迁延，或因阴津亏虚而伴低热、盗汗等症。

（3）阴虚血瘀：低热、手足心热，体形消瘦，头晕目干，大便干结，舌质红有瘀点或瘀斑，苔少甚至部分光剥，脉弦细。

阴血津液亏损，血脉不充，血液运行不畅而致瘀血，阴虚有火亦为形成瘀血因素，瘀血久被煎熬，加重了阴血津液不能润泽各脏，而有消瘦、低热，及舌脉诸症。

（4）阳虚血瘀：倦怠乏力，畏寒肢冷，面色苍白，唇及面紫暗，腹胀腰酸，大便溏薄，舌质淡胖而紫、有瘀斑，脉沉细而涩。

阳虚常由气虚发展而来，由于阳气亏损，阴寒内盛，寒凝瘀血，阳虚而畏寒，不通达于四肢而手足冷，此外，阳虚常由脾肾亏损，气化失司所致，故腹胀，大便溏，腰酸及头晕等症出现。

（三）证候演变

决定证候演变的主要因素：①病种；②患者体质；③治疗是否及时，例如真性红细胞增多症患者常头晕头痛，口干，面赤红，性情烦躁，舌紫或红绛，脉弦数，中医辨证属肝火上炎、血瘀内结，如及时用龙胆泻肝汤配合活血化瘀中药，伍用西药，症状很快缓解，瘀血证候亦消失。又如慢性粒细胞白血病常伴明显脾肿大，辨证为气（阴）虚积聚，虽经中西结合治疗，症状有所缓解，脾大亦有一定程度缩小，但常呈迁延，癥积未能尽消，瘀血亦持续存在，在一定条件下，慢粒急变，脾急剧肿大，血白细胞亦迅速增多，患者有发热，乏力，肝脾肿大，胸骨等处疼痛，从轻度血瘀转变为血瘀重症，《内经》云："未病防病，既病防变。"故动态细微的观察疾病的变化对认识血瘀病情是十分必要的。

四、辨证思路

（一）紧紧抓住本证的特征——气血瘀阻

必须把暂时性受寒而出现的舌和唇的紫暗和本证区别，把积与聚、痕与瘕相区别，把偶然的关节酸痛和固定于某几个关节的肿和痛相区别，把其他原因（如药源性）所致的出血和瘀血的出血加以区别。

（二）依据本病病位辨脏腑

本病病位所受累的脏腑并非是独立的，当某脏受损时，他脏也必然受到影响，如《金匮·脏腑经络先后病脉证第一》提出："肝病及脾。"肝血瘀结不仅克犯脾土，也可损及肾脏。

（三）辨寒热之性转化

病邪侵入体内以后也可转化，如寒邪入内，初期表现寒凝血瘀，在一定条件下也可转化为热毒血瘀，反之亦然，绝非一成不变，故须密切动态的观察。注意病势及病期。

（四）辨高龄血瘀

高龄老人，原来就有"生理性血瘀"，再患本证，血瘀势必较年青人为重，但高龄之人脏腑功能亦必低下，有报道超过 60 岁的健康老年人按中医虚证标准：肾虚者 77.4%，心虚者 24.1%，脾虚者 7.6%，肺虚者 18.5%，故对老年血瘀证的扶正祛邪（祛瘀），必须针对个体情况，权衡利弊，慎重用药。

（五）辨证难点思考

1. 辨证中应仔细辨别血瘀的寒热虚实　血瘀证因感寒所致者，若无实热或阴虚内热之见证，便可辨认为寒凝血瘀，反之，便为实热血瘀，但也有本寒标热，标寒本热，寒热挟杂，虚实互见的血瘀证。故对血瘀有似实非实，热中有寒，或寒瘀挟热，需掌握寒热虚实错杂的病性特点。

2. 病证结合　中医的证如能与现代医学的诊断（病）相结合，则有助于提高辨证水平，指导治疗。如同为血虚血瘀，有单一缺乏营养素（缺铁、缺叶酸、维生素 B_{12} 等）所致；有骨髓造血功能衰竭所致，因骨髓造血干祖细胞生成障碍的，如再生障碍性贫血等；有因骨髓造血细胞增殖分化被阻滞，如急性白血病，治疗上可迥然而异。

3. 注意危变证的及时辨别　如血虚血瘀患者突然头痛而脉象疾数者；高热不退而伴发大衄者；积癥患者伴有突然鼓胀、神昏谵语及有抽搐者，都必须及时抢救，争取病情转危为安。

五、诊断与鉴别诊断

（一）诊断标准

1988 年在北京召开了血瘀证研究国际会议，提出如下的标准：①舌紫暗或有瘀斑瘀点；②典型涩脉或无脉；③痛有定处（或久痛、针刺样痛或不喜按）；④瘀血腹证；⑤癥积；⑥离经之血（出血或外伤瘀血）；⑦皮肤黏膜瘀斑，脉络异常；⑧痛经伴色黑有血块或闭经；⑨肌肤甲错；⑩偏瘫麻木；⑪瘀血狂躁；⑫理化检查具有血液、循环瘀滞表现。

说明：

（1）具有以上任何一项可诊断为血瘀症；

（2）各科血瘀诊断标准另行制定；

（3）有关兼证应注意整体辨治。

在此以前，我国学者把本证主要诊断标准归纳为：①舌质紫瘀；②疼痛；③病理性肿块；④血管异常；⑤出血。

参考标准为：①皮肤粗糙、肥厚、鳞屑增多；②月经紊乱；③肢体麻木或偏瘫；④狂躁或健忘；⑤周期性精神症状。

与我国学者不同的是，日本学者特别重视腹证，如小川新在 1987 年提出国际瘀血诊断试行方案，包括：一般项目：①皮肤甲错、粗糙，色素异常（颜面及全部体表）；②舌暗紫色；③固定性疼痛（心、肺、肝、脾、脑、腰、臀、背、四肢）；④病理性肿块：包括内脏肿大、新生物、炎性或非炎性包块、组织增生变性；⑤血管异常：舌下、下肢、腹壁静脉扩张，毛细血管扩张（细络、手掌红斑）；唇及肢端变绀；血管阻塞；手、足（少阳）脉象涩、弦、结、无脉；⑥出血倾向、出血后引起的瘀血（包括外伤后瘀血）；⑦月经紊乱（女），排尿异常；⑧肢体麻木或偏瘫；⑨精神狂躁或健忘，自主神经失调症；⑩精神异常（包括郁病、癫痫）；⑪口干、手足烦热。

实验室检查：①微循环障碍；②血液流变性异常；③血小板凝集性增高；④血液黏度、B 血小板球蛋白增高；⑤脑及心血管造影或 CT、心肌闪烁扫描有血管栓塞；⑥骨盆腰椎的 X 线异常所见。

说明：①瘀血的腹证是必须具备的条件；②在一般检查项目的 11 项中，如果具备一项以上，就可以进一步确认为瘀血；③在未病的阶段，常常只有腹证；④实验室检查所见异常，在未病的早期虽不出现，但在瘀血导致的特定性疾病发生之前容易出现，这些有益于瘀血所致疾病的经过观察；⑤手部脉涩，在其他场合也可出现，所以其客观性不确实，有时也出现芤脉，足部后胫骨动脉的沉、弱、伏、无脉等，多与瘀血的腹证一致，故应检查足脉（少阴脉）；⑥瘀血时不但女性会出现尿道症状，而且男性也会出现排尿异常等前列腺病证；⑦皮肤异常不仅在颜面，而且在全身体表均可出现；⑧本方案未列入中国血瘀诊断试行标准中的腹水症状，因为它是瘀血的结果，如将这些亦列入，有可能无限制地扩大诊断项目。

（二）鉴别诊断

1. 他病血瘀　上列血瘀证标准，系对所有的疾病而言，故对血液系统及其相关性疾病，某些标准如无脉等，不一定完全适用，根据西医辨病、主症特点及辨证思路鉴别不难。

2. 并发血瘀证　血液系统疾病有并发症（如感染、心脑血管疾病等），此时表现之血瘀证，究系何种综合因素所致，常很困难，只能根据辨病结合实际情况辨证。

有些病种常呈慢性过程，血瘀证或持续存在，或间歇出现，临证需加辨别。

实验室指标虽是诊断本证条件之一，但对各类血瘀患者检测结果，其血凝指标常不完全一致，同时对同一疾病，因其病程不同，指标也可有相当大的变化，故血瘀证为一种疾病某一病期、类型或不同阶段的证候特征。

六、治疗

本证病机为本虚标实，虚实夹杂，在疾病初期，实多虚少，应用祛瘀为主，中期虚实并重，扶正祛邪同时并重，若病期长者，则往往本虚表现较为突出，治疗以扶正为主，或扶阳、或滋阴、或补气或补血，在此基础上应根据血瘀实证的临床表现选用祛瘀止痛、疏通气血、止血祛瘀、温通化瘀、泄热化瘀等法，缓缓图之。

（1）多部位大量出血：呕血、下血、齿衄、鼻衄等，血色鲜红，有紫黑色血块，舌质偏红，或绛而干，脉弦数者，中医辨证属血热妄行，急宜凉血清热止血，选用犀角地黄汤合清营汤方出入，药用犀角 3g 磨粉，吞服或冲入煎好药汤内（如用水牛角代，则量增至 30～60g，先煎 1h），生地 30g，玄参 30g，丹皮 15g，赤芍药 15g，金银花 30g，连翘 30g，制大黄 9g 浓煎，频频饮服，另用鲜芦根、鲜茅根煎汤代茶。

配合输血、输液（加入地塞米松 5～10mg，维生素 C 2～3g），血小板低于 $20\times10^9/L$，输血小板悬液或单采血小板。

注意：①常测血压、心率，防止失血性休克；②注意患者主诉头痛、烦躁，应警惕有否颅内出血可能；③必要时使用抗生素，防止继发感染。

（2）高热伴神志昏迷、抽搐，舌质紫，脉弦数或细数者：中医辨证属热入心包、瘀血阻闭清窍，扰乱神明，急宜清热开窍，犀角地黄汤加味：水牛角 30g 先煎，生地 30g，玄参 30g，麦门冬 15g，石菖蒲 10g，郁金 10g 浓煎，另用安宫牛黄丸 1 丸，2 次/d，用温开水化开后，和中药鼻饲灌入。热盛者可加紫雪丹 1 粒。

　　另用中药针剂醒脑静 10～20ml 或清开灵注射液 40ml，加入 10% 葡萄糖溶液 500ml 中静脉滴注。西药配冰水或酒精擦浴降温。采用抗生素及纠正水电解质紊乱、吸氧等。

　　注意：①保持呼吸道通畅；②密切注意神志、瞳孔、肢体活动、血压、呼吸、体温及有关化验数据的动态变化；③注意肝、肾功能及脑疝形成早期征兆，及时应用脱水剂；④加强原发病治疗。

（一）瘟毒血瘀

1. 证候　分主症、兼症、形证。

主症：起病急骤，病程短，高热，皮肤瘀斑，紫癜色紫暗红。

兼症：口渴头痛或神志昏糊或吐血便血，或鼻衄、齿衄。

形证：舌质紫暗红，苔薄黄或黄腻，脉弱数或滑数。

2. 治法　清瘟败毒、活血祛瘀。

3. 方药　清瘟败毒饮（《疫疹一得》）。

石膏 30g，生地 15g，犀角（用水牛角代）3g（先煎），黄连 5g，栀子 10g，桔梗 3g，生黄芩 12g，知母 10g，生赤芍药 15g，玄参 12g，连翘 20g，生甘草 5g，牡丹皮 15g，竹叶 6g。

本方由白虎、犀角地黄、黄连解毒三方组成，白虎汤大清气热，犀角地黄汤凉血解毒，黄连解毒汤泻火解毒，其中赤芍药、丹皮兼有活血祛瘀作用。

备选方：清营汤（《温病条辨》）。

犀角、生地、玄参、竹叶心、金银花、连翘、黄连、丹参、麦门冬，本方特点为清热解毒，清营清心为主，有血分证候，应加凉血化瘀药物。

加减：广泛出血者重用石膏 60g，水牛角 60g，黄连 10g，栀子 12g，加用鲜茅根 30g，鲜芦根 30g，紫草 30g，参三七粉 5g（冲服）；心窍蒙蔽者加安宫牛黄丸 1 粒化服，2 次/d，醒脑静 20ml 或清开灵 40ml，分别加入 5% 葡萄糖溶液 500ml 中静脉滴注。项强、抽搐者加羚羊角粉 1.2g（分吞），僵蚕 12g，蝉衣 10g，石菖蒲 5g，钩藤 12g（后下）熄风开窍。

4. 临证事宜　针对气、营、血热盛证，用清热解毒大方，其中犀角、羚羊角为贵重药，一般宜研粉吞服，因其药物紧缺，则用广犀角或水牛角代犀角，山羊角代羚羊角（水牛角或山羊用量需大，30～60g），并先煎 60min。若大便数日不行者可加入生大黄泻火解毒，化瘀止血，药用 3～5 日以大便通畅或吐血便血控制为度。

如病势好转，身热已减，血分证候消失，则以清营或白虎汤加减（体质虚者用白虎人参汤）。

（二）肝火血瘀

1. 证候　分主症、兼症、形证。

主症：起病缓慢，头痛且胀，烦热易怒，胁肋疼痛，肢体麻木。

兼症：眩晕耳鸣。

形证：面色红紫，皮肤紫斑，瘀血日久，腹中有积块，舌质紫红，苔薄黄腻，脉弦。

2. 治法　清肝泻火，活血祛瘀。

3. 方药　龙胆泻肝汤（《医宗金鉴》）加味。

龙胆草 10g，生栀子 10g，生黄芩 10g，柴胡 5g，当归 10g，生地 12g，泽泻 12g，车前子

12g（包煎），木通 5g，生甘草 5g，炒丹皮 12g，生赤芍药 15g。

龙胆草专泻肝胆之火，配合黄芩、栀子加强泻火之力，柴胡、当归、丹皮、生赤芍药疏肝活血，生地养阴凉血止血，疏通血脉，泽泻、车前子、木通、生甘草清利小便，泻火解毒。

备选方：当归龙荟丸（《丹溪心法》）。本方特点除泻肝清火外，也清三焦之火，原方以丸剂吞服（每日 15～20g），也可去麝香改煎剂服用。

加减：鼻衄齿衄者加炒蒲黄（包煎）、茜草根；兼有伤阴重用生地量，加女贞、枸杞子、旱莲草。有腹腔积块者加生三棱、莪术。

4. 临证事宜　本证类型采用治肝清火，应以疏泄肝脉瘀阻为主，并随其血瘀程度选用和血、活血逐瘀药物，由于本方苦寒药较多，需注意防止脾胃损伤，如脾胃虚者去除栀子、大黄，加白术、山药等健脾之品。

（三）瘀积痰毒

1. 证候　分主症、兼症、形证。

主症：腹痛结块，时有低热。

兼症：乏力，纳差。

形证：形体消瘦，面色紫暗，舌质紫暗红，苔黄腻，脉沉涩。腹胁或脘腹可触及质中或硬、大小不等、形状固定的积块，可有压痛，推之不移动，皮下肿核发于颈、腋下、腹股沟等处。

2. 治法　活血理气，软坚散结。

3. 方药　膈下逐瘀汤（《医林改错》）加味。

五灵脂 15g，当归 10g，川芎 10g，桃仁 10g，丹皮 10g，赤芍药 15g，乌药 5g，延胡索 15g，生甘草 10g，制香附 10g，红花 10g，枳壳 10g，制南星 15g，象贝 15g，夏枯草 15g。

本方系桃仁四物汤去生地加理气药香附、枳壳、乌药成为理气活血之方。五灵脂、延胡索不但加强活血，且有止痛作用，甘草加强止痛作用。配合南星、象贝、夏枯草化痰散结。

备选方：三棱汤（《宣明论方》）。三棱、莪术、当归、白术、木香、槟榔。本方特点药方精简而活血用破瘀攻坚之品。

加减：脾胃虚弱者加白术、淮山药、神曲；积块处痛者加重延胡索用量，另加煅牡蛎、露蜂房。

4. 临证事宜　本型患者如正气尚盛，可选用莪术、虻虫、鳖甲逐瘀破积，如体质虚弱不堪攻法则选用炮山甲、川牛膝活血化瘀，并适量加入扶正培本之药缓图之，也可用中成药，不应强求速效。

（四）瘀阻经络

1. 证候　分主症、兼症、形证。

主症：起病急骤，骨节肿痛灼热，筋脉拘急，屈伸不利。

兼症：皮肤瘀斑，发热，口干，心烦。

形证：舌红，脉弦数。

2. 治法　清热解毒，活血通络。

3. 方药　宣痹汤（《温病条辨》）。

木防己 10g，杏仁 10g，滑石 12g（包煎），连翘 12g，生栀子 10g，薏苡仁 12g，半夏

10g，蚕砂 12g（包煎），赤小豆 12g，姜黄 12g，海桐皮 12g。

本方以连翘、栀子清其热毒，防己祛风，薏苡仁、蚕砂化湿而利关节，滑石、赤小豆、海桐皮利水祛湿，姜黄活血化瘀，共奏缓解热痹瘀阻之功效。

备选方：白虎加桂枝汤（《伤寒论》）。本方清热功效较强，但祛湿活血之力略嫌不足。

加减：血瘀重者加川芎、鸡血藤、赤芍药；关节不利加桑枝、地龙；骨节疼痛加乳香等。

4. 临证事宜　本型为热痹，过敏性紫癜关节型、多发性骨髓瘤骨关节疼痛及白血病细胞骨关节浸润等可参照辨证，主要病因病机为瘀、痰、湿、热，故临证以清热、活血、祛湿为重点，若夹有风邪，可加入祛风药物。

（五）气虚血瘀

1. 证候　分主症、兼症、形证。

主症：乏力气短，腹中积块。

兼症：纳差便溏。

形证：颜面浮肿，舌淡胖有瘀点，脉虚细涩。

2. 治法　健脾益气，活血化瘀。

3. 方药　八珍汤（《和剂局方》）。

党参 15g，炒白术 15g，茯苓 10g，甘草 5g，熟地 15g，当归 15g，川芎 10g，炒白术 12g。

本方是以补气方四君子汤及补血活血方四物汤组成，后者重在养血活血，药性平和，无副作用，适用气血俱虚，血瘀较轻者。

备选方：补阳还五汤（《医林改错》）。本方特点是大剂量黄芪（60～120g）合活血方桃红四物汤加减，地龙加强通络之力，体现了益气活血的治疗法则。

加减：腹中积块者加丹参、鳖甲；纳差者加神曲、山楂、陈皮。

4. 临证事宜　血液疾患以气虚脾弱为主者，可有不同程度贫血，常兼有各种血瘀证候，当采用益气活血为主，随证加减，由于本方药性平和，可长期服用，对本型轻证效果较好，如气虚血瘀较重者宜选用补阳还五汤，或与膈下逐瘀汤配合使用。

（六）血虚血瘀

1. 证候　分主症、兼症、形证。

主症：头晕心悸，腹中积块。

兼症：无力，少寐。

形证：面色萎黄而暗，舌淡红或淡，有瘀斑或瘀点，脉细涩。

2. 治法　滋阴养血，活血祛瘀。

3. 方药　四物汤（《和剂局方》）。

当归 15g，熟地 15g，炒赤芍药 15g，炒川芎 5g。

当归补血行血，熟地滋阴补血，赤芍药、川芎活血行气，全方呈补血、活血行气作用。

备选方：圣愈汤（《兰室秘藏》）。本方特点是在四物汤的基础上加用了参、芪益气之品，而成补气、补血、活血之方。

加减：瘀血明显者加桃仁、红花；苔腻挟湿者减轻熟地用量并用砂仁拌，另加苍术、半夏。

4. 因气虚而血不化生，补血宜从补气入手，重用黄芪，又因血归于精，肾主藏精，故应选加枸杞子、女贞子、旱莲草补益阴精药物。血虚血瘀者，瘀血不去则贫血血虚加重，故宜补益之中配以活血化瘀之品。由于本方长期服用需防止熟地碍胃，可加入白术、神曲、鸡内金、陈皮等健脾行气化湿之品。

（七）阳虚血瘀

1. 证候　分主症、兼症、形证。

主症：畏寒肢冷，皮肤瘀斑，腹中积块。

兼症：腰酸膝软，神疲乏力，或阳痿早泄或白带清稀。

形证：面、唇紫暗，舌暗紫或有瘀点，脉沉细而涩。

2. 治法　温阳益气，活血化瘀。

3. 方药　右归丸（《景岳全书》）加味。

熟地15g，山茱萸10g，枸杞子15g，杜仲15g，菟丝子15g，制附子5g，肉桂5g，当归15g，鹿角胶12g，鸡血藤15g，丹参15g。

本方以附子、肉桂、鹿角胶振奋阳气而活血，杜仲、菟丝子补肝肾之气，同时配合益精血的熟地、枸杞子、当归；鸡血藤、丹参补血活血，共奏温阳活血之功。

备选方：急救回归汤（《医林改造》）。本方亦为益气、温阳、活血之方，但补肾之功，略嫌不足。

加减：纳差加炒白术、鸡内金、神曲健脾消滞；兼有气虚者加黄芪、党参益气生血。

4. 临证事宜　此型常见贫血为主或兼有全血细胞减少，可伴腹腔内积块，应配合健脾益气、补肾生精，兼顾化瘀消积药物，因其病程往往较长，久病肾阳不振，瘀血不易骤消，故本方药勿冀近期内取效，若服药无明显不适，当宜守方或随症略作加减。

（八）阴虚血瘀

1. 证候　分主症、兼症、形证。

主症：低热，手足心热，两耳干涩，腹内积块。

兼症：头晕腰酸或皮肤瘀斑或尿血。

形证：消瘦，肌肤甲错，舌有瘀点，色暗红，苔少或光剥，脉弦细。

2. 治法　滋肾生精，活血止血。

3. 方药　左归丸（《景岳全书》）加味。

熟地15g，山药15g，山茱萸10g，菟丝子15g，枸杞子15g，怀牛膝15g，鹿角胶15g（烊化），龟版胶15g（烊化），阿胶10g（烊化），茜草根15g，炒丹皮15g。

本方在补肾阴的六味地黄基础上加血肉有情之品填补肾精，并佐以牛膝、菟丝子、枸杞子，配合茜草根、炒丹皮补肾化瘀，凉血止血。

备选方：通幽汤（《兰室秘藏》）。本方特点为活血化瘀药偏重而补肾阴药则嫌不足。

加减：腹腔积块者加丹参、莪术。本方滋腻药较多加入山楂、砂仁以助脾运、化阴生精。

4. 临证事宜　正虚血瘀者因阴虚血瘀较阳虚血瘀更为棘手，病常缠绵不愈，故滋肾与化瘀结合用药时，应注意调达气机，平衡阴阳，滋阴不滞气，化瘀勿助火。

虚证血瘀是以虚证为突出表现而又伴血瘀的一组证候，虚证分类无非是气血、阴阳，其中气阳和阴血是一对矛盾，气虚的发展即是阳虚，而阴虚的前提即为血虚，所以如此分者，无非示人以规范，临床上久虚血瘀者常见气血、阴阳俱虚，或气虚为主亦有血虚，阴虚为主亦有阳虚，故补虚祛瘀用药，遵张景岳"欲补阴者当于阳中求阴，欲补阳者当于阴中求阳"的治疗原则，补阳方中常有少数滋阴药，反之亦然。补阴则增水行血，温阳以疏通血脉，然瘀血不去新血断无生机，故诸虚证所致瘀血，补虚亦当兼顾祛瘀。血液诸疾所见的虚证血瘀常因有火盛失血或被气火煎熬，故补虚化瘀，还应治气、治火之盛实，以消除血瘀病因。

七、其他疗法

（一）中成药

1. 三七总苷片　每次 100mg，3 次/d，口服，适用于胸腹肢节瘀血疼痛，瘀血无明显火热症状的各种出血。

2. 血府逐瘀口服液　每次 1 支，3 次/d，口服，适用于胸腹胁肋疼痛，腹腔积块，肢节疼痛，行走不利。

（二）食疗

经现代医学研究，有活血或补益活血作用的药膳物品选择。

（1）茶叶：现已证明有 2 种成分：一种是茶黄烷醇有抑制血小板诱导聚集，保护主动脉内皮细胞，抑制主动脉及冠状动脉斑块形成，降低血脂，降低纤维蛋白原，使因子Ⅷ相关抗原明显下降，抗凝血酶Ⅲ蛋白含量及功能均明显上升；一种是茶叶多糖，显著延长人血浆凝血时间，家兔灌胃后凝血酶原时间延长 40%，并可抑制实验性血栓形成，血小板减少，血小板黏附力下降，且有改善血液流变的作用，茶汤也有明显抗血液凝固的作用。

（2）香菇：其提取物在体外及家兔体内均有明显抑制腺苷二磷酸（ADP）对血小板诱导聚集的作用。

（3）灵芝：其浸膏能对抗实验性血栓形成及改善人体红细胞变形能力的影响。

（4）何首乌：其煎液有抑制血栓烷的合成作用，抑制率为 89.19%。

（5）海藻：自海洋褐藻中提取的药物—甘糖酯，在体内均有明显抑制由 ADP、胶原和凝血酶诱导血小板的聚集作用。此外有抗凝扩血管的药物—藻酸双酯钠，也从海藻中提取而成。

（6）葱科植物：大蒜成分甲基烯丙基三硫化均有抗凝血及对抗 ADP 或肾上腺素对血小板的诱导聚集作用，洋葱的水提取物能抑制 ADP、骨胶原和肾上腺引起的血小板聚集，生姜的水提取物可使血小板中标记花生四烯酸代谢生成血栓烷 B_2 的量减少，薤白含有抑制血栓烷合成酶的活性成分。

（7）大枣：实验证明含有环腺苷酸（cAMP）样物质而达到抗凝活血的效果。

八、疗效判定标准

（一）治愈

血瘀症状及有关阳性体征消失，实验检查正常。

（二）好转

血瘀症状减轻或部分症状消失，实验检查有改善。

（三）未愈

症状无改善或加重，实验检查无明显好转。

九、护理康复

（一）护理

保持环境宁静，使患者免受惊扰，勿以耗伤神气而致瘀血症状加重，生活起居要顺应天时，尤其寒温交节之际，遇寒则气滞血凝，热盛则耗气伤阴，血被煎熬成瘀，故应做好适应时令变化的防护工作；饮食宜重脾胃运化而不偏重寒热之性的食物，因过寒伤阳，加重血瘀腹痛、寒结积病诸症，或因过热食物助火动血出血，以致血溢瘀滞之症更甚，因此，对饮食调养应指导患者根据病情及身体所需配制美食佳肴，切忌暴饮暴食，损伤脾胃。还应结合不同疾病致瘀的特点因病施护。

（二）康复

要达到劳逸结合的目的，应适合患者病体的劳动与体育锻炼，以舒畅筋骨脉络，调达气血，遇劳则耗伤精气，使病情复发，甚至会导致病情恶化。适当的休息有利元气恢复，机体康复，一般而言，劳力则以不伤筋骨气血、损及脏腑为度，休息应避免气血运行阻滞。做好心理调畅工作，患者虽经药物治疗病情得到缓解，医生还应根据发病起始原因及原发疾病，了解不良的心理状态及不利机体康复的种种因素，给予积极疏导，进一步鼓励他们对血瘀病证康复树立信心和决心，也要让患者了解病情可能出现的反复，使患者预先有必要的心理准备，减少复发时的烦恼不宁，以利于继续应用药物结合气功、调养身心及针灸等康复措施。

十、转归及预后

（一）转归

引起本证的原发病，如慢性再生障碍性贫血、真性红细胞增多症、慢性髓细胞白血病等，治疗效果较为满意，也有因疾病痊愈则血瘀也随之消失。又如肝病引起贫血、白细胞减少、血小板减少与血瘀，由于慢性肝病常呈迁延和反复，病程较长，贫血、白细胞减少、血小板减少和血瘀也属难治，或有效，而血瘀也长期存在。

（二）预后

1. 血瘀证的预后宜注意观察下列指标

（1）积块及痰核：如增大、增多、硬度增加，特别是急剧增大提示病势加剧，如缩小、变软、痰核数量减少则为好转趋势。

（2）积块：常伴疼痛，疼痛加剧提示血瘀加重，反之疼痛改善，则血瘀也减轻。

（3）注意面、唇、舌、四肢：如紫、暗、黑、瘀斑明显则提示血瘀加重；反之血瘀有好转。

（4）血证：注意出血的程度及出血的途径、脏腑，如出血量大，又系多途径、多脏腑，即中医所谓大衄，预后不良。

（5）患者整体情况：如发热、消瘦、浮肿、胃纳等，也可作为血瘀证减轻或加重的参考指标。

2. 分证情况　热毒血瘀证来势急，病危重，死亡率较高，如处理及时，急危病势也可较快控制。肝火盟瘀证一般效果较好，但是否完全或部分缓解也取决于原发病。痰阻经络急性期效果可能较好，但常复发。对血瘀成积型及虚证血瘀，一般病程较长，只能缓图，不可急取收效，特别对阴虚血瘀型较之气阳虚血瘀型治疗难度更大，虚证血瘀尚可出现较多并发症，如失血、崩漏、外感发热等，此时当遵循急则治其标原则，若治疗得当，并发症消除，血瘀得以减轻，若病邪盛实，瘀结正衰，则预后不良。

3. 虚证血瘀和血瘀成积　一般为慢性过程，但因治疗不当，或劳倦过度或感受邪热或饮食不慎等因素影响下，会造成脏气虚衰、瘀毒内结的急性证候（急变），此时预后常不良。

十一、预防

（一）疾病防治

对血瘀证的发生、发展与否，取决于原发疾病就诊及诊断是否及时，原发疾病早期治疗是否正确；用药是否配合，如病证缓解期需维持量用药患者是否能坚持。

（二）调摄因素

本证需戒烟、戒辛辣刺激性食物，也不宜饮烈酒，应吃易消化、富营养、低脂、高蛋白饮食，需心情舒畅，生活起居有规律，对门诊患者要求在心情不紧张的前提下自我观察及监护，发现情况及时就诊，尽量不去人群密集场所，以避免感染病邪。勿劳累过度，避免受寒、中暑等意外因素。

（三）预防因素

1. 尽量避免接触化学毒物　对某些化学药品如氯霉素，保泰松及解热镇痛剂的应用也需慎重。

2. 勿接触放射性物质　对X线、同位素的工作人员也应有良好防护装置并定期检查。

3. 增强人体体质　提倡各类体育锻炼，特别对老年人更为重要，使之气血保持流通。防止情志内伤及外邪侵袭，保持心情舒畅，生活事件（如离婚、考大学、退休等）常会导致应激，使人体处于紧张状态，导致气血不能流通，遇有此类事件，采取谈心、娱乐活动、旅游等分散紧张情绪方法，使应激减少到最低限度。

结语：在血液系统疾病中，辨证论治配合活血化瘀中药有较好疗效的有过敏性紫癜、特发性血小板减少性紫癜、慢性再生障碍性贫血、新生儿溶血性贫血、骨髓增殖性疾病，对出血症状改善也较满意。其他血液疾病，如急性白血病、淋巴瘤的活血化瘀，治疗就总体来说尚处于探索阶段。

目前对活血方药作用机制研究，尚停留在改善血流变、抗凝、抗聚、促纤溶及改善微循环、抑制结缔组织增生的作用，对免疫调控、微量元素、抗氧化方面尚在探索，是否能改变（善）遗传基因，调节凝血及抗凝血因子的缺陷尚少涉及，此外人体产生血瘀以后一系列病理生理变化及有机联系，也缺乏深入一步的研究。

传统活血化瘀方药均为煎剂，既麻烦，作用又欠快捷，目前药理研究提示：抗血瘀的中草药成分在甾体、黄酮、萜类、醌类、木脂类、鞣质及酚酸等，已提出的有效成分川芎嗪、阿魏酸钠等来自传统的活血化瘀药，而靛玉红、茶黄烷醇、人参皂苷及蝮蛇抗栓酶等均从非活血药中提取的活血成分，临床实践证明有效，故活血化瘀药物概念正在不断更新。单体质控稳定，活性成分高，可制成针剂便于肌内注射和静脉滴注，在临床可发挥高效、速效功能，这方面前景无限广阔，有待不断努力开拓。

（陈　滺）

第三节　吐血病证

吐血系肺胃之脉络受损，络伤血溢，血从口中咯吐而出为主症的病证。

与本名称具有类似含义的有"呕血"、"咯血"、"咳血"、"嗽血"、"唾血"、"内衄"、"隐衄"等。

本证常见于现代医学特发性血小板减少性紫癜、再生障碍性贫血、骨髓增生异常综合征、急慢性白血病、继发性血小板减少性紫癜、血小板无力症、多发性骨髓瘤晚期、脾功能亢进、弥散性血管内凝血等多种血液疾病，由上述疾病所致的上消化道出血以及支气管、肺的出血可参考本篇辨证施治。

一、病因病机

（一）起始病因

1. 感受外邪　感受风、寒、暑、湿、热邪，以阳邪居多，致脉络受损，络伤血溢。

2. 饮食不节　嗜食醇酒肥甘厚味，致脾胃亏虚，痰湿热蕴，伤于肺胃，络损气逆而吐血。

3. 情志失调　七情所伤，扰乱气机，损伤脏腑，血随气逆。

4. 先天不足　素体精亏，或禀赋薄弱，易感外邪，邪伏蕴热，损伤脏腑，扰乱气血。

5. 劳倦思虑　劳倦不节，思虑过度，伤及脾肾，气不摄血，血溢脉外。

（二）继发病因

1. 宿疾正虚　痰毒、骨痹等宿疾均可导致正气亏虚，是吐血病证的根本病理因素，其继发病因，可加重和诱发本证的发生。

2. 瘀血阻络　瘀血为本证的病理结果，又为本证的继发病因之一，气虚、气滞、血虚、血热、阳虚均可致瘀血，瘀血形成又可阻滞脉络，血液不循常道，溢于脉外，瘀血内阻，新血不生。

二、病机

（一）发病

本证发病或急或缓，感受外邪、肺胃热盛、或为毒物等所伤者，发病多急；因于内伤，先天禀赋不足，后天失养者发病较缓。

（二）病位

主要病位在肺胃，也可涉及肝脾肾三脏，感受外邪，多为肺脏首先受邪；因于饮食劳倦，多为脾胃受邪；由情志、酒食所伤，多为肝胃受损；先、后天不足，多为脾肾亏虚。

· 383 ·

（三）病性

本证感邪有寒热不同，病性也有虚实寒热之分，感受外邪，酒食所伤，病程初期多为实证；禀赋不足，饮食劳倦，病程日久多为虚证。感受热邪，素体阳热内盛，病为实热证；感受寒邪，素体阳虚阴盛，病为虚寒证。初期病在肺胃肝者，正气亏虚不甚，以邪气盛实为主；病至中期，以正气亏虚为主，邪气衰减，脾肾亏损；病程后期，病累及五脏六腑，气血亏虚，阴阳失调，乃致脾肾衰败。

（四）病势

本证证候演变有急有缓，正气亏虚不甚，治疗及时，调护得当，大多尚可好转，若病邪深重，脏腑损伤，或治疗调护失当，病情日益加重则病势深重。

（五）病机转化

本证病机转化初期以邪实为主，多见火热，阳盛损阴，病及肺胃肝，后期以正虚为主，气阴耗伤，或邪气尚盛，或邪火已衰，病及肝脾肾，其病机转化的关键在于邪气盛实的程度与脾肾是否受损。

三、证候学特点

（一）中心证候特征

1. 吐血　血从口中吐出，或伴有呕吐或咳嗽，吐血色鲜红或紫暗，或呕吐物呈咖啡色，血中夹有痰液或食物或泡沫或黏液。

2. 眩晕　吐血量多可见头晕目眩，四肢无力，面色、爪甲苍白。

3. 癥积或瘰疬　癥积见于腹中或胁下，瘰疬见于颌下、颈部、腋下等处。

（二）分类证候特征

1. 肺胃热盛　咳吐血量多，色红或紫暗，夹有食物、痰液，胸脘满闷或胀痛，咳痰黄稠，口臭便秘，或兼有黑便，舌红，苔黄，脉洪数滑。

感受火热之邪或嗜食肥甘辛辣醇酒厚味，或素体阳热内盛，以致肺胃热盛，热伤血络，迫血妄行，血溢于上。

2. 肝伤血瘀　咯吐鲜血，夹有血块，脘胁胀痛，腹中积块，烦热口苦，大便色黑，舌紫暗红，或有瘀斑，苔黄，脉弦数。

宿疾瘀积，邪毒内伏，气血阻滞，肝胃受损，以致瘀毒内结，络伤血溢。

3. 肝胃阴虚　吐血鲜红或紫暗，夹有食物，急躁易怒，头晕目眩，口苦胁痛，胃脘胀满或隐痛，嘈杂吐酸，纳呆食少，面青唇紫，舌质红绛，苔薄或少，脉弦细数。

情志失调，肝郁化火，损伤阴血，横逆犯土，脾胃失调，运化失司，或肝气挟胃气上逆，气血逆乱，络伤血溢。

4. 脾胃虚寒　吐血色淡或暗，质稀，绵绵不止，腹痛隐隐，喜温喜按，遇劳则加重或诱发，面色㿠，倦怠乏力，气短懒言，纳呆便溏，舌淡胖，苔白腻或薄白，脉虚弱。

久食生冷，劳倦内伤，损伤脾胃，或素体阳虚，中阳不足，以致脾胃虚寒，运化失常，不能统摄血液，血溢脉外。

5. 脾肾阳虚　吐血色淡或暗，质稀，绵绵不止，腹痛隐隐，喜温喜按，遇劳则加重或诱发，面色㿠，倦怠乏力，四肢不温，腰膝酸软，畏寒自汗，尿频量少，舌淡胖，苔白腻，脉沉细无力。

先天禀赋不足，后天失养，病程后期，病及脾肾，脾肾阳虚，不能温摄血液，血溢脉外。

6. 肝肾阴虚　吐血反复，绵绵不止，量多色淡，头晕目眩，腰膝酸软，五心烦热，低热盗汗，咽干口燥，舌红，无苔，脉细数。

病程后期，病及肝肾，肝肾阴虚，阴虚火旺，血失镇摄，血从上逆。

（三）证候演变

本证初期见肺胃热盛，若因热势不减，或复由肝郁化火灼伤阴血，致使肝胃阴虚；若因失血量多，气随血脱，或劳伤脾胃，则见气虚不摄，血失温煦，便为脾胃虚寒，或为寒热错杂之证。病程后期或素有宿疾瘀积，复由伏热外发，则见肝伤血瘀，因由邪热内盛者，则转化为肝胃热盛。虚损吐血有损阴伤阳之别，血液肿瘤吐血以伤阴多见，再障可有阳虚吐血；阳盛之证吐血不止，常损其阴，可演变为肝肾阴虚；素体阳虚，以脾肾阳虚为主，多夹有邪热之证。其证候演变及转化的因素取决于原发病的病因和性质。

四、辨证思路

（一）辨吐血的来源及病变脏腑

吐血色鲜红，夹有痰液，伴有咳嗽者，为血出于肺；吐血色紫暗，夹有食物，伴有呕吐、恶心者，为血出于胃。

（二）辨寒热虚实及标本缓急

应注意的是吐血骤起，标实为急，多见实热动血，也常夹杂阴血亏虚，相火内动为本。病程后期，多见寒热错杂，虚实互见，须明确寒之多少，热之多少，以及虚实各涉脏腑病位的辨证。

（三）须在辨证的基础上与辨病相结合

从辨病中寻求辨证。

（四）病位与病势转化

已在病机中论述，但临床并非一成不变，也有初期即见病及脾肾，正气虚衰者，为火热病邪引发，以致气虚血逆或阴亏里热而吐血，临证当灵活变通。

（五）疑难点思考

本证后期病情迁延日久，病机变化错综复杂，病变涉及多个脏腑，病势深重，治疗与辨证较为困难，出血量多时，病情危急，若治之失当，则气血俱亡，阴阳俱亏。

五、诊断与鉴别诊断

（一）诊断

1. 临床表现　吐血，夹有食物或痰液，检体脘腹有压痛，或腹部积块触及或见肺部阳性体征，心率增快，血压下降，面色苍白，呼吸急促。

2. 理化检查

（1）呕吐物隐血试验呈阳性。

（2）血常规检查有血小板数量减少，血小板表面相关抗体检查阳性，或全血细胞减少，或出血时间、凝血时间、凝血酶原检查及骨髓造血功能异常等。

（二）鉴别诊断

与非血液病见有吐血者如胃溃疡、胃癌、慢性胃炎及肝硬化等所致的上消化道出血以及支气管扩张、肺结核、肺癌等所致的吐血易于混淆，可结合临床表现、X线、CT、B超、胃镜、支气管镜检查以及肝功能等以资鉴别。

六、治疗

出血期以止血为先，可中西医结合，尽快控制出血；出血止后以针对原发病的治疗为重点；病之初期以祛邪为主，中期正虚与邪实并重，当扶正与祛邪并进，后期以正虚为主，当以扶正为要，结合祛邪。

吐血严重者配合成分输血或输注全血；止血合剂加地塞米松 5～10mg 加入 5% 葡萄糖注射液 500ml 中静脉滴注；巴曲酶 1 克氏单位肌内注射；云南白药胶囊 1～2 粒口服；可用奥美拉唑 40mg 静脉推注，或西咪替丁 0.6g 加入 5% 葡萄糖注射液或 0.9% 氯化钠注射液 500ml 中静脉滴注。

（一）肺胃热盛

1. 证候　分主症、兼症、形证。

主症：咳吐血量多，色红或紫暗，夹有食物或痰液。

兼症：胸脘满闷，咳痰黄稠。

形证：舌红，苔黄，脉洪数滑。

2. 治法　泻火清热，凉血止血。

3. 方药　拔萃犀角地黄汤（《济生拔萃》）加减。

水牛角 30g（先煎），生地 15g，黄连 5g，炒黄芩 10g，生大黄 5g（后下），生竹茹 10g，炒枳壳 5g，苏梗 10g。

备选方：玉女煎（《景岳全书》）。本方具有清胃热，泻胃火，滋补肾阴功效，当胃火炽盛，而肾阴不足者，可选用本方，并加入凉血止血之品。

加减：若见大便秘结，加大黄、芒硝、枳实、厚朴以通腑泻热；若见热盛伤阴，加麦门冬、玉竹、天门冬、石斛、百合以养阴清热。

4. 临证事宜　本证见于各种出血性疾病的早、中期。正气未虚，或正虚未甚，当以祛邪为主。

（二）肝伤血瘀

1. 证候　分主症、兼症、形证。

主症：咯吐鲜血，夹有血块，腹中积块。

兼症：烦热，黑便。

形证：舌紫瘀斑，苔黄，脉弦数。

2. 治法　调肝活血，宁络止血。

3. 方药　通幽汤（《兰室秘藏》）加减。

生地 15g，熟地 10g，桃仁 10g，红花 5g，炒赤芍药 10g，当归 15g，炒丹皮 15g，广木香

5，炒蒲黄 15g（包煎），炒黄芩 10g，生甘草 5g，生槐花 15g。

备选方：若肝郁气滞明显者可选用通瘀煎（《景岳全书》），方中活血化瘀兼用香附、乌药、木香、青皮以加强行气开郁，以助化瘀行血之力。

加减：咳逆吐血，血随气上者加代赭石、旋复花；中脘不适，吐血鲜红者加沉香、山栀；瘀热便结者加三七、生大黄。

4. 临证事宜　本型多见于血液肿瘤晚期伴有脾肿大，全血细胞减少，尤其见于血小板明显减少；正气受损，脾肾亏虚者，活血止血法应配合健脾益气，兼以甘寒滋肾药物，血止之后，宜调理脾胃为主，兼顾和血清泄的方法。

（三）肝胃阴虚

1. 证候　分主症、兼症、形证。

主症：吐血色鲜或紫暗。

兼症：性情急躁易怒，脘胁隐痛，面青唇紫。

形证：舌质红绛，苔薄或少，脉弦细数。

2. 治法　养阴清火，降逆止血。

3. 方药　玉女煎（《景岳全书》）加减。

生石膏 30g（先煎），熟地 10g，牛膝 10g，知母 10g，麦门冬 10g，栀子 10g、黄连 5g，白芍药 10g，生甘草 10g，黄芩炭 10g，白及 10g。

备选方：滋水清肝饮（《医宗己任篇》）。本方具有滋养肝肾，兼以清泻肝火之功，以偏重肝肾阴虚兼有肝火气逆者可选用。

加减：若见肝火犯胃可加芦荟、丹皮等；若见胃阴亏虚，可加鲜石斛、麦门冬、玉竹、黄精等养阴生津。

4. 临证事宜　本证见于各种出血性疾病的中期，素体肝气郁结，或合并慢性肝病史者，用药当慎用对肝脏有损害的药物。

（四）脾胃虚寒

1. 证候　分主症、兼症、形证。

主症：吐血色淡或暗，质稀，绵绵不止。

兼症：腹痛隐隐，喜温喜按，倦怠乏力，食少，便溏。

形证：舌淡胖，苔白腻，脉虚弱。

2. 治法　温中健脾，养血止血。

3. 方药　黄土汤（《金匮要略》）加减。

灶心土 30g（包煎），炙甘草 10g，地黄 15g，阿胶 10g（烊化），黄芩 10g，熟附子 5g，大枣 10 枚，白及 10g，党参 30g，生黄芪 30g，茯苓 15g，炒白术 10g，当归 15g、白芍药 10g。

备选方：理中汤（《伤寒论》）。偏于脾虚中寒，血失温摄也可选用本方加入温养摄血药。

加减：伴有恶心、呕吐者可加吴茱萸、干姜以温经止呕；伴有黑便者可加炮姜炭、十灰散（《十药神书》）。

4. 临证事宜　本证若见大量出血，应采用益气摄血，急救回阳，给予独参汤（《景岳全书》)、参附汤（《妇人良方》），或中西医结合治疗。

（五）脾肾阳虚

1. 证候　分主症、兼症、形证。

主症：吐血色淡或暗，质稀，绵绵不止。

兼症：腹痛隐隐，喜温喜按，四肢不温，腰膝酸软，畏寒，尿频。

形证：舌淡胖，苔白腻，脉沉细无力。

2. 治法　温补脾肾，摄血止血。

3. 方药　附子理中丸（《太平惠民和剂局方》）加减。

炮附子 10g，党参 15g，炮姜 5g，白术 15g，肉桂 5g，淫羊藿 15g，补骨脂 15g，锁阳 10g，女贞子 15g，生地黄 15g，灶心土 30g（包煎），茯苓 10g，黄芪 15g，炙甘草 10g，白及 10g。

备选方：无比山药丸（《备急千金要方》）。本方侧重于温阳益精，补肾固摄之功，对肾阳不足，真阴内虚，血失固摄尤为适用，也可加入益气健脾之品。

加减：若兼见水肿可加泽泻、车前子、木通以利水消肿；若兼见恶心、呕吐可加吴茱萸、旋覆花以温经降逆止呕。

4. 临证事宜　本证见于各种出血性疾病的后期、慢性期，临证需防过于温燥动血，可适当配合养阴药，寓阴中求阳之意。

（六）肝肾阴虚

1. 证候　分主症、兼症、形证。

主症：吐血反复，量多色淡。

兼症：头晕目眩，耳鸣，腰膝酸软，低热盗汗。

形证：舌红，无苔，脉细数。

2. 治法　滋补肝肾，泻火止血。

3. 方药　知柏地黄丸（《医宗金鉴》）加减。

知母 10g，黄柏 10g，生地 15g，山药 15g，山茱萸 10g，丹皮 10g，茯苓 10g，泽泻 10g，女贞子 15g，旱莲草 15g，枸杞子 15g，茜草 10g，小蓟 10g，黄芩 10g，白及 10g。

备选方：滋水清肝饮（《医宗己任编》）。用于肝阴不足，血燥生风者。

加减：若见肝阴不足胁肋隐痛者，可合一贯煎（《柳洲医话》）同用，加白芍药、当归、麦门冬、沙参；若久虚不复，肾亏不摄者又可配合育阴填精，血肉有情之品如鹿角胶、龟版胶、阿胶等以补肾填精生血。

4. 临证事宜　本证见于出血性疾病的后期。临证用药中可配合使用温阳药，以寓阳中求阴之意。

七、其他疗法

中成药治疗有良好效果，常用药物有以下几种：

1. 三七粉　每次 2~5g，2 次/d，吞服。

2. 云南白药胶囊　每次 2 粒，3 次/d，口服。

3. 白及粉　每次 10g，3 次/d，口服。

八、疗效判定标准

（一）治愈

吐血控制，症状消失，呕吐物及大便隐血试验连续三次阴性。

（二）好转

吐血明显减少，症状改善，呕吐物隐血试验弱阳性或间歇阳性。

（三）未愈

吐血及其他症状无改善。

九、护理与康复

（一）护理

克服紧张情绪，镇静、忌急躁；吐血量少或痰中夹有血丝者，可进温和软食，吐血量多时，应禁食、忌食辛辣刺激性和过热及粗硬食物；应绝对卧床休息，取平卧位，头偏向一侧，以防血液流入气道导致窒息；密切观察神志、血压、脉搏、体温、尿量变化。

（二）康复

忌食辛辣、刺激性、粗硬食物以及碳酸类饮料；劳逸结合，适当锻炼以增强体质，可打太极拳；注意保暖，预防感冒；保持心情舒畅，戒劳累、郁怒、忧思等不良情绪影响。

十、转归与预后

（一）转归

本证初起见肺胃热盛之证，但若投之寒凉过度，损伤中焦脾胃之阳，又可转化为脾胃虚寒证，脾胃虚寒久治不愈，病及于肾，可见脾肾两亏；肝肾阴亏者，治之不愈，阴损及阳可转化为脾肾阳虚证。

（二）预后

本证预后与原发病病因及性质有关，若病因明确，如为急性特发性血小板减少性紫癜，或再障等所致，出血量少，治疗及时，调护得当，或可使出血停止，病情好转。反之，若病因不明，或为血液肿瘤晚期，出血量多，或兼有多脏器出血，治疗难以取效者，或吐血反复发作不止者，预后多差。

十一、预防

慎风寒，避免反复外感；保持心情舒畅，戒劳累、郁怒、忧思等不良情绪影响；避免接触放射性、有害化学物质；避免服用对骨髓造血功能有损害的药物。

结语：西医对吐血急症的治疗具有较好控制出血的疗效，对于出血量多且伴有出血性休克时，应结合输血、补充血容量及西药治疗；中医对于吐血也有一定的疗效，有报道某些曾经西药治疗疗效不佳的病例，中药有时可收到较为满意的效果；中西医结合可达到快速控制出血的目的，取得更好的疗效。但中西医对于某些疾病如急慢性白血病及恶性淋巴瘤晚期胃肠浸润所引起的吐血尚缺乏满意的治疗措施，值得进一步研究。

（陈　滧）

第四节　便血病证

便血是胃、肠络脉受损，血液随大便而下，或大便呈柏油样为主症的一种出血病证。

与本证具有类似含义的尚有"血便"、"下血"、"泄血"、"结阴"、"远血"、"近血"、"肠风"、"脏毒"、"后血"等。

本证常见于现代医学特发性血小板减少性紫癜、再生障碍性贫血、骨髓增生异常综合征、急性白血病、继发性血小板减少性紫癜、过敏性紫癜、血小板无力症、多发性骨髓瘤晚期、脾功能亢进、弥漫性血管内凝血、凝血因子缺乏（如血友病）等多种血液疾病，由上述疾病所致的上、下消化道出血可参考本篇辨证施治。

一、病因

（一）起始病因

1. 饮食不节　平素恣食辛辣、肥甘，饮酒过度，而致脾胃运化失常，聚湿生热，湿热之邪灼伤胃肠络脉，血泄脉外。

2. 情志所伤　情志失常，太过或不及，致肝失疏泄，肝气郁结，气郁化火，横逆犯胃，灼伤胃络，血泄脉外，溢出于大肠；或气机郁结，气滞血瘀，血脉瘀阻，瘀伤血络，络伤血泄。

3. 感受邪毒　漆毒、化学毒物等邪毒内侵，与气血相搏，损伤气血脉络；或邪毒直中脏腑，损伤脾肾，气血生化乏源，统摄血液无权，或阴血亏虚阴不摄阳，以致血泄脉外。

4. 先、后天失养　先天禀赋不足，或后天劳倦失养，以致脾肾亏虚，脾虚则气血生化乏源，肾精亏虚则阴火内生，火热灼伤脉络，络伤血泄。

（二）继发病因

1. 正虚感邪　各种病因导致正气亏虚是本证的根本病理因素，外感风热及各种邪毒不仅可为起始病因，且可为加重和诱发本证的继发病因。

2. 脾胃宿疾　脾胃因宿疾既虚，复加饮食不节，如暴饮暴食，生冷、辛辣、饮酒诸因更伤肠胃，以致加重或诱发便血。

3. 瘀血阻络　瘀血为本证的病理结果，又为本证的继发病因之一，气虚、气滞、血虚、血热、阳虚均可引起瘀血，瘀血形成又可阻滞脉络，血液不循常道，溢于脉外，瘀血内阻，新血不生，导致便血与瘀血互为因果。

二、病机

（一）发病

本证发病或缓或急，多兼见吐血，或便血之前见有紫癜、衄血，头晕乏力，面色苍白，肋下癥积等症。

（二）病位

本证病位主要在于胃肠，而与肝脾肾关系最为密切。

（三）病性

本证为本虚标实之证，本虚为脾胃、脾肾亏虚，气血阴阳俱虚，标实为气滞、阴火、邪毒、血瘀；病理性质有寒热之别，气虚、阳虚则阴寒内盛，湿热、阴火、邪毒、瘀血，则阳热内盛。

（四）病势

本证因病因、疾病性质、正气强弱不同，其病势轻浅与深重也有较大差别；若感邪未深，脾肾未伤，正气未虚，病势较为轻浅；感受邪毒，先天禀赋不足者，正气已虚，尤以脾胃俱伤，寒热夹杂者，治之难以见效，病势日趋深重。

（五）病机转化

本证病机转化初期以邪实为主，病及胃肠肝，后期以正虚为主，病及肝脾肾，其病机转化的关键在于脾肾是否受损及虚损程度。

三、证候学特点

（一）中心证候特征

1. 便血　便血紫暗或鲜红，多兼见吐血，便血之前或见有衄血、紫癜。

2. 眩晕　便血之前或之后多见有头晕目眩，面色、唇甲苍白。

3. 癥积　位于胁腹，见于便血之前，且日趋加重。

（二）分类证候特征

1. 胃肠积热　便干夹血，色鲜紫或暗红，口苦口干，嘈杂烦渴，脘腹痞满胀痛，舌红，苔黄燥，脉洪数。

嗜食肥甘、醇酒厚味，致胃肠积热，热伤津液，热邪迫血妄行，血泄脉外。

2. 邪毒蕴结　大便下血，色暗红或紫黑如赤豆汁，或下污浊腥臭，便下不畅，脘腹胀痛，舌红，苔黄腻，脉滑数。

感受毒邪，蕴结于肠，邪毒损伤脉络；络伤血瘀，血不循经。

3. 瘀血阻络　便下紫暗或夹有血块，腹部胀痛或刺痛，胁下癥积，夜间发热，面色灰暗，舌质紫暗，边尖瘀点、瘀斑，脉弦细或涩。

热毒、癥积结于胃肠，热壅血瘀，瘀阻经脉，血不循经，下泄外溢。

4. 脾胃虚寒　便血紫暗或色黑如柏油样，脘腹隐痛，喜温喜按，畏寒肢冷，食少便溏，舌淡，苔白，脉细弱。

恣食生冷，久病损伤阳气或素体脾胃虚寒，血失温摄，血溢脉外。

（三）证候演变

本证初期病在胃肠与肝，见胃肠积热，邪毒内蕴为多，也可见脾胃虚寒，瘀血阻络；后期病及脾肾，可见脾肾两虚，精血亏虚，阴阳两虚，甚至阴阳离决。

四、辨证思路

（一）辨证要点

1. 首要辨明病因与疾病性质　辨病与辨证相结合，结合现代医学实验室检查。

2. 次辨寒热、虚实　本证有虚有实，初期以实多而虚少，后期以虚实夹杂为主，可从伴随症状鉴别虚实；从便血的颜色区别寒热，便血色鲜红多热证，便血色紫暗或黯黑为寒证。

（二）疑难点

本证如属血液疾患晚期者，病情危急，临证错综复杂，往往虚实寒热夹杂，当详辨标本缓急：

五、诊断与鉴别诊断

（一）诊断

血液随大便而下，或与粪便夹杂，或纯下血液，出血部位偏下消化道者多见便下鲜血紫暗色；出血部位偏上消化道者，污浊而暗，色黑呈柏油样。可伴有畏寒、头晕、心慌、气短及腹痛等症；出血过多，可有昏厥，肢冷汗出，血压下降，心率增快；大便隐血试验阳性，肛门指检阳性。理化检查，血常规、凝血因子、血小板抗体、骨髓细胞学及其组织病理、B超等检查有助于明确血液病原发病的诊断。

（二）鉴别诊断

1. 需与他病所致便血相鉴别　如胃溃疡、慢性胃炎、肝硬化、肛裂、痔疮、胃肠肿瘤等所致的便血鉴别，可参考胃镜、乙状结肠镜、肛门指检等可明确诊断。

2. 与血液病兼有慢性胃肠疾病的胃肠黏膜出血相鉴别　其区别在于血常规，骨髓细胞学及其组织病理等血液学检查可发现异常。

六、治疗

（1）急则治其标：本证病情危急，应以止血为首务，中西医结合，以尽快止血为目的。

（2）缓则治其本：出血既止，应辨证求因，审因论治。

急症处理：可参见吐血的急症处理。

（一）胃肠积热

1. 证候　分主症、兼症、形证。

主症：便干夹血，色鲜紫或暗红。

兼症：口苦口干，嘈杂烦渴，脘腹痞满胀痛。

形证：舌红，苔黄燥，脉洪数。

2. 治法　清胃泻火，凉血止血。

3. 方药　泻心汤（《金匮要略》）加减。

黄连10g，黄芩10g，黄柏10g，栀子10g，大黄10g，大、小蓟各10g，侧柏叶15g，茜草10g，茅根10g，丹皮10g，棕榈皮10g，荷叶12g。

备选方：清胃散（《兰室秘藏》）。该方凉血之力优于泻心汤。

加减：若见大便秘结者可加大黄、枳实以通腑泻热；有火热伤阴，口渴，舌暗红而干者，加生地、玄参、麦门冬、石斛以滋阴清热。

4. 临证事宜　本证需根据血色鲜暗，区别远血、近血，分别按不同脏腑用药。

（二）邪毒蕴结

1. 证候　分主症、兼症、形证。

主症：大便下血，色暗红或紫黑如赤豆汁，或下污浊腥臭。

兼症：脘腹胀痛。

形证：舌红，苔黄腻，脉滑数。

2. 治法　清化湿毒，凉血止血。

3. 方药　地榆散（验方）加减。

地榆15g，黄芩10g，茜草15g，黄连5g，茯苓10g，大黄炭5g，栀子10g，丹参10g，三七粉4g（冲服），生甘草10g，蒲公英10g，蛇莓10g，七叶一枝花10g。

备选方：槐角丸（《丹溪心法》）。用于下焦血热血瘀者。

加减：若见腹有癥块，可加郁金、赤芍药、桃仁以活血消癥。

4. 临证事宜　本证多见于血液系统的恶性肿瘤，可配合使用清热解毒，具有抗肿瘤作用的药物，如半支莲、七叶一枝花等，或配合西药化疗。

（三）瘀血阻络

1. 证候　分主症、兼症、形证。

主症：便下紫暗，或夹有血块。

兼症：腹部胀痛或刺痛，胁下积块。

形证：舌质紫暗，边尖瘀点、瘀斑，脉弦细或涩。

2. 治法　活血化瘀，理气止血。

3. 方药　膈下逐瘀汤（《医林改错》）加减。

当归15g，丹参15g，五灵脂10g，川芎5g，丹皮15g，赤芍药10g，延胡索10g，枳壳10g，仙鹤草15g，茜草10g，大黄炭10g，炙甘草10g，三七粉4g（冲服）。

备选方：鳖甲煎丸（《金匮要略》）。用于胁下有痞积者，该方攻补兼施，寒温并用。

加减：若兼见正气亏虚乏力气短者，可加党参、黄芪、茯苓、灵芝以扶正。

4. 临证事宜　本证也多见于血液系统恶性疾病，临证需兼顾扶正与活血化瘀的轻重缓急用药，在理气话血治疗为主时注意不加重出血，止血需选用活血止血药如三七、丹参、大黄炭、五灵脂。

（四）脾胃虚寒

1. 证候　分主症、兼症、形证。

主症：便血紫暗或色黑如柏油样。

兼症：脘腹隐痛，喜温喜按，食少便溏。

形证：舌淡，苔白，脉细弱。

2. 治法　温中健脾，温经止血。

3. 方药　黄土汤（《金匮要略》）加减。

灶心土 30g（包煎），炙甘草 10g，白芍药 10g，生地黄 15g，阿胶 10g（烊化），熟附子5g，黄芩 5g，党参 30g，生黄芪 30g，茯苓 15g，酸枣仁 15g，当归 15g，大枣 10 枚，白及 10g。

备选方：理中汤（《伤寒论》）。本方温中之力强于黄土汤。

加减：兼见恶心、呕吐加吴茱萸、干姜；兼见气血亏虚气短心悸者加人参、紫河车等；见纳差腹胀加焦楂曲、鸡内金、谷麦芽、陈皮、枳壳、香附。

4. 临证事宜　本证见于各种出血性疾病脾胃虚寒，若见大出血时气随血脱，需急救其标，可用独参汤（《景岳全书》）、参附汤（《妇人良方》），并合并西药抢救。

七、其他疗法

可参阅本章第三节吐血病证"其他疗法"部分。

八、疗效判定标准

（一）治愈

便血控制，临床症状消失，大便隐血试验连续三次阴性。

（二）好转

便血量减少，临床症状好转，或大便隐血试验间歇性阳性。

（三）未愈

便血及临床症状无改善。

九、护理与康复

（一）护理

克服紧张情绪，镇静，忌急躁；便血量少可进温和软食或半流质饮食，便血量多时，应禁食，忌食辛辣、刺激性、过热及粗硬食物；密切观察神志、血压、脉搏、体温、尿量变化。

（二）康复

忌食辛辣、刺激性、粗硬食物以及碳酸类饮料；劳逸结合，适当锻炼以增强体质，可打太极拳。

十、转归与预后

（一）转归

本证邪毒内蕴证，多见于急性再障、淋巴瘤消化道浸润及其他血液肿瘤晚期，病邪深重，病势危急，邪毒愈盛，正气愈伤，终致气血阴阳俱虚，甚至阴阳离决；脾胃虚寒证如急、慢性再障或伴有慢性胃肠疾患，起病即见脾虚中寒者，日久由脾及肾，可为脾肾阳虚，或脾肾阴亏便血，经调理脾肾治疗后病可向愈。

（二）预后

本证预后与便血的病因及疾病性质有很大关系，如急性特发性血小板减少性紫癜、慢性再障部分病例经治疗可以缓解，凝血因子缺乏如血友病等疾病，中医分型治疗结合凝血因子补充，出血得以控制，但白血病、多发性骨髓瘤等疾病晚期合并便血大多预后不良。

十一、预防（参阅吐血病证节中的预防）

结语：已有研究证明大黄、白及、三七等中药对便血由上消化道出血所致者，具有良好止血作用，值得进一步研究；对因骨髓增生异常综合征以及各种血液系统恶性肿瘤如急、慢性白血病，淋巴瘤等所致的便血，目前尚缺乏有效的治疗方药。

（马　铭）

第五节　尿血病证

尿血系肾与输尿管、膀胱脉络损伤，血泄水道，出现小便中混有血液甚至血块的一种出血病证。

与本证具有类似含义的尚有"溺血"、"溲血"。

本证常见于阵发性睡眠性血红蛋白尿症（PNH）、蚕豆病、自身免疫性溶血性贫血、血红蛋白病、特发性血小板减少性紫癜、过敏性紫癜、埃文斯（Evans）综合征、血栓性血小板减少性紫癜、再生障碍性贫血、弥漫性血管内凝血等多种血液疾病，由上述疾病所致的血尿可参考本篇辨证施治。

一、病因

（一）起始病因

1. 外感风热　太阳受邪，循经下传于膀胱，损伤脉络，血不循经。

2. 饮食所伤　嗜食醇酒厚味，辛辣之物，滋生湿热，湿热阻滞中焦，下注膀胱，灼伤血络；或饮食不节，损伤脾胃，统摄血液无权，血泄脉外。

3. 情志失调　七情失常，肝失疏泄，气郁化火，火伤阴液，肝肾阴虚，阴虚火旺，火伤脉络；又因心主神明，心神失养，心阴暗耗，心火内盛，移热于膀胱、下焦，热伤血络。

4. 先、后天失养　先天禀赋不足，后天劳倦过度，以致劳伤脾肾，肾虚则阴精无以化血，脾虚则气血生化乏源，以致统摄血液无权。

（二）继发病因

1. 久病、热病之后　久病不愈，热病之后，气阴耗伤，肝肾阴虚，阴虚火旺，热伤血络。

2. 正气亏虚，复加外感　正气亏虚，复感风火、湿热外邪，外邪浸淫与气血相搏，进一步加重气血亏虚，阴阳失调，阴火内生，火伤阴精，阴不摄阳，以致加重或诱发尿血。

3. 瘀血内停　气虚、血虚、火热内盛、阴寒内盛、气机不畅，均可致气滞血瘀，瘀血内停，瘀伤血络，络伤血泄。瘀血为各种病理变化的结果，又可为进一步损伤血络的继发病因。

二、病机

（一）发病

本证发病或急或缓，感受外邪所致，发病多急，由其他病因所致者发病较缓；其发病之前，多有外邪诱发，见有恶寒发热，咳嗽，咽痛等症，或兼有尿频、尿痛；或先因劳伤所致有低热盗汗，消瘦乏力，头晕心悸，黄疸，血虚等症。

（二）病位

病位主要在下焦、膀胱，涉及心肝脾肾。初期病主于膀胱，久病及于脾肾。

（三）病性

本证为本虚标实之证，病理性质有寒热虚实之分，而以虚证、热证为多，以寒实为少。

（四）病势

本证病势或轻浅，或深重，因初感外邪者，正气未虚，尚能抗邪外出，病势相对轻浅；因先天禀赋不足或久病、热病之后者，正气先亏，无力抗邪外出，故病势多深重。

（五）病机转化

本证有初期感受外邪，病在膀胱，以膀胱湿热为主；有先天禀赋不足，后天失养，病在脾肾，初期即见正气亏虚为主，或复加外感，而见正虚邪实之证。

三、证候学特征

（一）中心证候特征

1. 尿血　小便见血，或纯为鲜血，或见酱油色尿，或兼见尿频、尿痛，少腹痛，或发病之前见有恶寒发热，咳嗽等症。

2. 血虚　尿血量多，尿血之后，或在尿血之前即见头晕目眩，气短乏力，面色苍白、萎黄。

3. 黄疸　本证可见身目发黄，与尿血同时出现。

（二）分类证候特征

1. 风热伤络　突然起病，尿血色鲜红，或兼见衄血，见恶寒轻，发热重，咽痛喉痒，鼻塞流涕，或兼见关节红肿，腰膝酸痛，舌红，苔薄黄，脉浮数。

感受风热之邪，肺卫及下焦同时受邪，风热之邪损伤脉络，络伤血泄；风热在表，故见风热表证。

2. 膀胱湿热　尿血鲜红，小便短赤灼热，心烦口渴，或渴不欲饮，面赤口疮，或见大便秘结，舌红，苔黄腻，脉滑数。

湿热内盛，下注膀胱，膀胱湿热内蕴，热伤血络，络伤血泄。

3. 肝肾阴虚　小便短赤带血，血色淡红或鲜红，反复不已，头晕耳鸣，潮热盗汗，虚烦不寐，腰膝酸软，舌红，少苔，脉细数。

素体肝肾阴虚，或久病及肾致肝肾阴虚，阴虚火旺，火灼血络，络伤血泄。

4. 脾肾两虚　久病尿血，血色淡红，反复不愈，或兼见衄血、吐血、便血，面色不华，体倦乏力，头晕气短，黄疸，腰膝酸软，畏寒肢冷，舌淡，苔薄或腻，脉沉细弱。

脾肾亏虚，气血阴精俱虚，统摄向液无权，血不循经，或阴虚及阳，阳不摄阴血从外泄。

5. 瘀血内停　尿血色暗，或伴有血块，少腹刺痛拒按，或可触及积块，午后低热，舌质紫暗有瘀点、瘀斑，脉细涩或沉细。

久病入络，或宿疾癥积，瘀血阻络，络伤血泄。

（三）证候演变

本证初期风热伤络，膀胱湿热内盛，治之尚可向愈，日久阴损者多见肝肾阴虚，或精气俱伤者多见脾肾亏虚之证；瘀血内停可兼见于各种证候，又多见于病之后期，难以速愈。

四、辨证思路

（一）辨证要点

1. 辨病与辨证相结合　应结合现代医学的实验室诊断，明确尿血的病因，包括镜下血尿，同时结合血尿及血液病学相关检查明确本证的病因诊断。

2. 辨虚实寒热　实证多发病急骤，病程较短，出血量多，病因以邪热为主；虚证多起病缓慢，病程较长，尿血色淡，出血量或多或少。由内伤所致，先有正气亏虚之证，继见尿血。热证见血色鲜红，伴有口渴面红，舌红，苔黄，脉滑数；寒证见尿血紫暗，或淡红，伴有头晕耳鸣，腰膝酸软，舌淡，脉细弱。

（二）疑难点

本证病因复杂，后期可见本虚标实，虚实夹杂，五脏俱损，寒热错杂，须细查详辨，否则辨证不明，治之难效。

五、诊断与鉴别诊断

（一）诊断

小便中混有血液或血块，小便呈淡红色、鲜红色或酱油色，部分患者无肉眼血尿；小便常规示镜下血尿阳性，血常规、网织红细胞、出凝血及骨髓检查等，在不同血液病中有相应的阳性发现。

（二）鉴别诊断

需与非血液病所致的尿血相鉴别，可结合 X 线、超声波、肾 CT、相差显微镜，肾穿刺活检，膀胱镜检查以排除诊断。

六、治疗

（1）急则治其标：出血期发病急者应以止血为先，出血量多伴有重度贫血应及时输血。

（2）缓则治其本：出血缓慢者，应针对原发病结合尿血的辨证施治治疗。

急症处理：若为急性溶血、血红蛋白尿，尿呈酱油色，可用 5% 葡萄糖注射液 500ml 中加入地塞米松 10mg 静脉滴注，1 次/d。

（一）风热伤络

1. 证候　分主症、兼症、形证。

主症：起病较急，尿血色鲜红，或兼见衄血。

兼症：见恶寒轻，发热重，咽痛咽痒，或兼见关节红肿。

形证：舌红，苔薄黄，脉浮数。

2. 治法　疏风清热，凉血止血。

3. 方药　银翘散（《温病条辨》）加减。

金银花15g，荆芥10g，连翘15g，豆豉10g，牛蒡子10g，薄荷5g（后下），桔梗10g，鲜芦根30g，小蓟15g，茜草15g，白茅根15g，蒲公英15g，生甘草10g。

备选方：加减葳蕤汤（《通俗伤寒论》）。用于素体阴虚，感受外邪者。

加减：若小便黄赤显著可加清热解毒利湿之品，如蛇莓、木通、泽泻、车前草、苦参、黄柏等；若兼关节红肿者加木瓜、忍冬藤、丝瓜络。

4. 临证事宜　本证见于各种出血性疾病初期或慢性期复加外感者，应以祛邪解表，宁络止血为原则，但应祛邪而不伤正。

（二）膀胱湿热

1. 证候　分主症、兼症、形证。

主症：尿血鲜红。

兼症：小便短赤灼热，或见刺痛，心烦口渴，面赤口疮。

形证：舌红，苔黄腻，脉滑数。

2. 治法　清利湿热，凉血止血。

3. 方药　小蓟饮子（《济生方》）加减。

小蓟30g，生地15g，藕节15g，炒蒲黄15g，栀子10g，木通5g，竹叶10g，当归10g，炙甘草5g，黄柏15g。

备选方：八正散（《和剂局方》）。该方清热泻火，利水通淋，惟凉血止血之力较逊。

加减：若小便灼热刺痛可加蛇莓、蒲公英、苦参、木通、金钱草以清热利湿解毒。

4. 临证事宜　本证治疗中应防利湿伤阴、助热动血。

（三）肝肾阴虚

1. 证候　分主症、兼症、形证。

主症：小便短赤带血，血色淡红或鲜红，反复不已。

兼症：头晕耳鸣，潮热盗汗，虚烦不寐，腰膝酸软。

形证：舌红，少苔，脉细数。

2. 治法　滋阴柔肝，凉血止血。

3. 方药　知柏地黄丸（《医宗金鉴》）加减。

知母10g，黄柏10g，熟地15g，山药15g，山茱萸10g，丹皮10g，茯苓15g，泽泻15g，大、小蓟各15g，白茅根15g。

备选方：一贯煎（《柳州医话》）。本方滋阴疏肝，用于肝肾阴虚，血燥气郁者。

加减：有低热盗汗者加地骨皮、鳖甲、银柴胡；虚烦不寐者加酸枣仁、远志、夜交藤、五味子。

4. 临证事宜　本证见于出血性疾病的后期，阴虚难疗，病多缠绵不愈，尤应兼顾脾胃，防养阴药滋腻碍胃。

（四）脾肾两虚

1. 证候　分主症、兼症、形证。

主症：久病尿血，血色淡红。

兼症：面色不华，乏力气短，黄疸，腰膝酸软。

形证：舌淡胖，苔薄或腻，脉沉细弱。

2. 治法　补益脾肾，摄血止血。

3. 方药　无比山药丸（《备急千金要方》）加减。

熟地 15g，山药 30g，山茱萸 15g，五味子 10g，淮牛膝 15g，菟丝子 15g，杜仲 15g，巴戟天 15g，肉苁蓉 15g，赤石脂 10g，炙甘草 10g。

备选方：附子理中汤（《阎氏小儿方论》）。若以脾肾阳虚为主者选用本方。

加减：若见脾虚气陷，乏力气短，小腹坠胀者可加黄芪、升麻、柴胡健脾益气升阳；若见纳呆食少可加白术、焦三仙以健脾消食。

4. 临证事宜　本证见于各种出血性疾病后期，应在补益脾肾的同时，适当配合调畅肝胃气机之品，以防虚不受补。

（五）瘀血内停

1. 证候　分主症、兼症、形证。

主症：尿血色暗，或伴有血块。

兼症：少腹刺痛拒按，或可触及积块，午后低热。

形证：舌质紫暗有瘀点、瘀斑，脉细涩或沉细。

2. 治法　活血化瘀止血。

3. 方药　血府逐瘀汤（《医林改错》）加减。

桃仁 10g，红花 5g，生地 15g，柴胡 5g，赤芍药 10g，川芎 10g，当归 15g，益母草 15g，鸡血藤 15g，丹参 15g，牛膝 15g，桔梗 5g，生甘草 10g。

备选方：少腹逐瘀汤（《医林改错》）。用于腹部有癥块者。

加减：若见腹部癥块可加莪术、蒲黄、水蛭以活血消癥；若兼见气虚者，加党参、黄芪、茯苓、灵芝以扶正固本。

4. 临证事宜　本证多见血液系统恶性疾病，应中西医结合治疗，同时兼顾扶正与祛邪的关系，防止活血祛邪而伤正。

七、疗效判定标准

（一）治愈

血尿消失，尿常规连续三次阴性。

（二）好转

肉眼血尿转为镜下血尿，原镜下血尿转为尿红细胞数较前减少50%以上。

（三）未愈

肉眼血尿无改变，原镜下血尿，尿红细胞数较前减少低于50%。

八、护理与康复

（一）护理

忌食辛辣、刺激性食物，忌食蚕豆、海味发物；宜卧床休息，出血量多时，应绝对卧床；保持心情舒畅；劳逸结合，适当参加体育锻炼，以增强体质。

（二）康复

针对病因，适当参加体育锻炼，结合原发病因，指导食疗。

九、转归与预后

（一）转归

本证风热伤络、膀胱湿热证，正气未虚，经过适当的治疗与调护，邪热得除，疾病或可痊愈；肝肾阴虚、脾肾亏虚、瘀血内停证候，因正气已虚，病程日久，病势深重，虽经治疗与调护，而难以速效，多致气血俱虚，阴阳失调，甚至亡气亡血，阴阳离决。

（二）预后

本证因原发病的性质不同其转归各不相同。如过敏性紫癜、特发性血小板减少性紫癜、蚕豆病等，经过适当的治疗后，可以获得缓解；而如阵发性睡眠性血红蛋白尿症（PNH）、急性白血病、急性再障，多发性骨髓瘤等则尿血可得改善，但原发病病情未能控制则难以治愈。

十、预防

（一）疾病预防

需积极预防可引起尿血的原发疾病，在疾病的治疗与康复过程中仍应避免可引起原发疾病的所有可能因素。

（二）饮食调摄

忌食辛辣、海腥等刺激性食物，饮食调养，生活起居规律。

结语：本证采用中医或中西医结合治疗，有部分血液病患者如过敏性紫癜、特发性血小板减少性紫癜、再障、PNH可获得缓解，但其复发率较高，因引起尿血的部分原发疾病的病因及发病机制尚未完全明确，尚缺乏根治的方法。

（马　铭）

第八章

妇科病证

第一节 月经过多

月经量较正常明显增多，月经周期、持续时间基本正常者，称月经过多，又称经多、经水过多。常与周期、经期异常同时发生，如先期量多、经期延长合并月经过多，故治疗时应参考有关合并症综合施治。本病可见于有排卵型功能失调性子宫出血病所致的月经过多及子宫肥大等。

月经过多，最早见于金代刘河间《素问病机气宜保命集·妇人胎产论》，以四物汤加黄芩、白术治疗"妇人经水过多"。《丹溪心法》论述月经过多的病机有血热、痰多、血虚，为辨证论治月经过多奠定了基础。明清医家对本病的治疗多有论述，各有见地，丰富了月经过多的诊治理论和经验。《万氏妇人科》从血热立论，强调"经水来太多者，不论肥瘦皆属热也"。《证治准绳·女科》认为病机为虚所致，"经水过多，为虚热，为气虚不能摄血也"。《妇科玉尺》根据肥瘦鉴别寒热，"平日肥壮，不发热者，体虚寒也"，"平日瘦弱，常发热者，由火旺也"。《医宗金鉴·妇科心法要诀》根据经血的质、色、味及带下特点，辨别月经过多的寒热虚实。

一、致病机制

病因有气虚、血热、血瘀、虚寒的不同，主要病机是冲任不固，经血失于制约。气虚则血失统摄；邪热内窜，因而扰动血海，经血妄行；瘀血阻塞胞脉，脉道气机不利，血失常轨，皆可造成经血过多。

二、诊断与鉴别诊断

（一）诊断

主要症状是经量明显增多。月经周期基本正常，持续时间多在 3~7 日内。月经过多作为症状还可见于月经先期、后期、痛经等疾病，应参考有关疾病辨证施治。

如人工流产、放置宫内节育器后最初几个月内，出现月经血量增多者，可按月经过多施治。

（二）鉴别诊断

1. 崩中 经乱无期，出血往往不能自止，崩漏交替。如既往经量正常，突然下血量多如注，不能自止者，则属崩中。

2. 流产 早期自然流产者，尤其是孕后不久面流产，称暗产。其下血量较以往增多，且伴有腹痛，检查可见胚胎组织，血或尿 HCG 测定可资鉴别。

三、因、证、辨、治

以经血量多为主证，其中质清稀、色浅淡多属气虚；质黏稠、色鲜红或紫红多属血热；紫黑有块，伴经行腹痛多属血瘀。经血色紫者，如紫赤色鲜，浓而成片成条者为经血妄行，多因内热；紫而兼黑，色败陈旧，为真气内损，多属虚寒。

治疗原则，在经期血多之际侧重止血，以减少出血量；经后宜辨证治本，或清血中邪热，或化瘀导滞，或健脾益气。总之宜标本兼顾，依病势分清主次，灵活掌握。

1. 气虚证

病因病机：素体虚弱，或思虑不解，或饮食劳倦伤脾，中气不振，脾失统摄，经行不固而量多。

临床证候：经行量多，色淡红，质清稀，伴面色黄白，气短乏力，小腹绵绵作痛，舌淡，苔薄白，脉细弱。

辨证依据：

（1）体弱或有脾胃受伤史。

（2）经血量多，色淡质稀，面色黄白，气短乏力。

（3）舌淡，苔薄白，脉细弱。

治疗原则：补气摄血，养血调经。

方药选用：

（1）举元煎（《景岳全书》）。

人参，黄芪，升麻，白术，炙甘草。

血多如注者，加阿胶、乌贼骨、茜草；心悸者，加珍珠母、酸枣仁；小腹冷痛者，加补骨脂、杜仲、赤石脂。

（2）圣愈汤（《妇科心法要诀》）加升麻、柴胡。

人参，黄芪，当归，川芎，熟地，白芍。

2. 血热证

病因病机：素体阳盛，五志化火；或嗜食辛辣，或感受热邪，热伏血海，扰动胞宫，胞脉不固，经血下而不藏，故血量增多。

临床证候：经血量多，色鲜红或深红，有光泽，质稠，伴心烦口渴，身热面赤，大便干结，小便黄赤或有灼热感，舌红绛，苔黄，脉数。

辨证依据：

（1）阳盛体质，或嗜辛辣，或感受热邪史。

（2）经血量多，色红质稠，身热面赤，心烦口渴。

（3）舌红绛，苔黄，脉数。

治疗原则：清热凉血，止血调经。

方药选用：

（1）保阴煎（《景岳全书》）。

生地，熟地，白芍，山药，续断，黄芩，黄柏，甘草。

大便秘结者，加知母；经血多如注者，加地榆、旱莲草；口燥咽干者，加沙参、麦冬。

（2）芩术四物汤（《医宗金鉴》）。

黄芩，白术，川芎，当归，熟地，白芍。

3．血瘀证

病因病机：肝气郁结，或经行产后，感受外邪，致胞脉气机不畅，瘀血停留，脉络被阻，新血不得循经，故经血量多。

临床证候：经血量多，色紫黑有块，小腹疼痛，肌肤不泽，腰酸腹痛，舌紫暗有瘀点斑点，脉沉涩或沉弦。

辨证依据：

（1）经血量多，色紫黑有块，小腹疼痛。

（2）舌紫暗有瘀斑点，脉涩或弦。

治疗原则：活血化瘀，止血调经。

方药选用：

（1）失笑散（《太平惠民和剂局方》）加血余炭、茜草、益母草、乌贼骨。

蒲黄，五灵脂。

（2）桃红四物汤（《医宗金鉴》）。

桃仁，红花，川芎，当归，白芍，熟地。

4．虚寒证

病因病机：经行产后，胞脉空虚，风寒侵袭胞门子户，日久不去，气机被阻，寒凝血结，血不循经；或肾阳不足，寒从中生，阳气不布，则小腹冷痛，闭藏无权，则经血量多。

临床证候：经行量多，色淡红或暗黑，可夹有血块，腰骶酸冷，小腹冷痛，平时带下清稀，舌淡，苔薄白，脉沉细迟。

辨证依据：

（1）有感寒或有肾阳虚病史。

（2）经血量多，色暗黑，有血块。

（3）腰酸冷痛，小腹不温而冷痛。

（4）舌淡，苔薄白，脉沉迟。

治疗原则：温经摄血调经。

方药选用：

（1）温经汤（《金匮要略》）。

当归，川芎，白芍，甘草，人参，桂枝，吴茱萸，丹皮，阿胶，半夏，麦冬，生姜。

（2）人参养血丸（《济阴纲目》）加艾叶炭、炮姜。

熟地，乌梅，当归，人参，川芎，赤芍，炒菖蒲。

（李小燕）

第二节　月经过少

经行血量明显减少，或点滴即净，经行持续时间不足 3 日，称月经过少，又称经水少、经水涩少、经行微少、经量过少、经少等。临床可见于幼稚子宫、子宫发育不良、子宫内膜结核、宫腔粘连等。

月经过少，周期一般正常，但可与月经后期、先期、先后不定期并见。

月经过少，早见于王叔和《脉经》，认为"经水少"的病机为"亡其津液"。宋代《史载之方·诊室女妇人诸脉》认为"肺脉浮，主妇人血热，经候行少"。金代刘完素《素问病机气宜保命集·妇人胎产论》以"四物四两加熟地、当归各一两"，治妇人"经水少而血色和者"。明代《万氏妇人科》结合体质辨虚实，提出"瘦人经水来少者，责其血虚少也，四物人参汤主之"；"肥人经水来少者，责其痰碍经髓也，用二陈加芎归汤主之"。《医学入门·妇人门》认为："内寒血涩可致经水来少，治以四物汤加桃仁、红花、丹皮、葵花。"

从上述历代医家所论，可见月经过少的病机包括阴血不足、血热、血寒、血涩、痰饮等。

一、致病机制

病机有虚、实之异。虚者多由肾气未盛或亏损，营血不足，阴津匮乏，源竭而血海难满；实者多由气滞、寒冷或痰饮，闭塞脉道，胞脉不畅，血不灌胞，而经血量少。

二、诊断与鉴别诊断

（一）诊断

以月经量明显减少为主要特征，甚或点滴即净，持续时间长短不定。

（二）鉴别诊断

激经：指受孕早期，月经仍按月来潮，经血量较未孕前明显减少，且多伴有早孕反应。尿妊娠试验或子宫 B 超检查有助于鉴别。

三、因、证、辨、治

宜结合病史、全身证候及经期兼症，经血色、质综合辨别。如初潮后，经血量一直较少，不孕，即或无其他兼症，也多属肾虚；经行少腹疼痛拒按，多属血瘀；肥胖之妇，经血少而带下量多，多属痰湿；如久病损伤，身体虚弱，多属血虚。治法以虚者濡养精血，健脾益肾；实者宜攻宜通，疏导气机，以畅血行，辅以补气养血，不可蛮攻，以免损伤正气，由实转虚。

1. 肾虚证

病因病机：先天禀赋不足，肾气不充；或后天房劳、产伤，损及肾元，天癸不充，精血耗损，血海不盈，以致经行量少。

临床证候：经血量少，质薄，腰骶酸冷，小腹凉，夜尿多，或外阴发育差，宫体小，月经初潮迟，舌体瘦薄色淡红，苔薄白，脉沉细缓。

辨证依据：

（1）有初潮迟，或有房劳、产伤史。

（2）经血量少，腰酸冷痛，子宫发育不良。

（3）舌淡红，苔薄白，脉沉细。

治疗原则：补肾益精，养血调经。

方药选用：

（1）归肾丸（方见月经先期）。

（2）乌鸡白凤丸（《中华人民共和国药典》）。

2. 血虚证

病因病机：大病久病，堕胎多产，数伤营血；或饮食劳倦伤脾，化源不足，血海不满，以致经量过少。

临床证候：经血量少，或由常量而逐渐减少，甚或点滴即净，色淡红，质清稀无块，经行小腹绵绵作痛，面色萎黄，头晕眼花，心悸气短，爪甲苍白无华，舌淡，苔白薄，脉细弱无力。

辨证依据：

（1）久病大病或有亡血伤精史。

（2）经血量少，色淡质稀。

（3）面色萎黄，爪甲苍白无华，心悸气短。

（4）舌淡，脉细弱无力。

治疗原则：补气养血调经。

方药选用：

（1）滋血汤（《证治准绳》）。

人参，黄芪，茯苓，山药，当归，川芎，熟地，白芍。

（2）圣愈汤（方见月经过多）加卷柏、牛膝。

3. 血寒证

病因病机：经行产后摄生不慎，寒邪入侵；或阳虚生寒，寒客胞中与血搏结，气血运行受阻，以致经行不畅而涩少。

临床证候：经血量少，色暗红，排出不畅，形寒怕冷，小腹冷痛，得热痛减，小便清长，舌暗淡，苔白，脉沉紧。

辨证依据：

（1）有感寒或阳虚病史。

（2）经血量少，色暗红。

（3）形寒怕冷，小腹冷痛，小便清长。

（4）舌暗淡，脉沉紧。

治疗原则：温经散寒，活血通经。

方药选用：

（1）艾附暖宫丸（《沈氏尊生书》）。

香附，艾叶，当归，黄芪，吴茱萸，川芎，白芍，地黄，官桂，续断。

（2）温经定痛汤（《中医妇科治疗学》）。

当归，川芎，延胡索，红花，桂枝，莪术，乌药。

4. 气滞血瘀

病因病机：情志所伤，气机郁滞，气滞则血滞；或产后（包括人流、自然流产）瘀血内停，或经期感寒，寒邪客于冲任，血为寒凝，血行不畅，而量少涩滞。

临床证候：经血量少，下而不畅，色暗红，夹有血块，胸胁满闷，小腹胀痛或阵痛，舌紫暗有瘀斑瘀点，脉沉弦涩。

辨证依据：

（1）有肝郁或流产史。

（2）经血量少，色暗红，夹有血块。

（3）胸胁满闷，小腹胀痛。

（4）舌紫暗有瘀斑点，脉弦涩。

治疗原则：理气化瘀，活血调经。

方药选用：

（1）柴胡疏肝散（《景岳全书》）加当归、桃仁、红花。

柴胡，枳壳，香附，川芎，白芍，甘草，陈皮。

（2）牛膝散（《济阴纲目》）。

牛膝，瞿麦，当归，通草，滑石，葵子。

5. 痰湿阻滞证

病因病机：脾气不健，水谷不为营血，湿气不化，聚液成痰，痰饮阻滞于冲任，血不畅行，致经量减少。

临床证候：经行量少，混杂黏液，色淡质稀或黏稠，形体肥胖，毛发浓密，倦怠乏力，胸脘满闷，纳食不馨，四肢肿胀，舌胖边有齿痕，苔白滑或白腻，脉弦滑。

辨证依据：

（1）经血量少，质稀。

（2）体胖，困倦乏力，胸中满闷。

（3）舌胖边有齿痕，脉弦滑。

治疗原则：健脾化痰，养血调经。

方药选用：

（1）二陈加芎归汤（《万氏妇人科》）。

陈皮，白茯苓，当归，川芎，香附，枳壳，半夏，甘草，滑石。

（2）丹溪治湿痰方（《丹溪心法》）。

苍术，白术，半夏，茯苓，滑石，香附，川芎，当归。

四、转归与预后

月经过少、后期、稀发者，调治失误或不及时，可转为闭经、不孕症。服用避孕药期间经血量过少者，停药后多可恢复正常。因贫血等原因所致者，治愈原发病后，经血量也可逐渐恢复正常。

（焦素杰）

第三节　经期延长

月经周期基本正常，经行持续时间达 7 日以上，甚至淋漓半月始净者，称经期延长，又称月水不断、月水不绝、经事延长。

有关经期延长的记载，《诸病源候论》称"月水不断"，病机为"劳伤经脉，冲任之气虚损，故不能制其经血"。《妇人大全良方·调经门》认为"凡月水不止而合阴阳"以及"寒热邪气客于胞中，滞于血海"，皆可致经期延长。治疗以补为主，《校注妇人良方》认为"调养元气，病邪自愈，攻其邪则元气反伤"。清代肖赓六《女科经纶》指出本病有内伤不足，外感有余，然"有余不足当参以人之强弱也"。

一、致病机制

由于外感内伤，脏腑经脉气血功能失调，阳气不足，冲任不能约制经血；热邪内扰血海，血热沸腾不宁；或瘀血阻滞胞宫脉络，瘀血不去，新血难安，皆可导致经行延长。

二、诊断与鉴别诊断

（一）诊断

以经行时间超过 7 日，甚至淋漓不净达半月之久为主症。周期基本正常，血量正常或增多。

（二）鉴别诊断

1. 漏下　周期紊乱，持续时间无规律，往往出血时间超过半月以上，甚至数月淋漓不净，常与崩交替出现。

2. 赤带　月经持续时间正常，经净后流出似血非血的赤色带下，自觉阴中灼热，检查可见阴道或宫颈充血、糜烂。

三、因、证、辨、治

辨证须根据经血量、色、质的不同，结合全身兼症及体征综合分析。如经血量多，色淡，质清稀，多属气虚或脾肾阳虚；经血量少，质稠，色鲜红或暗红，多属虚热。如色暗如败酱夹杂黏液，阴中灼热，多为湿热；血块多而色黑，多为瘀血。

月经期的治疗重在止血，分别以清热、利湿、补气、化瘀等随证施治。

1. 气虚证

病因病机：素体脾虚气弱，或劳倦过度伤脾，气虚失于统摄，冲任虚损不能约制经血，以致经期延长。

临床证候：经行逾期 7 日不止，每月反复，经血色淡，质清稀，疲乏倦怠，肢软无力，动则头晕眼花汗多，腹满食少，舌淡，苔薄白，脉细弱。

辨证依据：

（1）月经持续 7 日以上，经血色淡，质稀。

（2）倦怠乏力，腹满食少。

（3）舌淡，脉细弱。

治疗原则：补气固冲，止血调经。

方药选用：

（1）归脾汤（方见月经先期）加乌贼骨、茜草、棕榈炭。

（2）举元煎（方见月经过多）加艾叶炭、炮姜炭、茜草、乌贼骨。

2. 脾肾阳虚证

病因病机：饮食劳伤，房事不节，经行产后失于调养，伤及脾肾，脾肾阳气不充，血海失摄，则血行延长。

临床证候：经行延长7～10余日，兼下腹冷痛，神疲体倦，气短懒言，食少纳呆，腰膝酸冷，大便溏，小便频，舌淡胖，脉沉细或沉缓。

辨证依据：

（1）经行延长。

（2）腰膝酸冷，小腹冷痛，体倦气短。

（3）舌淡胖，脉沉细缓。

治疗原则：健脾补肾，温经止血。

方药选用：

（1）禹余粮丸（《妇人大全良方》）。

禹余粮，鹿角胶，紫石英，续断，赤石脂，熟地，川芎，干姜，黄芪，艾叶，柏叶，当归，人参，白茯苓。

腰冷痛者，加杜仲、菟丝子；小便频者，加益智仁、桑螵蛸；气短者，加黄芪；浮肿便溏者，加泽泻。

（2）健固汤（《傅青主女科》）加补骨脂、乌贼骨。

人参，白术，茯苓，巴戟天，薏苡仁。

3. 阴虚内热证

病因病机：素体阴虚，或多产房劳，或久病耗血伤阴，阴虚内热，热伏冲任，扰动血海，血海不宁，致经期延长。

临床证候：经行持续时间延长，量不多，色鲜红或暗红，质稠，形体消瘦，颧红，潮热心烦，咽干口燥，舌红而干，少苔或无苔，脉细数。

辨证依据：

（1）素体阴虚，或有伤精亡血史。

（2）经期延长，量少，色鲜红或暗红。

（3）心烦潮热，咽干口燥，舌红，苔少，脉细数。

治疗原则：滋阴清热，调经止血。

方药选用：

（1）固经丸（《医学入门》）加生地、旱莲草。

黄柏，龟板，白芍，黄芩，樗根皮，香附。

潮热者，加地骨皮；口渴者，加麦冬；经血多者，加地榆。

（2）保阴煎（方见月经过多）。

4. 湿热蕴结证

病因病机：经产之际，胞室空虚，疏于调护，湿热之邪乘虚而入，滞于冲任，扰动血海，血海不宁，以致经行延长。

临床证候：经血淋漓，多日不净，色暗如酱，经血与黏液混杂，气味秽臭，身热起伏，腰腹胀痛，疲乏懒言，平时带下量多，色黄，臭秽，舌胖色红，苔黄腻，脉濡数。

辨证依据：

（1）经行延长，混杂黏液，色如败酱。

（2）身热不扬，腰脚重，腹胀痛，带下量多，色黄臭秽。

（3）舌胖色红，苔黄腻，脉濡数。

治疗原则：清热利湿，止血调经。

方药选用：

（1）四妙散（《成方便读》）加败酱草、地榆、茵陈、银花藤。

苍术，黄柏，薏苡仁，牛膝。

（2）大分清饮（《景岳全书》）加乌贼骨。

茯苓，泽泻，木通，猪苓，栀子，枳壳，车前。

5. 气滞血瘀证

病因病机：情志抑郁，肝气不舒，气郁血滞，郁而成瘀；或经期产后，情志不舒，气结血滞，脉络壅阻，瘀血不去，新血难安，以致经期延长。

临床证候：经期延长，色暗有块，伴小腹疼痛拒按，面色暗，唇舌紫暗有瘀斑，脉沉弦或沉涩。

辨证依据：

（1）有气滞血瘀或感邪病史。

（2）经期延长，色暗，块多。

（3）小腹痛，腰骶痛。

（4）舌紫暗有瘀斑，脉涩。

治疗原则：活血化瘀，止血调经。

方药选用：桃红四物汤（《医宗金鉴》）。

桃仁，红花，川芎，当归，白芍，熟地。

腹痛不止，加失笑散；经血量多，加茜草、乌贼骨、牡蛎；经血量少淋漓，佐以清补，加旱莲草、蒲黄；经行初量少，侧重于温补调经，加艾叶、香附炭、益母草。

四、预防与调护

（1）改善生活环境，调节精神生活，使精神舒畅愉快，心情平和，则经候如常。

（2）饮食有节，不可恣食生冷，行经期尤宜谨慎。血热经量多者忌食辛辣刺激之物。

（3）避免劳倦过度，损伤气血，避免房劳多产，耗损肾气。

（4）月经量过多，腹痛较重者应卧床休息。形寒腹凉者用热水袋热敷。

（焦素杰）

第四节　多囊卵巢综合征

一、概述

多囊卵巢综合征（PCOS）是育龄期女性常见的生殖内分泌紊乱性疾病，患病率占育龄期女性的5%～10%，占不排卵性不孕症的50%～70%。PCOS病因尚不完全清楚，以慢性无排卵和高雄激素血症为主要特征，涉及月经失调、不孕、肥胖、多毛、痤疮等诸多方面。其并发症多，除易并发子宫内膜癌之外，常伴有随年龄增长而呈现日益明显的胰岛素抵抗、代谢综合征、高血压及心血管疾病，严重危害患者的健康。

中医学无此病名，根据其临床表现，一般认为本病包涵于中医学"月经后期"、"闭经"、"崩漏"、"不孕症"等病名之内。其病因复杂，发病与肝、脾、肾三脏功能失调及痰湿、血瘀有关，目前趋于一致的认识是：肾虚是PCOS的本质证候。常见的证候有肾虚肝郁证、肝肾阴虚证、脾虚痰湿证。

二、治疗要点

（一）诊断依据

1. 临床表现

（1）月经失调：多表现为月经稀发，月经量少渐至闭经或月经量多，或崩漏与闭经相间出现。

（2）不孕：婚后伴有不孕，多由排卵异常所致，多数患者持续不排卵，少数稀发排卵或黄体功能不足，妊娠后易于流产。

（3）多毛：患者面部或躯体表面可出现不同程度的多毛，发生率可高达70%，多分布于上唇、下颌、乳晕周围与脐下正中线等，毛通常较粗硬、长，但亦有呈现细、短型。

（4）痤疮：多发生于面部如额、双颊、鼻、下颌及胸部、背部等部位，最初表现为粉刺，逐渐发展为丘疹、脓疱、结节、囊肿与瘢痕等。

（5）肥胖：发生率约73%，体重指数 $> 25\text{kg/m}^2$ 或 $>$ 标准体重 ［身高（cm）－105］（kg）的20%即可诊为肥胖。但患者脂肪分布及体态并无特异性。

（6）黑棘皮症：常在阴唇、颈背部、腋下、乳房下和腹股沟等处皮肤出现灰褐色色素沉着，呈对称性，皮肤增厚，轻抚软如天鹅绒。

2. 辅助检查

（1）女性激素六项测定：于月经周期2～4天或闭经3个月以上抽血检查。患者常见睾酮增高，雌二醇常接近正常值低值或低于正常值水平，黄体生成激素（LH）升高，常达卵泡中期水平，卵泡刺激素（FSH）低，LH/FSH＞2。部分患者睾酮和LH也可以正常。

（2）空腹血糖、空腹胰岛素测定：患者空腹血糖常正常，空腹胰岛素正常或升高。

（3）B超：在早卵泡期（月经规律者）或无优势卵泡状态下行阴道超声（无性生活史的经直肠行超声检查）检查，患者卵巢常见多囊样变。

3. 诊断标准　采用2003年5月欧洲人类生殖和胚胎学会和美国生殖医学会提出的诊断标准（ESHRE/ASRM标准）。

（1）无排卵性月经失调或稀发排卵。

（2）临床和（或）生化有高雄激素表现。

（3）B超检查存在多囊卵巢［卵巢内可见大于12个2～9mm直径的卵泡和（或）卵巢］容积增大，L＞10ml。

同时具备上述异常表现中2项并排除其他高雄激素病因（先天性肾上腺皮质增生、柯兴综合征、分泌雄激素肿瘤等）者可诊断为PCOS。

（1）稀发排卵或无排卵判断标准：初潮2～3年不能建立规律月经；闭经（停经时间超过3个以往月经周期或≥6个月）；月经稀发，即周期≥35天及每年≥3个月不排卵者（WHO Ⅱ类无排卵）。

基础体温、B超监测排卵、月经后半期孕酮测定等方法有助于判断是否有排卵。

（2）高雄激素的判断标准：

1）高雄激素的临床表现：复发性痤疮，常位于额、双颊、鼻及下颌等部位。多毛：上唇、下颌、乳晕周围、下腹正中线等部位出现粗硬毛发。

2）高雄激素生化指标：总睾酮、游离睾酮指数［游离雄激素指数（FAI＝总睾酮/SHBG浓度×100％）］或游离睾酮高于实验室参考正常值。

（3）多囊卵巢的判断标准：一侧或双侧卵巢直径2～9mm的卵泡≥12个和（或）卵巢体积≥10ml［卵巢体积（ml）＝0.5×长（cm）×宽（cm）×厚（cm）］。

4. 鉴别诊断

（1）垂体病变：如泌乳素水平升高明显，应排除垂体瘤，20％～35％的多囊卵巢综合征患者可有泌乳素轻度升高。

（2）卵巢早衰和中枢性闭经：如存在稀发排卵或无排卵，应测定促卵泡激素（FSH）和雌激素（E₂）及水平甲状腺功能，排除卵巢早衰和中枢性闭经和甲状腺功能低下所致月经稀发。

（3）引起高雄激素的其他疾病：肾上腺皮质增生、柯兴综合征、分泌雄激素的卵巢肿瘤等。

（二）辨证要点

1. 肾虚肝郁证　月经稀发，或闭经，或阴道不规则流血、量时多时少，经行不畅，或有血块，或淋漓不净，伴结婚多年不孕，腰酸腿软，性急易怒，面部痤疮，或胸闷，善叹息，舌质暗红，舌边有齿痕，舌苔薄白或白厚，脉沉细弦。

2. 肝肾阴虚证　月经稀发，或闭经，伴腰酸腿软，足跟痛，头晕耳鸣，双目干涩，口燥咽干，舌质红，苔薄白，脉沉细。

3. 脾虚痰湿证　月经稀发或闭经，伴形体肥胖，脘腹痞满，食欲不振，大便溏黏，舌质淡，苔白腻，脉沉滑。

（三）治疗常规

1. 中医辨证治疗　PCOS的根本病机是肾虚，肝郁、脾虚痰湿是PCOS的产生重要病机。其中肾虚为本，涉及肝、脾、肾三脏功能失调。故补肾、调肝、健脾化痰为本病的治疗法则。

（1）肾虚肝郁证

治法：补肾调肝，佐健脾活血。

方药：多囊饮加减。

柴胡 10g，当归 10g，白芍 10g，炒白术 16g，茯苓 12g，泽兰 9g，益母草 15g，菟丝子 30g，仙灵脾 30g，巴戟天 20g，紫河车 15g。

（2）肝肾阴虚证

治法：滋补肝肾，佐活血。

方药：六味地黄丸加减。

熟地黄 30g，砂仁 8g，山药 30g，山萸肉 20g，牡丹皮 9g，当归 10g，白芍 10g，泽兰 9g，益母草 15g，菟丝子 30g，仙灵脾 30g，紫河车 15g。

（3）脾虚痰湿证

治法：健脾祛湿。

方药：苍附导痰汤加减。

苍术 15g，炒白术 15g，茯苓 12g，生薏苡仁 30g，车前子 10g，清半夏 9g，陈皮 10g，泽兰 9g，益母草 15g，香附 15g。

（4）随症加减：伴腰酸，加川断、生杜仲；伴乳房胀痛，加香附、橘叶；经前加桑寄生、川牛膝；伴痤疮，加凌霄花；雄激素偏高，加龙胆草；伴偏头痛，或巅顶胀痛，加川芎、蔓荆子；伴头晕，加川芎、白蒺藜。

2. 西医治疗

（1）调整月经周期：可以选用各种短效口服避孕药和孕激素。短效口服避孕药如去氧孕烯炔雌醇片，于自然月经或撤退出血的第 1~5 天开始服用，每日 1 片，连续服用 21 日，停药约 5 天开始撤退性出血，撤退出血第 5 天重新开始用药，或停药 7 天后重复应用，至少服用 3~6 个月，可重复使用。孕激素可于月经周期后半期应用，如黄体酮胶丸 200mg/d，或地屈孕酮 10~20mg/d，每月 10 天，至少每 2 个月撤退出血 1 次。

（2）高雄激素的治疗：可以选用各种短效口服避孕药，首选复方醋酸环丙孕酮，常用药为炔雌醇环丙孕酮片 -35，痤疮治疗 3 个月，多毛治疗 6 个月，但停药后高雄激素症状将恢复。

（3）胰岛素抵抗的治疗：适用于肥胖或有胰岛素抵抗的患者，首选二甲双胍，每次 500mg，每日 2 次或 3 次，每 3~6 个月复诊，了解月经和排卵恢复情况、有无不良反应，复查血胰岛素，如果月经不恢复，仍需加用孕激素调经。

（4）促排卵治疗：一线促排卵药为枸橼酸氯米芬，从自然月经或撤退出血的第 5 天开始，50mg/d，共 5 日。如无排卵则每周期增加 50mg/d 直至 150mg/d。若枸橼酸氯米芬抵抗者，可选用促性腺激素——人绝经期促性腺激素、高纯度 FSH 和基因重组 FSH 治疗，有低剂量少量递增的 FSH 方案和逐渐递减的方案。

（5）腹腔镜下卵巢打孔术：适用于枸橼酸氯米芬抵抗或因其他疾病需腹腔镜检查盆腔或随诊条件差，不能做促性腺激素治疗监测的患者，但该疗法可能存在治疗无效、盆腔粘连、卵巢功能低下等问题。

（6）试管婴儿：适用于以上方法促排卵失败的患者，但存在获得卵子质量不佳、成功率低、卵巢过度刺激综合征发生率高等问题。

三、疗效评定

（1）治愈：月经基本正常，连续 3 次以上出现排卵，不孕患者妊娠。

（2）显效：月经基本正常（功血患者月经周期，经量基本正常，经期在 10 天以内，闭经患者月经周期在 40 天以内），出现排卵。

（3）有效：月经情况改善，但无排卵。

（4）无效：治疗后月经情况无明显变化，无排卵。

四、中医诊疗进展

中医学虽无多囊卵巢综合征病名，但是根据其临床症状，运用中医辨证与辨病结合的方法进行本病的治疗，取得一定的临床疗效，目前的主要治疗方法有专方专法治疗、中药辨证施治法和中药人工周期疗法。辨证施治法主要有补肾法、补肾活血法、补肾化痰法、燥湿化痰法、温肾健脾法、疏肝清热法等；中药人工周期法主要根据月经周期的 4 个阶段以补肾 - 活血化瘀 - 补肾 - 活血调经顺序周期性选方用药。侯璟玟等以"天癸方"治疗，药物组成：知母、龟板、麦冬、黄精、当归、补骨脂、石菖蒲、虎杖、马鞭草、仙灵脾、生地黄、桃仁等，对照组口服二甲双胍，均用药 12 周，治疗后天癸方组血清 INS 水平、WHR、BMI 均降低，$logT/E_2$ 降低明显，10 例患者中 6 例恢复规律月经伴双相型基础体温，二甲双胍组血 INS 水平、$logT/E_2$ 降低，而 WHR、BMI 无明显变化，12 例患者 4 例恢复规律月经 2 例伴双相型基础体温（BBT）。结论：天癸方具有调节卵巢功能和改善 IR 的双重功能，可有效改善黑棘皮症症状，使肥胖患者减轻体重，WHR 降低，促排卵效果优于二甲双胍，而二甲双胍降 INS 效果更显著。卢兴宏等以补肾为主的中药人工周期治疗 34 例 PCOS 患者，月经后期，治以固肾填精养血为主，处方：熟地黄、茯苓、山药、山茱萸、淫羊藿、女贞子各 15g、泽泻 10g、菟丝子 30g、甘草 5g。排卵前期，治以补肾活血祛瘀为主，上方去女贞子，加丹参 15g、泽兰 10g、香附 10g。排卵后期，治以补肾益气养血为主，处方：杜仲、川续断、桑寄生、茯苓、山药、山茱萸、桑椹、党参各 I5g，何首乌 20g、淫羊藿、白术各 10g、菟丝子 30g、甘草 5g。月经前期，治以疏肝活血通经为主。处方：柴胡、枳实、当归、香附各 10g，白芍、茯苓、郁金、王不留行各 15g，牛膝 10g、益母草 20g、甘草 5g。对照组 34 例口服炔雌醇环丙孕酮片 -35，均连续治疗 3 个月经周期。中药组、对照组治疗前后 LH、T、PRL、FSH/LH 等指标降低均有统计学意义（P < 0.05），中药组与炔雌醇环丙孕酮片 -35 组相比疗效相似。而停药 1 个月后中药组自发排卵例数及卵巢形态正常例数显著高于炔雌醇环丙孕酮片 -35 组（P < 0.05）。

中医学认为肝、脾、肾三脏与女性月经、生殖生理密切相关。"肾主生殖"，"经水出诸肾"，肾气不足，肾精不充，无以化生阴血，则见月经后期、闭经。肝藏血，主疏泄，女子以肝为先天，《临证指南医案》中指出："肝气厥逆，冲任皆病"，"血海者冲脉也，男子藏精，女子系胞，不孕、经不调，冲脉病也"。肝失疏泄，冲任气血失调，血海不能按时满溢，而致月经后期、闭经、不孕等临床表现。脾主运化水湿，"诸湿肿满皆属于脾"、"脾为生痰之源"，饮食劳倦或忧思伤脾，或肝郁克脾，脾虚运化失常，水湿内停，湿聚成痰。《万氏女科》云："痰涎壅滞，血海之波不流，故有过期而经始行或数月而经一行"，痰湿作为病理产物，又可成为新的病因，阻遏气机，影响其他脏腑的功能及气血运行而导致月经的异常。痰湿壅盛，膏脂充溢，则见形体肥胖。因此我们认为：肾虚是 P - COS 的致病之本，肝郁、脾虚痰湿是 PCOS 的重要病机，其病机复杂，常数种病因病机同时并存，相互错杂，加重了治疗的难度，因此审证求因、辨证论治则尤为重要。治疗上注重肝、脾、肾三脏的治疗，但要各有侧重，只有辨证准确，方能适应其病因病机的变化。

情志因素在 PCOS 发病中起到重要作用。肝藏血，主疏泄。女子月经与冲任二脉的充盛通利有关。足厥阴肝经与冲任二脉相互沟通，肝之疏泄功能的正常，气机调畅，冲任气血流通方能使月经正常。通过观察临床就诊的 PCOS 患者，我们发现其发病前常有学习、工作或生活上的压力增加，这与王玉蓉等对 PCOS 患者发病诱因进行调查得出的结论相符合。另一方面，由于肥胖、多毛、月经异常、不孕等临床表现，常会使患者有心理压力及来自家庭、社会的压力。"气血冲和，万病不生；一有佛郁，诸病生焉"，这些情志方面的原因在 PCOS 的发生和发展过程中影响气机，耗伤气血，导致肝之疏泄功能的异常。肝气郁结，气滞血瘀，气血运行失常，冲任气血失调，出现闭经、月经后期、不孕等临床表现。治疗宜根据具体情况以疏肝、柔肝、养肝。

（焦素杰）

第五节　流产

一、概述

妊娠不足 28 周、胎儿体重不足 1000g 而终止者称流产。近年来国外学者将连续 3 次或 3 次以上的自然流产称为复发性流产，等同于习惯性流产。临床妊娠中 10%～15% 以流产告终，复发性流产理论上的风险为 0.34%，发生率 1%～3%，其中 50%～70% 找不到明确的原因。对于年龄大于 35 岁，既往有不孕症的妇女，当出现 2 次自然流产时即应加以重视。我国 1988—1997 年自然流产率为 4.26%，该自然流产率虽低于西方国家（8%～17%），但呈明显的逐年上升趋势。流产的相关因素包括遗传、解剖、感染、内分泌及免疫等方面的异常。根据流产发展的不同阶段，分为先兆流产、难免流产、不全流产和完全流产。本节仅涉及先兆流产内容。

西医学的流产属于中医学"胎漏"、"胎动不安"的范畴。其病因复杂，主要有肾气亏损，冲任不固；气血虚弱，冲任不足；外感邪热，内伤七情，扰乱冲任。其病机与肾、脾、肝三脏病变有关。其中肾气亏损、气血虚弱是发病关键。临床上，"胎漏"以妊娠期阴道少量出血而无腰酸腹痛为特征；"胎动不安"以妊娠期出现腰酸腹痛、胎动下坠，有或无阴道出血为特征。表现为肾气亏损、气血虚弱、血热伤胎、外伤及癥瘕伤胎。

二、诊疗要点

（一）诊断依据

1. 临床表现　先兆流产的临床表现可分为两个方面：临床症状、妇科检查体征。

（1）临床表现：流产发生在妊娠 12 周以内者，开始时绒毛与蜕膜脱离，血窦开放，即开始出血；晚期流产时，胎盘形成，胚胎分离，刺激子宫收缩，出现阵发性下腹痛或腰背痛。

（2）体征：观察患者全身情况，看无贫血，并测量体温、血压及脉搏。妇科检查宫颈口未开，胎膜未破，妊娠产物未排出，子宫大小与停经周数相符，有希望继续妊娠。

2. 辅助检查

（1）B 超显像：根据妊娠囊的形态、有无胎心反射及胎动，确定胚胎或胎儿是否存活，以指导治疗。

（2）妊娠试验：为了解流产的预后，多选用放射免疫法或酶联免疫吸附试验，进行HCG定量测定。

（3）其他激素测定：主要是血孕酮测定，帮助判断先兆流产的预后。

3. 诊断标准

（1）中医诊断标准：根据《中医妇科学》制定，妊娠期间出现少量阴道流血，时下时止而无明显的腰酸腹痛者，可诊断为胎漏；妊娠期间出现腰酸、腹痛、下腹坠胀，或伴有少量阴道流血者，可诊断为胎动不安。

（2）西医诊断标准：根据《中华妇产科学（临床版）》流产是指妊娠不足28周、胎儿体重不足1000g，胚胎或胎儿因某种原因（非人工方法）自动脱离母体并排出而无生命现象的妊娠终止，不包括人工流产和异位妊娠。根据流产发展的不同阶段，分为先兆流产、难免流产、不全流产和完全流产。此外，流产有3种特殊情况，包括稽留流产、习惯性流产或复发性自然流产、流产感染。

4. 鉴别诊断

（1）先兆流产可与难免流产、不全流产相鉴别：三者均可有阴道出血及腹痛，但先兆流产往往阴道出血量少，腹痛轻或无，未见组织物排出，宫颈口闭合；而后两者往往阴道出血较多，伴有腹痛加剧，可见部分或整体组织物排出，宫颈口扩张或有组织物堵塞。

（2）与异位妊娠鉴别：均有停经史、阴道流血及腹痛。而后者多一侧腹部隐痛或呈撕裂样剧痛，妇检多可触及胀大的输卵管或后穹窿饱满触痛感及宫颈举痛。后穹窿穿刺和B超检查可协助明确诊断。

（二）辨证要点

1. 肾气亏损型　妊娠期阴道少量出血，色暗淡质稀，或腰酸腹痛，胎动下坠，伴有头晕耳鸣，两膝酸软，小便频数，舌淡，苔白，脉沉细而滑。

2. 气血虚弱型　妊娠期阴道少量出血，色淡质稀，或腰酸腹痛，小腹空坠，伴有精神倦怠，气短懒言，心悸失眠，面色萎黄，舌淡，苔薄，脉细滑。

3. 血热型　妊娠期阴道少量出血，色深红或鲜红，或腰酸腹痛，胎动下坠，伴有心烦少寐，口渴喜冷饮，便秘溲赤，舌红，苔黄，脉滑数。

（三）治疗常规

1. 辨证治疗

（1）肾气亏损型：

治法：补肾固冲安胎。

方药：寿胎丸加减。

菟丝子20g，桑寄生20g，续断30g，阿胶10g，杜仲10g，山药20g，女贞子15g，旱莲草15g。

加减：若兼有脾气虚者，加党参10g、茯苓10g、炒白术10g、炙甘草3g。

（2）气血虚弱型

治法：益气养血安胎。

方药：泰山磐石散加减。

党参 20g，黄芪 30g，当归 6g，续断 30g，黄芩 9g，川芎 6g，白芍 10g，熟地黄 20g，白术 15g，炙甘草 6g。

2. 西医治疗　一般发生先兆流产症状的患者，应卧床休息，禁忌性生活。解释和适当的心理支持很重要。强烈推荐健康的生活方式，避免引用咖啡因、酒精，戒烟。肥胖者应进行体重控制，可以降低流产的风险。

根据导致流产的相关因素选择合适的治疗方法。治疗过程中，症状不见缓解反而加重，提示可能胚胎发育异常者，应给予相应处理，包括终止妊娠。

（1）染色体异常：接受供卵或供精是惟一的病因学治疗方法。

（2）生殖道解剖结构异常：包括子宫异常（如子宫纵隔、子宫黏膜下肌瘤）和宫颈功能不全，可采用宫腔镜下子宫纵隔及黏膜下肌瘤切除术和宫颈环扎术。

（3）内分泌异常：

1）多囊卵巢综合征、高泌乳素血症、甲状腺功能异常或糖尿病患者等均应在孕前进行相应的治疗，调整体内内分泌状态，并于孕早期加用孕激素进行黄体支持。

2）黄体功能不全：常源于卵泡的生长异常，因此可采用氯米芬或促性腺激素促排卵，HCG 诱发排卵并进行黄体期支持，可使用黄体酮 20mg 每日肌肉注射和（或）HCG 2000U，隔日肌内注射至孕 10~12 周左右。

（4）感染因素：孕前应根据不同的感染原，如衣原体感染、弓形虫感染、巨细胞病毒感染、细菌性阴道病感染等，进行相应的抗感染治疗。应注意妊娠期间用药不当对胚胎的不良影响。

（5）自身免疫因素：主要采用阿司匹林、肝素、肾上腺皮质激素等治疗，自妊娠前 3 个月用药直至妊娠结束。应注意孕早期用药对胎儿的致畸作用。

三、疗效评定

依据《中药新药临床研究指导原则》疗，疗效判定标准如下。

1. 痊愈　治疗后 5 日内阴道出血停止，小腹疼痛及腰酸胀痛等症状消失。B 超检查子宫大小、胚胎发育与孕周相符，BBT 保持高温曲线。孕 12 周时胎儿发育正常。

2. 显效　治疗后 7 日内阴道出血停止，小腹疼痛及腰酸胀痛等症状明显减轻。B 超检查子宫大小、胚胎发育与孕周相符，BBT 维持高温曲线。孕 12 周时胎儿发育正常。

3. 有效　治疗后 10 日内阴道出血停止，小腹疼痛及腰酸胀痛等症状有所减轻。B 超检查子宫大小、胚胎发育与孕周基本相符，BBT 保持高温曲线或有波动。

4. 无效　治疗后阴道出血超过 10 日未止，小腹疼痛及腰酸胀痛等症状无减轻或有所加重。B 超检查子宫大小与孕周基本相符或小于孕周，胚胎发育不良或停止发育，BBT 波动较大或下降，甚至流产。

四、中医诊疗进展

历代医家对于"胎漏"、"胎动不安"之症，多认为产生此病的主要原因是由肾虚、脾虚、气血两虚、肝郁血热等原因引起，故治疗上多遵循固肾、健脾、益气养血、清热凉血安胎等众所熟知的大法，多用"静"药以固胎元。随着时代发展，人们的生活环境、工作状态及饮食结构等诸多方面均发生了很大变化，故对本病的诊治方面也有了一些相应变化。

蔡小荪认为本病有母体和胎元两方面原因。胎元方面：胎元不固，胎气不坚，以致胎漏、胎动不安；母体方面：母体素虚，肾气不足，或气血虚弱，或邪热动胎等因素均可致冲任之气不固，胎失所养而胎漏、胎动不安。治疗上以安胎为主，拟固肾、调气养血、清热等法。乐秀珍则结合病情具体特点，大胆创用活血安胎法，闯入妊娠禁忌的禁区。如对于以往有子宫内膜异位症史或子宫肌瘤史或盆腔炎史证属瘀阻气滞者，自创活血安胎方口服，方中选用桃仁、红花活血化瘀，川楝子理气清热，青陈皮破气化滞健脾，总拟活血化瘀，顺气安胎。另用丹参注射液 8 支加入 5% 葡萄糖溶液 500ml 中静脉滴注，每日 1 次。

在多年的临床工作中，本科室对于本病的治疗有以下要点。

（1）及时明确诊断：由于早期流产的停经史、阴道流血、腹痛与异位妊娠及葡萄胎极为相似，故应及早明确诊断，以免错过保胎治疗的最佳时机，贻误异位妊娠及葡萄胎的治疗。

（2）重视心理支持：患者妊娠期间出现下血或腰酸腹痛症状时，往往极度紧张、忧虑、心急烦乱。忧思伤脾，肝郁化火，致使脾虚冲任不固，邪热伤胎。叶天士云："气调则胎安，气逆则胎病。"故对此类患者除应用党参、白术健脾，黄芩、陈皮、苏梗等清热理气安胎药物治疗外，应充分做好解释工作，使患者保持良好的就医心态，以配合治疗。

（3）清热安胎药的临床应用：现代社会中，由于工作压力增大，生活节奏加快，过食辛辣油腻食物，致使临床辨证中血热扰胎的比例增大。故治疗时，在固肾、健脾、益气养血等常规治法的基础上，应注意清热安胎药的应用。朱丹溪云："胎漏多因于血热，然有气虚血少者。"王节斋云："调理妊妇，在于清热养血。白术补脾，为安胎君药；条实黄芩，为安胎圣药，清热故也。"因此，应注重黄芩、侧柏叶、黑栀子、苎麻根等清热凉血安胎之药的应用。

（王红峰）

第六节　子宫内膜异位症

一、概述

子宫内膜异位症（EMT，简称"内异症"）是指子宫内膜组织（腺体和间质）出现在子宫体以外的部位的一种疾病。该病是育龄妇女的多发病；发病率有明显上升趋势；内异症所引起的盆腔疼痛、月经失调及不孕等，严重影响患者的生活质量；病变广泛、形态多样；极具浸润性，可形成广泛、严重的粘连；激素依赖性，易复发。其发病倾向于多种机制、多种因素共同参与的结果。

中医学古文献中尚未见有"子宫内膜异位症"的病名记载，历代医籍也很难找到确切说明本病的有关论述，但从本病的临床症状、体征、病因病机等方面来看，可归属于"痛经"、"月经不调"、"癥瘕"、"不孕"等范畴。近代中医学认为本病病因较多，如经期、产后生活不节，感受六淫之邪，或七情所伤，或多次分娩、小产，或有某些先天缺陷，或医者手术不慎，或素体虚弱等。这些因素均可导致冲任损伤及胞宫的藏泻功能异常，使得经血外溢而成离经之血，血蓄积局部而成瘀血，血瘀不通，则形成进行性痛经等症状、体征。不同的病因可以引起气虚、寒凝、气滞、肾虚、痰湿、郁热等不同的病理过程，但最终均形成血瘀的病理状态。所以活血化瘀是治疗本病的关键。

二、诊疗要点

（一）诊断依据

1. 临床表现

（1）症状

1）痛经：多表现为继发性痛经，并逐渐加重。常于月经来潮前 1～2 日开始，经期第一天最重，以后逐渐减轻，月经干净时疼痛消失。痛经的部位多在下腹部和腰骶部，或伴有肛门坠痛。

2）月经不调：15%～30% 的子宫内膜异位症患者表现为月经量多或经期延长，少数表现为经间期不规则出血、经前点滴出血等。

3）不孕：40% 的子宫内膜异位症患者伴有不孕。

（2）体征（妇科检查）：子宫后倾固定，或可在子宫直肠陷凹、子宫骶骨韧带、子宫后壁等处触及痛性结节；有卵巢子宫内膜异位囊肿时可在附件区扪及与子宫粘连的不活动的囊性或囊实性肿物，有轻微压痛。

2. 辅助检查

（1）B 型超声波检查：卵巢子宫内膜异位囊肿：一侧或双侧附件区出现囊肿，壁厚且粗糙不平，与子宫粘连；囊肿内回声多呈囊性，内部细点状增强回声。

（2）CA125 值测定：随月经周期有所波动，因此测定应在月经的同一时期进行。患者血清 CA125 值可有升高，但一般不超过 200U/ml。

（3）腹腔镜检查：是目前诊断子宫内膜异位症的最佳方法。腹腔镜可对可疑病变进行活检以便确诊。

3. 诊断标准　参照 1993 年中华人民共和国卫生部颁发的《中药新药临床研究指导原则》中"中药新药治疗盆腔子宫内膜异位症的临床指导原则"而制定。

（1）中医诊断标准

1）月经前后少腹、腰骶部有不适或疼痛，逐渐加剧。

2）盆腔病理性包块、结节。

3）舌质紫或舌体瘀斑、瘀点。

4）脉涩。

5）固定性刺痛并拒按。

6）血管异常：包括舌下及其他部位静脉曲张、毛细血管扩张、血管痉挛、舌及肢端紫绀、血管阻塞。

7）皮下瘀斑等。

具有以上主要依据①～②两项之一和③～⑦项之一，即可诊断。

（2）西医诊断标准

临床诊断：

1）渐进性痛经。

2）经期少腹、腰骶不适，进行性加剧。

3）周期性直肠刺激症状，进行性加剧。

4）后穹窿、子宫骶骨韧带或子宫峡部触痛性结节。

5）附件粘连包块伴包膜结节感，输卵管通畅。

6）月经前后附件上述包块有明显之大小变化（未用抗炎治疗）。

凡有以上①~③点之1项和④~⑥点之1项，即可作为临床诊断。

腹腔镜检查诊断：

1）子宫直肠窝、后腹膜见多个紫蓝色小点，伴腹腔液增多（常为血性）。

2）宫骶骨韧带增粗，灰白色结节，伴有疏松粘连，输卵管多数通畅。

3）卵巢包膜增厚，表面不平、粘连，并常见表面有褐色陈旧性出血斑块，卵巢穿刺可见巧克力样陈旧积血。

4）卵巢有粘连，而输卵管大多通畅。

病理诊断标准：

切片中有以下证据即可确诊。

1）子宫内膜腺体。

2）子宫内膜间质。

3）有组织内出血证据，见红细胞、含铁血红素、局部结缔组织增生。

4. 鉴别诊断

（1）与卵巢恶性肿瘤鉴别：卵巢恶性肿瘤患者一般情况较差，病情发展迅速，腹痛腹胀为持续性，与月经周期无明显关系。妇科检查：盆腔包块可形态不规则，有结节，并常伴有腹水。CA125多高于200U/ml。

（2）与慢性盆腔炎鉴别：慢性盆腔炎患者可有急性盆腔炎病史。小腹痛无周期性，或有白带量多，抗炎治疗有效。妇科检查：可有骶韧带增粗触痛、附件区增厚压痛或触及包块。CA125一般不升高。

（二）辨证要点

1. 寒凝血瘀型　经前下腹隐痛，经行疼痛加剧，得温痛减，月经推迟，量少，色暗或夹有血块，形寒肢冷，带下量多，色白，大便稀。舌暗红或边尖有瘀点，苔薄白或腻，脉弦或沉紧。

2. 气滞血瘀型　经前下腹胀痛，经行痛剧，痛引腰骶，痛甚晕厥，腹痛拒按，经行不畅，夹有血块，块下痛减，肛门坠胀，经前乳房胀痛，胸闷不舒，性交疼痛。舌紫暗，边尖有瘀点，苔薄白，脉弦。

3. 气虚血瘀证　经期或经后小腹坠痛，喜温按。经行量多，色淡质稀，或有血块。神疲乏力，面色淡白无华，口淡无味，纳少便溏或大便干燥。舌质淡胖，舌边齿痕，苔白，脉沉细。

4. 肾虚血瘀证　经行腰腹疼痛，后期加重，阴部空坠，大便频，质稀。月经量少，色暗淡、质稀，或伴有头晕失眠，腰膝酸软，形寒肢冷，性欲减退或不孕。舌淡暗体胖，或边有瘀斑，苔薄或白腻，脉沉细。

5. 热郁血瘀证　下腹疼痛，有灼热感，经行腹痛加剧。月经先期，色暗红，质稠，夹有血块，或淋漓不断。心情烦躁，口干喜饮，溲黄便干，白带色黄量多。舌红，苔薄黄，边尖有瘀点，脉弦数。

6. 痰湿瘀阻证　经前或经期小腹坠痛，喜温。月经先后不定期，经量略少，色泽淡暗，夹有血块。带下量多，小腹坠胀，脘闷纳呆，口中黏腻，神疲乏力，大便不爽。舌质淡暗，苔厚腻，脉沉涩。

（三）治疗常规

1. 辨证治疗

（1）寒凝血瘀证

治法：温经散寒，活血化瘀。

方药：桂附饮（经验方）加减。

制附片 10g，桂枝 10g，乌药 10g，三棱 8g，皂刺 10g，全当归 10g，丹参 25g，莪术 10g。

（2）气滞血瘀证

治法：疏肝理气，活血化瘀。

方药：丹赤饮（经验方）加减。

柴胡 10g，制香附 10g，丹参 25g，莪术 10g，皂刺 10g，全当归 10g，茯苓 15g，炒白术 15g，赤芍 15g。

（3）气虚血瘀证

治法：健脾益气，活血化瘀。

方药：芪丹饮（经验方）加减。

炙黄芪 30g，丹参 25g，赤芍 15g，茯苓 15g，炒白术 15g，全当归 10g，莪术 10g。

（4）肾虚血瘀证

治法：补肾填精，活血化瘀。

方药：归肾丸加桃红四物汤加减。

桃仁 10g，红花 10g，当归 10g，川芎 10g，丹参 25g，赤芍 15g，熟地黄 20g，山药 25g，枸杞子 15g，杜仲 15g，菟丝子 30g，茯苓 15g

（5）热郁血瘀证

治法：清热活血，消癥散结。

方药：血府逐瘀汤加减。

当归 10g，生地黄 12g，桃仁 10g，红花 10g，枳壳 10g，赤芍 15g，柴胡 10g，甘草 6g，桔梗 10g，川芎 10g，牛膝 10g，丹参 20g。

（6）痰湿瘀阻证

治法：化痰软坚，活血消癥。

方药：妇痛宁加减。

血竭 3g，莪术 10g，穿山甲 10g，海藻 10g，昆布 10g，鳖甲 15g，皂角刺 15g，薏苡仁 15g。

2. 西医治疗

（1）期待疗法：适用于病变轻微、无症状或症状轻微的患者。定期复查。希望生育者应做有关不孕的各项检查。

（2）药物治疗

1）假孕疗法：给以高效孕激素或加用少量雌激素模拟孕期变化，使异位内膜出现蜕膜样变、局限性坏死和腺体萎缩消退即为假孕疗法。用于轻度内异症患者缓解痛经或手术前用药，如醋酸炔诺酮 5mg/d，连用 6 个月；三烯高诺酮：为 19 - 去甲基睾酮衍生物，是目前最常用的高效孕激素。服法：月经第一天开始，每次 2.5mg，2 次/周，持续 6 个月。副作用：男性化表现；低雌激素症状。

2）假绝经治疗：在下丘脑水平抑制促性腺激素释放激素的分泌而导致子宫内膜萎缩，引起闭经，故称假绝经疗法。药用丹那唑：17α - 乙炔 - 睾丸酮衍生物。服法：600 ~ 800mg/d，分 3 ~ 4 次服用。自月经周期第一天开始，连续 6 ~ 9 个月。

3）药物性卵巢切除：促性腺激素释放激素类似物（GnRH - α）：与垂体 GnRH 受体有较强的结合力，长期应用将耗竭垂体的 GnRH 受体而对垂体产生降调作用，抑制其促性腺激素的释放，从而使体内雌、孕激素降至绝经后水平，导致内膜萎缩。一般每月月经第一天起注射 GnRH - α 1 支，1 次/4 周，连用 6 次。

4）其他药物治疗：米非司酮：人工合成的 19 - 去甲基睾酮衍生物。通过与孕激素受体结合而具有较强的抗孕激素作用；还可直接作用于子宫内膜，下调雌激素受体（ER）和孕激素受体（PR）含量，阻断内膜对雌、孕激素的反应性，从而抑制异位内膜细胞的生长。用法：10 ~ 25mg/d，连用 6 个月。

（3）手术治疗：适应证：药物治疗无效，局部病变加剧或生育功能仍不能恢复者；卵巢内膜异位囊肿直径 >5 ~ 6cm，特别是迫切希望生育者。

手术范围分为以下 3 类。

1）保留生育功能手术：适用于年轻有生育要求的患者。手术途径分腹腔镜手术和剖腹手术 2 种。术中对卵巢巧克力囊肿进行剥离，分解盆腔粘连，减灭盆腔内可见异位病灶。

2）保留卵巢功能手术：适用于年龄在 45 岁以下且无生育要求的重症患者。术中切除子宫，并清除盆腔内可见异位病灶。

3）根治性手术：适用于 45 岁以上接近绝经期的患者。手术范围切除子宫、双附件及盆腔内所有可见的异位病灶。

3. 其他治疗

（1）保留灌肠：药物经肠道吸收率为 50% ~ 70%，不经肝脏代谢，直接进入“大循环”，减轻了肝脏负担。治疗方法：药液浓煎 100 ~ 150ml，每晚保留灌肠，经期停用。

（2）后穹窿上药：若检查阴道穹窿可及触痛结节，则用活血止痛散（北京同仁堂药厂生产），主要药物为当归、三七、乳香（制）、冰片、土鳖虫、自然铜（煅），用黄酒调和，阴道穹窿上药，每周 2 次，经期停用。疗程 6 个月。

（3）中药离子导入：合并慢性盆腔痛者可配合中药离子导入治疗。经验方：丹参 30g，赤芍 20g，三棱 20g，桂枝 20g。浓煎 100ml。中频电离子机导入，每日或隔日 1 次，每次 20 ~ 40 分钟。10 次为 1 个疗程，经期停药。

三、疗效评定

（一）疾病疗效评定

1. 临床痊愈 症状（包括瘀血证候）全部消失，盆腔包块等局部体征基本消失，不孕患者妊娠或生育。痛经积分比、病情程度积分比及月经周期、经色、经质总积分比 ≥90%，停药 3 个月经周期未复发。

2. 显效 症状（包括瘀血证候）基本消失，盆腔包块缩小（月经周期的同时期检查对比；

B 超检查治疗前后同时期的对比），虽局部体征存在，但不孕患者得以受孕。痛经积分比、病情程度积分比及月经周期、经色，经质总积分比≥70%、<90%。停药3个月经周期未复发。

3. 有效　症状减轻，盆腔包块无增大或缩小（月经周期的同时期检查对比；B 超检查治疗前后同时期的对比），痛经积分比、病情程度积分比及月经周期、经色，经质总积分比≥30%，<70%。停药3个月内症状不加重。

4. 无效　主要症状无变化或恶化，局部病变有加重趋势。痛经积分比、病情程度积分比及月经周期、经色，经质总积分比<30%。

（二）痛经疗效评定

1. 痛经疼痛程度 VAS 评分

（1）方法：将疼痛分为10级，由患者自己在0～10的"疼痛10cm 水平视力对照表"上选择某点作为标记，分别记录服药前、服药后的疼痛程度，测量0到标记点的距离作为 VAS 评分值。

（2）疼痛程度分级标准：0 为无痛；1～3.9 为轻度疼痛；4～6.9 为中度疼痛；7～9.9 为重度疼痛；10 为极度疼痛。

2. 痛经症状评分　根据《中药新药临床研究指导原则》中"中药新药治疗盆腔子宫内膜异位症的临床指导原则"制定，见表8－1。

表8－1　痛经症状评分

经期及其前后小腹疼痛	5分（基础分）
腹痛难忍	1分
腹痛明显	0.5分
坐卧不宁	1分
休克	2分
面色㿠白	0.5分
冷汗淋漓	1分
四肢厥冷	1分
需卧床休息	1分
影响工作学习	1分
用一般止痛措施不缓解	1分
用一般止痛措施疼痛暂缓	0.5分
伴腰部酸痛	0.5分
伴肛门坠胀	1分
疼痛在1天以内	0.5分
疼痛每增加1天	0.5分

注：积分5～7分为轻度；8～12分为中度；13～15分为重度。

（三）月经情况评定

1. 经期

0分：≤7天。

1 分：>7 天，≤10 天。

2 分：>10 天，≤14 天。

2. 经量

0 分：正常（与自身正常时经量比较）。

1 分：增加≤1/2。

2 分：增加 >1/2。

3. 经色

0 分：正常（与自身正常时经色比较）。

1 分：紫暗。

2 分：暗褐。

4. 经质

0 分：正常（与自身正常时经质比较）。

1 分：少量血块。

2 分：较多血块。

（四）复发诊断标准

根据《子宫内膜异位症的诊断和治疗规范》制定复发诊断标准，复发指手术和规范药物治疗，病灶缩小或消失以及症状缓解后，再次出现临床症状且恢复至治疗前水平或加重，或再次出现子宫内膜异位病灶。

四、中医诊疗进展

近年来，子宫内膜异位症的多发及易复发性已引起了中医界的广泛重视，对内异症病起于"离经之血"、血瘀证乃本病基本病理特征的认识已成为众医家的共识。然而，瘀血多为内异症发病过程中的病理产物，致瘀因素各有不同，诸医家对此又有不同见解。

孙氏报道子宫内膜异位症按寒凝血瘀型、气虚血瘀型、气滞血瘀型 3 型辨证治疗，分别给予桂附饮、芪丹饮、丹赤饮加减。结合患者具体情况配合中药灌肠或阴道穹窿上药。综合疗效为单纯卵巢型内异症总有效率 75.0%，浸润型内异症总有效率 60.0%，巧囊合并浸润型内异症总有效率 66.7%。王氏辨证治疗 15 例，气滞血瘀者以血府逐瘀汤合金铃子散加味，寒凝血瘀者以少腹逐瘀汤加减，气虚血瘀者以桂附地黄丸合桃仁四物汤加减，热郁血瘀者以血府逐瘀汤加味。韩氏对痰瘀互结证拟定"活血化瘀，软坚散结"的治疗大法而多用逐瘀、消痰、散结之品。徐氏等以补肾活血之品治疗内异症不孕，增加受孕率。葛氏以内异煎（仙灵脾、紫草、丹参、赤芍）治疗 67 例，痛经缓解率达 96.55%。程氏等以大黄䗪虫丸治疗 26 例，总有效率 80.8%。朱氏等以加味下瘀血汤（大黄、桃仁、土鳖虫、三棱、莪术、延胡索、乌药、赤芍、淫羊藿、水蛭、党参、当归、黄芪）治疗 42 例，止痛效果达 90.0%。吴氏等用丹莪妇康煎膏（丹参、莪术、竹叶、柴胡、三七、赤芍、当归、三棱、香附、延胡索、甘草）治疗内异症，总用效率达 90%，优于西药组的 81.0%。张氏等用红藤方（红藤、蒲黄、丹参、牡蛎等）治疗子宫内膜异位症，发现其能调节代谢，并能降低异位内膜的种植和侵蚀能力。

（王红峰）

第九章

乳腺疾病

第一节　乳腺与内分泌的生理关系

　　乳腺是多种激素的靶器官，其发生、发育和分泌功能直接受内分泌腺所分泌的激素影响，以卵巢和垂体前叶的影响最大，其他如肾上腺皮质、甲状腺、睾丸所分泌的激素也有一定的影响，大脑皮层的间接调节亦有相当重要的作用。

一、乳腺与垂体前叶的关系

　　正常垂体（Pituitary Gland）完全位于蝶鞍的垂体窝内。垂体分为腺垂体和神经垂体两部分。垂体前叶亦即腺垂体，是人体内最重要的内分泌腺，至少分泌7种激素，即生长激素（Growth Hormone）——由嗜酸细胞产生的激素，主要功能是促进蛋白质的合成和骨的生长；促甲状腺激素（thyroid stimulating hormone，TSH）——由嗜碱细胞分泌的激素，促进甲状腺发育、增殖、合成；促肾上腺皮质激素（adrenocorticotrophic hormone，ACTH）——由嗜碱性细胞和嫌色细胞共同分泌的激素，主要作用于肾上腺皮质的束状带和网状带；促黑（素细胞）激素（melanocyte stimulating hormone）——可能与ACTH都来源于同一种细胞，使皮肤黑色素细胞合成黑色素；FSH——由嗜碱性细胞分泌的激素，刺激卵泡发育和成长并在促黄体激素（luteinizing hormone）共同作用下分泌雄激素；促黄体激素——由嗜碱性细胞分泌的激素，在女性促使黄体生成，在男性促睾丸间质细胞分泌雄激素；催乳素（prolactin，PRL）——由嗜酸性细胞产生的激素，维持黄体并促使分泌黄体酮。

　　在正常情况下，卵巢与垂体彼此保持功能的调节关系，卵巢功能低下时，垂体前叶功能旺盛；卵巢功能亢进时，则垂体功能下降；卵巢切除后，可见乳腺萎缩，尿中促性腺激素水平升高；长期大量使用雌激素可抑制垂体活动，小剂量可刺激垂体分泌活动，尤其是促黄体激素，使卵巢的黄体化提前，促进腺小叶的发育。如果没有垂体前叶激素的参加，乳腺是不可能完全发育的。当切除垂体时，单用雌激素和孕激素不能引起乳腺的发育，如果切除垂体的个体给予移植垂体组织或用垂体浸出液，同样能使性腺及乳腺的发育提前成熟，故卵巢激素（雌激素和黄体激素）必须在垂体前叶的支配下才能发挥作用。因此垂体对于乳腺的正常发育是必需的，而垂体的活动又是在丘脑下部的功能控制下进行的，乳腺癌患者可以行垂体切除或用大剂量的雌激素来抑制垂体的功能，作为治疗乳腺恶性肿瘤的一种手段，原因也基于此。

垂体前叶分泌的 PRL 与乳腺关系甚为密切，PRL 是一种蛋白激素，含 199 个氨基酸并有 3 对双硫键的多肽。乳腺组织中存在催乳素受体，PRL 能影响乳腺细胞的生长与分化，是泌乳所必需的激素。女性青春期乳腺发育主要由于雌激素的刺激，其他激素如糖皮质激素、生长激素、孕激素以及甲状腺激素也起一定的协同作用。在妊娠期间，PRL、人绒毛膜生长激素、雌激素与孕激素使乳腺组织进一步发育，泌乳能力已经具备，但不泌乳，原因是此时血中雌激素与孕激素浓度过高，雌激素和孕激素与 PRL 竞争乳腺细胞的受体，使 PRL 失去效力。分娩后，血中雌激素与孕激素浓度大大降低，这时 PRL 才发挥始动和维持泌乳的作用，PRL 作用于乳腺细胞膜上特异性受体，通过第二信使系统，使与泌乳有关的酶磷酸化，促进乳汁的形成；而且婴儿吸吮乳头产生射乳反射，使乳汁流出。另外，PRL 对卵巢以及胎儿的生长发育均有影响，在应激反应中其血中的浓度可有不同程度升高。

PRL 分泌的调节：PRL 受下丘脑的双重控制，催乳素释放因子（Prolactin - releasing factor）促进其分泌，催乳素释放抑制因子（Prolactin inhibitory factory）抑制其分泌。实验观察证明，当下丘脑与腺垂体切断联系后，或将垂体移植于其他部位，将看到所有下丘脑调节性多肽与垂体的除 PRL 外的激素都减少或停止分泌，唯独 PRL 的分泌量比正常明显增多。这说明生理情况下，催乳素释放抑制因子对腺垂体的 PRL 分泌起经常性抑制作用。在下丘脑内侧基底部，单胺神经元与催乳素释放抑制因子肽能神经元发生接触，通过多巴胺使催乳素释放抑制因子分泌增加，从而减少 PRL 的分泌。5 - HT 则促进催乳素释放因子分泌，使 PRL 分泌增加。催乳素释放抑制因子与催乳素释放因子调节性多肽保持相对平衡，以维持 PRL 于正常水平。吸吮乳头的动作，引起传入神经冲动，经脊髓传入中枢神经系统至下丘脑，催乳素释放因子神经元发生兴奋，引起 PRL 分泌。这是一种典型的神经内分泌反射，其传入信息通过乳头传入神经纤维，传出信息则是通过 PRL。

PRL 分泌的减少或停止，一方面是由于刺激的停止；另一方面则是由于 PRL 可作用于下丘脑多巴胺神经元，使其兴奋性增高，催乳素释放抑制因子的作用因而增强，使 PRL 分泌减少或停止。这是一种独特的反馈抑制，因为 PRL 没有靶腺，不存在靶腺激素的反馈抑制，也不像生长激素没有代谢产物或因素可以发挥反馈抑制作用。

目前，对 PRL 在人类乳腺癌发生发展的作用，无论是在细胞水平、基因水平还是流行病学水平都受到了很大的重视。在垂体内分泌或自分泌和旁分泌的 PRL 作用下，人类乳腺癌细胞的增殖和活力都受到了明显的刺激。

PRL 对发育适当的乳腺且已经妊娠者能发生作用，对乳管和腺泡不发育者不发生作用，泌乳的多少在于乳腺的发育程度，对退化萎缩的乳腺，PRL 根本不起作用，但对乳腺退化改变不严重的乳汁分泌不足者，PRL 尚有治疗效果。

在哺乳期切除实验动物的垂体，则乳汁分泌迅速停止。若此时给予 PRL 又能维持泌乳，PRL 能增加正常乳腺的泌乳量和延长哺乳期。泌乳期必须持续哺乳，否则泌乳即停止，故哺乳有维持泌乳的作用，此系因哺乳时乳头的机械刺激影响大脑皮层所致。实验证明，如切断乳腺区脊髓神经或脊髓内相应传导束，泌乳现象立即停止，乳腺则进入退化复原期。

如果要断奶，给以大剂量的睾酮或雌激素，就能加速断奶过程，因为抑制了 PRL 的分泌，使泌乳几天内停止，不用外源性激素断奶约需 2 周。

生长激素以下丘脑 - 垂体内分泌轴的方式对机体产生多种效应，靶器官为肝脏，靶器官激素为胰岛素样生长因子 IGF - 1（Insulin like growth factor，IGF）。IGF - 1 是一种与胰岛素结构和功能相似的多肽，能促进细胞增殖和生长并可拮抗细胞的凋亡（Apoptosis）。IGF - 1 作为生长激素的作用递质在正常乳腺的发育过程中有重要的地位，生长激素能够增加乳腺 IGF - 1 mRNA 的水平，促进 IGF - 1 的产生，IGF - 1 局部直接刺激乳腺腺泡的发育。由于生长激素和 IGF - 1 在乳腺发育中的密切介导关系，故被称为生长激素 - IGF - 1 轴。

二、乳腺与垂体后叶的关系

垂体后叶亦即神经垂体，主要分泌两种激素，即加压素和催产素。加压素有明显的抗利尿作用，故称为抗利尿激素（antidiuretic hormone，ADH）。催产素具有刺激乳腺及子宫的双重作用，但以刺激乳腺为主。哺乳期乳腺不断分泌乳汁，储存于腺泡中，婴儿吸吮乳头除引起 PRL 的分泌外，同时还导致射乳反射，这也是一种典型的神经内分泌反射，传入信息与 PRL 分泌反射相同，只是当信息到达下丘脑时，与室旁核及视上核发生联系，引起催产素的分泌，然后由催产素作为传出信息直接到达乳腺，使乳腺腺泡周围的肌上皮细胞收缩，将乳汁挤压出来，称为射乳反射。在射乳反射的基础上很容易建立条件反射，如母亲见到婴儿或听到其哭声，甚至抚摸婴儿均可引起条件性射乳反射。

人和其他许多动物的射乳反射可用肾上腺素阻断，可能肾上腺素使血管收缩，但不抑制催产素对离体乳腺的影响，在大多数情况下，感情应激似乎是因为到达神经垂体并释放催产素的神经刺激受到阻止从而阻断了射乳，实验表明，也可能是由于丘脑下部的交感神经肾上腺素的释放使乳腺血管产生收缩引起的。

三、乳腺与卵巢激素的关系

卵巢分泌的激素有两种，即雌激素（Estrogen）与黄体酮。二者都能促进乳腺组织的发育，唯前者主要作用于乳腺管，后者主要作用于腺泡。婴儿在出生后 3 ~ 4 天内，乳腺有增生和分泌机能，乳腺稍胀大，有时有少量的乳汁从乳头内泌出，这是母体内的雌激素和催乳激素在分娩前进入婴儿的体内所致，在5 ~ 7 天后，上述现象逐渐消失，此称为生理性肥大。Philip（1929 年）曾发现新生儿尿中有雌激素排出。自幼年期到青春期，尿中雌激素含量逐渐增加，女性比男性更为明显，乳腺的发育逐渐广泛，但小叶尚未发育。

雌激素有 3 种，即雌二醇（Estradiol，E_2）、雌三醇（E_3）和雌酮（E_1），其中 E_2 是在卵巢自然合成分泌的雌激素中活性最强的成分，E_1 也是在卵巢分泌的，但其活性较弱。雌激素在女性的一生中，分泌有其独特的规律性，青春期前分泌极少；进入青春期，随着月经的周期性，雌激素分泌也呈现周期性的特点，雌激素的高峰排泄量也越来越多，与儿童期相比可增长 >20 倍；40 岁以后，排泄量逐渐减少；>50 岁周期性分泌停止，绝经期到来；尽管整个周期中每天都有雌激素分泌，但在排卵期和黄体中期有两个高峰，前者最为显著，行经期雌激素排出量降至最低。

乳腺的变化也随雌激素的变化而变化。未孕妇女，虽然体内经常有不少激素促使乳腺发育，但是她们的乳腺仍没有腺泡，乳腺都是由许多长形的乳腺管组成的，这说明乳腺还没有发育；而在妊娠以后，血中的雌激素大大增加，由于雌激素的增多，使乳腺管长得很长，并生出很多分支，血中孕激素的增多，使腺管末端的腺泡渐渐增大，小叶渐渐发育，这时乳腺更胀大。实验也证明，雌激素主要刺激乳腺管的增生，孕激素则促使腺泡的发育。但仅这两种激素是不能使乳腺完全发育的，必须有垂体前叶激素的参与，即生长激素、糖皮质激素（或 ACTH）及 PRL 等共同作用，才能使乳腺完全发育。女性自青春期后，卵巢中卵泡成熟，大量分泌雌激素，此时乳腺迅速发育，明显胀大。其特点是乳腺导管系统增大，脂肪沉着于乳腺，是乳腺增大的主要原因。此功能是在垂体前叶激素控制下，雌激素才能进行工作。原发性无月经症患者用雌激素治疗，可见乳腺增大，治疗停止后，乳腺萎缩；前列腺癌长期服用己烯雌酚的男性患者，出现乳腺肥大，即男性乳房肥大；肝硬化的患者因体内雌激素水平升高，也可出现乳腺肥大；皮肤和黏膜均可吸收雌激素，故用雌激素药膏涂抹乳腺，乳腺可出现增生现象；青春期切除卵巢后乳腺不发育，此时若注射雌激素，乳腺又可继续发育。雌激素的多少与乳管的再生，在某种范围内成正比，过量的雌激素，不仅不能促进乳腺的发育，相反的还会抑制乳腺发育。这是因为大量的雌激素抑制了垂体前叶的分泌功能。垂体前叶的促性腺激素分泌减低，这也促使卵巢内分泌功能低下，因而影响乳腺的发育。雌激素注射量过大，可能产生乳腺小管和腺小叶的发育异常和病变。卵巢机能旺盛，过度分泌雌激素，可引起乳腺纤维瘤。

在卵巢分泌黄体酮以前，腺小叶发育极其有限。性成熟后，尤其是妊娠期间，在黄体酮与雌激素的联合反复作用下，腺小叶能充分发育。腺小叶的发育，需经一定强度的激素刺激以及适当比例的雌激素与黄体酮的作用。否则，末端乳管的上皮细胞易发生异常，如囊性增生病。

动物实验也证实，在动物的性成熟期前切除卵巢，再给予雌激素可使少数腺小叶发育，如补加黄体酮即可使其明显发展。成熟期卵巢切除后腺小叶消失，乳管萎缩，此时注射雌激素即可引起乳管再生，但无腺小叶发育；若注射黄体酮，腺小叶始能再生。

男性乳腺对雌激素的反应不如女性明显，其组织反应变异较大，睾丸素对男性乳腺产生与黄体酮类似的作用，可以引起腺小叶的发育。

总体而言，雌激素调节乳腺导管组织的发育和延长；孕激素促进导管分支形成和小叶腺泡发育；PRL 调节乳汁蛋白的生成。在青春期，E_2 和黄体酮水平升高，启动乳腺发育，形成一个复杂的树状结构，包括从乳头发出 5～10 支一级乳导管，20～40 支段级乳导管和 10～100 支亚段级乳导管，后者终止于称为末导管小叶单位的乳腺单位。成人的乳腺在月经周期中发生周期性变化，导致黄体期细胞增生加速。在黄体期，乳腺的体积可增大 15%；在绝经时，小叶总量减少。

四、乳腺与肾上腺皮质的关系

肾上腺位于腹膜后间隙内，双肾的内上方、脊柱两侧，相当于第 1 腰椎平面高度。肾上腺皮质分泌 3 大类激素，即盐皮质激素、糖皮质激素和少量性激素。其中含有具调节性特征的激素，在男性性激素有肾上腺固酮和雄激素；在女性有黄体酮和雌激素。因此，当肾上腺皮质增生或发生肿瘤时，可激发幼年期男女乳腺的发育。如切除泌乳期动物的肾上腺，即可停止泌乳；若再注射皮质激素，又可恢复泌乳功能。在肾上腺存在时，可用 ACTH 来代替类皮质激素。

闭经和人工去势的妇女，因缺乏卵巢激素，可引起垂体前叶和肾上腺皮质的代偿性功能亢进；反之，如体内有过多的卵巢激素，可引起有关的内分泌腺体的功能退化，因此，可用适当的方法来减少或增加某种内分泌腺的功能，来影响该内分泌腺所辖制的器官。

乳腺癌患者去势治疗后仍有广泛的复发，可能与肾上腺皮质的代偿性肥大而产生较多量的性激素有关。因此，设想用大量可的松来抑制垂体前叶分泌 ACTH，从而造成肾上腺皮质的萎缩，减少雌激素的来源。但可的松治疗乳腺癌必须选择卵巢去势的患者，否则疗效将不显著。

五、乳腺与甲状腺的关系

甲状腺分泌的激素包括碘塞罗宁（Triiodothyronine，T_3）和甲状腺素（Thyroxine，T_4），它们通过与核内特异性受体结合的方式影响基因表达，发挥对生长发育和新陈代谢的调节作用。幼年期甲状腺功能不足时，全身发育不良，乳腺的发育亦迟缓。如给以甲状腺制剂，全身发育和乳腺的发育变为正常。甲状腺对乳腺的作用是间接的，垂体前叶产生的 TSH 减少时，甲状腺激素分泌减少，基础代谢率低下，因而影响乳腺发育，产后的泌乳量减少。

郭中琦于 1986 年用甲状腺素片治疗乳腺增生症，总有效率为 84%。有人观察到乳腺增生症患者的垂体前叶泌乳细胞对下丘脑的促甲状腺激素释放激素（Thyrotropin - releasing hormone，TRH）反应增强。Peters 还同时发现乳腺增生症患者黄体周期不足，黄体酮分泌减少，雌激素相对增高，他推测升高的雌激素促进了催乳细胞对 TRH 的过度反应；而甲状腺素可中和过度的雌激素，从而抑制 PRL 的产生，减轻对乳腺的刺激和增生，收到了治疗的效果。

目前甲状腺激素与乳腺癌的关系研究较少，尚未有实验性的临床应用，而由此引申出的乳腺癌与甲状腺疾病的关系，却是许多学者关注的热点。乳腺癌患者中有相当多的病例合并有甲状腺功能减退，此是否为癌瘤的促进因素值得研究。实验证实，甲状腺功能低下时，卵巢对乳腺的生理作用亦将发生异常。因此，对甲状腺功能不足的患者，应警惕患乳腺病变。细胞黏合素 C 有促进肿瘤细胞生长增殖、血管生成及转移的作用，在乳腺癌细胞中的表达升高，而 T_3 能够缩减细胞黏合素 C 的表达，说明 T_3 在肿瘤发生过程中起着一定的抑制作用。而 Tang 在 MCF -7 细胞素上的研究表明，T_4 能够作用于核 ER - MAPK 传导系统，通过丝氨酸的磷酸化来促使细胞的增生，与 E_2 的作用机制极为类似。

六、乳腺与胎盘的关系

有许多证据认为，胎盘（Placenta）分泌雌激素、黄体酮和一种高效的促乳样激素，称为人胎盘促乳素。人胎盘促乳素是由合体滋养细胞分泌的单链多肽激素，1961 年首次从人胎盘分离，1962 年被命名为人胎盘促乳素，它与胎盘分泌的变异生长素，垂体分泌的生长激素和 PRL 属同一家族。人胎盘促乳素有多种功能，包括泌乳、促生长、刺激黄体等。它与 PRL 和生长激素受体存在交叉结合，因此，许多功能与 PRL 和生长激素相似。人胎盘促乳素的泌乳活性相当于 PRL 的 75%，生长激素的 84%。

七、乳腺与破骨细胞分化因子的关系

妊娠的中后期孕激素、PRL 可促进破骨细胞分化因子在乳腺表皮的表达，调节乳腺发育。PRL 通过乳腺上皮细胞上的催乳素受体，激活 jak2（janus tyrosine kinase），jak2 磷酸化 Stat5α，后者可结合于靶基因上的 PRL 反应元件，发挥 PRL 的作用，而乳腺与破骨细胞分化因子基因启动子中 GAS 与 PRL 反应元件相符，从而促进了乳腺与破骨细胞分化因子的表达。

体外细胞培养证实，雌激素不能促进乳腺与破骨细胞分化因子的表达，但雌激素却是孕激素促进乳腺与破骨细胞分化因子表达的必需因子，即雌激素对孕激素促进乳腺与破骨细胞分化因子表达有容许作用。各种激素与乳腺发育和泌乳的关系（图9-1）。

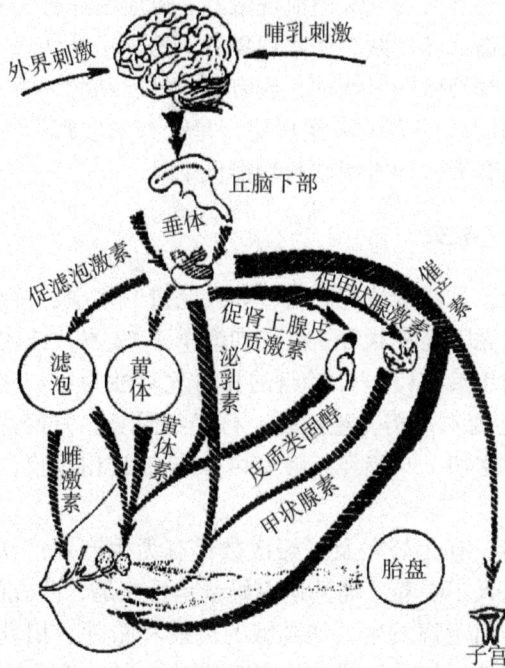

图9-1　各种激素与乳腺发育和泌乳的关系

（程旭锋）

第二节　乳腺疾病的病史

乳腺疾病的病史对乳腺疾病做出正确的诊断是非常必要的。乳腺疾病的病史包括现病史、既往史、月经史和婚育史以及家族史。

一、现病史

以乳房肿物就诊者，必须详细询问发现肿物的时间、肿物的生长速度；诉有乳腺疼痛者应详细询问疼痛的性质和规律以及是否有改变和改变时间长短，疼痛与月经周期有无关联；诉有乳头溢液者，应详细询问发生的时间，溢液的性质和溢液的量，溢液是突发、偶发或频发，浆液性还是血性；有无腋窝淋巴结肿大；另外，还应详细询问有无其他不适以及患者的一般健康状况如何等。

二、既往史

应详细询问乳房的先天发育是否正常，包括青春期、成年期、妊娠期、哺乳期、绝经期等各期的乳腺状况。有时乳房的发育异常与后天的病变有一定的关系，如乳头先天发育不良形成乳头内陷者，成年后影响哺乳，也容易引起乳汁瘀积并继发急性乳腺炎，先天性乳头内陷在临床上还可能与乳腺癌所致的乳头退缩发生诊断上的混淆。

应详细询问既往乳房是否有手术史或外伤史。因腺纤维瘤反复做过肿瘤摘除术而目前又有复发者不仅应考虑腺纤维瘤的复发，而且还要考虑有恶变为纤维肉瘤的可能；曾患导管内乳头状瘤的患者，手术后一旦又有乳头溢血现象者，也应考虑乳头状瘤再发或恶变为乳头状癌的可能；乳房外伤后在伤处的皮肤有凹陷现象者，患乳房外伤性脂肪坏死的可能性大。乳腺囊性小叶增生病一旦肿物硬度明显增加，或有腋窝淋巴结肿大者，也应考虑它是否已恶变为乳腺癌。另外，还应询问乳腺有无炎症病史；是否有盆腔部手术史；是否患过甲状腺疾病，有报道患乳腺癌的患者大多伴有甲状腺功能低下。

三、月经史与婚育史

应详细询问初潮年龄，月经的情况如何，如月经量的多少、持续时间、有无痛经、月经是否规律、何时闭经、有无闭经症状等。月经初潮早于12岁，或闭经迟于50岁，患乳腺癌的相对危险性增加；初潮年龄≤13岁年龄组的相对危险性为≥17岁年龄组的2.2倍；14～16岁年龄组的相对危险性为1.6倍。绝经晚、行经年限长、月经周期紊乱都反映了性激素功能状况与乳腺癌的关系密切，与绝经年龄≤44岁年龄组相比较，≥50岁年龄组患乳腺癌的相对危险性增加1倍。

应仔细询问结婚年龄；有无妊娠及妊娠次数；有无生产及产次，包括早产和流产的次数；产后是母乳喂养还是人工喂养，哺乳期中奶量是否充足，两乳的泌乳量是否相等，哺乳的时间长短，哺乳期中有何疾病发生，如乳腺的炎症和脓肿、积乳囊肿等，>40岁未育的患者患乳腺癌的相对危险性增加。天津市肿瘤医院对天津南开区>35岁的14 868名妇女调查表明，在有生育因素的人群中，发病率最高者为婚后未育者，达293.26/10万，RR＝5.5，P<0.05，进一步证明婚后未育与乳腺癌发病的关系相当密切。通过调查表明，结婚为乳腺癌的保护性因素，单身未婚妇女发生乳腺癌的相对危险性为4.06倍。将≤22岁及>23岁分为两组对照，提示结婚晚者易发病，>23岁结婚者乳腺癌危险性较前者高1.46倍。将≤29岁第1胎生育年龄和>30岁分为两组对比，说明>30岁生育第1胎者更易发病，其相对危险性为2.16倍。第1胎生育年龄的分层分析，26～30岁组的相对危险性为1.12，与一般人接近；≤20岁及21～25岁组均低于26～30岁组；>30岁生育第1胎者的相对危险性为1.91倍。天津的资料更清楚地说明未育和晚育妇女患乳腺癌的相对危险性随着第1胎生育年龄愈晚，相对危险性愈高的趋势，此趋势与国际性合作研究所得的结果非常相近。未育妇女患乳腺癌的相对危险性为第1胎生育在≤20岁的3倍，第1胎生育年龄在>35岁则为3.5倍。

多次生育具有保护性作用。该作用在调整去除第1胎生育年龄的影响后依然存在。在经产妇，哺乳时间同样亦有保护性作用。但当去除胎次的混杂因素后，该保护性作用趋于不明显。因此，可认为哺乳时间的保护性作用是由于病例组生育胎次所造成的。北京市肿瘤研究所进行的有关哺乳因素研究结果表明：哺乳与未哺乳者相比，乳腺癌的相对危险性的降低有显著意义，并随哺乳时间延长而有降低的趋势。

另外，还应详细询问月经周期中有何变化，乳腺肿物是否与妊娠、哺乳有关，长期应用大量性激素，进行卵巢切除或其他妇科手术等，对乳腺的变化也有一定的影响。详细了解这些有关病史，对正确认识乳腺的变化也是必要的。

四、家族史

乳腺癌一般认为有一定的遗传性，即局部组织有癌瘤易感性，这种易感性往往有一定的家族性倾向，常在某一家族中可以发现有几个人或几代人都有乳腺癌病史。特别是受检查者的母亲和姊妹曾患本病，更应提高警惕。有研究统计表明，有乳腺癌家族史者其乳腺癌的发生率较普通人约高 3 倍，且其第二代患癌的平均年龄较一般人可提前 10 年。与乳腺疾病有关的既往病史可以归纳如下。

1. 基本信息　姓名、年龄、籍贯、民族。
2. 哺乳史　①人工喂养；②母亲哺乳及其时间的长短。
3. 月经史　①初潮年龄；②月经周期：是否规则，行期天数；③绝经年龄。
4. 结婚史　未婚，已婚及其结婚年龄（岁），守寡。
5. 怀孕、流产、分娩史　①第一次怀孕年龄，怀胎总数；②自然流产次数，人工流产次数；③分娩胎次。
6. 哺乳史　①未曾哺乳；②曾哺乳孩数，乳量：多、少。
7. 乳房发育情况　①乳房大小：正常、肥大、瘦小；②两侧是否对称；③乳头有无内陷。
8. 过去乳腺病史　①两侧乳腺有无病变；②急性乳腺炎、乳腺脓肿；③乳腺纤维瘤；④导管内乳头状瘤；⑤囊性小叶增生病；⑥其他（外伤、疼痛、皮下出血）。
9. 内分泌治疗史　①雌激素；②黄体素；③睾丸素；④其他性激素类药物；⑤抗雌激素类药物；⑥是否有卵巢切除和放射卵巢去势；⑦其他妇科手术史。
10. 家族史　①有无乳腺癌病史；②其他肿瘤。

（程旭锋）

第三节　乳腺疾病的症状

一、乳腺肿块

乳腺肿块是乳腺癌的主要症状，80% 以上的肿块是患者自己偶然发现的，只有一小部分是在查体时被医生发现的。肿块绝大多数位于乳腺的外上象限，其次为内上、上方及中央，其他的部位较少见。所以当发现有乳腺肿块时，要注意它的部位、大小、生长速度、边界、表面是否光滑、与周围有无粘连固定、有无压痛、肿块的数目，对侧乳腺内是否发现肿块，是否与妊娠和哺乳有关，是否与乳腺的急慢性炎症或外伤有关。一侧乳腺的单发肿物较常见，原发双侧乳腺肿块和单侧乳腺的多发肿块临床上不多见。

乳腺癌的肿物一般较硬，形状可多种多样，圆形、卵圆形或不规则形。在肥胖患者或肿物位于乳腺后方者可摸不到肿物，仅能触及局限性、质地较坚硬的增厚腺体组织。髓样癌、小叶癌质地较软，黏液癌较韧，囊性癌则有波动感。乳腺癌肿物边界多数不清，但髓样癌、黏液癌和高分化腺癌有时可有较清的界限。

乳腺炎性肿块多伴有红、肿、热、痛，多有哺乳史，但并不尽然，应与炎性乳腺癌鉴别。炎性乳腺癌也伴有红、肿、热、痛，但其病程短、起病急、发展快，肿物可不明显，酷似妊娠哺乳期乳腺炎。

乳腺纤维瘤多为单发，肿物的边界清楚，表面光滑，质地韧硬，活动度大。

乳腺囊性增生症的肿物有特殊的颗粒样感，界限既不规则，又不清楚，硬度中等，有时一个乳腺内不止一个肿物，甚至对侧乳腺也有相似性质的肿物，而且这些肿物在月经来潮前几天明显增大并伴有疼痛，月经来潮后肿块缩小和疼痛减轻，呈现周期性的变化。

二、乳腺腺体的局限性增厚

乳腺腺体的局限性增厚常见于乳腺增生。但近几年来随着诊断水平的不断提高，乳腺癌的早期诊断已逐渐被重视，当临床上已摸到肿物时，瘤体的最大直径 >1cm，此时它至少经历了 3 年以上的时间，已不属于早期癌的范畴。在临床上，乳腺出现比其周围稍厚的组织，界限不清，难以测出其确切大小，要给予足够的重视，不能仅冠以"增生"而付诸观察。此种情况如出现在未闭经的妇女，尤其随月经周期有些大小的变化时，多属生理性。如果增厚组织长期存在，与月经周期变化无关，或日益增厚及范围增大，尤其出现在绝经期后妇女时，必须予以重视，以排除乳腺癌的可能性。天津肿瘤医院曾以此类病变选择合并易患因素的 98 例患者进行局部切除病检发现 8% 为癌，故此类检测方法为更多地发现早期乳腺癌提供了有效的途径。

三、乳腺疼痛

剧烈疼痛伴有触痛常为乳腺的炎症性表现，常见于急性乳腺炎和乳腺脓肿。

临床上出现局部乳腺疼痛（Mastalgia），一般多见于乳腺的单纯增生和囊性增生。单纯性乳腺增生疼痛系因末端乳管及腺泡的上皮有脱落和增生，致乳管被堵塞而其近端部分继发膨胀和疼痛，间或伴有淋巴细胞浸润及管周围的纤维组织增生，多见于青年妇女，年龄在 18 ~ 30 岁，尤以未婚女子或已婚未育者或虽已育而未曾授乳者较为多见，突出的症状就是乳痛，可同时累及双侧乳腺，但多以一侧为重。检查时可发现为全乳腺弥漫性结节状病变，但 60% 病例以外上象限比较明显，20% 位于中上部乳腺。在少脂肪的乳腺中可扪及轻度或中度片状增厚的腺体中有许多小结节感，伴有触痛；在丰满的乳房或肥胖的妇女则不能触及增生性病变，在临床上称为"乳痛症"。囊肿性乳腺增生是末梢乳管和腺泡不同程度的扩张，形成大小不等的囊肿样改变，囊内和扩张的腺泡上皮常呈乳头状增生，多见于 30 ~ 35 岁，尤其是未生育者更为多见。乳腺疼痛和触痛较轻，多因乳腺肿物而就诊，这些疼痛与月经周期有明显的关系，常于经前加剧，经后疼痛减轻或消失。如果疼痛的性质和规律改变，疼痛为局限性并有固定部位，尤其在闭经后的妇女，均应查明原因。

乳腺癌的疼痛极其轻微，性质多为钝痛、隐痛，不少患者主诉为针刺样疼痛，多局限于病变处，有时呈间断性，这种疼痛与乳痛症的疼痛不同，应加以鉴别。

四、乳头溢液

在妇女非哺乳期间，发生乳头溢液（Nipple discharge）多属病理性的，这种乳头异常分泌占各种乳腺疾患的 5% ~ 8%。其中最常见的病因是导管内乳头状瘤，约占半数病例；其次是乳腺囊性病及乳管扩张症；约 15% 病例为恶性病变。发生于导管内乳头状瘤的乳头溢液常为间歇性、自然排出的陈旧性血水，少数为棕黄或黄色浆液，系瘤体表层细胞脱落所致。瘤体位于乳腺周边的小乳管或腺泡溢血则少见，约 1/3 病例在乳晕区可触及 0.5 ~ 1.0cm 的软结节，积血挤出后结节可消失。偶尔，乳腺的导管原位癌或乳腺的囊性病变也可乳头溢液；乳腺的炎症可有脓性分泌物。据近年来报道，血性溢液多与乳腺癌并存，尤其 50 岁以上的妇女出现血性溢液时，约半数以上可能为恶性。以下几点有助于鉴别诊断：①一般认为血性溢液 60% ~ 70% 有癌的可能，浆液、乳汁样或水样者良性病变可能性大；②伴有肿块者应疑为恶性，无肿块的非血性乳头溢液常为良性；③年龄 > 50 岁者癌的可能性大，而良性病变则多发生在 < 40 岁；④应了解是否正在服用雌激素、氯丙嗪及避孕药等，药源性乳头溢液为双侧多导管性，呈清亮浆液或乳汁样分泌物，月经前期症状加重，停药后可自愈。乳腺癌伴有乳头溢液者不多，占 1.3% ~ 7%，如乳头溢液为浆液血性伴有肿物，癌的可能性较大。

五、乳房皮肤的改变

多数乳腺病变的局部皮肤无任何改变，急性乳腺炎常有皮肤红、肿；乳腺结核可有皮肤溃疡或漏管；严重的乳房皮肤外伤可因皮下脂肪出血坏死引起瘀斑甚至凹陷或粘连。

乳腺癌的病灶位于深部或初期，皮肤表面多正常；病灶位于浅表，虽早期也可使皮肤凹陷形成"酒窝征"，用手指提起粘连的皮肤或按压病灶周围的皮肤，在临床上称为 Plateau Test。肿瘤堵塞淋巴回流也可引起皮肤的"橘皮样"改变，是晚期乳腺癌的征象。炎性乳腺癌的表面皮肤也可有较大范围的充血、潮红，同时伴有腋窝淋巴结肿大，酷似急性乳腺炎，但炎性乳腺癌大都发生在怀孕期和哺乳期，皮肤呈一种特殊的紫罗兰色和硬韧感，病变部位多在乳腺的下部。

六、乳房轮廓的改变

正常乳房具有完整的弧形轮廓，此种弧形的任何缺陷或异常，均十分重要，常为早期乳腺癌的表现。急性乳腺炎可有乳房外形的改变，但与肿瘤较易鉴别。

七、乳头的改变

乳腺先天性发育不全时乳头可以凹陷，多见于无哺乳史的妇女，此种凹陷可用手拉出。逐渐加重的乳头回缩或固定，或乳头抬高于健侧，常常为乳腺癌表现。乳腺癌的乳头回缩主要见于以下 2 种情况：①癌瘤位于乳头下面或甚为接近，早期即可造成乳头回缩；②癌瘤位于乳腺的边缘区或深居乳腺内，因癌瘤侵犯大乳管周围的淋巴管，使大乳管硬化、抽缩，造成乳头固定，此为晚期乳腺癌的表现。炎症和乳腺导管扩张症也可造成乳头回缩。

乳头糜烂可发生在哺乳期，因婴儿吮吸致破，乳汁和其他因素的刺激而形成。皮肤湿疹、皮肤瘙痒，一般经适当治疗后痊愈。但如乳头糜烂和皮肤湿疹经久不愈，多应考虑派杰氏病，此病细胞涂片阳性率很高，能及时做出诊断。

八、腋窝淋巴结肿大及上臂水肿

腋窝淋巴结肿大并不是乳腺癌的特有症状，上臂、肩部及胸壁等处的急、慢性炎症均可以引起腋窝淋巴结的肿大。但当乳腺内发现肿物，同时腋窝淋巴结肿大，应考虑患乳腺癌的可能性。而且炎性腋窝淋巴结肿大和癌转移的腋窝淋巴结肿大在手感上也有区别。

上臂的水肿系腋窝淋巴结广泛转移，影响了上肢的淋巴回流所致。偶尔也有腋窝淋巴结肿大不明显而上肢淋巴管阻塞而引起的上肢水肿，多是乳腺癌的晚期表现。

九、乳腺癌远处转移的表现

已发生远处转移的乳腺癌多伴有相应脏器的症状，如锁骨上淋巴结肿大、咳嗽或咯血、脊柱或骨骼疼痛以及腹腔或神经系统症状。近年来发现 I 期乳腺癌已有 20% 发生血行转移到其他脏器。

乳腺病变可能产生的临床表现和检查应注意几点，可以总结归纳如下。

1. 乳房形态　①两侧是否对称；②有无特殊隆起；③是否有明显缩小；④局部是否隆起。

2. 乳内肿块　①数目；②部位；③大小；④境界；⑤硬度；⑥压痛；⑦移动度；⑧皮肤粘连或深层固定。

3. 乳腺疼痛　①部位；②性质；③放射性；④周期性。

4. 皮肤变化　①水肿；②粘连；③凹陷；④溃疡；⑤皮内结节；⑥异常红晕。

5. 乳头　①高低；②退缩；③指向；④分泌物（血性、浆性、脓性）。

6. 乳晕　①瘙痒；②湿疹（渗出、糜烂、痂皮）。

7. 腋窝淋巴结　①数目；②大小；③硬度；④粘连或固定。

8. 远处转移表现　①锁骨上淋巴结肿大；②同侧上臂水肿；③对侧腋窝淋巴结肿大；④骨骼疼痛；⑤咳嗽、咯血；⑥腹内转移（肿块、腹水）；⑦神经症状（脑压增高、下肢瘫痪）。

9. 对侧乳房。

10. 其他。

（程旭锋）

第四节　乳房的正规体检

乳房的正规检查是相对于乳房的自我检查而言的，多有医务人员或专业普查人员进行。

检查时应光线充足，向患者充分说明检查的必要性和重要性。患者应脱下腰以上的衣服，充分暴露双乳，要注意患者的保暖和隐私，为患者提供外衣或窗帘。

检查最佳时间为月经来潮后第 9~11 天，此时期，雌激素对乳腺的影响最小，乳房处于静止状态，易于发现病变。

1. 视诊　体位多取坐位，双臂自然下垂仔细视诊乳房和乳晕的皮肤。

（1）乳房的皮肤：观察皮肤的颜色，有无静脉曲张、水肿、凹陷及皮温的情况。

皮肤水肿严重时可致皮肤似橘皮样改变，呈微"橘皮征"。上肢活动或挤压皮肤可见皮肤局部受牵拉下陷，似"酒窝"称为"酒窝征"。皮肤的红、肿、热、痛多见于急性炎症，可来源于乳腺的皮肤或乳腺腺体内感染。皮肤红肿时也要考虑炎性乳癌，炎性乳癌的红肿通常延及整个乳房，乳房无触痛和发热，可与炎症鉴别。双侧对称的浅静脉扩张，可见于妊娠后期或哺乳期，局部的深静脉扩张多见于炎症、外伤、肉瘤或癌症。若表浅静脉广泛扩张而不成放射状，且延及胸壁，多为上、下腔静脉或门脉阻塞后侧支循环建立所致。皮肤的水肿

（橘皮征）范围通常广泛，外观明显，是乳腺癌的特征之一。局部的水肿多在乳房下半部和乳晕区最明显，患者抬高上肢时更明显。局部皮肤出现酒窝征，多为该处皮下结缔组织纤维束缩短，可见于乳腺癌、结核或术后瘢痕牵缩及外伤性局部脂肪萎缩。

（2）乳晕：应为两个相等的正圆形，如出现外形改变，出现椭圆形或肾形时，说明其内部的乳房有病变。乳晕的改变多与乳头的改变伴发。乳晕的颜色在妊娠期或全身性疾病时，可加深，如 Addison 病，腺垂体功能亢进症等，红外线或放射线的局部照射及局部用药也可致局部色素沉着。

（3）乳头：检查包括双乳乳头是否对称，是否回缩，以及皮肤性状的改变。一侧乳头抬高是乳腺癌的一个特征，病理性的乳头抬高多伴有乳头偏斜或回缩。新近发生的乳头回缩，若不是发生在刚刚停止哺乳时，应引起高度重视。乳头溃疡和湿疹样改变是 Paget 病的征象。

乳头抬高的观测方法：用一条无伸缩性的软尺，一头固定于胸骨上切迹中点，另一头分别测其至两乳尖的距离。也可用两侧乳房下半圆的最低点连线为标准来衡量两侧乳头是否等高。

上肢自然下垂视诊后，要求患者上抬胳膊，以完好的视诊乳房下半部。要求患者将手放到臀部，是胸肌收缩，观察变化，完成视诊。此动作可显示微小病变。

2. 触诊　可取坐位，同视诊体位，此体位可发现仰卧位较模糊的肿块，如乳腺腋尾部肿块。对于肥胖或乳房较大者应先行仰卧位查体，同侧上肢抬近头顶，必要时于肩下垫起，使胸部隆起，仔细触诊，便于发现较小的肿块。经验不足的医生和妇女进行自我检查时多以两个手指捏乳腺组织，会产生肿块的感觉，这是常见的错误手法。触诊的关键是发现肿块，了解肿块的情况。同时了解乳头有无溢液及溢液的性质。

（1）系统地检查乳腺组织：检查者五指并拢，用指腹及掌的前部按压于乳房上，检查按照放射状还是同心圆形进行并不重要，只要按照一定的次序整个乳房都被检查到即可。检查范围上到锁骨，下到肋弓边缘，内侧到胸骨旁，外侧到腋中线。一只手检查，另一只手固定乳房。检查乳腺组织所需用力的大小不是一成不变的，原则是不引起患者的不适感。

触到肿块后，用一手固定，固定时尽量避开周围软组织，测量肿块大小范围。用一手固定在乳房肿块两侧，另一手食指在肿块中央反复按压数次，如有波动冲击感，则说明肿块为囊性或脓肿。注意按压时，手指不能离开皮肤，否则成为叩诊而产生假性波动感。

对于 <1cm 的肿块易漏诊，一经发现应以一手食指加以固定，再用另一手的食指末节指腹触诊，或用两手食指轮换固定和触诊。但乳头乳晕下的小肿瘤，因乳头阻碍，触诊时不易发现，应仔细鉴别。可要求患者坐位前倾或膝胸卧位使乳房下垂，一手托住乳房下或对侧，另一手在对侧相对挤压，避开乳头，检查肿块。

（2）乳头溢液的检查：首先要检查患者胸前内衣上有无"痕迹"，如存在，说明为自溢。再用单手五指并拢自乳晕一侧向乳头方向挤压，如有肿块，则从非肿块侧开始挤压。挤压时按一定顺序，挤压一周。也可用拇、食指放在乳晕两侧撑开皮肤同时向下压，观察有无"乳汁"自乳腺导管口溢出。切忌一手抓住乳房前半部挤压，因此时乳腺导管被挤压，有溢液也不能挤出，同时也会造成肿瘤播散。

辨认绝经期前女性乳房结节、不规则肿块组织的良、恶性质的检查是查体中的重点、难点。此种结节多在腺体组织集中的外上象限、乳房下缘区和乳晕区。正常乳房一般有结节，没有显著特征的肿块不是病理性的发现。在决定一个问题后是否需要进一步评价时，对照双侧乳房很有帮助。如果患者存在不明显的肿块，不应要求她给予该区特殊关照，加重患者不必要的精神心理负担。察觉到的病变的位置和周围乳腺组织的特点应当被详细记录。如果对绝经前女性的乳腺结节的性质持怀疑态度，可在1个月经周期内的多次重复检查，了解肿块的变化，推断结节的性质。如果证实是显性肿块，应当进行测量，并应记录其定位、活动度和特点。以备进一步检查和处理后对比。

（3）触诊淋巴结：触诊腋窝淋巴结和锁骨上淋巴结，取坐位，医生用左手查右侧腋窝，患者屈右臂搭在医生手上，对侧亦然。检查者手指尽量伸入患者腋顶部，检查中央组，自上而下沿侧胸壁滑动检查内侧组，沿胸大肌外缘检查前组。沿上臂向下滑动检查外侧组，沿肩胛下肌表面滑动触诊后侧组淋巴结。

触诊锁骨上淋巴结，立于被检查者身后，拇指放在患者肩上，用食指、中指和环指深入锁骨上窝进行触摸。

若触诊到淋巴结应注意其大小、质地、活动度及压痛程度。若对其性质有怀疑，应详细记录其特点，进一步检查。

许多女性都可触及到淋巴结，伴甲刺、上肢小擦伤或腋窝毛囊炎，淋巴结比较小（<1cm），柔软，可以活动（尤其是双侧的），这些情况多没有提示意义。

（程旭锋）

第五节 乳腺病变超声检查

乳腺的超声诊断开始于20世纪50年代初期，应用脉冲反射法（A超）可以探测到乳腺肿块，此后利用超声显像仪（B超）又获得了乳腺超声声像图。例如，1951年Willd和Reid第一次报道了用超声辨别乳腺的良恶性疾病，之后日本的Wagai（1972年）和Kobayashi（1973年）、美国的Baum（1977年）、Keiiy－Fry和Harper（1979年）等先后发表了有关超声诊断乳腺疾病的文章。20世纪90年代，随着电子计算机技术和材料学的迅速发展，彩色多普勒超声及其高频探头的应用迅速普及，促进了乳腺超声的开展，目前用于乳腺超声检查的探头频率已达到12MHz甚至更高。

一、检查方法

乳腺超声检查一般无需特殊准备。以往使用3.5MHz或5MHz探头时，因探头分辨率低、图像分辨率差，需要在乳房和探头间放置水囊，目前该方法已被淘汰。现在，乳腺超声多采用高频线阵式探头，探头频率＞7.5MHz，有的在12MHz以上。

超声检查时，嘱患者仰卧于检查床上，两臂外展，充分暴露双侧乳房和腋窝，扫查乳房外侧时可嘱患者改为侧卧位。检查范围应包括两侧乳房和腋窝，如有必要应检查锁骨上窝及腹、盆腔以了解转移情况。通常从乳房边缘向乳头方向进行垂直于乳腺导管的扫查，按顺时针方向轮辐状滑动，再转动探头辅以平行于乳腺导管的扫查。扫查断面应相互覆盖，不要有遗漏部位，扫查速度不能太快。

二、正常乳腺声像图表现

（一）皮肤

带状稍强回声，厚度约 2mm，光滑整齐。

（二）皮下脂肪层

介于皮肤和腺体层之间，呈稍低回声，其间的线状强回声为 Cooper 韧带。

（三）腺体层

由导管系统与间质组成，腺体层回声与年龄、是否哺乳密切相关。青春期未生育，女性腺体层较厚，回声较低，无乳腺导管显示。妊娠期和哺乳期腺体层明显增厚，呈均匀的高回声，乳腺导管明显增宽，管壁薄而光滑，管腔内为无回声；哺乳后腺体层回声大多呈强弱相间，分布较均匀；老年女性腺体层萎缩变薄呈强回声，腺体内血流信号稀少。

（四）乳腺后间隙

超声断面呈线状或带状低回声，大多数女性的乳腺后间隙菲薄，两层筋膜相距较近，甚至相贴，老年女性尤其是脂肪较厚者的乳腺后间隙境界清楚。

（五）胸壁

肌层呈低回声，显示与解剖结构一致的肌纤维纹理，排列整齐；肌筋膜为线状强回声，连续光滑；肋骨为薄片状强回声，后方回声衰减；肋软骨为弱回声，后方回声衰减；肋软骨钙化表现为弱回声中心出现斑片状强回声。

（六）区域淋巴结

正常腋窝淋巴结多数不显示，但 12MHz 高频探头常常可显示大小在 5～10mm 的正常腋窝淋巴结，皮质表现为位于被膜下的弱回声，髓质表现为中心强回声，二者间界面清楚。

三、常见乳腺病变声像图表现

（一）乳腺增生性病变声像图

1. 囊性病变　腺体层内可见外形平滑的圆形或卵圆形无回声区，边界清楚，囊壁薄而光滑，后方回声增强，侧壁可有声影，偶有囊内分隔，呈带状强回声。

在较年轻的妇女中，选择超声检查是一种较好的方法，尤其是乳腺钼靶检查中发现的圆形致密病变，常常需要用超声检查明确实性病变和囊肿病变。

2. 实性肿块　实质性形态规则的低回声肿块，边界较清楚或无明确边界，局部腺体排列紊乱，缺乏规则的腺体结构，与周边正常腺体组织无明显界限，无明显的血流信号。

3. 腺体回声紊乱、局限性增厚　腺体层回声强弱相间，纹理粗细不均，可见斑片状减弱回声区，或斑片状增强回声区，或斑片状减弱回声区和增强回声区并存，但无确切肿块。

4. 混合型　上述几种表现形式不同程度并存。最常见的表现是多发微小囊肿并存局限性回声减弱或实性低回声小肿块。

5. 无明显异常表现　仅以乳腺疼痛就诊，超声检查无明显异常发现。

6. 腺病　是指以乳腺腺体成分增生为特征的一组疾病，纤维腺病声像图上多表现为实性低回声小肿块。

（二）乳腺炎性疾病声像图

1. 乳腺炎和乳腺脓肿　早期为疏松结缔组织炎时声像图无特异性；单发脓肿常表现为片状低回声或无回声暗区，加压或振动后其内液体呈漩涡状流动，多数边界不清，形态不规则；多发性乳腺脓肿暗区数目、大小和形态不一，暗区内常有细弱云雾状回声；慢性乳腺脓肿常表现为实质肿块，中心可伴有小暗区。

2. 乳腺结核　乳腺内实性低回声肿块，部分肿块因干酪样坏死可液化而形成不规则的无回声区；腋窝淋巴结肿大时，髓质强回声消失呈低回声，血流信号丰富。

（三）乳腺良性肿瘤声像图

1. 纤维腺瘤　表现为圆形、卵圆形或分叶状肿块，内部为均匀的低回声，包膜完整，边界清晰，呈中强水平回声（即密度及强度略低于腺体组织），可见侧方声影及后方回声增强，肿块内可出现稀疏点状血流信号，少数可见较丰富的血流信号。

2. 良性叶状肿瘤　肿瘤呈圆形或椭圆形低回声区，边界清晰，内部回声不均，可出现线状强回声，大多可见薄包膜回声，肿块后方回声无明显衰减，血流信号多数稀少，少数肿块血流较丰富。

3. 导管内乳头状瘤　典型的表现为在扩张的无回声导管内，呈现不规则的中强回声隆起物，似息肉样回声。

4. 乳房脂肪瘤　生长部位大多在皮下脂肪层内，少数位于腺体层，极少数位于乳腺后间隙，单发为主，也可多发，呈椭圆形、圆形或分叶状，边缘规则，界限清楚，表面光滑，包膜完整、菲薄，内部回声呈均匀的中强回声，体积较大者回声稍低，后方回声多无变化，彩色多普勒瘤体周边及内部均无血流信号。

（四）乳腺其他良性病变声像图

1. 乳腺导管扩张症　乳腺中央区导管轻度扩张，管径大多在 1～3mm，管壁光滑，管腔内为无回声暗区。

2. 乳汁瘀积　肿块边界较清楚，形态较规则，内部多呈较均匀的细弱低回声；乳汁稀薄呈无回声，振动探头或变动体位可有低回声呈流动样，较大肿块有时可见脂液分层；水分较少时表现为均质细密的中等回声或稍强回声，边界较清楚，形态较规则；水分完全吸收后，肿块内呈乳酪样，表现为强回声肿块。

3. 儿童型乳腺肥大症　女性在青春前期，即月经来潮前 2～3 年，乳腺的发育基本处于静止状态，超声检查无明显乳腺组织；儿童型乳腺肥大症则在声像图上出现乳腺组织，呈中等均匀回声，边界尚清；儿童型乳腺增生症声像图上表现为乳腺以等回声为主，其间可散在分布低回声，边界尚清，与成人不同。

（五）乳腺癌声像图

1. 导管原位癌　典型的导管原位癌表现为扩张的导管内或扩张的囊腔内乳头状低回声，基底较宽，内部可见血流信号。

不典型的导管原位癌仅可见乳腺肿块，不伴导管扩张。大多数肿块较小，低回声，血流信号稀少或丰富；部分肿块较大，内可见沙砾状钙化形成的强回声。

2. 浸润性导管癌　表现为不均匀低回声肿块后方回声明显衰减，肿块大多呈分叶状、蟹足状、海星状或毛刺状，部分边缘可见晕状强回声包绕，部分肿块内可见沙砾样点状强回声，肿块内的血流信号较丰富，无论肿块大小，均可出现腋窝淋巴结转移。大多数转移性淋巴结表现为体积增大，内部回声低，髓质强回声消失，血流信号丰富。

对于回声较低，边界不清，形态不规则，内部回声不均匀，血流丰富的肿块应首先考虑浸润性导管癌，肿块后方可以有或无回声衰减，微小簇状钙化的出现对浸润性导管癌的诊断较有特异性。

3. 髓样癌　典型的髓样癌表现为边界光滑整齐的低回声肿块，回声多不均匀，瘤体后方回声增强，大多伴有瘤内囊性变。

4. 黏液癌　表现为边界清晰的圆形肿块，内部呈低回声或无回声，后方回声略增强，无侧方声影。

5. 浸润性小叶癌　表现为腺体层不规则低回声肿块，内部回声不均，后方回声轻度衰减，肿块周边可见粗大血流信号，可浸润乳腺后间隙。

6. 湿疹样乳腺癌　表现为边界不清的低回声肿块，内部回声不均匀，中心部可见散在的点状强回声。

7. 炎性乳腺癌　皮肤及皮下层增厚且出现线状液性暗区，腺体层一般无明显的肿块，表现为结构明显紊乱，回声减低，边界不清，血流信号增多，大多伴有腋窝淋巴结肿大。

8. 多中心癌　同侧乳腺有两个或多个乳腺肿块，通常为实性低回声，其声像图表现根据不同病理类型有所不同。最常见的病理类型是浸润性导管癌，肿块大多有恶性肿瘤的共同特性，如不均匀低回声，后方回声衰减，边界不清楚，无包膜，部分伴沙砾状钙化灶，伴腋窝淋巴结肿大等。

9. 转移淋巴结　常发生腋窝淋巴结、内乳淋巴结及锁骨上淋巴结转移，表现为一个或数个轮廓清晰的圆形结节，内部为不均匀的低回声区，中心部可见散在的点状强回声。

（六）乳腺间叶组织肿瘤和瘤样病变声像图

1. 恶性叶状肿瘤　肿块体积一般较大，边界清晰，形态规则或分叶状，内部多为低回声，出现液化者可见肿块内不规则的无回声区。

2. 乳腺淋巴瘤　表现为多个低回声淋巴结融合性肿块。

3. 梭形细胞肉瘤　肿块界限清楚，形态较规则，内部回声不均，浸润性生长边界可不清，侵犯乳腺后间隙，肿块内血流信号丰富。

（七）男性乳腺疾病声像图

1. 男性乳腺发育　在正常情况下，男性乳腺组织在声像图上不能显示，但当腺体增生及腺泡形成，乳腺叶间组织增生时，声像图上可显示类似女性乳腺的小叶样回声，其特征为乳晕下方见皮肤与胸大肌之间边界清楚的低回声结节（与女性乳腺小叶回声类似），内部回声均匀，后方回声无衰减，彩色多普勒未见血流信号。

2. 男性乳腺癌　常有明显的肿块，多位于外上象限，其边界不整齐，与皮肤和胸大肌分界不清，内部回声更低，光点分布不均匀，后方回声衰减，彩色多普勒可有血流信号增多、粗大、不规则、流速加快等改变。

四、超声介导下乳腺疾病的治疗

在临床工作中，超声介导下可进行乳腺囊肿、脓肿的穿刺治疗，通过超声可对囊肿或乳腺脓肿进行准确的穿刺，经抽液、冲洗和注射药物达到治疗目的；对乳腺术后尤其是乳腺癌根治术后引起的皮下积液或切口下积液，超声介导下穿刺抽吸简单、快速，是临床上常用的介入治疗方法。

（程旭锋）

第六节 乳腺病变的病理学诊断方法

一、细胞学诊断方法

乳腺肿瘤的细胞学检查始于 1914 年，Nathan 做乳头溢液细胞学检查时发现乳腺癌。以后又有了乳头或乳腺其他部位溃疡处涂片细胞学检查。1921 年，Gathric 建立了针吸细胞学技术，20 世纪 70 年代初发展成为细针抽吸细胞学检查，应用于乳腺。乳腺肿块细针抽吸细胞学诊断创伤轻微，诊断准确率颇高，目前已成为世界各国术前病理诊断的重要手段。

（一）细针穿刺细胞学检查

由于乳腺为体表器官，其肿物容易触及，故针吸操作不难。针吸可选用普通肌内注射用注射器，目前临床使用的一次性 10 号注射器效果良好，并可避免交叉感染。

1. 细针穿刺细胞学检查的指征、优点

（1）指征

1）孤立病变，临床上考虑为囊肿、良性肿瘤或恶性肿瘤；

2）乳腺癌切除后瘢痕上孤立或多发的小结节；

3）可疑的远处转移病灶，包括皮肤结节和肿大的淋巴结等。

（2）优点

1）操作方便，不需要特殊的设备，诊断迅速，安全，易为患者所接受；阳性率较高，在 80%～90%，凡得到确诊的病例，无需冰冻切片检查，可直接施行手术；

2）能明确肿物的性质，如炎症、结核、脂肪瘤、积乳囊肿、乳腺增生病及纤维腺瘤等进行鉴别诊断，使之得到适当的治疗和手术；

3）根据癌的分化程度，可进行细胞形态学分级，帮助预测乳腺癌的预后；

4）针吸细胞可用于 ER 的测定和 DNA 的分析，帮助治疗的选择；

5）可用于防癌普查，能发现早期乳腺癌。

2. 乳腺癌细针穿刺细胞学检查 乳腺癌细针穿刺细胞学检查包括乳腺原发灶和区域转移淋巴结的细针穿刺检查两种。

乳腺癌原发灶细针穿刺活检时进针感觉肿块质脆，入针和抽吸容易，吸出物常很多，呈浓稠的肉浆状，有时为血性。

乳腺癌区域淋巴结的细针穿刺活检在晚期乳腺癌的定性诊断中有重要价值，有助于对乳腺癌区域淋巴结转移的评估和指导术前的新辅助治疗。尤其是锁骨上淋巴结通过细针穿刺活检有助于在术前对乳腺癌的分期，并有利于指导不同的乳腺癌治疗方法的选择。区域淋巴结细针穿刺活检阳性的病例，结合其乳腺肿块等临床检查将有助于乳腺癌的定性诊断；但穿刺活检阴性却不能作为排除乳腺癌的依据，应进一步进行原发灶穿刺活检等检查以便明确诊断。

3. 乳腺恶性肿瘤的细胞学的诊断标准　恶性肿瘤的细胞学诊断，必须应对细胞的"恶性"无可怀疑，因此，在考虑恶性的诊断之前，必须至少有两个主要的恶性诊断标准。乳腺癌细胞形态常包括以下特征：①细胞丰富，常布满涂片；②癌细胞单个散在、三五成群或集成大片，细胞黏附力差，排列紊乱，相互重叠；③细胞核明显增大，大小不一致，多形性，着色深和深浅不一，核形不规则，核仁大或多个，常可见核分裂相；④胞质常少，有核偏位现象，偶见细胞噬入，即一个新月形细胞环抱另一个圆形细胞；⑤无双极裸核细胞，若有亦很少。乳腺针吸细胞学诊断的主要任务是确定病变为良性或恶性。因此，细胞学诊断为乳腺癌后，一般不做分型。但某些特殊类型的乳腺癌有相应的细胞形态特征。

胞核和胞浆的比例不能完全作为诊断依据，许多恶性细胞，看不到胞质，故此诊断恶性的绝对依据是核的改变，包括核的增大和核的多形性，这是众所周知的公认标准。恶性肿瘤的核较良性大数倍，其直径为 $12 \sim 40 \mu m$，最简便的方法是与红细胞相比，红细胞直径为 $7.5 \mu m$。只有一个例外，即变异的小细胞乳腺癌，其核大小常与良性上皮细胞者相似，因此，该细胞易于误诊。其次"多形性"，在文献上是指细胞核的形状多样，核大小不一，在乳腺这两种现象均可见到。偶尔在纤维腺瘤或乳腺囊性增生病的涂片上，可见到某种程度的多形性。低倍光镜下，在大约15%的乳腺恶性肿瘤中，瘤细胞核呈现一致性。这种常诊断为分化良好的癌，在高倍光镜下可见核膜不规则，核膜增厚，出现裂口现象，边缘呈扇形。

（1）恶性疾患的间接征象：细胞团集现象消失，细胞成分显著增多，是诊断恶性肿瘤的重要间接征象。细胞群分离在鳞状细胞是由于细胞间桥的消失；在腺癌是由于黏着力减弱，故胞核分布不匀，极性消失。但黏液癌，瘤细胞的相互粘连，仍保持良好，涂片上细胞丰富，亦是乳腺肿瘤的另一特征。因负压抽吸时，可将细胞间粘连分离，例外的是硬癌，后者常见少数细胞，是假阴性诊断原因之一。组织切片上，硬癌细胞周围有致密纤维基质围绕，不易分离，只有反复穿刺，或用粗针头才获成功。涂片上出现红细胞或黏液无特殊意义，而核内空泡常是变性，而非恶性变，其次是显著的核内空泡，泡沫细胞的多核现象，增大的导管细胞有明显的核仁等，都由于内分泌紊乱刺激所致。

（2）可疑涂片的诊断标准：细胞学涂片诊断可疑时，切取活检是必要的。细胞学在下述情况之一，均属可疑：①轻度或中等的核增大或多形性变；②核一致性增大伴明显核仁，可见炎症或异物反应，也可见于激素治疗后之涂片；③偶见明显的核增大和中度的多形性，例如在纤维腺瘤或囊性增生症常可由此而误诊；④由于核大及明显的多形性，大量的组织细胞与恶性细胞相混淆，但是前者细胞边缘苍白，胞质呈小空泡样，胞浆边缘不清，故细胞学学者要准确加以辨认；⑤乳腺癌的小细胞，形态变异繁多，难以诊断，因在核大小上很难与良性上皮细胞区别，可幸的是此细胞不常见。

4. 良性肿瘤细针穿刺细胞学检查　良性细胞的形态特点：①来自小叶或腺管上皮细胞的特点，是卵圆或圆形的核及致密的染色质；胞浆边缘轮廓清晰，常成群出现，偶尔上皮细胞呈管状或小叶状排列，单个出现的上皮细胞常无胞浆；②双极裸核，在针吸乳腺纤维腺瘤中，可常见到双极裸核，核卵圆形，较腺管细胞的核稍小，$6 \sim 8 \mu m$，染色质呈细颗粒状，均匀一致，染色深，其来源不清楚，有些作者认为来自肌上皮细胞，双极裸核的形态及大小变异也较少；③分泌细胞，在针吸标本中常见，常出现在小囊肿，可形成乳头状团块，如标本来自大囊肿，这可能是唯一见到的细胞成分，细胞边缘清楚，核呈圆形，多集中在中央部，胞浆含有许多嗜酸性颗粒，超微结构下，肿胀的线粒体差异甚大，$6 \sim 11 \mu m$，但细胞形态相当一致；④泡沫细胞，顾名思义，细胞特点为胞浆内有小空泡，呈泡沫状，大小不一，核常在边缘部分，圆形，核膜清楚，有时多核，其准确来源尚不知，可能来自上皮细胞或组织细胞，因具有吞噬能力和其形态，故推测来自组织细胞，但有时又像变形的腺管上皮细胞；⑤脂肪细胞，常成群出现，核小，染色深，位于边缘，胞质边缘极薄；⑥纤维细胞，其为结缔组织的组成部分，呈棘状，核呈圆形或卵圆形，位于细胞中央；⑦巨细胞，形状不限于单核细胞型，常有多核巨细胞型，在妊娠期常可见到，产后早期，炎症及肉芽处均可见到异物巨细胞，此时在囊肿液内也可见到，结核性肉芽肿内能找到郎罕氏巨细胞，放疗后巨细胞之核可呈奇形怪状。

5. 乳腺良性肿瘤的细胞学诊断标准

（1）炎症与感染：在炎症与感染时可见大量淋巴细胞、浆细胞、白细胞、单核细胞和组织细胞等。此外，也常见泡沫细胞及巨核细胞，不典型的组织细胞有时在鉴别诊断上易造成误诊，组织细胞核虽增大，形状多变，胞质可出现空泡，但组织细胞有光滑而规则的核膜，可资鉴别。涂片背景为成片坏死细胞碎屑和不成形的坏变物质，因而常显涂片厚而脏。在针吸乳腺涂片时，常可见到脂肪坏死，有孤立或成群的脂肪细胞，多形核白细胞，巨细胞以及相当多的组织细胞。患者若自述有外伤史，对诊断很有帮助。乳腺结核在涂片上除可见大量炎性细胞外，还有多核巨细胞及上皮样细胞，形成的结核结节样排列，抽吸时为脓性坏死物。

（2）乳腺囊肿：其细胞学评价与临床处理有密切关系，因大多数病例穿刺不仅是诊断手段，也是治疗方法。囊肿形成的机制：①囊肿发生在扩大的导管内；②囊内含有浓缩的乳汁；③导管炎性扩张易引起囊肿；④外伤性乳腺坏死引起囊肿；⑤囊肿合并管内乳头状瘤。大囊肿衬以单层扁平上皮，偶尔上皮被结缔组织所代替，囊液呈琥珀色，偶呈绿灰色、血性或棕色，一般液内仅有少数细胞，多为泡沫细胞，其次为扁平上皮细胞，泌乳细胞也可出现，此外有白细胞及多核巨细胞，大囊肿含液量可达 40ml 以上，小囊肿约含 0.55ml，常用离心法浓缩乳汁，有似牙膏管型样，涂片内常见泡沫细胞及脂性蛋白样物质。

（3）导管内乳头状瘤：易发生在乳头周围的中小导管内，常伴发浆液性及血性积液，乳头状瘤的脱屑细胞群排列形状特殊，其上皮细胞常做长形分支或数个相连，形成杯嵌样的小团，胞浆稍多而均匀，结缔组织罕见，背景为血性，无双极裸核细胞。

（4）乳腺增生病：抽吸时有针吸橡皮感，进退两难，局部增厚，但无明显边界，所吸细胞量极少，3~5 个正常上皮细胞，呈散在排列状，背景清亮而淡染，如涂片中能见胞浆红染的顶泌汗腺样细胞时，更有助于增生症的诊断。

（5）乳腺纤维腺瘤：肿块大小不等，质地较硬，边缘光滑，境界清楚，抽吸时针感松软，可吸出多量成团排列的细胞，其间杂有染色质较深的双极裸核细胞。前者胞核常有间变，染色质粗糙，细胞大小不等，常被误诊为假阳性。

6. 针吸和涂片技术的方法及注意事项

（1）针吸技术：穿刺部位的皮肤局部用碘酒、酒精消毒，不需麻醉，乳头部位较敏感，有时需用局麻，目前常用穿刺针，右手持针，于壁斜行方向进针，左手食、中指固定肿物，刺入肿物。当针尖刺入肿物中心时，用力按压针栓，针芯可切取组织，所切取组织保留在针芯的空槽内，然后拔针（图 9-2）。必要时改变 1~3 次方向，以吸取不同部位的细胞，这样操作常是取材成功的关键。对无明显肿物者，可根据乳腺钼靶照相的可疑部位或局部软组织增厚部位进行针吸取材。

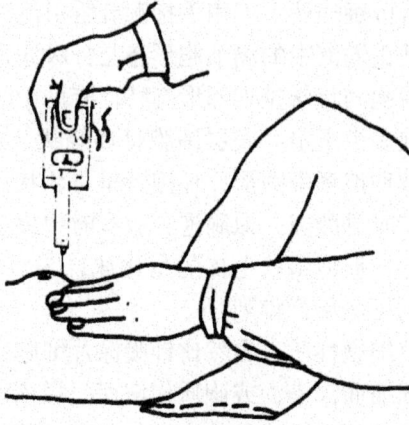

图 9 - 2　穿刺针操作方法

（2）涂片的制作方法：制涂片时，操作要轻，不可来回摩擦，以免损坏细胞。涂片的厚薄适宜，太薄时细胞太少，太厚时细胞重叠，均降低诊断率。涂片在半干状态下，放入 1 : 1 的纯酒精和乙醚混合液中固定 10 ~ 15 分钟，也可放入 95% 的酒精中固定，然后用巴氏染色、HE、姬姆萨或瑞氏染色均可。以姬姆萨染色法较简便，细胞结构清晰，但有夸大感，容易造成假阳性；HE 染色法繁杂，但细胞透明度好，核与浆对比鲜明，有利于细胞涂片与病理切片的对比分析。染色不良常可见以下原因：①涂片过分干燥；②不恰当的固定；③载玻片不洁或有油脂；④固定液内有污染；⑤漂洗不够；⑥染色太深或太浅。

7. 影响细胞学诊断的因素

（1）假阴性主要原因：①肿物过小，针吸时不易掌握；②针吸部位不准确也是假阴性的重要原因；③细胞的辨认能力差是另一个重要的影响阳性率的原因；④部分分化好的癌细胞或小细胞型癌细胞形态极难鉴别其良恶性。

（2）出现假阳性：文献报道出现假阳性最多的是纤维腺瘤。纤维腺瘤除有双极裸核细胞外，其周围带有大而间变的细胞，核大，核染色质颗粒粗糙，是误诊为癌的一种常见原因。其次是乳腺结核病，增生的间叶细胞与异形上皮细胞难以区别，易误诊为癌细胞。另外，脂肪坏死细胞变性严重，也易出现假阳性。

（3）取材不准原因：

1）因肿物过小或部位较深，左手不能很好固定肿物；

2）抽吸时未能改换方向，因此，取材太少；

3）肿物如有纤维化增生时，组织较硬，穿刺细胞脱落少，故硬癌针吸诊断率较低；

4）肿瘤组织类型不同：以小叶癌、导管癌及其初期浸润性癌、乳腺增生病癌变等早期病变效果为差，由于其病变小而分散，细胞学检查结果假阴性较高（占 34.2%），其次是单纯癌（占 12.3%），以髓样癌针吸效果最佳，阳性率高（占 95%）。

（二）乳头溢液的涂片细胞学检查

乳头溢液是乳腺疾病的重要临床表现，常为患病妇女的主诉症状。对乳腺疾病，其重要性仅次于乳腺肿块，多数为良性病变所引起，如导管扩张症。但其重要意义在于乳头溢液可以发生在恶性肿瘤，并可早期出现，对乳腺癌的早期诊断具有一定意义。

乳头溢液的收集方法：自可疑病灶上方用手指顺乳管引流方向轻轻按摩和挤压，用玻片承接溢出的液体制成涂片。乳头溢液中的癌细胞形态与针吸涂片中的癌细胞形态相似，只是变性更明显。有许多溢液癌细胞的特殊排列和形态特征有助于明确诊断。这些特征性形态包括：①圆形细胞团，团内细胞多少不定，表层细胞呈环绕状，内部细胞紊乱；②嵌入细胞，一个细胞环抱另一个细胞，被环抱者呈圆形，环抱者呈月牙状；③花环状细胞团，数个细胞的核位于外周，胞质向内且有时见腔隙，似腺泡，也有时中央空隙很大而似假腺管；④环绕细胞团，数个细胞环绕在一起，形似鳞状上皮的角化珠；⑤不规则细胞团，细胞明显异型，有时分支呈乳头状，癌细胞也可呈单行排列。

乳头溢液中的细胞属脱落细胞性质，自然比针吸涂片细胞变性明显。变性细胞，胞质常变宽、淡染或空泡状，有时固缩而深染，或胞质崩解而呈裸核状；胞核可固缩浓染，可肿大淡染，核形不规则，或出现核碎裂。上述细胞变性的改变，致使细胞呈假性异型，须警惕误诊为恶性。

另外，有国内学者研究发现，癌胚抗原可作为乳头溢液肿瘤标志物，对伴乳头溢液的乳腺癌诊断符合率达85.7%，并认为乳头溢液肿瘤标志物检测诊断乳腺癌这一方法在诊断率上甚至优于钼靶诊断。

目前还有学者在进行乳头溢液中成纤维细胞生长因子等生物学因子的检测，发现在乳腺癌诊断方面有一定的意义。乳头溢液中肿瘤特异性生物学因子的检测，在细胞学诊断有困难时将有助于对乳头溢液的诊断。

（三）印片细胞学检查

乳头和乳晕或乳腺其他部位有糜烂或溃疡时，可做印片（或刮片）细胞学检查。切除的乳腺组织或肿瘤，可用组织块做印片和拉片细胞学检查。如乳头 Paget's 病可见良性鳞状上皮之中有单个或小巢状的腺癌细胞；导管内癌可见成团的癌细胞或伴有凝固性坏死细胞，其边界清楚，另外以稀疏纤维细胞环绕；浸润性癌，则在稀疏的纤维细胞背景中有大小不一、形态各异的癌细胞巢。

在乳腺癌手术中行冷冻切片检查时，可以附做印片，其细胞形态清晰，可辅助冷冻切片诊断，在特殊情况下，甚至可代替冷冻切片做出诊断。

二、组织学诊断方法

（一）切除活组织检查

切除活检（Excision biopsy）自肿瘤边缘外一定的距离，将肿瘤及其周围部分乳腺组织一并切除，一般适用于癌瘤最大直径 <2cm 的病例，在做好根治性切除术一切准备的情况下进行，取下肿瘤标本后，快速做冰冻切片，证实为恶性者，立即做根治性手术。目前对于诊断尚未肯定的病例，多数医院采用此种方法。准备做放疗的病例，偶尔适用此种方法检查。国内文献报告，除临床Ⅱ期以上者，术前切除活检间距手术时间 <8 周者较 >8 周者 5~10 年生存率有显著差异外，其余未见明显差别，从而认为乳腺癌切除活检，一般不影响预后，以切除活检后 8 周内行根治术为宜。

切除活检不仅能达到活检的目的，又能达到治疗的目的，所以，应尽可能地将肿块切除干净，一般认为至少距肿瘤边缘1cm。

切除活检的指征：①可触及的肿物，有痛性的肿物并不能排除恶性；②非可及性肿物或钼靶片上显示微小的钙化；③1个或2个乳管内持续性自发性的溢液，乳头溢液是常见的乳腺病变的征象，癌性的乳头溢液通常为血性；④乳头的异常，乳头周围糜烂或近来的自发性乳头回缩；⑤乳房皮肤的改变，如酒窝征、"橘皮样"变或无任何感染的炎性征象存在；⑥腋窝淋巴结肿大。

（二）切取活组织检查

适用于较大或已与皮肤粘连的肿瘤，在肿瘤表面切开皮肤和皮下组织，暴露肿瘤后切取小块瘤组织，即刻做冰冻切片。切取时，需用锋利的手术刀，不用剪刀，切忌挤压瘤体。切一小块瘤组织下来，进行快速冰冻切片，并不违反肿瘤治疗原则。否则，若对大的癌瘤做切除活检，可以想见，引起癌瘤播散的机会可能要比切取活检更大。此外，切取活检还适用于癌瘤破溃者，在靠近癌瘤边缘部位切取小块瘤组织必须够深，以免仅仅切取到癌瘤表面的坏死组织。谭文科（1988年）认为，切取活检时手术刀切经瘤体，切开了很多血管，脱落的癌细胞进入血液循环的机会自然很大，尤其如将切口缝合，癌细胞进入血管的可能性大于开放的伤口是不难想象的，故应争取做切除活检，尽量避免做切取活检。日本57个单位参加的乳腺癌研究会的资料，仅就T1期病例的手术活检统计结果，切取活检和切除活检的复发率分别为14.8%和9.5%，表明切取活检比切除活检复发率高。另外，对乳头湿疹样癌可切取小块乳头或乳晕部糜烂的皮肤送病理检查。对于较晚期乳腺癌，临床上不难确诊，如果只做姑息手术治疗，术前免做活检未尝不可。不过，对诊断尚有疑问者，活检无论如何不能省略。

（三）空芯针穿刺活检

空芯针穿刺活检不但可以达到对良性肿物切除的目的，而且还可以对恶性肿瘤进行切取活检。对于不可触及的乳腺病变，可使用空芯针穿刺活检在数字化高频乳腺钼靶或CT立体定位系统引导下进行活组织检查。需穿刺的部位（肿块或钙化点）在电视屏幕上动态显影，电脑数字化立体定位，自动控制，经带有负压的自动活检枪内的空芯针穿刺。活检枪内径1.7mm，可连续取出条状组织，组织切取长度为2.1～2.5cm，为能得到足够有代表性的组织，一般需穿刺9条组织块。由于空芯针穿刺活检能穿刺取得条状组织块，因而相对于细针穿刺细胞学检查来说，空芯针活检可以获得组织学的诊断，而不是单纯的细胞学的诊断，其诊断的可靠性和准确性都高于细胞学诊断；同时，相对于手术活检它具有微创、简单、精确、费用低等优点。而且文献资料表明，空芯针穿刺活检对乳腺癌患者的长期生存率无任何影响。因而，近年来国外空芯针穿刺活检已成为乳腺癌患者的常规检查措施。在美国的乳腺癌治疗中心，基本上所有乳腺疾病在门诊均行空芯针穿刺活检，活检病理结果明确为恶性肿瘤的患者则入院行进一步手术，而穿刺活检结果为良性疾病的患者则可免于手术活检的痛苦。

目前，空芯针活检主要适用于<3cm的单发或多发纤维腺瘤的旋切手术；早期乳腺癌诊断和局部晚期乳腺癌的诊断和治疗指导，从而可以从根本上提高乳腺癌的长期生存率。在局部晚期乳腺癌中，空芯针穿刺活检不但可以在新辅助化疗前，在组织学上对肿瘤进行定性，而且通过对肿瘤治疗前组织细胞中生物学因子的检测，可以对肿瘤的生物学特性进行评估，

并可以预测肿瘤对新辅助化疗的敏感性，从而指导局部晚期乳腺癌的新辅助化疗，有助于提高局部晚期乳腺癌的治疗效果和提高长期生存率。

（四）乳管内窥镜

系统组成包括光导系统、影像图文工作站、超细光导纤维镜等部分，其中超细光导纤维柔软、直径 <1.0mm。该项检查的优点是无创伤、可通过肉眼清晰见到乳管内细微结构上的变化、适用于乳头溢液的检查，能够早期发现乳腺癌。

适应证：①乳头溢液；②乳头分泌物中 CEA 的测定；③乳头分泌物细胞学；④超声波检查提示乳管内肿瘤；⑤乳管造影提示乳管内缺损、管壁不整。

应用范围：乳头溢液的定性和定位；明确乳腺导管内病变的部位、性质；诊断乳管内良性病变、癌前病变和恶性肿瘤，如乳管内乳头状瘤、乳头状癌、乳腺癌、乳管内上皮非典型性增生；治疗良性乳头溢液、积乳性囊肿；治疗乳痛症如闭塞性乳管炎、乳腺炎、乳晕下脓肿；检测乳腺癌患者的内分泌、免疫、病理学方面的各项指标。乳腺导管扩张症表现为乳窦角部周边易出血，管壁粗糙，弹性稍差，局部毛细血管丰富，管腔内有大量炎性降解白色絮状产物，经冲洗可脱落流出。乳管内乳头状病变为生长在管壁上凸向管腔的乳头状隆起，分为单个瘤体但未完全阻塞乳管、单个瘤体但完全阻塞乳管、多个瘤体、浅表型。乳管内癌病变特点是沿管腔内壁纵向伸展的灰白色不规则隆起，形成桥样结构，瘤体扁平，直径 >2mm，基底部较宽，无蒂，管壁僵硬，弹性差，常伴有出血。

三、常用病理学诊断技术的应用及评价

（一）冷冻切片病理检查

术中送检冷冻切片检查的主要目的是为了明确病变的性质，以决定进一步手术的方案；另外，还可以确定切除标本边缘是否有残留肿瘤组织，以决定手术的范围；有时还应明确送检局部淋巴结是否有转移。

由于取材局限和时间仓促等条件限制，冷冻切片诊断主要是解决病变的良、恶性和区分恶性肿瘤中的癌或肉瘤，对于肿瘤的具体分型不可能很准确。

尽管乳腺病变冷冻切片诊断准确率高达 96.12% ~99.68%，但仍有少数假阴性、假阳性和不能确诊的病例。在乳腺病变中，冷冻切片诊断最大的困难是对乳头状增生病变的评价，因此，对这一病变的常规策略是延期诊断，直到取得石蜡切片再做最后决定。

冷冻切片诊断应注意的几个问题：①重视临床资料和病史；②注意仔细检查大体标本、准确取材；③严格掌握诊断标准，实事求是做出诊断。特别要注意避免出现假阳性诊断，以免给患者造成无法挽回的创伤。对于冷冻切片诊断有困难的病例，宁可等石蜡切片结果，决不可勉强做出诊断。

（二）常规石蜡切片病理检查

乳腺癌切除标本都需常规进行石蜡切片病理检查，以决定患者的最后诊断。

1. 肉眼检查　送检标本的名称、外形、三径测量，附有的皮肤的大小、形状、颜色及乳头和乳晕的变化；乳腺内肿块的大小、硬度、颜色、位置、距皮肤深度与乳头距离、边缘及内容物性状；腋窝淋巴结数目、各组淋巴结中最大淋巴结直径及肉眼可见转移或其他病变位置和大小。

2. 组织学检查　原发瘤组织学类型、组织学分级、是否有血管侵犯、是否有淋巴管及神经侵犯、肿瘤边缘反应及是否侵犯周围组织；癌旁未受侵犯的乳腺组织的病变描述；腋下各组淋巴结数量及肿瘤转移淋巴结数量，每组转移的最大淋巴结的大小及淋巴结外是否受侵；ER 状态及 Her-2 等生物学因子的表达情况。

常规石蜡切片病理检查是乳腺癌的最后诊断，能提供有关肿瘤的全面资料，在乳腺癌预后判断和指导治疗方面是有决定性意义的。

（三）全乳腺石蜡连续切片病理检查

全乳腺大切片技术是将手术切除的全乳腺及肿瘤标本做整体片状切开、取材，制成大切片进行镜下检查。由于其取材方法及数量的不同，又可分为选择性全乳腺大切片和全乳腺次连续大切片两种。前者是选择性地切取包括肿瘤在内的乳腺整体片状组织块制片，进行镜下检查。后者是将手术切除的乳腺癌全乳腺标本每隔一定距离连续片状平行切开，全部取材制片，进行镜下观察。由于全乳腺大切片不仅可以观察肿瘤全貌及其周围和远隔部位的乳腺组织，特别是全乳腺次连续大切片还可以从不同切面观察整个肿瘤和全乳腺组织的所有改变，因此，日益受到临床及病理工作者的重视。全乳腺大切片技术临床主要应用于以下一些特殊的情况。

1. 乳腺癌多原发灶　由于大多数乳腺癌的多原发灶都是亚临床微小病变，用常规方法取材制片检查多易遗漏。全乳腺大切片病理检查可以了解乳腺癌多原发灶情况，对指导保乳手术的开展有重要指导意义。

2. 隐匿性乳腺癌原发灶　以腋窝淋巴结转移为首发症状的隐匿性乳腺癌约占全部乳腺癌的 0.7%。用常规病理方法检查隐匿性乳腺癌原发灶检出率极低（0% ~ 0.5%），利用抗人乳腺癌单克隆抗体的免疫组织化学染色及受体检测诊断结合全乳腺次连续大切片方法检查，可明显提高隐匿性乳腺癌原发灶检出率，这是目前病理检查隐匿性乳腺癌原发灶的最好方法。

3. Paget's 病　多年以来，对乳头 Paget's 病的认识存在分歧。通过用全乳腺次连续大切片法对乳头 Paget's 病的全乳腺标本进行全面、连续的组织形态学观察，发现几乎全部病例乳头下导管和/或乳腺深部均有癌灶存在，而且均可追踪观察到乳腺实质的癌沿导管及乳头下导管向乳头表皮内连续蔓延的改变，就是乳腺触不到肿块的病例也不例外。上述结果支持乳头 Paget's 病是全乳腺的病变，乳头病变来自乳头深部的大导管，癌细胞向上侵犯乳头和乳晕表皮，向下侵入深部乳腺组织。

4. 乳腺癌旁及癌前病变　由于常规病理检查的局限性，以往对乳腺癌旁病变的了解是不充分的。全乳腺次连续大切片检查则为研究癌旁及癌前病变提供了一个很好的手段，也为乳腺癌的组织发生和早期诊断的研究提供了重要资料。

5. 乳腺癌象限切除标本　乳腺癌象限切除是否充分是乳腺癌保乳手术的关键。象限切除标本进行次连续大切片检查，可以全面观察标本不同部位及各切端的病变情况，为下一步的治疗提供可靠依据。

（四）免疫组化检查方法

免疫组化是利用免疫反应来定位组织或细胞中某些抗原成分的存在和分布的一门新技术。将荧光素或酶标志抗体与组织切片中的相应抗原结合，在荧光抗体定位处可发出荧光，用荧光显微镜可检出抗原物质所处的部位；酶标志的抗体通过底物的显色反应，用普通光学显微镜可对被测抗原物质定性或准确定位。

免疫组化检测显示以下标志物在乳腺癌中可以有不同程度的阳性表达：Bcl－2、c－erbB－2、组织蛋白酶 D（Cathepsin D）、collagen Ⅳ、cyclinD1、cytokeratin8、cytokeratin18、cytokeratin19、CD31、EGFR、EMA、ER、Ki－67、nm23、pS2、p16、p21、p53、PR、Rb、SMA、topoisomerase Ⅱ－α 等。以上标志物有些可作为乳腺癌诊断指标，有些可作为乳腺癌治疗及预后判断的指标。用免疫组化方法进一步研究这些乳腺癌标志物，对于研究乳腺癌的癌变过程及其生物学行为具有重要意义。

应用免疫组化对乳腺疾病进行分析在以下 5 个方面具有一定的作用：①评估间质浸润，依靠肌上皮标志物，包括 SMA、MSA、SMMHC、calponin、p63、CD_{10} 等，在肿瘤周围没有显示出肌上皮层时支持间质浸润的诊断，建议使用 2 种不同的标志物，p63 和 SMMHC 是很好的互补抗体；②区分导管和小叶性肿瘤，导管原位癌和小叶原位癌的治疗方案相当不同，建议联合使用抗体 34βE12 和 E－cadherin，导管原位癌的 E－cadherin 阳性和 34βE12 阴性，而小叶原位癌则相反；③鉴别普通导管增生和导管原位癌，导管增生表达 34βE12 和细胞角蛋白（Dytokeratin. CK）5/6 阳性明显，而导管原位癌的 34βE12 和 CD5/6 染色大部分阴性；④鉴别乳腺腺病和浸润性导管癌，硬化性腺病、顶泌汗腺腺病、放射性瘢痕、盲管性腺病和微腺性腺病等有时需经免疫组化与浸润性导管癌鉴别；⑤证明各种转移性腺癌，主要与肺癌（TTF－1 阳性）、卵巢癌（WT－1 阳性）、胃癌（CK20 阳性）和恶性黑色素瘤（HMB45 阳性）鉴别，乳腺癌一般 GCDFP－15 和 CK7 阳性，ER 和 PR 常为阳性。

（程旭锋）

第七节　乳腺畸形

乳腺畸形（Abnormality of breast）主要包括乳腺先天畸形和后天异常发育。前者主要是胚胎时期乳腺的发育出现异常，从而导致乳腺发育出现数量和结构的异常；而后者往往是由于后天乳腺发育时期机体内与乳腺发育有关的内分泌系统出现异常，或是由于为了治疗机体的某种疾病而使用了某些影响乳腺发育的药物等，从而导致乳腺发育的大小出现异常。

一、乳腺的先天畸形

乳腺的先天畸形与胚胎时期乳基的发生和退化过程出现异常有一定关系，因而这类异常与某些遗传因素的影响有关。乳腺先天畸形的种类很多，但不同的先天畸形发生率也不同。

1. 乳房和乳头畸形　正常乳房除乳腺胸段一对乳芽发育成为一对正常乳腺外，本应该退化的乳线其他区段上的乳芽未完全退化而发育成为乳腺组织、乳头、乳晕，故而形成多余乳房或多乳头称之为副乳，但均小于正常的乳房。多乳房和多乳头畸形在乳腺先天畸形中最为常见，男女皆可发生，女多于男（5∶1）。这种畸形的发生率在种族间可有差别，黄种人的发病率似高于白种人。在黄种人女性中多见，而在欧洲则多见于男性，此病常有遗传性，曾有报道在一个家族中 4 代都有这种发育异常。这种畸形可能是由于乳基退化不完全，某些乳基残留所致。多表现出双侧性。患者在乳线上可有一个或多个多余的婴儿型乳腺；也可表现为一点皮肤色素加深，代表原始乳腺的乳晕。据 Speet 的研究，多乳腺畸形的发病总数可达新生儿的1%。胡仲报道妇女乳房普查资料：多乳头、多乳房畸形者占所有接受普查者的10.82%。一般发生在两侧乳线上，尤其是两侧腋窝、胸部、腹部、两侧腹股沟部、大腿内侧外阴部的乳线上的乳腺组织。发生在头、面、耳、颈、侧胸部、背部、上肢等部位的乳腺组织亦称之为异位乳腺。其中双腋下或腋前副乳头并副乳腺者占接近半数的患者；其后依次为双腋下或腋前副乳腺（无乳头）、单侧腋下或腋前副乳头并副乳腺、单侧腋下或腋前副乳腺（无乳头）、双侧乳腺上或下象限副乳头等。

副乳在月经期，妊娠或哺乳期可发生肿胀、疼痛甚至分泌乳汁。如手术切除可见含有与正常乳腺相似的组织结构。在没有乳头和乳晕的情况下，容易被误诊为脂肪瘤或其他良性肿瘤。副乳和异位乳腺均可发生恶性肿瘤。多乳头、多乳腺畸形，对人体发育、智力、生育和哺乳无不良影响也不是乳腺疾病的诱因。对无症状、无障碍、较小者不需治疗；对肿痛明显，影响活动与美观，较大或内长有肿物等异常者手术切除。

2. 乳头内陷　乳头内陷也是乳腺先天畸形中最为多见的一种。内陷在正常乳头区域。构成乳头的肌纤维组织较正常的薄得多，且被纤维组织紧贴在腺实质上，腺体输乳管很短并且没有发育。乳头内陷以双侧型较多，部分完全性先天性乳头内陷患者在分娩后病侧乳腺不能授乳。后天形成者必须引起注意，乳腺癌或乳管扩张症可以表现为乳头凹陷，或因受牵拉而出现乳头偏位。

3. 乳房缺如　一侧乳房或双侧乳房缺如畸形极为罕见，可能是乳基退化过程累及到胸前的一对始基所致。这类畸形女性较男性多见，往往为单侧，少数为双侧。曾有母亲和女儿都存在无乳房的报道。

Poland 综合征：除先天性乳房缺如外，还包括胸大肌缺失以及上肢和手指畸形等，所有的缺失和畸形常发生于同一侧，多见于女孩，治疗可考虑乳房再造术。

此外，在成年女性中常有两侧乳房出现大小的差别，一般左侧大于右侧，严格说来这也算是一种先天畸形。本病与内分泌失调引起的乳腺发育不全所不同的是，后者常有其他的性幼稚型表现。

二、乳腺的异常发育

乳腺的异常发育包括男性的和女性的乳腺异常发育。本病一般认为可能与雌激素和雄激素平衡失调有关，或者是由于乳腺组织对性激素刺激的敏感出现异常的结果，尤其是后者，不仅可以在两个乳腺组织中同时出现，亦可以在一个乳腺组织中出现。

女性乳腺异常发育比较常见的是乳腺肥大症，又称巨乳症。

巨乳症表现为乳腺过度增生型乳腺肥大、肥胖型乳腺肥大及青春型乳腺肥大。

乳腺过度增生型乳腺肥大表现为乳腺组织过度增生，肥大的乳房坚实，乳腺小叶增生明显，常有压痛。在月经周期期间，常常有自发性疼痛，并伴有乳房下垂，较多发生于已婚育的妇女。

肥胖型乳腺肥大表现为整个乳房匀称的肥大。这类乳腺肥大的患者常伴有全身性肥胖，肥大的乳房虽可能伴有不同程度的乳房下垂，但较乳腺过度增生型乳房肥大为轻。

青春型乳腺肥大是一种在青春发育期出现的乳房渐进型增大，并过度发育，乳腺组织增生、肥大。乳房表现为匀称型肥大，乳房下垂不明显，这类患者有时有家族史。

乳房下垂根据乳头与乳房皱襞的关系分两类：

（1）根据乳房肥大及乳房下垂的程度，一般分为轻度、中度和重度肥大下垂：轻度肥大下垂是指乳头下降 1 ~ 7cm，超出正常且小于 200g；中度肥大下垂是指乳头下降 7.1 ~ 12cm，超出正常至 200 ~ 500g；重度肥大下垂是指乳头下降 > 12.1cm，超出正常至 500g。

（2）临床上按乳头与乳房皱襞的位置关系，将乳房下垂分为假性下垂和真性下垂：假性乳房下垂是指乳头位于乳房下皱襞线水平以上，只是乳头下方的乳房皮肤、脂肪、腺体松弛垂坠；真性乳房下垂是指乳头位于乳房下皱襞线水平以下，整个乳房组织松弛垂坠。

三、乳腺畸形的诊断和治疗

乳腺畸形的临床表现一般都很容易识别。通常都具有不同程度的可见的外形改变，这些改变可以是一侧性的，也可以是双侧性的。尽管如此，在临床上确定乳腺畸形的病因时还是应该持慎重态度。因为除先天畸形外，许多乳腺畸形并非是乳腺本身的异常，如女性乳腺发育不全，男性乳腺增生性疾病等，可能与机体其他器官的疾病有密切关联。

乳腺畸形的治疗首先考虑到造成乳腺畸形的原因，对于无机能障碍的先天畸形患者，可不需治疗，否则可进行整形手术治疗。而对于那些因为机体其他器官系统发生障碍而引起乳腺发育异常的患者，首先应治疗异常的病因，然后再考虑手术治疗。另外，对于那些原因不明的乳腺异常发育患者，也可通过整形手术治疗。最后需要明确指出的是，无论何种乳腺畸形，无特殊原因时，一般均需待患者发育完全成熟后，方可进行手术治疗。

（程旭锋）

第八节　乳腺炎性疾病

乳腺炎性疾病种类很多，包括乳头炎、乳晕炎和乳腺炎。其中乳腺炎可分为非特殊性乳腺炎和特殊性乳腺炎。非特殊性乳腺炎包括急性乳腺炎、慢性乳腺炎和乳腺皮脂腺囊肿，而特殊性乳腺炎包括乳腺结核、乳腺结节病、乳腺寄生虫病、乳腺真菌病、乳腺传染性软疣、乳腺硬皮病及乳房湿疹等。绝大多数乳腺特殊性炎症病例是全身性疾病在乳腺的局部表现。

一、乳头炎

乳头炎（Thelitis）一般见于哺乳期妇女，由于乳头皲裂而使致病菌经上皮破损处侵入所致。有时糖尿病患者也可发生乳头炎。早期表现主要为乳头皲裂，多为放射状小裂口，裂口可宽可窄，深时可有出血，自觉疼痛。当感染后疼痛加重，并有肿胀，因乳头色黑充血不易发现，由于疼痛往往影响授乳。患者多无全身感染中毒症状，但极易发展成乳腺炎而使病情加重。

治疗上首先要预防和治疗乳头皲裂，经常清洗乳头、乳腺（不用碱性大的肥皂），保持乳房清洁；停止授乳，减少刺激，局部外用油质软膏；当发展为乳头炎后，应局部热敷，外用抗生素软膏，全身应用有效抗生素。

二、乳晕炎

乳晕炎（Areolitis）多为乳晕腺炎。正常乳晕有三种腺体，即汗腺、乳腺、特殊皮脂腺即乳晕腺，又称 Montgomery 腺。乳晕腺有 12 ~ 15 个，在乳头附近呈环状排列，位置比较浅在，往往在乳晕处形成小结节样凸起，单独开口于乳晕上。乳晕腺发炎即为乳晕腺炎，在妊娠期间乳晕腺体显著增大，导管扩张，皮质分泌明显增加，这时乳晕腺导管容易发生堵塞和继发感染，可累计一个或多个腺体，形成脓包样感染，最后出现白色脓头形成脓肿，细菌多为金黄色葡萄球菌。如感染继续发展也可形成浅层脓肿。炎症多限于局部，很少有全身反应。

在妊娠和哺乳期应随时注意乳头及乳晕处的清洁，经常以肥皂水和清水清洗局部，以预防感染。避免穿着过紧的乳罩，产后初期乳汁不多时，勿过分用力挤乳。如已发生感染，早期可用碘伏消毒乳晕处皮肤，涂以抗生素软膏，并结合热敷、电疗等物理疗法。如出现白色脓头，可在无菌条件下，用针头刺破，排出脓性分泌物，以后用碘伏消毒局部皮肤，数天即可痊愈。如已形成脓肿，则必须切开引流。

三、急性乳腺炎

（一）病因

1. 乳汁瘀积和细菌感染　患者多见于产后哺乳的妇女，其中尤以初产妇为多。病原菌大都是金黄色葡萄球菌，链球菌少见。往往发生在产后第3～4周，也可以见于产后4个月，甚至1年以上，最长可达2年，这可能与延长哺乳期限有关。江氏认为初产妇缺乏哺乳经验，易致乳汁瘀积，而且乳头皮肤娇嫩，易因乳儿吮吸而破裂，病菌乘隙而入。由于病菌感染最多见于产后哺乳期，因而称为产褥期乳腺炎。由于近年计划生育一胎率增高，刘金波认为初产妇占90%。急性乳腺炎的感染途径是沿着输乳管先至乳汁瘀积处，引起乳管炎，再至乳腺实质引起实质性乳腺炎。另外，从乳头皲裂的上皮缺损处沿着淋巴管到乳腺间质内，引起间质性乳腺炎。很少是血性感染，而从临近的皮肤丹毒和肋骨骨髓炎蔓延所致的乳腺炎更为少见。长期哺乳，母亲个人卫生较差，乳汁瘀积，压迫血管和淋巴管，影响正常循环，对细菌生长繁殖有利，也为发病提供了条件。患者感染后由于致病菌的抗药性，炎症依然存在时，偶可发展成哺乳期乳腺脓肿，依其扩散程度和部位可分为皮下、乳晕下、乳腺内和乳腺后脓肿等类型。

2. 乳房外伤　乳房受创伤后，可导致脂肪坏死和乳房血肿，为细菌繁殖提供了场所。创伤后1周至数月可出现感染表现，病理表现为炎性细胞浸润。此类病因导致的乳腺炎有增加的趋势，应引起重视。

3. 乳房整形美容　随着注射隆乳术在临床应用的逐渐增多，注射隆乳术后哺乳期急性乳腺炎也时有发生。这与普通乳腺炎在临床表现、B超所见以及治疗上均有不同。隆乳术后由于乳房高压、乳管损伤等导致乳管阻塞或扭曲更加严重，引起的感染较普通哺乳期乳腺炎更为严重。

（二）病理

急性乳腺炎有以下不同程度的病理变化，从单纯炎症开始，到严重的乳腺蜂窝组织炎，最后形成乳腺脓肿。必须注意乳腺脓肿可能不止一个。感染可以从不同乳管或皲裂进入乳腺，引起两个或两个以上不同部位的脓肿，或者脓肿先在一个叶内形成，以后穿破叶间的纤维隔而累及邻近的腺叶，两个脓肿之间仅有一小孔相通，形成哑铃样脓肿。如手术时仅切开了浅在的或较大的脓肿，忽视了深部的较小的脓肿，则手术后病情仍然不能好转，必须再次手术；否则坏死组织和脓液引流不畅，有变成慢性乳腺脓瘘的可能。

急性乳腺炎可伴有同侧腋窝的急性淋巴结炎，后者有时也可能有化脓现象。患者并发败血症的机会则不多见。

（三）临床表现

发病前可有乳头皲裂现象或有乳汁瘀积现象，继而在乳腺的某一部位有胀痛和硬节，全身感觉不适，疲乏无力，食欲差，头痛发热，甚至寒战高热。部分患者往往以发热就诊查体时才发现乳腺稍有胀痛和硬结。此时如未适当治疗，病变进一步加重，表现患侧乳腺肿大，有波动性疼痛。发炎部位多在乳腺外下象限，并有持续性寒战高热，检查可见局部充血肿胀，皮温增高，触痛明显，可有界限不清之肿块。炎症常在短期内有蜂窝组织炎形成脓肿。患侧淋巴结可肿大，白细胞计数增高。脓肿可位于乳腺的不同部位（图 9 - 3）。

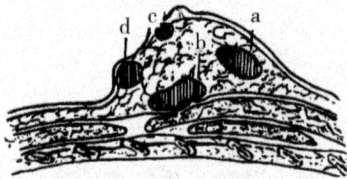

图 9 - 3　各种乳腺脓肿的位置
a. 乳腺内脓肿 b. 乳腺后脓肿 c. 乳晕皮下脓肿 d. 乳腺皮下脓肿

脓肿位置越深，局部表现越不明显（如波动感）。脓肿可向外破溃，亦可传入乳管，自乳头排出脓液。有时脓肿可破入乳腺和胸大肌间的疏松组织中，形成乳腺后脓肿。

（四）诊断

1. 临床表现　患者感觉乳腺疼痛，局部红肿、发热，可有寒战、高热，脉搏快，患者腋窝淋巴结肿大、压痛。脓肿形成后有波动感。发生在哺乳期的急性乳腺炎诊断比较容易，所以应做到早期诊断，使炎症在初期就得到控制。隆乳术后出现乳房红肿疼痛者也应注意检查是否合并感染。

2. 实验室检查　血常规检查白细胞计数增高。

3. 乳腺B超　较表浅的脓肿可触及局部波动感，深部脓肿往往发现困难，需要辅助检查证实。B超检查简便易行、诊断准确率高、无创，为首选方法。

4. 穿刺检查　疑有脓肿形成时可用粗针穿刺证实，是传统的切实可靠的方法。

（五）鉴别诊断

1. 炎性乳腺癌　本病是一种特殊类型的乳腺癌。多发生于年轻妇女，尤其在妊娠或哺乳时期。由于癌细胞迅速浸润整个乳腺，迅速在皮肤淋巴结内扩散，因而引起炎症样改变。然而炎性乳腺癌的病变范围广泛，往往累及整个乳腺 1/3 ~ 1/2 以上，尤其下半部为甚。其皮肤颜色为一种特殊的暗红或紫红色。皮肤肿胀，呈橘皮样。患者的乳腺一般并无明显的疼痛和压痛，全身症反应如体温升高，白细胞计数增加及感染中毒症状也较轻，或完全缺如。相反，在乳腺内有时可触及无痛性的肿块，特别是同侧腋窝淋巴结常有转移性肿大。但是，早期的炎性乳腺癌往往被误诊为乳腺炎，故对应用抗生素无效的乳腺炎应及时进行进一步检查，以明确诊断。

2. 晚期乳腺癌 浅表的乳腺癌因皮下淋巴管被癌细胞阻塞可有皮肤水肿现象，癌组织坏死后将近破溃时，其表面皮肤也常有红肿现象，有时可被误诊为低度感染的乳腺脓肿。然而晚期乳腺癌一般并不发生在哺乳期，除了皮肤红肿和皮下硬结以外别无其他局部炎症表现，尤其没有乳腺炎的全身表现。相反晚期乳腺癌的局部表现往往非常突出，如皮肤粘连、乳头凹陷、乳头方向改变等，都不是急性乳腺炎的表现。腋窝淋巴结的转移性肿大也较乳腺炎的淋巴结肿大更为明显。

不管是炎性乳腺癌还是晚期乳腺癌，鉴别诊断主要在于病理诊断。为了避免治疗上的原则性错误，可切取小块组织或脓肿壁做病理检查即可明确诊断。

（六）预防

减少急性乳腺炎发病率重在预防。妊娠期至哺乳期的乳房保健非常重要，特别对那些乳头凹陷妇女，要特别关照她们的孕、产期乳房保健。保持乳头清洁，经常用温水清洗乳房，并涂以润肤霜；但不宜用酒精、刺激性强的肥皂及其他清洁剂，否则，可导致乳头、乳晕皮肤变脆，发生皲裂，为细菌侵入提供可乘之机。乳头平坦、凹陷孕妇更应注意，在妊娠期反复轻柔挤捏、提拉乳头，使其隆起，操作一定要轻柔，避免刺激引起宫缩，个别需手术矫正。哺乳时应养成良好的哺乳习惯，定时哺乳，每次应吸净乳汁；不能吸净时用吸乳器吸出。另外，不应让婴儿含着乳头睡觉。有乳头破损或皲裂时应停止授乳，并用吸乳器吸出乳汁，局部涂抗生素软膏，待伤口愈合后再哺乳。另外，乳房外伤、乳房的整形美容手术等引起急性乳腺炎病例有增加趋势，应引起注意。

（七）治疗

患侧乳腺应立即停止授乳，并用吸乳器吸净乳汁。关于停止授乳曾有不同意见，有人认为，这样不仅影响婴儿的营养，且提供了一个乳汁瘀积的机会。但是停止授乳不一定要终止乳汁分泌，可应用吸奶器将乳汁吸净，使其不至于瘀积乳内而加重感染。只是在感染严重或脓肿引流后并发乳瘘时才终止乳汁分泌。终止乳汁分泌可用炒麦芽 60g，水煎服，每天 1 剂，连服 2～3 天；或口服己烯雌酚 1～2mg/次，3 次/日，2～3 天；肌内注射 E_2，2mg/d，不超过 3 天后减量或改小剂量口服药至收乳为止。

乳房以乳罩托起，应当设法使乳管再通，可用吸乳器或细针探通，排空乳腺内的积乳，并全身给予有效、足量抗生素，这样往往可使炎症及早消退，不至于发展到化脓阶段。值得注意的是注射式隆乳术后，哺乳期急性乳腺炎，因乳腺后间隙形成一纤维包膜及假体牵拉、损伤血管等原因，血供受到影响，抗生素很难足量达到病变部位，控制感染效果不佳，致使大部分患者均需切开引流。同时进行脓液细菌培养及药敏试验，根据试验结果选用合适的抗生素。

在炎症早期，注射含有 100 万 U 青霉素的 0.9% 氯化钠注射液 10～20ml 于炎症周围组织，每 4～6 小时重复/次，能促使炎症消退。

已有脓肿形成，应及时切开引流。乳腺脓肿切开引流的方法主要根据脓肿的位置而定：①乳晕范围内的脓肿大多比较表浅，在局部麻醉下沿乳晕与皮肤的交界线做弧状切口，可不伤及乳头下的大导管；②较深的乳腺脓肿，最好在浅度的全身麻醉下，于波动感和压痛明显处，以乳头为中心、乳晕以外做放射状切口，可不伤及其他正常组织。同时注意切口应有适当的长度，保证引流通畅。通常在脓肿切开脓液排出以后，最好再用手指探查脓腔，如脓腔内有坏死组织阻塞，应将坏死组织挖出，以利引流；如发现脓腔壁上有可疑的洞孔，应特别注意邻近的组织内有无其他脓肿存在；必要时可将腺叶间的纤维间隔用食指予以挖通或扩大，使两个腔合为一个腔，可避免另做一皮肤切口；但如脓腔间的纤维间隔较坚实者，则不易用强力做钝性分离，只可做另一个皮肤切口，以便于做对口引流；③脓腔在乳腺深部，特别是在乳腺下部，则切口最好做在乳腺和胸壁所形成的皱襞上，然后沿着胸大肌筋膜面向上、向前探查，极易到达脓腔部位；此种切开引流既通畅，愈合后也无明显的瘢痕，但对肥大而悬垂的乳房不适用。

另外有人报道应用粗针穿刺抽脓的方法治疗乳腺脓肿，其方法为：确定脓肿部位，用16 号针头刺入脓腔尽力吸尽脓汁。脓腔分房者或几个脓腔者可改变进针方向不断抽吸。此后每天抽吸 1 次。70% 患者经 3～5 次穿刺即可治愈。3%～5% 的患者并发乳瘘。此方法简便易行，在不具备手术条件的卫生所或家庭医生均可施行。

乳腺炎是理疗的适应证之一。所用的物理因子品种繁多，有超短波、直流电离子导入法、红外线、超生磁疗等。和春报道应用超短波和超声波外加手法挤奶治疗急性乳腺炎 201 例有效率（Response rate）达 99.5%，他们认为发病后炎性包块不大且无波动时，及时进行理疗，一般均可促使其炎症吸收，关键在于解除炎症局部的乳汁瘀积问题。采用超短波、超声波或两者同时应用，可使肿胀消退，闭塞的乳管通畅，排除感染的乳汁，使炎症逐渐消失。

急性乳腺炎，我国传统医学称其为"乳痈"，在治疗方面积累了丰富的经验，清淡饮食加以清热解毒之中药有较好的作用。使用有效、足量的抗生素，同时以中药辅助治疗可促进病情好转。可应用方剂：蒲公英 30g，紫花 30g，地丁 30g，黄芩 10g，皂角刺 10g，柴胡 10g，青皮 10g，全瓜蒌 15g，远志 12g。热盛者加连翘 15g，气虚者加黄芪 15g。祖国医学博大精深，有效方剂众多，不再赘述。

中西医结合治疗急性乳腺炎是最好的治疗方法。

四、慢性乳腺炎

慢性乳腺炎（Chronic mastitis）临床表现多不典型，红、肿、热、痛等较急性乳腺炎轻，多数表现有局部肿块。病程较长，有的经久不愈，甚至时好时坏，时轻时重。临床表现为慢性乳腺炎症性疾病者，其病理诊断可分为慢性乳腺炎、乳房脂肪坏死、肉芽肿性乳腺炎、淋巴细胞性乳腺炎、血管性乳腺炎、非特异性乳腺炎等，这些疾病在临床是难以鉴别的。病理类型的不同表示炎症发展过程中的组织学改变不同，也预示着其病因不同。因此，其治疗方法也不同，在有条件情况下应早期进行病理学诊断。感染性慢性乳腺炎由急性乳腺炎治疗不当或不充分转变而来，也有一开始发病就为慢性乳腺炎，但不多见。

其治疗主要是抗生素结合物理疗法配以中药治疗效果好。应尽可能对病原菌及其对抗生素的敏感性做出鉴定，选择敏感药物治疗，并应用两种或两种以上抗生素联合应用。对以肿块为主要表现者，应手术切除病变，并进行病理组织学检查。

五、乳房皮脂腺囊肿

乳房皮脂腺囊肿（Sebaceous cyst）即乳腺皮肤区皮脂腺囊肿，当其继发感染时可误认为是乳腺脓肿，也可由于患处发红、变硬而疑为炎性乳腺癌。乳房皮脂腺囊肿主要是在发病部位有一缓慢增大的局限性肿物，体积一般不大，自皮肤隆起，质韧、硬如橡皮，呈圆形，与表面皮肤粘连为其特点。仔细检查可见隆起中央部位被堵塞的腺口呈一小黑点。周围与正常组织分界明显，无压痛，无波动，与深层组织无粘连，故可被推动。皮脂腺囊肿内含有丰富的皮脂等营养物质易继发感染；继发感染后囊肿迅速肿大，伴红、肿、热、痛，触之有波动感。继续发展可化脓破溃，形成溃疡或窦道。

乳房皮脂腺囊肿应手术切除，以避免发生感染，尤其在哺乳期发生感染，易引起急性乳腺炎或影响喂奶。手术必须将囊壁完全切除，以免复发。皮脂腺囊肿的微创摘除术在疾病治疗的同时缩小了局部疤痕。继发感染者先行切开引流，并尽量搔刮囊肿壁，减少复发机会。有时囊壁经感染后已被破坏，囊肿不再复发。对囊肿复发者仍应手术切除。

六、乳腺结核

在我国，乳腺结核约占乳腺疾病的 1%。南非和印度多见，约占 2.8%。本病可见于任何年龄，但以 20~40 岁、婚后已生育妇女多见，平均年龄为 31.5 岁。男性乳腺结核更为少见，占 4%~5%。

（一）病因

乳腺结核可分为原发性和继发性两类，原发性乳腺结核除乳腺病变外，体内别无结核病灶，近年报道的乳腺结核病例原发性占多数。继发性乳腺结核，患者有其他慢性结核病灶存在，然后在出现腋窝淋巴结结核或胸壁结核之后出现乳腺结核。

有关乳腺结核的感染途径各家意见不一，归纳起来有几种可能：①直接接触感染，结核菌经乳房皮肤破损处或经乳头，沿着乳管到达乳房；②血行感染，其原发病灶多在肺或淋巴结等处；③邻近组织、器官结核病灶的蔓延，最常来自肋骨、胸骨、胸膜、胸腔脏器或肩关节等处；④淋巴系统感染，绝大多数乳房结核病例，都伴有同侧腋窝淋巴结结核。故来自该处的可能性最大，也可从颈、锁骨上、胸腔内结核病灶沿着淋巴管逆行至乳房。

在上述几种感染途径中，以后两种，特别是逆行淋巴结感染途径最为常见。此外，乳房外伤、感染、妊娠和哺乳也与诱发本病有关。

（二）病理

乳腺结核的早期病变比较局限，常呈结节型；继而病变向周围扩散，成为融合型，有邻近结节融合成为干酪样液化肿块，乳腺组织从而遭到广泛破坏，有相互沟通的多发脓肿形成，最终破溃皮肤，构成持久不愈的瘘管。有的病例特别是中年妇女患者，则以增殖性结核病变居多，成为硬化型病变，其周围显示明显的纤维组织增生，其中心部显示干酪样液化物不多；有时候由于增殖性病变邻近乳晕，故可导致乳头内缩或偏斜。镜下可见乳腺内有典型结核结节形成。

（三）临床表现

病变初起时，大多表现为乳腺内的硬结，1 个或数个，触之不甚疼痛，与周围正常组织分界不清，逐渐与皮肤粘连。最常见于乳腺外上象限，常为单侧性，右侧略多见，双侧性少见。位于乳晕附近的病变，尚可导致乳头内陷或偏斜。发病数月后肿块可软化形成寒性脓肿。脓肿破溃后发生 1 个或数个窦道或溃疡，排出混有豆渣样碎屑的稀薄脓液。若结核病破坏乳管，可从乳头溢出脓液。可继发细菌感染。多数患者患侧腋窝淋巴结肿大。乳腺结核不伴有肺等其他部位结核患者，缺乏如低热、乏力、盗汗及消瘦等全身结核中毒症状的表现。

（四）诊断

早期乳腺结核不易诊断，常误诊为乳腺癌，术中病理活组织检查时才能确诊。晚期有窦道或溃疡形成后，诊断不难。窦道口或溃疡面呈暗红色，潜行性皮肤边缘和松脆、苍白的肉芽组织，镜检脓液中见坏死组织碎屑而无脓细胞，脓液染色后有时可找到结核杆菌，这些都有助于乳腺结核的诊断。李晓阳报道：仅以临床表现诊断乳腺结核其误诊率高达 80%，多数在肿块切除后，病理检查证实。

（五）鉴别诊断

乳腺结核首要的问题是应与乳腺癌相鉴别，其鉴别点为：①乳腺结核发病年龄较轻，较乳腺癌患者年轻 10~20 岁；②乳腺结核肿块发展较快，炎症性反应肿块常与皮肤粘连，但很少引起橘皮样变，病情继续发展可形成局部溃疡，并有窦道深入到肿块中心，有时可深入 5cm 以上；③乳腺肿块以外，乳腺结核患者常可见其他的结核病灶，最常见的是肋骨结核、胸膜结核、肺门淋巴结结核，此外颈部和腋窝的淋巴结结核也属常见，身体其他部位的结核如肺、骨、肾结核亦非罕见；④除窦道中有干酪样分泌物以外，乳腺结核乳头有异常分泌之机会亦较乳腺癌为多；⑤乳腺结核即使已经溃破并有多量渗液，也不像乳腺癌那样有异常恶臭；⑥要想到乳腺结核可并发乳腺癌，据统计，约 5% 乳腺结核可同时并发乳腺癌，两者可能是巧合的。重要的可靠的诊断是结核菌和活体组织检查。另外，乳腺结核也要注意与其他表现为乳腺肿块的疾病鉴别，如结节病、真菌性肉芽肿、脂肪坏死和浆细胞性乳腺炎等炎症鉴别。

（六）治疗

合理丰富的营养，适当休息。全身应用足量全疗程抗结核药物。对局限于一处的乳腺结核可行病灶切除。若病变范围较大，则最好将整个乳腺连同病变的淋巴结一并切除，手术效果与原发结核病灶的情况有关，多数患者恢复良好。术后应进行正规、足疗程抗结核治疗，以防复发。

七、乳腺结节病

乳腺结节病（Sarcoid of breast）十分少见，一般继发于全身结节病。结节病为原因不明的多系统肉芽肿病变，多见于年轻人。我国结节病过去发病率低，但近年来有增多趋势，所以日益受到重视。

结节病的病理特征为非干酪性肉芽肿，肉芽肿中心为巨噬细胞、上皮细胞和巨细胞，后者由两个或两个以上巨噬细胞融合而成。肉芽肿周围部分为淋巴细胞或少数浆细胞。

临床上乳腺结节病主要表现为乳腺的肉芽肿性肿块，但无特异性。乳腺结节病的确诊常依赖于病理活组织检查。另外，Kveim 试验有助于诊断，本试验系应用结节病患者的结节组织的提取物注射至其他结节患者的皮内，阳性者在 4~6 周后于注射局部可发生小结节，活检为肉芽肿改变，Kveim 试验阳性率与应用的结节组织有关，用标准方法制备的结节组织在结节病的患者中平均阳性率可达 80%，其结果也与病变结节的活动性有关。本病还可有免疫障碍，表现为延缓型变态反应的抑制及免疫球蛋白的增高或异常。

在治疗上应该指出的是，并非所有的结节病患者均需治疗，一些患者常在 2 年内缓解。

但乳腺结节病由于不易与其他病鉴别，常需局部切除病变组织，手术后常规病理检查。全身治疗首选药物为肾上腺皮质激素，当激素无效或禁忌时，其他可供选择的药物为苯丁酸氮芥，氨甲嘌呤、硫唑嘌呤及氯喹。

八、乳腺寄生虫病

乳腺寄生虫病（Parasitosis of breast）临床上很少见，国内报道仅430余例。由于人们认识不足，临床上常被误诊误治。

（一）乳腺丝虫病（Filariasis of breast）

丝虫病多流行于我国东南沿海以及长江流域湖泊地区，经蚊虫叮咬传染。研究发现，在丝虫病流行区乳腺为丝虫感染的常见部位。乳腺丝虫病到2000年国内报道419例患者，以成年女性多见，发病年龄16~70岁，以30~49岁多见。

本病的基本病理变化，是丝虫成虫寄生于乳腺淋巴管内引起的肉芽肿性淋巴管炎，表现为淋巴管内外膜炎，形成嗜酸性肉芽肿，最后发展成闭塞性淋巴管炎。进行病理学检查时，在病变的淋巴管内常可见到丝虫成虫的横切面，有时见到数量不等的微丝蚴。

临床表现为单发性结节或硬结，但亦有2~3个结节者。结节多位于乳腺的外上象限皮下或浅表乳腺组织，其次为中央区或外下象限，右侧较左侧多见。结节从黄豆大到鸡蛋大，一般约蚕豆大小，生长速度较慢。多数患者结节表面皮肤无改变，少数患者有橘皮样变、湿疹或水疱，多数患者无压痛，少数患者表现轻压痛、活动受到一定限制，位置较浅的结节与皮肤粘连。部分患者伴有同侧腋窝淋巴结肿大，个别患者可并发急性化脓性乳腺炎。

本病可误诊为乳腺炎性肿块、乳腺小叶增生、乳腺结核、乳腺囊肿或纤维囊性乳腺病等，尤其是局部皮肤有橘皮样变和同侧腋窝淋巴结肿大时，更易被误诊为乳腺癌。因此，在丝虫病流行区对成年妇女进行乳房检查时如触到皮下结节，应想到丝虫病的可能。对乳腺肿块用小细针穿刺涂片或乳汁涂片可查到微丝蚴。

乳腺丝虫病形成乳腺结节、肿块者首选切除肿块，术后再进行药物治疗，预防复发。乳腺丝虫病一般对枸橼酸乙胺嗪治疗反应良好，多数患者服用枸橼酸乙胺嗪后肿块消失。术前应用枸橼酸乙胺嗪治疗可避免术后形成新的结节。术后应将标本送病理检查，因极少数患者可存在乳腺肿瘤。

（二）乳腺包虫病（Echinococcosis of breast）

包虫病是棘球绦虫的幼虫（棘球蚴）在人体内寄生引起的疾病，又称棘球蚴病。乳腺包虫病很少见。占人体包虫病的0.27%~1%。

患者在临床上多无自觉症状，常因乳腺包块而就诊。肿块生长缓慢，但在妊娠后期和哺乳期加快生长，肿块为囊性，活动度大，包膜完整，不与皮肤粘连。如果肿块位置表浅可压迫乳房皮下静脉而引起静脉曲张。

超声波检查显示回声不均的圆形肿块，内有多个大小不等的囊，可见典型的液平。乳腺钼靶片可见圆形或椭圆形、边界整齐光滑的包壳状影像。如进行包虫病免疫学试验阳性，则具有较大的诊断价值。对疑诊患者切忌穿刺，以防棘球蚴液外流引起种植复发以及严重的甚至致死的变态反应。

本病主要是手术治疗。将囊肿及囊壁完整地切除，术中应保护周围皮肤及乳腺组织，避免内囊破裂。如不慎刺破内囊应将囊液吸净，取出内囊，并用10%甲醛溶液反复涂擦外囊的内壁以破坏囊壁的生发层。如已误行穿刺，则应将穿刺经过之皮肤与乳腺组织连同囊肿一并切除。

（三）乳腺裂头蚴病（Sparganosis of breast）

人体感染裂头蚴有以下3种方式：局部贴敷生蛙肉；吞噬生的或未熟的蛙肉；饮用生水如湖塘水。

乳腺裂头蚴病主要表现为乳腺肿块，肿块多为圆形，核桃或鸡蛋样大小，少数为条索样或不规则形，质硬、边界不清，常与周围组织粘连，多无明显压痛。有时可伴有腋窝或锁骨上淋巴结肿大。在病变早期，肿块常具有迁移性局部瘙痒或具有虫爬感。本病在临床上易被误诊为乳腺肿瘤或炎性包块。

治疗方法以手术为主。必须将整个虫体特别是头节取出，方能根治。在找不到虫体时要注意是否有虫体迁移的隧道。有时沿隧道切开可找到虫体。

（四）乳腺肺吸虫病（Paragonimiasis of breast）

肺吸虫也可寄生在乳腺引起乳腺肺吸虫病。患者均有生食或半生食蟹史。

主要表现为乳房皮下肿块，肿块多具有游走性，常为单个，偶可多个成串。肿块表面皮肤正常，初期时质软，后期稍硬。局部可有微痒或微痛等症状。部分患者伴有全身症状，如低热、咳嗽、厌食、乏力及盗汗等。周围血嗜酸性粒细胞多明显升高，常在10%以上。对疑诊患者应进行肺吸虫抗原皮内试验，若为阳性，则具有较大的价值。

治疗本病的首选药物是硫氯酚50～60mg/（kg·d），3次/日，每日或隔日给药，20天为1个疗程。多数患者的肿块可在用药1～2个疗程后消失。

（五）乳腺血吸虫病（Schistosomiasis of breast）

乳腺血吸虫病多有血吸虫病史或疫水接触史，常无自觉症状，主要表现为乳腺肿块，对疑诊患者进行粪检、毛蚴软化试验或免疫学试验，有助于诊断。然而由于血吸虫病的刺激，患者可伴发乳腺癌，已报道的两例乳腺血吸虫病均合并乳腺癌。因此，对疑诊患者应尽早行手术切除。

（六）乳腺蜱感染

蜱属昆虫，以各种脊椎动物为宿主，暂时体外寄生，是自然疫源性疾病的重要媒介，危害人类的主要方式是传播病原体引起疾病。人被蜱叮咬多发生于暴露部位，寄生于乳腺实属罕见。被蜱叮咬部位充血、水肿、炎性细胞浸润等，形成界限不清的肿块，如局部红肿不明显，易忽视其瘙痒症状，而与乳腺癌相混淆。

九、乳腺真菌病

凡侵犯乳房皮肤、皮下组织及乳腺组织的各种真菌所引起的疾病为乳腺真菌病（Mycotic disease of breast）。乳腺真菌病通常属于深部真菌病。

（一）病因

深部真菌病常在人体免疫功能有相当缺陷的全身性疾病如各种严重感染、恶性肿瘤、血液病、糖尿病、肝硬化等的基础上发生，因此，多见于老年人。

近年来由于肾上腺皮质激素、免疫抑制剂、抗肿瘤药物、放疗等的广泛采用，使人体免疫力进一步受到抑制，因而给真菌的入侵创造了更多的有利条件。有些真菌也可在体内寄生，在一般情况下不足为害，但当广谱抗生素的应用而导致菌群失调时，则这些真菌又乘机繁殖而造成二重感染。

（二）病理

乳腺真菌病的病理变化并无特异性。早期一般呈急性或慢性炎症改变，晚期多为肉芽肿病变。镜检可见真菌菌丝及孢子以及脓肿间的炎症渗出，病灶中血管充血和出血，并有浆液，纤维蛋白渗出物与大量中性粒细胞、单核细胞浸润。

（三）临床表现

1. 乳腺念珠菌病（Moniliasis of breast）　念珠菌性糜烂可发生于乳房下皱襞处，另外，可发生在身体其他皮肤皱褶部位。可表现为潮红糜烂及有浸渍发白的皮屑，边界常较清楚，有膜状鳞屑。极少数可表现为念珠菌性肉芽肿，难与其他肿物鉴别。

2. 乳腺隐球菌病（Cryptococcosis of breast）　乳房皮下可有丘疹、结节等改变，可随病损扩大而出现小脓肿或溃疡；自觉症状并不严重，但病程漫长。

3. 乳腺放线菌病（Actinomycosis of breast）　放线菌病是一种慢性化脓性和肉芽肿性疾病，以多发生瘘管并排出含硫黄颗粒的脓液为特点。初时为一皮下结节，逐渐增大，继而形成脓肿，伴局部热、痛。脓肿破溃后流出稀薄脓液，周围又有新结节及脓肿产生。脓肿间相互沟通，形成窦道及瘘管、愈合后留下紫红色瘢痕。

4. 乳腺组织胞浆菌病（Histoplasmosis of breast）　表现为溃疡、肉芽肿、结节、坏死性丘疹或脓肿。局部淋巴结明显肿大，并有液化性坏死。一般无全身症状。

（四）实验室检查

1. 直接检查　本法最为简便。取相应标本如脓液、分泌物等做成悬浊液或涂片，加10%氢氧化钾液，或用革兰染色；置于显微镜检查，可见到不同形态的孢子或菌丝。根据孢子的大小、形态、数目、出芽情况，位于细胞内外等以及菌丝的排列、数目、宽度、分隔分支等情况，可以鉴别各种真菌。

2. 培养　可采用不同种类的培养基在不同条件下培养出真菌。

3. 病理活组织检查　对乳腺真菌病的早期确诊和进行积极的治疗有重要意义。真菌病的组织反映并无特异性，因此，仍须凭真菌在组织内的形态而做出诊断。

4. 免疫学试验　包括皮肤试验、补体结合试验、凝集试验、间接荧光抗体试验、琼脂弥散试验等，可有助于诊断。

（五）诊断

对乳腺真菌病的确诊除临床表现外，更有赖于实验室检查的结果。

（六）治疗

1. 一般治疗　加强营养，给予适量 B 族维生素和维生素 C，慎用皮质激素以及免疫抑制剂，增强抵抗力，避免二重感染。积极治疗全身性疾病。

2. 病原治疗　根据不同真菌可选用青霉素、四环素、磺胺药、两性霉素 B、球红霉素、5 - 氟尿嘧啶、克霉唑、大蒜素、曲古霉素等。

3. 手术切除　对界限清楚的真菌性肉芽肿可手术切除。

十、乳房传染性软疣

乳房传染性软疣（Molluscum of contagiosum of breast）是由传染性软疣病毒引起，传染性软疣病毒属于痘疮病毒组，大小在230～330μm，为椭圆形或砖形，系感染人体的大型病毒。不能在鸡胚中生长，将皮损内容物挤出，涂于玻片镜检，可见软疣小体，芦戈染色为暗褐色，用亮结晶蓝染色为青褐色。本病潜伏期2～3周。可自体接种或传染他人。流行病学证实，该病的传播与温暖潮湿的气候有关。除乳房外还好发于躯干、四肢、阴囊及睑缘处。

本病好发于青年。近年来该病已成为人类免疫缺陷病毒感染者中常见的一种感染疾病。初起为粟粒大半球形丘疹，可增至绿豆大，呈灰白、乳白、微红或正常皮肤色。表面有蜡样光泽，中心有脐窝，可以从中挑出或挤出白色物质，为受病毒侵犯的变性上皮细胞所构成。损害数目多少不定，散在分布，自觉微痒，经过缓慢，抓后基底红肿，疣部有脓及结痂。潜伏期2～6个月。

治疗：避免搔抓，防止扩散。对于免疫力正常的人，乳房传染性软疣是一种自限性疾病，典型的单个皮损多在2个月内消退。对长期不愈，或自身传染者，主要清除局部病灶为主，包括电烧灼、冷冻、刮除等，并辅以药物治疗，提高全身免疫力。

十一、乳房硬皮病

硬皮病是以皮肤及胶原纤维硬化为特征的慢性疾病。病程缓慢，可分为局限性和系统性硬皮病两型。两型之间的关系密切。乳房硬皮病（Scleroderam of breast）是全身疾病的局部表现。女性多见。乳房硬皮病属局限性硬皮病，预后较好。本病病因不十分清楚。有人认为与自身免疫有关。本病的病理变化具有特征性，主要表现为胶原纤维硬化变性与多数小血管管壁增厚硬化，因而管腔狭窄或闭塞。

（一）临床表现

病变的特点是皮肤有局限性硬化，可呈点滴状、片状。除乳房外硬皮病还好发于颈部、面部、腹部、背部及臀部。皮损初发时为淡红色或紫红色片状，可为一两块或多块。边缘清楚，可略高于皮肤，逐渐扩大，数周后皮损从中心逐渐变硬，呈黄色或象牙色，有的则较凹陷，光滑发亮，无皱纹，与皮下组织紧紧相连，触之硬韧，表面干燥，无汗，毫毛脱落。周围留有红色或淡红色晕环，此种晕环的出现，表示病变正在扩张活动，当病情稳定或趋向痊愈时，晕环即逐渐消失。本病病程缓慢，经1～2年后皮损萎缩变薄，并常发生色素沉着。患部一般没有自觉症状，有时有轻微痒感或刺痛感，有些病例可自行缓解，但偶可转化为系统性硬皮病。对局限性硬皮病患者应检查是否同时存在系统性硬皮病。

（二）诊断

此病多见于女性。病程长，一般无自觉症状。乳房皮肤局限性发硬、紧绷感，颜色黄白并有蜡样光泽，周围有一淡红色晕环等特点，不难诊断。必要时可做皮肤活检。

（三）治疗

口服维生素E，每天30～50mg，亦可用氯喹、胎盘组织液、丹参注射液、毛冬青注射液肌注。

局部可用碘离子透入疗法，或用透明质酸酶150U注入皮损中，每日1次，共10次，亦可用皮质类固醇激素混浊液皮损内注射。蜡疗、热浴、按摩亦可试用，音频电疗有一定效果。

中医治疗则为祛风除湿，温经通络，和营活血，健脾软坚，应根据各个患者情况进行辨证施治。

十二、乳房湿疹

乳房湿疹（Eczema mammae）是乳房皮肤的一种过敏性炎性疾病，通常以红斑、渗液、结痂和并发皲裂为主要特征，是哺乳期妇女较常见的疾病。

（一）病因

湿疹的发病原因是很复杂的，它的发生一般认为和变态反应有关。由于致敏因子比较多，往往不易查清，但致敏因子不是在每个人身上都引起湿疹，所以，有人认为发生湿疹的患者具有一定的湿疹素质，这种素质可能与遗传因素有关。精神因素对于湿疹的发病有密切关系，如精神紧张、失眠、劳累、情感变化等，都可使湿疹的病变加重和痒感加剧。

（二）临床表现

男女都可以发生乳房湿疹，但以哺乳期妇女最为多见。病变通常是两侧对称性分布。皮肤损害可累及乳头、乳晕和乳房皮肤。湿疹按发病过程，可分为急性、亚急性和慢性3种。

1. 急性湿疹　乳房皮肤上先出现多数密集的粟粒大小红斑、丘疹，基底潮红，轻度水肿，湿疹很快变成球疱疹或小水疱，可糜烂形成点状渗出、结痂等，损害呈多样性。病变中心部较重，边缘轻，易向周围扩大蔓延，因此，外围常有散在小丘疹、丘疱疹等而使境界不清。

自觉症状有瘙痒和疼痛等，瘙痒的程度以病期、病情轻重、病变部位及患者的耐受性而有所不同。

热水洗烫、用力搔抓、不适当的外用药等，均可使本病恶化及痒感加剧。急性湿疹若处理适当可渐消退。但常易移行为亚急性或慢性湿疹。

2. 亚急性湿疹　当急性湿疹的红肿、渗出等急性炎症减轻后，病变以小丘疹为主，或尚残留少数丘疱疹，小水疱及糜烂面，并有结痂及鳞屑，此时痒感仍甚剧烈。病程可达数周，易慢性化，若处理不当可再呈急性病变。

3. 慢性湿疹　湿疹长期反复发作，但炎症逐渐减轻，患部皮肤变厚浸润，粗糙，色素沉着，部分呈苔藓化。这时皮损多比较局限，有搔痕、点状渗出、血痂及鳞屑。瘙痒呈阵发性，遇热或入睡时加重。慢性病程常达数月或更久，处理适当可逐渐好转及痊愈，若再受刺激可急性化。

（三）诊断

湿疹的皮肤损害为多形性，分布对称，急性时有渗出，易反复发作，常呈慢性经过，瘙痒剧烈，一般不难诊断。

（四）鉴别诊断

急性湿疹需和接触性皮炎相鉴别。慢性皮疹需和神经性皮炎鉴别。当病变为一侧性尤其是久治不愈的患者，则需与Paget's病鉴别，必要时应切取少许全层皮肤做病理检查。

（五）治疗

应去除一切可疑的致病因素，避免各种外伤刺激，如热水烫洗、用力搔抓，过多使用肥皂、不适当的外用药等。应避免过劳及精神紧张，避免辛、辣、腥、膻等食物。保持皮肤清洁，避免继发感染。

1. 内用疗法　可给抗组织胺药物和镇静剂。对乳房急性或亚急性湿疹可选用静脉注射钙剂，硫代硫酸钠等。皮质类固醇激素对严重或顽固疾病可以缩短疗程。但应严格选择病例。有继发感染时，可并用有效的抗生素治疗。

2. 外用疗法

（1）急性湿疹：无渗出的可用炉甘石洗剂等，也可用3%硼酸溶液或3%马齿苋煎液做冷湿敷。有渗出时，也可采用上述溶液湿敷，当渗液减少后，可外用20%~40%氧化锌油。

（2）亚急性湿疹：有少量渗出的可继续湿敷，干燥结痂后，选用乳剂、油剂或糊膏等。如3%~5%的黑豆馏油糊膏、糠馏油糊膏、皮质类固醇激素乳剂等。有感染时可在上述药物中加入新霉素或氯霉素。

（3）慢性湿疹：可使用焦油类药物，黑豆馏油、煤焦油等软膏。含有抗生素的皮质类固醇软膏也可应用。

十三、乳腺的其他炎性疾病

（一）乳晕下慢性复发性脓肿

本病是一种与哺乳无关的特殊型慢性低度感染。常在乳晕或其皮下形成一个小脓肿，往往自行破溃后炎症即行消退，但几个月之内又同样复发；或小脓肿破溃后形成一个窦道，窦口封闭时炎症又再复发。本病主要是发生于青年或中年妇女，但其发病原因与哺乳无关。病菌一般是经由乳晕的汗腺或皮质腺深入到皮下，化脓以后蚀破了乳头根部的一两个大导管，因此，即使在脓肿引流以后炎症能够暂时消退，但由于细菌可从乳管的乳头开口处重新进入原发灶所在部位的纤维组织中，感染又可重新急性发作，对于此种病变，单纯切开引流不能取得永久疗效，必须在炎症静止期时将皮下的纤维组织连同与之相通的有关导管一并切除，方能有效。

（二）乳房皮肤的类肉瘤

本病非常罕见，即使在类肉瘤比较多见的北欧地区，也少有报道。病变初起时表现为小块皮肤的湿疹样变，然后范围逐渐扩大，有时可累及整个乳腺。皮肤增厚而硬韧，颜色潮红，表面粗糙，有微小的浅表溃疡，有臭味的分泌物和痂皮。病理切片主要为炎性肉芽肿，往往形成结节，其中可见巨细胞，但与结核结节无关。类肉瘤病变有时可累及淋巴结和肝、脾、肺等内脏组织。

（程旭锋）

第九节　乳腺肉芽肿

乳腺肉芽肿又称肉芽肿性乳腺炎，肉芽肿性小叶性乳腺炎，特发性肉芽肿性乳腺炎。是一种局限于乳腺小叶的慢性炎症性疾病。1972 年 Kessler 和 Wolloch 对本病做了较完整的描述并命名。国内于 1986 年由马国华首先报道。近年随着对本病的认识，报道例数增加。

一、病因

本病病因尚不明确，可能与下列因素有关：①自身免疫，本病细菌、真菌培养均为阴性，抗生素治疗无效，提示本病的发生与病原体无关，由于其病理组织学变化类似于肉芽肿性甲状腺炎的自身免疫性疾病，认为此病属器官特异性自身免疫病；②炎性反应，局部感染、创伤以及各种理化刺激引起炎症反应，诱发肉芽肿形成；③避孕药诱发，避孕药导致乳腺组织分泌旺盛，分泌物分解产生的化学物质进入周围间质，引起慢性肉芽肿反应。但此学说尚存在争议。

二、病理

肿块较硬，边界不清，切面呈灰白色小结节，或暗红烂肉样，有时见小脓肿。光镜下病变以乳腺小叶为中心，呈多灶性分布，一般局限在小叶内，偶可累及小叶外，病变小叶的乳管病灶为结节状，散在大小不等。切面弥漫分布黄豆大小的暗红色结节，部分结节中心可见小囊腔。主要由上皮细胞、多核巨细胞、淋巴细胞及嗜中性粒细胞构成，偶见浆细胞，在病灶中部常见嗜中性粒细胞灶 – 微脓肿，偶见小灶性坏死。

三、临床表现

患者多为已婚、经产、30～40 岁妇女，可有外伤、感染或用女性激素药物史，病程短，肿块较大，有部分患者伴肿块疼痛。肿块位于乳晕外，单发大小不等，较硬韧，活动边界不清，有的表面皮肤红肿，可伴有同侧腋窝淋巴结肿大，少有全身症状。增大的肿块可合并感染形成脓肿、破溃，形成窦道，经久不愈。

四、特殊检查

（一）钼靶检查

不规则的高密度肿块影，周围毛糙，脂肪层局限性混浊，皮肤增厚。

（二）B 型超声

不规则的低回声区，无包膜，偶见液性暗区。

五、诊断

经产妇女，乳晕外有单发结节，大小不等，可于短期内长大至 10cm，质韧、活动、边界清；钼靶片肿块较癌为淡或不显影。针吸细胞学为炎性细胞，有助于诊断。确诊需靠病理组织检查。

六、鉴别诊断

（一）乳管扩张症

乳管扩张症常伴乳管异常分泌，病变主要累及较大乳管、呈高度扩张，可伴有浆细胞浸润。

（二）乳腺结核

有结核病史，发病缓慢，乳腺内有 1 个或多个肿块，皮色不变，化脓时肿块增大，病变组织内有干酪样坏死，抗酸染色可找到结核杆菌，病变中无嗜中性粒细胞病灶。

（三）脂肪坏死

有破坏的脂肪小叶、泡沫细胞（吞噬细胞）和脂质结晶。

（四）乳腺癌

大多数发生在 45～55 岁、绝经期前后的妇女，早期为无痛、单发小肿块、质硬，与周围组织分界不清，晚期皮肤呈现橘皮样变；钼靶片肿块致密，周边有毛刺；针吸活检可找到癌细胞。

（五）叶状囊肉瘤

发生在 40～50 岁妇女，生长快，常达拳大，边界清，与皮肤无粘连，由纤维、上皮两种成分共同组成。

七、治疗

（一）非手术治疗

抗生素治疗无效，应用肾上腺皮质激素，可使肿块缩小。配合中药治疗效果更好。

（二）手术治疗

手术是彻底清除病灶的唯一方法。单纯切除病变易复发，或出现切口化脓，经久不愈。扩大切除效果好，是一种行之有效的方法。

（程旭锋）

第十节　乳腺增生症

乳腺增生症（Mazoplasia）又称乳腺结构不良症（Mammary dysplasia），是妇女常见的一组既非炎症也非肿瘤的乳腺疾病。常有以下特点：在临床上表现为乳房周期性或非周期性疼痛及不同表现的乳房肿块。组织学表现为乳腺组织实质成分的细胞在数量上的增多，在组织形态上，诸结构出现不同程度的紊乱。本病好发于 30～45 岁的中年妇女，而且有一定的恶变率。

本病与内分泌失衡有着密切关系。多数学者同意称本病为乳腺结构不良症，也是世界卫生组织（WHO）所提倡的名称。从临床习惯上，一些学者称"乳腺增生症"或"纤维性囊性乳腺病"。文献中名称繁多，很不统一，造成临床诊断标准的不一致，临床医师对恶变尚缺乏统一诊断标准。尤其是临床表现，尚没有一个明确指征为诊断依据。因此，在治疗中所用方法也较混乱，治疗效果也欠满意，故对预防早期癌变，尚没一个可靠的措施。本病在不同发展阶段有一定癌变率，如何预防癌变或早期发现癌变而进行早期治疗，尚待进一步研究。

一、发病率

Haagen Sen 报道，本病占乳腺各种疾病的首位。Frantz 等（1951）在 225 例生前无乳腺病史的女尸中取材检查，镜下53%有囊性病。蚌埠医学院（1979）报道2581例乳房肿块的病理学检查，发现该病636例，占全部的25.85%。北京中医学院（1980）报道519例乳腺病中，该病有249例，占48%。河南医学院附一院（1981）门诊活检1100例各种乳房疾病中，乳腺结构不良症260例，占26%。栾同芳等（1997）报道的3361例乳房病中，乳腺增生及囊性乳房病600例，分别占全部病例的17%和9%。足以证明，该病是妇女乳房疾病中的常见病。因本病有一定癌变率，因此应引起医师的注意。近些年来，随着人们的物质及文化生活水平的提高，患者逐年增多，且发病年龄有向年轻化发展趋势。有人称其为妇女的"现代病"，是中年妇女最常见的乳腺疾病，30～50岁达最高峰，青春期及绝经后则少见。欧美等西方国家，有1/4～1/3的妇女一生中曾患此病。从文献报告的尸检中，有乳腺增生的妇女占58%～89%。在乳腺病变的活检中，乳腺增生症占60%。我国报道的患病率因资料的来源不同，>30岁妇女的发生率为30%～50%。有临床症状者占50%。河南医科大学附一院近5年间（1991～1996），从门诊248例乳痛及乳房肿块患者中（仅占乳房疾病就诊者的1/20）做病理学检查，其中151例有乳腺不同程度的增生，有12例不典型增生至癌变。发病率为58%，较之前（1981）有明显的上升，是原来的2倍左右。尽管这种诊断方法是全部乳腺疾病患者的一部分，但也说明了一个问题，从病理学检查中已有半数患者患此病。城市妇女的发病率较农村高，可能与文化知识及对疾病的重视程度乃至生活压力有关。这些也引起医师对该病的重视。

二、病因和发病机制

本病的病因虽不完全明了，但目前从一些临床现象的解析认为与内分泌的失衡有密切关系，或者说有着直接关系。

1. 内分泌失衡　尽管乳腺增生症的病因尚未完全探明，但可以肯定，与卵巢内分泌激素水平失衡有关是个事实，有以下几个原因。

（1）乳房的症状同步于乳腺组织变化，即随月经周期（卵巢功能）的变化而变化。也即随体内雌激素、孕激素水平的周期变化，发生周而复始的增生与复旧。乳腺增生症的主要组织学变化就是乳腺本质的增生过度和复原不全。这种现象必然是由于雌激素、孕激素比例失衡的结果。

（2）从发病年龄看，患者多系性激素分泌旺盛期，该病在青春前期少见，绝经后下降，与卵巢功能的兴衰相一致。

（3）从乳腺病变在乳房上不规律的表现，也说明是受内分泌影响引起。乳腺组织内的激素受体分布不均衡，而乳腺增生在同一侧乳房上的不同部位可表现为程度上的不一致，病变位置每个人也不相同。主要表现了激素水平的波动后乳腺组织对激素敏感性的差异，决定着增生结节的状态及疼痛的程度。生理性反应和病理性结构不良的分界，取决于临床上的结节范围、严重性和体征的相对固定程度。然而两者往往很难鉴别，也往往要靠活检来鉴别。

（4）切除实验动物的卵巢，乳房发育停止，而给动物注射雌激素可诱发乳腺增生，目前无可靠依据来说明乳腺增生症患者体内雌、孕激素的绝对值或相对值比正常女性为高。

性激素对引起本病的生理机制主要表现在性激素对乳腺发育及病理变化均起主导作用。

雌激素促进乳管及管周纤维组织生长，黄体酮促进乳腺小叶及腺泡组织发育。正常的乳腺组织结构，随着月经周期激素水平变化，而发生着生理性增生－复旧这种周期性的变化。如雌激素水平正常或过高而黄体酮分泌过少或两者之间不平衡，便可引起乳腺的复旧不完全，组织结构发生紊乱，乳腺导管上皮和纤维组织不同程度的增生和末梢腺管或腺泡形成囊肿。也有人认为，雌激素分泌过高而孕激素相对减少时，不仅刺激乳腺实质增生，而且使末梢导管不规则出芽，上皮增生，引起小管扩张和囊肿形成。也因失去孕激素对雌激素的抑制性影响而导致间质结缔组织过度增生与胶原化及淋巴细胞浸润，并认为这种增生与复旧的紊乱，就是该病的基础。另外，近年来许多学者注意到催乳素、甲基嘌呤物与乳腺增生症的关系。因此，目前认为这种组织形态上的变化，并非一种激素的效应所为而是多种内分泌激素的不平衡所引起。

2. 与妊娠和哺乳的关系

（1）多数乳腺增生症患者发生在未哺乳侧，或不哺乳侧症状偏重。

（2）未婚未育患者的乳腺增生症（尤其是乳痛症），在怀孕、分娩、哺乳后，病证多可缓解或自愈。

3. 精神因素　此类患者往往以性格抑郁内向或偏激者为多。部分患者诉说，每遇生气乳房就感到疼痛且有硬块出现，心情好时症状减轻，局部肿块变软。这也说明本症与精神情绪改变有关。

三、病理

由于本病组织形态改变较为复杂，病理分类意见纷纭，迄今尚未统一。

正常时，乳腺组织随卵巢周期性活动而有周期性变化，经前期表现为乳腺上皮增生，小管或腺泡形成、增多或管腔扩张，有些上皮呈空泡状，小叶间质水肿、疏松。月经期表现为管泡上皮细胞萎缩脱落，小管变小乃至消失，间质致密化并伴有淋巴细胞浸润。月经结束后，乳腺组织又进入新的周期性变化。如果雌激素分泌过多或孕激素水平低下而使雌激素相对过多时，则刺激乳腺实质过度增生，表现为导管不规则出芽，上皮增生，引起小导管扩张而囊肿形成，同时间质结缔组织增生、胶原化和炎性细胞浸润等。上述病理变化常同时存在，但由于在不同个体、不同病期，这些病变的构成比例不同而有不同的病理阶段和病理改变。

乳腺增生症是有着不同组织学表现的一组病变，尽管其病理分型不同，病因都与卵巢功能失调有关，各型都存在着以管泡及间质的不同程度的增生为病理特点。各型之间都有不同程度的移行性病理改变，此点亦被多数医师认为是癌前病变。为了临床分类及诊断有一明确概念，按王德修分类意见，使临床与病理更为密切结合，可将本病分为乳腺腺病期和乳腺囊肿期两期，对临床诊治实属有利。

1. 乳腺腺病（Adenosis）　是乳腺增生症的早期，本期主要改变是乳腺的腺泡和小导管明显的局灶性增生，并有不同程度的结缔组织增生，小叶结构基本失去正常形态，甚者腺泡上皮细胞散居于纤维基质中。Foote、Urball 和 Dawson 称"硬化性腺病"，Bonser 等称"小叶硬化病"。根据病变的发展可分 3 期：即小叶增生、纤维腺病和硬化性腺病。有文献报道，除小叶增生未发现癌变外，后两期均有癌变存在，该现象有重要临床意义。

（1）乳腺小叶增生：小叶增生（或乳腺组织增生）是腺病的早期。该期与内分泌有密切关系，是增生症的早期表现。主要表现为小叶增生，小叶内腺管数目增多，因而体积增大，但小叶间质变化不明显。镜下所见：主要表现为小叶数目增多（每低倍视野包括 5 个以上小叶），小叶变大，腺泡数目增多（每小叶含腺泡 30 个以上）。小导管可见扩张。小叶境界仍保持，小叶不规则，互相靠近。小叶内纤维组织细胞活跃，为成纤维细胞所构成。小叶内或周围可见少数淋巴细胞浸润，使乳房变硬或呈结节状。临床特点是乳腺周期性疼痛，病变部触之有弥漫性颗粒状感，但无明显硬结。此是由于在月经周期中，乳腺结缔组织水肿，周期性乳腺小叶的发育与轻度增生所引起，是乳腺组织在月经期、受雌激素的影响而出现的增生与复旧的一个生理过程，纯属功能性，也可称生理性，可恢复正常。因此，临床上肿块不明显，仅表现为周期性乳痛。甚者，随月经周期的变化，乳房内的结节出现或消失。本期无发生恶变者，但仍有少数发展为纤维腺病。

（2）乳腺纤维腺病（乳腺病的中期变化）：小叶内腺管和间质纤维组织皆增生，并有不同程度的淋巴细胞浸润，当腺管和纤维组织进一步灶性增生时，可有形成纤维瘤的倾向。早期小管上皮增生，层次增多呈 2~3 层细胞甚至呈实性增生。同时伴随不同程度的纤维化。小管继续增多而使小叶增大，结构形态不整，以致小叶结构紊乱。在管泡增生过程中，由于纤维组织增生，小管彼此分开，不向小叶内管泡的正常形态分化。形成似囊样圆腔盲端者，称"盲管腺病"（Blunt ductal adenosis）。此期的后期表现是以小叶内结缔组织增生为主，小管受压变形分散。管泡萎缩，甚至消失，称"硬化性腺病"。在纤维组织增生的同时，伴有管泡上皮增生活跃，形成旺炽性硬化性腺病（Norjd schemsing adenosis）。另有一种硬化性腺病是由增生的管泡和纤维化共同组成界线稍分明的实性肿块，称"乳腺腺瘤"（Adenosistumor of breast）。发病率低，约占所有乳腺病变的 2%。因此，临床上常见此型腺病同时伴发纤维腺瘤存在。

（3）硬化性腺病（又称纤维化期）：乳腺腺病的晚期变化，由于纤维组织增生超过腺管增生，使腺管上皮受挤压而扭曲变形，管泡萎缩消失，小叶轮廓逐渐缩小，乃至结构消失。而仅残留萎缩的导管，上皮细胞体积变小，深染严重者细胞彼此分离，很像硬癌，尤其冷冻切片时，不易与癌区分。本病早期有些经过一定时期可以消失，有些可发展成纤维化，某些则伴有上皮明显增生呈乳头状，后者病理改变尤其值得注意，多数医师视此为癌前期病变。

纤维腺病与纤维腺瘤病理上的区别点是：后者有包膜，小叶结构消失，呈瘤样增生。与硬癌的区别点是：硬癌表现小叶结构消失，癌细胞体积较大，形态不规则，有间变核分裂易见，两者较易区别。有学者（1998）从 176 例乳腺结构不良中发现，乳腺腺病期的中期（纤维性腺病）及晚期（硬化性腺病），均有不同程度癌变（其癌变率为 17%）。

2. 乳腺囊性增生病（Cystic hyperplasia） 与前述的乳腺组织增生在性质上有所不同，前者是生理性改变，后者是病理性而且是一种癌前状态。根据 Stout 的 1000 例材料总结，本病的基本病变和诊断标准是：导管或腺泡上皮增生扩张成大小不等的囊或有上皮化生。本期可见肿瘤切面为边界不清或不整的硬结区。硬结区质硬韧，稍固定，切面呈灰白色伴不规则条索状区。突出的特点是囊肿形成。囊肿小者直径在 2mm 以下，大者 1~4cm 不等，有光滑而薄的囊壁，囊内充满透明液体或暗蓝色、棕色黏稠的液体。后者称为蓝顶囊肿（所谓 Bloodgood cyst 蓝顶盖囊肿），镜下可见囊肿由中小导管扩张而来。上皮增生发生于扩张的小囊内，也可发生于一般的导管内。为实体性增生（乳头状增生），导管或扩张的小囊上皮细胞可化生。显微镜下，囊性上皮增生的病理表现如下。

（1）囊肿的形成：主要是由末梢导管高度扩张而成。仅是小导管囊性扩张，而囊壁内衬上皮无增生者，称"单纯性囊肿"。巨大囊肿因其囊内压力升高而使内衬上皮变扁，甚至全部萎缩消失，以致囊壁仅由拉长的肌上皮和胶原纤维构成。若囊肿内衬上皮显示乳头状增生，称乳头状囊肿。增生的乳头可无间质，有时乳头上皮可呈大汗腺样化生，末端小腺管和腺泡形成囊状的原因可能有以下两种说法：①因管腔发炎，致管周围结缔组织增生，管腔上皮脱落阻塞乳管所致；②乳管及腺泡本身在孕激素作用下上皮增生而未复原所致。但多数认为囊性病变可能是乳管和腺泡上皮细胞增生的结果。

（2）导管扩张：小导管上皮异常增生，囊壁上皮细胞通常增生成多层，也可从管壁多处做乳头状突向腔内，形成乳头状瘤病（Papiuomatosis），也可从管壁一处呈蕈状增生。

（3）上皮瘤样增生：扩张导管或囊肿上皮可有不同程度的增生，但其上皮细胞均无间变现象，同时伴有肌上皮增生。上皮增生有以下表现：

1）轻度增生者上皮细胞层次增多，较大导管和囊肿内衬上皮都有乳头状增生时，称"乳头状瘤"。

2）若囊腔内充满多分支的乳头状瘤，称"腺瘤样乳头状瘤"。

3）复杂多分支乳头的顶部相互吻合后，形成大小不一的网状间隙，称"网状增生"或"桥接状增生"。

4）若上皮细胞进一步增生，拥挤于囊腔内致无囊腔可见时，称"腺瘤样增生"。

5）增生上皮围成孔状时，称"筛状增生"。

6）上皮细胞再进一步增生而成实体状时，称"实性增生"。

上皮瘤样增生的病理生理变化：雌激素异常刺激—乳腺末梢导管和腺泡增生成囊肿→囊内液体因流通不畅→瘀滞于囊肿内，囊液中的刺激物→先引起上皮的脱落性增生→再促使增生的上皮发生瘤化→进一步可演变为管内型乳癌（原位癌）→癌由管内浸及管周围组织→浸润性癌。

乳头状瘤可分为：①带蒂型（细胞多为柱状，排列整齐），多系良性，但也有可能恶变；②无蒂型（细胞分化较差，排列不整齐），多有恶变倾向。

有人认为小囊肿易恶变，而大囊肿却不易。可能是因为大囊肿内压力较高，上皮细胞常挤压而萎缩，再生力较差之故。但事实上在大囊肿周围常伴有小囊肿。故除临床上不能触及的小囊肿以外，一切能触及的乳腺囊性增生病，都有恶变可能，对可疑的病变应行活检。

（4）大汗腺样化生：大汗腺细胞样的化生，也是囊性病的一种特征。一般末端导管的上皮是低立方状，一旦化生为汗腺核细胞，其上皮呈高柱状，胞体大，小而规则的圆形核位于基底部，细胞质丰富，嗜酸性，伴有小球形隆出物的游离缘（Knobby free mar－gins），称"粉红细胞"（Dink cell），这些细胞有强烈的氧化酶活性和大量的线粒体，是由正常乳腺上皮衍生的，而且具有分泌增生能力。不同于大汗腺细胞。大汗腺细胞核化生的原因不明，生化的意义也不了解。Speet（1942）动物实验研究认为此种化生似与癌变无关。乳腺囊性增生病中的乳头状增生与管内乳头状瘤的增生不同之处是，前者发生于中小导管内，而后者则是发生在大导管内，且多为单发性。

根据王德修的病理分类，我们将分类、病理、临床表现作对照分析（表9－1）。

表9-1 乳腺增生症分类、病理与临床特点

分类分期	主要病理改变	主要临床表现	与恶变关系
乳腺小叶增生（腺病早期）	1. 小叶数目增多，小叶管泡增生，小叶增大，小叶形状稍不规则 2. 小叶内结缔组织不增多或只有轻度增多 3. 小叶内或小叶周围淋巴细胞浸润	平均年龄为33.6岁，主要以27岁以前，周期性乳痛，肿块随月经周期出没，软，非固定性，痛为主诉，双侧乳房	目前无见恶变报道
乳腺腺病期（腺病中期）	1. 在小叶增生基础上，小叶管泡继续增生，以结缔组织增生最明显 2. 小叶增大，形态不规则，小叶轮廓不清 3. 纤维腺病的晚期阶段，小叶内的结缔组织增生更为明显 4. 小叶内的淋巴细胞的浸润程度不一	平均年龄为37.2岁，乳痛存在，为周期性肿块，中硬，有立体感，条索状，双侧乳房或一侧，表现轻重不一，多在外上象限，月经后肿块软而小，但仍在	有不同程度的恶变（在报道的176例中，中期和晚期各1例恶变）
纤维化期（腺病晚期）	此期由纤维病变发展而来，其主要形态是纤维化管泡萎缩，小叶的轮廓有时存在，有时消失，管及管泡大部分消失或完全消失，仅残存一些萎缩的导管	平均年龄40.1岁，乳痛不显著，周期性乳房变化不明显，肿块较硬，为三角形、条索状的片状或颗粒结节，常为一侧，有较硬结节位于肿块之中	
乳腺囊肿期	1. 主要病在小导管，尤其靠近小叶的末梢导管，来自大导管的极少见 2. 也有管泡形成囊肿 3. 也有来自大汗腺化生的导管形成囊肿（又称盲端导管） 4. 囊肿的上皮可呈增生萎缩、大汗腺样化生或泡沫状改变，囊肿周围的小导管可呈各种类型的上皮增生，有的甚至发展成癌	以肿块为主，病史长，肿块硬、突出、界清、有孤立灶性结节，多在外上象限，年龄多在40岁以上	总结176例乳腺结构不良中，囊增生病9例，由增生间变过渡为癌，占5.1%（9/176）

  阚秀等对乳腺增生症的病理组织形态及其分类进行长期研究认为：乳腺增生症是乳腺组织多种既有联系又各具特征的一组病变。有学者根据300例乳腺增生症的病史及病理切片的复习结果，将乳腺增生症分为单纯性增生和非典型增生两大类。

  1. 单纯性增生病变　又分为4组病变，即囊肿病、腺病、一般性增生及高度增生。

  （1）囊肿病：囊肿病不包括乳头下大中型导管扩张及积乳囊肿。仅指肉眼囊肿，囊肿肉眼可见，直径＞0.3cm。显微囊肿，指在小叶内发生的腺泡导管化并扩张形成的微小囊肿，囊壁被覆低立方上皮，囊内充以淡粉色蛋白液体。有的形成大汗腺囊肿或乳头囊肿。还

有的囊内充以大量泡沫细胞或脂性物质为脂性囊肿。

（2）腺病：分5种形式

1）旺炽型腺病：小叶在高度增生的基础上，相互融合，界限不清，形态不一。肌上皮细胞增生明显。

2）硬化型腺病：在旺炽型腺病的基础上，纤维组织增生，腺体变硬。

3）纤维硬化病：在硬化型腺病的基础上进一步发展，腺体萎缩变小，甚或大部分消失。肌上皮细胞可残存甚或增生。纤维组织高度增生玻璃样变，也可形成一团局限性硬结。

4）结节性腺病：在增生扩大的小叶基础上，腺上皮及肌上皮细胞明显增生，纤维间质明显减少，形成一团细胞密集结节。主要成分为肌上皮细胞，腺体可完整或残缺不全。

5）腺管腺病（又称盲管腺病）：小叶腺泡导管化、扩大、增生，形成一团小导管。被覆的立方上皮、肌上皮细胞明显增生。常有向囊肿或纤维腺瘤转化的趋势。有的高度增生呈现搭桥倾向。

（3）一般性增生：包括下列病变

1）小导管扩张或轻度增生，多为老年人，乳腺萎缩，仅表现为小导管轻度增生及扩张，细胞层次增多。

2）小叶增生症：小叶变大，每1小叶腺泡数目可 >30 个；小叶数目增多，有时数目不多，但腺上皮细胞增生活跃，细胞变大，数目增多，核深染。此类病变最为多见。

3）大汗腺样化生：多是数个小导管或腺泡大汗腺样化生。细胞大，细胞质呈红色颗粒状。细胞质游离面可见顶浆分泌小突起。

4）肌上皮增生症：大部分腺泡或导管肌上皮细胞增生明显。增生的肌上皮细胞体积大。细胞质透明，核小、染色深。

5）泌乳腺结节：腺体呈哺乳期或妊娠期形态。腺体增生扩大，间质极少，腺体呈背靠背状。上皮细胞立方状，细胞质富于脂性分泌物呈泡沫状或透明。

6）纤维腺瘤变：在小叶增生或腺病的基础上，局部小叶增生、伸长、分支及出现分节现象。似管内纤维腺瘤的表现。

（4）高度增生：包括下列两种形式

1）搭桥现象：小导管或腺泡导管化生，上皮增生，部分上皮层次增多向管腔内乳头状伸出，互相连接形成搭桥状，致使导管腔隙变小变窄，但不形成真正的实性及筛孔。

2）导管内乳头状瘤病：多数小叶内导管上皮增生卷曲、弯折，间质伸入，形成典型的导管内乳头状瘤（但上皮层次不增多）。

2. 非典型增生 分轻（Ⅰ级）、中（Ⅱ级）、重（Ⅲ级）3级。表现为4种形式，4种病变，出现2种特殊细胞。

（1）4种形式：实性、筛状、乳头状、腺管样。

（2）4种病变

1）导管扩张变大。

2）细胞增大可有一定的异型性。

3）细胞极性紊乱但仍可辨认出排列秩序。

4）肌上皮细胞显示减少但总会有残留。

（3）2 种细胞

1）淡细胞：体积大，细胞质呈粉红色，核圆，核膜清楚染色质细，染色淡，可见核仁。

2）暗细胞：体积小，细胞质较窄，核小圆形，染色质粗，染色深，核仁十分明显。

关于非典型增生的处理原则：可看出非典型增生Ⅰ级实为单纯性向非典型增生的过渡形式，无明显临床意义，良性增生症中发生率亦达 16%，因此切除活检后，无须临床再做特殊处理。Ⅱ级为临界性病变，需密切随访，可 3~6 个月检查 1 次，必要时行 X 线摄片，超声波断层及针吸细胞学等进一步检查。Ⅲ级与原位癌有移行。不可避免会包括一部分原位癌，尽管有人主张，以往所谓原位癌不是癌，是一种良性小叶新生的增生病变。我们认为，仍以乳腺单纯切除较为稳妥。以癌前病变的观点，慎重地对待非典型增生患者，尤其高危人群更应慎重。

四、乳腺组织增生症

乳腺组织增生症（Mazoplasia）又称乳痛症（Mastodynia），是乳腺结构不良症的早期阶段，是一种因内分泌失衡引起的乳腺组织增生与复旧不良的生理性改变。临床表现以乳痛为主，病理改变主要是末端乳管和腺泡上皮的增生与脱落，目前未发现有癌变的报道。

（一）发病率

本病为妇女常见病，发病年龄多为 30~50 岁，青少年及绝经后妇女少见。男性极少见。近期文献报道有乳腺增生的妇女为 58%~89%。城市患病率高于农村。

（二）临床表现

本病系乳腺结构不良症的早期阶段，主要是乳腺组织增生，如小叶间质中度增生，如小叶发育不规则、腺泡或末端乳管上皮轻度增生。

1. 好发年龄　多见于中年妇女（30~40 岁），少数在 20~30 岁之间，并伴有乳房发育不全现象。青春期前和闭经期少见。发病缓慢，多在发病 1~2 年后开始就医。

2. 本病与月经和生育的关系　此类患者月经多不规则，经潮期短，月经量少或经间期短等。多发生于未婚或未育及生育而从未哺乳者。

3. 周期性乳痛　周期性乳痛及乳胀是本病的特点

（1）疼痛出现的时间：乳痛为本病的主要症状，乳痛多在月经来潮前 1 周左右出现且渐加重，月经来潮后渐缓解至消失，此乃本病的特点。少数患者也有不规律的疼痛。

（2）疼痛的性质：多为间歇性、弥漫性钝痛或针刺样痛，亦有表现为串痛或隐痛，甚者有刀割样痛。有些表现为自觉痛，亦有表现为触痛或走路衣服摩擦时疼痛。乳房也可以有压痛，或上肢过劳后疼痛加重现象。

（3）乳痛的部位：多位于一侧乳房的外上象限及乳尾区，甚至全乳痛。单侧或双侧，以双侧为多见，有时也可伴患侧胸部疼痛且疼痛常放射到同侧上肢、颈部、背部及腋窝处。其疼痛程度不一致。疼痛发生前乳房无肿块及结节。

（4）乳痛的原因：在月经周期中，乳腺小叶受性激素影响，在月经前乳腺小叶的发育和轻度增生，乳腺结缔组织水肿，腺泡上皮的脱落导致乳腺管扩张而引起疼痛，纯属生理性，可以恢复正常。此种现象在哺乳期、妊娠期或绝经后减轻或消失。

4. 乳痛与情绪改变的关系　本病的症状及乳房肿块，多随月经周期、精神情绪改变而改变。如随愁怒、忧思、工作过度疲劳，甚至刮风、下雨、天阴、暑湿等气候改变而加重；经期或心情舒畅以及风和日暖气候则症状减轻或消失。此乃本病的特点。

小结乳痛症的相关特点：

（1）疼痛原因：与性激素有直接关系。

（2）好发年龄：30~40岁妇女。

（3）疼痛出现时间：月经前7天左右。

（4）疼痛性质：慢性钝痛及刺痛。

（5）疼痛部位：乳房上部或外侧，一侧或双侧。

（6）疼痛、触痛及可变的乳房结节为本病三大主要表现。

5. 乳房检查

（1）乳头溢液：有些患者偶尔可见乳头溢出浆液性或牙膏样分泌物。

（2）乳房的检查：乳房外形无特殊变化，在不同部位可触及乳腺组织增厚，呈颗粒状，多个不平滑的结节，质韧软，边界不清，触不到具体肿块。增厚组织呈条索状、三角形或片状，非实性，月经来前7天以内胀硬较明显，月经后渐软而触摸不清。有时月经来前出现疼痛时，多伴有乳房肿胀而较前坚挺，触诊乳房皮温可略高。乳房触痛明显，乳腺内密布颗粒状结节，以触痛明显区（多为外上象限）最为典型，但无明显的肿块可触及，故有人称"肿胀颗粒状乳腺"（Swollien granular breast）、"小颗粒状乳腺"（Sinail granula reast）。月经来潮后，症状逐渐消失，待月经结束后，多数患者症状完全消失。

（三）诊断

1. 症状和体征　周期变化的疼痛、触痛及结节性肿块。

2. 辅助检查

（1）B超检查：乳痛症者多无明显改变。

（2）X线检查：乳痛症乳腺钼靶摄片常无明显改变，在腺病期、囊性增生症期，增生的乳腺组织呈现边缘分界不清的棉絮状或毛玻璃状改变的密度增高影。伴有囊肿时，可见不规则增强阴影中有圆形透亮阴影。也可行B超定位下的囊内注气造影。乳腺钼靶摄片检查的诊断正确率达80%~90%。

（3）红外线透照检查：由于乳腺组织对红外光的吸收程度不同，透照时可见黄、橙、红、棕和黑各种颜色。乳腺腺病一般情况下透光无异常，增生严重者可有透光度减低，但血管正常，无局限性暗影。

（4）液晶热图检查：该检查操作简便、直观、无创伤性，诊断符合率可达到80%~95%，尤适用于进行乳腺疾病的普查工作。

（5）乳腺导管造影：主要适用于乳头溢液患者的病因诊断。

（6）细胞学检查：细针穿刺细胞学检查对病变性质的鉴别诊断有较大的价值，诊断符合率可达80%~90%。对有乳头溢液的病例，行乳头溢液涂片细胞学检查有助于确定溢液的性质。

（7）切取或切除活体组织检查：对于经上述检查仍诊断不清的病例，可做病变切取或切除行组织学检查。乳腺增生症大体标本中：质韧感，体积较小，切面常呈棕色，肿块无包膜亦无浸润性生长及坏死出血。

有下列情况者应行病变切取或切除活体组织检查，以确定疾病性质：①35岁以上，属乳腺癌高危人群者；②乳腺内已形成边界清的片块肿物者；③细胞学检查（穿刺物、乳头溢液等）查见不典型增生的细胞。

此外，CT、MRI等方法可用于乳腺增生症的检查，有些因为可靠性未肯定，尤其CT价值不大，以B超及红外线透照作为乳腺增生症的首选检查方法为妥。除少数怀疑有恶性倾向的病例外，35岁以下的病例钼靶摄影一般不做常规应用。对临床诊断为乳腺增生症的患者，应嘱患者2~3个月复查1次，最好教会患者自我检查乳房的方法。

（四）治疗

1. 内科治疗　迄今为止，对本病仍没有一种特别有效的治疗方法。根据性激素紊乱的病因学理论，国外一直采用抑制雌激素类药物的治疗方案。目前对本病的治疗方法都只是缓解或改善症状，很难使乳腺增生后的组织学改变得到复原。

（1）性激素类：以往对乳腺增生症多采用内分泌药物治疗，尽管激素治疗开始阶段多会有较好的效果，但由于乳腺增生症患者多有内分泌激素水平失衡，现投入激素，应用时间及剂量很难恰如其分适合本病需要，往往有矫枉过正之弊。应用不当，势必会更加重这种已失衡的状态，效果必然不甚满意。同时乳腺癌的发生与女性激素有肯定关系，甚至增加乳腺癌发生机会。因此，目前已很少应用激素类药物治疗本病。

此类药物应用主要机制是利用雄激素或孕激素对抗增高了的雌激素。以调节体内的激素维持平衡减轻疼痛，软化结节。该类药物早在1939年Spence就试用雄性激素（睾酮），Atkins也报道了本药作用。因恐导致乳腺癌的发生，临床应用应谨慎。下面介绍常用药物：

1）黄体酮：一般在月经前2周用，每周注射2次，5mg/次，总量20~40mg。疗程不少于6个月。然而目前有报道，认为此药对本病治疗无效且不能过量治疗，否则会引起乳房发育不良，甚至引起乳腺上皮恶变。

孕激素应用的不良反应可见恶心、呕吐、胃痛、头痛、眩晕等，停药后消失。

2）甲睾酮（甲睾素）：甲睾酮5mg或10mg，1次/日，肌内注射，月经来潮前第14天开始用，月经来潮停用。每次月经期间用药总量不超100mg。

3）丙酸睾酮：丙酸睾酮25mg，月经来前1周肌内注射，1次/日。连用3~4天。睾丸素药膏局部涂抹亦有一定作用。

以上2种雄激素的不良反应，有女性男性化多毛、阴蒂肥大、音变、痤疮、肝脏损害、黄疸、头晕和恶心。

4）达那唑（Danazol）：是17-已炔睾（Elhisterone）衍生来的合成激素，其作用机制是抑制促性腺激素，从而减少了雌激素对乳腺组织的刺激。Creenbiall等在治疗子宫内膜异位症时，发现该药治疗的病例所伴有的良性乳腺疾病同时得到缓解。达那唑不能改变绝经前妇女的促性腺激素水平，其机制可能是抑制卵巢合成激素所需的酶，从而调整激素水平，此药治疗效果显著。症状消失及结节消失较为明显，有效率达到90%~98%。但不良反应大，尤其月经紊乱发生率高，因此仅对用其他药物治疗无效，症状严重、结节多者，才选用此药。用药剂量越大，不良反应出现的也越多，且有停药复发问题。用法为：达那唑100~200mg，1次/日，月经第2天开始服用，3~6个月为1个疗程。

5）他莫昔芬（Tamoxifen）：本品主要是与雌激素竞争结合靶细胞的雌激素受体，直接封闭雌激素受体，阻断雌激素效应，是一种雌激素拮抗药。1980年有人开始用本品治疗本病，国内报道治疗本病的缓解率为96.3%，乳腺结节缩小率为97.8%，停药后有反跳作用。不良反应主要为月经推迟或停经以及白带增多等。Femtinen 认为治疗乳痛效果好。用法10mg，2 次/日，持续 2~3 个月。但也有报道长年服用可引起子宫内膜癌的危险。

（2）维生素类药物：维生素 A、维生素 B、维生素 C、维生素 E 等能改善肝功能、调节性激素的代谢，同时还能改善自主神经的功能，可作为乳腺增生症的辅助用药。Abrams（1965）首先报道用维生素 E 治疗本病，随后的研究发现其有效率为 75% ~85%。机制系血中维生素 E 值上升，可使血清黄体酮/雌二醇比值上升；另一方面可使脂质代谢改善，总胆固醇 - 脂蛋白胆固醇的比值下降，α - 脂蛋白 - 游离胆固醇上升。维生素 E 可使乳房在月经前疼痛减轻或缓解，部分病例可使乳房结节缩小、消散，又可调节卵巢功能，防治流产和不孕症，维生素 E 是一种氧化剂还可抑制细胞的间变，可以降低低密度脂蛋白（LDL）增加孕激素，故鼓励患者用维生素 E 以弥补孕激素治疗的不足。其优点是无不良反应，服药方便，价格低廉，易于推广使用，但疼痛复发率高。维生素 B_6 与维生素 A 对调节性激素的平衡有一定的意义，维生素 A 可促进无活性的雄烯酮及孕炔酮转变为活性的雄烯酮及孕酮，后两者均有拮抗雌激素作用。可以试用。具体用法为：维生素 B_6 20mg，3 次/日。维生素 E100mg，3 次/日，维生素 A_1 500 万 U，3 次/日，每次月经结束后连用 2 周。

（3）5% 碘化钾溶液：小量碘剂可刺激腺垂体产生促黄体素（LH），促进卵巢滤泡黄体化，从而使雌激素水平降低，恢复卵巢的正常功能，并有软坚散结和缓解疼痛的作用。有效率为 65% ~70%。碘制剂的治疗效果往往也是暂时的，有停药后反跳现象。由于可影响甲状腺功能，因此应慎重应用。常用的是复方碘溶液（卢戈液每 100ml 含碘 50g、碘化钾 100g），0.1~0.5ml/次（3~5 滴），口服，3 次/日。可将药滴在固体型食物上，以防止药物对口腔黏膜的刺激。5% 碘化钾溶液 10ml，口服，3 次/日。碘化钾片 0.5g，3 次/日，口服。

（4）甲状腺素片：由于近年来认为本病可能与甲状腺功能失调有关，因此有人试用甲状腺素片治疗乳腺增生症获得一定的效果。用甲状腺浸出物或左甲状腺素（Syntthroid）治疗，0.1mg/d，2 个月为 1 个疗程。

（5）溴隐亭（Bromocripine）：本品属于多巴胺受体的长效激活剂，它通过作用在垂体催乳细胞上多巴胺受体，释放多巴胺来直接抑制催乳腺细胞对催乳素的合成和释放。同时也减少了催乳素对促卵泡成熟激素的拮抗，促进排卵及月经的恢复，调整激素的平衡，使临床症状得以好转，有效率达 75% ~98%。本品的不良反应是头晕困倦、胃肠道刺激（恶心甚至腹痛、腹泻）、面部瘙痒、幻觉、运动障碍等。具体用法为：溴隐亭 5mg/d，3 个月为 1 个疗程。连续应用不宜超过 6 个月。

（6）其他

1）夜樱草油：本品是一种前列腺受体拮抗药，用药后可致某些前列腺素（PGE）增加并降低催乳素活性，3g/d。效果不肯定，临床不常应用。

2）催乳素类药物：正处于临床试验阶段，其效果尚难肯定。

3）利尿药：有作者认为乳房疼痛与乳房的充血水肿有关，用利尿药可以缓解症状。常用螺内酯（安体舒通）和氢氯噻嗪短期应用。

2. 手术治疗

（1）适应证：乳腺增生症本身无手术治疗的指征，手术治疗的主要目的是避免误诊，漏诊乳腺癌。因此，手术治疗必须具备下列适应证：①有肿块存在。重度增生伴有局限性单个或多个纤维瘤样增生结节，有明显片块状肿块，乳头溢液，其他检查不能排除乳腺癌的病例；②药物治疗观察的病例，在弥漫性结节状乳腺或片块状乳腺腺体增厚区的某一局部，出现与周围结节质地不一致的肿块者，长期用药无效而且症状又加重者；③年龄在 40～60 岁的患者，又具有乳腺癌高危因素者；④长期药物治疗无效，思想负担过于沉重，有严重的精神压力（恐癌症），影响生活和工作的患者。

（2）手术目的和治疗原则：①手术的主要目的是明确诊断，避免乳腺癌的漏诊及延诊。因此，全乳房切除是不可取的也是禁忌的，如果围绝经期患者必须如此，须谨慎应用（仅行保留乳房外形的腺体切除），绝不宜草率进行；②局限性病变范围较小，肿块直径不超过 2.5cm，行包括一部分正常组织在内的肿块切除；③全乳弥漫性病变者，以切取增生的典型部位做病理学检查为宜；④年龄在 50 岁以上，病理证实为乳腺导管及腺泡的高度非典型增生患者可行单纯乳房切除（仅行腺体切除，保留乳房外形）。

3. 其他治疗

（1）中医治疗：中医药在治疗乳腺增生症方面有其独到之处，为目前治疗本病的主要手段（详见乳腺囊性增生病）。

中医治疗时，除口服药物外，不主张在乳房局部针刺治疗（俗称扎火针）且必须强调的是：在诊断不甚明确而又不能除外癌时，局部治疗属于禁忌。在临床实践中，有多例因中药外敷、扎火针而致使误诊为乳腺增生症实为乳腺癌的患者病情迅速恶化的病例，应引以为戒。

（2）饮食治疗：据某些学者认为，此病的发生也与脂肪代谢紊乱有关，因此应适当减少饮食中的脂肪的摄入量，增加糖类的摄入。

（3）心理治疗：乳腺增生症的发生和症状的轻重常与情绪变化有关，多数患者在遇心情不舒畅的情况下及劳累过度时，很快出现症状或使症状加重。因此，给予患者必要的心理护理，对疾病的恢复是有益的，尤其是对乳痛症患者。如果能够帮助患者消除心理障碍，保持良好的心理状态，可完全替代药物治疗。消除恐惧和紧张情绪是心理治疗的关键。必要时可给予地西泮（安定）等镇静药以及维生素类药。

五、乳腺囊性增生病

乳腺囊性增生病（Cystic hyperplasia of breast）属于乳腺结构不良的一个晚期阶段，是一种完全性的病理性变化。临床表现主要是以乳房肿块为特点，同时伴有轻微的乳痛。病理改变除了有小叶增生外，多数中小乳管扩张形成囊状为本病特点。乳管上皮及腺泡上皮的增生，与癌的发生有着一定关系。Warren 等追踪病理证实的乳腺囊性增生病，其后发生癌变者较一般妇女高 4.5 倍，并且乳腺囊性增生病在乳腺癌患者的发生率远高于一般的同龄妇女。本病在临床上极为多见，大约 20 个成年妇女在绝经期前就有 1 个患本病，发病率较乳腺癌高，在尸检资料中如将小叶囊肿一并统计在内，其发病率更明显增高。

本病属于中医的"乳癖"范围，中医学认为"乳癖及乳中结核……随喜怒消长，多由思虑伤脾，恼怒伤肝，气血瘀结而生"。

（一）发病率

乳腺囊性增生病是乳腺各种病变中最常见的一个阶段。即使仅以临床能觉察的较大囊肿为限，乳腺囊性增生病的发病率也较乳腺其他病变的发病率为高。据纽约长老会医院1941～

1950年共有临床表现明显的乳腺囊性增生病1196例，同时期内的乳腺癌有991例、腺纤维瘤有440例，可见乳腺囊性增生病之多见。又据 Bmhardt 和 Jaffe（1932）曾报道100个40岁以上女尸的尸检资料统计，其乳腺囊性增生病的发生率高达93%。Franas（1936）曾报道100个19～80岁的女尸，其乳腺中有显微观的小囊肿者占55%，双侧病变也有25%。Frantz等（1951）研究过225例并无临床乳腺瘤的女尸，发现19%有肉眼可见的乳腺囊性增生病（囊肿大1～2mm以上），半数为两侧性。此外。在显微镜下还发现34%有各种囊性病变（包括小囊肿、管内上皮增生等），总计半数以上（53%）具有各种表现的乳腺囊性增生病。总之，以这样的估计，一般城市妇女中每20个就有1个在绝经前可能在临床上发现乳腺囊性增生病，其发病率远较乳癌的发病率高。

乳腺囊性增生病通常最早发生在30～39岁，至40～49岁其发病率到达高峰，而在绝经后本病即渐减少。据美国纽约长老会医院统计的454例临床可见的乳腺囊性增生病也说明了是中年妇女常见病。其发病年龄如以初诊时为准，20～29岁占5.2%，30～39岁占33.2%，40～49岁占49.6%，50～59岁占9.4%，60岁以上的共占2.6%，其平均发病年龄为41岁。我国王德修、胡予（1965）报道的46例乳腺囊性增生病，平均年龄为39.8岁，天津市人民医院（1974）报道的乳腺囊性增生病80例，患者就诊年龄为14～74岁，平均为38.7岁，可见乳腺囊性增生病主要为中年妇女的疾病。

（二）临床表现

1. 患病年龄　患病年龄多在40岁左右的中年妇女，青年及绝经后妇女少见。自发病到就诊时间平均3年（数天至10余年）。

2. 乳痛　多不显著，与月经周期关系不甚密切，偶尔有同乳腺增生症一样的疼痛，此点可与小叶增生相区别。疼痛可以有多种表现，如隐痛、钝痛或针刺样痛，一侧或双侧，同时伴患侧胸、背及上肢的疼痛。疼痛可以是持续性，也可以是周期性，但不规律的乳痛是本病的特点。乳痛多因早期乳管开始扩张时出现，囊肿发展完全时疼痛消失，疼痛也可能与囊内压力迅速增加有关。

3. 乳头溢液　多为草黄色浆液、棕色、浆液血性甚至纯血液。一般为单侧，未经按压而自行排出。也有经挤压而出。溢液主要是病变与大导管相通之故。有文章报道，762例乳房肿块病患者，发生排液者41例，占5.4%，其中63.5%为乳腺囊性增生病。

4. 乳房肿块　是本病主要诊断依据。但检查该病时，最好在月经后7～10天之内。先取坐位后取平卧位，按顺序仔细检查乳房各个象限，检查肥大型或下垂型乳房时，可采用斜卧位，并将上肢高举过头，以便检查乳腺的外上象限。常见肿块有以下几种表现：

（1）单一肿块状：呈厚薄不等的团块状，数目不定，长圆形或不规则形，有立体囊样感，中等硬度有韧性，可自由推动，不粘连，边缘多数清楚，表面光滑或呈颗粒状，软硬不一，是单纯囊肿的特点。有些囊肿较大，一般呈圆球形，表面光滑，边界清楚；囊肿的硬度随囊内容物的张力大小而有差别，张力小的触诊时感觉较软，甚至有波动感，张力大的显得较硬，有时与实质性的腺纤维瘤很难区别。此外，在月经来潮前因囊内张力较大，肿块也会变得较硬。由于囊内容物一般多为澄清的液体，所以大的囊肿大多透光明亮。

如囊肿有外伤出血或感染，则透光试验时囊肿显出暗淡的阴影，在感染的情况下因囊肿与周围组织常有粘连，还可见皮肤或乳头的粘连退缩现象。囊内乳头状瘤存在时，囊液常呈血性或浆液血性，此时透光试验也能显出境界清楚的阴影。

（2）乳腺区段型结节肿块即多数肿块出现：结节的形态按乳管系统分布，近似三角形，底位于乳房边缘，尖朝向乳头，或为不规则团块，或为中心部盘状团块，或为沿乳管走向的条索状，囊肿表现形式可以是单个或多个，呈囊状感，也有为颗粒状边界清楚，活动度大，大小多在 0.5~3cm。大者甚至可达 8cm 左右。文献上有人将直径在 0.5cm 以下，称"沙粒结节"。

（3）肿块分布弥漫型：肿块分布的范围超过 3 个象限或分散于整个或双侧乳腺内。

（4）多形状肿块：同乳腺内，有几种不同形态的肿块（片状、结节、条索、颗粒等），在同一部位或不同部位，甚至散在全乳房。

（5）肿块变化与精神情绪的关系：多数人于月经前愁闷、忧伤、心情不畅以及劳累、天气不好而加重，使肿块变大、变硬，疼痛加重。当月经来潮后或情绪好、心情舒畅时，肿块变软、变小。同时疼痛可减轻或消失。这种因精神、情绪的变化而改变的肿块，是本病的特点，而且多为良性。有人认为，这种表现多在乳腺结构不良的早期，而囊肿期则表现不甚明显，仅表现为肿块的突出特点。各型肿块，与皮肤和深部筋膜不粘连，乳头不内陷。乳房外形不变，同侧腋窝淋巴结不肿大。切开肿块，内有大小不等的囊肿（为扩张的乳管），大如栗子，小如樱桃，多散布在乳房深部。

（三）辅助检查

1. X 线检查　可见多数大小不一的囊腔阴影，为蜂巢状，部分互相融合或重叠，囊腔呈圆形，大囊腔为卵圆形，边缘平滑，周围大或伴有透亮带。牵引乳头摄片，则发现弧形之透亮区易变形，而由于皮下脂肪层变薄，故位于边缘的囊腔呈皱襞状。文献报道钼靶 X 线的诊断正确率达 80%~90%。随着 X 线技术的改进，如与定位穿刺活检相结合，其诊断正确率可进一步提高。近年来磁共振的应用，对诊断本病有一定参考价值，典型的 MRI 表现为乳腺导管扩张，形状不规整，边界不清。因此法不太经济，故临床应用目前未推广。

2. B 超检查　Wild（1951）首先应用超声波检查乳腺的肿块，近年来 B 超发展很快，诊断正确率高达 90% 左右。超声波显示增生部位不均匀的低回声区以及无回声的囊肿。它的诊断在某些方面优于 X 线摄片。X 线片不易将乳腺周围纤维增生明显的孤立性囊肿和边界清楚的癌相鉴别，而 B 超则很容易鉴别。B 超对乳腺增生症患者随访很方便，也无创伤。临床检查应作为首选方法。B 超对囊肿型的乳腺病表现为，光滑完整的乳腺边界，内皮质稍紊乱，回声分布不均，呈粗大光点及光斑。囊肿区可表现出大小不等的无回声区，其后壁回声稍强。

3. 肿块或囊肿穿刺　在乳房肿块上面，行多处细针穿刺并做细胞学检查，对诊断乳腺上皮增生症有较大价值。结合 X 线透视下定位穿刺活检，其诊断正确率较高。需注意的是对怀疑癌变的病例，最后确诊仍有赖于组织切片检查。

4. 透照摄影　乳腺透照法首先由 Curler（1929）提出，Cros 等（1972）做了改进。其生物学基础是短波电磁辐射（蓝光）比长波（红光）更容易透入活组织，短波光在组织内广泛散布，长波光可被部分吸收，并产生热。乳腺各区域的不同吸收质量用黄光透照能更好地显示。Gros 等使用非常强的光源，在半暗环境中进行透照，并用普通彩色胶卷摄影，观察其图谱的变化。有一定的诊断价值，最适宜大面积的普查。由于乳腺组织囊性增生和纤维性变，在浅灰色背影下，可见近圆形深灰色均匀的阴影，周围无特殊血管变化，乳腺浅静脉边界模糊不清。由于含的液体不同，影纹表现各异。清液的囊肿为孤立的中心造光区，形态规则，含浊液则表现为均匀深灰色的阴影，边界清楚。

5. 囊内注气或用造影剂摄像检查　这些方法仅可说明有囊肿，并不能确定其性质，最终还需依靠病理组织学检查。

6. 活检　对诊断不清，特别是难与恶性肿瘤相鉴别者，可行活检，但是应注意：

（1）如果肿块小而局限者，可行包括一部分正常组织在内的全部肿物切除，送病理学检查。

（2）如果肿块大，范围广泛，可在肿块最硬处或肿块中心处取组织做病理学检查。

（四）鉴别诊断

鉴别诊断目的主要在于：①为排除癌变的存在；②了解病变增生程度，以便采取相应措施；③预测疾病的发展与转归；④对一些肿物局限者切除，达治疗目的。

根据病史、体征及一些辅助检查，基本能提示本病存在的可能，但最终仍需病理组织学来确诊，确诊后方可采取治疗措施。

乳腺增生症尚需与乳房内脂肪瘤、乳腺导管内或囊内乳头状瘤、慢性纤维性乳腺炎、导管癌等鉴别。

1. 乳房内脂肪瘤　为局限性肿块，质软有假性波动，无疼痛及乳头溢液，也无随月经周期的变化而出现的乳房疼痛及肿块增大现象。

2. 乳痛症　以乳房疼痛为主，与月经周期有明显关系，每当经潮开始后，疼痛即减轻或消失。乳腺触诊阴性，仅疼痛区乳腺腺体增厚，无明显肿块感，或仅有小颗粒状感觉。很少有乳头溢液。

3. 乳腺管内或囊内乳头状瘤　有乳头溢液及乳房肿块，但与乳腺结构不良的乳头溢液及肿块不同。前者为自溢性从乳头排出血性液体，呈粉红色或棕褐色；后者多为挤压而出，非自溢性，且为淡黄色的浆液性液体。前者乳房肿块较小，位居乳晕外，挤压肿块可见有血性分泌物从乳头排出；肿块随之变小或消失；而乳房结构不良症的肿块，常占乳房大部分或布满全乳，一侧或双侧乳房肿块随月经周期而出现疼痛及增大为特点。

4. 慢性纤维性乳腺炎　有乳房感染史及外伤史，往往因炎症的早期治疗不彻底而残留2～3个小的结节。在全身抵抗力降低时，再次发作。反复发作为本病的特点。很易与乳房结构不良相鉴别。

5. 恶性肿瘤　肿块局限、质较硬，无随月经周期变化而出现的乳房变化现象，多需病理协诊（表9-2）。

表9-2　乳腺增生症与乳房恶性肿瘤的临床鉴别

乳腺增生症	乳房恶性肿瘤
1. 肿块常是多数，可在双侧乳房出现	1. 常只有一个肿块，且常在一侧
2. 常伴随月经周期变化而出现乳房的肿胀及疼痛，月经过后而缓解	2. 肿块与月经变化无明显关系
3. 肿块质较软，大小不等，形状不一。有圆形、椭圆形、三角形等，小如樱桃，大如鸡蛋	3. 肿块质坚硬，表面不光滑，常为单发
4. 肿块与周围组织分界不清，与皮肤及胸肌筋膜不粘连，可呈一团块状活动	4. 肿块多与皮肤及胸肌筋膜粘连，表现为乳头抬高及凹陷，肿块不活动
5. 无乳房皮肤淋巴管堵塞表现－"橘皮征"	5. 肿瘤细胞常阻塞乳房表皮淋巴管而出现乳房皮肤的"橘皮征"改变
6. 同侧腋窝淋巴管不肿大	6. 同侧腋窝淋巴结多肿大质坚硬，晚期则呈团块状，不活动

（五）治疗

1. 手术治疗

（1）手术目的：①明确诊断，排除乳房恶性疾病；②切除病变腺体，解除症状；③除去乳腺癌易患因素，预防乳腺癌发生。

（2）手术指征

1）肿块切除：增生病变仅局限乳房一处，经长时间药物治疗而症状不缓解，局部表现无改善或肿块明显增大、变硬和有血性分泌物外溢时，应包括肿块周围正常组织在内的肿块切除病检。如发现上皮细胞不典型增生而年龄 >45 岁，又有其他乳腺癌高危因素者，则以单纯乳房切除为妥。在做乳房肿块区段切除时，应做乳房皮肤的梭形（或弧形）切除，但不要损及乳晕，以便在缝合后保持乳房的正常外形。

2）单纯乳房切除：乳房小且增生病变遍及一侧全乳，在非手术治疗后症状不缓解，肿块继续增大，乳头溢血性分泌物，病理诊断为不典型增生，年龄在 40 岁以上者，有乳腺癌家族史或患侧乳房原有慢性病变存在，可行单纯乳房切除，并做病理学检查。如为恶性，可行根治。年龄 <30 岁一侧乳房内多发增生者，可行细胞学检查，也可进行活检（应在肿块最硬的部位取组织）。如为高度增生，也行乳房区段切除。术后可以药物治疗和严密观察。

3）病变弥漫及双侧乳房：经较长时间的药物治疗，症状不好转，肿块有继续长大，溢水样、浆液性或浆液血性及血性分泌物者，多次涂片未发现癌细胞，如年龄 >45 岁者，可在肿块最明显处做大区段乳房切除，并送病理学检查。年龄 <35 岁，有上述情况者，可将较重的一侧乳房行肿块小区段切除，较轻的一侧在肿块中心切取活体组织检查。如无癌细胞，乳管增生不甚活跃，无上皮细胞间变及化生的，可继续行药物治疗，定期复查。

4）凡为乳腺囊性增生病行肿块切除、区段切除或单纯乳房切除者，术前检查未发现癌细胞，术后一律常规再送病理学检查。发现癌细胞者，均应尽快在短时间内补加根治手术。对于仅行活检或单纯乳房肿块切除患者，术后应继续行中药治疗。

5）乳腺囊性增生病行单纯乳房切除的适应证：凡病理学检查为囊性增生、上皮细胞不典型增生或重度不典型增生，药物治疗效果不佳，年龄 >40 岁，可行保留乳头及乳晕的皮下纯乳房腺体切除。如年龄 <30 岁，可以肿块区段切除。如病理学检查为腺病晚期或囊肿增生期，无论年龄大小，均做肿块切除，并用药物治疗及定期复查。

总之，关于乳腺增生症的治疗问题不能一概而论，应根据年龄、症状、体征以及病理类型、病变进展速度及治疗反应而综合治疗，且不可长期按良性疾病处理，而忽略恶性病变存在的可能，以致贻误治疗时机。也不能因本病是癌前病变就不注意上皮增生情况、年龄大小及病史和治疗反应就一概而论地行区段乳房切除或单纯乳房切除，这些都是不妥的。

2. 化学药物治疗　同乳腺组织增生症。

3. 中医中药的应用

（1）中医治疗的理论：中医认为本病属于乳"癖"，其产生原因系郁怒伤肝，思虑伤脾，气滞血瘀，痰凝成核而引起肿块。从辨证来看，似以肝郁气滞为多，因此在治疗时以疏肝解郁，活血化瘀，软坚散结以及调经通乳为主。

（2）常用方剂及方解

1）乳痛消结汤（乳块消 1 号）：牡蛎 30g，昆布、海藻、鸡血藤、淫羊藿、菟丝子、王不留行、三棱、莪术、皂刺各 15g，柴胡、香附、鹿角各 9g，通草 6g，丹参 12g。水煎服，

1 剂/日，除月经期外，可连续服用，或两次月经之间开始服用至下次月经来前止（此时患者体内雌激素水平最高，症状明显），可连续服用 3 个月经周期。以巩固疗效。因方中有淫羊藿，故孕妇不宜用。

昆布、海藻、丹参等均为含碘药物，有降低雌激素的作用。

淫羊藿、菟丝子、鹿角均为补肾助阳药，常用治阳痿、遗精，从临床效果来看，似有男性激素样作用，与用男性激素有类似功效。

淫羊藿、丹参等含维生素 E（生育酚），维生素 E 具有黄体素样作用。

柴胡、香附、王不留行、丹参、鸡血藤、赤芍等均有调理经血作用。

根据肝脏的功能，对性腺激素的活性化和失效有重要影响。尤其对正常的生殖生理现象极为重要。而在许多生殖器官（包括乳腺）的功能性疾病，常是由于慢性肝脏失常所引起。例如：肝炎、肝硬化患者因肝功能受损，正常雌激素在肝内的转化发生障碍，致体内雌激素水平相对升高，可使乳腺发育肥大，因此有人用大量维生素 B 或肝制剂等以改善肝脏功能，达到治疗目的。

根据中医经络学说，乳头属肝经，乳腺属胃经，亦认为本病与肝郁气滞有关。所以方中所选用的药多入肝胃两经。例如柴胡有疏肝解郁功能；香附有理气疏肝功能；柴胡含有皂素、植物固醇等，有良好的镇痛作用；三棱、莪术、皂刺均有软坚的作用。

2）乳块消Ⅱ号：丹参、橘叶各 15g，王不留行、川楝子、土鳖虫（广地龙代）、皂刺各 10g。水煎服，1 剂/日。具有疏肝理气、活血化瘀之效。

上述药也可制成浓缩糖衣片 47 片，2.3g/片，含生药 1.5g，12 片/日，分 2 次服，3 个月为 1 个疗程。也可加大剂量，24 片/日。

3）消乳汤：山楂、五味子各 9g，麦芽 30g。水煎服，1 剂/日。

4）乳增平Ⅰ号：广郁金、夏枯草、青皮、乳香、制香附各 6g，焦楂肉、牡蛎各 12g，海藻、昆布各 15g，柴胡、半夏、当归各 9g。水煎服，3 次/日。

5）"419"丸：猪苦胆汁 1500g，冰片 18g，土鳖虫、金银花各 1000g，大枣、核桃仁各 500g，马钱子 200g。先将猪苦胆汁煮沸 1 小时后加入冰片，搅拌匀，然后把炙好的马钱子同其他药共研为细末，与胆汁混合，蜂蜜为丸。6g/丸，1 丸/次，2 次/日，早、晚温开水送服。1 个月为 1 个疗程。根据情况，可连服 2 个疗程。本方具有清热解毒、散郁火、通经、催乳作用。

6）乳增平Ⅱ号：柴胡、炙甲片、广郁金、三棱、莪术各 5g，当归、白芍、橘核、橘叶、制香附、川楝子、延胡索各 10g。水煎服，1 剂/日。

7）乳康片：柴胡（或青皮）、丝瓜络、当归各 6g，郁金（亦可用三棱代）、橘核、山慈菇、香附、漏芦各 9g，夏枯草、茜草各 12g，赤芍 15g，甘草 3g。水煎服，1 剂/日。

8）加味栝楼神效散：当归 12g，瓜蒌 30g，乳香、没药、甘草各 3g，橘核、荔核各 15g。水煎服，1 剂/日。1 个月为 1 个疗程。疗效不显著，可加昆布、海藻各 15g，经期暂停用。

9）乳癖消：当归、丹参、赤芍、柴胡、郁金、青皮、陈皮、荔核、橘核各 9g，川芎、香附、薄荷各 6g，昆布、海藻各 15g，制没药 4.5g。水煎分 2 次服，1 剂/日。

（3）中成药：乳癖消、乳块消、小金丹、乳康片、乳增平、逍遥舒心丸等。

4. 治疗子宫和附件的慢性炎症　有人认为乳腺小叶增生病患者常伴随有子宫和附件的

慢性炎症及神经系统的功能紊乱，因此，在治疗该病时，同时治疗妇科疾病，以调节神经系统功能，使该病的临床症状明显好转。

（程旭锋）

第十一节 乳腺导管扩张症

乳腺导管扩张症（Mammary duct ectasia）是一种病程冗长、病变复杂而多样化的慢性乳腺病。过去对本病认识不足，曾用过多种名称。1923 年 Bloodgood 因在乳晕区皮肤常可触及扩张的乳腺导管呈条索状，类似面条样虫状物或呈棕红色管状而被称为"静脉扩张肿"。1925 年 Ewing 在显微镜下发现病变中有大量浆细胞浸润，1933 年 Adair 对本病做了详细的研究，认为本病发展到最后阶段，乳腺导管分泌物不仅刺激导管扩张，而且可以溢出管外，引起管周以浆细胞浸润为主的炎症反应，定名为"浆细胞性乳腺炎"。1941 年 Dockerty 因发现扩张的乳腺导管中有许多灰色稠厚分泌物充塞或泌出，称本病为"粉刺性乳腺炎"。Payne 则称本病为"闭塞性乳腺炎"。1956 年 Haagensen 和 Stout 根据其病理特点称"乳腺导管扩张症"。认为浆细胞浸润仅是本病后期的一种炎症反应，其始发病变及其病理特征是以乳腺导管扩张为基本病变。从而阐明了本病的本质，并得到大家公认。本病发病年龄多在 40～60 岁，占乳腺良性疾病的 4%～5%。近来有的学者认为浆细胞性乳腺炎不是乳腺导管扩张症的必然过程，浆细胞性乳腺炎有其特征性的形态和临床表现，而将其作为乳腺炎的一种特殊类型。

一、病因

本病的病因目前尚无一致认识，可能和下列因素有关。

1. 导管排泄障碍 如先天性乳头畸形、凹陷、不洁和外来毛发、纤维阻塞引起乳孔堵塞。导管发育异常，乳腺结构不良，导致上皮增生、炎症、损伤等引起导管狭窄、中断或闭塞，导致导管内分泌物积聚，引起导管扩张。部分中、老年妇女，由于卵巢功能减退，乳腺导管呈退行性变，管壁松弛，肌上皮细胞收缩力减退，导致导管内分泌物积聚而管腔扩张引起本病。

2. 异常激素刺激 有学者发现患者血中性激素水平异常，排卵前期血中雌二醇（E_2）、促黄体素（LH）水平低于正常，而催乳素（PRL）水平高于正常水平。异常的性激素刺激能促使导管上皮产生异常分泌，导管明显扩张。一般来说，单有阻塞存在而无异常激素刺激促使上皮分泌，不致发生导管扩张。导管排泄不畅，常是溢乳期发展到肿块期的主因。

3. 感染 部分学者认为本病伴有厌氧菌感染或乳晕部感染，侵及皮下波及乳管，经乳管穿通后形成瘘管。或在导管阻塞的基础上，管内脱落的上皮细胞和类脂分泌物大量积聚，并逸出管壁分解后产生化学物质，引起周围组织的化学性刺激和抗原反应，引起以浆细胞为主的炎症过程。

二、病理

1. 大体形态 在乳头及乳晕下区有扭曲扩张的输乳管和大导管，有的形成囊状。受累乳管常为 3～4 条，多者可达十几条同时受累。扩张的导管直径可达 3～4 mm 或更大。切面见扩张的导管及囊内充满黄褐色、奶油样或豆腐渣样黏稠物。管周有纤维组织增生并透明变性，形成白色半透明的纤维性厚壁。相邻的纤维性厚壁互相粘连成黄白相间的硬结，或坚实边界不清的肿块。

2. 镜下所见　早期改变见乳晕下输乳管及导管有不同程度的扩张，扩张的导管上皮细胞受压萎缩、变薄呈单层立方上皮或扁平上皮，部分导管上皮坏死脱落，脱落的上皮细胞与类脂物质充满和堵塞管腔。若扩张导管内容物外溢或部分管壁破坏。则后期可见管周组织内有大量浆细胞、组织细胞、中性粒细胞及淋巴细胞浸润，或出现异物巨细胞反应、结核样小结节或假脓肿形成。此时应注意与结核及乳腺癌相鉴别。

三、临床表现

根据本病的病理改变过程和病程经过，可将其临床表现分为 3 期。

1. 急性期　早期症状不明显，可有自发性或间歇性乳头溢液，或是在挤压时有分泌物溢出，溢液呈棕黄色或血性、脓性分泌物，此症状可持续多年。随着病情的发展，输乳管内脂性分泌物分解、刺激、侵蚀导管壁并渗出到导管外乳腺间质后，引起急性炎症反应。

此时临床上出现乳晕范围内皮肤红、肿、发热、触痛。腋下可触及肿大的淋巴结并有压痛。全身表现可有寒战、高热。此急性炎症样症状不久即可消退。

2. 亚急性期　此期急性炎症已消退，在原有炎症改变的基础上，发生反应性纤维组织增生。在乳晕区内形成具有轻微疼痛及压痛的肿块。肿块边缘不清，似乳腺脓肿，肿块大小不一。穿刺肿物常可抽出脓汁。有时肿物自然溃破而形成脓瘘。脓肿溃破或切开后经久不愈，或愈合后又重新有新的小脓肿形成，使炎症持续发展。

3. 慢性期　当病情反复发作后，可出现 1 个或多个边界不清的硬结，多位于乳晕范围内，扪之质地坚实，与周围组织粘连固着，与皮肤粘连则局部皮肤呈橘皮样改变，乳头回缩，重者乳腺变形。可见浆液性或血性乳头溢液。腋窝淋巴结可扪及。临床上有时很难与乳腺癌相鉴别。本期病程长短不一，从数月到数年或更长。

以上临床表现不是所有患者都按其发展规律而出现，即其首发症状不一定是先出现乳头溢液或急性炎症表现，可能是先出现乳晕下肿块，在慢性期中出现经久。

四、诊断和鉴别诊断

1. 诊断要点　对本病的诊断主要依靠详细询问病史，了解其临床过程，考虑其发病年龄，再结合下列几点，常可做出正确诊断。

（1）本病多见于 40 岁以上非哺乳期或绝经期妇女，常有哺乳障碍史。病变常限于一侧，但亦有两侧乳腺同时受累者。

（2）乳头溢液有时为本病的首发症状，且为唯一体征。可见单孔或多孔溢液，其性质可为浆液性或血性。多个部位压迫乳腺，均能使分泌物自乳头溢出，病变常累及数目较多的乳管，也可占据乳晕的一大半。乳头溢液常为间歇性，时有时无。

（3）有时乳腺肿块为首发症状，肿块多位于乳晕深部，边缘不清。早期肿块即与皮肤粘连，甚似乳腺癌。

（4）若肿块已成脓，常伴有同侧腋窝淋巴结肿大，但质地较软有压痛，随病情进展肿大的淋巴结可逐渐消退。

（5）因乳腺导管壁及管周纤维组织增生及炎症反应，以致导管短缩、牵拉乳头回缩。

有时由于局部皮肤水肿，而呈"橘皮"样改变。

（6）X线乳腺导管造影可清楚地显示扩张的导管和囊肿，了解其病变范围。

（7）肿物针吸细胞学检查，常能抽出脓样物或找到中性粒细胞、坏死物及大量浆细胞、淋巴细胞及细胞残核，对本病的诊断及鉴别诊断非常有帮助。肿物切除后行病理学检查是最可靠的诊断依据。

2. 鉴别诊断　由于本病的病理改变和临床表现较为复杂，因而常易与急性乳腺炎、乳腺囊性增生病，特别是导管内乳头状瘤、乳腺癌相混淆。文献报道本病术前临床误诊率高达57.4%，其中误诊为乳腺癌的占16.5%。因误诊为乳腺癌而误行乳腺根治术者也为数不少。由此可见本病的鉴别诊断的重点应放在乳腺癌上。

（1）乳腺癌：其与乳腺导管扩张症的鉴别可归纳为以下几点

1）乳腺癌起病缓慢，常在无意中发现乳内肿块，肿块发现之前不伴炎症表现。而乳腺导管扩张症在肿块出现之前，常有局部炎症表现，并有由急性转为慢性的过程。

2）乳腺癌的肿块多位于乳腺外上、内上象限。而乳腺导管扩张症的肿块多位于乳晕下。乳腺癌的肿块，常是由小变大不断发展增大的过程。由乳腺导管扩张症的肿块，可由肿大变为缩小和反复发作的过程。

3）乳腺癌的肿块常在晚期才与皮肤粘连，呈"橘皮"样改变和乳头凹陷。而乳腺导管扩张症的肿块早期即与皮肤粘连并出现乳头凹陷。

4）乳腺癌的腋下淋巴结，常随癌症的病程进展而肿大且质硬，彼此粘连融合成团。而乳腺导管扩张症在早期即可出现腋窝淋巴结肿大，且质软，有压痛。随着局部炎症的消散，淋巴结可由大变小甚至消失。

5）乳腺X线导管造影，在乳腺癌时见导管有增生及破坏，管壁有中断，失去连续性。而乳腺导管扩张症时，则见导管扩张增粗，管壁光滑、完整、延续，无中断及破坏。

6）肿块针吸细胞学检查，乳腺癌常可找到癌细胞。而在乳腺导管扩张症时肿物针吸及乳头溢液涂片，常可找到坏死物、脓细胞、浆细胞、淋巴细胞、泡沫细胞等。

临床上在鉴别诊断上还有困难时，可行术前活检或术中冷冻切片检查，以便确诊。

（2）导管内乳头状瘤：导管内乳头状瘤与乳腺导管扩张症都有乳头溢液。前者常为血性、浆液血性或浆液性，一般仅累及一支导管，按压乳晕区某一"压液点"时乳头才有溢液。而后者的溢液则多为浆液性，少见血性、浆液血性，常累及多个导管呈多管溢液，按压乳腺几个不同部位均能使乳头溢液。X线乳腺导管造影：导管内乳头状瘤表现为大导管内有圆形或卵圆形充盈缺损，多为单发也可多发，可引起导管不完全阻塞或中断，近侧导管扩张。而乳腺导管扩张症时，常表现为多个大、中导管扩张，少数可呈囊状扩张，扩张的导管常走行迂曲，呈蚯蚓状。根据以上所见，常能鉴别诊断。

（3）乳腺结核：在乳腺内可表现为结节性肿块、质硬、边界不清，活动较差，病程较长。常形成经久不愈的瘘管，从瘘管中流出干酪样坏死物，瘘管分泌物涂片，若发现抗酸杆菌可确诊。乳腺导管扩张症在脓肿形成后亦可溃破形成瘘管，从瘘管中流出脓性物。涂片检查有脓细胞坏死物、浆细胞、淋巴细胞。若诊断有困难时，可将肿物切除行病理活检确诊。

五、治疗

1. 手术治疗　手术治疗是本病有效的治疗方法。根据不同的发展阶段，采取不同的手

术方法

（1）乳管切除术：适用于病程早期，乳晕下导管普遍性扩张及乳晕下乳块伴乳头溢液者，其方法是沿乳晕边缘做弧形切口，保留乳头，从乳头以下切除所有导管，并楔形切除乳晕下的乳腺肿块组织。此类手术的优点是患者痛苦小，组织损伤少，复发率低，基本保持乳房外形。

（2）乳腺区段切除术：适用于乳晕下肿块且伴有乳腺导管周围炎者。术中应将此区域所属大导管及肿块周围组织，从乳头起一并切除，以防止术后形成乳晕下囊肿，乳腺瘘管及乳头溢液。

（3）单纯乳腺切除术：适用于病变广泛，肿块过大，特别是位于乳晕下与皮肤粘连形成窦道者。可行经皮下乳腺全切或乳腺单纯性切除术。

2. 中医中药治疗

（1）初期：乳头凹陷，有粉刺样分泌物，气味臭秽，或伴有乳晕部疼痛不明显的肿块时，治以疏肝理气，调摄冲任。

柴胡、郁金、延胡索、生山楂、芡实、肉苁蓉、淫羊藿、路路通各9g，牡蛎、蒲公英、白花蛇舌草、生谷麦芽各30g。

（2）急性期：乳晕部肿块增大，胀痛显著，形成脓肿，有波动感，全身出现怕冷、发热、头痛等症状，治以清热解毒，祛瘀消肿。

金银花、连翘、黄芩、皂角刺各12g，蒲公英30g，全瓜蒌、赤芍、生地黄、半枝莲、丹参、生黄芪各15g，炙僵蚕9g，白花蛇舌草50g。

（3）亚急性期：此时全身及局部炎症反应减轻，局限性肿块已溃破，脓性溢液不止，形成窦道或瘘管时，治以清热消肿、活血祛瘀。

蒲公英、全瓜蒌、丹参、虎杖各15g，金银花、连翘、莪术、生山楂、夏枯草、王不留行、桃仁、赤芍各9g，当归12g，白花蛇舌草30g。

（4）慢性期：亚急性期过后，局部感染得到控制，残留窦道、瘘管、溃口常有脓性分泌物溢出，乳房皮肤橘皮样改变或变形，此时一般不内服中药治疗，应行窦道或瘘管切开、搔刮术，切去外露的硬韧管壁及瘢痕组织、变形的皮肤，尽量保存乳头组织，术后用提脓祛腐的八二丹棉球嵌塞创面，每天换药1次，5～7天后脓腐减少，改用九一丹嵌塞，7～10天脓腐排尽后，创面嫩红有肉芽形成时，改用生肌散敛创收口。

（程旭锋）

第十二节　男性乳腺增生症

一、病因

男性乳腺异常发育是指男性一侧或双侧乳腺不正常的发育和增大。既可为生理性的，亦可为某些疾病的伴随症状。在男性乳腺异常发育中乳腺增生性疾病较为常见。男性在12～17岁的青春期间，相当一部分人会出现暂时性轻度的乳腺增生，以后逐渐消失而不被察觉。偶尔这种增生比较明显，乳腺有轻度增大，即称青春期男性乳腺发育症。除生理性男性乳腺增生外，其他类型的男性乳腺增生症常伴有其他器官系统的疾病存在，如睾丸疾病、假两性畸形、其他内分泌腺疾病、慢性肝病以及长期应用螺内酯、异烟肼、洋地黄等治疗的疾病。另外，男性乳腺异常发育还包括罕见的男子女性型乳腺，常发生在少年男性，形态与女性青春期乳腺完全相同。常见为单侧，与内分泌功能障碍无关，无其他症状，也不自行消退，原因不明。

二、临床表现

青春期男性乳腺发育症一般为双侧对称性，乳晕区隆起，皮下可触及肿块，似圆盘状，质地韧，边界清，有触痛，可自行消退。老年乳腺增生常为单侧，在乳晕下可扪及块状物，质韧、边界清，伴有压痛。有些表现为乳房肥大，似青春发育期少女的乳房，而无肿块扪及。

三、鉴别诊断

本病临床诊断容易，但单侧乳房增生应与男性乳腺癌相鉴别，后者乳晕下肿块质地坚硬，形状不规则，边界不清，常无明显压痛，早期可出现皮肤粘连和腋窝淋巴结肿大。

四、治疗

生理性的男性乳腺发育多为暂时性，可自行消退，一般无须治疗。对于除此之外的男性乳腺增生，应根据病因采取针对性治疗措施。常用方法如下。

1. 病因治疗 药物引起的男性乳腺增生应停用有关药物，其他疾病引起者应积极治疗原发病。

2. 药物治疗 对性激素治疗应采取慎重态度，以免应用不当而造成体内激素平衡紊乱，仅限于临床症状比较明显者。可用甲睾酮。他莫昔芬对多数患者有效，可使疼痛减轻，肿块缩小甚至消失。

3. 手术治疗 对于疼痛明显、药物治疗后临床表现改善不明显、明显肥大影响外观和心理压力过大者，应采取手术治疗。一般采取保留乳头的皮下乳腺切除术。

（程旭锋）

第十三节　乳腺纤维腺瘤

乳腺纤维腺瘤（Fibroadenoma of breast）是青年女性常见的一种良性肿瘤。国外一些学者早在 100 多年前就开始对此病进行探讨，主要在发病率方面颇有争论。一般认为此种肿瘤含有增生的纤维组织和腺泡上皮及不典型的导管。本病进一步发展可形成叶状囊肉瘤，少数纤维腺瘤可恶变成纤维肉瘤，但恶变为癌者罕见。

一、发病率

乳腺纤维腺瘤较常见，发病率在乳腺良性肿瘤中居首位。在普查中此瘤并不少见，估计其发病率要高出乳腺癌几倍至几十倍。据报道本病在 20~25 岁发病率最高，年龄最小的 11 岁，最大的 81 岁。Demetrakopopulos 报道，本病在成年女性中的发病率为 9.3%。

二、病因

乳腺纤维腺瘤好发于青年女性，其发病机制不详。

一般认为与乳腺组织对内分泌刺激的反应有关。内分泌功能不稳定，激素水平不协调，雌激素水平过高，过度刺激可诱发本病。雌激素过度刺激可导致乳腺导管上皮和间质的异常增生而形成肿瘤。王俊丽报道：女大学生乳腺纤维腺瘤患者血清皮质醇、孕激素水平较正常同龄女子明显增高，而睾酮、雌激素水平较正常同龄女子为低。这也证明激素紊乱与乳腺纤维腺瘤的发病有关。钱礼认为，其所以形成局部肿瘤的原因可能是先天性的局部解剖生理特性，即与乳腺局部组织对雌激素的敏感性有关。临床观察在妊娠期开始时小叶内腺泡、间质迅速生长，这是容易发生过度增生形成肿瘤的一个时期。原来存在的纤维腺瘤在此时也容易加快生长。妊娠中后期腺泡继续增多，间质逐渐减少，但已形成的肿瘤不会退化。动物试验证明反复注射雌激素可促使发病。这足以说明雌激素是促使发病的重要因素。

三、病理

乳腺纤维腺瘤属于良性间质与上皮的混合性瘤。如果肿瘤以腺管增生为主，纤维组织较少时称为纤维腺瘤；如果纤维组织在肿瘤中占主要成分，腺管数量较少，则称为腺纤维瘤；如果瘤组织由大量的小腺管和少量纤维组织构成，则称为腺瘤。从临床角度上，上述3种形态学上的差异，并没有治疗、预后等临床方面的差别。

（一）乳腺纤维腺瘤的大体形态

瘤体常呈圆形、椭圆形或扁圆形。直径一般在 1～3cm，但有时可 >10cm，表面略呈结节状，边界清楚，较易与周围组织剥离，表面似有包膜，质地硬韧有弹性。切面质地均匀、实性，略向外翻，色淡粉白；若上皮细胞增生，其切面略呈棕红色。管内型及分叶型纤维腺瘤切面可见黏液样光泽和排列不整齐的裂隙；管周型纤维腺瘤切面上不甚光滑。少数肿瘤内可见小囊肿，偶见较大的囊肿，囊内为血清样液，棕色液或黏液。极少数肿瘤内除有囊腔外，囊内可见乳头样瘤样结构。

（二）光镜下所见

根据乳管腺泡和纤维组织结构的相互关系可分3型。

1. 管内型　亦称管型纤维腺瘤，为乳管和腺泡的上皮下纤维组织增生变厚所发生的肿瘤，可累及 1 个或数个乳管系统，呈弥漫性的增生，增生组织逐渐向乳管组织突入充填挤压乳管，将乳管压扁，腺上皮呈密贴的两排，上皮下平滑肌组织也参与生长，无弹力纤维成分。病变早期上皮下纤维组织呈灶性生长，细胞呈梭形，间质常有黏液性变。成长的肿瘤纤维组织可变致密，发生透明性变，也可受压变扁，上皮萎缩甚至完全消失。

2. 围管型　亦称乳管及腺泡周围性纤维腺瘤。病变主要为乳管和腺泡周围的弹力纤维层外的纤维组织增生，其中弹力纤维亦增生，但无平滑肌，亦不成黏液性变，乳腺小叶结构部分或全部消失。纤维组织由周围压挤乳管及腺泡时乳管或腺泡呈小管状。纤维组织致密，红染，亦可胶原性变或玻璃样变，甚至钙化，软骨样变或骨化等。腺上皮细胞正常、轻度增生或偶可囊性扩张及乳头状增生，唯一腺上皮增生不如纤维组织增生活跃，腺上皮细胞增生可呈梭形，形体较大，偶见多核细胞。

3. 混合型　以上两型结构同时存在。

四、纤维腺瘤与癌变

关于乳腺纤维瘤癌变问题也是一个需要探讨的问题，国外一些学者尚有不同的看法。有人认为二者无关系。但 Moskowitz 认为绝经期和绝经后发生纤维腺瘤者，患癌危险性增高。Hutchinson 指出，患乳腺纤维囊性病患者若同时患纤维腺瘤，则患癌危险性增加。纤维腺瘤是常见的良性肿瘤，其恶变倾向较小，少数乳腺纤维腺瘤可恶变。国内有些学者认为，叶状囊肉瘤虽然可以由纤维腺瘤经肉瘤变性而形成，但多数可开始时就是肉瘤，不一定经过纤维腺瘤阶段。因此，虽然少数纤维腺瘤有肉瘤变，但纤维腺瘤不完全是叶状囊肉瘤的前期病变。纤维腺瘤发生肉瘤变的因素尚待认识。罕见上皮成分癌变为小叶原位癌或导管原位癌。若同时合并腺纤维囊性病，则倾向于发生浸润性导管癌。

五、临床表现

乳腺纤维腺瘤常见于18～35岁的青年女性，肿瘤往往无意中发现，大多因洗澡时被触及。肿瘤常为单发，或在双侧乳腺内同时或先后生长，以单发为多见。乳腺上方较下方多见，外侧较内侧多见，故以外上象限者最多。瘤体初期较小，生长缓慢，肿瘤大小一般为1～3cm，通常长到5cm直径时不再增大，但也有＞10cm者。患者多无自觉症状，大多无疼痛及触痛，偶尔可有轻微触痛，肿瘤呈圆形或椭圆形，表面光滑，质地实韧，边界清楚，与周边组织无粘连，触及有滑动感，表面皮肤无改变。瘤体可在妊娠期或绝经期前后突然增大。腋窝淋巴结无肿大。乳腺纤维腺瘤临床可分3型。

1. 普通型纤维腺瘤　此型最多见，瘤体较小。一般＜3cm，很少＞5cm，生长缓慢。

2. 青春型纤维腺瘤　月经初潮前发生的纤维腺瘤，临床上较少见，其特点为生长较快，瘤体较大，病程在1年左右肿瘤可占满全乳腺，致使乳房皮肤高度紧张，甚至皮肤发红及表面静脉怒张。

3. 巨纤维腺瘤　亦称分叶型纤维腺瘤。此型肿瘤可生长较大，可＞10cm。多发生在15～18岁的青春期以及40～50岁的绝经前期的女性。前者是卵巢功能成熟时期，后者是逐步衰退时期，这两个时期体内激素水平不稳定，是促使肿瘤生长的重要因素。

六、特殊检查

（一）钼靶检查

钼靶检查可见圆形、椭圆形或分叶状、边缘光滑整齐，密度较周围组织略高且均匀的软组织影。肿瘤影与临床触及的相似，有时在肿瘤周围可见低密度晕环，为肿物周围脂肪组织影。月经期乳腺明显充血水肿可导致肿块边缘模糊，因此，乳腺钼靶检查时应避开月经期。

（二）超声波检查

B型超声波检查为无损伤性检查，简便易行，可以重复检查。特征表现为椭圆形低回声肿块，内部回声均匀，边缘清晰光滑呈线状高回声，肿块长径与前后径比＞1.4；而乳腺癌多数表现为不规则肿块，内部回声不均匀，边缘不光滑呈带状高回声，肿块长径与前后径比＜1.4。

（三）液晶热图检查及透照检查

肿瘤为低热图像，皮肤血管无异常走行。

肿瘤与附近周围组织透光情况一致，瘤体较大者肿瘤边界清晰，无血管改变的暗影。

透照对乳腺纤维腺瘤的确诊率高于热图像。

（四）活组织检查

针吸活检或乳腺肿块经手术切除后送病理，此种检查是最确切的检查。对高度怀疑恶性者，不宜行针刺活检，以防穿刺道转移，整块切除活检为首选，也可在做好手术前准备后穿刺，一旦确认为恶性，及时手术。

七、诊断

乳腺纤维腺瘤一般不难诊断，但与乳腺囊性增生病或乳腺癌有时不易区别。临床诊断时应结合患者年龄，肿块大小、形状、活动度以及辅助检查情况综合判断。诊断困难时应行肿块切除，进行病理学检查。

（一）临床表现

乳腺内无痛性肿块，多为单发，少数多发，肿块呈卵圆形、圆形，质实而硬，表面光滑，活动度大。

（二）辅助检查

1. 钼靶检查　乳腺纤维腺瘤表现为卵圆形、圆形密度增强影，边缘清楚，少数有粗大钙化。

2. 红外透照检查　显示乳腺内有一边缘清楚肿块影，血管影正常。

3. B超检查　显示肿块形状为卵圆形、圆形，实质，边界清，内部回声均质，肿块后方回声增强。

八、鉴别诊断

（一）乳腺囊性增生病

本病好发于30～40岁，典型表现是单侧或双侧乳腺有界限不清的条索样肿块，或扁状增厚组织，呈结节状，质韧，有明显压痛，疼痛与月经周期有明显关系，月经前1周疼痛明显，月经来潮疼痛即缓解。

有些乳腺囊性增生为单一肿块，边界清楚，可自由推动，因肿块有一定的张力或肿块较深，触诊时有实质硬韧感，而有些纤维腺瘤边界不太清楚，或由很多小而多发纤维腺瘤生长一块，故两者易误诊，需病理进一步确诊。

（二）乳腺癌

乳腺癌临床表现可多种多样，尤其是肿瘤最大直径＜1cm且位于乳腺深处的乳腺癌，酷似纤维腺瘤。如轻轻推移肿瘤发现肿瘤与皮肤有粘连，即使是轻度粘连也要首先考虑到乳腺癌的诊断，可借助特殊检查进行鉴别，可疑恶性者，及时手术切除病灶，行病理检查。

（三）大导管内乳头状瘤

肿瘤多位于乳腺中间带或近乳晕部，肿瘤呈囊性，大多伴有血性乳头溢液。

极少数乳腺纤维腺瘤呈囊性感，触诊时与大导管内乳头状瘤很相似，个别乳腺纤维腺瘤因肿瘤生长突入大导管中伴乳头血性溢液，易误诊为乳头状瘤。

（四）乳房脂肪瘤

乳房脂肪瘤易与纤维腺瘤囊性变者相混淆，但乳房脂肪瘤极少见，多发生在脂肪丰富的乳房。超声或钼靶检查有助于区别。

九、治疗

乳腺纤维腺瘤的处理原则是手术切除，并送病理检查，这不仅因为乳腺纤维腺瘤不能自行消退，并可逐渐增大，而且可以防止恶变。纤维腺瘤切除后不再复发，但在乳腺其他部位仍可发生。近年从美容学角度出发可通过腔镜施行手术的报道逐渐增加。如高度怀疑肿瘤恶变或恶性肿瘤时，应行手术中冰冻切片病理检查，恶变者即按乳腺癌手术原则进行。如肿瘤平时生长缓慢，在没有任何促使肿瘤增长的因素下，如妊娠、外伤等肿瘤突然增长很快，应考虑肿瘤发生变性，应立即手术切除。

十、预后

乳腺纤维腺瘤虽是良性肿瘤，但可发生恶变，是发生乳腺癌的危险因素之一，因此，需及时治疗。手术切除预后良好，手术完整切除后不再复发，但少数患者在乳腺他处或对侧乳腺内可新生纤维腺瘤，所以手术后亦应定期复查。

（程旭锋）

第十四节　乳管内乳头状瘤

乳腺导管内乳头状瘤为妇女的一种良性肿瘤。病灶多位于乳晕下方较大的输乳管内，瘤体为多数细小分支的乳头状新生物构成，形似杨梅，蒂与扩张的导管壁相连。故此得名乳头状瘤。

一、发病率

乳腺的导管内乳头状瘤占所有乳腺疾病的 5.1%，多发生在 40~50 岁的妇女。根据各家的不同报道，年龄最小的为 19 岁，最大的为 82 岁，平均年龄为 45.3 岁。

二、病因

乳腺导管内或囊内乳头状瘤与乳腺囊性病变相同，病因并不十分明确。但多数学者认为是孕激素水平低下，雌激素水平增高所致。

黄朴厚对 1669 例良性乳腺疾病患者血浆中 E_2 和孕酮的浓度与 569 例正常妇女作对照，结果表明：卵泡期血浆中 E_2 的浓度在良性乳腺疾病组远高于对照组（$P < 0.010$）。这一结果提示良性乳腺疾病患者有垂体－卵巢轴分泌功能失调，血浆的 E_2 提早过高分泌，导致对靶器官的持续刺激，这很可能是良性乳腺疾病的致病原因。但是关于这方面的文献报道并不一致，Manvais 观察到患有良性乳腺疾病患者在黄体期血浆孕酮的浓度低于正常，而且血浆

中 E_2 的浓度与对照组相等。姜格宁报道 1 例避孕药间接引起乳腺导管内乳头状瘤，由于产后过早服用避孕药使抑制泌乳素的激素过度抑制，泌乳素分泌增加，形成高泌乳素血症，从而引起闭经泌乳综合征。由于乳腺导管受到长期持续的高泌乳素血症的不断刺激，导管扩张，上皮细胞增生，形成导管内乳头瘤。

三、病理

乳管内乳头状瘤可分 3 种类型：①大导管内乳头状瘤，指从乳管开口部至壶腹以下 1.5cm 左右的一段导管，罕见癌变，不属于癌前疾病；②中、小导管内乳头状瘤病，指发生于乳晕外乳腺周围区中、小导管的多发性乳头状病变；③发生在乳腺末梢导管的乳头状瘤病；②和③分轻度、中度和重度。其中，中度和重度乳头状瘤病与乳腺癌关系密切，属于癌前病变。导管内上皮呈乳头状生长，瘤体很小，直径多为 0.5~1.0cm，偶尔 >2cm。一般肉眼观察到多为单发性肿瘤，但是，也可以同时累积同一乳腺的几支大导管内，也可能先后累及对侧乳腺。质地柔软，可呈半流体状，有时可见肿瘤充满管腔，使分泌物充塞，而导管呈囊状扩张。乳头状瘤有的有蒂，有的无蒂，蒂的粗细不一。蒂包括有许多绒毛，富于薄壁血管，故易出血。

光镜下观察乳头状瘤的蒂在组织上包括两种类型：一种为上皮下结缔组织，无弹力纤维构成。这种多在大乳管内的乳头状瘤生长力较微弱，临床较少见；另一种为乳管周围和腺泡周围的结缔组织，包含有弹力纤维构成，这种多在小乳管内和腺泡内，生长旺盛，较为多见。乳头状瘤的瘤体组织有蒂的主要为柱状上皮，无蒂的多为立方形、多角形或圆形上皮。它们的细胞核小而细胞质内常含有嗜酸性颗粒。在瘤体的基底部或顶端可看到柱状上皮时有恶变的趋势。但是恶性的细胞核深染，核仁较大，而且有较多的分裂。3 型的乳头状瘤病，管内肿瘤多发、瘤体米粒大小、粉红色、颗粒状分布在乳腺组织之间，光镜下见导管上皮和间质增生，呈乳头状。此型恶变率较高，病变常累及 2 个腺叶以上，单纯切除后易复发。

四、临床表现

乳头状瘤的主要症状为不在月经期间乳头溢出血性液体，患者多无疼痛和其他病证，仅在内衣上见到棕黄色的血迹，但少数患者可能有乳腺疼痛和炎症的表现，并且可以有与皮肤粘连皱缩等症状，有的患者在临床上可以没有乳头溢液，这样的肿瘤多位于乳腺的边缘部位的小乳管或腺泡内，较为坚实的乳头状瘤。而位于乳腺中心部的大导管内的乳头状瘤，增长较快，乳头分支较多、质地较脆，出血机会较多，临床表现为乳头溢出血性液。

据 Stout 对 108 例乳管内乳头状瘤的病例分析，其中位于中心部的 81 例，有乳头溢液的 70 例；而位于周围部位的 27 例中有 8 例有乳头溢液。但是各家的报道不一，Grey 报道乳头状瘤溢液者为 80%；Gesclickter 报道乳头状瘤溢液者为 4%；Dergihart 报道为 48%。在临床上常见的溢液较多者肿瘤较小或肿瘤位于中心部位的大乳管内。溢液较少者肿瘤就较大，或者是肿瘤位于乳腺的边缘部位，原因可能为乳腺导管堵塞液体排出不畅所致。

总之，乳头溢液与乳头状瘤的类型和部位有一定关系。在临床上能摸到肿块的大都位于大导管内，肿物多呈圆形，质较软，光滑活动。如继发感染，多与皮肤胸壁粘连，但可以推动。轻压肿块时可自乳头溢出血性液体。但是有的患者的肿块也不一定检查到，因小的肿物仅几毫米。临床上大约有 1/3 的患者能摸到肿块。如果患者乳头溢血性液体，并能扪到肿块，则约95%的患者可能为导管内乳头状瘤。

五、特殊检查

（一）超声

超声波检查具有无创伤、简便易行、可反复进行的特点，因此，近年在临床应用广泛，文献多有报道。乳管内乳头状瘤的特点：伴有或不伴有乳管扩张的乳管内肿块；囊内肿块；乳管内充满型的实体肿块影。

（二）乳腺导管造影

此为一种乳头溢液诊断的较为常用而且安全可靠的检查方法。对早期诊断乳管内病变与定位有较高的价值，尤其对扪及不到肿块的病例，可以诊断出肿块的部位与大小。造影后的钼靶片上可显示出单发或多发的砂粒大小的圆形或椭圆形的充盈缺损。一般多位于1~2级乳腺导管内而近端导管呈扩张状态，但无导管完全中断。肿块多为单发，也可为多发。有的病例还可以在钼靶片上显示为分叶状的充盈缺损。

（三）乳管镜

1991年日本的Makita首先报道了将纤维内镜用于乳管疾病的诊断。通过反映在监视器上的肿块像，可直观看到肿块的大小、色泽、分叶情况，有无糜烂、坏死等。其诊断符合率远较乳管造影高。随着内镜技术的发展以及相关产品如摄像系统、活检钳以及细胞刷的开发，乳管镜检查已经取代乳管造影，成为乳头溢液病的首选诊断手段。随着技术改进以及器械发展，乳管镜治疗技术也在不断发展。

（四）钼靶照相

乳管内乳头状瘤平片上不易显示肿块影，如有肿块时，平片上可显示出规则的圆形肿物阴影，边界尚整齐。

（五）乳腺透照

清楚的红色或棕色病灶，衬以正常组织红色或黄色背影，完全透光与暗影之间有规则的清楚边界。

（六）脱落细胞学

此为一种简单易行的检查方法，将分泌物涂在玻璃片上，然后在光镜下找瘤细胞，以排除乳腺癌，但此项检查阳性率较低。

（七）针吸活检细胞学

对乳腺肿物已应用近10年，对乳腺癌的诊断率，有人报道在80%以上，但对乳头状瘤的诊断较差一些。

六、诊断

（一）临床表现

中年女性出现乳头溢液，可为鲜红色、暗红色血性。也可为淡黄色浆液性液体，多无疼痛感觉，常在更换内衣时发现有少许污迹。同时可伴有乳腺肿块，肿块<1cm，常不能触

及，多位于乳晕周围，质中等，边界清楚，按压肿块乳头即有液体溢出。

（二）辅助检查

1. 乳腺导管 X 线造影　可在乳头沿溢液的乳管开口，插入钝头细针，注射碘油或泛影葡胺，在钼靶片上显示扩张的导管及其树状分支影，并可见芝麻或米粒大小的充盈缺损。

2. 乳头溢液细胞学检查　将乳头溢液进行涂片，光镜下观察，偶可见肿瘤细胞，但阳性率较低。

3. 乳管内镜检查　乳管内镜可见乳头状瘤，为黄色或充血样实体肿物，其表面呈颗粒状，突入腔内，质脆易出血。

七、鉴别诊断

（一）乳管内乳头状癌

此为一种原位癌，可发生在乳腺内的大小导管内，在临床上与乳头状瘤难以区别，因为早期都为血性溢液。癌细胞可穿透厚的管壁浸润到周围间质内，导管造影可见导管中断或完全中断，管壁被破坏。

（二）导管癌（粉刺癌）

此为一种导管内的原位癌，较为罕见，可伴有乳头溢液，但为粉刺状，可继发导管内感染。肿瘤切面可见有粉刺样物质，自管口溢出，多发生在较小导管内，管壁可见钙化，细胞分化较差。

（三）乳腺增生

为乳腺的良性病变，临床上可出现乳腺疼痛，乳头溢液为透亮清白液。乳腺疼痛与乳头溢液也多为周期性的，与月经有关系。乳房内可触及增生的腺体。

（四）乳管扩张症

此为一种退行性病变，可出现乳头溢液，多为淡黄色液体，有时也为血性溢液，有时在乳晕下还可触及增粗的乳管。导管造影可见增粗的乳管，管壁光滑无肿物。

另外还有一些仅有乳头溢液，而无其他任何体征。对于此等病例，首先考虑病理性的，应及早通过手术探查，以明确诊断，才不至于使恶性病变延误治疗。

八、治疗

导管内乳头状瘤与导管内乳头状癌有时难以区别，即使冰冻切片检查也辨认不清，只有在石蜡切片中才能得到正确的诊断。因此，导管内的乳头状瘤应尽早手术切除。在手术时我们主张冰冻切片，如诊为恶性癌瘤可行根治性手术；如为良性可行区段切除；如果冰冻切片难以确定诊断，可先行肿块完整切除，待石蜡切片的病理结果汇报后再进行进一步治疗。因为不必要的乳腺切除，其危害远比对一个乳头状癌患者略为延迟几日手术的危害性大。

乳管内乳头状瘤的手术方法：①区段切除，首先确定并了解病变的准确位置与范围，可在乳头溢液的导管开口处，用一钝针头插入该乳管内，然后沿针做皮肤的放射状切口，切除该乳管及其周围的乳腺组织，注意切除范围要够，不要留下病变，以防复发；②保留乳头的乳腺单纯切除，适用于年龄较大的妇女，或多乳管溢液者；③追加治疗，对术后石蜡切片确诊为乳腺癌时根据其进展程度选择适当的治疗方法（详见乳腺癌章节）。

九、预后

乳管内乳头状瘤是一种良性病变，恶变率较低。临床上所见到的乳头状癌，多为原发，并非恶变而来。乳头状瘤只通过局部切除后均能获得满意效果。

Haagensen 报道 569 例乳头状瘤做了大导管单纯切除术后，对 72 例进行随访，其中除了 3 例手术后 5 年内死于其他疾病外，有 67 例存活 5～10 年以上无复发。

（王繁盛）

第十五节　乳腺其他良性肿瘤

一、乳腺脂肪瘤

乳腺脂肪瘤（Lipoma of breast）是由脂肪细胞增生形成的体表最常见的一种良性肿瘤。脂肪瘤在身体的任何部位皆可发生，多见于肩、背部、四肢，但在乳腺也可见到。

乳腺脂肪瘤组织色泽较黄，且有一层薄的结缔组织包膜，内有许多正常脂肪细胞被结缔组织分割成分叶状。有的含有许多结缔组织或血管，有时在一个脂肪瘤的切面上可见到数个棕红色的腺上皮组织混在其中。病理切片上可见脂肪组织混有乳腺小叶的上皮结构。形成此种肿瘤的原因一般认为在脂肪组织中的腺泡结构未参与瘤化，在脂肪瘤的生长过程中，脂肪组织浸润在腺泡的周围所致。

本病好发于 >40 岁患者的脂肪较丰满的大乳腺内，其临床表现与一般的脂肪瘤无区别，往往无意中发现乳腺包块，无疼痛及任何不适，无乳头溢液。肿瘤一般为单发，圆形或扁圆形，质地柔软，边界较清楚，表面常呈分叶状，肿瘤不与皮肤粘连，但在瘤体表面的皮肤上常见有小凹陷，这是因为有纤维索带通过皮肤进入脂肪瘤的小叶间所致。肿瘤生长缓慢，可长期变化不大，与月经周期无任何关系，肿瘤大小不等，可 3～5cm，病程长者可 >10cm。

乳腺钼靶片为边界清楚、密度较低的肿块影，呈分叶状，边缘为薄层纤维脂肪包膜透亮带。

乳腺脂肪瘤需与分叶型纤维腺瘤鉴别：分叶型纤维腺瘤生长较快，瘤体较脂肪瘤为大，质地较脂肪瘤略硬，分叶状更为明显，为了正确诊断必要时可做活体组织检查。因分叶型纤维腺瘤的治疗与脂肪瘤不同，分叶型纤维腺瘤手术需将肿瘤连同周围组织一并切除，必要时做乳房单纯切除。

乳腺脂肪瘤属良性肿瘤，如生长缓慢无需治疗；如生长快需行脂肪瘤单纯切除，术后送病理。

本病预后良好，术后不再复发。

二、乳腺平滑肌瘤

乳腺平滑肌瘤（Leiomyoma of breast）是一种少见的良性肿瘤。肿瘤多位于皮下及真皮内，位于深部组织的称其为血管平滑肌瘤。乳腺的血管平滑肌瘤更为罕见。此瘤可来源于皮肤的立毛肌、汗腺周围的平滑肌、血管的平滑肌。乳腺的浅表平滑肌瘤可在乳晕区的皮肤上见到，因乳晕的真皮层内有发达的平滑肌层。

肿瘤切面呈白色或灰红色，有漩涡状结构，质地坚实，瘤细胞呈梭形，略大于正常的平滑肌细胞，两端钝圆，胞浆染伊红色，内有肌原纤维，胞浆清楚。细胞平行排列或呈束状交织排列。

出现于真皮的肿瘤呈略隆起的结节，表面皮肤略呈淡红色，肿瘤边缘不整，局部有阵发性疼痛或压痛，偶有瘙痒感。乳腺血管平滑肌瘤一般为单发，通常位于乳腺组织深部，肿瘤有明显的包膜，极易活动，故应与乳腺纤维腺瘤相鉴别。手术切除后通过病理切片才能确诊。

乳腺平滑肌瘤通常不发生恶变，手术将受累皮肤及肿块切除便可治愈。

三、乳腺海绵状血管瘤

乳腺海绵状血管瘤（Angiocavemoma）是由血管组织构成的一种良性血管畸形。本病极少见，仅在文献中偶有报道。

乳腺海绵状血管瘤多发生于乳房皮下组织内，由大量充满血液的扩张充血的腔隙或窦所组成，腔壁上有单层内皮细胞，腔隙之间由一层很薄的纤维组织或少许平滑肌纤维分隔呈海绵状，主要是静脉血管延长、扩张呈海绵状，可有完整的包膜，有的界限不清。

本病可发生于任何年龄，其病因是由残余的胚胎或血管细胞形成脉管的错构瘤样新生物，所以在出生时即存在，有的因面积很小，生长很慢，局部症状不被表现出来，因病变发展可数十年才被发现。往往无意中发现乳腺肿块，生长缓慢，无任何不适感。肿瘤表面光滑，质地有囊性感，可活动，无触痛及波动感。肿瘤局部穿刺可抽出血性液体。

本病为良性，对较小的血管瘤可一期切除，较大者可行乳房单纯切除。

四、乳腺淋巴管瘤

乳腺淋巴管瘤（Lymphangioma）是由淋巴管和结缔组织组成的先天性良性肿瘤。本病极罕见，仅在文献中有报道。

在胚胎发育过程中，由于淋巴组织迷生即可成为淋巴管瘤的基础，是由内皮细胞排列的管腔而构成，其中充满淋巴液。

乳腺淋巴管瘤是生长缓慢的良性肿瘤，肿瘤大小不等，小的可几厘米，大的可几十厘米，乳腺可呈葫芦状悬吊在胸腹壁。肿瘤无疼痛，呈囊性感，质软，有波动感。透光试验阳性，局部穿刺可抽出浅黄色清亮的淋巴液。

如果较小的淋巴管瘤可单纯将淋巴管瘤切除，巨大的淋巴管瘤行乳房单纯切除术。

本病预后良好。

五、乳腺错构瘤

错构瘤（Hamartoma）属于一种良性肿瘤，一般好发于肺，极罕见发生于乳腺内，仅在文献中偶有报道。

病因为胚芽迷走或异位，或胚芽期部分乳腺发育异常，造成乳腺正常结构成分比例紊乱。肉眼见：肿瘤呈分叶状，一般无包膜，肿瘤切面为淡黄色，间有灰红色，含脂肪组织及乳腺导管样结构。

本病在出生后即存在，多见于女性，一般不引起症状，可有隐痛，与月经周期无关。乳房皮肤无改变，触及肿瘤呈分叶状，肿瘤以 1～8cm 不等，边界较清楚，囊性感，无触痛，与周围组织无粘连，肿瘤生长缓慢，肿瘤透光试验阳性，穿刺无任何液体。确诊需病理证实。

切除肿瘤后预后良好。

六、乳腺神经纤维瘤

乳腺神经纤维瘤（Neurofibroma）少见，好发于乳房皮肤和皮下的神经纤维，常为神经纤维瘤病的一部分。神经纤维瘤可从乳晕和乳头附近长出肿瘤，肿瘤可单发或多发。有时肿瘤带蒂，仅位于皮下组织中，1～2cm。此种肿瘤生长缓慢，一般不会恶变，无疼痛及其他不适感。

因其常为多发性，可导致乳头变形，如多发性肿瘤聚集在一起，可考虑将病变皮肤全部切除，做乳房整形手术；如单发者，可个别行肿瘤切除术，术后无复发。

七、乳腺良性间叶瘤

良性间叶瘤（Benign mesenchymoma）可发生于身体任何部位，偶可见于乳腺内，由多种分化成熟的间胚叶构成的间叶瘤。此瘤肉眼观近似脂肪瘤，但并非黄色，而是灰色。光镜下观，肿瘤由成熟脂肪组织等构成，可夹杂血管样区，故亦称为血管脂肪瘤。肿瘤质软，瘤体2～3cm，最大可长至6cm，边界清楚，与周围组织无粘连，可自由推动，无疼痛与其他不适。

本病属于良性，手术切除即可痊愈，但切除不彻底易复发。

八、乳腺颗粒细胞瘤

颗粒细胞瘤（Granular cell tumor）可发生于身体的任何部位及任何年龄，但多见于舌和皮肤等处。发生于乳腺者极少见。颗粒细胞瘤并非来源于乳腺本身，而是来源于乳腺软组织。

本病可见于女性，也可以见于男性。可发生于乳腺的任何部位，但多见于乳腺内上象限，其次为内下象限、外上象限及外下象限。肿瘤大小不等，一般在0.5～4cm。肿瘤呈结节状，边界不清，质硬，不活动，有时肿瘤相应处皮肤有下陷。故临床应与乳腺癌鉴别。但确诊需病理证实。

肿瘤手术切除后预后良好。

九、乳腺汗腺腺瘤

乳腺汗腺腺瘤（Hidroadenoma）较罕见。因乳房皮肤及乳晕上有汗腺存在，有时可能发生汗腺腺瘤，此为良性肿瘤。通常在真皮形成无数小囊性管，管腔内充满胶样物质，管壁的两层细胞被压扁平。这种汗腺腺瘤开始时仅在皮肤有病变，为透明而散在的小结节，类似小丘疹或粉刺样，软而有压缩性。结节位于真皮内，直径约2cm，有时可高出皮肤1cm，肿瘤可逐渐增大呈乳头状，最后发生破溃。

本病临床上并无重要性，也不会发生恶变。手术切除即可痊愈。

十、乳腺软骨瘤和骨瘤

乳腺软骨瘤（Chondroma）和骨瘤（Osteoma）极少见，一般可见于老年妇女的乳腺纤维瘤内。肉眼见肿瘤表面呈粒状突起，淡黄色，质硬无明显包膜，周围境界清楚。光镜下可见骨膜及断续的骨板，及不同粗细与长短不等排列紊乱的成熟骨小梁，小梁之间可见疏松纤维组织。患者一般无自觉症状。乳房皮肤无改变，肿瘤质硬，无触痛，可活动，与周围组织无粘连。将肿瘤全部切除可痊愈，术后无复发。

十一、乳房皮肤痣

皮肤色素痣（Cutaneous nevus）很常见，在乳房的皮肤上也可发生，有时含有色素或无色素。一般不需治疗。如果发现痣周围因炎症反应而出现浅红色晕，痣体增大，色素增加，痣的生长突然加快等现象，应考虑有恶变为黑色素瘤的可能，此时应及时手术切除。

（王繁盛）

（王繁盛）

第十章

卵巢早衰

卵巢早衰是指在 40 岁之前月经停闭，伴见围绝经期症状群，具有高促性腺激素和低雌激素特征的一种妇科疑难病，又称早期绝经。正常妇女的绝经年龄是 45～55 岁之间。1967年，Moraes－Ruehsen 和 Jones 将 40 岁前自然绝经称卵巢早衰（POF）。以往认为卵巢早衰由于卵巢功能衰竭，卵泡耗竭是不可逆的。近几年中西医学者在研究中发现卵巢早衰治疗虽极为棘手，但并非都不可逆。卵巢早衰给患者心身和家庭带来极大的痛苦，成为当今生殖医学和生殖健康研究的热点和难点之一。卵巢早衰应以预防为主，早诊断早治疗，防复发。

中医学无卵巢早衰病名，根据其临床表现，可归属于月经过少、月经后期、年未老经水断、闭经、不孕等病证中。但《内经》已记载了早衰之病，《素问·阴阳应象大论》云："帝曰：调此二者奈何？岐伯曰：能知七损八益，则二者可调，不知用此，则早衰之节也。年四十而阴气自半也，起居衰也。""二者"，王冰注为血气、精气，张景岳认为指阴阳偏胜。"阴气自半"是指肾气精气四十之时，出现升阳之气与降阴之气各半。阳胜阴则强，阴胜阳则衰，阴阳各半，早衰已现。在这里明确提出了早衰，并以 40 岁为界，阴气自半为病因病机。早衰应包括男女的全身性提前衰老，未老先衰。中医学的妇女早衰应属于西医学的卵巢早衰。《内经》提出的"年四十而阴气自半"的早衰，与西医学卵巢早衰指 40 岁之前的月经停闭，可以互相参照来研究。

《素问·上古天真论》"女子七岁，肾气盛，齿更发长；二七而天癸至，任脉通，太冲脉盛，月事以时下，故有子……七七任脉虚，太冲脉衰少，天癸竭，地道不通，故形坏而无子也"，阐明了月经的产生与调节以肾为主导，并界定"七七"为绝经之期。《内经》对妇科病证的论述以经闭最多，可见对之重视。如《素问·腹中论》云："病名血枯，此得之年少之时有所大脱血，若醉入房中，气竭肝伤，故月事衰少不来也"，并出现了妇科历史上第 1 首方—四乌鲗骨—藘茹丸治疗血枯经闭。

宋代对经水早断已有认识，《圣济总录·妇人血气门》云："治妇人经水三年不通，牛膝大黄散方。"《妇人大全良方》云："若经候微少，渐渐不通，手足骨肉烦疼，日渐羸瘦，渐生潮热，其脉微数。此由阴虚血弱，阳往乘之，少水不能灭盛水，火逼水涸，亡津液。当养血益阴，慎无以毒药通之，宜柏子仁丸、泽兰汤。"月经由少渐闭，手足骨肉烦疼，渐生潮热，颇符合卵巢早衰的发病经过。《陈素庵妇科补解》指出："天癸七七数尽则绝。经云：冲脉衰，天癸绝，地道不通，故形坏而无子也。若四十左右先期断绝，非血虚即血滞，不可作血枯、血闭治之。"并提出相应方药。清代《傅青主女科》云："经云：'女子七七而天癸绝.'有年未至七七而经水先断者，人以为血枯经闭也，谁知是心肝脾之气郁乎……且经原非血也，乃天一之水，出自肾中……然则经水早断，似乎肾水衰涸……盖以肾水之生，原不由于心肝脾，而肾水之化，实有关于心肝脾……倘心肝脾有一经之郁，则其气不能入于肾中，肾之气即郁而不宣矣……矧肾之本虚，又何能盈满而经水外泄耶……治法必须散心肝脾之郁，而大补其肾水，仍大补其心肝脾之气，则精溢而经水自通矣，方用益经汤。"傅氏此论对中医药治疗卵巢早衰颇有指导价值。

综上所述，《内经》指的"早衰"、"年四十而阴气自半"，陈素庵所说的"经水不当绝而绝"、"四十左右先期断绝"和傅青主提出的"年未老而经水断"、"经水早断"，不但表明中医学对西医学卵巢早衰的类似认识源远流长，而且其病名实质"年未老经水断"、"经水早断"与"卵巢早衰"的病名实质相一致，而且阐发了主要病因病机，出具了有研究价值的方药。

一、病因病机

月经的产生是脏腑、天癸、气血、经络协调作用于胞宫的生理现象，在脏腑中尤以肾肝脾关系最密切，其中肾在月经产生中起主导作用。《妇人大全良方》又指出"妇人以血为基本"。早衰机制源于《内经》，后世有所发展，主要为"亏虚说"和"瘀滞说"，而以亏虚说为主，包括了阴阳虚衰、脏器亏虚、精气神亏耗，属虚劳范畴。从中医理论探讨卵巢早衰的病因病机，目前未有统一的认识，常见病因病机有肝肾阴虚血瘀、脾肾阳虚血瘀和血枯瘀阻之异，往往是脏腑、天癸、气血、冲任、胞宫先后受病，互为因果。其病机本质是肾脾亏虚，肝郁血瘀，是肾 - 天癸 - 冲任 - 胞宫轴的功能早衰。

由于病多虚损，日久难复，阴损及阳，阳损及阴，脏腑相生相克，脏腑、气血、经络互相联系又互相影响。更由于未老先衰，情绪低落，悲观、抑郁、焦虑、恐惧，对生活失去信心而多兼肝郁表现。超声多普勒观察到普遍存在子宫及卵巢血流稀少、阻力升高，可以佐证"妇人以血为基本"的生理和卵巢早衰存在血枯、血瘀的病机。

西医学对卵巢早衰病因的认识目前未完全清楚，认为主要有如下几种因素。

1. 遗传因素 有家族史占10%。姐妹或祖孙三代可共有 POF 或早绝经。

2. 自身免疫性因素 5%～30%的 POF 患者有自身免疫性疾病，如甲状腺炎、类风湿关节炎、系统性红斑狼疮等。产生抗卵巢抗体，加速细胞凋亡和卵泡闭锁。

3. 先天性酶缺乏 17 - 羟化酶及17，20 碳链裂解酶等甾体激素合成关键酶的缺乏，导致性激素合成障碍，性激素水平低下，产生高促性腺血症，多表现为原发性闭经，或月经初潮后卵巢内卵泡闭锁，出现早衰。

4. 环境因素 大剂量或长时间接触放射线可破坏卵巢，导致早衰。化疗药物如烷化剂、环磷酰胺、白消安、氮芥、多柔比星、长春新碱、顺铂等可不同程度的影响卵巢导致 POF。抗风湿药、抗类风湿药如雷公藤、火把花根也可能导致 POF。

5. 促性腺激素作用障碍 促性腺激素 FSH、LH 受体缺陷，有学者将其命名为卵巢抵抗综合征或卵巢不敏感综合征。

6. 感染因素 青春期患流行性腮腺炎可合并病毒性卵巢炎，某些盆腔感染如严重的结核、化脓性盆腔炎、淋菌感染也可导致 POF。

7. 心理因素 生活中发生重大事件，遇到强烈的情绪打击也可导致 POF。

许多研究表明 POF 的发生与多种社会学指标，如低社会经济地位、高等文化教育程度、过大的精神压力等有一定程度的相关性。

二、诊断

诊断标准是 40 岁以前出现至少 4 个月以上停经，2 次或以上血清 FSH≥40u/L（2 次间隔 1 个月以上），$E_2 < 73.2$pmol/L。

（一）病史

了解月经初潮年龄，月经的期、量、色、质的变化，停经时间，免疫性疾病史及用药情况，家族史等。

（二）临床表现

1. 月经失调　仅有 10%～20% 在月经正常来潮间突然出现闭经，多数表现为月经稀发、经期缩短、经量减少而逐渐闭经。或周期缩短、周期紊乱后经断。

2. 不孕或不育　部分患者可因不孕或不育就诊而被发现卵巢早衰，有原发不孕和继发不孕，或反复流产，少数患者在 1 次或数次人工流产后闭经而被诊为卵巢早衰。

3. 围绝经期症候群和绝经后症状　绝经前后或月经失调时，伴见潮热、自汗、失眠、抑郁、心悸、紧张、乏力、焦虑、烦躁易怒、阴道干涩、性欲降低，甚至性交困难、性交痛、骨关节痛、骨质疏松等。

（三）检查

1. 妇科检查　外阴阴道萎缩，黏膜苍白、变薄、点状流血等老年性萎缩阴道炎改变。

2. 性激素测定　FSH 和 LH 持续在 40u/L 以上，$E_2 < 73.2$pmol/L。

3. B 超检查　子宫和卵巢缩小，子宫内膜变薄，子宫、卵巢在彩超下显示血流稀少，阻力升高，严重者几乎无血流。

4. 腹腔镜检查　卵巢体积缩小、皱缩，很难见到发育中的卵泡和排卵孔。

三、辨证分析

本病以肾虚为主，多脏受累，脏腑、气血、经络同病。主要有肝肾阴虚血瘀、脾肾阳虚血瘀、血枯瘀阻等证候，其中以肝肾阴虚血瘀最多见。卵巢早衰以虚证或虚中夹实者为主。故不论病程长短，都要以补为通，因势利导。《景岳全书·妇人规》指出："枯竭者，因冲任之亏败，源断其流也。凡妇女病损，至旬月半载之后，则未有不闭经者……欲其不枯，无如养营；欲以通之，无如充之。但使雪消则春水自来，血盈则经脉自至，源泉滚滚，又孰有能阻之者？"治疗卵巢早衰常以 3 个月为 1 个疗程。大多可先见绝经症状的改善，当潮热和阴道干涩症状消除时，常可自然来经。对有生育要求者，来经后加强调经促排卵的治疗和 B 超监测卵泡发育，或复查内分泌改善情况，把握可能怀孕的时机。

（一）肝肾阴虚血瘀证

先天肝肾不足，或房劳多产伤肾耗精，或久病及肾。肝肾乙癸同源，精血互生，肝肾亏虚则精血匮乏，经血乏源，肾虚与血瘀互为因果，导致冲任亏虚，天癸早竭则经水早断。如《医学正传》云："月水全借肾水施化，肾水既乏，则经血日以干涸。"

1. 临床证候　经来涩少点滴即净，色暗红或鲜红；或月经停闭数月不行，或月经紊乱渐至经断或突然经断，或婚久不孕不育，偶发或频发潮热汗出，失眠多梦，头晕心悸，腰酸背痛膝软，关节疼痛，白带少，甚或阴中干涩，性欲减退，性交痛或困难，或尿道灼热，神疲健忘，形容渐憔悴，舌稍红，苔少，脉弦细或略数。

2. 辨证依据

（1）先天肝肾不足或后天损伤肝肾病史。

（2）月经涩少，或月经停闭数月或突然经断。

（3）潮热汗出，阴中干涩，舌红，苔少，脉弦细或略数。

3. 治疗原则　滋养肝肾，养血活血。

方药：归肾丸（方见月经先期）合大补元煎（方见痛经）合益经汤（《傅青主女科》）加减。

熟地　菟丝子　枸杞子　山药　当归　白芍丹参　玉竹　仙灵脾　柴胡　杜仲　党参

肾虚腰膝酸痛，头晕耳鸣，性欲减退者，加骨碎补、肉苁蓉、巴戟天；抑郁、情绪低落或烦躁易怒者，加郁金、合欢花、百合、香附；神疲乏力，心悸失眠者，加麦冬、首乌、女贞子、黄芪；在服药后有经兆者，可试服桃红四物汤（方见月经过多）加葛根、牛膝活血通经。

（二）脾肾阳虚血瘀证

脾肾阳气素虚，或房劳多产伤肾，饮食失宜，劳倦思虑过度伤脾。肾脾阳虚生化失常或气化失常，则气血生化乏源，虚滞不通；或气血失于温煦，血行滞涩而为血瘀。肾脾阳虚血瘀，先后天不足导致精血匮乏，冲任亏损，则天癸早衰，胞宫失养则经水早断。如《兰宝秘藏》云："妇人脾胃久虚，或形羸气血俱衰，而致经水断绝不行。"

1. 临床证候　月经稀发或稀少，色淡暗，质清稀；或月经停闭数月不来，或突然经断，或婚久不孕不育，面目虚浮，时有烘热汗出，或形寒怕冷，面色晦黄，眼眶暗，环唇淡暗，舌淡胖，边有齿痕，脉沉细。

2. 辨证依据

（1）先天肾脾不足，或饮食劳倦思虑过度伤脾史。

（2）月经稀发渐闭经，或突然经断不来，经色淡暗。

（3）面目浮肿，面色晦黄，眼眶暗，环唇淡暗，舌淡胖，脉沉细。

3. 治疗原则　补肾健脾，养血活血。

方药：肾气丸（方见妊娠小便不通）合八珍汤（方见胎儿生长受限）。

（三）血枯瘀阻证

素体阴血不足，或产时产后亡血；或久病大病伤阴，阴血涸竭。又因久虚成瘀，血枯瘀阻，任虚冲衰，天癸早竭，胞宫失养则经水早断。《兰室秘藏》云："夫经者，血脉津液所化，津液既绝……血海枯竭，病名血枯经绝。"

1. 临床证候　月经数月不行，或突然停闭不来，或产后大病失血后，或反复人工流产后突然经断，面色萎黄，形容憔悴，神疲乏力，头晕心悸，脱发或枯黄，四肢酸楚，关节痛，皮肤干燥感觉异常，舌淡，苔白，脉沉细涩。

2. 辨证依据

（1）有失血亡血伤津病史。

（2）月经稀发，量少，渐至停经，或突然在产后、流产后经断不行。

（3）面色萎黄，形容憔悴，舌淡，苔白，脉沉细涩。

3. 治疗原则　滋阴养血，活血调经。

方药：人参鳖甲汤（《妇人大全良方》）加紫河车。

人参　桂心　当归　桑寄生　白茯苓　白芍桃仁　熟地　甘草　麦冬　川断　牛膝　鳖甲　黄芪

四、其他疗法

（一）中成药

（1）龟鹿补肾胶囊，每次3粒，每日3次。也可配服六味地黄丸。用于肝肾阴虚血瘀证。

（2）滋肾育胎丸，每次5g，每日3次。用于脾肾阳虚血瘀证。

（3）金匮肾气片，每次4片，每日3次。用于脾肾阳虚血瘀证。

（4）胎宝素胶囊，每次2粒，每日3次。用于各种证型者。

（二）西药

（1）雌、孕激素补充治疗：年轻而无生育要求，期望建立规律性撤退性出血形成"月经"，改善绝经期症状，常用雌、孕激素序贯疗法。

（2）促排卵治疗：有生育要求者，在雌、孕激素补充治疗的基础上慎重使用促排卵治疗。但排卵率不高，促排卵可增加卵细胞耗损，使用不当可加重病情。

（3）自身免疫性疾病的治疗

五、转归与预后

本病属于卵巢性闭经，治疗十分棘手，效果不理想，且易反复。西医用激素治疗有一定效果又存在一定风险。中医药从整体出发从根本上振衰起废，调经助孕，有一定的效果，但疗程长，服药麻烦，也不易坚持。治疗目的主要是：①消除绝经期症状；②改善性功能，防止阴道萎缩，促进子宫发育，消除阴道干涩；③期望生育者，可用女性性激素负反馈作用，抑制 FSH 和 LH，同时可减少卵细胞耗损，增强卵泡对性激素的敏感性。

六、预防与调护

（一）预防

卵巢早衰一旦发生，无论中医西医的治疗都是相当困难的。卵巢早衰大多有危险因素存在，通常有发病的先兆，病程长而进展缓慢。也有突然发病者，必须重视未病先防、病后防变，愈后防复的"三级预防"。

1. 未病先防

（1）重视高危因素的追踪：中西医学关于卵巢早衰的病因已有一定的认识，对前所述的相关病因的存在，就必须警惕有卵巢早衰的风险，定期检查。

（2）重视月经改变为线索：当临床出现年龄在 40 岁以前月经稀发、过少，或频发、紊乱，或停闭数月，甚至突然经断，更要警惕卵巢早衰的可能。

（3）中年保健，再振根基：人到中年，对家庭事业负有重任的中年妇女，在竞争激烈的今天，更增加了身心压力。中年是事业上波，生理功能下波的交汇。如《景岳全书·中兴论》明确指出："人到中年左右，当大为修理一番，则再振根基。"提出重视固本培根，调和肾中阴阳，节欲以防衰，并重视健运阳明后天的中年保健学术见解，颇有临床价值。

2. 病后早治，阻断病势　临床观察表明，卵巢早衰的病程长短与疗效存在密切的关系，早诊断早治疗效果较好；久病难复，多年甚至 10 多年的早衰病史，疗效较差，或许治疗后仅有精神好转的感觉。故强调病从浅治，尽快逆转，可望治愈。

3. 病愈防复，维持治疗　卵巢早衰好转或治愈后，仍然要防止复发。治愈后患者完全停药，或怀孕后药流，均可很快或在几个月内复发，再治难上加难。此病如同内科的一些慢性病，愈后仍要巩固调理不能停药，要维持治疗。同时要重视饮食调补。《内经》云："因其衰而彰之，形不足者，温之以气，精不足者，补之以味。"补肾益精的血肉有情之品或人参、鹿茸、雪蛤，可根据各人的病情适当选用。

（二）预测

"未病先防"已含预测之意。对于上述三方面的情况作为临床基础做卵巢功能的检查。一般认为卵泡早期测定血清 FSH≥20 u/L，诊为卵巢储备功能不足，可能已经步入卵巢早衰的进程中。有学者对 300 余例月经紊乱的妇女做腹腔镜检查后发现，卵巢体积小于 2cm×1.5cm×1cm 时或少见发育卵泡者，血 FSH 已经开始升高，卵巢功能将在 2 年内衰竭。此期及时进行防治，可争取早期治疗时机，提高疗效，增加生育机会。

（曲亚楠）

第十一章

不孕症

育龄妇女婚后未避孕，有正常性生活，男方生殖功能正常，同居 2 年而未受孕者，称不孕症。其中从未妊娠者，称原发性不孕，古称全不产；曾妊娠而后又 2 年以上不孕者，称继发性不孕，古称断绪。

不孕症病名最早见于《素问·骨空论》，"督脉者……此生病……其女子不孕"。《山海经》称"无子"；《千金方》称"全不产"、"断绪"。历代医家对不孕症的论述，散见于"求嗣"、"种子"、"嗣育"等篇章中。

不孕症有绝对不孕和相对不孕之分，绝对不孕是指经过各种治疗措施仍不能怀孕者，见于夫妇一方或双方先天性或后天性解剖上的缺陷，无法矫治者，如生殖器缺如或畸形等，即明代万全《广嗣纪要》所载的 5 种不宜："一曰螺，阴户外纹如螺蛳样，旋入内；二曰纹，阴户小如著头大，只可通溺，难交合，名曰石女；三曰鼓，花头绷急似无孔；四曰角，花头尖削似角；五曰脉，或经脉未及十四而先来，或十五十六而始至，或不调或全无。此五种无花之器，不能配合太阳，焉能结仙胎也哉。"螺、纹、鼓、角等 4 种属于生殖器畸形所致的不孕。相对性不孕是指经过治疗可获得妊娠，这类不孕症是本章主要论述的内容。

一、病因病机

不孕症的原因十分复杂，与男女双方均有关，导致女性不孕的原因有肾虚、肝郁、痰湿、血瘀等。肾主生殖，"胞络系于肾"，"肾者主蛰，封藏之本，精之处也"，故肾虚是不孕症的重要原因。由于脏腑、经络之间的生克制化，寒、湿、痰、热之邪的相互影响及转化，临床上有多种病因，产生不同的证候，这些病因导致肾和冲任的病变，不能摄精受孕而致病。陈士铎《石室秘录》认为女子不孕症有十病，为胞宫寒、脾胃寒、带脉急、肝气郁、痰气盛、相火旺、肾水衰、任督病、膀胱气化不利、气血虚。又云："任督之间有疝瘕之症，则外多障碍，胞胎缩入于疝瘕之内，往往精不能施。"前者以功能性多见，如失调、排卵功能障碍等；后者以器质性疾病多见，如子宫内膜异位症、子宫肌瘤等。陈士铎同时认为："男子不能生子有六病，为精寒、气衰、痰多、相火盛、精少、气郁。"

西医学认为受孕是一个复杂的生理过程，包括正常精子、卵子的发育、成熟、运行，精卵结合，孕卵的着床、生长等，其中任何一个环节发生障碍都可导致不孕。据调查统计，不孕的总发生率10%～15%，其中男方因素占25%～40%，女方因素占40%～55%，男女双方因素约20%，不明原因约10%。

（一）女方因素

主要概括为排卵障碍性不孕、输卵管阻塞性不孕、免疫性不孕和心因性不孕。

1. 排卵障碍　排卵是生育的必要条件，下丘脑-垂体-卵巢性腺轴上任何一个环节的功能性或器质性异常都可影响排卵，其主要表现为无排卵或黄体不健两类。

（1）无排卵：导致不孕症约占29%，如先天性卵巢发育不良、卵巢早衰、希恩综合征、多囊卵巢综合征、闭经-溢乳综合征、高催乳素血症、未破裂滤泡黄素化综合征，还有甲状腺、肾上腺皮质功能失调导致的不排卵等。

（2）黄体不健：是由于黄体生成激素分泌受到干扰，影响黄体的合成和孕酮的分泌，导致黄体分泌孕酮不足或黄体过早萎缩，子宫内膜分泌反应不良影响受精卵着床。多见于经前期综合征、月经失调或多囊卵巢综合征，促排卵治疗后，即使妊娠也较易流产。

2. 输卵管因素　输卵管具有拾卵、运送精子、运送受精卵到宫腔的功能，也是精卵结合的场所。任何影响输卵管功能的病变都可导致不孕，如输卵管发育不良、过长、过细或缺如；输卵管炎症、粘连或阻塞；还有子宫内膜异位症、盆腔炎症等引起输卵管的迂曲或影响其蠕动；腹腔液中前列腺素分泌量的异常、比例失调等，影响输卵管的正常功能。

3. 免疫因素　原因不明的不孕症大多为免疫因素所致，主要有精子同种免疫及卵透明带自身免疫产生抗体，影响精子活力或阻止精子穿透卵子而影响受孕。此外，针对血管内皮磷脂成分的自身抗体也可影响胚泡的着床。

4. 心理因素　生育是大多数夫妇和家庭的重要需求，由于盼子心切而引起的焦虑、紧张可影响神经-内分泌功能而影响受孕；而久不受孕，又使妇女产生心理挫折，引起抑郁、悲伤。两者互为因果，往往使不孕的原因更加复杂、治疗愈加困难。

（二）男方因素

男方因素主要是精子发生障碍和输送障碍，包括睾丸发育不良、隐睾、精索静脉曲张、睾丸炎等引起的少精症、无精症，或精子异常；输精管阻塞、创伤或先天缺如导致精子输送障碍；勃起障碍、不射精、逆行射精等性功能异常导致的排精障碍；自身免疫反应产生精子抗体引起精子凝集、影响精子活力等，

（三）男女双方因素

男女双方均存在一些影响孕育的因素，如缺乏性知识，或情绪焦虑、精神紧张等心理障碍，导致性生活不够协调；男方生殖道炎症影响精浆免疫抑制成分，从而使女方产生抗精子抗体等。

上述因素可单一存在，也常多因素复合作用而造成不孕。

二、诊断

（一）女方检查与诊断

1. 病史　询问夫妇双方的个人史及既往史，注意了解月经和婚育史、性生活情况、避孕情况、同居与否，有无生殖道炎症、腮腺炎、结核等。根据结婚或产后、流产后2年，男方生殖功能正常，未采取避孕措施而未怀孕，即可诊断。

2. 临床表现　常伴有月经失调、闭经、痛经、溢乳、乳房胀痛或下腹疼痛等，也可无临床症状。

3. 检查

（1）全身检查：了解营养及第二性发育情况，尤其是乳房的发育、毛发和脂肪的分布、体重指数等情况，并要排除导致不孕的其他疾病，如甲状腺、垂体、肾上腺疾病。

（2）妇科检查：了解生殖道包括外阴、处女膜、阴道、宫颈、子宫及盆腔有无畸形、炎症、肿瘤等。尤其是盆腔炎常可导致输卵管不通畅，甚至梗阻、积水而不孕。

（3）卵巢功能检查：主要了解排卵功能、黄体功能和卵巢储备能力。通过基础体温、宫颈黏液评分、内分泌激素测定、B超监测卵泡发育与排卵、子宫内膜活检等方法了解排卵功能。

（4）输卵管通畅试验：通常做输卵管通液作为初步的筛查。对有盆腔炎病史或流产后不孕者，可做子宫输卵管造影以了解输卵管通畅程度和盆腔粘连状况。或在腹腔镜下做美蓝液输卵管通液。

（5）影像学检查：超声检查可发现子宫、卵巢、输卵管的器质性病变，观察卵泡的数目、发育情况、排卵以及子宫内膜厚度等。超声多普勒（彩色B超）可观察卵巢与子宫的血流情况。MRI有助于子宫肌瘤和子宫腺肌病的鉴别。

（6）免疫学检查：检测血清、宫颈黏液的抗精子抗体、抗心磷脂抗体、抗透明带抗体等可发现影响怀孕的免疫学因素。还可以通过性交后试验、精液与宫颈黏液相合试验、精子穿透性试验等判断免疫因素对精子的影响。

（7）腹腔镜与宫腔镜检查：

1）腹腔镜：主要针对输卵管因素、腹腔因素。在腹腔镜下直视盆腔、子宫、输卵管、卵巢状况，藉以了解内生殖器有无器质性疾病及输卵管通畅情况与盆腔粘连、内异症、积水等，并同时做相应手术。

2）宫腔镜：直视下检查宫腔内情况，对内膜息肉、增生、黏膜下子宫肌瘤、宫腔粘连、子宫纵隔等进行诊断，并可做相应手术，常与腹腔镜同时进行。

（8）其他检查：

1）阴道分泌物镜检或培养，可诊断滴虫、假丝酵母菌、支原体、衣原体感染等。

2）宫颈细胞涂片、阴道镜检查可排除宫颈疾患。

3）染色体检查对于原发性闭经或卵巢早衰患者的诊断有一定的帮助。

（二）男方检查与诊断

1. 全身检查　了解营养、第二性征及影响生育的慢性疾病如结核等情况。

2. 外生殖器检查　了解发育及功能状况。

3. 精液检查　了解其生精功能，评价精子数量及活动能力。WHO在1999年建议的精液参考标准是：射精量≥2.0ml，精子密度≥$20 \times 10^6/ml$，总精子数≥40×10^6，活精≥50%，其中（a+b级）≥50%，严格形态学分析标准的正常形态精子≥15%，白细胞<$1 \times 10^6/ml$。如精子数量<$20 \times 10^6/ml$则为少精症；（a+b级）<50%或a级<25%则为弱精症；正常形态精子<15%为畸形精子；精液常规检查无精子为无精症。

不孕症往往是男女双方综合因素影响的结果，必须有计划有步骤地做检查，通过对男女双方全面的检查了解，找出原因，有的放矢地治疗是诊治不孕症的关键。临床上应首先排除男方因素，同时了解女方排卵功能及输卵管通畅情况，检查双方免疫因素，根据先简后繁的原则逐步检查，明确诊断不孕的原因。

年龄在 30 岁以上的妇女，倘未避孕 1 年而未怀孕，应对夫妇双方做系统检查。如婚龄≥35 岁的妇女，半年未能怀孕并有迫切的生育要求，也应做检查和诊治。

第一节　排卵障碍性不孕

排卵障碍是不孕症较常见的因素，多伴月经不调或闭经、崩漏，往往是生殖内分泌疾病的综合表现。

一、诊断

（一）无排卵

1. 病史　注意月经初潮年龄以及周期、经期和经量的情况，多数有月经稀发、周期紊乱、经量减少，甚或闭经、阴道不规则流血等病史。如属于继发性不孕，应注意有无产后出血、哺乳期过长等情况。如曾经避孕，要了解避孕方法，尤其是有无长期使用避孕药。如有子宫内膜异位症、子宫肌瘤等病史，要询问既往的治疗方法，如药物抑制排卵、介入治疗、手术治疗等都可能影响卵巢功能。

2. 临床表现　多数有月经的异常，包括月经后期、先期、先后无定期、月经过少、过多、闭经、崩漏等，也可以表现为月经基本正常但无排卵。

3. 检查

（1）基础体温：多数为单相型。滤泡黄素化未破裂综合征可表现为不典型双相。

（2）宫颈黏液：少或黏稠，不出现蛋清样的黏液，涂片未出现羊齿叶状结晶。

（3）生殖内分泌激素：月经周期 2～5 日测定早卵泡期基础值，如 FSH 升高表明卵巢储备能力下降；如 FSH≥40IU/ml，伴 E_2 低水平，表明卵巢功能衰退；如基础 LH/FSH≥2，T 升高，考虑为多囊卵巢综合征；PRL 升高则属于高催乳素血症，应进一步检查是否垂体疾病。

（4）排卵监测：B 超连续监测卵泡发育、成熟和排卵。优势卵泡直径应达到 18mm 以上，并有排卵的声像表现。如 LH 高峰后 2 日卵泡仍持续生长，而后逐渐缩小，应考虑为卵泡黄素化不破裂；如两侧卵巢均有超过 10 个直径在 10mm 以下的小卵泡，应考虑为多囊卵巢综合征。

（二）黄体不健

1. 病史　多数有月经频发、经期延长等病史，或有复发性流产史。

2. 临床表现　可有月经先期、月经过少或过多、经期延长，也可表现为月经后期，或周期、经期正常。

3. 检查

（1）基础体温：高温相持续时间＜12 日，或体温上升幅度＜0.3℃，或在高温相体温波动。黄体中期孕酮＜31.8mmol/L。

（2）激素测定：黄体中期血清 E_2、P 水平偏低。

（3）子宫内膜组织学检查：黄体中期子宫内膜呈分泌期腺体分泌不足，或较正常落后 2 日以上。

二、辨证分析

排卵障碍的病机主要是冲任损伤。多由肾虚、痰湿内阻、肝经郁火（或湿热）、肝气郁结（或肝郁肾虚）导致冲任损伤，胞宫功能失常，不能摄精成孕。治疗以调理冲任为大法，具体治法应根据辨证施以补肾益精，养血调经；或燥湿涤痰，活血调经；或清肝泄火，涤痰软坚；或疏肝解郁，养血调经；或补肾疏肝。通过调理冲任，调养胞宫以促排卵健黄体。

（一）肾虚证

肾为先天之本，元气之根，肾藏精主生殖；任主胞胎，任脉系于肾。禀赋不足，肾气亏损，或房事不节，久病伤肾，肾气暗耗，冲任虚衰，胞脉失养，不能摄精成孕；肾阳不足，命门火衰，冲任失于温煦，宫寒不孕；肾阴不足，精血亏损，胞失滋润，甚或阴虚火旺，血海蕴热，冲任失调而致不孕。

1. 临床证候　婚久不孕，月经初潮推迟，或经行紊乱或先后不定，量少色淡，或月经稀发，或闭经，腰脊酸痛，头晕目眩，神疲乏力，耳鸣，眼眶暗黑，舌淡红，苔薄白，脉细软。偏于阳虚则形寒肢冷，四肢欠温，少腹寒冷，或小便频，大便溏，舌淡胖，苔薄白，脉细软；偏于阴虚则兼咽干口燥，五心烦热，大便干结，舌红，苔薄或少苔，脉细数。基础体温呈单相，或虽双相但黄体不健，多见于子宫发育不良、排卵功能障碍的多囊卵巢综合征、卵巢发育不全、卵巢早衰、月经失调、月经稀发、闭经等病证。

2. 辨证依据

（1）先天肾气不足，冲任亏损病史。

（2）婚久不孕，月经失调，月经稀发，闭经，腰脊酸痛，头晕目眩，耳鸣乏力，眼眶暗黑。

（3）舌淡红，苔薄白，脉细软。

3. 治疗原则　补肾益精，养血调经。

方药：

（1）归肾丸（方见月经先期）合五子衍宗丸（《摄生众妙方》）。

菟丝子　覆盆子　五味子　枸杞子　车前子

偏于阳虚者，合右归丸（方见崩漏）；偏于阴虚者，合左归丸（方见崩漏）；子宫发育不良者，加紫河车、海马、龟甲等血肉有情之品，合当归、茺蔚子补肾活血以促排卵和助子宫发育。

（2）毓麟珠（《景岳全书》）去川椒，加仙灵脾。

人参　白术　茯苓　白芍　川芎　炙甘草　当归　熟地　菟丝子　杜仲　鹿角霜　川椒

（二）痰湿内阻证

寒湿外侵，困扰脾胃，劳倦内伤，或脾虚气弱，水湿内聚，蕴而化痰，或肾虚气化失司，痰湿内生，流注下焦，滞于冲任，壅阻胞宫，不能摄精成孕。

1. 临床证候　不孕，月经失调，稀发或稀少，甚则闭经，形体渐胖，肢体多毛，面色㿠白，胸闷纳减，喉中多痰，嗜睡乏力，头晕目眩，白带增多，大便不实，脉濡滑，舌淡略胖，苔白腻。多见于多囊卵巢综合征。

2. 辨证依据

（1）体胖痰多。

（2）不孕，月经稀发或稀少，甚则闭经，肢体多毛，嗜睡乏力。

（3）舌淡胖，苔白腻，脉濡滑。

3. 治疗原则　燥湿涤痰，活血调经。

方药：苍附导痰丸（方见闭经）加当归、川芎或黄芪、仙灵脾。

肾虚腰酸者，加熟地、山茱萸、川断、菟丝子、仙茅、巴戟天；多毛者，加玉竹、黄精、首乌；卵巢增大者，加皂角刺、浙贝母；嗜睡乏力者，加礞石、石菖蒲；形寒怕冷者，加熟附片、肉桂。

（三）肝经郁火（或湿热）证

素体肝火偏旺，或过食辛辣燥热助阳之品，或情志不遂，肝郁化火，火灼阴伤，冲任失调不能摄精成孕。

1. 临床证候　月经稀发或稀少，或闭经，或经行频发，经来难净，毛发浓密，面赤唇红，面部痤疮，性急易烦易怒，口干喜饮，大便干结，小便黄，舌尖边红，苔黄，脉弦数。

2. 辨证依据

（1）素体肝旺，或情志内伤史。

（2）月经稀发或稀少，或闭经，或经行频发。

（3）毛发浓密，面赤唇红，面部痤疮，性急易烦易怒，口干喜饮，大便干结，小便黄。

（4）舌尖边红，苔黄，脉弦数。

3. 治疗原则　清肝泻火，涤痰软坚。

方药：

（1）丹栀逍遥散（方见月经先期）选加浙贝母、皂角刺、夏枯草、郁金。

（2）龙胆泻肝汤（方见带下过多）。

（四）肝郁证

女子以血为本，肝主藏血，喜疏泄条达，冲脉隶属于肝，司血海，为机体调节气血的枢纽。肝血不足，冲任失养，或七情所伤，情志抑郁，暴怒伤肝，疏泄失常，气血不和，冲任不能相资而不孕。

1. 临床证候　婚久不孕，月经失调，先后不定，经量不多，或经行不畅，经前乳房胀痛，胸胁胀痛，或有溢乳，少腹胀痛，情志抑郁，多思善太息，舌暗红，苔薄白或微黄，脉弦。多见于经前期综合征、溢乳—闭经综合征、高催乳素血症、黄体不健等病证。

2. 辨证依据

（1）平素精神抑郁，或有情志创伤史。

（2）不孕，经前乳房胀痛，或胁肋少腹胀痛，月经不调，闭经，或溢乳。

（3）舌暗红，苔薄或薄微黄，脉弦。

3. 治疗原则　疏肝解郁，养血调经。

方药：开郁种玉汤（《傅青主女科》）加合欢皮、柴胡。

白芍　香附　当归　白术　丹皮　茯苓　天花粉

肝郁及肾，子病及母，发展为肝郁肾虚，可致开合失司，排卵功能障碍，尤多见黄体不健，治宜补肾疏肝调经，方选定经汤（《傅青主女科》）。

菟丝子　白芍　当归　熟地　山药　白茯苓炒芥穗　柴胡

三、其他疗法

（1）促排卵汤（《罗元恺论医集》）：菟丝子　巴戟天　仙灵脾　当归　党参　炙甘草枸杞子熟附子　熟地

罗元恺认为"检查如属无排卵者，多属以肾阳虚为主，而兼肾阴不足，治以温肾为主而兼滋阴，可于经净后服促排卵汤约12剂，以促进其排卵"。

（2）以调补肝肾为主的中药周期疗法，用于肝肾两虚之闭经。

第1阶段：滋补肝肾，养血调经方：菟丝子、党参、枸杞子、黄精、山茱萸、桑寄生、当归、白芍、川芎。从假设的月经第1日开始服，共7日。

第2阶段：补肾助阳方：上方加仙灵脾、锁阳、巴戟天、阳起石、肉苁蓉。月经第8日开始服，共7日。

第3阶段：补肾疏肝理气方：上方加柴胡、香附、郁金、佛手。月经第15日开始服，共7日。

第4阶段：通经活血方：当归、赤芍、川芎、丹参、鸡血藤、益母草、泽兰、牛膝。月经第22日开始服，共服7日。

（3）以"补肾－活血化瘀－补肾－活血调经"立法的中药周期疗法，用于肾虚夹瘀证。

1）肾阳衰惫，冲任虚损型

促卵泡汤：仙茅、仙灵脾、当归、山药、菟丝子、巴戟天、肉苁蓉、熟地。

促排卵汤：当归、丹参、茺蔚子、桃仁、红花、鸡血藤、续断、香附、桂枝。

促黄体汤：阿胶、龟版、当归、熟地、首乌、菟丝子、续断、山药。

活血调经汤：当归、熟地、丹参、赤芍、泽兰、川芎、香附、茺蔚子。

2）肾阴不足，冲任郁热型

促卵泡汤：女贞子、旱莲草、丹参、山药、菟丝子、熟地、肉苁蓉、首乌。

促排卵汤：丹参、赤芍、泽兰、熟地、枸杞子、桃仁、红花、薏苡仁、香附。

促黄体汤：丹参、赤芍、泽兰、熟地、枸杞子、熟地、首乌、肉苁蓉、菟丝子。

活血通经汤：丹参、赤芍、泽兰、熟地、茯苓、茺蔚子、当归、香附。

子宫发育不良者，加小剂量雌激素周期治疗。

用于排卵功能障碍、黄体功能不佳患者。

四、文献资料

（一）补肾药作用机制探讨

李超荆等通过对排卵障碍性不孕症的研究，认为排卵障碍离不开调整肾的阴阳，中医"肾主生殖"的理论与排卵机制之间有着内在的联系，并运用中西医结合的理论和观点，采用中药调整肾的阴阳、补肾化痰、清肝滋肾三法来诱发排卵，排卵率达80%。实验证实补肾中药能增强下丘脑－垂体－卵巢性腺轴的功能，巴戟天、菟丝子、肉苁蓉等补肾中药能增加垂体、卵巢、子宫的重量，提高垂体对下丘脑黄体生成激素释放激素（LH－RH）的反应，分泌更多的黄体生成激素（LH），又能提高卵巢HCG/LH受体功能，从而改善了内在的神经－内分泌调节功能。川断、菟丝子具有雌激素样活性，可使去卵巢的小鼠阴道上皮角化，子宫重量增加，证实补肾是诱发排卵的基础。桃仁、红花合用能明显增加大鼠卵巢－子宫静脉血中前列腺素（PGF2α）含量能诱发发育成熟的卵泡排卵，这是在中药补肾使卵泡成熟的基础上，再施以活血化瘀药物激发排卵的原理。符式硅的实验研究补肾阴药对去势鼠具有雌激素样反应，用壮肾阳药能使兔卵泡活跃，用补气养血、健脾益胃药能使黄体期基础体温上升，孕二醇升高，证实中药对卵泡发育和排卵调节是有作用的。华启夫等报道实验研究证实肾阳虚者生长卵泡数比对照组明显减少，用右归丸后的生长卵泡数与对照组无显著差异，说明肾阳虚可抑制生长卵泡发育，使用右归丸有促使初级卵泡生长发育的作用，故右归丸有促排卵作用，为治疗不孕症提供依据。

（二）针刺促排卵的作用机制研究

俞瑾等经临床研究针刺促排卵的作用，发现经过针刺后阴道脱落上皮细胞的伊红指数有双向变化，伊红指数中等水平者或虽低水平但经针刺后上升者排卵率较高，证明垂体－卵巢有一定功能者针刺后排卵效果好。动物实验也证明针刺家兔可诱发卵巢滤泡发育成熟，甚至排卵。针刺后皮肤温度上升者和血β－内啡肽类物质高而针刺后可下降者并存者，排卵率显著增高，据此认为针刺作用可能是针刺穴位的刺激向中枢传递，通过对边缘系统脑内诸核团的影响，改变了一些不正常量的神经递质，内阿片肽类物质状态，并影响了下丘脑－垂体功能而使垂体前叶对促性腺激素的分泌趋于正常，也就调节了下丘脑－垂体－卵巢性腺轴功能而发生排卵。余运初通过实验发现针刺后血中黄体生成激素及孕酮（P）含量升高，针刺2～6小时后出现LH高峰，证实针刺可以激发排卵，其机制是通过下丘脑、垂体神经内分泌调节系统，引起LH高峰，导致排卵。

（三）中药成方对性腺轴的影响

李炳如、徐晋勋等对单味中药及中药成方的药理作用进行研究，发现单味菟丝子、肉苁蓉、巴戟天、仙茅、仙灵脾能使子宫、卵巢、垂体增重，使卵巢HCG/LH受体数目增加，提高垂体的兴奋性和反应性。党参、黄芪、当归、丹参、川芎、菟丝子、仙茅、仙灵脾、紫河车、蛇床子等单味中药含有较高的微量元素锌，有改善性腺功能的作用，应用含锌量较高的补肾药能提高LH与P的分泌，有健全黄体的功能，故对黄体不健、习惯性流产有防治作用。

促黄体汤（肉苁蓉、菟丝子、杜仲、山药、莲子、益智仁、紫石英）能诱发排卵后的家兔黄体对HCG的刺激反应迅速而强烈，使P分泌量增加，分泌高峰提前，使垂体前叶重量增加，实验证实本方能促进LH合成分泌增加，促进P分泌，提高和延长P分泌高峰。

（焦素杰）

第二节　输卵管性不孕

输卵管性不孕多因管腔粘连而导致机械性阻塞，或因盆腔粘连导致迁曲，或影响输卵管的蠕动功能和伞端的拾卵功能，使卵子无法与精子会合所致。输卵管因素引起的不孕症占女性不孕的1/3。临床多见于慢性输卵管炎导致输卵管阻塞、输卵管结核、子宫内膜异位症或盆腔手术后输卵管粘连，以及输卵管发育不全等。

一、诊断

（一）病史

可有盆腔炎、结核病史，或有人工流产术、清宫术等宫腔操作史，或有痛经。

（二）临床表现

可有下腹疼痛，或腰骶疼痛，或肛门坠胀痛，在经行前后、劳累或性交后加重。或有带下异常、月经不调、痛经等。也有少数患者除不孕外，并无任何自觉症状。

（三）检查

1. 妇科检查　部分患者有子宫抬举痛、摇摆痛；子宫固定，或有压痛；附件可增粗、增厚，或有包块．并有压痛；或子宫直肠陷窝及宫骶韧带触及痛性结节。

2. 输卵管通畅试验　子宫输卵管造影或输卵管通液，或腹腔镜下输卵管通液检查，显示输卵管阻塞，或通而不畅，或迂曲、积液等。

二、辨证分析

输卵管阻塞的形成主要是瘀血阻滞，脉络闭阻不通，使两精不能相搏而致不孕。血瘀的形成，可因经期产后摄生不慎，感受寒邪，血遇寒凝而成瘀；或感受热邪，血受热灼而成瘀；或情志抑郁，肝气郁结，气滞血瘀；或先天禀赋不足，房劳多产伤肾气，气虚运血无力而成瘀；或因手术创伤，直接损伤胞宫、胞脉，使气血失和，聚而成瘀。由于病程较长，往往虚实夹杂。需根据月经、带下的情况，结合全身症状与舌脉辨证。

治疗大法以活血通络为主，可辅以外治，必要时配合手术治疗。

（一）气滞血瘀证

精神抑郁，肝郁气结，疏泄失常，胞络不通，血行不畅，冲任不能相资，以致不孕。

1. 临床证候　继发不孕，或婚久不孕，平时少腹胀痛或刺痛，月经先后不定期，经行不畅，经色紫暗夹血块，经前乳房胀痛，心烦易怒，精神抑郁，舌紫暗或有瘀斑瘀点，苔薄白，脉弦细。

2. 辨证依据

（1）素性抑郁。

（2）继发不孕或婚久不孕，月经先后不定期，少腹、乳房胀痛。

（3）心烦易怒，精神抑郁，舌紫暗或有瘀斑瘀点，苔薄白，脉弦细。

3. 治疗原则　理气疏肝，化瘀通络。

方药：膈下逐瘀汤（方见痛经）加路路通。

心烦易怒者，加郁金、合欢皮。

（二）寒凝瘀滞证

经期产后或流产后摄生不慎，感受寒邪，血遇寒凝而成瘀，瘀血阻滞冲任，精血不能相汇，以致不孕。

1. 临床证候　继发不孕或婚久不孕，月经后期量少，色暗，有血块，带下量多质稀，少腹冷痛，得温则舒，大便溏薄，小便清长，舌淡，苔薄白，脉沉细或沉滑。

2. 辨证依据

（1）经行产后摄生不慎，感受寒邪。

（2）继发不孕或婚久不孕，月经后期量少，色暗，有血块，少腹冷痛。

（3）带下量多质稀，大便溏薄，小便清长，舌淡，苔薄白，脉沉细或沉滑。

3. 治疗原则　温经散寒，祛瘀通络。

方药：少腹逐瘀汤（方见痛经）加鸡血藤、地鳖虫。

下腹冷痛者，加紫石英、乌药；带下量多者，加芡实、补骨脂。

（三）湿热瘀阻证

经行产后，摄生不慎，感受湿热邪气，湿热蕴结，或血受热灼而成瘀，瘀血阻滞，冲任不能相资，以致不孕。

1. 临床证候　婚久不孕，月经先期，或经期延长，量多质稠，色鲜红或紫红，夹有血块，带下量多色黄，少腹疼痛，经行尤甚，面红身热，口苦咽干，大便干结，小便短赤，舌红，苔薄黄或黄腻，脉弦数或滑数。

2. 辨证依据

（1）经行产后摄生不慎，房劳不洁。

（2）继发不孕或婚久不孕，月经先期，或经期延长，量多质稠，有血块，少腹疼痛。

（3）带下量多色黄，口苦咽干，大便干结，小便短赤，舌红，苔薄黄或黄腻，脉弦数或滑数。

3. 治疗原则　清热祛湿，活血调经。

方药：解毒活血汤（方见葡萄胎）加败酱草、薏苡仁、泽泻、皂角刺。

腹痛明显者，加川楝子、延胡索；大便干结者，加枳实、大黄。

（四）肾虚血瘀证

先天禀赋不足，或堕胎小产、房劳不节损伤肾气，气虚运血无力而成瘀，瘀血阻滞，精血不能相汇，以致不孕。

1. 临床证候　继发不孕，或婚久不孕，月经量多或淋漓不净，色淡暗，有血块，神疲乏力，腰膝酸软，面色晦暗，头晕目眩，时有少腹隐痛，舌淡，苔薄白，脉沉细。

2. 辨证依据

（1）先天禀赋不足，或多次堕胎小产，房劳不节。

（2）继发不孕或婚久不孕，月经量多或淋漓不净，色淡暗，有血块，时有少腹隐痛。

（3）腰膝酸软，面色晦暗，头晕目眩，舌淡，苔薄白，脉沉细。

3. 治疗原则　补肾益气，活血祛瘀。

方药：宽带汤（《傅青主女科》）加炮山甲、鸡血藤。

巴戟天　补骨脂　白术　人参　麦冬　熟地杜仲　肉苁蓉　白芍　当归　五味子　莲子

月经量多或淋漓不净者，加川断、鹿角霜；头晕目眩者，加制首乌、枸杞子。

三、其他疗法

（一）中成药

（1）桂枝茯苓胶囊，每次3粒，每日3次，经期停服。用于瘀血阻滞、寒湿凝滞者。

（2）大黄䗪虫胶囊，每次4粒，每日3次。经期停服。用于瘀血阻滞者。

（3）经带宁胶囊，每次3片，每日3次。用于湿热瘀阻者。

（二）外治

可采用中药保留灌肠、中药外敷、中药离子导入等方法（参见慢性盆腔炎）。

（1）复方丹参注射液20ml，加入5%葡萄糖注射液500ml，静滴，7~10日为1个疗程。

（2）清开灵注射液30ml，加入5%葡萄糖注射液500ml，静滴，每日1次，7~10日为1个疗程。

（三）西医治疗

（1）物理治疗：超短波、透热、离子透入等物理疗法，以促进局部血液循环，消除水肿，缓解组织粘连。

（2）输卵管内注药：用透明质酸酶1500u、庆大霉素8万u、地塞米松5mg，加入生理盐水20ml，在150mmHg压力下，以每分钟1ml的速度经输卵管通液器缓慢注入。能减轻局部充血、水肿，抑制纤维组织形成，溶解或软化粘连，达到闭塞部位通畅的目的。于月经干净后2~3日开始，每周2次，连用2~3个周期。

（3）放射介入：在X线荧光屏下，将导管或微导丝经宫颈插入至输卵管阻塞部位做扩通。用于输卵管近端阻塞。

（4）腹腔镜手术：腹腔镜下做盆腔粘连松解，输卵管伞端造口；对散在的内膜异位灶做电凝。

（5）宫腹腔镜联合手术：对输卵管近端阻塞，在宫腹腔镜直视下做介入术及盆腔粘连松解术。

（6）显微外科手术：针对输卵管不同部位的阻塞，做输卵管伞端周围粘连分离术及造口术、输卵管端端吻合术、输卵管子宫植入术等。

（7）宫腔配子移植：将成熟卵子与经获能处理的精液及适量培养液用导管送入宫腔深部，即直接将配子移植在宫腔内受精、着床。

（8）体外受精与胚胎移植（IVF－ET）：即试管婴儿。将卵子和精子取出体外，在体外培养系统中受精，发育成胚胎后，将优质胚胎移植入宫腔内，让其种植、着床。

四、预防与调护

（1）注意经期卫生，严禁经期性生活，以防盆腔感染。

（2）应重视婚前教育，避免婚前妊娠，做好新婚夫妇的避孕指导及计划生育宣传工作，减少人工流产率。

（3）积极预防和早期治疗人工流产及分娩所致的生殖道感染。人工流产术前应严格检查生殖道分泌物的清洁度，术中应严格执行无菌操作，术后常规预防性应用抗生素。如有盆腔感染，则应及时彻底治疗，以降低输卵管阻塞继发不孕症的发生。

五、文献资料

（一）输卵管炎症是输卵管性不孕的主要原因

输卵管性不孕占不孕因素的30%~40%，已成为不孕原因的首位。除先天性因素外，输卵管阻塞都是由炎症和盆腔粘连引起，常见于经期性生活、分娩、流产、宫腔内手术及异物残留后，细菌经子宫颈或子宫内膜创面侵入机体，导致输卵管间质部炎症，进而发展为输卵管积水或结节性峡部输卵管炎而致不孕。

过去认为与不孕有关的感染其病原体主要是淋球菌和结核菌，近年来沙眼衣原体（CT）和支原体（主要是解脲支原体，UU）感染呈上升趋势。因其临床症状隐匿，易造成蔓延，形成盆腔炎。盆腔炎是输卵管病变的一个主要原因，而输卵管病变是不孕症的一个主要原因，因而 CT 和 UU 感染已成为输卵管阻塞的主要致病因素。CT 感染对女性生殖能力的影响已得到一致认同。CT 感染损伤颈管上皮，引起颈管黏液的屏障作用丧失，上行引起子宫内膜炎和输卵管炎。此外，CT 热休克蛋白（CHSP60）是一种免疫靶，可引起迟发性变态反应和自身免疫反应而致输卵管慢性炎症而不孕。UU 主要侵犯人体黏膜细胞，引起泌尿生殖道感染，由于其感染病程隐匿，临床表现轻或无症状，以致感染反复迁延呈进行性或不可逆的病理变化而致慢性生殖系统炎症病变。有关 CT 感染导致输卵管性不孕的机制报道较多，随着生殖免疫学的发展，感染与抗生殖抗体的相关性研究已成热点。梁占光等报道 CT 引起输卵管损伤涉及体液免疫、细胞免疫及其他因素。李海燕的研究发现无症状输卵管 CT 感染可使输卵管液中 $TNF-\alpha$ 和 $IL-6$ 升高，其中 $TNF-\alpha$ 与输卵管损伤程度有关，$TNF-\alpha$ 越高，损伤越重。

（二）输卵管性不孕的危险因素

程玲等认为生殖器结核、阑尾炎、宫内节育器（IUD）避孕及人流是盆腔炎的诱因。人工流产不仅与输卵管阻塞的发生有关，而且流产次数与输卵管阻塞的发生成正比，人工流产致输卵管阻塞的原因主要是人流手术致人体抵抗力下降，宫颈黏液栓消失，多次人工流产增加了生殖道局部的感染与损伤，从而增加了病原微生物上行感染致输卵管粘连、阻塞的机会。阑尾手术史是输卵管性不孕的病因之一，特别是有阑尾穿孔引起盆腔腹膜炎者，对生育的影响更为不利。宫内节育器与发生盆腔炎之间的关系尚未有定论，但有较多的流行病学研究指出使用 IUD 较不使用者盆腔炎的相关危险性提高 $2.5 \sim 7.3$ 倍。盆腔结核绝大多数首先感染输卵管，在我国绝大多数盆腔结核患者是因为不孕就诊而被发现，特别是原发性不孕。彭丽珊等指出相较其他类型输卵管炎症，结核性输卵管炎对输卵管的损害最严重，且多为两侧性、不可逆的改变，引起输卵管完全阻塞率高达 84.78%。

（三）输卵管阻塞性不孕的病因病机及治疗

近年来输卵管阻塞性不孕的临床研究报道较多，大多数认为输卵管阻塞性不孕的根本因素在于"瘀"，以活血化瘀为治疗大法。来冬青认为输卵管阻塞主要由炎症引起，属少腹血瘀，治拟活血行滞、化瘀通络，自拟甲虫散（穿山甲、蜈蚣、水蛭、延胡索、皂角刺），研细末装入胶囊内服治疗，取得满意疗效。胡元明等以活血化瘀、清热利湿法组方，内服方选用蒲公英、败酱草、大红藤、皂角刺、穿山甲、桃仁、红花、路路通、甘草；外敷方为白花蛇舌草、皂角刺、乳香、没药、透骨消、羌活、红花、独活，用纱布包扎，放入蒸锅内蒸30 分钟后敷下腹两侧。王淑英等采用自拟通络助孕汤（桃仁、红花、当归、川芎、赤芍、黄芪、党参、香附、皂角刺、炮山甲）加减内服，同时配合康妇消炎栓（苦参、紫花地丁、蒲公英、紫草、芦荟等）肛塞，内外合治，疗效满意。

中西医结合治疗输卵管阻塞性不孕是比较理想的方案。管淑彩等使用自制化瘀促孕胶囊

（桃仁、红花、鸡血藤、当归等15味）内服，联合西药宫腔输卵管注药法。徐艳兰采用平时内服由少腹逐瘀汤合二陈汤组成的中药，月经第1～7日静滴或肌注抗生素，月经干净3～7日宫腔注药相结合的方法治疗。高锦清对西药组单用输卵管内注射药液；中西医组以化瘀消积为主、攻补兼施中药内服，以清热解毒、理气活血、散结止痛中药外敷，配合输卵管内注射药液。魏芸以西药组静滴氧氟沙星－甲硝唑，配合宫腔输卵管注药；中西药组宫腔输卵管注药（同西药组），配合中药外敷（大黄、丹皮、桃仁、冬瓜仁、侧柏叶、黄柏、泽兰、薄荷、芒硝）及中药灌肠（丹参、赤芍、三棱、莪术、乳香、没药、王不留行、败酱草、红藤、炮山甲）治疗。结果表明中西医结合治疗效果明显优于单纯西医或单纯中医治疗，可能与以活血化瘀为主的中药可改善盆腔血液循环，增加局部血供，起到抗组织增生、抗纤维化、抗炎等作用，并用宫腔输卵管加压通液，可冲化输卵管腔黏液栓，分离、松解粘连组织，药物直达病所，达到消除局部炎症，增强、巩固疗效的作用有关。

夏桂成认为慢性输卵管炎的治疗须注意扶正，补肾调周法是常用之法，应按照月经周期中四期特点论治。在长期的扶正治疗中，又须"扶正祛邪，改邪归正"。慢性炎症之邪是指正气的部分是长期与邪抗争中转化之邪。由于病证时间长，病情顽固，邪气入侵后，长期在盆腔稽留，与正气相对抗、相影响，逐渐使正气改变，转化为邪。即细胞变态、变质成为有害细胞，组织变形，纤维结缔组织增生明显，甚至出现硬化。通过扶正，让变形细胞重新改变过来，让变形的组织重新恢复起来，使纤维结缔组织增生减轻，硬化变形的组织软化，即所谓"改邪归正"，具体有滋阴养血、温中助阳、活血化瘀三法。

（焦素杰）

第三节　免疫性不孕

女性卵巢功能正常、输卵管通畅，配偶精液正常而未受孕者，以往归于原因不明性不孕症。近20年来，对生殖免疫调节的研究发现与不孕相关的免疫学因素主要为抗精子抗体（ASAb）、抗透明带抗体（抗卵巢抗体）等。在原因不明性不孕症中相当大的部分属于免疫性不孕。

一、诊断

根据中国中西医结合学会妇产科专业委员会1991年制定的女性不孕症诊疗标准，凡符合不孕症的诊断，临床及各项检查除外排卵功能障碍、子宫内膜异位症、输卵管炎、子宫腺肌病、宫腔粘连等引起的不孕，血清或宫颈黏液ASAb阳性，或抗透明带抗体阳性，则可确诊为免疫性不孕。此外，性交后试验每高倍视野下宫颈黏液中有力前进的精子<5个；精子－宫颈黏液接触试验见与宫颈黏液接触面的精子不活动或活动迟缓，可作为参考指标。

（一）病史

应详细询问，了解有无经期性交、盆腔炎、宫颈炎病史，或配偶有生殖道炎症病史。

（二）临床表现

可有月经异常，带下异常，腰骶疼痛，或性交后出血。部分患者除不孕外，并无症状。

（三）检查

1. 妇科检查　部分患者有宫颈糜烂、息肉，接触性出血；子宫固定，抬举痛；两侧附件增厚或输卵管增粗、压痛等。

2. 实验室检查　凡是符合不孕症诊断的患者，在常规检查后未发现异常，已排除排卵障碍、输卵管阻塞、男性精液异常等情况，应做免疫学检查以了解有无免疫学因素存在。

（1）ASAb 测定：可采用酶联免疫法（ELISA）、免疫珠试验（IBT）、混合抗球蛋白试验（Mar test）、精子制动试验（SIT）等方法检测血清、宫颈黏液或男性精浆的 ASAb。目前多数医院采用 ELISA 法，并可以测定 Ig 类型，血清中主要是 IgG 和 IgM，宫颈黏液或男性精浆中主要是 IgG 和 IgA。

（2）抗卵巢抗体（AOAb）测定：采用 ELISA 法检测。但敏感度不高，未能定量，仅可作临床诊断的参考。

（3）性交后试验：排卵期性交后 2 ~ 8 小时取宫颈黏液涂片，每高倍视野下有 20 个活动精子属于正常。如活动精子 <5 个，则提示局部有免疫异常。

（4）精子 – 宫颈黏液接触试验：排卵期取宫颈黏液和配偶精液，分别置一滴于玻片，镜下观察，如在宫颈黏液接触面的精子不活动或活动迟缓，提示有免疫异常。

如宫颈有炎症，或黏液黏稠，或白带常规检查有白细胞等均不宜进行性交后试验或精子 – 宫颈黏液接触试验。

二、辨证分析

抗精子抗体是引起免疫性不孕的最常见的原因。女性 ASAb 的产生主要与免疫反应的个体差异、配偶精液中缺乏免疫抑制因子、生殖道感染及在生殖道黏膜损伤的情况下性交有关。ASAb 可引起精子凝集，降低精子的活动能力。IgA 类 ASAb 能使精子呈现"震颤现象"，从而抑制精子穿透宫颈黏液，并可能干扰精子获能，影响顶体酶的释放，阻碍顶体反应的发生。

抗卵巢/透明带抗体干扰生育的机制可能是封闭透明带上的精子受体，干扰精子与透明带的结合，影响精子穿透透明带；并使透明带变硬而影响着床。

免疫性不孕的辨证主要根据症状与舌脉，对没有明显症状的患者可根据月经、带下的表现进行辨证。

（一）邪瘀内结证

经期、产后血室正开，如不节房事，引致邪毒内侵，损伤血络，瘀毒内阻，冲任不畅，精不循常道，变为精邪，与血搏结，凝聚成瘀，阻滞冲任；或素有带下病，湿热蕴结，流注于肝经、冲任，使冲任不得相资，胎孕难成。

1. 临床证候　婚后不孕，或下腹胀坠，或腰骶酸痛，或带下量多，色黄质稠，或交接出血，口干，大便不爽或便秘，舌红，苔黄或腻，脉弦数。

2. 辨证依据

（1）有经期、产后不节房事，或宫颈炎、盆腔感染史。

（2）下腹胀坠，或腰骶酸痛，或带下量多，色黄质稠，或交接出血，口干，大便不爽或便秘。

（3）舌红，苔黄或腻，脉弦数。

3. 治疗原则　清热活血。

方药：龙胆泻肝汤（方见带下过多）加丹皮、地骨皮。

日久伤阴，肝阴不足，虚火亢盛，心烦失眠，渴不欲饮者，去当归，加沙参、旱莲草、白芍、郁金。

（二）阴虚夹瘀证

素体虚弱，或情志抑郁，五志化火，肾精耗损，冲任不充，胞脉失养，阴虚内热，灼伤精血，瘀热内结，使精不循常道，与瘀热相搏结，冲任不能相资，难以孕育。

1. 临床证候　月经先期，或经期延长，量少，色鲜红或紫暗，有小血块，口干咽燥，心烦失眠，舌边尖红，苔少，脉细数。

2. 辨证依据

（1）素体阴虚，或情志抑郁。

（2）月经先期，或经期延长，量少，色鲜红或紫暗，有小血块，口干咽燥，心烦失眠。

（3）舌边尖红，苔少，脉细数。

3. 治疗原则　滋阴降火，佐以活血。

方药：知柏地黄丸（方见月经后期）加丹参、郁金、甘草。

月经量少，经行不畅者，加益母草、桃仁；大便秘结者，加玄参、生地、桃仁。

肝肾阴虚，而瘀热不甚，治宜滋养肝肾，用五子衍宗丸（《证治准绳》）。

菟丝子　覆盆子　五味子　枸杞子　车前子

（三）脾虚夹湿证

素体脾虚，或脾肾气虚，水湿内蕴；或房事不节，湿邪乘虚而入，邪与血相搏结，形成湿浊、痰瘀，阻于冲任，不能摄精成孕。

1. 临床证候　月经量多，色淡暗，或经期延长，或腹痛隐隐，带下增多，色白黏稠，大便溏薄，神疲乏力，舌淡暗，苔薄白，脉细缓。

2. 辨证依据

（1）素体虚弱。

（2）月经量多，色淡暗，或经期延长，或腹痛隐隐，带下增多，色白黏稠，大便溏薄，神疲乏力。

（3）舌淡暗，苔薄白，脉细缓。

3. 治疗原则　升阳化湿，佐以活血。

方药：助阳抑抗汤（经验方）。

黄芪　党参　鹿角片　丹参　赤芍　白芍茯苓川芎　山楂

三、其他疗法

（一）外治

（1）复方黄柏液：将浸透药液的带线棉球置于宫颈处，保留 6~8 小时后自行拉出，每日 1 次，连续 10 日为 1 个疗程，经期停用。用于邪瘀内结证，合并宫颈炎者。

（2）博性康药膜：每次 1 片，纳入阴道，连续 10 日为 1 个疗程，经期停用。用于邪瘀内结证,合并宫颈炎者。

(二)隔绝疗法

性交时使用避孕套,避免精子抗原再次进入其免疫系统,使抗体效价逐渐下降。6 个月为 1 个疗程。用于 ASAb 阳性者。

(三)西医治疗

1. 西药 主要是免疫抑制剂治疗。常用皮质激素类,有中剂量、小剂量疗法以及局部用药法。

(1)中剂量疗法:脱氢可的松每日 40 ~ 60mg,内服,每 3 ~ 4 日减少 10mg,减至每日 5mg,再维持 3 ~ 5 日后停药。

(2)小剂量疗法:地塞米松每日 2 ~ 3mg,内服 9 ~ 13 周,再经过 7 周的逐渐减量后停药。或用强的松 5mg,每日 3 次,于排卵前内服 14 日。

(3)局部用药:泼尼松每日 10mg,阴道用药 3 ~ 6 个月,经期停用。用于宫颈黏液 AS-Ab 阳性者。

2. 辅助生育技术 可采取宫腔内人工授精(IUI)或体外受精 – 胚胎移植(IVF – ET)。

四、预防与调护

(1)避免经期、产后、宫腔手术后性生活。

(2)积极治疗宫颈炎、盆腔炎等生殖道感染,尤其是沙眼衣原体、支原体引起的感染。

(3)男性生殖道感染时应避免性交或使用避孕套。

五、文献资料

(一)抗精子免疫性不孕

精子具有抗原性。在人精液中可测出 30 多种抗原成分,包括精子膜抗原、顶体抗原、精子核抗原等。精子对于男性而言属于自身抗原。男性的血睾屏障和曲细精管基底层的屏障作用使精子在发育过程中与免疫系统完全隔绝;精浆中存在有一些免疫抑制因子和酶,使女性的免疫系统对精子无法产生免疫应答。女性的阴道具有黏膜免疫系统,精子进入阴道后,仅有少于 5% 的精子能够进入宫腔,其余的在阴道黏膜表面被清除,使精子无法接触女性的免疫系统。因此虽然性交可被视为一个反复注入抗原的过程,但在正常情况下,女性生殖系统的免疫防御机制使其不会产生 ASAb。

当男性的血睾屏障遭到破坏(如手术、外伤等),精子暴露于自身免疫系统,巨噬细胞在生殖道吞噬消化精子细胞,其携带的精子抗原启动免疫系统就会产生 ASAb。输精管结扎后,50% ~ 60% 的受术者可产生高浓度的 ASAb,并持续数年。

女性的阴道和子宫颈在炎症、损伤等情况下,局部非特异性免疫反应增强,巨噬细胞进入生殖道吞噬消化精子细胞,其携带的精子抗原启动淋巴细胞,同时生殖道黏膜渗透性改变,增强精子抗原的吸收,且感染因子可能增强了机体对精子抗原的免疫反应,致生殖道局部及血清中出现 ASAb。子宫颈黏液内含有高浓度的 ASAb(以 IgA 为主),影响精子在女性生殖道的运行。

吴爱武等报道精液培养 UU 阳性的不育患者中血清 ASAb 阳性占 26.32%,而阴道分泌物 UU 培养阳性者血清 ASAb 阳性占 40.91%，两者与正常对照组比较有显著差异，说明生殖道感染是造成自身免疫和同种免疫的重要原因之一。秦进喜等指出人在有子宫内膜炎或生殖道异常情况下性交，一旦被精液抗原致敏后，即使以后在女性生殖道恢复正常时性交，也可引起所谓"二次免疫反应"，使女性体内不断地产生 ASAb。ASAb 既可同时存在于血清和生殖道分泌物之中，又可单独存在于血清或生殖道分泌物之中。姚亦德在检测 150 例不孕妇女宫颈黏液和血清的 ASAb 时发现，宫颈黏液 ASAb 阳性者 58 例，血清 ASAb 阳性 30 例，其中两者均阳性 20 例，总阳性率为 38.7%。从阴道到输卵管的黏膜均有浆细胞存在，并能产生 IgA；而血中的 ASAb 又可进一步提高生殖道局部的抗体效价，最终由于生殖道局部的 ASAb 而影响受孕。

在生殖道黏膜损伤时（经期、子宫出血、子宫内膜炎）性交，则增加精子及其抗原进入血液并与免疫活细胞接触的机会，产生 ASAb。此外，如果精子进入口腔或直肠（口交或肛交），由于口腔、直肠黏膜较薄而易受损伤，黏膜下的郎罕细胞有巨噬细胞的功能，能将精子抗原传入体内而产生免疫反应，也是女性产生 ASAb 的原因之一。此外，某些助孕技术如直接腹腔内人工授精可导致大量精子进入腹腔，被腹腔中的巨噬细胞吞噬后将精子抗原传递至盆腔淋巴内的辅助性 T 淋巴细胞，从而引发抗精子的免疫反应，使血清中出现暂时性的 ASAb 升高。

（二）抗卵巢/透明带免疫性不孕

人类卵巢中卵泡的发育始于胚胎时期。不同于男性生殖腺到青春期才开始有生精作用，女性新生儿出生时卵巢已有 15 万～50 万个卵泡。但原始卵泡（又称始基卵泡）中的卵母细胞也是从青春期才能逐渐发育为成熟卵泡，正常女性生育期的每个周期中仅有数个卵泡发育成熟，其中只有 1 个卵泡发生排卵。包裹在卵细胞表面的凝胶层为卵透明带，是卵子的保护层，具有特异性的抗原成分。由于透明带在胚胎期尚未形成，免疫系统未能对其建立起免疫耐受。青春期后，女性排卵后的卵细胞透明带或卵巢内闭锁卵泡的微量透明带物质，可成为自身抗原。

生殖道的炎症、手术损伤等可使透明带暴露于自身免疫系统，引起自身免疫反应。透明带抗体可能是导致不孕或卵巢早衰的免疫性因素。此外，卵巢颗粒细胞和卵泡膜细胞也有特异性抗原存在，一些自身免疫病患者可产生针对卵巢的特异性抗体，导致自身免疫性卵巢炎，轻者引起不孕，甚者可导致卵巢早衰。

（三）中医治疗研究进展

中医中药的治疗通过整体性的调节作用，既可提高被减弱的免疫稳定功能，又可消除有害的自身或同种免疫反应。

大量的临床观察和实验研究表明活血化瘀中药对体液免疫和细胞免疫有一定抑制作用，并对免疫性疾病有较好的疗效，如鸡血藤、丹参、红花等对已沉积的抗原抗体复合物有促进吸收的作用；益母草、穿山甲、水蛭、虻虫可抑制抗原抗体反应所致的病理损害；丹参、田七、郁金能消除血液中过剩的抗原，防止免疫复合物的产生；红花、川芎、丹皮、王不留行、芍药、桑枝等可提高人体淋巴细胞的转化率，增强细胞免疫功能；活血化瘀法的去瘀生新作用与免疫系统的自身稳定作用有相似之处，对自身免疫性疾病有普遍的治疗意义。

清热解毒药，如大黄、黄芩、白花蛇舌草、龙胆草等具有抑制免疫反应的作用。防风、防己、秦艽、威灵仙等有抗过敏、消炎、抑制过敏介质的释放和调节血管通透性的作用。甘草、田七、徐长卿等有激素样作用，能刺激垂体－肾上腺皮质系统并增强其作用，因而可抑制免疫反应。

滋阴凉血药，如生地、丹皮、女贞子、旱莲草、麦冬、玄参等可抑制免疫功能亢进，对抗变态反应性病变。熟地、首乌、山茱萸、枸杞子、丹参、牛膝、桃仁、炙鳖甲、丹皮、仙茅、仙灵脾、鹿角霜、紫河车、巴戟天、女贞子等通过调节下丘脑－垂体－性腺轴的功能而增强睾丸的生精功能，并通过促进微循环来消除覆盖在精子膜上的抗体，从而达到治疗免疫性不育的目的。

根据不同证候，免疫性不孕的治疗也不拘一法，在遣方用药时可参照中药的免疫药理，适当选用具有抑制抗体生成的药物。

李大金等用知柏地黄丸治疗 ASAb 和（或）透明带抗体阳性的免疫性不孕妇女 32 例，结果有 26 例抗体转为阴性，8 例获得妊娠，其妊娠均发生在抗体转阴后 1~9 个月。

姚石安等治疗免疫性不孕合并子宫内膜炎、输卵管炎或有人工流产史者，用知柏地黄汤加味（知母、黄柏、生地、玄参、田七、丹参、丹皮、泽泻、山药等）；肾虚瘀阻者用还精煎加减（菟丝子、首乌、当归、熟地、锁阳、丹参、熟地、丹皮、红花、石楠叶等）治疗。

罗颂平等以滋肾活血的助孕 1 号丸（菟丝子、女贞子、甘草、桃仁、当归等）治疗肾阴虚型免疫性不孕，经临床观察和动物实验对于消除 ASAb 和抑制抗体生成有确切的疗效。

夏桂成用滋阴抑抗汤（炒当归、赤芍、白芍、山药、山茱萸、甘草、钩藤、丹皮、地黄）与助阳抑抗汤（黄芪、党参、鹿角片、丹参、赤白芍、茯苓、川芎、山楂）交替使用，辨证加减。炎症者多兼有湿热血瘀，加败酱草、薏苡仁、五灵脂等。治疗免疫性不孕 50 例，服药 3 个月经周期为 1 个疗程。结果 ASAb 转阴 19 例，占 38%；妊娠 17 例，占 34%，合计有效率 72%。他认为免疫性不孕与阴阳消长的月节律有关，因而主张依据月经周期中阴生阳长及其转化的特定时期，在辨证论治的基础上，提高阴阳消长的水平，从而增强机体免疫功能的调节能力。从经后期到排卵期前，为阴长阶段，是滋阴养血的重要时期，宜用滋阴抑抗汤；经间排卵期，重阴转阳，精化气，宜在滋阴养血药中加助阳药及行气调血之品，促进排卵及受孕；排卵后，基础体温上升，阳长开始，渐至重阳，宜用助阳抑抗汤。

对合并生殖道炎症如宫颈糜烂、息肉、子宫内膜炎、输卵管炎的患者，应积极治疗炎症。应做衣原体、支原体和其他病原体检测，采取有针对性的治疗。

（焦素杰）

第四节　心因性不孕

在不孕夫妇中，有 10%~15% 经各种临床及病理检查不能确定病因，社会心理因素在其发病及病程演变中起着重要的作用，则属于心因性不孕，具有可缓解和复发倾向。不孕患者存在着复杂的心理威胁和情绪紧张。不孕可导致精神情绪变化，反过来精神情绪的变化又影响受孕，如得不到心理治疗，不能控制自身感受和情感，则将进一步影响治疗的效果。

中医学认为女子的情绪状态与生育有很大的关系，《大生要旨》云："种子求嗣"，必须"毋伤于思虑，毋耗其心神，毋意弛于外而内虚，毋志伤于内而外驭……"《景岳全书·妇人规》也云："产育由于血气，血气由于情怀，情怀不畅则冲任不充，冲任不充则胎孕不受。"《济阴纲目·求子门》云："凡妇人无子，多因七情内伤，致使血衰气盛，经水不调……不能受孕。"陈修园在《女科要旨》云："妇人无子，皆由经水不调者，皆由内有七情之伤……"指出心理失调，肝气郁结，情志不达，冲任失和，则不能摄精成孕。《傅青主女科》云，"盖子母相依，郁必不喜，喜必不郁也。其郁而不能成胎者，以肝木不舒，必下克脾土而致塞……则胞胎之门必闭，精即到门，亦不得其门而入矣。"说明情绪不佳可致生殖功能紊乱，影响受精而致不孕。

一、诊断

（一）病史

详细询问病史，尤其注意社会生活因素、家庭、婚姻、性生活、有无精神刺激、环境变迁及其他原因。精神情绪稳定性以及涉及自主神经系统功能失调的某些陈诉，如肩酸、便秘、头重、潮红、蚁行感和皮肤症状等。

（二）临床表现

婚后多年不孕夫妇，常无明显症状，经系统检查，双方未发现器质性病变及生殖功能异常的，应详细询问，并用心理量表做生活事件的调查，可有下面临床心理特征。

1. 焦虑心理　不孕早期常紧张不安，消极焦虑。
2. 耻辱心理　因不能生子女感到自卑无能，被歧视耻笑，心情烦闷、抑郁、悲伤，羞于见人。
3. 绝望心理　对不孕的检查而未得出异常的诊断结果时，患者常有挫折感、失落感，或有绝望之念。
4. 性功能障碍　由于不孕，患者往往自认为在社交和性方面都是缺乏吸引力的、孤立无援的，所以常出现性欲下降、性反应能力和性快感降低等性功能障碍。
5. 假孕体验　主要在暗示性强或病证性格者中多见。可有妊娠反应、停经、腹部隆起，甚至自感胎动等，临床检查均正常。

（三）检查

1. 不孕症专科检查　生殖器官、排卵功能、输卵管、免疫功能等无异常。
2. 心理学试验　包括精神分析及脑电图、皮肤电阻反应以及指尖容积波形测定等其他检查。
3. 自主神经系统功能检查　包括眼球压迫试验、颈动脉压迫试验、自主神经张力测定以及肾上腺素、Mecholyl（乙酸胆碱前体，拟副交感神经剂及血管舒张剂）等药物试验。

二、辨证分析

心因性不孕的发病因素十分复杂，社会因素、心理因素与生物学因素往往交织在一起，共同起作用。社会压力、工作挫折、家庭关系紧张等生活事件对心身疾病起激发作用；人格特征、情绪状态和童年精神创伤等内在因素可影响患者对外部不良刺激的反应，从而导致心身障碍。

中医学认为情志与脏腑关系密切，情感活动是以五脏精气作为物质基础的。肝主疏泄，脾为气血生化之源，肾主生殖。抑郁忿怒，肝气郁结，疏泄失常，气血不和，冲任不能相资，以致不孕。反过来，婚久不孕的过度忧郁又往往是导致肝的疏泄功能失常，而加重不孕。忧思不解，损伤脾气，脾虚血少，血海不充，可致月经不调，乃至不孕。惊恐过度，肾气虚损，冲任失养，不成摄精成孕，而导致不孕。此外，肝郁日久，血行不畅，瘀血阻滞，两精不能结合，以致不孕。

（一）肝气郁结证

抑郁忿怒，肝郁气结，疏泄失常，气血不和，冲任不能相资，以致不孕。

1. 临床证候　经期先后不定，经来少腹胀痛，经行不畅，量少色暗，有小血块，经前乳房胀痛，胸胁不舒，精神抑郁，或烦躁易怒，舌质正常或暗红，苔薄白，脉弦。

2. 辨证依据

（1）素性抑郁。

（2）经期先后不定，经来少腹、乳房胀痛。

（3）精神抑郁，或烦躁易怒，舌质正常或暗红，苔薄白，脉弦。

3. 治疗原则　舒肝解郁，调经助孕。

方药：开郁种玉汤（方见排卵障碍性不孕）。

（二）脾虚血少证

忧思不解，损伤脾气，气血生化乏源，血海不充，可致闭经、崩漏、月经不调等，乃至不孕。

1. 临床证候　神疲乏力，食欲不佳，食后腹胀，月经不调，量或多或少，色淡质薄，带下量多，少腹下坠，头晕心悸，面色萎黄，四肢不温，大便溏薄，面目浮肿，下肢水肿，舌淡边有齿痕，苔薄白，脉虚弱。

2. 辨证依据

（1）忧思不解病史，或有闭经、崩漏、月经不调等病史。

（2）月经不调，量或多或少，色淡质薄，带下量多。

（3）纳呆神疲，面色萎黄，舌淡边有齿痕，苔薄白，脉虚弱。

3. 治疗原则　益气补血，健脾助孕。

方药：归脾汤（方见月经先期）。

（三）肾气不足证

悲伤、惊恐过度，肾气虚损，冲任失养，不成摄精成孕，而导致不孕。

1. 临床证候　月经后期，量少色淡，质稀，或月经稀发、闭经，面色晦暗，腰酸腿软，性欲淡漠，头晕耳鸣，精神疲倦，小便清长，大便不实，舌淡，苔白，脉沉细或沉迟。

2. 辨证依据

（1）惊恐过度病史，或有崩漏、闭经病史。

（2）月经后期，量少色淡，质稀，或月经稀发、闭经。

（3）面色晦暗，腰酸腿软，性欲淡漠，头晕耳鸣，精神疲倦，舌淡，苔白，脉沉细或沉迟。

3. 治疗原则　补肾益气，调经助孕。

方药：毓麟珠（方见排卵障碍性不孕）加紫河车、丹参、香附。

（四）瘀血阻滞证

肝郁日久，血行不畅，瘀血阻滞胞脉，两精不能结合，以致不孕。

1. 临床证候　月经后期，量少或多，色紫黑，有血块，经行不畅，或少腹疼痛，经时加重拒按，舌紫暗或有瘀点，脉细弦。

2. 辨证依据

（1）素性抑郁，情怀不畅病史。

（2）月经后期，量少或多，色紫黑，有血块，经行不畅，或少腹疼痛，经时加重拒按。

（3）舌紫暗或有瘀点，脉细弦。

3. 治疗原则　活血化瘀，调经助孕。

方药：少腹逐瘀汤（方见痛经）。

三、其他疗法

（一）针灸

（1）肾虚证取关元、气海、三阴交、足三里、肾俞，隔日1次。

（2）脾虚血少证取任脉、中极、关元、冲脉、大赫、三阴交、血海、脾俞，在行经第1日即埋针。有促排卵作用。

（3）瘀血阻滞证取关元、归来、水道、曲骨、三阴交、外陵，隔日1次。

（4）耳针取屏间、卵巢、子宫、肝、肾，每次2~4穴，每日1次，10日为1个疗程。

（二）心理治疗

心因性不孕涉及了人与社会，人与人，以及疾病和患者之间的关系，从调节心理和躯体的平衡入手，从身心两方面治疗，从而达到整体治疗的目的。

（1）建立良好医患关系：不孕妇女身心蒙受着极大的痛苦，表现为心情烦躁、焦虑、心神不定等。医院的环境、人际关系及作息时间都与家里不同，需要医生细心了解患者的心理活动和病情。在治疗中应同情和关怀患者，建立和谐、融洽的医患关系，仔细倾听她们的意见，给她们讲解性知识，预测排卵期。指导她们性交次数应适度，保持愉快情绪，消除因情绪引起的性功能障碍。

（2）夫妻同治：不孕是夫妇双方的问题，应对双方进行诊治。当夫妇一同就诊时，他们的焦虑可能会少些。医生和不孕夫妇一起讨论他们的期望，讲解有关疾病的发生、发展、经过和治疗前景，指导他们学会自我消除紧张状态，自我松弛，对待人生、对待婚姻和生育要有正确的态度，使他们在精神上得到安慰和情绪上的稳定。

（3）小组治疗：医生可与多名不孕夫妇共同讨论有关不孕的知识，并回答他们的各种疑问，鼓励他们之间相互交流各自的感受和治疗过程，减轻精神压力，帮助他们逐渐打破恶性心理循环。同时还应告诉他们做好心理准备，以便完成各项检查和治疗，以及可能的治疗失败。

（4）必要时给予暗示疗法、音乐疗法、催眠疗法、气功疗法及辅助用药，以调节心态，化解困境，减轻或消除各种心理症状。如在心情烦躁、忧郁时，可以欣赏优美抒情的轻音乐或喜爱的戏曲唱段，以消除紧张的情绪。也可以看戏、跳舞，到花丛中漫步或旅游等，改善生活环境，暂时忘掉生活中的烦恼。还可以做气功、打太极拳以及按摩等活动，以放松肌肉，缓解紧张的情绪，对神经内分泌紊乱所致的不孕颇有裨益。

（三）辅助用药

对处于应激状态以及自主神经系统功能失调的妇女，给予精神安定、镇静剂及自主神经阻断剂等有一定疗效，可于排卵期前后酌情服用精神安定、镇静药。

四、预防与调护

（1）培养健全的人格，增强心理应激的承受力和抗病能力。

（2）提供精神文明，讲社会公德，培养良好的人际关系，减少和缓解心理冲突，提高应激能力，以适应社会发展的需要。

（3）提高对心身健康的认识，增强心理素质，积极锻炼身体，增强机体免疫力。以理智应付突发事件，锻炼和提高心理应激的承受能力，避免心因性不孕的发生。

（4）加强体质和健康锻炼，加强营养，积极治疗全身慢性病灶。

五、文献资料

社会心理因素通过中枢神经系统、内分泌系统及免疫系统起中介作用而导致不孕。①通过神经系统起作用：当人们由于心理紧张而产生应激状态时，产生的情绪变化以冲动的形式通过大脑皮层影响交感和副交感神经的功能。自主神经兴奋性的改变可引起输卵管痉挛，拾卵发生障碍及影响卵子在输卵管内的运输；子宫的自主神经兴奋性的变化可影响受精卵的种植率。②通过神经内分泌系统起作用：心理创伤可导致儿茶酚胺的浓度改变，使促性腺激素（GnRH）分泌紊乱，结果导致排卵障碍。精神因素影响着中枢神经系统中多巴胺的浓度，认为 LH 的浓度降低是由多巴胺活性增高所致。慢性和急性精神紧张均可使催乳素浓度增高，高催乳素抑制 GnRH 分泌；卵泡液内高催乳素抑制正常卵泡的甾体激素合成，因而引起不孕。在精神紧张状态下所分泌的糖皮质激素释放因子通过对中枢的作用而抑制 LH 的释放。③通过免疫系统起作用：实验研究证明应激还可影响到免疫功能而导致不孕。

程凤先等应用症状自评量表（SCL-90）对不育妇女进行测评，结果表明不育组 SCL-90 得分明显高于对照组，其主要症状为抑郁、焦虑、敌对等。不育妇女的心理健康状况受社会支持的影响，不育妇女中农妇心理健康状况较城市妇女差。徐苓等对夫妇进行心理咨询调查，结果显示 80.0% 以上的夫妇承受着不育所致的各种心理压力，最普遍的心情是不甘认可。男方对这种精神压力的自我调节能力明显优于女方。农民和文化水平较低的不育夫妇心理压力更大。约 30.0% 的妇女表示不育检查和治疗过程本身也带来一定的精神紧张和心理负担。不育使 12.0%~15.0% 的夫妇性生活受到影响。提出对要求治疗的不育夫妇除药物治疗外，精神上的同情理解及心理支持是不可忽视的。

宋爱琴等采用症状自评量表、Eysenck 个性问卷、社会支持评定量表和一般情况问卷对 86 名不育妇女进行调查，结果显示不育妇女的心理状况与其年龄、职业、文化程度、婚龄、不育年限、性生活满意程度及对待不育的态度等因素密切相关；心理状况的部分因子与就诊次数及就诊费用相关；心理状况也与不育妇女的个性及所得到的社会支持相关。陆亚文等采用不育妇女问卷、90 项症状清单、焦虑自评量表、Hamilton 抑郁量表及 Eysenck 个性问卷，对不育妇女的精神状况及个性进行测评，结果显示不育妇女中 83.8% 感到有精神压力，她们比对照组精神症状多，焦虑频度高，抑郁程度重；并有神经质和偏于内向的个性缺陷；情绪缺陷是不孕妇女求治的心理问题，部分人有自杀念头。影响最大的心理社会因素依次为①神经质；②生育观；③不育年限。提示矫正人格缺陷，加强社会宣传，改善生育观，是心理干预的重点。

各种环境改变或精神因素可能成为闭经的原因而致不孕，此类患者的尿中17－酮类固醇和17－羟类固醇值增高，而尿中促性腺激素值减低或正常。有时促性腺激素特别是促黄体激素（LH）分泌减少，患者可表现为无排卵性月经、稀发排卵。有学者对闭经患者给予Mecholyl（一种似副交感神经剂及血管舒张剂）做试验，发现226例无排卵闭经中有异常反应者占7.5%；52例原发闭经者则与尿中促性腺激素值关系不大；而在交感神经反应性减低的患者中，尿17－酮类固醇值增高者较多。估计ACTH分泌亢进可能与此型的自主神经系统功能失调有关。由此提出对闭经妇女应做各种心理学检查，一般认为有神经症倾向者为正常对照组的2倍，情绪不稳定以及对环境不适应者为正常对照组的3倍。

张韶珍等对34名不孕妇女和10例正常育龄妇女进行问卷调查，并测定其血浆β－内啡肽（β－EP）水平，结果显示不孕妇女有明显升高的焦虑、抑郁、烦恼，其心理压力因职业不同而有差异，不孕妇女血浆β－EP水平显著高于对照组。

张建伟等综述了心因性不孕的病因与治疗，认为紧张、抑郁等不良情绪和心理因素可通过内分泌－自主神经系统－性腺激素，引起停经、输卵管痉缩、宫颈黏液分泌异常等而导致不孕。其治疗包括精神心理治疗、中西药物治疗、生育指导，其中传统中医学有着非常丰富的心身医学思想，其一贯重视整体观念，强调辨证论治，认为补肾宁心为首选治则。

高月平认为不排卵大多与心因性因素有关，情绪可以通过下丘脑－垂体－卵巢轴，影响生育，破坏体内正常的内分泌环境，使神经介质如多巴胺、去甲肾上腺素等代谢紊乱，促性腺激素等内分泌异常，使排卵受到抑制，肝主疏泄具有调畅气机的功能，在氤氲"的候"之时，阴阳消长转化之机，卵子的排出有赖于肝的疏泄。所以在经间期都需在补肾调经的前提下，加入疏肝解郁、行气活血之品以促进排卵。

罗元恺认为精神因素可影响生殖功能，故不孕患者除药物调治外，兼辅以心理上的开导及设法获得舒适的环境是非常重要的。女子除调经外，最忌精神忧郁及思想紧张，愈是念子心切，却愈难孕育，必须心情舒畅，泰然处之，情意欢乐，才易成孕。故精神心理的调摄，极为重要。

健康的心理状态与受孕是彼此相依的，健全的心理状态则有利于肝气的条达，气血的流畅，并有益于胎儿的着床。一旦情志过激和抑郁，导致心理紧张，则可影响肝气的条达，气血的流畅，日久瘀阻胞脉、胞络，而致不孕。因此保持情绪稳定，减轻心理压力，避免过度心理紧张，常处于无忧无虑的自我调节的平稳状态，是防止不孕发生的重要前提。

（焦素杰）

第十二章

骨伤科疾病

第一节　颈肌痉挛

一、概述

颈肌痉挛俗称落枕，是急性单纯性颈项强痛、肌肉僵硬、颈部转动受限的一种病证，是颈部软组织常见的损伤之一，多见于青壮年，男多于女，冬春季发病率较高。轻者4～5天可自愈，重者疼痛严重并向头部及上肢部放射，迁延数周不愈，且易反复发作。此病针推疗效确切、迅速。颈肌风湿，颈肌劳损，颈椎病变等，均可引起颈肌疼痛与痉挛，落枕为单纯的肌肉痉挛，成年人若经常发作，常系颈椎病的前驱症状。

二、病因病机

本病多因颈部肌肉过度疲劳，或感受风寒，或夜间睡眠姿势不当，或枕头高低不适，使颈部肌肉遭受较长时间的牵拉而发生痉挛，部分由于颈部扭挫伤所致。而老年患者多与颈椎骨质增生或椎间盘变性有关。由于感受风寒，或筋脉挫伤，或夜卧过于熟睡，姿势不当，致使气血运行不畅，筋脉拘挛而成本病。

三、临床表现和体征

1. 症状　①颈项相对固定在某一体位，某些患者用一手扶持颈项部，以减少颈部活动，可缓解症状；②颈部疼痛，动则痛甚；③颈部活动明显受限，如左右旋转、左右侧弯、前屈与后伸等活动。

2. 体征　①颈项活动受限，颈部呈僵硬态，活动受限往往限于某个方位上，强行使之活动，则症状加重；②肌痉挛伴压痛，胸锁乳突肌痉挛者，在胸锁乳突肌处有肌张力增高感和压痛；斜方肌痉挛者，在锁骨外1/3处，或肩井穴处，或肩胛骨内侧缘，有肌紧张感和压痛；肩胛提肌痉挛者，在上四个颈椎棘突旁和肩胛骨内上角处，有肌紧张感和压痛。

四、鉴别诊断

落枕是一种急性发作的症状，多在睡眠后出现一侧颈项部疼痛，局部僵硬并有明显压痛，头颈活动受限。

临床上常需与下列疾病加以区别：①颈椎半脱位（往往有外伤史和肩部负重史，临床表现为颈项疼痛，颈椎旋转活动明显受限。可摄颈椎张口位片证实，常见有寰枢关节半脱位）；②颈椎病（反复落枕，起病缓慢，病程长。因颈椎关节不稳而引起，常伴有椎间隙狭窄，骨质增生，需摄颈椎双斜位片或正位片证实）；③颈椎结核（有结核病史和全身体征，如低热、消瘦、盗汗及疲乏无力等，多发于儿童及青壮年，需摄颈椎正侧位片证实）。

五、基本针灸治疗

治则：疏风散寒，活络止痛，以督脉及手足三阳经为主。

主穴：天柱、后溪。配穴，外感风寒，配大椎、风池、外关，用泻法；筋脉损伤，配阿是穴，或相应夹脊穴。

方义：颈项部为手足三阳经之所过，显露于体外，又是头部转动之枢机，极易为风寒所侵袭，或因姿势不当而伤筋。古人认为，太阳为开而主表，故以手足太阳经的天柱、后溪为主穴，以疏解在表的外邪，配合督脉经要穴大椎、手足少阳经的风池、外关，可以疏散风寒，使邪从表解；若因筋脉受损，使局部气血受阻，不通则痛，当按"以痛为输"的原则，选取阿是穴或相应夹脊穴，可以通络止痛，使气血流畅，筋脉得舒。

六、基本推拿治疗

治则：舒筋活血，温经通络，理顺肌筋。

主要手法：一指禅推法、滚法、按法、揉法、拿法、拔伸法、擦法等。

常用穴位及部位：风池、风府、风门、肩井、天宗、肩外俞等。

操作：①患者取坐位，医者立于其后，用轻柔的滚法、一指禅推法，在患侧颈项及肩部施术，约3~5分钟；②用拿法提拿颈椎旁开2.5寸处的软组织，以患侧为重点部位，并弹拨紧张的肌肉，使之逐渐放松；③嘱患者自然放松颈项部肌肉，术者左手持续托起下颌，右手扶持后枕部，使颈略前屈，下颌内收，双手同时用力向上提拉，并缓慢左右旋转患者头部10~15次，以活动颈椎小关节。摇动旋转之后，在颈部微前屈的状态下，迅速向患侧加大旋转幅度，手法要稳而快，手法的力度和旋转的角度必须掌握在患者可以耐受的限度内；④术者按揉风池、风府、风门、肩井、天宗、肩外俞等穴，每穴30~60秒，手法由轻到重；然后再轻拿颈椎棘突两侧肌肉，最后可在患部加用擦法治疗。

七、其他疗法

刺络拔罐：先在颈项部轻叩梅花针，使局部皮肤发红、充血，再拔火罐3~5个，每天1~2次。

八、附注

（1）颈肌痉挛是一个常见症状，往往因睡眠时头部姿势不良而发病。但临床不少患者，并非都是在睡眠后发病，如扭挫、受寒、肾虚都可引起颈项强痛。

（2）针推治疗本病，疗效迅速、确切。在推拿治疗本病过程中，术者手法宜轻柔，切忌施用强刺激手法，防止发生意外。

（3）经常发生颈肌痉挛的患者，睡卧时垫枕高低要适当，并注意颈项部的保暖。

（李志强）

第二节　退行性脊柱炎

一、概述

退行性脊柱炎又称肥大性脊柱炎、增生性脊柱炎、老年性脊柱炎、脊椎骨关节炎等，是指椎间盘退变狭窄，椎体边缘退变增生及小关节因退变，使相应的神经根受压或受损而出现一系列功能障碍的病证。以椎体边缘增生和小关节肥大性变化为其主要特征。本病好发于中年以后，男性多于女性，长期从事体力劳动者易患此病。

本病属中医"腰痛"的范畴。

二、病因病机

（1）每因用力不慎，姿势不当，或负重过度，跌仆损伤，使经络受损，气血运行不畅，血脉瘀阻，不通则痛。

（2）年老肾气不足，精髓亏虚，或房劳过度，耗伤精血，使肾元虚惫，精血空虚，筋脉失养，致腰痛连腿，屈伸不利。

（3）因感受风寒，或久卧湿地，或冒雨涉水，或久居冷室，寒湿之邪，闭阻经络，使气血阻滞，骨节酸痛。

（4）素体阳气偏盛，内有蕴热，或嗜食辛热之品，积热于里；或感受时邪，误治失治，邪热传里；或感受寒湿之邪，久郁化火。使邪热浸淫腰脊，流注筋脉，痛及腰腿，灼热疼痛。

三、临床表现和体征

1. 症状　①患者多为 40 岁以上的体质肥胖者，有长期从事弯腰劳动和负重的工作史或有外伤史，起病缓慢；②早期症状典型，患者常感腰背酸痛不适，僵硬板紧，不能久坐久站，晨起或久坐起立时症状较重，稍加活动后减轻，但过度活动或劳累后加重；③腰部俯仰活动不利，但被动运动基本达到正常；④急性发作时，腰痛较剧，且可牵掣到臀部及大腿，若骨刺压迫或刺激马尾神经时，可出现下肢麻木无力、感觉障碍等症状。

2. 体征　①腰椎生理曲度减小或消失，甚或出现反弓；②局部肌肉痉挛，有轻度压痛，一般无放射痛；③下肢后伸试验常呈阳性，直腿抬高试验一般可接近正常；④X 线检查，可见椎体边缘有不同程度增生，或有椎间隙变窄，生理弧度改变。

四、鉴别诊断

根据患者的年龄、病史、症状、体征及 X 线所见，本病一般诊断不难。临床上主要是跟强直性脊柱炎（多在 40 岁以下发病，脊柱强直出现较早，椎体模糊呈竹节样改变，无关节间隙模糊，骶髂关节首先受累，急性期血沉、抗 O 均增高）相区别。

五、基本针灸治疗

治则：通络止痛。

主穴：相应脊椎夹脊穴。配穴，①劳损腰痛，宜活血去瘀，可刺血郄委中穴，放血，腹部可用刺络拔罐法治疗；②肾虚腰痛，宜补肾壮腰，配肾俞、命门、腰阳关、关元俞、太溪，补法、多灸；③寒湿腰痛，宜温通经络，散寒去湿，取肾俞、命门、大肠俞、腰阳关，用温针灸或直接灸；④湿热腰痛，宜清热祛湿，配三焦俞、大肠俞，用泻法或刺络法治疗。除此之外，若腰痛沿经脉向下肢放射，呈牵拉样疼痛，可配合足少阳及足太阳经脉的环跳、阳陵泉、委中、绝骨、昆仑等穴治疗。

方义：腰椎两侧夹脊穴紧靠腰椎，是治疗椎关节病变有效而安全的穴位，具有通络止痛的功效，为临床所喜用；委中为血之郄穴，有去瘀止痛之功；肾俞、命门、腰阳关、关元俞都是壮腰补肾之要穴，用温灸法，可温阳去湿而除寒；泻三焦俞、大肠俞有清利下焦湿热之功。古人认为，足太阳膀胱经是主筋所生病者，足少阳胆经是主骨所生病者，退行性脊柱炎病在骨而牵涉筋，故可沿经脉向下肢放射疼痛，针灸也常配合膀胱经及胆经穴位治疗，以舒筋理骨，上下结合，以提高疗效。

六、基本推拿治疗

治则：舒筋通络，行气活血，解痉止痛。

主要手法：㨆法、按法、揉法、点压法、弹拨法、扳法、擦法及被动运动。

常用穴位及部位：肾俞、命门、腰阳关、腰夹脊、气海俞、关元俞、委中、阳陵泉、承山等。

操作：①㨆揉腰背法。患者俯卧位，医者用深沉有力的㨆法施于腰背两侧骶棘肌，自上而下反复3~5遍，然后用掌根按揉3~5遍，以缓解肌肉痉挛；②弹拨止痛法。医者用拇指在腰背疼痛的部位上，作与肌纤维垂直方向的弹拨，再结合局部痛点按压肾俞、大肠俞、腰阳关、居髎等穴；③腰椎扳法。患者俯卧位，医者先行腰椎后伸扳法扳动3~5次，然后用腰椎斜扳法，左右各1次；④活血通络法。患者俯卧位，医者以红花油或冬青膏为介质，在腰部督脉经及两侧膀胱经施擦法，再横擦腰骶部，以透热为度；⑤有下肢牵痛者，可用㨆法施于大腿后外侧和小腿外侧，随后拿委中、承山，按揉阳陵泉、昆仑等穴。

七、其他疗法

1. 耳针　耳穴选腰椎、骶椎、坐骨神经、神门、肝、肾。以患侧为主，每天针刺1次，每次留针2~4小时，或用微针埋针，每周1~2次。

2. 穴位注射　穴位仍按夹脊穴为主，药物选用丹参注射液、当归注射液，每次4 ml，分2穴注射；或用10%葡萄糖10~20 ml穴位注射，每次1~2穴；疼痛明显者选用2%普鲁卡因4 ml加泼尼松龙1 ml，穴位注射，每天1次。

3. 敷贴　用双柏散和水加蜂蜜，煎热后湿敷腰部。每天1次，适用于湿热腰痛者。

4. 其他　治疗腰痛方法颇多，除上述方法外，其他如红外线照射、超短波治疗、低频磁疗、激光治疗、药物离子透入法、蜡疗等均有帮助，可配合选用。

八、附注

（1）退行性脊柱炎以骨质增生为特点，其增生是不可逆的，所以一切治疗方法只能是减轻症状，缓解病痛，增加腰脊柱的活动度。针推治疗的目的是，增加腰部的血液和淋巴液的循环，增强腰部肌肉的张力，从而控制腰脊柱的稳定性，使腰痛症状缓解。

（2）注意避风寒，卧硬板床，适当进行腰部功能锻炼。在劳动时腰部宜用腰围固定，以保护腰椎的稳定性。

（李志强）

第三节　踝关节扭伤

一、概述

踝关节扭伤是临床上常见的一种损伤，包括踝部韧带、肌腱、关节囊等软组织的损伤，但主要是指韧带的损伤。任何年龄均可发生本病，尤以青壮年更多见。

本病中医称为"踝缝伤筋"。

二、病因病机

踝关节扭伤多是由于行走时不慎，踏在不平的路面上或腾空后足跖屈落地，足部受力不均，而致踝关节过度内翻或外翻而造成踝关节扭伤。当踝关节的内、外翻及旋转活动，超过了踝关节的正常活动范围及韧带的维系能力时，则首先造成韧带的撕裂伤或韧带附着部位的撕脱骨折。如果将关节附近的脂肪组织及断裂的韧带嵌入关节间隙中，则使关节腔内及皮下发生瘀血，韧带全部断裂时可合并踝关节的脱位。

根据踝部扭伤时足所处位置的不同，可以分为内翻损伤和外翻损伤两种，其中尤以跖屈内翻位损伤最多见。跖屈内翻位扭伤时，多造成踝部外侧的距腓前韧带和跟腓韧带损伤，距腓后韧带损伤则少见。外翻位扭伤多损伤踝部内侧的三角韧带，但由于三角韧带较坚韧，一般不易造成韧带的损伤，而常常发生内踝的撕脱骨折。

三、临床表现和体征

1. 症状　①患者多有明显的外伤史；②损伤后局部疼痛，尤以内、外翻活动及行走时疼痛明显，轻者可见局部肿胀，重者则整个踝关节均肿胀；③踝部的软组织较少，损伤后常可引起局部血管破裂，见皮下瘀血明显，尤其是在伤后2~3天，皮下瘀血青紫更为明显。主要表现为跛行，走路时患足不敢用力着地，踝关节活动时损伤部位疼痛而致关节活动受限。

2. 体征　①踝关节被动内、外翻并跖屈时，局部疼痛剧烈。如足内翻跖屈时，外踝前下方发生疼痛，且有明显局部压痛；②X光片可除外踝部的撕脱骨折。被动强力使足内翻或外翻位，在此应力下拍摄X光片，可见踝关节间隙明显不等宽或距骨脱位的征象，则提示韧带完全断裂。

四、鉴别诊断

本病有明显外伤史，局部症状典型，一般不难确诊。

临床上本病应注意与踝部骨折（踝部扭伤史更明显，局部肿胀严重，疼痛更剧烈，踝关节功能活动丧失，不能行走。骨折处严重压痛，有时可触及异常活动或骨擦音。X光片检查可确立诊断）相鉴别。

五、基本针灸治疗

治则：行气活血，通络止痛。

处方：以受伤局部取穴为主，如解溪、昆仑、丘墟、太溪、商丘、三阴交、阳陵泉、阿是穴。

方义：扭伤取穴，一般是根据损伤部近取法的原则，针刺用泻法或平补平泻，以达到行气血、通经络的目的，使受伤组织功能恢复正常。伤势较重的，亦应采用循经近刺和远刺相结合的方法。

六、基本推拿治疗

治则：急性期宜活血化瘀，消肿止痛；慢性期宜理筋通络，滑利关节。

主要手法：新鲜踝关节扭伤，宜采用点穴法、摇法、拔伸法、捋顺法及戳按法。陈旧性踝关节扭伤，宜采用分筋法、按揉法、捻散法及摇法。

常用穴位及部位：承山、昆仑、足三里、太溪、绝骨、解溪、太冲等穴。

操作：

1. 踝关节外侧韧带扭伤　①患者侧卧，伤肢在上，助手用双手握住患者伤侧小腿下端，固定肢体，医生用双手相对拿住患足，两手拇指按住外侧伤处，环转摇晃踝关节后，用力将足跖屈并内翻位拔伸，然后将足外翻，拇指在伤处进行戳按；②患者正坐，医生坐在其对面，用一手由外侧握住患足足跟部，拇指按压于伤处，另一手握住患足跖部，作踝关节环转摇法，在拔伸状态下将足跖屈后背伸，按压伤处的拇指则用力向下戳按。

2. 踝关节内侧韧带损伤　①患者侧卧，伤肢在下，助手用双手握住患者伤侧小腿下端，固定肢体，医生用双手相对拿住患足，两手拇指按住内侧伤处，环转摇晃踝关节后，用力将足外翻位拔伸，然后将足内翻，拇指在伤处进行戳按；②患者正坐，医生坐在其对面，用一手由内侧握住患足足跟部，拇指按压于伤处，另一手握住患足跖部，作踝关节环转摇法，在拔伸状态下将足内翻后背伸，按压伤处的拇指则用力向下戳按。

七、其他疗法

1. 艾灸　在扭伤24小时后，可温和灸局部穴位，取穴同上述针刺取穴，每次灸15~20分钟即可。

2. 耳针　取相应敏感点、踝、皮质下、神门、肾上腺。中强刺激，留针10~30分钟，每天或隔天1次。适用于各类型的急性扭伤。

八、附注

（1）踝关节扭伤多有外伤史，因此在治疗前应排除骨折与脱位，以及有无韧带断裂，同时还要观察局部肿胀是否严重，若有上述情况则应暂不作推拿治疗，应等肿胀消退或骨折脱位痊愈后，方可采用手法治疗。

（2）如果踝关节韧带损伤轻者，可用绷带或胶布将踝关节固定于韧带松弛位，即外侧副韧带损伤将足外翻位固定，内侧副韧带损伤将足内翻位固定。韧带撕裂严重者，也可采用石膏托按上述方法固定之。约3周拆除外固定即可。

（3）外固定期间，应练习足趾的屈伸活动和小腿肌肉收缩活动。拆除外固定后，要逐渐练习踝关节的内、外翻及跖屈、背伸活动，以预防粘连，恢复踝关节的功能。

（4）要注意踝部保暖，避免重复扭伤。

（王　凯）

第四节　梨状肌综合征

一、概述

梨状肌综合征为针推临床常见疾病之一，又称梨状肌损伤或梨状肌孔狭窄综合征，是由于间接外力（如闪、扭、下蹲、跨越等）使梨状肌受到牵拉而造成撕裂，引起局部充血、水肿、痉挛，而刺激或压迫坐骨神经，产生局部疼痛和功能障碍等一系列综合征。

二、病因病机

1. 损伤　梨状肌损伤多由间接外力所致，如闪扭、跨越、下蹲等，尤其在负重时，髋关节过度外展、外旋或下蹲猛然直立用力，使梨状肌拉长，肌肉产生保护性痉挛，突然收缩，使梨状肌因牵拉而致损伤，局部充血、水肿，引起无菌性炎症，从而刺激或压迫周围的神经、血管而产生症状。

2. 变异　在解剖学上，坐骨神经紧贴梨状肌下缘穿出为正常型。梨状肌变异是指坐骨神经和梨状肌的解剖位置发生改变，一是坐骨神经从梨状肌肌腹中穿出，另一类是指坐骨神经高位分支，即坐骨神经在梨状肌处就分为腓总神经和胫神经，腓总神经从梨状肌肌腹中穿出，胫神经在梨状肌下穿出。当梨状肌因损伤或受风寒湿邪，即可使梨状肌痉挛收缩，导致梨状肌营养障碍，出现弥漫性水肿、炎症，从而使梨状肌肌腹钝厚、松软，弹性下降等，使梨状肌上、下孔变狭，从而刺激或压迫坐骨神经、血管等而出现一系列临床症状。

三、临床表现

1. 症状　①大部分患者有外伤史，如闪、扭、跨越、负重下蹲，部分患者有受凉史；②臀部深层疼痛，疼痛可呈牵拉样、刀割样或蹦跳样疼痛，且有紧缩感，疼痛逐渐沿坐骨神经分布区域出现下肢放射痛。偶有小腿外侧麻木，会阴部下坠不适；③患侧下肢不能伸直，自觉下肢短缩，步履跛行，或呈鸭步移行，髋关节外展、外旋活动受限。

2. 体征　①沿梨状肌体表投影区有明显压痛，有时压痛点可扩散到坐骨神经分布区域；

②在梨状肌处可触及条索样改变或弥漫性肿胀的肌束隆起，日久可出现臀部肌肉萎缩、松软；③患侧下肢直腿抬高试验，在60°以前疼痛明显，当超过60°时，疼痛反而减轻；④梨状肌紧张试验阳性。

四、鉴别诊断

本病根据病史、症状及相关检查，本病不难明确诊断。

临床上本病须与下列病证相鉴别：①腰椎间盘突出症；②臀上皮神经损伤（以一侧臀部及大腿后侧疼痛为主，痛不过膝，在髂嵴中点下方2 cm处压痛明显，梨状肌紧张试验阴性）。

五、基本针灸治疗

治则：舒筋、通络、止痛。

处方：环跳、居髎、承扶、风市、阳陵泉、委中、承山、昆仑。

方义：足少阳胆经是主骨所生病者，足太阳膀胱经是主筋所生病者，两经皆经腰走足，故取胆经的环跳、居髎、风市、阳陵泉，膀胱经的委中、承山、昆仑以疏通经络，舒筋止痛。

六、基本推拿治疗

治则：舒筋通络，活血散瘀，解痉止痛。

主要手法：㨰法、按法、揉法、弹拨法、擦法、被动运动。

常用穴位及部位：环跳、居髎、承扶、风市、阳陵泉、委中、承山，以及臀部、下肢等。

操作：①急性期，患者俯卧位，医者站于患侧，先用柔和而深沉的㨰、按、揉等手法施术于臀部及大腿后侧；待肌痉挛解除后，适当弹拨肌腹，并点按环跳、委中、居髎、承扶、阳陵泉等穴，以酸胀为度；随后顺推按梨状肌腹，使其平复；②慢性期（缓解期），医者用较重的㨰、按、揉等渗透力较强的手法，施术于臀部及下肢；待痉挛缓解后，再弹拨条索样之梨状肌腹，同时配合点按环跳、居髎、委中、承扶等穴，以及髋关节的后伸、外展及外旋等被动运动；最后用擦法擦热局部。

七、附注

（1）梨状肌位置较深，推拿治疗时不可因位置深而用暴力，避免造成新的损伤。

（2）急性损伤期，不宜作深部针刺，应卧床休息1～2周，以利损伤组织的修复。

（3）注意局部保暖，免受风寒刺激。

（王　凯）

第五节　腱鞘囊肿

一、概述

腱鞘囊肿是指常发生在肌腱附近的囊性肿物。囊内为胶样黏液，囊肿呈单房性或多房性。多见于腕、踝关节背面。西医认为，腱鞘囊肿的外膜为纤维组织构成；内膜与关节滑膜相似，腔内为胶状黏液，囊肿多附着关节囊上；腱鞘内还可能与关节腔或腱鞘互相沟通。腱鞘囊肿易发部位的顺序是，腕关节背部、腕关节的掌侧面、手指背面和掌面、足背部、趾背面、腕关节的侧面和腘窝，其中手腕部腱鞘囊肿占70%左右。本病与外伤劳损有一定关系，多见于青壮年，以女性居多。

本病属中医"痰核"、"聚筋"、"筋结"的范围。

二、病因病机

本病的发病机制，目前尚不明确。但从临床观察，与各种急、慢性外伤有一定的关系。关节囊、腱鞘及韧带中的纤维结缔组织，由于急性损伤或慢性劳损，局部血液循环障碍而致局限性营养不良，进而发生退行性黏液样变性，遂呈囊肿。也有人认为是由于关节囊或腱鞘膜向外突出。囊肿的外层为较坚韧的纤维结缔组织，内层系类似滑膜白色光滑的内皮膜覆盖，内容物为淡黄色澄清的胶状黏液。部分患者的囊肿基底部比较广阔，并与关节囊和腱鞘相通。经过长期的慢性炎症刺激，囊壁逐渐肥厚变硬，甚至达到与软骨硬度相似的程度。囊内没有肿瘤细胞，不属于肿瘤范畴。囊肿可嵌顿于关节间隙，突出于关节或腱鞘附近的皮下，形成半球形的隆起层，因其外形像瘤，故又称之为"筋瘤"。日久可与周围组织发生粘连，经久不愈。

中医认为，本病多因外伤筋脉，局部气血郁滞，津液运行不畅，水液积于骨节经络而成。

三、临床表现和体征

1. 症状　囊肿多逐渐发生，成长缓慢，一般呈半球状隆起，似蚕豆大或指肚大，外形一般光滑。患者自觉局部酸痛或疼痛，有时会向囊肿周围放射。若囊肿和腱鞘相连，患部远端就会出现软弱无力的感觉。有时囊肿可压迫其周围的神经和血管，从而出现相应的神经压迫症状。

2. 体征　①囊肿在皮下，高出皮面，或大或小，一般不超过2cm，成圆形或椭圆形；②触诊时质地较软，可有波动感，且周缘大小可能发生变动，日久囊肿可变小、变硬。

四、鉴别诊断

根据年龄、性别、发病部位等，可做出明确的临床诊断。

本病与滑膜囊肿（本病为类风湿性关节炎并发症，或属一个症状，其特点是炎性过程广泛，病变范围较大，基底部较宽广）和腕背骨膨隆症（又称腕背隆突综合征、腕凸症。多发生于骨性挤压伤、急性或慢性暴力伤、肌肉牵拉或慢性劳损等，主要症状为第二、三腕掌关节背侧隆突畸形，疼痛无力，压痛明显，过度背伸和抗阻力时症状加重。X线片显示，关节间隙狭窄，不平整，硬化或骨质增生）容易混淆，应注意加以鉴别。

五、基本针灸治疗

治则：软坚散结。

处方：主穴为阿是穴。在囊肿正中垂直进一针，深度以达囊肿基底部；再在囊肿边缘，以20°向囊肿刺入3~6针，深达囊肿直径约2/3处才止，留针30分钟；并在囊肿正中处加灸。配穴原则在肿物附近取穴。

方义：以肿物针加灸，能直接破坏囊肿内容物，灸能温通经脉，促进局部代谢，软坚散结的功效。

六、基本推拿治疗

治则：活血化瘀，理筋散结。

主要手法：多采用按压或敲击手法。

常用穴位与部位：以囊肿局部为主（以腕背侧为例）。

操作：①将患者腕部固定并略呈掌屈，然后用右指将囊肿用力持续按压，直至挤破囊肿。本法适用于一般囊肿；②将患腕平置于软枕上，腕背向上并略呈掌屈，术者一手握患手维持其位置稳定，另一手持换药用弯盘或叩诊锤，用力迅速而准确地向囊肿敲击，往往一下即可击破，如囊肿坚硬一次未击破时，可加击一二下。本法适用于囊肿大而坚硬者。

七、其他疗法

火针疗法：消毒皮肤后，用三棱针，针尖烧红后直刺囊肿正中处，然后再用拇指按压，将囊肿中内空物挤出，或使囊肿内容物向四周流散。术后可作加压包扎 2 ~ 3 天，并加以包扎防止感染。

八、附注

（1）少数囊肿能自行消失，并不再复发。但多数囊肿继续存在，或进行性增大者，必须进行治疗。

（2）治疗期间，发生囊肿的关节应避免用力。

（3）嘱患者进行功能锻炼，在针推治疗 24 小时后，若局部疼痛减轻者，即可练习腕指活动，包括伸屈腕及各指，旋转前臂等。

（王　凯）

第六节　腕关节扭伤

一、概述

腕关节因间接暴力而造成的关节周围韧带、肌肉、关节囊等软组织受到过度牵拉而发生的损伤，包括撕裂、出血、关节脱位，严重者可合并小片撕脱性骨折。这种损伤可发生于任何年龄。腕关节可作屈、伸、内收、外展和环转运动。由于其活动范围大，而且活动频繁，极易发生扭伤，常合并骨折，所以腕部急性损伤必须排除腕骨骨折和桡骨尺骨下端骨折等。

二、病因病机

1. 急性损伤　在生产劳动、体育运动及日常生活中由于不慎跌仆，手掌猛力撑地或因持物而突然旋转或伸屈腕关节，造成关节周围肌腱、韧带的撕裂伤，当暴力过大时可合并撕脱骨折和脱位。

2. 慢性劳损　腕关节超负荷的过度劳累及腕关节长期反复操劳积累，使某一肌肉、韧带、肌腱处于紧张、收缩状态而损伤。损伤后，软组织撕裂，局部渗出或出血，肌腱移位，日久可致粘连。

中医认为，上述原因致筋脉受损，气血凝滞而致本病。《诸病源候论》说腕关节损伤"皆是卒然致损，故气血隔绝，不能周荣……按摩导引，令其血气复也"。

三、临床表现和体征

1. 症状　①急性损伤者，腕部疼痛（腕背侧韧带与伸指肌髓损伤，则腕关节用力掌屈时在背侧发生疼痛；腕掌侧韧带与屈指肌腱损伤，则腕关节用力背屈时在掌侧发生疼痛；桡侧副韧带损伤，则当腕关节向尺侧倾斜时在桡骨茎突部发生疼痛；尺侧副韧带损伤，则当腕关节向桡侧运动时尺骨小头处疼痛。如果向各种方向运动均发生疼痛，且活动明显受限，则为肌腱等的复合损伤），活动时痛剧，夜间常因剧痛而致寐不安，肿胀、皮下瘀斑明显，腕关节功能受限；②慢性劳损者，腕关节疼痛不甚，作较大幅度活动时，伤处可有痛感，无明显肿胀，腕部常有"乏力"、"不灵活"之感。

2. 体征　①受伤部位有明显的压痛及肿胀；②分离试验阳性，即作受累肌腱、韧带相反方向的被动活动，在损伤部位可出现明显的疼痛；③X线检查，单纯腕与手部扭伤及侧副韧带损伤，X线片除有局部软组织肿胀阴影外，其余无明显发现。

四、鉴别诊断

本病有外伤史，局部肿痛，压痛明显，活动受限。根据肌腱、韧带的解剖位置，不难作出诊断。

临床上本病应与下列疾病相鉴别：①腕舟骨骨折（有外伤史，如摔倒时手掌着地，腕关节疼痛肿胀以桡侧为主，阳溪穴处压痛明显，桡偏腕关节或叩击第2、3掌骨头部，腕部有剧烈疼痛，而牵拉时疼痛不明显，拍腕关节舟状位X片，一般可以确诊）；②桡骨远端无移位骨折（腕关节外伤后肿胀、疼痛，压痛点在桡骨远端周围，X片可以确诊）。

五、基本针灸治疗

治则：舒筋通络，祛瘀止痛。

处方：大陵、内关、郄门、太渊、鱼际。

方法：以大陵为主穴，针尖向腕管内刺入，中等刺激。可以用电针或温针，局部悬灸或直接灸，也可用泼尼松龙0.5 ml加入2%普鲁卡因0.5 ml穴位注射。

六、基本推拿治疗

治则：舒筋通络，活血祛瘀。

主要手法：滚法，按法，揉法，摇法，拿法，弹拨法，拔伸法，擦法，搓法等。

常用穴与部位：少海，通里，神门，合谷，阳溪，尺泽，列缺，太渊，养老，支正，阳谷，内关，大陵，阳池，会宗，以及腕关节部。

操作：①在伤处附近选用相应经络上的适当穴位，如尺侧掌面，可选手少阴经的少海、通里、神门等穴；桡侧背面，可选手阳明经的合谷、阳溪、曲池等穴；桡侧掌面，可选手太阴肺经的尺泽、列缺、太渊等穴。其他部位同上选法，选好穴位后用点按法使之得气，约1分钟；②在伤处周围，向上、下、左、右用揉法或搽法约3~5分钟，同时配合拿法，并沿肌肉组织作垂直方向的轻柔弹拨；③在拔伸的情况下，被动地使腕作绕环、背伸、掌屈、侧偏等动作，以恢复正常的活动功能；④最后用擦法及搓法治疗，以透热为度。施术时，对急性损伤，手法操作时宜轻柔；急性损伤后期和慢性劳损，运用以上手法时，要相应加重（但手法操作要注意力度，以防再度损伤），活动幅度逐渐加大。

七、附注

1. 急性损伤后，经检查不伴有骨折、脱位、肌腱断裂者，但局部肿胀明显，或皮下出血严重，一般在损伤后的24~36小时内不作推拿治疗，应及时给予冷敷或加压包扎为宜。

（2）治疗期间可用"护腕"保护，局部要保暖，避免寒冷刺激及腕部过度用力。

（3）嘱患者进行功能锻炼，在疼痛减轻后练习。可用抓空增力势（五指屈伸运动），即先将五指伸展张开，然后用力屈曲握拳。

（4）对非急性损伤者，可让患者进行自我保健推拿，以健侧的拇指指腹或拇、示指指腹，按揉或夹住受伤的肌腱、韧带、关节，揉动该处3~5分钟。接着擦热患部，每天1次。

（王　凯）

第七节　肩关节周围炎

一、概述

肩关节周围炎是指肩关节及其周围的肌腱、韧带、腱鞘、滑囊等软组织的急、慢性损伤，或退行性变，致局部产生无菌性炎症，从而引起肩部疼痛和功能障碍为主症的一种疾病，其确切的病因尚不完全明确，但损伤、寒冷等常为本病发病的诱因。本病体力劳动者多见，女性略多于男性，针推治疗肩周炎有较好的疗效。

本病初期主要表现为肩关节疼痛，中医称为"漏肩风"；若迁延日久，肌肉萎缩、粘连、关节活动受限，则称为"肩凝症"。因其发病多在五十岁左右，故有人称本病为"五十肩"。

二、病因病机

本病的病因病机目前尚不十分清楚，主要有以下几种观点：

1. 外伤、劳损　肩关节是人体活动范围最广泛的关节，其关节囊较松弛。维持肩关节的稳定性，多数依靠其周围的肌肉、肌腱和韧带的力量。跨越肩关节的肌腱、韧带较多，而且大多是细长的腱，正常人的肌腱是十分坚韧的，但由于肌腱本身的血供较差，随着年龄的增长，常有退行性改变；另一方面由于肩关节在日常生活和劳动中，活动比较频繁，肩部软组织经常受到上肢重力和肩关节大范围运动的牵拉、扭转，容易引起损伤和劳损。损伤后，软组织出现充血、水肿、渗出、增厚等炎性改变，如得不到有效的治疗，久之则可发生肩关节软组织粘连形成，甚至肌腱钙化，导致肩关节活动功能严重障碍。

2. 肝肾亏虚，气血不足　中医认为，人到50岁左右，肝肾精气开始衰退，气血不足，血脉周流运行迟涩，不能濡养筋骨，筋脉失其所养，血虚生痛，日久则营卫失调，筋脉拘急而不用。

3. 外感风寒湿邪　"风寒湿三气杂至，合而为痹"（《素问·痹论》）。本病的发生与风寒湿三邪的侵袭有关，其中湿邪长期滞留于关节，是导致关节运动功能障碍的主要原因。因湿性重浊黏滞，使气血运行迟涩，易使肩部诸筋粘连。在日常生活中，患者久居湿地，风雨露宿或贪凉夜寐露肩当风，以致风寒湿邪客于血脉筋肉，血受寒则凝，使筋脉失养，脉络拘急疼痛；寒湿之邪淫溢于筋肉、关节，则关节屈伸不用。

三、临床表现和体征

1. 症状　①有肩部外伤、劳损或感受风寒湿邪的病史；②初期常感肩部疼痛，疼痛可急性发作，多数呈慢性，常因天气变化和劳累后诱发。初期疼痛为阵发性，后期逐渐发展成持续性疼痛，并逐渐加重，昼轻夜重，夜不能寐。肩部受牵拉或碰撞后，可引起剧烈疼痛，疼痛可向颈部及肘部扩散；③肩关节各方向活动功能明显受限（早期功能障碍多因疼痛所致，后期则因肩关节广泛粘连所致），尤以外展、内旋及后伸功能受限为甚，特别是当肩关节外展时，出现典型的"扛肩"现象。梳头、穿衣等动作均难以完成。严重时肘关节功能也受限，屈肘时手不能摸对侧肩部。日久，则可发生上臂肌群不同程度的废用性萎缩，使肩部一切活动均受限，此时，疼痛反而不明显。

2. 体征　①本病在肩关节周围可找到相应的压痛点，主要在肩内陵、肩骨髃、秉风、肩贞、天宗、曲池等处，常有不同程度的压痛；②肩关节功能检查，先作主动活动，再作被动活动，以作比较。作肩关节上举、外展、后伸、内收、内旋及外旋活动，观察并记录其活动幅度及粘连程度；③X线检查一般无异常改变，后期可出现骨质疏松，冈上肌腱钙化，大结节处有密度增高的阴影，关节间隙变窄或增宽等现象。

四、鉴别诊断

根据发病年龄及典型症状，一般不难做出诊断。肩关节平片检查一般无异常。

临床上本病应与以下疾病鉴别：①冈上肌肌腱炎（疼痛多在肩外侧冈上肌肌腱止点处，局部压痛，且可触及肌腱增粗、变硬等。肩外展出现典型的疼痛弧 60°～120°是诊断本病的重要依据）；②肱二头肌长头腱鞘炎（疼痛部位局限在肩前肱骨结节间沟处，少数患者可触及条索状物。肩关节内旋试验及抗阻力试验阳性）；③肩峰下滑囊炎（疼痛部位在肩外侧深部，并向三角肌止点放射。活动受限以外展、外旋为主）。

五、基本针灸治疗

1. 漏肩风

治则：祛风散寒，去湿止痛。以手足三阳经为主，泻法。

处方：风池、合谷、足三里、条口、曲池、肩井、肩髃、肩髎、臂臑。

方义：取风池、合谷二穴，可以疏风解表散寒；足三里、条日用以健脾祛湿；肩部乃三阳经气之所过，故配以曲池、肩井、肩髃等调阳明、少阳之经气，再加局部的肩髎、臂臑以通络止痛。

2. 肩凝症

治则：疏通经络，行气活血。以近部取穴为主，补法，多灸。

处方：肩髃、肩内陵（肩前）、肩贞、曲垣、天宗、曲池、手三里、臂臑。

方义：肩痛日久，血脉凝结，筋脉挛缩，故取局部穴位以调经络而运气血，使关节屈伸自如。

六、基本推拿治疗

治则：对初期疼痛较敏感者，采用轻柔手法在局部治疗，以疏通经络，活血止痛，改善局部血液循环，加速渗出物的吸收，促进病变组织的修复；对后期患者或感觉迟钝者，治疗以改善肩关节功能为主，可用较重手法，如扳法、摇法、拔伸等，并着重配合关节各功能位的被动运动，以松解粘连，滑利关节，促进关节功能的恢复。

主要手法：滚、揉、拿捏、点压、弹拨、摇、扳、拔伸、搓抖等。

常用穴位及部位：肩井、肩髃、肩内陵、秉风、天宗、肩贞、曲池、手三里、合谷，以及肩臂部。

操作：①患者坐位，医者站于患侧，用一手托住患者上臂使其微外展，另一手用滚法或拿揉法施术，重点在肩前部、三角肌部及肩后部，同时配合患肢的被动外展、旋外和旋内活动；②接上势，医者用点压、弹拨手法，依次点压肩井、秉风、天宗、肩内陵、肩贞、肩髃各穴，以酸胀为度，对有粘连部位或痛点施弹拨手法；③然后，医者一手扶住患肩，另一手握住其腕部或托住肘部，以肩关节为轴心作环转摇动，幅度由小到大；再作肩关节内收、外展、后伸及内旋的扳动（本法适用于肩关节功能障碍明显者）；④继上，医者先用搓揉、拿捏手法施于肩部周围，然后握住患者腕部，将患肢慢慢提起，使其上举，并同时作牵拉提抖，最后用搓法从肩部到前臂反复上下搓动3～5遍，以放松肩臂。

七、其他疗法

1. 耳针　取穴肩、肩关节、神门、肝、肾、肾上腺、内分泌。每天1次，每次4～5穴，留针2～3小时，对肩痛效果良好。

2. 穴位注射　用1%普鲁卡因4 ml加泼尼松龙1 ml穴位注射，对疼痛较剧，或关节粘连明显者可用。

3. 拔火罐　在肩关节周围软组织拔罐，每次4～6个，每次10～15分钟，对止痛及防止肌肉进一步萎缩有效。

4. 按摩　按摩疗法对肩周炎有较好疗效，特别是肩凝症，有很好的功效，除了手法按摩外，用木棒局部揉按都可使症状减轻。

5. 其他　红外线局部照射、低频磁疗、超短波、温灸等对本病都有一定的帮助，可配合使用。

八、附注

（1）有条件的地方，在治疗前先拍X线片，以排除骨关节本身病变；因骨折或脱位而继发的冻结肩，须经复位或骨折愈合后，方可作推拿治疗。施术手法要轻柔，不可施用猛力，以免造成损伤。

（2）注意局部保暖，防止受凉，以免加重病情，影响治疗效果。

（3）治疗期间须配合适当的肩部功能锻炼，并遵循持之以恒、循序渐进、因人而异的原则。

（4）本病预后良好，一般功能均能恢复，且痊愈后很少复发，但有糖尿病史或结核病史的患者，治疗效果差。

（王　凯）

第八节　外伤性截瘫

一、概述

外伤性截瘫是因脊髓受外界暴力袭击，引起骨折或脊椎间盘脱位，尤多见于胸椎、腰椎的压缩性骨折、粉碎性骨折或合并脱位后脊髓受损。

根据脊髓损伤平面的高低，分为高位和低位两种。损伤在颈膨大以上平面者，出现上肢和下肢均瘫痪，称为高位性截瘫。损伤在颈膨大以下者，仅出现下肢瘫痪，称为低位性截瘫。

由于损伤程度的差异，一般分为①脊髓震荡，病损较轻，无器质性损害，预后良好；②脊髓挫裂伤，损伤较重，可部分恢复，部分成为永久性伤害，出现一系列继发性症状；③脊髓断裂，脊髓成为完全性横贯性损害者，其运动、感觉、反射及括约肌功能均丧失，很少有恢复的希望。

外伤性截瘫古代称为"体惰"（《灵枢经·寒热病》）。近代多根据其肢体无力，肌肉萎缩而按"痿证"论治。

二、病因病机

本病多因跌仆刀伤造成，开放性脊髓损伤多因战祸枪炮刀伤造成，闭合性损伤每因暴力袭击、土崩塌方、不慎跌仆、高处跌下、婴儿产伤等。脊髓位于督脉，督脉总督诸阳经，脊髓损伤，督脉瘀阻，气血不通，阳气不达四肢，故见四肢麻木不仁，萎废不用；若清阳不升，则浊阴不降，可致二便失调。

三、诊断要点

1. 病史　有明显的外伤史，应详细询问脊髓损伤的部位、暴力的性质、方向、大小，有否其他合并伤。

2. 脊髓不同节段损伤的诊断

（1）上颈髓（颈1～颈3）：病损平面以下感觉障碍，四肢呈上运动神经元性瘫痪，上肢可以肌肉萎缩，下肢为痉挛性，腱反射亢进，严重者可出现后颅窝症状，如眩晕、眼球震颤、共济失调、发音和吞咽困难，舌肌萎缩，甚至呼吸困难而危及生命。

（2）中颈髓（颈4～颈6）：病损平面以下感觉障碍，肩胛带和上肢肌肉无力、萎缩，类似上干型臂丛神经麻痹，病损在颈5～颈6时，肱二头肌反射消失，而肱三头肌反射正常或亢进。

（3）下颈髓（颈7～胸1）：病损平面以下感觉障碍，上肢屈肌功能保存而伸肌瘫痪，手部小肌肉萎缩，腕部、手指伸肌麻痹，并肌肉萎缩而呈爪型手。颈8～胸1的损伤类似下干型臂丛神经麻痹，肱三头肌反射消失，而肱二头肌反射可正常。

（4）上胸髓（胸2～胸4）：感觉障碍水平比实际病灶部位偏低，双下肢瘫痪，大小便障碍，下肢腱反射异常，由于肋间肌麻痹，病者呈腹式呼吸，言语费力。

（5）中胸髓（胸5～胸8）：除感觉障碍水平比上胸髓低外，其余临床症状和体征与上胸髓病损大致相同。

（6）下胸髓（胸9～胸12）：临床表现与上胸髓损伤大致相同，但感觉障碍水平较低。当病变在胸8以下、胸11以上时，由于腹直肌上半部肌力正常而下半部无力，故检查时出现比弗氏征阳性（患者仰卧时用力抬起头部，检查者用手压住患者头部，则可见脐孔向上移动）。上腹部腹壁反射正常，而中、下腹壁反射消失。

（7）腰髓（腰1～骶2）：当腰髓1损伤时，下肢呈痉挛性瘫痪，平面以下感觉完全丧失，二便失控；腰2以下损伤则呈弛缓性瘫痪。当腰髓2～3损伤时，引起髋部屈曲、内收和伸小腿运动麻痹。膝反射消失；腰髓4～5损伤时则屈髋、大腿内收及伸膝均有力，患者可以站立，但走路呈摇摆步态，下肢后部、小腿前部和鞍区感觉消失。当病变位于腰5～骶2水平时，踝反射减低或消失，而膝反射可以正常，腰髓损伤不影响腹壁反射。

（8）脊髓圆锥（骶3～尾节）：病损时肛门和生殖器周围皮肤感觉减退或丧失，呈鞍状分布，臀肌可以萎缩，大小便功能障碍，阳痿，肛门反射及海绵体反射消失，但下肢运动可无明显障碍。

（9）马尾神经损伤：双下肢可呈不完全性弛缓性瘫痪，下肢感觉和运动障碍多不对称。若马尾神经完全撕裂，则损伤平面以下感觉、运动和反射完全消失，膀胱不能自主排尿，可呈无张力性膀胱。

3. 辅助检查

（1）X线照片可见椎体移位、椎管变小、骨折征象，椎间隙变窄等。

（2）肌电图检查可见肌纤维震颤电位、丛形电位等。

（3）脊髓CT断层摄影对本病诊断有重要意义。

四、基本针灸治疗

治则：早期宜活血祛瘀，疏通经络；后期宜补益脾肾。以督脉、夹脊穴及手足三阳经为主。早期多用泻法，刺络法或刺络拔罐法，后期宜用灸法或温针灸。

主穴：损伤脊髓邻近夹脊穴及相应督脉经穴。配穴，上肢瘫痪，配风池、天柱、大椎、肩髃、臂臑、曲池、合谷、手三里；下肢瘫痪，配环跳、髀关、伏兔、风市、阳陵泉、绝骨、足三里、丘墟、解溪；大小便失控，配八髎、关元、气海、中极、三阴交。

方义：外伤性截瘫属督脉损伤，督脉为阳脉之海，故督脉受损常致肢体瘫痪，治疗当以督脉及与督脉相邻近的夹脊穴为主，以疏通督脉经气，若病损在上肢者取手三阳经穴位为主，病损致下肢瘫痪者，取足三阳经为主，若阳损及阴，出现下焦气化功能失调，以致二便失司，则配用任脉及下腰部穴位，以调和下焦阴阳，疏通二便，升清降浊。

五、基本推拿治疗

治则：活血通络，濡养经筋。

主要手法：一指禅推法、滚法、按法、擦法、拿法、揉法、搓法。

常用穴位及部位：颈背部，多取颈夹脊穴、胸腰部夹脊穴、大椎、肺俞、肝俞、脾俞、肾俞，以及膀胱经第1侧线；上肢部，多取肩髃、肩髎、曲池、尺泽、手三里、外关、合谷、肩关节、肘关节、腕关节、指关节等；下肢部，多取环跳、秩边、足三里、阳陵泉、委中、承山、解溪、髋关节、膝关节、踝关节，以及下肢足阳明经循行部。

操作：①颈背部。患者取俯卧位，先在颈背部脊柱两侧夹脊穴施以一指禅推法，自上而下操作5～10分钟；然后改用点按法操作，来回2～3遍，同时配合点按大椎、肺俞、脾俞、肝俞、肾俞；接着自颈向下至腰骶部，在脊柱两侧，用擦法来回操作2～3遍；最后用擦法循颈背足太阳膀胱经第1侧线及夹脊穴操作，以透热为度；②上肢部。患者取坐位，瘫痪严重者取仰卧位，用擦法先施于肩关节周围组织；然后自上而下在上肢的内侧及外侧进行治疗，同时配合肩、肘、腕及指间关节的被动活动；接着点按肩髃、肩髎、曲池、曲泽、手三里、外关、合谷3～5分钟；最后用拿法或搓法自肩部施术至腕部，往返2～3遍；③下肢部。患者先取俯卧位，用擦法自臀部沿大腿后侧至小腿部，来回2～3遍，接着点按环跳、秩边、殷门、委中、承筋、承山、昆仑3～5分钟，以酸胀为度；患者再取仰卧位，用擦法自双下肢髂前上棘向下沿大腿前缘至踝部操作2～3遍，同时配合髋、膝、踝关节的被动伸屈活动，并点按伏兔、足三里、阳陵泉、解溪3～5分钟，最后用搓法从大腿至小腿部，来回2～3遍，结束治疗。

随症加减：①有小便失禁时，应加点按关元、气海、中极、肾俞、膀胱俞、三阴交；②有大便障碍者，加点天枢、气海、足三里、支沟等穴。

六、其他疗法

1. 艾灸　取脊髓损伤平面的督脉经穴及夹脊穴为主，直接灸或隔姜灸，每次4～6穴，每穴3～5壮。

2. 穴位注射　按上述取穴方法选穴，以丹参注射液，当归注射液，血栓通注射液或肌生注射液，每次选2穴，每穴注射2 ml，每天或隔天1次，交替使用。

七、附注

（1）脊髓损伤是一种严重致残性损伤，大多发生于身强力壮的青中年，一旦发生，治疗很困难，功能恢复可能性小，给伤者及家庭带来沉重的负担，患者最后常因各种并发症而死亡，因此必须强调预防。

（2）在搬运伤员中，对可疑或意识不清的伤员，采取多人搬动及木板运送，并且固定带固定头颈部及伤部，切忌单人抱起患者，防止骨折脱位部的移位加重而导致继发性损伤。

（3）针推治疗主要适用于脊髓损伤的恢复期，此时脊柱的复位基本稳定。如脊柱复位尚未稳定者，损伤部位的治疗宜轻手法，或先对四肢进行针推治疗。

（4）患者肢体可活动时，要鼓励患者进行适当的自我功能锻炼，促进肢体功能恢复，对于瘫痪严重，长期卧床不能活动者，要注意患者清洁，多翻身拍背，防止继发肺部感染和褥疮的发生。

（王　凯）

第九节　肩关节脱位

肩关节脱位，亦称肩肱关节脱位，古称"肩胛骨出"、"髃骨骭失"、"肩膊骨出向"或"肩骨脱臼"。肩关节在解剖上具有关节盂浅、活动度大的特点，所以肩关节脱位在大关节脱位中所占比例较大，占全身四大关节脱位的40.1%，是临床常见的关节脱位之一。

《灵枢·经脉》称肩关节为"肩解"。肩关节由肩胛骨的关节盂与肱骨头构成，属球窝关节，其解剖特点是肱骨头大，呈半球形，关节盂小而浅，约为肱骨头关节面的1/3，关节囊和韧带薄弱松弛，关节囊的前下方缺少坚硬的韧带和肌肉保护。肩关节在全身关节中运动范围最广，能使上臂前屈、后伸、内收、外展及内旋、外旋，是人体活动中最灵活的关节。由于肩关节结构不稳，活动范围又广，所以肩关节脱位是临床上最常见的脱位之一。

肩关节脱位好发于20~50岁的男性，根据脱位后肱骨头所在的位置，可分为前脱位、后脱位两种，以前脱位为多见。前脱位又因脱位的位置不同，可分为喙突下脱位、盂下脱位、锁骨下脱位及胸腔内脱位，其中以喙突下脱位多见。又可根据脱位时间长短和次数的多寡，可分为新鲜性脱位、陈旧性脱位和习惯性脱位3种。

中医药治疗肩关节脱位有其特色与优势，以手法复位治疗为主，还可配合练功、药物治疗等。

一、中医诊断标准

根据1995年1月1日实施的由国家中医药管理局发布的中华人民共和国中医药行业标准《中医病证诊断疗效标准》，肩关节脱位的诊断依据为：①有外伤史。②多发于青壮年。③肩部肿胀，疼痛，压痛，功能障碍。上臂弹性固定于外展30°~40°，呈方肩畸形，肩峰下凹陷空虚，在喙突、锁骨下或腋窝处可扪到脱出的肱骨头。搭肩试验阳性，直尺试验阳性。④X线摄片检查可明确诊断及了解是否合并骨折。

根据脱位的时间长短和脱位次数多寡，可分为新鲜性和陈旧性及习惯性3种。根据脱位后肱骨头所在的部位，又可分为前脱位、后脱位两种。而前脱位又可分为喙突下、盂下、锁骨下及胸腔内脱位，其中以喙突下脱位最多见。由于肌肉的收缩、牵拉作用，盂下脱位多转变为喙突下脱位，新鲜脱位处理不及时或不妥，往往转变为陈旧性脱位。

二、鉴别诊断

肩关节脱位应与肱骨外科颈骨折相鉴别。二者都有肩关节部疼痛、肿胀、活动受限，但肩关节脱位者有"方肩"畸形，关节盂空虚，弹性固定或喙突过分前突，在关节周围可触及脱出的肱骨头等体征；而肱骨外科颈骨折局部有环形压痛和纵向叩击痛，非嵌插型骨折可出现畸形、骨擦音及异常活动，X线片可加以鉴别并确诊。

三、证候诊断

（一）中心证候

肩部疼痛、肿胀、功能障碍。患肩失去圆形膨隆外形，肩峰显著突出，肩峰下部空虚，形成平坦成角的"方肩"畸形。在喙突下、腋窝内或锁骨下可触及肱骨头，盂下脱位时患肢较健侧长。搭肩试验阳性（患肢手掌搭于对侧肩峰时，患侧肘关节的内侧不能贴紧胸壁，若勉强将肘贴及胸壁，则患侧的手不能搭在健侧肩部）。X 线检查可确定诊断并证实有无骨折。

（二）证候诊断

1. 气滞血瘀　早期患处瘀肿，疼痛明显，"方肩"畸形，舌紫，苔薄白，脉弦涩。

2. 肝肾亏虚　中期患处疼痛减轻，"方肩"畸形，舌紫黯，苔薄白，脉弦细。

3. 气血亏虚　后期体质虚弱，疼痛不剧烈，有活动障碍，肩部周围肌肉萎缩，舌淡，苔薄白，脉弱。

四、病因病机

（一）病因

肩关节脱位的病因不外直接暴力和间接暴力两种。

1. 直接暴力　较少见。临床常见的是向后跌倒时，肩部着地，冲击力从肱骨头后部传来，使肱骨头向前脱出。

2. 间接暴力　可分为传达暴力与杠杆作用力两种。

（1）传达暴力：患者侧向跌倒，手掌扶地，躯干向一侧倾斜，肱骨干往往呈高度外旋外展位，暴力由掌面传达到肱骨头，使肱骨头冲破较薄弱的肩关节囊前壁，形成喙突下脱位，较为多见。

（2）杠杆作用力：当上肢过度外旋、外展、过伸位向下跌倒时，肱骨颈受到肩峰冲击，成为杠杆支点，使肱骨头冲破关节囊前下部的弱点，脱出至关节盂的下方，后可滑至肩前成喙突下脱位。

（二）病机

1. 肩关节前脱位

（1）新鲜外伤性肩关节前脱位：多由间接暴力引起，极少数为直接暴力所致。患者侧向跌倒，上肢呈高度外展、外旋位，手掌或肘部着地，地面的反作用力由下向上，经手掌沿肱骨纵轴传递到肱骨头，肱骨头向肩胛下肌与大圆肌的薄弱部位冲击，将关节囊的前下部顶破而脱出，加之喙肱肌、冈上肌等的痉挛，将肱骨头拉至喙突下凹陷处，形成喙突下脱位。若外力继续作用，肱骨头可被推至锁骨下部，形成锁骨下脱位。若暴力强大，则肱骨头冲破肋间进入胸腔，形成胸腔内脱位。跌倒时，上肢过度上举、外旋、外展，肱骨外科颈受到肩峰冲击而成为杠杆的支点，由于杠杆的作用迫使肱骨头向前下部滑脱，造成盂下脱位，但往往因为胸大肌和肩胛下肌的牵拉，而滑至肩前部，转为喙突下脱位。

肩关节脱位后的病理变化，主要为肩关节囊的破裂和肱骨头的移位，也有破裂在盂唇处不易愈合，可为习惯性脱位的原因。因肱骨头由于胸大肌的作用发生内旋；又因肩关节囊及其周围的韧带及肌肉的作用，使肱骨头紧紧抵卡于肩胛盂或喙突的前下方，严重者可抵达锁骨下方，使肱骨呈外展内旋及前屈位弹性畸形固定，丧失肩关节的各种活动功能。

（2）陈旧性肩关节前脱位：肩关节前脱位因处理不及时或不当，超过 3 周以上者为陈旧性脱位。其主要病理变化是关节周围和关节腔内血肿机化，大量纤维性瘢痕结缔组织充满关节腔，形成坚硬的实质性纤维结节，并与关节盂、肩袖和三角肌紧密相连，增加了肱骨头回纳原位的困难；挛缩的三角肌、肩胛下肌、背阔肌、大圆肌及胸大肌亦阻碍肱骨头复位；合并肱骨大结节骨折者，骨块畸形愈合，大量骨痂引起关节周围骨化，关节复位更加不易。

（3）复发性肩关节前脱位：复发性肩关节前脱位一般是指在首次外伤发生脱位之后，在较小的外力作用下在某一位置使肩关节发生再脱位。此类脱位与随意性脱位不同，再次脱位时一般均伴有程度不同的疼痛与功能障碍，并且不能自行复位。

首次肩关节前脱位常常导致关节囊松弛或破坏，盂唇撕脱，盂肱中韧带损伤。这些关节稳定复合结构的损伤导致了关节稳定装置的破坏，使脱位容易再次发生。此外，骨性结构的破坏，包括肱骨头后上方压缩骨折形成的骨缺损，以及肩盂骨折缺损，也导致肩关节不稳定和复发性脱位倾向。

2. 肩关节后脱位　肩关节后脱位极少见，可由间接暴力或直接暴力所致。直接暴力系从前侧向后直接打击肱骨头，使肱骨头冲破关节囊后壁和盂唇软骨而滑入肩胛冈下，形成后脱位，常伴有肱骨头前侧凹陷骨折或肩胛冈骨折。间接暴力引起者，系上臂强力内旋跌倒手掌撑地，传导暴力使肱骨头向后脱位。

肩关节后脱位的病理变化主要是关节囊和关节盂后缘撕脱，同时伴有关节盂后缘撕脱骨折及肱骨头前内侧压缩性骨折，肱骨头移位于关节盂后，停留在肩峰下或肩胛冈下。

肩关节由肱骨头和肩盂构成。肱骨头为球状，占圆球面积的1/3，朝向上、内、后。肩盂呈梨状，上窄下宽，关节面小浅，向外、前、下，与肱骨头的关节面极不相称。关节囊由斜行、纵行环形纤维构成，其前下方松大薄弱。这为肩关节成为人体最灵活的关节提供了良好的条件，但同时又决定了肩关节是人体最不稳定的关节。肩关节脱位的主要病理改变为关节囊撕裂和肱骨头移位。关节囊破裂多发生在关节盂的前下缘或下缘，有时也可有关节囊附着处撕裂，甚至关节盂唇或骨性盂缘一起撕裂，肱骨头后外侧也可发生压缩性骨折。当关节囊靠近肱骨头撕脱时，由于肩袖、肩胛下肌腱及肱二头肌长头腱与关节囊相连，这些肌腱有时可能与关节囊一齐撕脱或撕裂。肱二头肌长头腱因与关节囊密切相连，偶尔可由结节间沟向外滑至肱骨头后侧，妨碍肱骨头复位。肩关节前脱位可合并肱骨大结节撕脱骨折。腋神经或臂丛神经的内侧束有时可被牵拉或被肱骨头压迫。血管损伤者较少见，还有合并冈上肌断裂及肱骨外科颈骨折者。陈旧性肩关节脱位其主要病理变化是关节周围及关节腔内血肿机化，大量纤维瘢痕组织充满关节腔内外，形成坚硬的实质性纤维结节，并与关节盂、肩袖和三角肌紧密粘连，将肱骨头固定于脱位后的部位。

五、治疗

1. 手法复位　肩关节前脱位是肩关节脱位的主要类型，治疗原则是尽早行闭合复位，不仅可及时缓解患者痛苦，而且易于复位。一般复位前应给予适当的麻醉。复位手法分为以牵引手法为主或以杠杆方法为主两种。一般以牵引手法较为安全，利用杠杆手法较易发生软组织损伤及骨折。

（1）牵引推拿法：患者仰卧，用布带绕过胸部，一助手用布单套住胸廓向健侧牵拉，第二助手用布单通过腋下套住患肢向外上方牵拉，第三助手握住患肢手腕向下牵引并外旋内收，三方面同时徐徐持续牵引，可使肱骨头自动复位。

（2）手牵足蹬法：患者仰卧，用拳头大的棉垫，置于患侧腋下，以保护软组织。术者立于患侧，双手握住患侧腕部，用一足背外侧置于腋窝内。术者在双肘、双膝伸直，一足着地，另一足蹬住腋窝的姿势下，在肩外旋稍外展位，缓慢有力向下牵引患肢，内收内旋，充分利用足背外侧为支点的杠杆作用，将肱骨头撬入关节盂内。当有回纳感时，复位即告成功。

（3）拔伸托入法：患者取坐位；第一助手立于患者健侧肩后，两手斜行环抱固定患者做反牵引；第二助手一手握肘部，一手握腕上，向外下方牵引，用力由轻而重，持续 3 分钟；术者立于患肩外侧，两手拇指压其肩峰，其余手指插入腋窝内，在助手对抗牵引下，术者将肱骨头向外上方钩托，同时第二助手逐渐将患肢向内收内旋位牵拉，直至肱骨头有回纳感觉，复位成功。

（4）椅背整复法：让患者坐在靠背椅上，用棉垫置于腋部，保护腋下血管、神经免受损伤。将患肢放在椅背外侧，腋肋紧靠椅背，一助手扶助患者和椅背起固定作用。术者握住患肢，先外展、外旋牵引，再逐渐内收，并将患肢下垂，内旋屈肘，即可复位成功。

（5）膝顶推拉法：患者坐在凳上，以左肩为例。术者立于患侧，左足立地，右足踏在坐凳上，右足屈曲小于 90°，膝部顶于患侧腋窝，将患肢外展 80°~90°，并以拦腰状绕过术者身后，术者以左手握起肘部，右手置于肩峰处，右膝顶，左手拉。当肱骨头达到关节盂时，右膝将肱骨头向上用力一顶，即可复位。

（6）牵引回旋法：患者仰卧位或坐位，术者立于患侧，以肩关节前脱位为例。术者以右手握肘部，左手握腕上部，将肘关节屈曲，右手沿上臂方向向下徐徐牵引，并轻度外展，使三角肌、喙肱肌、胸大肌等肌肉松弛，将肱骨头拉至关节盂上缘。在外旋牵引下，逐渐内收其肘部，使之与前下胸壁相接，使肩胛下肌等松弛，此时，肱骨头已由关节盂的前上缘向外移动，至关节囊的破口处，使上臂高度内收，会感到"咯噔声"，遂即复位。

2. 固定　复位满意后，采用胸壁绷带固定。将患侧上臂保持在内收、内旋位，肘关节屈曲 60°~90°，前臂依附胸前，用绷带将上臂固定在胸壁。前臂用三角巾悬吊于胸前。固定时间 2~3 周。

3. 练功活动　固定后即鼓励患者做手腕及手指练功活动，新鲜脱位 1 周后去绷带，保留三角巾悬吊前臂，开始练习肩关节前屈、后伸活动；2 周后去除三角巾，开始逐渐做关节各方向主动功能锻炼，如左右开弓、双手托天、手拉滑车、手指爬墙等运动，并配合按摩、推拿、针灸、理疗等，以防止肩关节周围组织粘连和挛缩，加快肩关节功能恢复。

4. 中药治疗　新鲜脱位，早期患处瘀肿、疼痛明显者，宜活血祛瘀，消肿止痛，内服舒筋活血汤、活血止痛汤等，外敷活血散、消肿止痛膏；中期肿痛渐消，宜服舒筋活血，强筋壮骨之剂，可内服壮筋养血汤、补肾壮筋汤等，外敷舒筋活络药膏；后期体质虚弱者，可内服八珍汤、补中益气汤等。

六、护理与调摄

1. 妥善复位与固定

（1）复位：明确诊断后协助医师复位。向患者说明复位目的与方法，做好其复位前的身体及心理准备，以取得合作。

（2）固定：向患者及家属说明复位后固定的目的、方法、重要意义及注意事项。使之充分了解关节脱位后复位固定的重要性和复位后必须固定的时间。固定时间过长，易发生关节僵硬；固定时间过短，损伤得不到充分修复，易发生再脱位。

2. 缓解疼痛

（1）移动患者时，应帮助患者托扶固定患肢，动作轻柔，避免因活动患肢加重疼痛。

（2）指导患者及家属应用心理暗示、转移注意力或松弛疗法等缓解疼痛。

（3）早期正确复位固定，可使疼痛缓解或消失。

（4）遵医嘱应用镇痛药，以促进患者的舒适与睡眠。

3. 病情观察　移位的骨折端可压迫邻近血管和神经，引起患肢缺血和感觉、运动障碍。护理时应注意：

（1）定时检查患肢末端的血液循环状况，若发现患肢苍白、发冷、大动脉搏动消失，提示有大动脉损伤的可能，应及时通知医师并配合处理。

（2）动态观察患肢的感觉和运动，以了解神经损伤的程度和恢复情况。

（3）对皮肤感觉功能障碍的肢体要防止烫伤。

4. 维护皮肤的完整性　对使用牵引或石膏固定的患者，应注意观察皮肤的色泽和温度，避免因固定物压迫而损伤皮肤。

5. 提供相关知识　向患者及家属讲解关节脱位治疗和康复的知识，讲述功能锻炼的重要性和必要性，指导并使患者能自觉地按计划进行正确的功能锻炼，减少盲目性。进行功能锻炼时，应注意以患者主动锻炼为主，切忌用被动手法强力拉伸关节，以防加重关节损伤。对于习惯性脱位，应避免发生再脱位的原因，强调保持有效固定和严格遵医嘱坚持功能锻炼，以避免复发。

（王　凯）

第十节　腰椎间盘突出症

一、腰椎间盘突出症的康复治疗方法

腰椎间盘突出症首先应采用非手术治疗（除外合并马尾综合征者），80%～90%患者非手术治疗有效，多项研究证实椎间盘突出症的非手术治疗和手术治疗的远期疗效相当。

（一）卧床休息

休息疗法一直是治疗腰椎间盘突出症的常用方法。卧床休息可减轻脊柱应力负载，促进软组织恢复，缓解肌肉痉挛及受压迫神经根水肿，从而达到减轻临床症状的目的。卧床时间因腰腿痛程度不同而异，一般的腰腿痛患者应卧床休息1～3d，而中重度腰腿痛患者应卧床休息2～3周或更长。卧床时应注意合理的体位，可应用屈膝屈髋位以减少椎间盘内压。然而现代科学研究表明，卧床休息超过2d，即可给患者带来不良影响，而且随着休息时间延长，这些不良影响愈加严重。因此，在卧床休息的同时应开展床上康复训练，包括背伸肌等长收缩训练、屈髋屈膝下的腹肌等长收缩训练。

（二）药物治疗

1. 非甾体类抗炎药　治疗颈肩痛的药物品种很多，可根据病情选用，选用时应注意药物的不良反应。布洛芬，每次0.2g，口服，每日3次；布洛芬缓释胶囊，每次0.3g，口服，每日2次。

2. 抗痉挛药　作用于中枢神经系统可使痉挛的肌纤维松弛从而镇痛，改善压迫症状，如乙哌立松，每次 50mg，每日 3 次。

3. 维生素类　可选用维生素 B_1，口服，每次 10mg，每日 3 次；维生素 B_{12}，口服，每次 500μg，每日 3 次，或每次 250μg，肌内注射，每日 1 次。

4. 中成药　根据病情需要可选用根痛平冲剂、天麻杜仲胶囊、追风透骨丸及风湿骨痛胶囊等。

5. 脱水药　急性剧烈根性疼痛可应用脱水药及激素以缓解神经根水肿及疼痛。

（三）运动疗法

人类能站立行走，脊柱及其稳定性起着重要作用。腰椎既具有较大的活动度，又具有较强的稳定性。腰椎的稳定性依靠脊柱本身（被动稳定系统）和与之相关的肌肉系统（主动稳定系统）来维系，任何一个系统的功能或器质性病变和损伤引起的腰椎不稳定将由另一系统代偿来维持稳定。腰椎间盘突出症患者除了脊柱本身的被动稳定系统受到影响，其腰背部屈、伸肌也往往存在明显的力学改变，包括绝对肌力、肌肉的收缩效率及屈伸比值，这些改变可导致脊柱的活动异常，产生肌肉痉挛、关节韧带僵硬，进一步引起椎间盘及其周围组织结构的细微挫伤，形成恶性循环，造成患者的迁延难愈和反复发作。腰背屈、伸肌训练，能纠正腰椎间盘突出症的力学失衡，中断恶性循环，促进患者的康复，尤其是可有效地预防复发。因此，加强腰椎旁肌训练在治疗和预防腰痛方面具有重要作用。

运动疗法应在疼痛得到初步缓解的基础上进行，运动疗法的强度应以不明显增加疼痛为参考。一般每天进行 2 ~ 3 组的运动训练，每组每个动作 10 ~ 20 次，开始时动作幅度应小，次数可逐渐增加。腰椎功能训练方法很多，大致可分为屈肌训练和伸肌训练两大类。

1. 伸肌训练　伸肌训练可有效地减小腰椎间盘后纤维环及神经根的张力，改变椎间盘内的压力，使椎间盘髓核前移；通过伸肌训练还可以增强伸肌肌力、耐力和柔韧性，改善腰椎后凸及骨盆后倾。因此，通过伸肌训练可减轻腰痛症状。

（1）常用的伸肌训练。

1）俯卧法：双上肢后伸，上胸部及伸直的两下肢缓慢同时离床，做背伸运动，维持 5 ~ 10s 或以后缓慢恢复俯卧位。该训练为最常用方法，适用于青壮年患者；老年或肥胖患者难以完成该组训练。

患者两下肢伸直交替做后伸上举动作或两下肢固定不动，上身逐渐向后做背伸运动。这两种训练疗效不及第一种训练，但适合老年或肥胖患者训练。

2）仰卧法：五点支撑法：以双足、双肘及头为支撑点，用力使躯干及下肢离床，做脊柱和髋关节过伸训练。此种方法疗效较好，为仰卧法中常用方法；但老年患者或合并颈椎疾患的患者应慎用此方法。四点支撑法：以双足、双肘为支撑点，用力使躯干及下肢离床，做脊柱和髋关节过伸锻炼。此方法避免了颈椎受力，弥补了上述方法的不足，但疗效较之稍差。

（2）麦肯基背伸训练：在国外，伸肌训练方法也有多种方法，这里介绍较常用的麦肯基背伸训练。麦肯基背伸训练的目标是使疼痛局限化。如某患者有腰痛、右臀部痛、右大腿痛及右小腿痛，则麦肯基背伸训练可使疼痛局限于腰痛、右臀部痛、右大腿痛，然后局限于腰痛、右臀部痛，最后仅仅局限于腰部。Adams 等认为该训练可减轻腰椎间盘后纤维环的压力，甚至使突出椎间盘髓核复位。具体方法如下（图 12 - 1）。

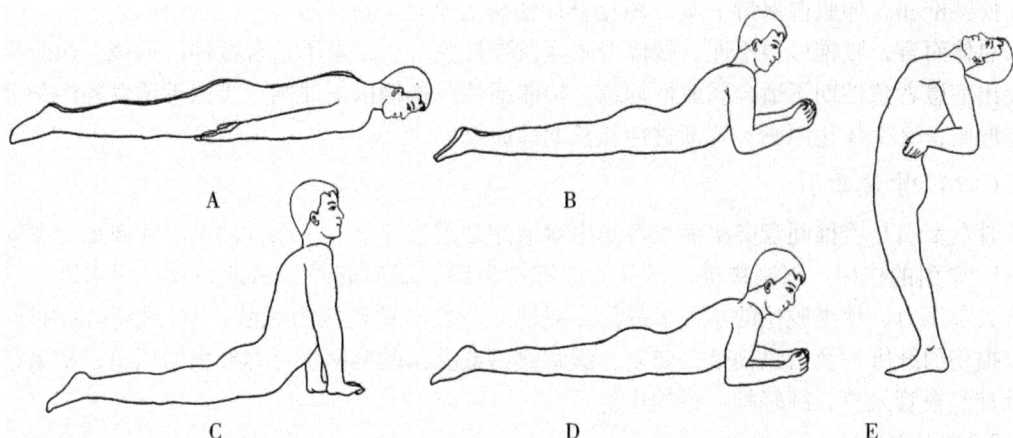

图 12 - 1 麦肯基背伸训练

（3）腰背肌等长收缩训练：患者敢仰卧位，收缩腰背肌，挺胸挺腹，但肩部及臀部不离床面，每次 5~10s，每组 10~20 次。

2. 屈肌训练

（1）腹肌训练：腰痛及椎间盘突出的患者腹肌训练有助于腹压的维持，减少腰椎的负载和增加腰部的稳定性。腹肌训练时仰卧位屈髋屈膝使腰前凸减少，然后头肩离床，手触膝，使腹肌持续等长收缩 5~10s 或以后平卧，动作应平稳以保持腰部的相对稳定。根据患者训练后疼痛改变的情况决定每组训练的次数，一般一组训练 10~20 次，每天训练 2~3 组（图 12-2）。

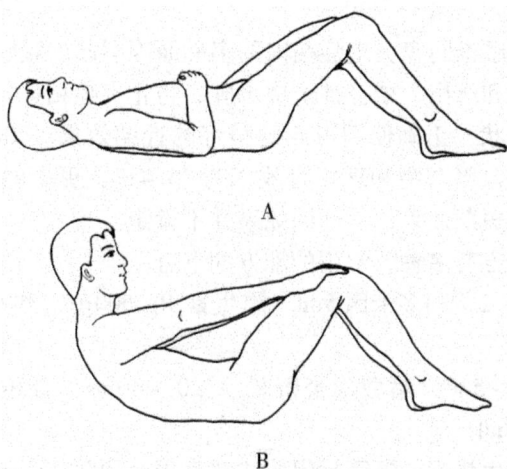

图 12 - 2 腹肌训练

（2）威廉姆斯（Williams）体操：威廉姆斯在临床工作中发现绝大多数腰痛患者具有继发于腰椎间盘退变之腰椎退变，基于此，1937 年，他首次提出了针对慢性腰痛患者的屈曲位训练计划。这些训练主要适应于 50 岁以下男性和 40 以下女性、腰前凸较大、X 线检查显示腰椎间隙狭窄、临床症状较轻且为慢性的患者。该训练通过主动地增强腹肌、臀大肌、腘绳肌等肌肉力量，同时被动地伸展髋关节和骶棘肌以达到减轻疼痛和增强腰椎稳定性的作用，使腰椎屈、伸肌群保持平衡（图见脊柱伤病的康复治疗章节）。

总体而言，腰椎弓根不连、腰椎滑脱症及腰椎关节紊乱者不适合过伸性训练，而腰椎间盘突出症患者急性期不适合屈曲性训练。功能锻炼应遵循以下原则：①以不诱发神经根症状加重原则；②个体化原则；③渐进性和长期性原则。

（四）骨盆牵引

骨盆牵引是腰椎间盘突出症患者非手术治疗常用方法之一，急性期患者疗效更为明显。

1. 牵引的作用　限制腰椎的活动，缓解神经限、肌肉筋膜、韧带等软组织水肿；减轻椎后关节压力，使半脱位的小关节复位，减轻关节突对神经根的刺激；减轻椎间盘内压力，促进损伤的纤维环及后纵韧带的修复，缓解膨出或突出的椎间盘对神经根的压迫；扩大椎间孔及神经根管入口，减轻神经根的压迫。

2. 牵引方法

（1）持续骨盆牵引：为最常用方法。患者卧硬板床，腰部佩戴骨盆牵引带，左右两侧各连接一根牵引绳，通过定滑轮。牵引重量因个体差异而不同，一般每侧牵引重量在 10～15kg。床脚抬高 10～15cm，做反向牵引。以 2 周为 1 个疗程。牵引时双侧髂前上棘、股骨大粗隆部放置棉垫，防止压疮。

（2）间断骨盆牵引：一般用自动牵引床进行。患者仰卧位于牵引床，膝下垫枕，骨盆及下胸部佩戴牵引带，两侧牵引绳分别通过头、尾侧滑轮。牵引重量一般由体重的 60% 逐渐增至 100%。每次 30 分钟，每日 1～2 次，2 周为 1 个疗程。

3. 牵引注意事项　在牵引过程中，如果患者症状、体征加重，应减轻牵引重量或停止牵引；孕妇、高龄、严重高血压、心脏病、骨质疏松症等患者禁止使用该治疗方法。

（五）封闭治疗

骶管封闭是治疗包括腰椎间盘突出症在内的多种原因引起的腰腿痛的常用方法。通过硬膜外给药可抑制炎症浸润和渗出，减轻神经根水肿，防止炎症粘连，改善神经根的营养和功能，从而减轻腰腿疼痛症状，正确使用可起到很好的近期效果。2000 年，Lutz 等在一篇研究中表明硬膜外封闭联合口服药物和理疗有效率为 75.4%；更多的研究表明硬膜外封闭对神经根性疼痛具有较好的短期效果，但远期效果并不肯定。

骶管封闭注射药物配方有多种，常用的配方如下有。

（1）地塞米松 10mg、2% 利多卡因 5ml、维生素 B_{12} 500μg、维生素 B_1 100mg 加生理盐水稀释成 30ml。

（2）2% 利多卡因 3～5ml、醋酸确炎舒松 A 20～40mg、维生素 B_{12} 1mg、维生素 B_1 100mg 加生理盐水 20～25ml。

该封闭常由麻醉科医生执行。骶管封闭的注意事项：预防变态反应；严格无菌操作，预防感染发生；皮肤破溃、感染处禁止封闭治疗；伴有结核、开肾功能不良、身体虚弱者禁用；糖尿病、严重高血压、骨质疏松等患者应少用或不用激素。

（六）推拿疗法

推拿疗法是祖国医学的重要组成部分，其是术者运用各种手法在患者体表上进行机械运动以达到防治疾病和促进康复目的的一种治疗方法。推拿疗法对皮肤、筋膜、肌肉、骨骼、神经、体液等系统均有一系列的影响，具有镇静、镇痛、消肿、消炎、解痉、散瘀等功能，是治疗腰腿痛的常用方法。常用的手法有揉、按、推、捶、滚、摇、搓、提拿、斜扳等手法。腰背推拿适用于腰肌劳损、腰背肌筋膜炎、腰扭伤、腰椎间盘突出症、腰椎管狭窄症、腰椎滑脱症等原因引起的腰痛。对不同疾病的治疗，手法应有增有减；对同一种疾病的治疗，根据治疗后的效果，手法也应有增有减。孕妇禁用手法治疗；腰椎结核、肿瘤也禁用手法治疗。

（七）物理治疗

参见相关章节。物理治疗可改善局部血液循环及组织代谢，促进损伤组织的修复，具有消炎、消肿、解痉、镇痛等功效。常用的方法有直流电药物离子导入法、超短波电疗法、磁疗法等。具体内容参见相关章节。

三、腰椎间盘突出症的康复方案

（一）非手术患者康复方案（表12-1和表12-2）

对腰腿疼痛症状较轻而无明显体征的轻度腰椎间盘突出患者可不必绝对卧床，根据训练后的症状鼓励患者主动增加康复训练量，避免长期服用镇痛药，应告之患者症状缓解后仍应坚持康复训练，避免做腰部负载过大的活动（如搬抬重物等），保持正确的坐立姿势。对腰腿疼痛症状、体征明显的中重度腰椎间盘突出患者，2周每位患者症状、体征及对治疗反应可存在有明显差别，所以治疗方案中卧床时间及训练内容等应依据患者不同情况进行必要甚至重大调整，对训练无效或症状、体征明显加重者应检查后考虑手术治疗，对出现括约肌功能障碍者应进行急诊手术。

表12-1　轻度腰椎间盘突出症患者非手术治疗患者康复治疗参考方案

治疗时间	康复治疗	注意事项
1~3d	卧床休息或间断卧床，腰椎牵引，理疗，一般镇痛药及外用药物治疗，心理辅导和健康宣教，卧位上下肢主动运动训练	有适应证的患者可选择骶管封闭治疗，注意药物不良反应。训练时以不加重症状为度
4~7d	卧床休息为主，卧位上下主动运动训练，可在腰围保护下少量下床活动（可应用步行器），继续腰椎牵引，理疗，一般镇痛药及外用药物治疗，逐渐腰伸肌等长收缩训练（每日2~3次）	训练时以不加重症状为度，避免负重
1~2周	休息或轻工作，在腰围保护下可离床活动，继续腰椎牵引，理疗，外用药物治疗，逐渐加大腰伸肌等长收缩训练（每日3次），可进行麦肯基背伸训练（每日3次）。可开始按摩治疗	训练时以不加重症状为度，避免负重。如症状明显缓解可恢复日常工作（非体力劳动）。症状无缓解者可延长卧床时间
3~4周	症状缓解可在腰围保护下离床活动，腰背伸肌肌力增强训练，症状缓解者逐渐参加日常生活活动或工作	保持正确坐姿，避免直腿弯腰活动，坐立时保持腰前凸，避免弯腰负重
5~6周	继续腰伸肌训练及适度的腹肌等长收缩训练，在腰围保护下，症状缓解者可以参加日常生活活动及一般工作	避免弯腰负重。可试行悬吊训练，增加腰部相关肌力
7~8周	继续腰屈、伸肌训练，症状明显缓解者解除腰围并逐渐参加日常生活活动及一般工作	同上，可进行游泳等训练活动

表12-2　中、重度腰椎间盘突出症患者非手术治疗患者康复治疗参考方案

治疗时间	康复治疗	注意事项
1~7d	卧床休息（必要时绝对卧床，床上排便），腰椎牵引，理疗，中效或强效镇痛药物等外用药物治疗，心理辅导和健康宣教，卧床上肢主动运动训练，下肢被动ROM训练，腰伸肌等长收缩训练肌肉，等长收缩训练	有适应证的患者可选择骶管封闭治疗，严重者可使用激素治疗或脱水药，注意药物不良反应
2~3周	卧床休息或间断卧床，继续腰椎牵引，理疗，一般镇痛药物及外用药物治疗，卧床上下肢主动运动训练，逐渐开始仰卧位腰伸肌肌力增强训练，试行麦肯基背伸训练，每天3次。可开始轻手法按摩治疗	训练时以不加重症状为度，症状较重者，可第2次骶管封闭，下床如厕时要佩戴腰围
4周	疼痛缓解者可在腰围保护下离床站立、活动（可应用步行器），每次活动30min左右，可应用腰椎牵引、理疗及外用药物治疗，根据情况减少外用镇痛药，加大腰伸肌训练，逐渐进行腰屈肌训练	症状仍较明显者，可第3次骶管封闭
5~6周	疼痛缓解者在腰围保护下离床活动，药物治疗，加大腰伸肌训练，逐渐进行腰屈肌训练（腹肌）	症状不缓解者可考虑手术治疗。症状明显缓解者可考虑逐渐参加日常生活活动
7~8周	在腰围保护下离床活动，加大腰伸肌训练、腰屈肌训练	坐立时保持腰前凸，避免直腿弯腰。症状明显缓解者可考虑逐渐参加一般工作
9~10周	加大腰伸肌训练、腰屈肌训练。在腰围保护下逐渐参加日常生活活动及一般工作	同上
11~12周	继续腰屈、伸肌训练，解除腰围，逐渐参加日常生活活动及一般工作	同上

（二）手术治疗患者康复方案

腰椎间盘髓核摘除术后早期主动训练可尽早地减轻手术局部水肿，通过改进肌肉的功能状态和强度，控制末梢肌肉泵调节细胞间质的流体静压，从而达到减轻软组织水肿的效果。同时，早期主动训练可增加或恢复腰椎运动和神经根的牵张、松弛和上下移动，促进神经根本身的血液循环，避免局部组织在修复过程中的粘连。术后2周行腰背肌的功能锻炼，可促进背伸肌和韧带力量的增加，增强与脊椎相关的肌肉、韧带的协调性和柔韧性，完善主动稳定系统功能，从而恢复腰椎最佳的生物力学动态平衡状态，达到减轻和消除腰腿疼痛的目的。康复治疗方案应依每位患者全身状况、手术方式及手术治疗效果进行必要调整（表12-3至表12-5）。

表12-3　腰椎间盘突出症髓核摘除术后的患者康复治疗参考方案

治疗时间	康复目的	康复治疗	注意事项
第1~3天	控制术后疼痛，预防术后并发症	卧床休息，轴向翻身，药物治疗，心理辅导和健康宣教。卧床上肢主动运动训练，下肢PROM或AROM训练。可摇床至30°，半坡卧位	检查下肢感觉、运动及拔除引流管。必要时应用镇痛药。术后症状未加重者进入下期训练

续 表

治疗时间	康复目的	康复治疗	注意事项
第4~7天	控制腰部活动，开展四肢功能康复训练，开展康复教育	卧床上下肢主动运动训练，逐渐进行直腿抬高训练，腰伸肌等长收缩训练。可试行佩戴硬腰围或腰骶支具应用步行器行床旁站立，每次30min，每日2~3次	训练时以不明显加重症状为度。避免暴力进行直腿抬高。必要时应用镇痛药。能完成本阶段训练者方可进入下阶段
第2~3周	控制腰部活动，开展四肢及躯干肌力增强训练。开展康复教育	卧床休息，卧床上下肢主动运动训练及仰卧位腰伸肌训练，进行直腿抬高训练。可佩戴硬腰围或腰骶支具应用步行器或拐杖室内步行，逐渐增加步行距离	无并发症者可考虑出院，回家训练。必要时应用镇痛药。步行距离根据症状酌情增加
第4~6周	控制腰部活动，增强腰背肌及腹肌肌力。逐步独立完成日常活动	加强上下肢主动运动训练及腰伸肌/屈肌训练，症状明显缓解者可在腰围保护下逐渐步行。可保护下蹲站训练。在腰围保护下逐渐参加日常生活活动及非体力性工作，增加步行距离。可骑自行车	可更换软腰围。避免腰椎负载及弯腰，指导坐姿。坐立时保持腰前凸，避免直腿弯腰活动及负重
第7~12周	独立完成日常活动，逐步参加一般工作	训练同上，在腰围保护下逐渐参加一般工作	避免体力劳动及负重，指导康复训练计划。定期复查

表12-4 腰椎间盘突出症微创手术后的患者康复治疗参考方案

治疗时间	康复目的	康复治疗	注意事项
第1~3天	控制术后疼痛，预防术后并发症	卧床休息，协助轴向翻身，心理辅导和健康宣教，卧床上下肢主动运动训练，逐渐进行直腿抬高训练、腰伸肌等长收缩训练。症状明显缓解者可佩带腰围床旁站立训练	检查下肢感觉，运动变化。训练时以不明显加重症状为度。避免暴力进行直腿抬高。必要时应用镇痛药，术后症状未加重者进入下期训练
第4~7天	控制腰部活动，开展四肢功能康复训练。开展康复教育	卧床上下肢主动运动训练，逐渐进行直腿抬高训练及仰卧位腰伸肌训练，可佩戴腰围应用步行器行床旁站立及室内步行	避免腰椎负载及弯腰，指导坐姿。必要时应用镇痛药。疼痛明显缓解，无并发症者可考虑出院
第2周	控制腰部活动，开展四肢及躯干肌力增强训练	逐渐开展上下肢AROM及肌力增强训练、直腿抬高训练及腰伸肌/屈肌训练，在腰围保护下逐渐离床活动	坐立时保持腰前凸，避免直腿弯腰活动，避免长时间坐位及体力劳动
第3~6周	控制腰部活动，增强腰背肌及腹肌肌力。逐步独立完成日常活动	训练同上，腹肌等长收缩训练。在腰围保护下逐渐参加日常生活活动后工作	指导康复训练计划
第6~8周	独立完成日常活动，逐步参加一般工作	训练同上，在腰围保护下逐渐参加一般工作	必要时进行影像学检查

表 12 - 5　髓核摘除椎间植骨内固定术后康复治疗参考方案

治疗时间	康复目的	康复治疗	注意事项
第 1~3 天	控制术后疼痛，预防术后并发症	卧床休息，心理辅导和健康宣教。协助下轴向翻身，卧床上肢 AROM，下肢 PROM 训练和肌肉等长收缩训练，每组 10~20 次，每日 2~3 组。逐渐进行直腿抬高训练	术后检查下肢感觉、运动变化；防止腰椎活动和扭转。拔除引流管，训练时以不加重症状为度。必要时应用镇痛药。术后症状未加重者进入下期训练
第 4~7 天	控制腰部活动，开展四肢功能康复训练	卧位床上下肢主动运动训练，每组 10~20 次，每日 2~3 组，逐渐进行直腿抬高训练、腰伸肌等长收缩训练。症状缓解者可在硬腰围或腰骶支具保护下床旁坐位及站立训练，每次不超过 20min，每日 2~3 组	训练时以不加重症状为度。避免腰椎负载及弯腰。必要时应用镇痛药。能完成本阶段训练者方可进入下阶段
第 2~3 周	开展康复教育，提示注意事项，为返家康复做准备	加强上下肢主动运动训练、直腿抬高训练及仰卧位腰伸肌训练；在硬腰围或腰骶支具保护下逐渐离床步行训练及协助下蹲站训练	影像学复查及临床神经系统检查，症状缓解无并发症者可考虑出院，可于家中训练
第 3~6 周	在维持腰部稳定的情况下逐步独立完成日常活动	训练同上，背伸肌等长肌力增强训练及适度屈肌或腹肌等长训练，在硬腰围保护下逐渐参加日常生活活动	坐立时保持腰前凸；避免腰部屈伸和扭转活动。可屈髋下蹲
第 6~8 周	目的同上	训练同上，在腰围保护下参加日常生活活动	避免上肢持重物及体力劳动
第 8~12 周	目的同上	逐渐参加一般工作	影像学复查，指导康复训练计划

（李志强）

第十一节　膝关节骨关节炎

膝关节骨关节炎（osteoarthritis，OA）是指关节软骨出现退行性改变，并伴有软骨下骨质增生，从而使关节逐渐被破坏及产生畸形，影响膝关节功能的一种退行性疾病。疾病的整个过程不仅影响到膝关节软骨，还涉及整个关节，包括软骨下骨、韧带、关节囊、滑膜及关节周围肌肉。它开始表现为膝关节软骨生化代谢的异常和结构上的损害，进而发生退行性改变，产生关节软骨纤维化、皲裂、溃疡、脱失及整个关节面的缺损，导致关节疼痛和功能丧失。临床较多别称，如增生性骨关节炎、老年性骨关节炎等，仅能代表其病因、病理变化的某一方面，仍以骨关节炎较具代表性。

骨关节炎可分为原发性和继发性两类。原发性骨关节炎多发生于中老年，女性多于男性。发病原因不明，与遗传和体质因素有一定的关系。继发性骨关节炎可发生于青壮年，继发于创伤、炎症、关节不稳定、慢性反复的积累性劳损或先天性疾病等。膝关节骨关节炎是常见的关节疾病之一，门诊的膝痛患者有一半以上是因为骨性关节炎而就医。OA 在中年以后多发，女性多于男性。本病在 40 岁人群中的患病率为 10%~17%，60 岁以上为 50%，而在 75 岁以上人群中则高达 80%。该病有一定的致残率。相当多的膝关节退变、增生并无临床症状。当退变的关节出现临床症状时，可称为骨关节炎。

本病属中医的"痹证"、"骨痹"、"膝痹"等范畴。

一、病因病机

（一）中医

中医学认为膝关节骨关节炎的病因病机为"本痿标痹"。老年人久患腰膝疼痛，肝肾两虚。随着年龄增大，肝肾日渐衰惫，难以充盈筋骨，骨枯则髓减，骨质因而疏松，长期超负荷负重骨骼进而变形，筋不得滋润则出现关节疼痛，活动不利，又肝肾不足日久必累及气血亏虚，故膝关节骨关节炎以肝肾不足，精血亏损为本，感受风、寒、湿热，气滞血瘀为标。

（二）西医

对于本病病因，西医学尚未完全明了，但已明确以下许多因素可以造成关节软骨破坏：

1. 年龄因素　发病率随年龄增长递增。

2. 性别因素　男女均可受累，但以女性多见，尤其是闭经前后的妇女。说明该病可能与体内激素变化有关。

3. 体重因素　肥胖和粗壮体型的人中发病率较高。体重超重，势必增加关节负重，促成本病发生。

4. 饮食因素　营养不良也是致病因素之一。

5. 气候因素　常居潮湿、寒冷环境的人多有症状。可能与温度低，引起血运障碍有关。血运障碍可使骨内血液循环不畅，骨内压及关节内压增高而造成疼痛、肿胀等症状。

6. 创伤因素　由于关节创伤，急性创伤如关节骨折或脱位；慢性劳损，如膝内翻、膝外翻、半月板切除术后、先天性髋关节脱位、髋内翻等均可诱发膝关节骨关节炎，属于继发性骨性关节炎。

7. 炎症因素　如急性或慢性化脓性关节炎、结核、类风湿关节炎等。

二、临床表现

（一）症状

膝关节骨关节炎主要症状是疼痛和活动功能障碍，以及关节活动协调性改变引起的一些症状。

1. 疼痛

（1）疼痛程度：多数患者膝痛属于轻度和中度，少数为重度，偶见剧痛或不痛。疼痛多为钝痛，伴沉重感、酸胀感或僵滞感，活动不适。属重度或剧烈疼痛者，或持续几天，或很快消失，少数也有持续较久，或一做某种动作就痛者。也有伴发肿胀红热呈急性炎症反应者，可能与关节内合并轻度感染，或与生化反应刺激有关。

（2）疼痛特点

1）始动痛：膝关节处于某一静止体位较长时间，刚一开始变换体位时疼痛，也有人称之为"胶滞现象"；活动后减轻，负重和活动多时又加重，具有"痛－轻－重"的规律。

2）负重痛：患者常诉说游泳、骑自行车时膝不痛，而上下楼、上下坡时膝痛，或由坐位或蹲位站起时痛，或是拉孩子、提担重物时膝痛。是由于加重了膝关节负荷而引起的膝痛。

3）主动活动痛：重于被动活动痛，因主动活动时肌肉收缩加重了关节负担。

4）休息痛：膝关节长时间处于某一体位静止不动或夜间睡觉时疼痛，又称静止痛。与静脉血液回流不畅，造成髓腔及关节内压力增高有关。常需经常变换体位，才得缓解。

疼痛多与气温、气压、环境、情绪有关，秋冬加重，天气变幻时加重，故有"老寒腿"、"气象台"之称。

2. 活动障碍　包括关节僵硬、不稳，活动范围减少，步行能力下降等。

（1）关节僵硬：系指经过休息，尤其是当膝关节长时间处于某一体位时，自觉活动不利，特别是起动困难，或称之为胶滞现象。这是一种弹性僵硬，与摩擦和粘连不同，可以随膝关节活动而改善。

（2）不稳：常见原因之一是骨质磨损导致内外翻畸形，表现为步态摇摆。膝关节反复肿胀，积液较多，关节松弛，而致关节不稳。

（3）关节屈伸活动范围减少：关节经常肿胀疼痛，被迫处于轻度屈膝位以缓解关节内压力，久之则腘绳肌痉挛，伸直受限。胫骨髁间骨赘引起骨性伸膝受限。屈曲受限多系关节囊挛缩、骨赘增生、关节面不平、髌骨移动度减少，甚至关节内或关节外粘连引起。

（4）步行能力下降，而上下台阶、下蹲、跑、跳等能力下降更加明显。

（二）体征

1. 关节肿胀　以髌上囊及髌下脂肪垫肿胀较多见，也可以是全膝肿胀。可将肿胀分为三度：略比健侧肿胀为轻度，肿胀达到与髌骨相平为中度，高出髌骨为重度。以轻度和中度肿胀多见。

2. 肌肉萎缩　股四头肌早期因废用而萎缩。

3. 关节压痛　关节间隙、髌骨边缘及韧带附着处压痛。

4. 关节运动受限　屈伸范围受限，多因骨赘阻挡，滑膜肿胀，关节囊挛缩和保护性肌痉挛所致。

5. 摩擦音　屈伸关节出现摩擦感。

6. 关节畸形　仅见于晚期患者，但纤维性或骨性强直极少见。以膝内翻畸形最为常见，这与股骨内髁圆而凸起，胫骨内侧平台又较凹陷，而且骨质相对疏松又兼内侧半月板较薄弱有关。甚者伴有小腿内旋。畸形使膝关节负荷更加不匀，越发加重畸形。另一个常见畸形是髌骨力线不正，或髌骨增大。由于股内侧肌萎缩，使髌骨内外侧牵拉力量不均衡，受外侧强韧的支持带牵拉髌骨外移。

三、实验室和其他辅助检查

（一）血液检查

患者血常规均正常。少数患者血沉稍快，但魏氏法第 1 小时很少超过 30mm/h。C－反应蛋白（CRP）轻度升高；类风湿因子阴性，如阳性滴度小于 1∶40。

（二）关节液检查

白细胞不多（小于 10×10^9/L），偶见红细胞和软骨碎片。关节液增多，清晰微黄，黏蛋白凝固良好。

（三）X 线检查

骨关节炎早期仅有软骨退行性改变时，X 线片可能没有异常表现。随着关节软骨变薄，关节间隙逐渐变窄，间隙狭窄可呈不匀称改变。在标准 X 线片上，成人膝关节间隙为 4mm，小于 3mm 即为关节间隙狭窄。60 岁以上的人正常关节间隙为 3mm，小于 2mm 为关节间隙狭窄。个别人关节间隙甚至可以消失。患者站立位膝关节正侧位片，与卧位片对比，更能显示出关节间隙的改变，对了解病变程度有较大意义。负重软骨下骨质内可见囊性改变。这种囊性变常为多个，一般直径不超过 1cm，可为圆形、卵圆形，或豆粒状。关节边缘（实际上是软骨边缘）及软组织止点可有骨赘形成。或见关节内游离体，骨质疏松，骨端肥大，软组织肿胀阴影等。

关节间隙狭窄、软骨下骨板硬化和骨赘形成是骨性关节病的基本 X 线特征。Ahlback（1968 年）提出根据 X 线检查可将骨性关节病的严重程度分为 5 度：1 度：关节间隙狭窄（50% 关节软骨磨损）；2 度：关节间隙消失；3 度：轻度骨磨损；4 度：中度骨磨损（磨损造成骨丧失 0.5～1cm）；5 度：严重骨磨损常有关节半脱位。

（四）MRI

能敏锐地发现膝关节软骨及软组织改变。当临床高度怀疑本病而 X 线片表现阴性时，应行膝关节 MRI 检查。分 3 种类型：①单纯型：软骨改变及骨质增生为主，约占 40%；②软组织型：单纯型表现＋一种软组织异常者（如侧副韧带、滑囊炎等），约占 35%；③骨型：以软骨下骨质改变为主，如小囊样变、片状异常信号影、骨质侵蚀等，约占 25%。

四、诊断要点

（一）根据临床表现

（1）近 1 个月大多数时间有膝关节疼痛。

（2）活动时有摩擦音。

（3）膝关节晨僵≤30 分钟。

（4）中老年者（≥38 岁）。

（5）有骨性膨大。

根据临床表现，符合 1＋2＋3＋4 条，或 1＋2＋5 条或 1＋4＋5 条者即可做出膝关节骨关节炎诊断。

（二）根据临床和实验室及 X 线表现

（1）近 1 个月大多数时间有膝关节疼痛。

（2）X 线示骨赘形成。

（3）关节液检查符合 OA。

（4）中老年者（≥40 岁）。

（5）晨僵≤30 分钟。

（6）活动时有摩擦音。

综合临床、实验室及 X 线检查，符合 1＋2 条或 1＋3＋5＋6 条或 1＋4＋5＋6 条者即可诊断为膝关节骨关节炎。

五、鉴别诊断

（一）良性关节痛

常有明显的受风、潮湿、寒冷等环境因素接触史，疼痛与天气变化关系甚密，游走性明显，多发于中国东北，西北等天气寒冷地区。X 线检查多无异常。

（二）风湿性关节炎

有链球菌感染史，并常于再次接触链球菌感染后复发，也表现为游走性，活动期血沉增快，抗链"O"阳性。X 线检查多无异常发现。

（三）类风湿关节炎

可发病于任何年龄，女性多于男性。受累后关节疼痛剧烈，伴游走性，多有肌萎缩，晨僵明显，至少 1 小时，好发于四肢小关节。活动期血沉增快，类风湿因子多为阳性，X 线片常见骨质疏松及不同程度骨质破坏。滑液呈黄或绿色浑浊，黏度低，白细胞计数可轻度增高。

（四）膝关节非特异性滑膜炎

表现为反复出现的膝关节积液，浮髌试验阳性。膝关节肿胀程度与该关节疼痛及活动受限程度不一致，关节肿胀常很严重，但关节疼痛却相对较轻，表现为闷胀感。X 线片仅显示软组织肿胀，无骨赘形成。

（五）髌骨软化症

亦同属退变性疾病，重点累及髌股关节。上下楼梯以及半蹲位时关节疼痛加重，尤以下楼梯及半蹲位更痛为本病重要依据。髌骨研磨试验阳性，髌骨内侧关节面常有压痛。X 线髌骨轴位片可见髌股间隙狭窄，关节面不光滑，髌骨软骨下骨质硬化，有时可见囊性变，髌骨边缘骨质增生。

（六）色素绒毛结节性滑膜炎

病程较长，多见于膝、髋和踝关节，受累关节明显肿胀，有积液关节的活动稍受限，全身无症状，血沉不快。X 线摄片早期仅见软组织肿胀，晚期可见边缘骨性破坏。关节穿刺液为咖啡色。

（七）膝关节结核

患者常有消瘦，面色苍白，盗汗和低热症状，白细胞计数稍高；连续 X 线片常可显示进行性骨质破坏；结核菌素试验呈强阳性；关节液检查或取得病变滑膜组织做活检可确诊。

六、辨证治疗

膝痹的治疗，应抓住其"本虚标痹"的特点来辨证施治。缓解期多见肝肾不足，或夹有瘀阻脉络；急性发作期多见湿热下注或风寒湿痹，其中因风、寒、湿邪偏重不同本型又分为行痹、着痹、痛痹 3 型。治疗时能够随之而遣方用药，方能奏效。

1. 肝肾不足　膝部酸痛反复发作，无力，关节变形，或有膝内翻，或筋骨外移，伴有耳鸣，腰酸，舌质淡，苔白，脉细或弱。

治法：补气血，益肝肾，温经通络。

推荐方剂：右归饮。

基本处方：鹿角胶 12g（烊化），熟地黄 30g，当归 12g，锁阳 12g，巴戟天 15g，牛膝 18g，杜仲 18g，白术 15g，乌梢蛇 20g，山茱萸 10g，桑寄生 30g，熟附子 15g，骨碎补 15g，黄芪 30g。

加减法：头目眩晕、耳聋耳鸣，则减巴戟天、锁阳，加枸杞子 12g；纳呆便溏，则加山药 12g、茯苓 30g、炒扁豆 24g。

2. 气血虚寒　膝关节肿痛，遇寒则发，劳累加剧，形体浮胖，面色苍白，喜暖怕冷，四肢乏力，食少便溏，舌淡苔白润，脉沉细弱。

治法：补益气血，温经壮阳。

推荐方剂：邓晋丰经验方。

基本处方：熟地黄 24g，鹿角霜 15g，党参 18g，黄芪 24g，白芍 12g，杜仲 18g，羊藿叶 15g，砂仁 10g，当归 15g，白术 18g，熟附子 15g。

加减法：纳呆便溏，去熟地黄、白芍，加茯苓 18g、陈皮 10g 以健脾利湿；痛剧，加地鳖虫 12g、全蝎 9g、五梢蛇 15g 以通络止痛。

3. 湿热下注　膝痛，红肿，觉热感，得冷则舒，得温痛剧，痛不可近，关节不能活动，小便黄赤，舌红苔黄腻，脉滑数。

治法：清热利湿，通经止痛。

推荐方剂：四妙散。

基本处方：黄柏 10g，苍术 10g，薏苡仁 30g，牛膝 18g，海桐皮 30g，知母 12g，茵陈蒿 21g，萆薢 30g，蚕沙 15g，防风 18g，姜皮 12g。

加减法：肢肿明显者，加汉防己 10g、木瓜 10g；食欲不振者，去知母，加扁豆 24g、谷芽 10g、茯苓 15g。

4. 风寒湿痹　膝部肿胀，膝关节内有积液，膝部酸重沉着，活动不便，疼痛缠绵，阴雨寒湿天气加重，舌质淡红苔薄白腻，脉濡缓。

治法：祛风胜湿，温经通络。

推荐方剂：独活寄生汤。

基本处方：桑寄生 21g，独活 12g，牛膝 18g，当归 12g，熟地黄 24g，白芍 15g，桂枝 12g，乌梢蛇 30g，两面针 10g，熟附子 15g（先煎），狗脊 20g，仙茅 18g，淫羊藿 15g，细辛 3g。

加减法：风邪偏盛者（行痹），膝痛游走不定，加防风 10g、威灵仙 10g；寒邪偏盛者（痛痹），膝痛较剧烈，得热痛减，遇寒加重，加制川乌 10g、肉桂 0.5g（焗）；湿邪偏盛者（着痹），膝痛酸沉重着，以肿胀为主，加防己 10g、川萆薢 18g、秦艽 6g。正虚不甚者，可减狗脊、仙茅、淫羊藿。

七、其他治疗

1. 中成药

（1）大活络丸：用于中风偏瘫，四肢痿痹及风湿关节酸痛，及骨质增生症尤其以气血虚弱不足者为宜。每次服 1 粒，每日 2 次。

（2）小活络丸：具有温经散寒、活络止痛功效，对偏于寒湿痹痛，关节痛遇寒则甚，苔白腻，阳虚者较甚，亦可用于脑出血后遗症，半身不遂者。每次服 1 粒，每日 1~2 次。

（3）人参再造丸：祛风通络，活血止痛，以治疗风湿入络的关节痹痛为宜。每次服 1

粒，每日2次。

（4）温通胶囊：补肾壮阳，活血通络。每次服3粒，每日3次。

（5）骨仙片：填精益髓，壮腰健肾，强筋健骨，舒经活络，养血止痛，用于颈椎病及各种骨质增生症。每次服4~6片，每日3次；感冒发热勿服。

（6）壮骨关节丸：补益肝肾，养血活血，祛风通络，用于腰椎、颈椎、足跟、四肢关节骨质增生及腰肌劳损。早晚饭后各服6g，每日2次。

（7）追风透骨丸：通经络，祛风湿，镇痛祛寒，用于风寒湿痹，四肢痹痛，神经麻痹，手足麻木。每次服6g（约一瓶盖），每日2次。

2. 外治法

（1）中药离子导入法

处方：赤芍、羌活、乳香、没药、白芷、南星各15g，当归、川芎、草乌、蒲公英、干姜各60g。

操作：上述药物加水1000ml浸泡一夜后，文火煎熬30分钟，至500ml左右，过滤得药液备用。取药液适量，均匀湿润衬垫并置于患处接阳极，负极放于相应部位，电流量以患者能够耐受为度，每次20分钟，每日1次，15次为1个疗程。

（2）热敷法

1）四子散

处方：苏子、莱菔子、白芥子、吴茱萸各60g。

操作：加入粗盐250g，混合后装入布袋中，用微波炉加热，使温度达到60~70℃，待患者能耐受温度时敷于关节痛处20分钟，每天2次，7天为1个疗程。

2）如意金黄散（膏）

处方：生南星、陈皮、苍术、厚朴、生甘草各10g，天花粉50g，黄柏、大黄、白芷、姜黄各25g。

操作：共研为末，水蜜调敷或茶汁调敷，或用凡士林按油膏用药比例8：2制成药膏敷患处。

（3）熏洗法

1）金匮外洗方

处方：生川乌、生草乌、宽筋藤、海桐皮各30g，半枫荷、入地金牛各60g，大黄、桂枝各18g。

操作：将上述诸药混匀，加水1000ml，煎煮20~30分钟，取药汁，先以其蒸气熏蒸患处，待药温适宜后外洗患膝，边洗边活动关节。每次20分钟，每日1~2次，7~10次为1个疗程。

2）温经外洗方

处方：艾叶6g，椒目、桂枝、山柰、制川草乌各9g，细辛6g，甘松12g，透骨草、威灵仙各15g，茵陈30g。

操作：将上述诸药混匀，加水1000ml，煎煮20~30分钟，取药汁，先以其蒸气熏蒸患处，待药温适宜后外洗患膝，边洗边活动关节。每次20~30分钟，每日2次，14次为1个疗程。

（4）药包法

处方：生草乌、生川乌、黄芪、杜仲、仙茅、金毛狗脊、锁阳、川芎、当归、白芷、苍术、防己、牛膝、甘松、五加皮、木香、松香、细辛、肉桂各 6g，艾叶 60g。

操作：将上述诸药共研为末。选择适宜的护膝，缝制成药物护膝，日夜使用，每 7 日更换 1 次，4~5 次为 1 个疗程。

3. 手法治疗

（1）解锁法：用于关节交锁时，不论是关节内游离体还是半月板破裂，嵌于两骨之间均可引起交锁，产生剧痛和功能障碍，应紧急解锁以解除痛苦。

1）患者仰卧，患膝抬起，助手扶持固定其患侧大腿。术者一手握其踝部牵引，同时作旋转、晃动、伸膝动作；另一手拇指按压在其患膝关节间隙疼痛处，同时向内按压，膝达伸直位，活动恢复即为解锁，解锁后症状多可消除。若患者体型胖大，术者也可用腋下夹持踝部牵引，手持小腿做旋转屈伸，另手操作同前。

2）患者体位同上，术者以肩抗其患膝，面向踝侧，以背顶靠其大腿，双手握踝牵引，边牵引边旋转边伸直，即可解锁。

3）伸屈复位法：患者仰卧位，术者立于其患侧（比如右侧），左臂屈肘，用前臂托住患肢的腘窝作支点，右手握住小腿远端作为力点。左臂用力向上牵拉同时右手用力向下牵拉小腿，使之加大膝关节间隙。在牵引下作膝关节屈伸活动，有时可听到解锁声即示缓解。未解锁者可在牵引下作小腿内翻、内旋或外翻、外旋动作，听到解锁声，即告成功。或在伸屈膝关节时，顺势突然用力屈曲或伸直膝关节，利用突然的活动，将相嵌滑过或解除。

4）推拉复位法：患者仰卧，屈膝 90°，术者位于其患侧，以臀部坐其患足或用膝部压住其患足作固定。然后双手环抱其小腿上端，用力行前后推拉（近似抽屉试验），或在推拉同时做小腿内外旋转动作，利用关节的滑动解除交锁。

（2）按摩

1）拇指推揉法

操作：患者仰卧或坐位，术者立于患膝外侧，一手扶按患肢固定，一手拇指压推揉患膝，沿膝前关节囊、髌韧带、双侧副韧带、腘后关节囊等部位行指压推揉治疗，指力由轻到重，以局部酸胀为度，每次 5~10 分钟，每日 1 次，10 次为 1 个疗程。

2）弹拨肌筋法

操作：患者仰卧或坐位，术者右手拇指与其余 4 指相对分置于膝外内侧，先用拇指自外向内弹拨捏提膝外侧肌筋数次，再用其余 4 指由内向外弹拨膝内侧肌筋数次，最后术者将右手置于膝后，弹拨腘后肌筋数次。每日 1 次，每次 30~60 分钟，10 次为 1 个疗程。

3）捏推髌骨法

操作：患者取坐位，术者双手拇食指相对捏握髌骨，先横向推运，再纵向推运，最后环转推运髌骨，反复数次。每日 1 次，每次 20~30 分钟，10 次为 1 个疗程。

4）牵引法

操作：患者俯卧，患肢上踝套，牵引装置的滑轮架安放在床头侧，行屈膝牵引，床头侧摇高，以体重对抗牵引力量。牵引时医者扶按患膝紧贴床面固定，随屈膝度增大，小腿前侧垫枕，以稳定牵引。牵引重量为 10~15kg，牵引时间为 20~30 分钟。每日 1 次，15 次为 1 个疗程。

5）点按法

操作：先用拇指、食指或中指分别卡握在髌股关节内外侧间隙处，两力相挤持续 1~2

分钟，然后点按内外膝眼、髌骨下极、鹤顶穴、血海、梁丘及风市穴，对痛点明显者可持续点按2分钟。每次20~30分钟，每月2次，20次为1个疗程。

6）屈伸法

操作：患者仰卧位，术者一手握住患侧大腿下端向下按压，另一手握住足跟部向上提拉，使膝关节过伸，到最大限度时停留数秒或同时轻微震颤数次，放松后再重复1~2次；患者俯卧位，术者一手放在大腿后侧，另一手握患踝部尽量屈膝关节到最大限度时停留数秒，放松后再重复1~2次。行上述手法每周2~3次，每次10~15分钟，10次为1个疗程，疗程间隔7天。

7）松筋解凝法

操作：患者仰卧于诊断床上，先行拿揉、搽等手法放松患肢肌肉，一助手握患者股骨下端。术者握患足进行对抗牵引，然后在持续牵引下进行患膝屈、伸、内、外旋活动，并重复1~2次，最后以拿揉及叩拍法放松患肢，结束手法治疗。隔日1次，10次为1个疗程。

4. 功能锻炼　在膝关节骨关节炎的急性发作期，关节有红肿热痛时应尽量避免站立、行走，多卧床休息，可以做股四头肌锻炼（等长收缩锻炼）、或被动活动。

膝关节骨关节炎的急性发作期过后，鼓励患者逐步做膝关节的主动练功，应注意练功必须循序渐进，开始时先练习行走，逐步增加到上下楼梯，做坐位或卧位蹬腿动作，每天3次，次数逐渐增多，还可以做太极拳、骑自行车、游泳锻炼等。练功时以关节不感到疲劳和持续性疼痛为标准，过度锻炼是不适宜的。

5. 针灸疗法

（1）毫针法

处方：膝眼、梁丘、膝阳关、阳陵泉、足三里、阿是穴。

操作：局部皮肤常规消毒，针刺。得气后，施行提插捻转强刺激；操作后留针15~20分钟，每日或隔日1次，10次为1个疗程。

（2）灸法

处方：足三里、膝眼、阴陵泉、阿是穴。

操作：在患肢找准上述诸穴，将燃着的艾条对准穴位，距离为2~5cm，进行回旋灸或雀啄灸，以患者能忍受．局部皮肤潮红为度。每次15~20分钟，每日1次，10次为1个疗程。

（3）耳针法

处方：交感、膝、神门、阿是穴。

操作：在耳郭上找准以上诸穴，严格消毒耳郭，快速捻入进针，得气后，行捻转强刺激，留针10~15分钟，每日或隔日1次，10次为1个疗程。

（4）耳压法

处方：神门、膝、踝、交感、阿是穴。

操作：在耳郭上选准上述诸穴。用莱菔子或王不留行按压穴位，每穴按压2~5分钟，然后用胶布固定于穴区，每周贴压2次，10次为1个疗程。

（5）穴位注射疗法

处方：膝眼、阳陵泉、足三里、梁丘、阿是穴。

操作：将患肢上述诸穴严格消毒，采用当归或威灵仙注射液，进行穴位注射，针刺得气回抽无血后，推注药液，每穴 0.5～1ml，隔日 1 次，10 次为 1 个疗程。

（6）温针法

处方：阳陵泉、阴陵泉、梁丘、阿是穴。

操作：局部皮肤常规消毒后，用 30 号 2 寸毫针，阳陵泉直刺 1.2 寸，阴陵泉直对阳陵泉 1.5 寸，梁丘直刺 1.2 寸，阿是穴直刺 1～1.2 寸，施以平补平泻手法，得气后在针柄上插艾条段温灸，留针 20～30 分钟。隔日 1 次，10 次为 1 个疗程。

6. 理疗

（1）直流电离子导入法

操作：将威灵仙 1000g，丹参 500g，水煎，去渣，过滤浓缩为 1：2 之煎剂，老陈醋与威灵仙、丹参各等量混合由阴极透入，电流为 0.01～0.05mA/cm，每次 15～20 分钟。每日 1 次，15 次为 1 个疗程。

（2）超声波疗法

操作：在患膝涂以少量液状石蜡或凡士林等耦合剂。将声头置于皮肤上保持密切接触，声头固定不动，超声强度为 0.2～0.5W/cm。每次 5～10 分钟，每日 1 次，10 次为 1 个疗程。

（3）音频电疗法

操作：采用等幅中频电疗机，电极板可用金属同外加布套制成，使患膝痛区位于两板之间。强度以患者能耐受的震颤感为宜。每次 20～30 分钟。每日 1 次，15 次为 1 个疗程。

（4）磁疗法

操作：采用脉冲或脉动磁场法，电磁疗机两极在同一磁头上，治疗时将磁头放置于患膝痛处；两极分开有一定距离的治疗机，则将患膝置于两级之间。一般每次 13～20 分钟。每日 1 次，7 次为 1 个疗程。

（5）蜡疗法

操作：将溶蜡倒入铺有塑料胶布的盘中，厚度约为 2～3cm，待表面冷却凝后连同塑料布一起翻转放置于患膝痛区进行治疗。每次 30～60 分钟，每日或隔日 1 次，10 次为 1 个疗程。

7. 职业疗法　学会如何保护关节和节省体力；提供日常生活的辅助装置如垫高座椅、抬高座厕垫、浴缸安放护手等。

8. 减肥疗法　如果超重，应采取有效减肥措施。

八、预防与调护

（一）预防

1. 普及知识　社区广泛普及膝关节炎的科普知识，教育高危人群如何预防及诊治。

2. 定期普查　主动查找无症状患者，如对高危人群定期进行体查及辅助检查，对所查病例进行登记随访，动态管理，做到查出比治。

（二）调护

1. 生活调护

（1）劳逸结合勿长时间站立，行走。必要时扶拐。

（2）防外感注意膝部保暖。

（3）减轻体重，适当运动及饮食调理。

2. 饮食调理

（1）风、寒、湿邪偏胜型关节痛

姜蒜辣面条：生姜 10g，大蒜 10g，辣椒 10g，面条 100～150g。将生姜、大蒜、辣椒与面条煮熟，趁热食用，以汗出为度。日服 1～2 次。

防风粥：防风 10～15g，葱白 2 茎，粳米 60g。取防风、葱白洗净。加清水适量，文火煎取药汁，去渣。并用粳米煮粥，待粥将熟时加入药汁，共煮成稀粥服食。日服 1 次。

川乌粥：生川乌 3～5g，粳米 30g，生姜汁 10 滴，蜂蜜 3 匙。将生川乌洗净，晾干，去皮尖，捣碎研末。用时先将粳米加清水适量煮粥，煮沸后加入川乌末，文火煮至稀粥成，再加入姜汁、蜂蜜搅匀。空腹温食。日服 1 次。

（2）热邪偏胜、湿热蕴蒸型关节痛

薏苡仁丝瓜竹叶粥：薏苡仁 60g，丝瓜 100g，淡竹叶 20g，将丝瓜连皮洗净切片，与洗净的淡竹叶加清水适量，煎沸后去渣取汁；再将薏苡仁淘净加水煮粥；待粥成时趁热兑入药汁，随量服用。每日 1 次。

冬苡汤：冬瓜 500g，薏苡仁 30g，将冬瓜洗净，连皮切片，与淘净的薏苡仁加清水适量，文火煮至冬瓜烂熟为度。食时酌加食盐调味，日分 3 次饮服。

（3）瘀痰互结型关节痛

桃仁粥：桃仁 10～15g，粳米 50～100g。先把桃仁洗净，捣烂如泥，加水研汁去渣，与淘净的粳米煮为稀粥，随量食用。日服 1 次。

三七丹参粥：三七 10～15g，丹参 15～20g，粳米 300g。将三七、丹参洗净，加清水适量，煎取浓汁。再把淘净的粳米加水煮粥，待粥将成时对入药汁，共煮片刻即成，每次随量食用。日服 1 次。

（4）阳气虚衰型关节痛

三七乌鸡羹：三七 6g，乌雄鸡 1 只（500g 左右者为佳），黄酒 10g。将乌雄鸡剖腹洗净；再把三七洗净、切片，纳入鸡腹内，加入黄酒，文火隔开水炖至鸡肉熟，用酱油蘸食，随量食用。每日 1～2 次。

（5）气血不足型关节痛

参芪当归粥：人参 3g，黄芪 10g，当归 10g，五加皮 10g，粳米 200g，冰糖 20g。将人参、黄芪、当归、五加皮洗净，加清水适量，放入砂锅内煎煮，取汤与淘净的粳米煮粥，待粥将成时加入冰糖，再煮一二沸即可，随量食用。每日 1 次。

人参防风猪肾粥：人参 3g，防风 3g，猪肾 1 对，核桃肉 6g，葱白 2 根，粳米 200g。将猪肾洗净，去膜切片，人参、防风、葱白洗净，与淘净的核桃肉、粳米加清水适量，煮成粥，随量服用。每日 1 次。

3. 精神调理 正确认识本病，了解治疗目的是为了提高生活质量，树立乐观的态度，积极配合防治。

（徐晨军）

第十二节　髋关节脱位

由于暴力作用使股骨头与髋臼的正常对应关系发生改变称为髋关节脱位。髋关节的臼窝深，周围肌肉丰厚，比较稳固有力。一般情况下不易遭受损伤，只有在强大的暴力作用下，才能造成髋关节的脱位。外伤性髋关节脱位，其多见于青壮年男性，尤以髋关节后脱位为多：在肘、肩、髋、膝脱位中占第三位。

髋关节古代称之为"环跳"、"胯骨"、"髀骨"、"髀枢"、"臀骱"等，髋关节脱位古称"胯骨出"，"枢机错努"、"大腿根出臼"、"臀骱出"等。

一、病因病机

（一）中医

中医认为髋关节脱位病因多为跌打外伤、骑马坠地、高处坠下，以致枢机错努，气血瘀带，皮肉青紫。如《医宗金鉴·正骨心法要旨》："或因跌打损伤，或媪垫挂镫，以致枢机错努。"后期可出现瘀血停滞，筋萎不用，而致跛行、枢机不利等。患者一般损伤较严重，治疗时间长，有的需要长期卧床或历经多次手术的创伤，久卧伤脾，脾失健运，气血生化之源，可出现脾肾两虚，肝肾亏损之症。

（二）西医

随着社会的发展，各种工伤、车祸等，损伤的暴力更加大，髋关节脱位的出现机会比古代更加多。现代医学的发展，特别是影像学、解剖学、生物力学的进步，对髋关节脱位的类型、受伤机制等有了全面的认识。

1. 髋关节后脱位的损伤机制和创伤病理学　　当髋关节在伸直位时，股骨头几乎全部在髋臼内，很稳固。当髋关节屈曲时，股骨头的一部分则不在髋臼内，其稳定性靠关节囊维持，若髋关节屈曲内收时，股骨头大部分不在髋臼内，稳定性更差。当髋关节于屈曲、内收及内旋位时，股骨颈前缘紧贴髋臼前缘，形成以此为支点的杠杆，髋关节囊的后部和下部极为紧张，若强大暴力作用于股骨远端外侧，使髋关节继续内收，股骨头突破后侧关节囊脱出，形成髋关节后脱位。髋关节屈曲内收位时，若暴力来自前方，沿股骨纵轴冲击，或髋关节屈曲内收位时跌倒，膝部着地，外力沿股骨纵轴向上冲击，或当髋关节屈曲内收位时，膝关节着地，暴力作用于臀后或骶部，均可使股骨头冲破髋关节囊后壁，脱向后侧而形成髋关节后脱位。当股骨头停留在髋臼后上方髂骨部，则为髋关节后上方脱位。当股骨头脱出后外力使患肢伸展，股骨头停留在髋臼后方时，则形成髋关节后方脱位。骨头脱出后位于髋臼的后下方，靠近坐骨结节部，则称髋关节后下方脱位。其损伤机制为：当髋关节屈曲超过90°，且内收时，来自前方的外力，沿股骨纵轴向髋部传导，使股骨头突破髋关节囊的后下方而脱出。或当髋关节屈曲超过90°，下肢受外力内旋、扭曲，亦可造成股骨头突破后侧关节囊而脱出。

股骨头脱出关节囊后，造成关节囊后下部广泛损伤，圆韧带断裂，股骨头血运遭到破坏，但前侧的髂股韧带仍保持完整，使患肢产生屈曲、内收、内旋畸形。髋关节后脱位并发髋臼后缘骨折者约占 32.5%，合并股骨头骨折者约占 7%~21%。

髋关节后脱位关节囊广泛破裂者，容易整复。若关节囊裂口小，则易卡住股骨颈，使复位困难。有时股骨头冲出髋臼后缘后方穿入梨状肌和上孑孑肌之间，被梨状肌缠绕，影响复位。

2. 髋关节前脱位的损伤机制和创伤病理学　髋关节前脱位较少见，成因主要是伸髋时髋关节过度外展。发生机制可以是伤者肌肉放松，髋关节处于屈曲、外展、外旋位时肢体突然制动所致。

（1）髋关节前上方脱位：又称耻骨部脱位。当膝关节屈曲髋关节在外展、外旋、过伸位，外力沿肢体纵轴向上传导冲击，使股骨头突破髋关节前侧关节囊，而脱出于耻骨部。当髋关节位于外展、外旋，稍过伸位时，外力作用于股骨远端内侧，或作用于骶髂部或髋部后侧，致髋关节过伸及过度外旋，因大转子被髋臼后缘挡住，而形成横杆支点，致股骨头突破前侧关节囊而脱出髋臼，形成前上方脱位。此型较少见。

（2）髋关节前下方脱位：亦称闭孔脱位。当髋关节屈曲外展位时跌倒，膝部着地，外力沿股骨纵轴向上传导，使股骨头突破前下方关节囊而脱出。或当髋关节屈曲外展位时，股骨上端外侧或臀部受外力打击，亦可使股骨头突破关节囊的前下部而脱出于髋臼的前下方。此型多见，脱位时，闭孔的前外侧顶端可使股骨头的前上方造成锯齿状骨折，可经 CT 确诊。

3. 髋关节中心性脱位的损伤机制和创伤病理学　股骨头向中线冲破髋臼底部或穿过髋臼底而进入盆腔，为中心性脱位。多为挤压伤致骨盆骨折，折线通过臼底，股骨头连同远端骨折块向内移位。或下肢于轻度外展位时，由高处侧身坠下，足跟着地，股骨头撞击髋臼底部，而造成髋臼骨折，股骨头内陷。如果髋臼骨折片夹住股骨颈，复位困难。此型骨折损及关节面，晚期容易并发创伤性关节炎。

4. 陈旧性髋关节脱位的病理变化　受伤后由于延误了治疗时机或漏诊等原因使脱位在 3 周内未能整复者称陈旧性脱位。髋部软组织在畸形位置下愈合，血肿在髋臼内及裂隙中已由肉芽组织机化为结实的纤维组织，关节囊的破口已愈合在股骨颈基底部的周围，股骨头被大量瘢痕组织粘连，固定于脱臼位置，关节周围肌肉发生挛缩，这些病理变化使闭合整复脱位难度增加很多。再由于患肢长期废用而骨质疏松，股骨颈及粗隆间尤为显著，在手法复位时容易发生骨折。

二、临床表现

（一）症状

患者受伤后即致肢体肿胀、疼痛、局部压痛明显，活动功能受限，是髋关节脱位共同症状。陈旧性髋关节脱位者可见肿胀疼痛的症状较轻。

（二）体征

1. 髋关节后脱位　股骨大粗隆向后上方移位，臀部突起，可触及脱出的球状股骨头，腹股沟部触诊有空虚感，髋关节呈半屈曲内收内旋位，患肢膝部靠抵于健肢大腿下段内侧，足尖内抵于健肢小腿内踝部（黏膝征阳性），患肢呈弹性固定。患肢短缩，可达5cm左右。

2. 髋关节前脱位　患肢呈明显的外展、外旋、屈曲畸形；黏膝征阴性，伤肢膝部不能靠在对侧大腿上；伤肢较健肢为长；在闭孔或腹股沟附近可触到股骨头，髋关节功能完全丧失；被动活动时引起疼痛和肌肉痉挛。

3. 髋关节中心性脱位　Ⅰ型、Ⅱ型脱位者患肢无明显短缩畸形；Ⅲ型脱位者检查时可触及骨擦感，患肢短缩，大转子内旋；Ⅳ型脱位者臀部、腹股沟可出现广泛血肿，局部软组织挫伤严重。但根据体征确定髋关节脱位比较困难，而且病人常合并有腹腔脏器、股骨干及膝部的损伤，容易造成漏诊，应引起注意。X 线检查可以确诊。

4. 髋关节陈旧性脱位　脱位时间超过 3 周者称为陈旧性脱位，多见于一些新伤延误了治疗时机，或由于漏诊所致。又可分为陈旧性后脱位、陈旧性前脱位、陈旧性中心性脱位。其临床体征按照不同的脱位方向有所不同，可参见各型的体征特点。以髋关节后脱位为例，此时髋关节局部瘀肿已消退，随着时间的延续，局部常有增生，轻者不明显，重者关节周围增大，使关节轮廓不清。伤肢肌肉较健侧萎缩。疼痛多已不明显，已能扶杖跛行，惟畸形仍存在。如臀部突起，髋、膝关节屈曲，患肢短缩、内收、内旋等。

（三）常见并发症

1. 脱位并骨折　髋关节脱位可合并髋臼骨折或股骨头骨折，偶有股骨干骨折与髋关节脱位同时发生，表现有脱位和骨折的症状与体征。

2. 坐骨神经损伤　约有 10% 髋关节后脱位的患者中，坐骨神经可能被向后、上方移位的股骨头或髋臼骨块挫伤，引起患侧坐骨神经麻痹。出现足下垂、趾背伸无力、足背外侧感觉障碍等典型体征。

3. 股骨头缺血性坏死　因髋关节脱位时不可避免地发生关节囊扯裂及圆韧带断裂，可能影响股骨头血运，发生缺血坏死，在 12 个月左右于 X 线照片可见到改变。临床表现为腹股沟持续不适感与髋内旋痛，运动受限，若采取措施无效，缺血坏死继续恶化，最后必然形成严重的创伤性关节炎。

三、实验室和其他辅助检查

（一）X 线检查

髋关节脱位的辅助检查主要是 X 线片，必要时可以做 CT 分层扫描以明确脱位类型和是否伴有骨折。

1. 髋关节后脱位的 X 线片表现　可见股骨头脱出髋臼之后上方，与髋臼上部重叠，股骨呈内收内旋状，大转子突出，小转子消失，内旋越明显，股骨颈越短，股骨颈内侧缘与闭孔上缘所连的弧线中断。若合并髋臼骨折、股骨头骨折及股骨颈骨折者，宜加照髋关节旋前位片。若并髋臼后缘骨折，骨折片常被脱位的股骨头推向上方，顶在股骨头之上。若并股骨头骨折，多发生在股骨头内侧，骨折呈刀切状，股骨头脱出髋臼外，骨块停留在髋臼内。所以，髋关节后脱位复位前必须仔细观察 X 线片上股骨头有否骨折，髋臼有否骨折，有无移位的骨折（闭合复位时可能发生移位）。建议增摄闭孔斜位和髂翼位 X 线片以做出清晰、准确地诊断。

2. 髋关节前脱位的 X 线片表现　X 线片示股骨呈极度外旋，正位片可显示髋关节的轴位形象，股骨头脱出髋臼，可见股骨头在闭孔内或耻骨上支附近。

3. 髋关节中心性脱位的 X 线片表现　X 线片示髋臼底部骨折，股骨头随髋臼折片或骨盆折块突入盆腔内。骨盆前后位 X 线照片可明确股骨头和髋臼关节的改变。骨盆内、外旋斜位片可清楚地显示髋臼骨折线及骨折移位。X线断层摄片及CT扫描可用于髋臼中心粉碎性骨折，确定骨折片大小、移位程度。

4. 髋关节陈旧性脱位的X线片表现 陈旧性脱位的X线片可显示脱位的方向，伴有骨折者可见其骨折线，部分脱位时间长者，可见到髋关节周围钙化影。股骨颈及大转子可有不同程度的骨质疏松、脱钙。

（二）CT扫描检查

因为X线平片重叠较多，病人移动困难难以多方位投照，肠道内容物重叠等，故对髋部的复合性损伤如髋关节脱位并骨折的诊断存在有一定的困难。CT扫描的密度分辨率高，可进行轴面断层及多方位重建，在诊断髋关节脱位并骨折方面有明显的优势，对临床的治疗和术后并发症的防治具有重要意义。若采用CT三维图像重建技术，可以明确了解各种隐匿的大小损害，为治疗提供更准确的信息。

（三）MRI检查

与CT扫描一样，MRI在髋关节脱位的诊断与治疗方面有明显的优势，可以用于了解髋关节脱位并股骨头、髋臼骨折碎片的大小和位置。对确认髋关节周围的软组织损伤如韧带和肌肉的损伤，髋臼唇撕裂和关节内渗液均较CT敏感。后期可用于观察骨折的愈合情况，显示股骨头的血运变化，是否有股骨头缺血性坏死的早期表现。

四、诊断要点

（一）诊断依据

1. 明显的外伤史。

2. 典型的患肢短缩或增长，髋关节呈内收、内旋、屈曲畸形或外展、外旋、屈曲畸形，畸形姿势不能改变。

3. 结合X线片，即可确诊，并可确定脱位的类型和是否合并其他骨折。

（二）诊断分型

1. 髋关节脱位的类型 髋关节脱位根据股骨头与髋臼的位置关系，其脱位的类型有后脱位、前脱位、中心性脱位3种。股骨头停留在髂坐骨结节连线（Nelaton线）的前方者为前脱位，停留在该线后方者为后脱位，股骨头被挤向中线，冲破髋臼底部或穿过髋臼底而进入盆腔者为中心性脱位。其中后脱位又可分为后上方脱位（即髂骨部脱位）、后方脱位（即髋臼后方脱位）、后下方脱位（即坐骨结节部脱位），前脱位又可分为前上方脱位（即髋臼前方脱位）、前下方脱位（即闭孔部脱位）。根据脱位时间的长短分为新鲜性脱位和陈旧性脱位。若脱位时间超过3周为陈旧性脱位。

2. 髋关节后脱位分型

（1）Thompson和Epstein分型

Ⅰ型：单纯脱位或合并小块骨折。

Ⅱ型：脱位合并髋臼后缘单一大块骨折。

Ⅲ型：脱位伴髋臼后缘粉碎性骨折，伴或不伴有一处较大的骨折块。

Ⅳ型：脱位合并髋臼顶壁骨折。

Ⅴ型：脱位合并股骨头骨折。

（2）Stewart 和 Milford 分型

Ⅰ型：单纯性脱位。

Ⅱ型：脱位合并髋臼缘1处以上骨折，复位后髋关节稳定性尚可。

Ⅲ型：脱位伴髋臼缘骨折，负重时不稳。

Ⅳ型：脱位合并股骨头或股骨颈骨折。

（3）Pipkin 分型（Epstein Ⅴ型即合并股骨头骨折型，Pipkin 细分为4型，被临床广泛采用并指导治疗）

Ⅰ型：髋关节脱位合并股骨头凹近端骨折。

Ⅱ型：髋关节脱位合并股骨头凹远端骨折。

Ⅲ型：股骨头骨折合并股骨颈骨折。

Ⅳ型：上述任一型骨折合并髋臼骨折。

3. 髋关节中心性脱位分型

Ⅰ型：髋臼底部横形或纵形骨折，股骨头无移位，此型损伤轻，比较多见。

Ⅱ型：髋臼底部有骨折，股骨头呈半脱位进入盆腔，此型损伤较重，也比较多见。

Ⅲ型：髋臼底部粉碎性骨折，股骨头完全脱位于盆腔，并嵌入髋臼底部骨折间，该型损伤严重，比较少见。

Ⅳ型：髋臼底部骨折并有髋臼缘骨折或同侧髂骨纵形劈裂骨折，骨折线达臼顶，股骨头完全脱位于盆腔，该型损伤严重，很少见。

五、鉴别诊断

（一）髋关节后脱位与股骨颈骨折鉴别

髋关节后上方脱位一般发生于青壮年人，受伤外力较大，患肢屈曲、内收、内旋、短缩畸形，呈弹性固定。股骨颈骨折若发生于老年人，其受伤外力相对较小，患肢内收、外旋、短缩，有异常活动、骨擦音。

（二）小儿外伤性髋关节脱位和发育性髋关节脱位鉴别

小儿外伤性髋关节脱位发生率相对较少，年龄在6~14岁较多。有明确外伤史，疼痛、畸形、弹性固定的体征，X线摄片除见股骨头脱位外髋臼发育正常。发育性髋关节脱位在出生后或行走后发现，无疼痛和弹性固定，跛行步态。X线摄片见股骨头脱位并发育细小、畸形，髋臼发育不良等改变。

六、治疗

髋关节脱位的治疗应遵循既恢复其负重的稳固性，又考虑其运动的灵活性的原则，新鲜的髋关节脱位应立即施行手法整复，正确且恰当的固定，中药辨证施治，正确掌握下地负重的时机，以冀取得良好疗效和防止并发症的发生。对于部分难以整复的髋关节脱位或脱位并骨折的病例可以采取手术治疗。

（一）复位

1. 手法整复　大多数髋关节脱位者可采用闭合手法复位治疗，根据脱位类型的不同，有不同的复位方法。复位时应注意：①充分的麻醉，使肌肉充分放松；②复位时注意用力虽大，但应由轻到重，缓缓持续用力，防止使用瞬间暴力。

（1）髋关节后脱位的整复手法：提牵复位法（Allis法）：所有的髋关节脱位闭合手法整复，都应在充分的麻醉下，髋部肌肉完全放松时进行。患者仰卧，一助手以双手按压双髂前上棘固定骨盆，术者一手持踝部，一手持膝部，先使髋、膝关节屈曲90°，然后一手持小腿下段，一前臂置腘窝下，将患肢向上提牵，同时可以徐徐摇晃、伸屈髋关节，持小腿的手同时下压小腿远段，使股骨头纳入髋臼内，听到复位响声，逐渐伸直患肢即可。如患者肌肉发达，不容易复位，也可在患侧髋、膝关节屈曲90°时，另一助手持患肢小腿，术者两腿分站于患肢的两侧，以两手对扣于腘窝后，向前上提牵，这样可加大提牵力量，使其复位。

Bigelow法：患者仰卧位，助手按住两侧髂前上棘固定骨盆，术者一手握住患肢踝部，另侧前臂置于患肢腘窝部，沿大腿纵轴方向牵引，同时屈髋屈膝并内收、内旋髋关节，使膝部贴近对侧腹部。此时由于"Y"形韧带松弛，股骨头贴近髋臼前下缘，在持续牵引下，股骨头可通过外展、外旋、伸直进入髋臼。此法复位用力较大，可能引起骨折或加重髋关节软组织的损伤，因此操作切忌暴力进行。

Stimson法：患者俯卧于检查台末端，患肢屈髋屈膝90°位，助手固定骨盆或健侧下肢，术者用手下压小腿近端，同时内旋股骨，使脱位的股骨头滑向髋臼，复位成功。本法创伤小，年老体弱病例可以采用此法复位。

杠抬复位法：患者仰卧，一助手以双手分别放于患者腋下，向上提拉固定；一助手牵患者踝关节；一助手以双手按压患侧髂前上棘处，固定骨盆；术者面对患者立于患侧，用一根1.3m长的木棒（木棒中段以软物包垫），置于患肢腘窝处，过健侧膝前，将棒端放于对侧的相应高度的支点上（一般用椅背作支点），向上、下牵引时，术者一手托棒，一手扶持患膝，避免其内旋、内收，用棒将患膝抬起，一般拉到30～50cm高时，可感到患肢一弹动，亦可听到复位声响，即复位成功。

（2）髋关节前脱位的整复手法，Allis法：病人仰卧位，屈膝屈髋使腘绳肌放松，助手固定骨盆，另一助手握住小腿上段，将患肢在股骨的轴线上向外方牵引，并逐渐屈髋、外展、内旋患肢。术者用手向髋臼方向推挤股骨头，牵引下内收患肢，畸形消失即复位成功。

Bigelow法：患者仰卧位，髋关节部分屈曲、外展。Bigelow提示两种复位方法，首先是上举法，牵引下用力屈曲髋关节，除耻骨型脱位外，此法容易复位。假如上举法失败，可沿畸形方向牵引，使髋关节外展，突然地内旋、伸髋，达到复位。突然地内旋可能导致股骨颈骨折，使用此法时操作手法要轻柔，切忌粗暴手法。

Stimson法：这种方法首先应用于急性髋关节后脱位，有时亦可用于前脱位。病人俯卧操作台上，患肢下垂，助手固定骨盆，髋、膝关节屈曲90°，术者握住小腿并向下持续牵引，同时旋转患肢可使其复位。

（3）髋关节中心性脱位的整复手法，拔伸扳拉法：适用于移位较轻者。患者仰卧，一助手固定骨盆，一助手持小腿下段，纵向拔抻，持续约5分钟，然后术者以两手交叉持大腿上段向外扳拉，使内陷的股骨头拉出而复位。复位后用皮肤牵引或胫骨结节牵引，牵引重量4～6kg，维持4～6周左右，然后扶伤下床，不负重活动锻炼。

牵引复位法：适用于移位较严重的病例。患者仰卧，可采用股骨髁上牵引，使其逐步复位，患肢需外展30°左右，重量8～10kg，2～3天已达复位后，减轻重量至4～6kg，维持6～8周。若牵引仍不能使其复位，可于大转子部，另打一前后钢针，向外同时进行牵引，因臼底骨折，故需 8 ~ 10 周后，才可扶拐活动，不负重下床功能锻炼。

（4）陈旧性髋关节脱位的复位手法，适应证选择：陈旧性髋关节脱位，并非都可以手法整复，应根据下列几项条件严格选择：①身体条件好，无麻醉禁忌证，能耐受麻醉及整复刺激者；②外伤性脱位后，时间在 2 ~ 3 个月以内者；③筋肉挛缩较轻，关节轮廓尚清晰者；④关节被动活动时，股骨头尚有活动度者；⑤X 线片示：骨质疏松与脱钙不明显，不合并骨折，关节周围钙化或增生不严重者。

术前牵引：术前患肢先大重量（成人 7 ~ 10kg）牵引 1 周，克服肌肉的挛缩。使上移的股骨头逐渐下降到髋臼水平。有时上移的股骨头不能降至髋臼水平时，可采用在髂前上棘处打入克氏针做反向牵引，牵引时间不宜太长，并要注意有否出现神经牵拉症状。

麻醉：复位要在充分麻醉，肌肉松弛的情况下进行。

整复步骤：先以手法剥离粘连，一助手双手按两髂前上棘处，固定骨盆，术者持患肢膝、踝关节，顺其畸形姿势，逐渐稳健而适当用力，做髋关节屈伸、回旋、摇摆、前拉、拔伸等各种活筋手法，范围由小到大，力量由轻到重，将股骨头从粘连中解脱出来，使挛缩的筋肉得以充分的松弛，然后再进行手法复位。活筋是否充分的标准：以后脱位为例，髋关节可以极度屈曲至股部能接近腹壁；向远端牵拉下肢，股骨头可下移到髋臼水平；局部推拉股骨头，可有前后活动。

整复手法：待活筋达到上述标准后，可进行手法整复，其具体复位方法，基本同新鲜脱位的复位方法，唯力量要大，并尽量选用直接作用于股骨头的力量，避免远距离传导的扭曲力，以免产生合并症及造成新的损伤。现举整复髋关节后上方陈旧性脱位两法于下。

1）侧卧提牵摇摆复位法：患者侧卧位，健肢在下，患肢在上，一助手持膝关节，使髋关节屈曲 90°，向前提拉，并同时做徐缓的髋关节伸屈、摇摆活动；另一助手用宽带绕大腿根部，向后做反牵拉。术者一手推扳髂前上棘部向后，另一手掌推按脱出的股骨头向前，这样反复操作，直至股骨头滑入髋臼。

2）旋转复位法：患者仰卧位，一助手用两手按两髂前上棘处，固定骨盆。术者一手持小腿下段，一手持膝部，顺畸形姿势，使髋关节屈曲至股部前方，接近腹壁。然后再逐渐使髋关节外旋，当外旋到中立位时，在保持该位置的情况下，配以前提，并且徐缓地继续外旋外展，同时伸屈髋关节，使股骨头滑入髋臼。若外旋超过中立位后，因内收肌紧张、挛缩，而影响髋关节继续外展时，可在保持此位置的情况下，反复按摩推拿紧张的内收肌，以松弛之，便于复位。复位后，再逐渐伸直髋、膝关节。

经上述两种方法，髋关节脱位虽已复位，但髋关节伸不直，或一伸即又脱位者，常因髋臼被瘢痕组织充填，股骨头未完全复位所致。可让一助手持患膝，有节律地反复前提、外旋、屈伸髋关节。术者一手扣住髂前上棘向后，另一手推按股骨大转子向前，使股骨头与髋臼充填的瘢痕组织推挤研磨，而将股骨头完全进入髋臼。将髋关节外旋，患肢伸直外展即可。各种类型的髋关节脱位，特别是对新鲜脱位者，经闭合手法整复一般都能顺利地复位。但临床上也有部分髋关节脱位闭合手法整复失败的病例。究其原因，除了由于麻醉和复位技术失当外，约有 2% ~4% 的失败率，有文献报道原因为：梨状肌阻挡、关节囊钮孔式嵌夹、外旋肌撕脱进关节囊内。这些情况可作切开复位。

（二）固定

单纯髋关节后脱位的病人经手法整复后，可用皮肤牵引固定在外展位 3 周。合并髋臼缘骨折的病人在手法整复后，即摄 X 线片，证实骨折片复位良好者，可应用髋部外展夹板固定，配合皮肤牵引。固定时间 6 周左右。髋关节前脱位在皮肤牵引时，应将患肢维持在内收、内旋、伸直位。髋关节中心性脱位可在外展30°，中立位牵引 6~8 周。

（三）辨证治疗

髋关节脱位的病例组织损伤严重，在治疗的过程中，要抓住"逐瘀"二字，贯彻于早、中、晚期的治疗中，瘀去则新生，瘀去则络活。后期则配合补益肝肾之法。

1. 气滞血瘀　证候特点：伤肢肿胀严重，疼痛剧烈，口干口苦，腹胀或大便秘结，舌质红，苔黄腻，脉弦或数。

治法：活血祛瘀，行气止痛。

推荐方剂：复元活血汤。

基本处方：柴胡 15g，天花粉 15g 当归 9g，红花 10g，甘草 6g，穿山甲 10g（先煎），大黄 15g，桃仁 15g。每日 1 剂，水煎服。

加减法：内热盛者，加栀子 15g、牡丹皮 12g 以凉血清热；兼气滞者，加枳壳 15g、香附 10g 以行气；瘀痛剧烈者，加乳香 6g、没药 6g 以通络止痛。

2. 气血不和　证候特点：肿胀逐渐消退，疼痛减轻，痛处固定在髋部，拒按，局部瘀斑消退，舌质紫黯，脉细而涩。

治法：活血止痛，祛瘀生新。

推荐方剂：和营止痛汤。

基本处方：赤芍 15g，当归 10g，川芎 10g，苏木 30g，陈皮 6g，桃仁 15g，续断 15g，乌药 12g，乳香 6g，没药 6g，木通 10g，甘草 6g。每日 1 剂，水煎服。

加减法：疼痛较重者，加三七 15g、延胡索 12g；痛轻者，可加牛膝 15g、杜仲 15g。

3. 肝肾不足　证候特点：局部肿痛不显，髋部酸痛，肢体乏力，腰酸背疼，舌淡红，苔薄白，脉细。

治法：养血补肾，强筋壮骨。

推荐方剂：壮筋养血汤。

基本处方：白芍 15g，当归 10g，川芎 10g，续断 20g，红花 6g，生地黄 25g，牛膝 15g，牡丹皮 10g，杜仲 15g。每日 1 剂，水煎服。

加减法：脾胃虚弱者，加党参 30g、白术 15g、茯苓 30g 健脾益气；关节强硬不舒者，加丹参 25g、王不留行 20g、钩藤 30g 以活血通络；肝肾虚者，加枸杞子 15g、菟丝子 15g、补骨脂 15g、山茱萸 10g 以养肝补肾；后期出现股骨头坏死征者，与补阳还五汤合用，以加强益气祛瘀之力。

（四）功能锻炼

功能锻炼应贯穿于骨折脱位的治疗之始终。髋关节脱位的患者在固定期间，应要求患者行股四头肌、小腿肌肉舒缩以及踝关节活动的功能锻炼。解除固定后做髋、膝屈伸锻炼。在进行功能锻炼的时候要提倡"主动活动为主，被动活动为辅"的原则。后期可进行适当的按摩，亦可使用关节锻炼仪进行关节的功能锻炼。受伤后 3 个月内患肢不能负重，以免缺血的股骨头受压面塌陷及创伤性关节炎发生。以后每隔 2~3 个月摄髋关节 X 线片 1 次，有条件者做 CT 检查或双能骨密度检查，证实股骨头血供确实良好后，才可离拐逐渐负重步行。

（五）其他治疗

1. 中成药

（1）云南白药胶囊：凉血消肿，散瘀止痛。每次2粒，每天3次。疗程7～10天。

（2）活血止痛胶囊：活血散瘀，消肿止痛。一次4粒，一日3次。疗程1～2周。

（3）舒筋定痛片：舒筋活络散瘀止痛。一次4粒，一日2次。疗程1～2周。

（4）仙灵骨葆胶囊：滋补肝肾、活血通络、强筋壮骨。一次3粒，一日2次。疗程2周。

2. 按摩 髋关节脱位后期出现髋关节活动受限，甚至关节僵硬，髋部酸痛乏力等，可配合适当的按摩治疗，促进症状的缓解和功能的恢复。《医宗金鉴·正骨心法要旨》中系统地总结了正骨八法，其中就有"按摩"、"推拿"法，所谓"机触于外，巧生于内，手随心转，法从手出"。在关节部位按摩，能增强肌腱、韧带的弹性，关节周围的血液和淋巴循环更为活跃，可促进关节滑液的分泌，消除滑液的停滞、郁结和关节囊的挛缩、肿胀，有利于关节功能的恢复。

（1）髋部推揉法

手法：一手扶着其髂骨部，另一手大鱼际或掌根从股骨外侧上、中1/3起，反复推揉患侧髋部及其周围，至髂嵴附近。

（2）髋关节痛点揉压、弹拨法

手法：一手握住其患侧踝部在行髋膝关节屈曲运动的同时，另一手拇指反复揉压、弹拨患侧。

3. 熏洗

（1）活络舒筋洗剂

组成：艾叶、海桐皮、威灵仙、苏木、生川乌、生草乌、川红花、大黄、三棱、莪术、川椒、白芍、桂枝、没药、乳香、冰片。

用法：煎至沸腾半小时后，先趁热以厚毛巾覆盖伤肢熏之，待降低至合适的温度时再浸泡患部，每日2～3次。

功用：活血舒筋、通瘀止痛。

（2）海桐皮汤

组成：海桐皮、透骨草、乳香、没药、当归、川椒、川芎、红花、威灵仙、甘草、防风、白芷。

用法：煎至沸腾半小时后，先趁热以厚毛巾覆盖伤肢熏之，待降低至合适的温度时再浸泡患部，每日2～3次。

功用：活血舒筋、通瘀止痛。

（3）通络却痛汤

组成：生川乌、生草乌、当归、路路通、木瓜、威灵仙、桂枝、独活。

用法：煎至沸腾半小时后，先趁热以厚毛巾覆盖伤肢熏之，待降低至合适的温度时再浸泡患部，每日2～3次。

功用：温经活血，舒筋通络。

4. 外敷

（1）定痛膏

组成：芙蓉叶4份，紫荆皮1份，生南星1份，白芷1份。

功用：祛瘀、消肿、止痛。

适应证：用于脱位骨折早期。

（2）双柏散

组成：侧柏叶2份，黄柏1份，大黄2份，薄荷1份，泽兰1份。

功用：活血解毒，消肿止痛。

适应证：骨折初期局部肿痛，有热瘀互结之势者尤为适用。

（3）壮筋续骨膏

组成：续断4份，自然铜（煅）4份，龙骨4份，骨碎补4份，五加皮3份，赤芍3份，土鳖2份。

功用：壮筋续骨，活血养脉。

适应证：用于骨折中后期。

5. 物理治疗　髋关节脱位整复或手术后，患者由于疼痛、畏惧等常常不敢活动，损伤早期气滞不行，恶血留内，可用微波治疗仪局部照射，以促进血液循环，舒缓疼痛。中后期疼痛渐缓，但肿实未消，关节功能障碍，可以使用中药离子导入，电脑中频等，以舒筋活络，祛瘀消肿，促进关节功能恢复。在做理疗的时候。

（六）手术及围手术期处理

1. 手术治疗原则与适应证

（1）所有髋关节脱位合并股骨头或髋臼骨折的患者都应受限尝试闭合复位，且应当作急诊的一项处理措施来实施。对于难以复位，包括复位不良及合并骨折者常须施行手术治疗。

（2）手术适应证

1）髋关节后脱位适应证：①因软组织嵌入影响复位，手法复位失败者；②合并髋臼或股骨头负重区骨折者；③合并同侧股骨颈或转子间骨折者；④伴有骨盆耻骨体骨折或耻骨联合分离者；⑤合并坐骨神经损伤，需探查坐骨神经者。

2）髋关节前脱位适应证：新鲜的髋关节前脱位以手法整复失败，股骨头插入髂腰肌及前关节囊中者；陈旧性髋关节前脱位若时间不太长，无异位新生骨者，可考虑手术治疗。

3）髋关节中心性脱位适应证：Freeman等认为对年轻病人若能耐受手术，当出现下述情况可考虑采用手术治疗：①股骨头在骨盆内，被髋臼碎骨片嵌顿，闭合复位失败。②在穹隆部或髋臼盂和股骨头之间存在碎骨片，使股骨头无法复位。③股骨头或穹隆部有一块或数块较大的碎骨片，用牵引方法无法复位。④在同侧同时存在股骨干骨折，不能用牵引治疗。

4）髋关节陈旧性脱位的适应证：应根据脱位的时间、类型、患者的年龄、职业、症状和要求做细致的分析，决定治疗的方法。对于部分髋关节陈旧性脱位经手法复位失败者，或脱位时间长，可耐受手术者，可考虑手术治疗。脱位时间在3~6个月者，可行手术切开复位。对于手法复位不能整复的髋关节脱位，可考虑手术切开复位，但要掌握不同类型的脱位手术治疗的适应证。

2. 手术方法　根据脱位的类型有6种：髋关节后脱位的手术方法，髋关节前脱位的手术方法，髋关节中心性脱位的手术方法，髋关节陈旧性脱位的手术方法，髋关节后脱位、前脱位合并骨折的手术方法，髋关节中心性脱位合并骨折的手术方法。

3. 常见并发症的处理　坐骨神经损伤：脱位整复后约3/4的病例麻痹就可逐渐恢复，如果髋关节脱位复位后麻痹没有改善，若怀疑骨块持续压迫神经，则需尽早手术探查。髋关节前脱位时，也可能挫伤股神经，但不多见，表现为不同程度的股四头肌麻痹，关节复位后多可自行恢复。

股骨头缺血性坏死：预防继发股骨头坏死的关键在于对脱位及早复位，正确掌握下地负重时间，必要的中药治疗。

（七）名家名医经验方

1. 何竹林——骨一方治疗髋关节脱位

组成：桃仁10g，红花10g，怀牛膝15g 五灵脂10g，当归尾15g，杜仲15g，独活10g，木香10g（后下），三七10g，赤芍15g。

功用：活血祛瘀、行气止痛。

主治：跌打损伤早期瘀血热证偏下肢。症见伤肢肿实，胀痛，皮下散在瘀斑，肤温微热，舌红边有瘀斑，苔黄干，脉弦紧。

2. 李广海——骨九方治疗髋关节脱位

组成：当归15g，独活10g，怀牛膝10g，续断15g，补骨脂15g，骨碎补15g，制何首乌20g，杜仲15g，狗脊15g。

功用：补益肝肾，强筋壮骨。

主治：跌打损伤后期肝肾不足证偏下肢。症见伤肢肿胀减轻，疼痛缓解，已有骨痂形成，或骨折初步接续，但犹未坚固，患肢功能有一定障碍，体弱无力，肌肉痿弱，舌脉一般正常，或脉细弱。

（海　洋）

第十三节　运动神经元疾病

一、概述

运动神经元疾病是神经系统中一种慢性、进行性、变性疾病。其病损部位有脊髓前角运动细胞，表现为进行性脊髓性肌萎缩；损害脑干的运动神经核，表现为进行性球麻痹；损害大脑皮层的运动细胞及锥体束，表现为原发性侧束硬化；或上下运动神经元同时损害，表现为肌萎缩侧束硬化等，病变性质属退行性变，病因至今未明。多数学者认为与如下因素有关，但未得到最后证实：其一是慢性病毒感染，其二是慢性中毒（化学与物理因素），其三是免疫功能低下等。

中医把本病列入"痿证"范围，也有人认为是"孙络偏枯"，"风痱"等。中医针灸可按此论治。

二、病因病机

1. **热毒伤津**　因人体正气不足，感受热毒之邪，耗灼津液，浸淫筋脉，使肌肉失养，导致手足瘦弱不用，遂成痿证。

2. **痰湿瘀阻**　因患者地处阴湿，或冒雨露宿，感受湿邪，湿留不去，郁久化热，或饮食不节，过食肥甘、辛辣，或嗜酒过度，损伤脾胃，聚湿成痰，痰湿瘀阻，脉络不通，筋脉失养，弛纵不收而成痿证。

3. **脾肾亏损**　因患者素体脾虚，或久病伤正，造成脾胃受纳、运化功能失常，津液化生不足；或房劳伤肾，肾虚精亏，不能濡养筋脉，营养筋骨，造成骨废肉萎。

4. 肝肾阴虚　因年老体衰，久病体弱，肝肾不足，气阴两亏。阴虚火旺，热灼筋脉，使筋脉失其濡润。肝主筋，肾主骨，肝虚则不能濡筋，四肢不为人用而筋骨拘挛，行动不便。肝肾同源，肾阴虚、肾水不能涵养肝木，更使筋脉拘急，加重痿废而不用。

三、诊断要点

本病只有运动的损害，而感觉正常，病呈进行性加重，依病损部位不同而有不同的表现。①肌萎缩侧束硬化症。多见于 40～50 岁的患者，先有一侧手部无力，肌肉萎缩，手指僵硬变形，渐波及前臂、上臂、肩部及对侧，伴有"肉跳"或构音不清，声音嘶哑，呛咳，吞咽困难，舌肌活动不灵，流涎及强哭、强笑等，或见双下肢僵硬无力、步行困难等。手、臂、肩及躯干肌萎缩，晚期下肢肌肉亦见萎缩，肌纤维颤动。握力低下，手指轻度屈曲，重者呈爪形手。上肢肌张力不高或减弱，腱反射增高，可有病理反射；下肢肌张力增高，腱反射亢进，病理神经反射阳性。②进行性脊髓性肌萎缩。多见于青少年，类似肌萎缩侧束硬化症的早期，病呈慢性进行性加重，表现为肌肉萎缩，肌张力降低，肌力减退，腱反射消失，未引出病理神经反射。③原发性侧束硬化症。多为成年以后得病，肢体呈痉挛性瘫痪，尤以下肢为甚，也可有假性球麻痹的症状。④进行性延髓麻痹。多见于中年以后的患者，进展迅速，呈真性球麻痹的症状（双软腭麻痹，咽反射迟钝或消失，伸舌困难，构音障碍，舌肌萎缩，并有肌束颤动。假性球麻痹者，咽反射存在，无舌肌萎缩及肌束颤动，下颌反射亢进，掌颏及吸吮反射阳性，强哭、强笑等）。

辅助检查：①肌电图显示有纤颤电位、束颤电位，多相波增多，平均时限延长，平均电压增高及电位同步性增高。运动单位电位数目减少，随意运动时有巨大运动单元电位。②脑脊液检查，部分患者蛋白轻度增加，或免疫球蛋白异常。③肌萎缩性侧束硬化症，尿肌酐排出量减少。

四、基本针灸治疗

（一）治则

早期以清热解毒，除痰祛湿为主；后期以健脾补肾，柔肝起痿治之。

（二）处方

主穴：肩髃、曲池、合谷、手三里、外关、颈段夹脊穴、髀关、伏兔、梁丘、足三里、解溪、环跳、腰段夹脊穴。

配穴：早期，加十二经荥穴，如鱼际、劳宫、少府、行间、内庭、侠溪，以及尺泽、丰隆、中脘、阴陵泉、三阴交；后期，加百劳、大杼、脾俞、肾俞、肝俞、阳陵泉、悬钟、太溪、太冲等；吞咽困难、构音不清、舌肌麻痹者，加翳风、风池、天柱、廉泉、上廉泉、承浆、金津、玉液、人迎等。

（三）方义

本方主穴根据《内经》"治痿独取阳明"的原则，取手足阳明经穴交替使用。因阳明为多气多血之经，又主润宗筋，早期泻之以清其热毒，后期用灸法补法以强筋起痿，配合少阳经之外关、环跳以枢转经气，通调经脉，加上颈段及腰段的夹脊穴以补肾强精，壮筋起痿，共为主穴。"荥主身热"，可取十二经之荥穴以清泄经脉中的热毒，取肺经子穴尺泽以泻肺实，取丰隆、中脘以除痰，阳陵泉、三阴交以去湿，使邪有去路，毒从小便而解，早期多用之。后期脾肾两亏，肝肾不足，筋脉痉挛者配百劳、大杼以补骨髓，脾俞、肾俞以健脾肾，肝俞、肾俞以养肝肾，柔诸筋，加之筋会阳陵泉、髓会悬钟以强筋壮骨，取太溪、太冲以养肾柔肝、缓解挛急。若见吞咽困难，舌肌麻痹者，取翳风、风池、天柱、廉泉、金津、玉液、人迎以疏通局部经气、活血祛风等。

五、基本推拿治疗

治则：健脾益肾，调补气血，通经活络，濡养经筋。

主要手法：四指推法、一指禅推法、拿法、按揉法、擦法、点按法。

常用穴位和部位：大椎、脾俞、肾俞、肩髃、曲池、手三里、合谷透后溪、环跳、髀关、伏兔、风市、阳陵泉、足三里、悬钟、丘墟，以及手足阳明经、足太阳经、足少阳经循行部位。

操作：

1）患者俯卧，医者以一指禅推法、拿法和按揉法施于风池至大椎两旁的足太阳、足少阳循行线上，往返3~5遍。

2）点、按揉、拿肩髃、曲池、合谷等穴各1分钟，并于上肢手阳明经循行线上施以擦法，以透热为度。

3）施以搓法、摇法，继之使上肢和手指关节做屈伸运动。

4）在肝俞、脾俞、肾俞穴上，施以揉法或一指禅推法2分钟，在环跳穴上施点按法2分钟。

5）患者仰卧，在髀关、伏兔、足三里、阳陵泉、悬钟、解溪等穴，施以揉法、擦法、点按法或一指禅推法1分钟，而后沿下肢阳明经施以擦法，以透热为度，并做下肢关节屈伸运动。

随症加减：①不能坐者，当于腰部施以擦法、拿法、四指推法等，约5分钟。②言语不清、吞咽困难者，当在廉泉、天突等处，施以一指禅推法、点按法2~4分钟。

六、其他疗法

1. 耳针　取耳尖、耳轮、脊柱、患肢相应区、皮质下、内分泌、肺、肝、脾、肾等，采用针刺或埋针法。

2. 穴位注射　可用人参注射液、生脉注射液、参附注射液、北芪注射液、当归注射液，或三磷酸腺苷、维生素 B_1、维生素 B_{12}、肌苷、胎盘注射液等轮流使用。

3. 梅花针　叩刺夹脊穴及患肢。

4. 埋线或穴位刺激结扎法　穴位同上，每2~3周1次。

5. 功能锻炼。

七、附注

（1）应注意患者的精神状态，鼓励患者树立战胜疾病的决心，应尽可能让早期患者坚持工作及日常活动，以防止患肢的挛缩和畸形。

（2）饮食应当富有蛋白质和维生素，如有吞咽困难，则应食半固体的食物，必要时应给予鼻饲以保证营养。

（3）如遇肺部感染，则应采取积极的治疗措施。

（王　凯）

第十三章

肿瘤的中医治疗

第一节 鼻咽癌

一、定义

鼻咽癌是原发于鼻咽黏膜被覆上皮的恶性肿瘤。临床以鼻窍时流浊涕，甚则涕出腥臭，伴头额胀痛，鼻塞不利，香臭难辨，耳鸣耳聋等为常见症状，晚期常有颈淋巴结肿大及脏器转移。鼻咽癌好发于我国南方的广东省，有"广东癌"之称。

二、历史沿革

在中医学文献中没有鼻咽癌病名，"鼻咽"是西医学的解剖名词。中医古籍中对"鼻"（指鼻腔）、"咽"（指口咽）有过不少记述。《内经》曾提出"颃颡"一词，元代滑寿著的《十四经发挥》一书中，对"颃颡"一词的校注称颃颡是软口盖的后部，据分析应是现代解剖学的鼻咽部。《灵枢·经脉》记有："肝足厥阴之脉，起于大趾丛毛之际……上贯膈，布胁肋，循喉咙之后，上入颃颡，连目系，上出额，与督脉会于巅；其支者，从目系下颊里，环唇内。"根据肝经循行路线，"颃颡"往上走的部位大致相当于穿颅中窝出眶上裂到额部；往下走的部位则与咽后、颈侧的淋巴结链相符合。前者是鼻咽癌常见的颅底浸润途径，后者则是常见的淋巴道转移途径。在古代有如此认识，确是难能可贵的。

从中医学文献中有关"失荣"、"控脑砂"以及"鼻渊"的记载，可以找到不少类似鼻咽癌症状和转移灶体征的描述。早在《素问·气厥论篇》中有曰："胆移热于脑，则辛颏鼻渊。鼻渊者，浊涕下不止也。传为衄蔑，瞑目。故得之气厥也。"（蔑，污血也，又鼻出血。瞑，合目也，又目不明）。

明代陈实功《外科正宗》说："失荣者……其患多生肩之上，初起微肿，皮色不变，日久渐大，坚硬如石，推之不移，按之不动，半载一年，方生阴痛，气血渐衰，形容瘦削，破烂紫斑，渗流血水，或肿泛如莲，秽气熏蒸，昼夜不歇，平生疙瘩，愈久愈大，越溃越坚，犯此俱为不治。"此处描述似可认为是鼻咽癌颈部淋巴结转移症状的较详细记载。又曰："失荣者，先得后失，始富终贫；亦有虽居富贵，其心或因六欲不遂，损伤中气，郁火相凝，隧痰失道，停结而成。"指出类似鼻咽癌之病证的发病与情志密切相关。治疗拟和荣散坚丸,"和荣散坚丸:治失荣症,坚硬如石,不热不红,渐肿渐大者服"。至今仍是治疗鼻咽癌颈部痰凝瘰疬的代表方。

清代高秉钧《疡科心得集》中则指出失荣"如树木之失于荣华,枝枯皮焦,故名也。生于耳前后及项间,初起形如栗子,顶突根收,如虚疾疬瘤之状,按之石硬无情,推之不肯移动,如钉着肌肉者是也……渐渐加大后遂隐隐疼痛,痛着肌骨,渐渐溃破,但流血水无脓,渐渐口大内腐,形似湖石,凹进凸出,斯时痛甚彻心,胸闷烦躁"。上述这些典型临床症状极似鼻咽癌颈部淋巴结转移。清代吴谦等《医宗金鉴》中曰:"鼻窍中时流色黄浊涕。宜奇授藿香丸服之。若久而不愈,鼻中淋沥腥秽血水,头眩虚晕而痛者。必系虫蚀脑也,即名控脑砂。"指出鼻流浊涕、日久不愈,可发展至出现鼻流腥秽血水,头眩头痛,眼睑下垂等症状。

三、病因病机

鼻咽癌的病因有内因和外因两个方面,外因多由感受时邪热毒、饮食失调所致,内因则多和情志失调、肝胆湿热、正气不足有关。

1. 热毒犯肺　外感风邪热毒,或素嗜烟酒炙赙之品,热邪内蕴于肺,肺经受热,宣发肃降之功能失调,热灼津伤,熬液成痰,热毒与痰湿凝结,瘀阻于经络,肺络不通,肺气郁闭,气道不通,则邪火循太阴之经而至鼻,聚集而成肿块。如《医学准绳六要》中明确指出:"至如酒客膏粱,辛热炙煿太过,火邪炎上,孔窍壅塞,则为鼻渊。鼻中浊涕如涌泉,渐变鼻蟻、衄血,必由上焦积热郁塞已久而生。"

2. 肝胆火热上犯　足厥阴肝经之脉,循喉咙上入颃颡。情志抑郁,或暴怒伤肝,肝胆火毒上逆,灼津成痰,阻滞经脉,气血失畅,瘀血乃生,痰瘀凝结而成肿块。如《素问·气厥论篇》所述:"胆移热于脑,则辛安真鼻渊。"《疡科心得集》指出:"失营者由肝阳久郁,恼怒不发,营亏络枯,经道阻滞"而成。

3. 痰湿内阻　外受湿邪,或饮食不节,或思虑劳倦,中焦脾胃受伤,运化无权,水湿内停,凝集而成痰。痰湿内困于体内,阻滞经脉,久而不散,日久肿块乃生。正如《丹溪心法·痰》所说:"痰之为物,随气升降,无处不到。"又云:"凡人身上、中、下有块者,多是痰。"

4. 正气虚弱　《医宗必读》云:"积之成也,正气不足,而后邪气踞之。"先天不足,禀赋薄弱,或人到中年,正气渐趋不足,易为邪毒所侵。邪毒入侵机体,邪气久羁,正气耗伤,正不胜邪,日久渐积而成癌肿。《外证医案》谓:"正气虚则为癌。"

本病病位在鼻咽部,鼻咽为呼吸之通道,和肺密切相关。肺主气,开窍于鼻,肺气通于鼻。热邪内蕴于肺脏则致上焦肺气不宣,故见鼻塞、咳嗽;火热上蒸,灼液成痰,痰浊外泄,则见鼻涕腥臭;热伤脉络,迫血离经则出现涕血或鼻衄。鼻咽部为肝经所过,若情志内伤,肝郁气逆,热毒内阻,肝胆热毒循经上扰,"胆移热于脑,则辛额鼻渊",甚则可产生头痛、耳鸣耳聋等少阳经症状;若痰火郁于少阳经脉,阻塞络脉,凝结成块,则可致耳前颈项痰核日久渐大,坚硬如石。然究其发病之根本,则与机体正气衰弱有关,张元素《活法机要》谓:"壮人无积,虚人则有之。脾胃怯弱,气血两衰,四时有感,皆能成积。"说明正气亏虚、痰热内阻为鼻咽癌的主要病机,其发病与肺、脾、肝、胆功能失调密切相关。

四、诊断与鉴别诊断

（一）诊断

1. 发病特点　鼻咽癌发病有明显地区聚集性，多发于我国南方，尤以广东省多发。发病年龄多在 45 岁以上。初起常以头痛、鼻塞为首发症状，因症状不典型，常被忽略而漏诊。临床凡符合以下几点者，需特别注意。①45 岁以上男性。②居住于我国东南沿海地区，尤其是两广、湖南等地者。③既往无鼻病史，近期出现头痛、鼻塞、涕血、颈部淋巴结肿大者。④原有慢性鼻炎或过敏性鼻炎，近期症状加重者。⑤有家族遗传倾向者。⑥EB 病毒滴度明显增高或较前增高者。

2. 临床表现　初起见鼻衄，鼻流浊涕，臭秽，或如鱼脑，头痛，鼻塞多为单侧，日渐加重，伴耳鸣，耳聋，耳内闭塞感。迁延失治，则头痛加重，呈持续性。若伴颈淋巴结转移，见颈部瘰疬，坚硬如石，推之不移，溃后渗流脓血，疼痛不眠，伤口难愈。若肿瘤侵犯颅底，见眼矇，复视，甚则失明，伸舌不能，吞咽障碍，面麻，口眼歪斜。晚期见神疲气短，面色无华，日渐消瘦，而危殆难医。

3. 影像学诊断　鼻咽镜检查是诊断鼻咽癌最重要的方法之一，有间接鼻咽镜检查和纤维鼻咽镜检查，并可在鼻咽镜下取组织进行活检。X 线平片检查，可观察鼻咽后顶壁的软组织阴影，黏膜下浸润扩张和颅底骨质的破坏情况。CT 扫描能显示癌灶向周围及咽旁间隙浸润的情况，颅底骨破坏情况较 X 线摄片清楚，有利于早期诊断，确定临床分期以及制订治疗方案。MRI 较 CT 确定肿瘤的界线更为清楚和准确，并可了解脑组织损伤的情况。

4. 细胞学、病理学诊断　鼻咽癌的病理类型多为低分化鳞状细胞癌（占 90% 以上），在鼻咽镜下取病理活检可明确诊断。

（二）鉴别诊断

1. 鼻疔　鼻疔是以局部红肿疼痛为特征，鼻毛附脓痂，水疱丘疹较为少见，病损多限于鼻前庭内，当与鼻咽癌流污秽腥臭浊涕者相鉴别。鼻咽镜检查有助于区别。

2. 鼻部痰包（囊肿）　可发于鼻前庭、鼻窦等，尤以鼻窦多见。肿物质软，表面光滑，穿刺可见半透明黏液性液体或黄色液体。鼻咽癌患者如有肿瘤从鼻腔内长出，肿物表面黏膜欠光滑，随着肿瘤的逐渐发展，肿物可呈现菜花样、结节样。

3. 鼻息肉　多继发于鼻渊患者。鼻塞较甚，息肉呈白色或灰白色，质软，半透明状，不易出血。鼻咽癌患者常有涕中带血，或鼻出血，鼻咽镜活检有助于鉴别诊断。

4. 瘰疬（淋巴结核）　多为青少年发病，常伴有淋巴结周围炎症，肿物质软，与周围组织形成团块，常有压痛，必要时可行颈部淋巴结活检以资鉴别。

五、辨证论治

（一）辨证

1. 辨证要点

（1）辨鼻衄：鼻衄因火者为多，火盛熏灼脉络，迫血妄行者，多见血色鲜红，血量较多，兼有身热，舌质红，脉弦或滑数。若因久病肺肾阴虚，或放疗后耗气伤阴，致阴虚火旺，灼伤脉络者，多血色鲜红，量少，或呈丝状，伴唇焦咽干，五心烦热，舌红少津，中有裂纹，苔少，脉细数。

（2）辨头痛：头痛为鼻咽癌最常见的主症之一。若头痛而胀，甚则如裂，伴口苦咽干，便秘溲赤，舌红苔黄者，多属实热头痛；若头痛而眩，伴胁肋胀满，烦躁易怒，脉弦者，多属肝郁头痛；若头痛如刺，痛处固定，伴面麻舌歪，舌紫暗，脉涩者，多为血瘀头痛；若头痛绵绵，时发时止，伴气短乏力，面色无华，舌淡，脉沉细者，多为气虚头痛。

2. 证候

（1）热邪犯肺：鼻塞涕血，微咳痰黄，口苦咽干，时有头痛，胃纳如常，尿黄便结。舌质淡红或红，舌苔薄白或薄黄，脉滑或数。

病机分析：外感热邪，内壅肺脏，肺气上逆而为咳嗽；鼻为肺之窍，肺失宣降，故见鼻塞；热邪壅肺，肺失通调水道，炼液为痰，故见咯痰色黄；热盛熏灼脉络，则见鼻衄；热盛伤津，则口苦咽干；热邪上扰清窍，则见头痛；肺与大肠相表里，肺热下移，大肠失司，故见便结；舌质红，苔薄黄，脉滑数皆为热邪干犯之表现。

（2）肝郁痰凝：胁肋胀满，口苦咽干，烦躁易怒，头痛而眩，颈核肿大，时有涕血，舌质淡红或舌边红，舌苔薄白、白腻或黄腻，脉弦或滑。

病机分析：肝主疏泄，具有调达气机，调节情志的功能，情志不遂，郁怒伤肝，导致疏泄失职，肝气郁滞，则见胸胁胀闷，烦躁易怒；气滞痰凝，故见颈核肿大；痰瘀阻络，血不循经，则见鼻衄；痰浊上扰清窍，故见头痛而眩；舌质淡红或舌边红，舌苔薄白、白腻或黄腻，脉弦或滑皆为肝郁痰凝之象。

（3）瘀血阻络：头晕头痛，痛有定处，视物模糊或复视，面麻舌歪，心烦不寐。舌质暗红、青紫或见瘀点瘀斑，舌苔薄白、薄黄或棕黑，脉细涩或细缓。

病机分析：平素情志不舒，肝郁气滞，气为血之帅，气滞则血瘀，瘀血内阻，不通则痛，故见头痛，痛有定处；瘀血阻络，筋脉失养，故见面麻，舌歪，视物模糊；肝郁化火伤阴，心肾不交，虚阳上扰，故见心烦不寐；舌质暗红、青紫或见瘀点瘀斑，脉细涩或细缓皆为瘀血阻络之表现。

（4）气阴两虚：头晕头痛，口干咽燥，咽喉不适，间有涕血，耳鸣耳聋，气短乏力，口渴喜饮，形体消瘦。舌质红或绛红，苔少或无苔、或有裂纹，脉细或细数。

病机分析：久病正气亏虚，脏腑羸弱，则见短气乏力；气虚则清阳不升，不能滋养头目诸窍，则见头晕头痛；气虚津亏，气不化津，则见口干咽燥，口渴喜饮；肺阴亏耗，日久及肾，肾开窍于耳，肾阴亏虚，故见耳鸣耳聋；舌质红或绛红，苔少或无苔、或有裂纹，脉细或细数皆为气阴亏虚之象。

（二）治疗

1. 治疗原则

（1）宣肺化痰清：热鼻咽为呼吸之要道，和肺密切相关，鼻咽癌多见鼻塞，鼻涕腥臭，为热结、痰阻的表现，故治疗须以宣肺清热化痰为要；若热伤血络，出现涕血或衄血，则须清热凉血，若痰热上扰清窍，出现头痛头晕，则须清肝泻火除痰。

（2）顾护津液，祛瘀通络　鼻咽癌的病机特点除热结、痰阻外，由于痰热耗津，故津亏常于早中期即可出现，放疗热毒伤阴，致津液亏耗更甚。至晚期，痰瘀郁久化热，瘀阻脉络，故治疗须时时顾护津液，佐以活血通络。

2. 治法方药

（1）热邪犯肺

治法：清热解毒，润肺止咳。

方药：清气化痰丸加减。以南星味苦性凉，清热化痰治痰热之壅闭，以瓜蒌仁、黄芩助南星泻肺火、化痰热。治痰当需理气，故佐以枳实下气消痞。橘红理气宽中，亦可燥湿化痰。脾为生痰之源，肺为贮痰之器，故又以茯苓健脾渗湿，杏仁宣利肺气，半夏燥湿化痰，石上柏清热解毒，辛夷花宣通鼻窍，兼引药归经。诸药配伍，共奏清热化痰，理气止咳之效。

若热毒内盛可加栀子、黄连以清热解毒；痰多可加生南星、生半夏以助除痰散结之力；颈部肿块则可加山海螺、猫爪草以增祛瘀消积之功；加入三七、僵蚕则有助于通鼻窍、祛瘀毒。

（2）肝郁痰凝

治法：疏肝解郁，化痰散结。

方药：消瘰丸加减。方中重用牡蛎、海带以消痰软坚；三棱、莪术善理肝胆之郁，能开至坚之结，配以血竭、乳香、没药以通气活血，使气通血畅，体内积块自当渐散渐消；玄参、贝母宣肺除痰；一味黄芪则兼健脾益气、扶正祛邪。

若疼痛剧，血瘀明显者，可选加䗪虫、三七以助活血通络止痛；肿块明显者，可加石上柏、牛黄、山海螺以消肿散结。

（3）瘀血阻络

治法：活血祛瘀，祛风通络。

方药：通窍活血汤加减。方中赤芍凉血活血；桃仁、红花祛瘀活血，气为血之帅，气行则血畅；川芎为血中气药，取其理气活血之功；八月札、郁金疏肝理气；蜂房、地龙祛风通络止痛。

涕血明显者，可加仙鹤草、紫珠草、侧柏叶以凉血止血；头痛较剧者，可加辛夷花、全蝎、蜈蚣以通络止痛；口干口苦、便秘、溺黄，热象明显者，可加大黄、青天葵、白茅根以通腑泄热。

（4）气阴两虚

治法：益气养阴，养肺滋肾。

方药：生脉散合增液汤加减。方中太子参、玄参、麦门冬益气养阴；生地、女贞子滋养肾阴，佐以石斛、天花粉滋阴润燥，白花蛇舌草、半枝莲清热解毒；甘草调和诸药。若阴血亏虚明显者，可加当归、鸡血藤、桑椹子以滋阴养血；气虚明显者则可加西洋参、黄芪、菟丝子以健脾益气；若虚火痰凝，肿块明显者，可加浙贝母、猫爪草以助除痰散结。

3. 其他治法

（1）古方

1）和荣散坚丸（《外科正宗》）：归身、熟地、茯神、香附、人参、白术、橘红各60克，贝母、天南星、酸枣仁、远志、柏子仁、丹皮各30克，龙齿1对（煅）。有益气养血安神之功。常用于失荣证，症见颈部瘰疬，初起微肿，皮色不变，日久坚硬如石，不热不红，渐肿渐大，日久气血渐衰，形容瘦削者。

2）海藻玉壶汤（《外科正宗》）：海藻、贝母、陈皮、半夏、昆布、青皮、川芎、当归、连翘、甘草节、独活各 3 克，海带五分。有化痰软坚，理气散结之功。为治疗瘰疬、痰核、瘿瘤的经典方，临床常以此方为基础加减化裁治疗瘿瘤初起，颈部肿核，或肿或硬，或赤或不赤，但未破者。

3）香贝养荣汤（《医宗金鉴》）：白术（土炒）6 克，人参、茯苓、陈皮、熟地黄、川芎、当归、贝母（去心）、香附（酒炒）、白芍（酒炒）各 3 克，桔梗、甘草各 1.5 克。有益气养血，行气散结之功。治疗石上疽，症见颈部肿核，隐痛绵绵，伴耳鸣头昏、神疲乏力、畏寒肢冷，属气血两虚者。

4）芩连二母丸（《外科正宗》）：黄芩、黄连、知母、川芎、当归、白芍、生地、熟地、地骨皮、羚羊角、蒲黄各等份，甘草减半。原治心火妄动，迫血沸腾，外受寒凉，结为血瘤，微紫微红，软硬间杂，皮肤隐隐缠如红丝，皮破血流，禁之不住者。现可用于治疗鼻咽癌肿物溃破出血证属血热妄行者。

5）清肝芦荟丸（《外科正宗》）：川芎、当归、白芍、生地各 60 克，青皮、芦荟、昆布、海粉、黄连、甘草节、牙皂各 15 克。治恼怒伤肝，至肝气郁结为瘤。鼻咽癌患者见胁肋胀满，口苦咽干，烦躁易怒，颈核肿大，遇喜则安，遇怒则痛者。

（2）中成药

1）小金丹（《外科证治全生集》）：由白胶香、五灵脂、草乌、地龙、木鳖、没药、乳香、归身、麝香、墨炭组成。有活血止痛，解毒消肿之功。常用治流注初起及一切痰核瘰疬、乳岩，症见：颈部肿核，皮色不变，或肿胀作痛，流脓清稀，久不收口者。内服，每次 1.5～3 克，每日 2 次，小儿酌减，孕妇慎用。

2）六味地黄丸（《外科枢要》、《小儿药证直诀》）：由熟地黄、山茱萸、山药、牡丹皮、茯苓、泽泻组成。上药共研为末，炼蜜为丸，如桐子大，每服一丸，滚汤下。每次 6 克，每日 3 次。有滋阴补肾之功。用于鼻咽癌后期热盛伤阴，阴虚火旺，症见腰膝酸软，头晕目眩，耳鸣耳聋，潮热盗汗，口干等症者。

3）六神丸：牛黄 7.5 克，珍珠（豆腐制）7.5 克，麝香 5 克，冰片 5 克，蟾酥 5 克，雄黄（飞）5 克。上五味（除蟾酥）共研极细粉，滚开水泛小丸，烧酒化蟾酥为衣，候干，制成约 100 粒，口服。具有清热解毒、消肿止痛之功效，主治食管癌、胃癌、鼻咽癌、舌癌等属热毒炽盛者。常用量每日 3 次，每次 10～20 粒，7 日为一个疗程。

4）鼻咽清毒颗粒：由野菊花、苍耳子、重楼、蛇泡筋、两面针、夏枯草、龙胆、党参组成。有清热解毒，化痰散结之功。用于热毒蕴结，鼻咽肿痛，以及鼻咽部慢性炎症、鼻咽癌放射治疗后分泌物增多等症。口服，每次 20 克，每日 2 次，30 日为一个疗程。

（3）外治

1）硼脑膏：金银花 9 克，鱼脑石 6 克，黄柏 6 克，硼砂 6 克，冰片 0.6 克。共研细粉，用香油、凡士林调成软膏，用棉球蘸药膏塞鼻孔内；或用药粉，吸入鼻腔内，每日 3 次。适用于鼻咽癌伴头痛，鼻流脓涕证属肺热者。

2）辛石散：白芷 3 克，鹅不食草 3 克，细辛 3 克，辛夷 6 克，鱼脑石 4 块，冰片 4.5 克。共研细粉，混匀，吸入鼻腔内，每日 2～3 次。适用于鼻咽癌伴头痛鼻塞证属风寒犯肺者。

3）头痛塞鼻散：将川芎、白芷、远志、冰片等研末，塞入鼻孔内，右侧痛塞左鼻，左侧痛塞右鼻。一般塞鼻 3～5 分钟，头痛逐渐减轻。适用于鼻咽癌伴头痛，夜寐不安者。

（4）针灸

1）体针：

处方：印堂、通天、天鼎、合谷、上星、足三里。

方义：本方以局部取穴为主（腧穴所在，主治所在），远部取穴为辅（经脉所过，主治所及），配合使用，共奏舒经活络、通行气血之功。通天配印堂，善于宣发清阳，加上星通鼻窍，天鼎以疏局部经气。足三里、合谷疏调阳明经气而通鼻窍利咽。

辨证配穴：肺热痰凝者加尺泽、丰隆清肺化痰；气郁痰瘀者加太冲、三阴交行气散瘀；火毒内阻者加内庭、液门清泻火毒；气阴亏虚者加气海、照海益气养阴。

随症配穴：咽喉干痒加照海滋阴利咽；痰中带血加鱼际清肺止血；咯血者，加阴郄、地机；盗汗加阴郄、复溜滋阴敛汗；胸痛加膻中、内关宽胸理气；放化疗后呕吐、呃逆加内关、膈俞；白细胞减少加大椎、血海。

刺灸方法：常规针刺，平补平泻为主，虚证加灸。胸背部穴位不宜刺深。

2）耳针：内鼻、咽喉、肺、大肠、轮4~6反应点。针双侧，用中等刺激，留针10~20分钟，或用王不留行籽贴压。每日1次。

3）穴位注射：大椎、风门、肺俞、膏肓、丰隆、足三里。每次取2~4穴，用胎盘注射液、胸腺肽等药，注射量根据不同的药物及具体辨证而定。局部常规消毒，在选定穴位处刺入，待局部有酸麻或胀感后再将药物注入。隔日1次。

4）拔罐：肺俞、膈俞、风门、膏肓。留罐5分钟，隔日1次。

5）穴位贴敷：用白芥子、甘遂、细辛、丁香、川芎等研末调糊状，贴大椎、肺俞、膏肓、身柱、脾俞、膈俞等，用胶布固定，保留至皮肤发红，每星期1次，3次为一个疗程。尤适用于放化疗后。

6）挑治：多用于实证，取胸区点、椎环点、背区点以及压痛点、疹点挑治。

六、转归及预后

本病初起以邪实为主，正气未虚，症状较轻，仅见头痛，鼻衄，鼻塞；若迁延失治，则正气受损，邪实更盛，而见头痛加剧，口干咽燥，颈核坚硬，面麻舌歪，耳聋耳鸣等虚实夹杂之症；病至晚期，热盛伤阴，阴损及阳，气血俱虚，则见乏力气短，面色㿠白，形销骨立而危殆难医。

古人对本病的不良预后早有记载。明代陈实功《外科正宗》中有言："失荣症生于耳前及项间，初如痰核，久则坚硬，渐大如石……乃百死一生之症。"清代时世瑞《疡科捷径》有言："失荣诚是失荣缘……绵延日久形消瘦，若是翻花难许痊。"本病若在早期，尚无口干，气短，舌歪耳聋者，属可治；病至晚期，见颈核累累，坚硬如石，面麻眼朦，口眼歪斜者，难治；若舌光无津，瘦小干裂，为津枯阴竭，胃气已败，病属不治。

西医学研究方面，鼻咽癌在实体恶性肿瘤中预后相对较好，单纯放射治疗的5年生存率在50%~60%之间，5年累积复发率为20%~30%，5年累积远处转移率为20%~25%。多项研究表明，临床分期、颈淋巴结转移情况、治疗方法、治疗过程中血红蛋白水平等对鼻咽癌的预后影响较大。总的来说，早发现，早治疗，根据患者情况合理选择有效的治疗手段是提高鼻咽癌生存期的根本途径。

七、预防与护理

加强锻炼，增强体质，积极、彻底治疗鼻腔、口腔部急慢性炎症，慢性鼻窦炎患者应经常清除鼻内浊涕，保持鼻腔通气。改善生活环境和工作环境，避免长期吸入干燥、多灰尘及刺激性气体。不可长时间使用血管收缩性滴鼻液。如有难以缓解的单侧鼻塞、头痛、耳鸣等症状，须及早就诊，行 EB 病毒和鼻咽镜检查。

保证营养的供给，提倡多吃高蛋白、低脂肪、少油腻、高维生素的清淡食物，鼓励患者多饮水，多吃水果。

放疗后口腔、鼻腔黏膜反应，可辨证选用清热凉血、养阴生津的药物和方剂，如清营汤、沙参麦冬汤等，或加用康复新口腔喷雾。皮肤反应，可予 1% 冰片滑石粉或薄荷滑石粉涂撒，并尽可能暴露局部皮肤，用 0.02% 呋喃西林溶液清洗脓液后，涂擦 1% 合霉素羊毛脂，暴露创面，暂停放疗，必要时配合全身使用抗生素。为避免放射性纤维化，应坚持张口练习。可多嚼口香糖、含话梅等，增加唾液分泌，每日坚持张口练习至少 300 次。

化疗期间若出现消化系统的毒副反应，治疗上给予健脾和胃、降逆止呕之品，同时宜进消食健脾之食物，可用生薏苡仁 100 克、山药 50 克、党参 20 克加瘦肉适量煮汤饮用。

八、现代研究

鼻咽癌的发病具有明显的地区聚集性。据估计，全世界鼻咽癌病例中 80% 发生于我国，尤以南方发病率较高，居住在广东省中部的及操广东地方语的男性，其发病率高达 30~50/10 万。在我国，鼻咽癌的病死率占全部恶性肿瘤死亡率的 2.81%，居第 8 位，其中男性为3.11%，占第 7 位，女性为 2.34%，占第 9 位。年平均病死率在广东省恶性肿瘤死亡中居第3 位。

基础研究方面，李氏等应用 Wenger 植物神经平衡因子分析法及外周血 T 细胞亚群检测鼻咽癌各型患者的免疫状态，结果发现，绝大部分鼻咽癌患者副交感神经功能活动增强或亢进。侯氏对中医"八纲"辨证进行病理生理学和病理解剖学研究认为，副交感神经功能活动增强或亢进，实为"八纲"辨证中的虚证范畴。热邪犯肺型多见于鼻咽癌早期，但机体已见虚证。肝郁痰凝型及血瘀阻络型多见于鼻咽癌中晚期患者，虚证更为明显。同时鼻咽癌患者外周血 T 细胞亚群 CD3、CD4 明显减少。研究结果进一步证明"邪之所凑，其气必虚"，机体正气不足，免疫功能低下是鼻咽癌发病的首要因素。

放射治疗是鼻咽癌的主要治疗手段，早期足量的放疗，可达到根治的效果。然而，由于放射线对黏膜及唾液腺的损伤，致使鼻咽癌患者在放疗过程中常产生较严重的不良反应，甚至被迫终止治疗。而中医则认为，放疗为火热之毒，最易伤阴，故临床上以清热解毒、养阴生津之法拟方治疗鼻咽癌放疗的患者，常收到较好的疗效。黄氏等以清热解毒、养阴生津中药（沙参、麦门冬、生地、玄参、白花蛇舌草、射干、桔梗、两面针、金银花、甘草、白茅根）配合放疗治疗 102 例鼻咽癌患者。结果：中药组的口腔放射症状及口腔黏膜反应状况均明显轻于对照组，中药组治疗有效率为 90.25%，对照组仅为 19%，结果有统计学差异。张氏等在放疗属火毒之邪的理论基础上，研制出鼻咽清毒颗粒。本药主要由菊花、蚤休、两面针、蛇泡勒、夏枯草、龙胆草、苍耳子、党参等组成，具有清热解毒、活血祛瘀、消肿止痛之功。实验研究证明，鼻咽清毒颗粒对 Raji 细胞 EB 病毒 EA 抗原表达有抑制作用，对人鼻咽癌细胞 CNE2 有强力抑制作用，且能杀死包括金黄色葡萄球菌、链球菌等多种细菌，可有效控制鼻咽部的炎症反应，并有助于防止和减少鼻咽癌的复发。临床用于治疗 132 例鼻咽癌放疗患者，结果发现鼻咽清毒颗粒可有效减少口腔黏膜反应，提高放疗效果。

在远期疗效方面，中药与放化疗有一定的协同作用。李氏采用增液汤加味（玄参、麦门冬、生地、天花粉、石斛、太子参、白花蛇舌草、甘草）配合放疗治疗 135 例鼻咽癌患者，与单纯放疗的 131 例患者进行比较，结果 5 年复发率中放组为 11.85%（16/135），单放组为 38.16%（50/131），两组有显著差异（P < 0.05）；远处器官转移率中放组为 14.80%（21/135），单放组为 17.55%（23/131），两组差异有显著性（P > 0.05）；死亡率中放组为 32.59%（44/135），单放组为 59.54%（78/131），两组差异有显著性（P < 0.05）。认为增液汤加味可改善鼻咽癌患者的预后，减少其复发率和病死率。

九、小结

本病多发于中年以上男性，病因有内因和外因两个方面，外因多由感受时邪热毒、饮食失调所致，内因则多和情志失调、肝胆湿热、正气不足有关。病变部位在鼻咽，又与肺、肝、胆有密切的关系。当据证采用宣肺清热、化痰祛瘀、清肝泻胆、益气养阴等法。治疗过程尤须注意顾护津液。早期发现，及时治疗，预后较好。

（高晓冉）

第二节　脑瘤

生长在颅内某一部位的肿瘤，称为脑瘤，根据其生长在脑神经组织的内外，组织分化程度，生长快慢等，可分为良性脑瘤与恶性脑瘤。一般颅内肿瘤以恶性肿瘤为多见。往往随侵犯部位不同而出现相应的全身或局灶性症状。

一、诊断要点

（一）症状

本病可发于任何年龄人群，但以青壮年或中年常见。男、女脑瘤总发病率大致相等。可以出现头痛、呕吐、视觉障碍、感觉障碍、运动障碍、人格障碍等不同的临床症状。可伴见倦怠、精神迟钝、性格改变、行为异常以及思维活动能力障碍等症状。临床多以头痛、呕吐、视觉障碍为常见。

神经系统体格检查有助于定位诊断；CT、MRI 有助于探查肿瘤的部位、大小及浸润情况；必要时支气管、乳腺等部位检查有利于诊断原发病灶。

（二）鉴别诊断

1. 脑血管疾病　部分脑瘤可见偏瘫、颅内压增高；脑血管疾病多见于老年人，常有高血压与动脉硬化等病史，多为突然出现昏迷等症状，CT、MRI 有助于鉴别。

2. 原发性癫痫　部分脑瘤可见有症状性癫痫；原发性癫痫通常无局灶性压迫症状，发作后多无明显症状。脑电图、CT、MRI 有助于诊断。

（三）辨证

脑瘤的辨证首先须辨清病变部位与脏腑，其次当辨病邪性质与病程。本病多由痰、瘀壅聚脑窍所致；亦有外感风毒或内风扰脑，搏结于内，久而成结。

1. 痰瘀阻窍　头痛项强，头晕目眩，视物不清，呕吐，失眠健忘，肢体麻木，面唇暗红或紫暗，舌质紫暗或有瘀点或瘀斑，脉涩。

分析：瘀血或痰浊聚于脑窍，阻滞气血，故见头晕头痛；经脉不利，气血循行受阻，故见项强；目失荣养，故见目眩、视物不清；气血不能归于脾胃，故而可见呕吐；痰瘀扰动神明，故见失眠健忘；肢体失于濡养，故见肢体麻木；头面气滞血瘀，故见面唇暗红或紫黯；舌脉均属瘀血阻滞之象。

2. 风毒上扰　头痛头晕，目眩耳鸣，视物模糊，呕吐，面红目赤，失眠健忘，肢体麻木，咽干，大便干燥，严重时抽搐，震颤，或偏瘫，或角弓反张，或神昏谵语，项强，舌质红或红绛，苔黄，脉弦。

分析：外感风毒之邪，上扰清窍，久客羁留，致使气血阻滞，故见头痛头晕，气血运行不畅，耳目失养，故可见目眩耳鸣，视物模糊；气血不能归于脾胃，故而可见呕吐；瘀久化热，燔灼津液，故见面红目赤，咽干、大便干燥；燔灼肝经，津液亏甚，筋脉拘挛迫急，故见抽搐、震颤、角弓反张、项强；瘀热扰动神明，故见失眠健忘，或神昏谵语；舌脉为热炽风扰之象。

3. 阴虚风动　头痛头晕，神疲乏力，虚烦不宁，语言謇涩，肢体麻木，颈项强直，手足蠕动或震颤，口眼㖞斜，偏瘫，口干，小便短赤，大便干结，舌质红，苔薄，脉弦细或细数。

分析：肝肾阴虚，肝阳弛张，引动肝风，气血上逆，壅阻清窍，故见头痛头晕；虚热内扰，故可见虚烦不宁，神疲乏力；经脉运行不利，故见语言謇涩，肢体麻木；虚热燔津，筋脉失养，可见颈项强直，手足蠕动或震颤；气血阻滞经脉，可见口眼㖞斜，偏瘫不用；虚热伤津，可见口干、小便短赤、大便干结；舌脉俱为阴虚火旺之象。

（四）中药治疗

1. 痰瘀阻窍

治法：化痰祛瘀，化结通窍。

处方：通窍活血汤。

方中石菖蒲芳香化浊开窍；桃仁、红花、赤芍、川芎、三七活血祛瘀；胆南星、白芥子祛痰散结。

呕吐者，可加竹茹、姜半夏祛痰和胃止吐。

2. 风毒上扰

治法：清热解毒，熄风散结。

处方：天麻钩藤饮合黄连解毒汤。

方中天麻、钩藤、石决明潜阳熄风；栀子、黄芩、黄连、黄柏清热解毒；牛膝引血下行；杜仲、桑寄生补益肝肾；夜交藤、茯神安神定志。

若阳亢风动甚者，可加代赭石、生牡蛎、生龙骨重镇潜阳熄风；若大便干燥者，可加大黄、火麻仁等通腑泻热。

3. 阴虚风动

治法：滋阴潜阳，熄风散结。

处方：大定风珠。

方中阿胶、熟地、白芍滋阴；龟甲、鳖甲、牡蛎养阴熄风；钩藤、僵蚕熄风止痉。

若虚热甚者，可加青蒿、白薇清虚热；大便秘结者，可加火麻仁、郁李仁润肠通便。

（五）针灸治疗

1. 基本处方　百会、四神聪、风池、太阳、合谷。

百会、四神聪局部取穴，健脑益智；太阳、风池清利头目；合谷为远道取穴。

2. 加减运用

（1）痰瘀阻窍证：加中脘、丰隆、血海以化痰祛瘀、化结通窍。诸穴针用平补平泻法。

（2）风毒上扰证：加大椎、曲池、外关以清热解毒、熄风散结。诸穴针用泻法。

（3）阴虚风动证：加太溪、太冲、三阴交以滋阴潜阳、熄风散结。诸穴针用平补平泻法。

（宋书征）

第三节　乳腺癌

一、定义

乳腺癌是乳腺导管和乳腺小叶上皮细胞在各种致癌因素的作用下发生癌变的疾病。临床以乳腺肿块为主要表现，是女性最常见的恶性肿瘤之一，男性甚少见。

二、历史沿革

乳腺癌中医学称"乳岩"、"乳痈"、"乳石痈"、"妒乳"、"石奶"、"翻花奶"、"奶岩"等。自汉代以来历代医家对本病认识不断深入，明代陈实功《外科正宗》对本病论述最详。现分述如下。

隋代巢元方《诸病源候论·石痈候》中曾记述："石痈之状，微强不甚大，不赤，微痛热……但结核如石。"对本病的特征做了概括性的描述。

宋代陈自明《妇人大全良方》中已将乳痈与乳岩加以区分，提出乳岩初起"内结小核，或如鳖棋子，不赤不痛，积之岁月渐大，巉岩崩破如熟石榴，或内溃深洞，血水滴沥，此属肝脾郁怒，气血亏损，名曰乳岩，为难疗"。

金代窦汉卿《疮疡经验全书》亦提出："乳岩，此毒阴极阳衰……捻之内如山岩，故命之，早治得生，迟则内溃肉烂，见五脏而死。"

元代朱丹溪《格致余论·乳硬论》称本病为"奶岩"，认为其由"忧怒郁闷，昕夕积累，脾气消阻，肝气横逆"而成，"以其疮形嵌凹似岩穴"，故称"奶岩"，为"不可治"之证，预后凶险。并指出患者应保持心情舒畅，"若于始生之际，便能消释病根，使心清神安，然后施之以治法，亦有可安之理"。

明代陈实功《外科正宗》提出情志所伤为主要病因，与肝脾心三脏关系最为密切，"忧郁伤肝，思虑伤脾，积想在心，所愿不得志，致经络痞涩，聚结成核"。并对其临床特点做了形象而详尽的描述："初如豆大，渐若棋子；半年一年，二载三载，不疼不痒，渐渐而大，始生疼痛，痛则无解，日后肿如堆粟，或如覆碗，紫色气秽，渐渐溃烂，深者如岩穴，凸者如泛莲，疼痛连心，出血则臭，其时五脏俱衰，四大不救，名曰乳岩。"对其预后，明确指出，"凡犯此者，百人必百死……清心静养、无罣无碍，服药调理，只可苟延岁月"。

清代王洪绪《外科证治全生集·乳岩》提出本病"大忌开刀，开则翻花最惨，万无一活"，并指出"男女皆有此症"。清代吴谦《医宗金鉴·外科心法要诀·乳岩》记载了本病向胸腋转移的现象："乳岩初结核隐疼，肝脾两损气郁凝……耽延续发如堆粟，坚硬岩形引腋胸"；关于治疗，认为经药物内服、外敷，"若反复不应者，疮势已成，不可过用克伐峻剂，致损胃气，即用香贝养荣汤"，指出本病晚期不宜攻伐，当以补虚为主。

三、病因病机

中医学认为，乳腺癌的发生是在正气亏虚，脏腑功能衰退的基础上，外邪与内生的痰湿和瘀血等相搏，导致机体阴阳失调，脏腑功能障碍，经络阻塞，气血运行失常，以致气滞、血瘀、痰凝、毒聚结于乳络而成。

1. 正虚邪犯　正气不足，乳络空虚，风寒外邪乘虚而入，致阴寒内盛，阳气虚衰，寒凝血瘀，阻塞经络，气血运行不畅，津液输布受阻，致瘀血内停，痰浊内生，日久生毒，终致瘀血、痰浊、邪毒相搏，结于乳中而成块。《诸病源候论·妇人杂病诸候四·石痈候》曰："有下于乳者，其经虚，为风寒气客之，则血涩结成痈肿……但结核如石，谓之石痈。"本虚是发病之根本。

2. 情志内伤　七情失调，郁怒伤肝，则肝失疏泄，气机郁滞；气能行血，气能行津，气机郁滞会导致血行不畅而血瘀，还会导致气滞津停而为痰，形成气滞、瘀血、痰浊相互搏结于乳络，日久蕴毒而成本病。思则气结，忧思伤脾，使脾气郁结，不能正常运化水液，水液内停形成痰浊，痰浊又可阻滞气机的流通而形成气滞，影响血的运行而形成血瘀，日久亦会形成气滞、血瘀、痰浊交阻于乳络进而形成本病。《格致余论》谓："若夫不得志于夫，不得于舅姑，忧怒郁闷，昕夕积累，脾气消阻，肝气横逆，遂成隐核……名曰奶岩。"《医碥》谓："女子心性偏执善怒者，则发而为痈，沉郁者则渐而成岩。"

3. 饮食失宜　足阳明胃经行贯乳中，暴饮暴食，伤及脾胃，或恣食肥甘厚腻辛辣之品，湿热积滞，蓄结于脾胃，阳明经络阻滞，瘀积不去，致脾胃热毒壅盛搏结于乳而发病。

4. 冲任失调　中医认为"冲为血海、任主胞胎"，冲任之脉起于气街（胞内），与胃经相连，循经上入乳房，隶属于肝肾，其功能与经孕产乳有关。冲任失调一者可致津血不足、肝失濡养，脾胃受损、痰浊内生，气滞痰凝；再者可致气血运行失常，气滞血瘀于乳络，日久成岩。

乳腺癌发病与肝、胆、脾、胃、肾等脏腑功能失常关系密切，病机可概括为内虚与毒聚，内虚是冲任失调，肝、脾、肾等脏腑功能衰退，毒聚为痰浊凝结、瘀毒郁积，聚结成块。

四、诊断与鉴别诊断

(一) 诊断

1. 发病特点　在女性中，乳腺癌的发病率随着年龄的增长而上升，月经初潮前到20岁罕见，20岁以后发病率迅速上升，40~50岁发病率较高，绝经后发病率继续上升，70岁左右达最高峰。高脂饮食、初产迟、绝经迟、有家族乳腺癌史、肥胖及电离辐射等是乳腺癌发病的危险因素。

2. 临床表现 早期多无明显自觉症状，常常是无意中发现患乳内有单发的小肿块，坚硬如石，凹凸不平，与周围分界不清，不红、不热、不痛。渐渐增大，可肿如堆粟，或似覆碗。随着病灶向四周扩展，可引起乳房外形的改变，因"皮核相亲"，可使肿块表面的皮肤凹陷，乳房抬高，乳头内缩。肿块接近皮肤时，可影响血液回流，导致局部水肿，毛孔深陷，状如橘皮。晚期局部溃烂，边缘不整，或深如岩穴，或凸如泛莲，时流污浊血水，痛无休止。当侵及胸部肌肉时，则肿块固定于胸壁而不易被推动。当病变发生转移时，可在患侧腋下、锁骨下、锁骨上摸到肿块，坚硬如石，凹凸不平。转移至肺、肝或骨时，则出现相应症状如咳嗽、黄疸、右胁下痞块、骨骼剧痛等。病久者，可见全身极度衰弱，最后常因气血衰竭或出血不止（烂断血络）而死亡。

3. 影像学诊断 乳房钼靶摄片可见块影，呈分叶状，密度高，边缘呈毛刺状，常见细小密集的钙化影，有时可见增粗的血管影。乳房红外线摄影可见以肿瘤为中心的放射状异常血管图形。B超可见边界不规则、回声较强的肿块。

4. 细胞学、病理学诊断 可采取乳头溢液、糜烂部位刮片或印片、细针吸取涂片进行细胞学检查。活组织取材的病理学检查方法可明确诊断。

5. 血清学、免疫学诊断 目前用于临床的激素受体有雌激素受体（ER）、孕激素受体（PR）检查，此检查主要用于制定乳腺癌术后辅助治疗方案及判断预后。乳癌的生物标志物特异性均不甚理想，常用的有 CEA 及 CA15 – 3。c – erb – B2 原癌基因的过度表达导致在细胞膜表面过度表达 c – erb – B2 受体而容易促进细胞增殖。BRCA1、BRCA2、p53 等抑癌基因的突变可导致乳腺癌的危险性显著增加。

（二）鉴别诊断

1. 乳核 好发于 20 ~ 30 岁，肿块多为单个，也可有多个，圆形或卵圆形，边缘清楚，表面光滑，质地坚硬，生长比较缓慢，无疼痛，周围无粘连，活动度好。

2. 乳癖 好发于 30 ~ 45 岁，肿块常为多个，双侧乳房散在分布，形状多样，可为片状、结节、条索，边缘清或不清，质地软或韧或有囊性感，常有明显胀痛，多有周期性或与情绪变化有关，与周围组织无粘连，活动度好。

3. 乳痨 常见于 20 ~ 40 岁妇女，肿块可一个或数个，质坚实，边界不清，皮色不变，有其他结核病史，可无疼痛或有微痛，与周围组织有粘连，可活动。

4. 乳痈 为发于乳房部位的痈疮，多见于妇女产后，乃因肝胃郁热，或乳汁积滞，或因乳儿咬伤乳头，感染热毒导致，初起红肿硬结疼痛，伴恶寒壮热，十日左右成脓，脓成自溃，溃后可自行收口。少数调治失当，流脓久而不愈，可形成乳瘘，见瘘口流出稀薄清水，或夹败絮状物，疮口凹陷，难以愈合。

五、辨证论治

（一）辨证

1. 辨证要点 主要根据乳房肿块及其伴随症状进行辨证。乳房肿块，皮色如常，伴有情志不舒者属肝气郁结；乳房肿块，皮色青紫，形体多肥者属痰瘀互结；乳房结块坚硬，伴有月经不调者属冲任受损；若岩肿溃烂，血水淋漓，臭秽不堪，色紫，剧痛者，属热毒蕴结。

2. 证候

（1）肝郁气滞：乳房结块，皮色不变，两胁胀痛，或经前乳房作胀，经来不畅，郁闷寡言，心烦易怒，口苦咽干。舌苔薄白或微黄，或舌边瘀点，脉弦或弦滑。

病机分析：本型多为肿块初起，情志不畅，肝气失于条达，阻滞乳中经络及胁络，气滞血瘀，日久变生乳中结块。不通则痛，见乳房、胸胁胀痛。若气郁化火生风，可见心烦易怒，口苦咽干，头晕目眩。舌苔薄白或微黄，或舌边瘀点，脉弦或弦滑为肝郁气滞之象。

（2）冲任失调：乳房内肿块，质地硬韧，粘连，表面不光滑，五心烦热，午后潮热，盗汗，口干，腰膝酸软，兼有月经不调。舌质红，苔少有裂纹，脉细或细数无力。

病机分析：肝肾阴虚，冲任失养，血脉不畅，阻于乳中，变生积块而成乳岩。阴虚火旺，则见五心烦热、午后潮热、盗汗、口干等症。腰为肾之府，肾虚失养，则腰膝酸软。冲为血海，任主胞胎，肝肾阴虚，冲任失养而致月经不调。舌质红，苔少有裂纹，脉细数为阴虚内热之象。

（3）热毒蕴结：乳房结块迅速肿大，隐隐作痛，或结肿溃破，甚则溃烂翻花，流水臭秽，痛引胸胁，烦热眠差，口干苦，小便黄赤，大便秘结。舌质红，苔黄白或厚腻，脉弦数或滑数。

病机分析：多见于癌瘤伴发感染及炎性乳癌。乳房属足阳明胃经，为多气多血之经，胃经湿热蕴结，变生瘀毒，则肿块发展迅速，疼痛红肿，热毒腐蚀肌肉，则见结肿溃破，甚则溃烂翻花，流水臭秽。热毒内蕴，气机不利，肝络失和，胆不疏泄，可见胸胁引痛，口苦。热毒内结，心神被扰，见烦热眠差。口干欲饮，小便黄赤，大便秘结亦为热毒内蕴伤阴之象。舌质红，苔黄白或厚腻，脉弦数或滑数均属热毒蕴结之候。

（4）气血两虚：乳中结块，推之不移，或肿块溃烂，血水淋沥，疼痛难忍，头晕目眩，面色㿠白，神疲气短。舌质淡或淡胖，舌苔薄白，脉沉细无力。

病机分析：多见于乳癌晚期，或经多程放化疗后，正气大伤，邪毒炽盛。邪聚日久，痰浊、瘀毒内蕴，见乳中结块，推之不移，疼痛难忍。气虚不摄见血水淋沥，气血不足，机体失养，故见头晕目眩，面色㿠白，神疲气短。舌质淡或淡胖，舌苔薄白，脉沉细无力均为气血亏虚之象。

（二）治疗

1. 治疗原则

（1）疏肝理气：肝郁脾虚、瘀毒内结是乳腺癌发病的主要病机，气结、气滞为病因之源，故应疏肝健脾理气，气机调畅，脉络通畅，瘀毒难聚。

2. 滋养肝肾：肝失疏泄，冲任失调致正虚毒聚；病至晚期，肝肾亏虚，故治疗需注意滋养肝肾，扶正解毒。

2. 治法方药

（1）肝郁气滞

治法：疏肝理气，化痰散结。

方药：逍遥散加减。方以柴胡疏肝解郁，当归养血活血，白芍养阴柔肝，白术健脾燥湿，瓜蒌、夏枯草、浙贝母软坚散结，山慈菇解毒消瘤，青皮、郁金、川楝子理气止痛。火盛便秘者加丹皮、栀子、大黄等清泻肝胆；乳房胀痛明显者加王不留行、延胡索化瘀止痛。

（2）冲任失调

治法：调理冲任，滋阴软坚。

方药：知柏地黄汤加减。以生地、山茱萸、玄参、鳖甲滋养肝肾，知母、白花蛇舌草滋阴降火，山慈菇、蛇六谷、石见穿、莪术、八月札、鸡内金、蜂房软坚散结，牛膝引火下行。失眠者，加酸枣仁、柏子仁、夜交藤养心安神；盗汗者，加煅龙骨、煅牡蛎、浮小麦收敛止汗。

（3）热毒蕴结

治法：清热解毒，化瘀消肿。

方药：五味消毒饮加减。以金银花、野菊花、蒲公英、紫花地丁、紫背天葵五味药专事清热解毒，加桃仁、红花、露蜂房、皂角刺以增强化瘀消肿之功。火结便秘，加大黄、厚朴、枳实等通腑泻热；热入营血可加丹皮、生地、赤芍；晚期乳癌见消瘦乏力，面色不华，脉虚数者，可加黄芪、白术、当归。

（4）气血两虚

治法：健脾益气，化痰软坚。

方药：人参养荣汤加减。方以熟地、当归、白芍养血活血，黄芪、人参、白术、甘草健脾益气，陈皮理气，远志安神，姜枣健脾调和营卫。若气虚卫表不固，自汗、易感冒，宜重用黄芪，加防风、浮小麦益气固表敛汗；脾虚湿盛泄泻或便溏者，当归减量，加薏苡仁、炒扁豆健脾祛湿。

3. 其他治法

（1）古方

1）小金丹（《外科证治全生集》）：由白胶香、草乌、五灵脂、地龙、木鳖子、乳香、没药、当归、墨炭组成。具有化痰散结，祛瘀通络的功效。主治痰核流注、瘰疬、乳岩、阴疽初起。凡肿瘤患者证属寒湿痰瘀阻络者可使用。每日 3 次，每次 3 克，温开水送服。

2）犀黄丸（《外科证治全生集》）：由麝香、牛黄、乳香、没药组成，具有解毒散结、消肿止痛的功效。主治乳癌及一切恶核。每日 3 次，每次 3 克，温开水送服。

3）醒消丸（《外科证治全生集》）：由乳香、没药、麝香、雄黄、黄米饭组成，具有活血散结、解毒消痈的功效。主治痈毒初起，乳痈乳岩，瘰疬鼠疮，疔毒恶疮，无名肿毒等。每日 2 次，每次 3 克，温开水送服。

4）蟾酥丸（《外科正宗》）：含蟾酥、雄黄、轻粉、铜绿、枯矾、寒水石、胆矾、乳香、没药、麝香、朱砂、蜗牛等成分，具有解毒消肿、活血定痛的功效。

主治疔毒初起及诸恶疮。每服 3 丸，用葱白嚼烂，包药在内，取热酒 1 杯送下，被盖卧，出汗为效。

（2）中成药

1）平消胶囊：由郁金、仙鹤草、枳壳、五灵脂、白矾、硝石、干漆、马钱子组成。主治多种肿瘤。每曰 3 次，每次 4 ~ 6 粒。

2）增生平片：主要成分为山豆根、拳参、黄药子等，具有清热解毒、化瘀散结之功效。用于乳腺癌，与放化疗配合使用可提高疗效，减轻其毒副作用。口服，每次 4 ~ 8 片，每日 2 次，疗程 3 ~ 6 个月。

3）山慈菇片、山慈菇注射液：手术前 2 ~ 6 星期给药，每次服 2 片（每片 0.2 毫克），每日 4 次。山慈菇注射液（每支 1 毫升，含生药 10 毫克），静脉注射，每次 1 支，每日 1 次。功效软坚散结，清热解毒，适用于乳腺癌术前治疗，可缩小肿块。

4）华蟾素注射液：蟾酥经加工提取制成的水溶液注射剂。可用于乳腺癌的治疗，且可增强机体免疫功能，还有一定的镇痛、升高白细胞的作用。肌内注射，每次 2 ~ 4 毫升，每日 2 次，4 星期为一个疗程。静脉注射：每次 10 ~ 20 毫升，加入 500 毫升 5% 葡萄糖注射液中静脉缓慢滴注，每 2 ~ 4 星期为一个疗程。

（3）外治：乳癌属于中医外科范畴，中医外治积累了丰富的经验，古人反对局部刺溃肿瘤等不彻底的开刀，《外科证治全生集》谓："大忌开刀，开则翻花最惨。"以下介绍几种常用外治方药。

1）生肌玉红膏（《外科正宗》）：由当归、白芷、血竭、紫草、甘草、轻粉、白蜡、麻油组成，有活血祛腐、解毒镇痛、润肤生肌之功。用于放射性皮肤溃疡日久不愈，术后切口感染或皮瓣坏死，晚期乳腺癌瘤块破溃。

2）海浮散（《外科十法》）：由乳香（制）、没药（制）组成，有生肌，止痛，止血之功。用于乳腺癌溃破。

3）桃花散（《医宗金鉴》）：由白石灰、生大黄组成，可止血。用于晚期乳腺癌溃口出血不止。

4）二黄煎（经验方）：由黄柏、土黄连组成，有清热燥湿，泻火解毒之功。用于乳腺癌术后切口感染，皮瓣坏死，放射性皮炎或化疗药物静脉外漏引起的局部红肿或溃烂。

（4）针灸

1）体针

处方：以足厥阴肝经、足阳明胃经、任脉穴为主，取穴屋翳、膻中、天宗、肩井、期门、三阴交、丰隆。

方义：屋翳疏导阳明经气，膻中为气海，泻之以利气机，两穴可疏通局部气血；天宗、肩井为治疗乳腺疾病之经验穴，配足阳明经之络穴丰隆，可除湿化痰、消肿散结；期门疏肝气，调冲任；三阴交既可补肾健脾调肝，又能调理冲任。

辨证配穴：冲任失调加肝俞、肾俞、关元补肾健脾调肝，调冲任；肝郁气滞加肝俞、太冲；热毒蕴结加内庭、行间点刺放血；气血两虚加灸脾俞、膈俞、足三里可健运脾胃，益气养血。

随症配穴：乳腺癌术后上肢水肿加极泉、青灵通络消肿；乳腺癌放疗后放射性肺炎加尺泽、孔最泻肺止咳；潮热者加百劳、膏肓；失眠心烦加大陵、神门。

刺灸方法：毫针刺，补泻兼施。每日 1 次，每次留针 30 分钟，10 次为一个疗程。虚证可加灸。

2）耳针法：内分泌、内生殖器、乳腺、胸。毫针刺，中强度刺激，每次留针 30 分钟，间歇运针 2 ~ 3 次，10 次为一个疗程。或用揿针埋藏或王不留行籽贴压，每 3 ~ 5 日更换 1 次。

3）拔罐法：选大椎、第 4 胸椎夹脊点刺放血后拔罐，适用于热毒蕴结证。

4）挑治法：第 3、第 4、第 5 胸椎夹脊点或阳性反应点挑治，每星期 1 次。

5）火针疗法：阿是穴。

六、转归及预后

乳腺癌早期，正气未衰，邪气未盛，若此时"便能消释病根，使心清神安，然后施之以法，亦有可安之理"，即可带病延年。随着病情进展，正气渐虚，邪气已盛，病至晚期，肿块"渐渐溃烂，深者如岩穴，凸者如泛莲，疼痛连心，出血则臭，其时五脏俱衰，四大不救"。对其预后，明代陈实功明确指出，"凡犯此者，百人必百死"，此时，若能"清心静养、无罣无碍，服药调理，只可苟延岁月"。病久者，全身极度衰弱，最后常因气血衰竭或出血不止（烂断血络）而死亡。

乳腺癌病程总体来说进展缓慢，经积极治疗后大部分患者远期疗效较好，可获得长期生存。一般乳腺癌患者的自然生存期为 26.5～39.5 个月，根治术后 10 年生存率Ⅰ、Ⅱ、Ⅲ期分别为 72.5%、50.9%、25.3%。乳腺癌的预后主要与原发灶大小和局部浸润情况、淋巴结转移、肿瘤的病理类型和分化程度，瘤体内微血管密度（MVD），血管、淋巴管有否癌栓，宿主的免疫能力，肿瘤分子生物学形态及表达等因素有关。激素受体免疫组化检测也是预后判断的参考指标，ER、PR 均阳性预后稍好，ER、PR 阴性预后较差。DNA 整倍体或 S 期细胞比率增高或 CEA 阳性者均提示预后差。另外与体重、患病年龄等也有关。上述诸多的预后指标均源自生物学角度，而社会、心理因素对患者预后的影响是不容忽视的潜在因素。

七、预防与护理

乳腺癌的病因问题尚未解决，故真正可用于一级预防的手段极为有限，但谨慎地提出几种降低乳腺癌危险性的措施是有可能的，如青春期适当节制脂肪和动物蛋白的摄入，增加体育活动，尽量避免高龄生育，鼓励母乳喂养，更年期妇女尽量避免使用激素，适当增加体育活动，控制总热量及脂肪摄入，防止肥胖，避免不必要的放射线照射等。有效开展乳腺癌的二级预防，从而起到改善乳腺癌的预后和降低病死率的作用。经常进行乳房自我检查，尤其是 35 岁以后的女性，发现乳房硬结和肿块，应及时做必要的检查，以利于早发现、早诊断、早治疗。

护理方面首先注意情志的调摄，中医学认为乳腺癌的发病与七情活动有密切的联系。不良精神因素是引起气血逆乱，经络阻塞，痰瘀结聚成核的重要致病因素。精神创伤诱发癌症，悲观恐惧心理会加速癌症恶化。因此保持健康的心理状态和乐观的情绪，对乳腺癌的未病先防和既病调护都是必需的。饮食调护在乳腺癌患者康复治疗中也起着重要作用，饮食宜多样化，平衡饮食，忌食助火生痰有碍脾运的食物，手术后可给予益气养血、理气散结之品；化疗时，若出现消化道反应及骨髓抑制现象，可食和胃降逆、益气养血之品。放疗期间要注意皮肤护理，首先要保持局部皮肤清洁干燥，禁止直接用肥皂擦洗，防止机械刺激，避免阳光直接照射，如感到瘙痒难忍时可用苦参煎水外洗或用炉甘石洗剂涂搽，对于溃破的皮肤可用龙胆紫外涂防止感染。一般于根治术后 24～72 小时，若无活动性出血即可开始患侧上肢功能训练活动，活动要循序渐进，由远及近，引流管拔除，皮瓣与胸壁已贴合，可逐渐活动肩关节，勿使患肢疲劳或下垂太久。禁止在患侧上肢测量血压、抽血、静脉注射和肌内注射。

八、现代研究

据资料统计，全世界每年约有 120 万名妇女患乳腺癌，死亡 50 万例。北美、西欧、北欧是乳腺癌的高发地区，但从 20 世纪 70 年代起，亚洲的发病率出现上升趋势。在我国乳腺癌是女性最常见的癌症之一，占全身各种恶性肿瘤的 7%～10%，仅次于子宫颈癌。从上海市近年的发病情况来看，乳腺癌的发病又表现出 3 大特点：其一，发病率明显上升；其二，发病高峰年龄提前，即患者年龄有明显年轻化倾向；其三，发病高峰持续时间延长。由此可见，我国女性乳腺癌的发病问题日趋严重，已对妇女的身体健康构成了严重威胁。

化疗是乳腺癌综合治疗的重要措施之一，但化疗可使肿瘤细胞产生获得性耐药，尤其多药耐药的产生，是导致治疗失败的主要原因。中药资源丰富，作用靶点多，具有高效低毒的优点，近年来对中药及其提取物和复方的研究已经显示其在逆转乳腺癌多药耐药方面有较好的结果和应用前景。汤氏等报道鸦胆子油乳是由鸦胆子提取物精制而成的抗癌中药制剂，通过竞争 Pgp 对其他化疗药物的结合位点，抑制药物泵出，在一定程度上逆转 K562/AO2，MCF7/ADM. KB/VCR 等细胞的耐药性，与其他抗癌药共同作用时，增强了其他药物对耐药细胞的细胞毒作用。汪氏等通过 MTT 法体外药敏实验检测乳腺癌细胞对中药及其提取物的敏感性，并与临床常用的化学合成化疗作比较，评价中草药在乳腺癌化疗中的意义。方法为采用手术切除标本制得细胞悬液进行原代细胞培养，并在此基础上进行药敏实验，MTT 法检测其敏感性。结果是乳腺癌细胞对中草药的高度敏感性低于临床常用化疗药且差异有显著性（P < 0.01），而对两者的中度敏感性则差异无显著性（P > 0.03）。结论：中草药在肿瘤化疗中具有重要意义，尤其作为肿瘤的二线化疗药物具有广阔的应用前景。

魏氏进行了乳腺癌中医证型与 TNM 分期的相关分析，选择 78 例乳腺癌患者，中医辨证分肝郁痰凝、冲任失调、正虚毒炽 3 个证型。TNM 分期标准，分 TNM I 期、II 期、III 期、IV 期。在 TNM I 期的患者中大都辨证为实证，以肝郁痰凝证为多；TNM II 期的患者中，虚证、实证大致相当，以肝郁痰凝、冲任失调为主；而 TNM III 期和 TNM IV 期的患者，大多辨证为虚证，以冲任失调、正虚毒炽为主。癌症随着病情变化，其证型可有所改变，瘀证、虚证是病情预后的重要指标。从中医实证、虚证与 TNM 分期的关系中可以看出：虚证多为 TNM III 期、IV 期的乳腺癌患者，实证多为 TNM I 期、TNM II 期患者。瘀的加剧和虚的加重是病情恶化的体现。冲任失调乃体内环境改变，提示病情进一步发展，癌肿可能迅速向周围扩散；正虚毒炽则提示病至晚期、病情危重。

九、小结

乳腺癌发病多因正气亏虚，情志内伤，饮食失宜，冲任失调，以致气滞、血瘀、痰凝、毒聚结于乳络而成。其发病与肝、胆、脾、胃、肾等脏腑功能失常密切相关，病机可概括为内虚与毒聚，内瘟是冲任失调，肝、脾、肾等脏腑功能衰退，毒聚为痰浊凝结、瘀毒郁积，聚结成块。治疗应注意疏肝理气，气机调畅，脉络通畅，瘀毒难聚；病至晚期，肝肾亏虚，治疗需注意滋养肝肾，扶正解毒。

（宋书征）

第四节　肺癌

又称原发性支气管肺癌，早期以刺激性咳嗽、痰中带血为主要临床表现，为最常见的肺部恶性肿瘤，又称"肺积"。

一、诊断要点

（一）症状

本病大多发生于 45~70 岁之间，是男性和女性癌病死亡的最主要原因。常与长期吸烟史及职业性因素如接触石棉、辐射、砷、铬酸盐类、镍、氯甲基醚及焦炭炉放散物等有关。以呛咳、顽固性干咳持续不愈，或反复咳血，或不明原因的持续胸痛、气急、发热、消瘦、疲乏等为主症。可伴随代谢性和神经肌肉性紊乱的副癌综合征。

（二）检查

胸部 X 线、CT、MRI 检查可明确病变部位，并可显示其对周围组织结构的影响，有助于探查肿瘤的部位、大小及浸润情况。痰脱落细胞学检查有助于早期诊断肺癌。支气管镜检可用来显示并活检支气管肿瘤。

二、鉴别诊断

（一）肺痨

肺痨多发生于青壮年，经抗结核治疗有效；而肺癌好发于 40 岁以上的中老年男性，经抗结核治疗无效，借助肺部 X 线、痰结核菌检查等有助于二者的鉴别。

（二）肺痈

肺痈常为急性发病，出现高热寒战、咳嗽、咳吐大量脓臭痰；肺癌发病隐匿，常为低热，呛咳，咯血，伴有疲乏、消瘦等症状，借助肺部 X 线检查、血常规与痰培养等有助于鉴别。

（三）肺胀

肺胀是多种慢性肺系疾病反复迁延而致，病程漫长，以咳嗽、喘息、胸部膨满等为主症，借助肺部 X 线、痰脱落细胞学检查有助于鉴别。

三、辨证

肺癌的辨证首先须辨清病变部位与脏腑，其次当辨病邪性质与病程。本病多由痰、瘀蕴肺阻络，亦有阴虚所致热毒炽肺，或气阴两虚，肺痿失用，郁、痰、瘀、热毒等搏结于内，久而成结。

（一）瘀阻肺络

证候：胸闷气憋，胸痛有定处，如锥如刺，咳嗽不畅，或痰血暗红，口唇紫暗，舌质暗或有瘀点、瘀斑，脉细弦或细涩。

分析：肺主气失职，故见胸闷气憋；瘀血阻滞，则见胸痛有定处，如锥如刺；瘀血久滞肺络，肺失清肃，故见咳嗽不爽，瘀血时随痰液而出，可见痰血暗红；久而气滞血瘀，故见口唇紫黯；舌脉均属瘀血阻络之象。

（二）痰湿蕴肺

证候：咳嗽咳痰，痰质稠黏，痰白或黄白相兼，憋气，胸部闷痛，纳呆便溏，神疲乏力，舌质淡，苔白腻，脉滑。

分析：脾虚无以化湿，痰湿内生，留滞于肺，肺失清肃，主气失权，故见咳嗽咯稠痰、憋气；痰郁化热则可见黄痰；久而气血阻滞，则见胸部闷痛；脾虚失运，故见纳呆便溏、神疲乏力；舌脉为痰湿内蕴之象。

（三）阴虚毒热

证候：咳嗽无痰或少痰，或痰中带血，甚则咯血不止，胸痛，心烦寐差，低热盗汗，或壮热稽留，口渴，大便秘结，舌质红，舌苔黄，脉细数或数大。

分析：久病劳倦，肺阴受损，肺失清肃，故见咳嗽无痰，虚火炽灼，损伤肺络，故可见咳血、胸痛；热扰心神，故见心烦寐差；虚火内炽，扰动营阴，故见低热盗汗；阴虚日久，虚热郁而成毒，燔灼于内，故可见热势甚而久稽、口渴、大便秘结；舌脉俱为阴虚内热弛张之象。

（四）气阴两虚

证候：气短喘促，咳嗽痰少，或痰稀，咳声低弱，神疲乏力，面色㿠白，形瘦恶风，自汗或盗汗，口干少饮，舌质红或淡，脉细弱。

分析：久病劳倦，伤及气阴，肺主气无权，故见气短喘促；肺失清肃，故见咳嗽痰少，咳声低微；元气不足，加之阴亏，脏腑机能衰退，故见神疲乏力、面色㿠白、形瘦恶风；气阴虚甚则见盗汗、口干少饮；舌脉俱为气阴两虚之象。

四、中药治疗

（一）瘀阻肺络

治法：行气活血，消瘀散结。

处方：血府逐瘀汤。

方中桃仁、红花、赤芍、川芎、牛膝活血祛瘀；当归、熟地活血养血；柴胡、枳壳疏肝理气；甘草调和诸药。

若胸痛甚，可加郁金、延胡索、香附等活血行气止痛；若反复咳血，可加蒲黄、藕节、茜草等祛瘀止血。

（二）痰湿蕴肺

治法：健脾除湿，行气祛痰。

处方：二陈汤合瓜蒌薤白半夏汤。

方中陈皮、法半夏、茯苓理气除湿化痰；瓜蒌、薤白宽胸理气祛痰；紫菀、款冬止咳化痰。

若胸闷喘咳甚，可合用葶苈大枣泻肺汤；若痰热壅盛，可加鱼腥草、黄芩、海蛤壳、栀子等清热化痰；若胸痛而瘀象甚，可加延胡索、川芎、郁金等化瘀止痛；若神疲纳呆甚，可加党参、白术、鸡内金等健脾消滞。

（三）阴虚毒热

治法：养阴清热，解毒散结。

处方：沙参麦冬汤合五味消毒饮。

方中沙参、麦冬、天花粉、玉竹、桑叶、甘草养阴清热；金银花、蒲公英、野菊花、紫花地丁、紫背天葵清热解毒散结。

若咳血甚，可加白及、三七、仙鹤草、茜草根等凉血并收敛止血；若潮热盗汗甚，可加地骨皮、白薇、五味子养阴退虚热敛汗。

（四）气阴两虚

治法：益气养阴。

处方：生脉饮合百合固金汤。

生脉饮益气生津；生地、熟地、玄参滋阴补肾；当归、芍药养血柔肝；百合、麦冬、甘草润肺止咳；桔梗止咳化痰。若气虚明显，可加生黄芪、太子参、白术益气健脾补肺；若痰少而黏，咯出不利，可加贝母、百部、杏仁等润肺化痰；若肺肾同病，阳气虚衰，可改用右归丸温补肾阳。

五、针灸治疗

（一）基本处方

肺俞、膏肓、膻中、太渊。

肺俞、太渊俞原配穴，更伍膏肓，既可宣肺，又可达邪，使肺脏宣肃如常；气会膻中，疏调上焦气机。

（二）加减运用

（1）瘀阻肺络证：加膈俞、孔最、三阴交以行气活血、消瘀散结。诸穴针用平补平泻法。

（2）痰湿蕴肺证：加阴陵泉、足三里、丰隆以健脾除湿、行气祛痰。诸穴针用平补平泻法。

（3）阴虚毒热证：加太溪、尺泽、鱼际以养阴清热、解毒散结。诸穴针用平补平泻法。

（4）气阴两虚证：加气海、血海、足三里、三阴交以益气养阴。诸穴针用补法。

（宋书征）

第五节　胆道良性肿瘤

胆囊良性肿瘤分为真性肿瘤及假性肿瘤两大类。真性肿瘤有腺瘤、胆囊腺肌瘤和中胚层来源的血管瘤、淋巴管瘤、脂肪瘤、平滑肌瘤、纤维瘤等。假性肿瘤中有息肉（胆固醇性、炎症性、增生性），异位组织（如胃、肠黏膜、胰、肝、肾上腺、甲状腺等）。真性肿瘤以腺瘤为主，假性肿瘤中以胆固醇息肉为多见。胆囊良性肿瘤主要有以下几种。

一、分类

（一）胆囊腺瘤

腺瘤是胆囊肿瘤中最常见者，为黏膜上皮增生性的良性肿瘤。多为单发，有蒂者占4/5以上，呈褐色、红色或红棕色的平滑圆形（非乳头状腺瘤）或绒毛状（乳头状腺瘤）。肿瘤有可能自行脱落而漂浮在胆囊腔内，可伴有胆囊结石胆囊炎。腺瘤的发生与胆囊黏膜上皮慢性炎症导致上皮细胞异型增生有关。腺瘤有明显的恶变倾向，恶变率为25%～30%，腺瘤大小与恶变有一定相关性，直径>10mm多易恶变，是一种重要的癌前病变。

（二）胆囊腺肌瘤

由黏膜上皮增生和平滑肌增生形成，分为弥漫型，节段型和基底型，常并发胆石症，有

20%的恶变率，也是重要的胆囊癌前病变。

（三）胆固醇样息肉

占胆囊息肉样病变的60%，为胆固醇沉着经巨噬细胞吞噬后形成泡沫细胞的堆积，刺激上皮增生形成，属非肿瘤病变，不会癌变。

（四）炎性息肉

为慢性炎症所致肉芽肿，有毛细血管，慢性炎症细胞和纤维细胞组成，不会癌变。

（五）增生性息肉

是一种非炎症性又非肿瘤性的增生性病变，由丰富结缔组织和少量平滑肌束组成。目前对其发病率尚缺乏明确的统计。

二、病因病理

胆囊良性肿瘤病因尚不清楚，但推测与以下因素关系密切。

（1）长期慢性刺激，如胆结石、胆囊炎、各类胆管疾病的长期刺激等。

（2）胆汁酸及性激素的代谢异常。

（3）遗传因素。

（4）环境及物理射线因素。

胆囊息肉在病理上属乳头状腺瘤，又可分为胆固醇息肉和炎性息肉两种类型。前者系由于胆囊压力过高或胆固醇代谢异常，导致胆固醇颗粒沉淀于黏膜上皮细胞的基底层，组织细胞过度膨胀造成；亦有学者认为是由于黏膜上的巨噬细胞吞食胆固醇结晶后聚积而成；后者则由于炎症刺激造成组织间质的腺性上皮增生，并由大量的淋巴细胞和单核细胞为主的炎性细胞浸润形成。

胆囊腺肌瘤属于胆囊增生性病变之一，是由于胆囊黏膜增生肥厚，罗－阿窦数目增多并扩大成囊状，穿至肌层深部而形成。

三、临床表现

胆囊良性肿瘤的主要症状与慢性胆囊炎相似。有上腹不适、疼痛，但很多人无症状。术前诊断比较困难。

四、诊断要点

（一）临床诊断

1. 病史及临床症状　胆囊良性肿瘤病人多无特殊的临床表现。最常见的症状为右上腹疼痛或不适，一般症状不重，可耐受。如果病变位于胆囊颈部，可影响胆囊的排空，常于餐后发生右上腹的疼痛或绞痛，尤其在脂餐后。其他症状包括消化不良，偶有恶心、呕吐等，均缺乏特异性。部分病人可无症状，在健康检查或人群普查时才被发现。

2. 查体　患者多无明显体征，部分病人可以有右上腹深压痛。如果存在胆囊管梗阻时，可扪及肿大的胆囊。

3. 实验室及其他检查

（1）实验室检查：胆囊良性肿瘤实验室检查一般无异常，当肿瘤梗阻胆管，则会出现肝功能异常常，血胆红素尤其是直接胆红素增高，碱性磷酸酶及 $\gamma - GT$ 增高。

（2）B超检查：B超为诊断本病的首选方法，具有无创、简便、经济和病变检出率高和易普及等优点。胆囊息肉样病变的共同特点是向胆囊腔内隆起的回声光团，与胆囊壁相连，不伴有声影，不随体位改变而移动。胆固醇息肉常为多发，息肉样，有蒂，常小于10mm，蒂长者可在胆囊内摆动，高密度不均一的回声光团，无声影，不随体位变动而移位。炎性息肉呈结节状或乳头状，多无蒂，直径常大于10mm，最大可达30mm，有蒂或无蒂，呈低密度回声，无声影。腺肌瘤样增生B超下可见突入肥厚胆囊壁内的小圆形囊泡影像和散在的回声光点。超声检查的误诊率或漏诊率受胆囊内结石的影响，往往是发现了结石，遗漏了病变，也有因病变太小而未被发现。

（3）超声内镜检查（EUS）：可清楚地显示出胆囊壁的3层结构，从内向外显示，回声稍高的黏膜和黏膜下层，低回声的肌纤维层和高回声的浆膜下层和浆膜层。在胆固醇息肉，腺瘤及胆囊癌的鉴别诊断方面有重要作用，对于B超难以确诊的病例，用超声内镜检查（EUS）检查有效。胆固醇息肉为高回声光点组成的聚集像或多粒子状结构，胆囊壁3层结构清楚。胆囊癌为乳头状明显低回声团块，胆囊壁的层次破坏或消失，并可了解肿瘤浸润的深度。此法对胆囊壁息肉样病变的显像效果明显优于普通B超检查，但对于胆囊底部病变的检查效果较差。

（4）X线胆囊造影：包括口服胆囊造影，静脉胆道造影及内镜逆行性胆道造影等，是一项有用的诊断方法。影像特点主要为大小不等充盈缺损。但是大多数报道认为胆囊造影的检出率和诊断符合率偏低，一般约为50%（27.3%~53%）。检出率低受胆囊功能不良，病变过小或胆囊内结石等因素的影响：

（5）CT检查：胆囊息肉样病变的CT检出率低于B超，高于胆囊造影，检出率为40%~80%不等。其影像学特点与B超显像相似。如果在胆囊造影条件下行CT检查，显像更为清楚。

（6）选择性胆囊动脉造影：根据影像上羽毛状浓染像，动脉的狭窄或闭塞等特点，可区别肿瘤或非肿瘤病变。但是早期的胆囊癌和胆囊腺瘤均可能没有胆囊动脉的狭窄和闭塞像或均有肿瘤的浓染像，两者间的鉴别较困难。

（7）内镜逆行胰胆管造影（ERCP）和经皮肝穿刺胆管造影（PTC）检查：对胆道梗阻部位有定位诊断价值，但仅靠影像学检查难以与胆管癌区别，甚至手术中亦难以确诊病变性质，而只能依靠冰冻切片检查。

（二）鉴别诊断

1. 胆囊恶性肿瘤　由于影像学特征缺乏特异性，在很大程度上，病变的大小是唯一的或主要的区别点，因此，病变的大小则成为判定病变良恶程度的初步指标，但是各家的标准不一致，我国绝大多数学者与Koga的意见相同，认为 >10mm 的病变应疑为恶性，并确定该点为手术指征之一；事实上，小部分早期癌或腺瘤内癌也小于10mm，现单纯根据病变的大小来判定病变的良恶性仍然不完善。

2. 胆囊胆固醇沉着症　B超为等回声团，无声影，直径多 <10mm，彩超不能探及血流。

3. 胆囊结石　B超为强光团回声伴声影，可多发，位置可随体位变化。

4. 原发性肝癌　侵犯胆囊多有肝病史，AFP明显增高，肿块较大，多位于胆囊床或肝门部。

5. 胆囊腺瘤性息肉　与早期胆囊癌鉴别困难。年龄 >50 岁，单发息肉，直径 >1.2cm，胆囊壁厚着，应高度怀疑恶变，应尽早手术治疗。

五、治疗

（一）手术

现公认腺瘤、胆囊腺肌瘤是癌前期病变，应积极手术切除，由于腺瘤与早期癌肉眼不易区别，因此手术时应将切除的标本作冷冻切片检查，以作鉴别。而对于非肿瘤性息肉，无明显症状不一定需要手术，由于良性肿瘤和息肉在形态学上极其相似，确诊依赖病理检查，故临床上胆囊息肉样病变治疗原则包括：

（1）直径≥10mm 者应手术切除，术中行冰冻病理检查，若为恶性行根治性淋巴扫除。

（2）直径 <10mm 无症状者严密随访，若肿瘤到达 10mm 或短期内迅速增长则应及早手术治疗。

（3）对有症状患者行胆囊切除术。

（二）中医辨证论治

1. 中医对胆囊良性肿瘤的认识　中医认为本病属"积聚"、"鼓胀"、"痞块"范畴。腹内结块，伴有胀痛为主要特征的病证，又称"癥块"、"痃癖"、"痞块"。一般积为脏病，属血分，病程长，病情重，且腹块有形，痛有定处。积聚的成因多由情志不舒，饮食不节，起居失宜，导致肝气郁结，气滞血瘀；脾失健运，食滞痰阻而引起。积聚初期以实为主，治以攻邪为主，兼以扶正；后期多为虚中挟实，治当以扶正为主，兼以攻邪。

积聚之名，首见于《灵枢·五变》："人之善肠中积聚者，……皮肤薄而不泽，肉不坚而淖泽。如此，则肠胃弱，恶则邪气留止，积聚乃伤。"《内经》还有"伏梁"、"息贲"、"肥气"、"奔豚"等病名，亦皆属积聚范畴。在治疗方面，《素问·至真要大论》提出的"坚者削之"，"结者散之，留者攻之"等原则，具有一般的指导作用。《难经》对积聚作了明确的区别，在五十五难中有详细论述："病有积有聚，何以别之？积者，阴气也，聚者，阳气也，故阴沉而伏，阳浮而动。气之所积名曰积，气之所聚名曰聚，故积者五藏所生，聚者六府所成也。积者阴气也，其始发有常处，其痛不离其部，上下有所终始，左右有所穷处；聚者阳气也，其始发无根本，上下无所留止，其痛无常处，谓之聚。"积为脏病，聚为腑病，故有五积六聚之名。积聚与癥瘕、痃癖等证相类似。《圣济总录·积聚门》曰："癥瘕癖结者，积聚之异名也，症状不一，原其病本大略相似。"《医学入门》等以积聚为男子病，癥瘕为女子病。又有以部位区分者。《杂病源流犀烛·积聚癥瘕痃癖源流》曰："痃癖见于胸膈间，是上焦之病；痃积聚滞见于腹内，是中焦之病；症瘕见于脐下，是下焦之病。"《诸病源候论·积聚病诸候》对积聚的病因病机有较详细的论述，并认为积聚一般有一个渐积成病的过程，"诸脏受邪，初未能为积聚，留滞不去，乃成积聚"。《证治准绳·积聚》在总结前人经验的基础上，提出了"治疗是病必分初，中，末三法"的主张。《景岳全书·积聚》则对攻补法的应用作了很好的概括："治积之要，在知攻补之宜，而攻补之宜，当于孰缓孰急中辨之"。《医宗必读·积聚》把攻补两大治法与积聚病程中初中末三期有机地结合起来，并指出治积不能急于求成，可以"屡攻屡补，以平为期"，颇受后世医家的重视。《医林改错》则强调瘀血在积聚病机中的重要作用，对活血化瘀方药的应用有突出的贡献。《灵枢·邪气脏腑病形》曰："肝脉……微急为肥气，在胁下，若复杯。缓甚为善呕，微缓为水瘕痹也。"马莳注云："微急为肥气在胁下，若覆杯，盖肝素有积，其脉虽急而渐微也。肝脉微缓，则土不胜水，当成水瘕而为痹也，水瘕者水积也。"因肝气郁结，气滞血瘀而形成之证，属积证。其临床特征多有胁下突出若覆杯，如肌肉肥盛之状。积聚是由于体虚复感外邪，情志饮食所伤，以及他病日久不愈等原因引起的，以正气亏虚、脏腑失和、气滞、血瘀、痰浊蕴结腹内为基本病机。以腹内结块，或胀或痛为主要临床特征的一类病证。

2. 辨证施治

（1）湿热蕴结证：腹大坚满，脘腹绷急，外坚内胀，拒按，烦热口苦，渴不欲饮，小便赤涩，大便秘结或溏垢，或有面目肌肤发黄，舌边尖红，苔黄腻或灰黑而润，脉弦数。

病机分析：湿热互结，浊水停聚，故腹大坚满，脘腹撑急；湿热上蒸，浊水内停，故烦热口苦，渴不欲饮；湿热熏蒸，胆汁泛溢，故面目皮肤发黄；湿热阻于肠胃，故大便秘结或溏垢；湿热下注，气化不利，故小便赤涩；舌边尖红苔黄腻，脉弦数，均为湿热蕴结之象。

治法：清热利湿。

方药：中满分消丸合茵陈蒿汤加减。

黄芩10g，黄连5g，知母10g，茯苓20g，猪苓20g，泽泻15g，厚朴10g，枳壳15g，半夏10g，陈皮10g，砂仁5g，姜黄15g，白术20g，甘草6g。

中满分消丸用黄芩、黄连、知母清热除湿；茯苓、猪苓、泽泻淡渗利尿；厚朴、枳壳、半夏、陈皮、砂仁理气燥湿；姜黄活血化瘀；干姜与黄芩、黄连、半夏同用，辛开苦降，除中满，祛湿热；少佐人参、白术、甘草健脾益气，补虚护脾，使水去热清而不伤正。湿热壅盛者，去人参、干姜、甘草，加栀子、虎杖。茵陈蒿汤中，茵陈清热利湿，栀子清利三焦湿热，大黄泄降肠中瘀热。诸药合用共奏清热利湿之功。

（2）血瘀水停证：腹大坚满，按之不陷而硬，青筋怒张，胁腹刺痛拒按，面色晦暗，头颈胸臂等处可见红点赤缕，唇色紫褐，大便色黑，肌肤甲错，口干饮水不欲下咽，舌质紫暗或边有瘀斑，脉细涩。

病机分析：瘀血阻于肝脾脉络，隧道不通，故腹大坚满，青筋暴露，胁腹刺痛；瘀热互结脉络，故面颈胸壁出现血痣；络伤血溢，故见大便色黑。水浊聚而不行，津不上承，故口干不欲饮水；面色黯黑，舌质紫暗或有瘀斑，脉细涩，乃瘀血之象。

治法：活血化瘀，行气利水。

方药：调营饮加减。

川芎10g，赤芍15g，大黄5g，莪术10g，延胡索10g，当归15g，瞿麦15g，槟榔10个，葶苈子10g，赤茯苓15g，桑白皮15g，大腹皮30g，陈皮10g，官桂3g，细辛10g，甘草6g。

方中川芎、赤芍、大黄、莪术、延胡索、当归活血化瘀利气；瞿麦、槟榔、葶苈子、赤茯苓、桑白皮、大腹皮、陈皮行气利尿；官桂、细辛温经通阳；甘草调和诸药。大便色黑可加参三七、侧柏叶；积块甚者加穿山甲、水蛭；瘀痰互结者，加白芥子、半夏等；水停过多，胀满过甚者，可用十枣汤以攻逐水饮。

（3）肝肾阴虚证：腹大坚满，甚则腹部青筋暴露，形体消瘦，面色晦暗，口燥咽干，心烦失眠，齿鼻时或衄血，小便短少，舌红绛少津，脉弦细数。

病机分析：肝肾阴虚，津液不能输布，水湿停聚于内，故腹大胀满，小便短少；血行滞涩，瘀阻脉络，故见青筋暴露，面色晦暗；阴虚内热，故口干而燥，心烦不寐；热伤血络，则鼻衄，牙龈出血；舌质红绛少津，脉弦细数，均为肝肾阴虚之象。

治法：滋养肝肾，凉血化瘀。

方药：六味地黄丸或一贯煎合膈下逐瘀汤加减。

熟地黄15g，山茱萸10g，山药20g，沙参15g，麦冬15g，枸杞15g，当归20g，川楝子5g，五灵脂10g，赤芍10g，桃仁10g，红花5g，丹皮10g，川芎10g，乌药10g，延胡索10g，香附15g，枳壳20g。

六味地黄丸中熟地黄、山茱萸、山药滋养肝肾；茯苓、泽泻、丹皮淡渗利湿；一贯煎中生地、沙参、麦冬、枸杞滋养肝肾；当归、川楝子养血活血疏肝；膈下逐瘀汤中五灵脂、赤芍、桃仁、红花、丹皮活血化瘀；川芎、乌药、延胡索、香附、枳壳行气活血；甘草调和诸药。偏肾阴虚以六味地黄丸为主，合用膈下逐瘀汤；偏肝阴虚以一贯煎为主，合用膈下逐瘀汤。

（4）气滞血阻证：积块软而不坚，固着不移，胀痛并见，舌苔薄白，脉弦。

病机分析：气滞血阻，脉络不畅，气血凝结，故积块固定不移；因病初起，瘀结不甚，故积块软而不坚；脉络瘀滞，气血不通，故胀痛不不适；舌苔薄白，脉弦，均为气滞血阻之象。

治法：理气活血，通络消积。

方药：荆蓬煎丸合失笑散或金铃子散加减。

木香10g，青皮10g，茴香15g，枳壳20g，槟榔10g，三棱10g，莪术10g，蒲黄10g，五灵脂10g，金铃子5g，延胡索10g。方中以木香、青皮、茴香、枳壳、槟榔理气散结；三棱、莪术活血消积；合用失笑散（蒲黄，五灵脂）或金铃子散（金铃子，延胡索），以增强活血化瘀，散结止痛的作用。

（5）正虚瘀结证：积块坚硬，疼痛逐渐加剧，饮食大减，面色萎黄或黧黑，消瘦脱形，舌质色淡或紫，舌苔灰糙或舌光无苔，脉弦细或细数。

病机分析：积渐日久，血络瘀滞日甚，故积块坚硬，疼痛加剧；瘀血内停，气血耗伤，失于充养，故消瘦脱形，面色萎黄或黧黑；中气大伤，运化无权，故食欲大减；舌质淡紫，无苔，脉弦细或细数，皆为正虚瘀结之象。

治法：补益气血，化瘀消积。

方药：八珍汤合化积丸加减。

党参20g，白术20g，茯苓15g，当归20g，川芎10g，白芍15g，熟地黄20g，三棱10g，莪术10g，香附15g，槟榔10g，瓦楞子20g，五灵脂10g。

八珍汤为补益气血的常用效方，气虚甚者，可加黄芪、山药、苡仁益气健脾；舌质光红无苔，脉象细数者，为阴液大伤，可加生地、玄参、麦冬、玉竹等养阴生津；化积丸中以三棱、莪术、香附、苏木、五灵脂、瓦楞子活血祛瘀，软坚散结；阿魏消痞去积；海浮石化痰软坚散结；瘀血甚者，可酌加丹参、鳖甲活血以软坚散结。

（6）瘀血内结证：腹部积块渐大，按之较硬，痛处不移，饮食减少，体倦乏力，面黯消瘦，时有寒热，女子或见经闭不行，舌质青紫，或有瘀点瘀斑，脉弦滑或细涩。

病机分析：瘀结不消，血瘀日甚，故积块增大，硬痛不移；脉络瘀滞，故面色晦暗，女子或见月事不下；瘀结日久，正气已伤，脾胃已虚，化源不足，故纳减乏力，形体消瘦；舌质青紫，或有瘀点瘀斑，脉弦滑或细涩，均为瘀血内结之象。

治法：祛瘀软坚，补益脾胃。

方药：膈下逐瘀汤合六君子汤加减。

当归 15g，川芎 10g，桃仁 10g，红花 10g，赤芍 15g，五灵脂 10g，延胡索 10g，香附 15g，乌药 10g，枳壳 20g，甘草 6g。

方中以当归、川芎、桃仁、红花、赤芍、五灵脂、延胡索活血化瘀，通络止痛；香附、乌药、枳壳行气止痛；甘草益气缓中。在使用膈下逐瘀汤治疗的同时，间服具有补益脾胃，扶助正气的六君子汤，以共同组成攻补兼施之法。

六、预后

胆囊良性肿瘤的手术治疗效果是满意的。治疗效果取决于术前症状是否明显，是否合并其他疾病以及是否发生术后并发症等几个方面。即使发生恶变，早期发现，及时诊断，合理治疗，预后也较好

七、预防与护理

（1）保持愉快的心理状态，养成良好的饮食习惯，禁食辛辣，少食厚腻食品，不要饮烈性酒。

（2）对于 40 岁以上的人，特别是妇女，要定期进行 B 超检查，发现有胆囊炎、胆结石或息肉等，更应追踪检查，发现病情有变化应及早进行治疗。

（3）积极治疗癌病变前，尽早清除可能引起癌变的诱因，如积极治疗胆囊炎，对于有症状的胆结石或较大的结石要尽早行胆囊切除术。

（4）可吃些能促进胆汁分泌、松弛胆道括约肌的食品。

（5）保护消化系统功能。

（6）多食有益于利胆和抗癌的食品。

（7）多食谷类、粗粮、豆类及其制品、新鲜瓜果和蔬菜及大蒜、香姑、木耳、洋葱、鱼等具有降低胆固醇作用的食物。

（8）多吃富含维生素 A、B 族及维生素 C 的食物。控制脂肪量是胆囊疾患病人饮食中最重要。少吃或不吃胆固醇高的食物。

（李小燕）

第六节　胆囊癌

胆囊癌（cancer of the galblader）分原发性胆囊癌和继发性胆囊癌，后者只占极少一部分，主要来自于消化系肿瘤的侵犯和转移，多未侵犯胆囊黏膜，以原发性症状为主，治疗主要是手术。本节主要阐述原发性胆囊癌（primary cancer of the gallbladder，PCG）。

原发性胆囊癌是指原发于胆囊及胆囊颈部的恶性肿瘤，是胆道系中最常见的恶性肿瘤，发病隐匿，主要表现为上腹部疼痛、消化不良、食欲减退或黄疸、胆囊占位。胆囊癌的发病在消化道中仅次于胃癌、食管癌、大肠癌、肝癌及胰腺癌居第 6 位。其发病率在我国占全部癌肿的 0.76%～1.2%，占同期胆囊手术 1.7%～2.7%，占恶性肿瘤尸检的 4%～5%。好发于老年人，50 岁以上发生胆囊癌者为 85% 左右。胆囊癌平均发病年龄为 58 岁，性别与

胆囊癌发病有一定关系，男女发病之比约为 1：3～1：4。本病属中医"黄疸"、"胁痛"、"癥瘕"、"积聚"等病的范畴。

一、病因病机

（一）西医病因病理

至目前为止，胆囊癌发生的确切原因尚不清楚，可与下列因素有关：

1. 胆石症与慢性胆囊炎　1995 年 Carriga、Henson 等指出，在国外有 75%～90% 的胆囊癌与胆囊结石同时存在，国内近年来报道二者同时存在率为 40%～86%，另外有资料证明在结石手术切除胆囊后，可发现 1.5%～6.3% 有胆囊癌存在；同时发现结石直径越大，发病率越高，结石直径 <20～22mm 和直径 >30mm 的发病率分别是直径小于 10mm 的 2.4 和 10 倍。Moosa 指出"隐性结石"在 5～20 年后有 33%～50% 可发生胆囊癌，还有学者认为 50 岁以上的胆囊结石患者中约 6%～10% 最终可发生胆囊癌，有胆囊结石者发生胆囊癌的危险性较无胆囊结石者高出 6～15 倍。以上研究结果提示，胆囊癌的发病机理可能是结石在胆囊内作为一种异物刺激，久而久之造成胆囊黏膜损伤，引起慢性胆囊黏膜炎症，进而引起黏膜上皮增生，其中有少部分可发生不典型增生，这部分患者中 4%～11%，可发生胆囊癌。胆石症与胆囊炎切除的标本中，黏膜上皮增生者占 29.7～83%，不典型增生占 13.5%～16.9%，胆囊癌约占 3.5%。因此可以认为：在胆石症及慢性胆囊炎中存在着各种类型黏膜上皮增生，而不典型增生是由单纯上皮增生演变而来。原位癌伴有不典型增生，从而推测胆囊癌的发展过程是：胆石症/胆囊炎→胆囊黏膜上皮增生→部分不典型增生出现→轻者引起原位癌，重度不典型增生则引发浸润癌。此外研究证明在胆汁代谢过程中，鹅去氧胆酸的产物胆石酸为一致癌物质，胆囊癌患者的胆石酸增加，同时也有人认为胆汁中的胆固醇和胆酸盐，在感染等因素的影响（特别是厌氧菌梭形芽孢杆菌感染时），可演变成致癌物质如甲基胆蒽等。可能是刺激胆囊黏膜产生癌症的原因之一。

2. 胆囊腺瘤和胆囊腺肌增生症　在 1977 年 Leslie 就已报道过胆囊腺瘤演变成胆囊原位癌的病例，进一步研究也曾证实所有的胆囊原位癌和 19% 的浸润癌组织内有腺瘤成分，只提示二者之间的关系；近年来很多资料已公认胆囊腺瘤是胆囊癌的癌前病变，约有 10%～30% 的胆囊腺瘤可以演变成癌，特别多见于直径大于 12mm 的腺瘤。

有资料指出腺瘤癌的癌胚抗原表达与胆囊癌近似，存在同类抗原物质。从腺瘤 - 不典型增生 - 原位癌 - 浸润癌的过程中，核面积和 DNA 含量梯度增加，由量变到质变这种变化过程均已被证明。胆囊腺肌增生症，又称胆囊腺肌瘤，是一种良性疾病，1981 年 Nakafuli 首先报告了 1 例发生在胆囊肌瘤的胆囊癌，并陆续报道有 10 例，近年来研究认为，它是具有潜在癌变危险性的疾病。胆囊腺肌瘤的表面，局限性覆盖含有黏液的黏膜中可有黏液细胞化生区，最易发生恶变。

3. 胆囊息肉　1995 年我国学者王秋生指出，胆囊息肉可分为胆固醇性息肉、非胆固醇性息肉、息肉型腺瘤，分别占息肉总数的 50%～60%、40%、10%。后者可呈腺瘤样，50% 伴有胆石；有报道 90%～98% 的胆囊癌，常见息肉混在其癌灶中，说明胆囊息肉与胆囊癌可能有一定关系。

4. 胆囊钙化　瓷性胆囊均易伴发胆囊癌。

胆囊癌多发生于胆囊体部，偶见于底部，仅 10% 可发生在颈部。大体可分为两型，即隆起型和浸润型，前者约占81%以上。其表现：隆起型，囊壁局限性增厚呈乳头状、绒毛状、菜花状肿块向腔内突出；浸润型呈浸润状胆囊壁增厚表现为胆囊缩小、变硬，外表虽光滑但浆膜失去光泽。

组织学上胆囊癌可分为硬癌、腺癌、鳞癌、黏液癌、未分化癌、色素癌，75%~90%为分化良好的腺癌，10%为未分化癌，5%为鳞形上皮细胞癌。恶性程度较高，具有生长快和转移早的特点。胆囊紧贴肝脏，有丰富的淋巴血管网，癌肿极易扩散，可直接浸润肝、胆总管、十二指肠、肾、胰腺和前腹壁，血行转移可见于直肠、卵巢、乳腺、肺、椎骨和皮肤；经淋巴道可扩散至胆囊淋巴结，腹主动脉周围淋巴结，晚期患者还可出现远处转移。约有一半患者癌肿侵犯胆总管而引起阻塞性黄疸，有时阻塞胆总管后可继发感染，产生急性胆囊炎。

（二）中医病因病机

其病位在肝脾，病理基础是肝气郁结，湿邪中阻。情志不畅、寒热不适、饮食不节、过食油腻，均可损伤肝脾，脾气亏虚升降失司，阳气不升则肝失条达，肝郁气滞、气滞血瘀，气化无力则聚湿生痰，郁而化热，湿热瘀积中焦影响肝的疏泄和胆的清和通降，肝气郁结，胆气不通则痛；肝气横逆犯胃，则恶心呕吐、纳差；湿热内蕴则发热或寒热往来、口苦咽干；痰浊不化，瘀热不散，血瘀不清，瘀结日久而成积块，积于胆腑进一步阻碍胆的中清通降，而致疼痛、黄疸等。

二、诊断

（一）临床表现

早期症状不明显，临床表现无特异性，当患者出现腹痛加剧、右上腹包块、黄疸、消瘦等症时，已属中、晚期。右上腹痛为持续性隐痛或钝痛，有时伴阵发性绞痛，可向肩背部放射。因胆囊肿大及其向周围浸润，右上腹可扪及硬质包块，半数以上患者伴纳差、恶心、呕吐等，癌肿浸润压迫胆总管，肝门或十二指肠时，出现黄疸和十二指肠梗阻等症。患者常有低或中度发热以及短期消瘦、贫血。当并发感染时，则表现为急性胆囊炎和或急性胆管炎症状。并发症为胆石症及胆系感染、消化道出血和转移，原发性胆囊癌易早期转移，常浸润肝脏及邻近组织，可沿淋巴系统转移至胆囊淋巴结及肝门淋巴结等处，晚期多发生血行扩散。

（二）辅助检查

1. 一般实验室检查

（1）血常规：可呈白细胞增高、中性粒细胞增高，有些病例红细胞及血红蛋白下降。

（2）血沉：增快。

（3）肝功能：部分患者胆红素增高、胆固醇增高、碱性磷酸酶增高。

（4）腹水常规：可呈血性。

2. 肿瘤标记物 癌胚抗原（CEA）及糖链抗原（CA-19-9）是消化系肿瘤的肿瘤标记物，在胆囊癌患者血清中有一定的升高，但浓度较低，胆囊正常一癌变过程中胆囊，胆汁中CEA、CA-19-9水平明显高于血清中的值。测定胆囊胆汁CEA，胆结石、胆囊息肉的水平均在500mg/ml以下，胆囊癌则超过500mg/ml，平均值是前者的3倍，测定胆囊胆汁中的CEA、CA-19-9有助于胆囊癌的诊断。

3. 癌基因检测　近来研究表明胆囊癌时 $C-erbB_2$ 可过度表达，且影响其预后。FGF-R 的异常可能与胆囊癌的发病有关；更有学者认为在不典型增生的胆囊黏膜上皮中。p^{53} 基因阳性表达率为 28%，在原位癌中为 86%，在浸润型癌中为 92%，说明 p^{53} 基因对胆囊癌的发生及发展有一定作用。Kamel 还发现 $C-erb\,B_2$ 与 p^{53} 基因突变后两者有协同作用，在胆囊癌发生上起重要作用。使用 PCR 法检测组织体液中上述基因，对诊断胆囊癌有一定的意义。

4. 逆行胆管造影（ERCP）及经皮经肝胆囊双重造影（PTDCC）　ERCP 等通过内镜对胆管胆囊进行逆行造影对能显影的胆囊癌诊断率可达 70%～90%，其缺点是有 50% 左右胆囊不显影而无法诊断；其优点是，可通过内镜采取胆汁，供 CEA 和细胞学检查。最近胆道母子镜的问世及应用，内镜逆行胆囊薄层法行胆囊造影，经皮经肝胆囊双重造影，使内镜诊断胆囊癌的阳性率有一定的提高。

5. B 型超声检查　B 超是胆囊癌的最常用的诊断方法，胆囊癌可表现为：胆囊内实质性光团，无声影，或胆囊壁有增厚和弥漫性不规则低回声区，有时可发现肝的转移灶和腹部转移淋巴结。1993 年刘绪国等报道 54 例手术确诊的胆囊癌与术前诊断符合率为 83.3%，由于"B"超检查受腹壁肥厚，肠管积气等因素影响，特别是对结石充满型、萎缩型胆囊的癌肿很少能达到上述诊断率，近年来采用超声内镜插入胃及十二指肠内对胆囊扫描，不但大大提高了超声检查胆囊癌的阳性率，而且可判断癌肿对胆囊壁各层侵犯程度；彩色多普勒的应用使"B"超对胆囊癌块内及胆囊壁血流情况能有较好了解，在区别胆囊良性及恶性上有一定帮助。李瑞等于 1992 年即提出如在胆囊肿块中和胆囊壁内发现异常高速血流可作为区别胆囊良性病变和恶性病变的重要依据。

6. X-线断层扫描（CT）　一般认为 CT 扫描对诊断胆囊癌的敏感性大约为 50%，对早期胆囊癌的诊断率不如超声波；但 CT 扫描具有可以重叠的显示胆囊胆道局部解剖关系，判断胆囊大小、形态、位置较准确，对胆囊壁显示准确率可达 90%，有利于慢性胆囊炎和厚壁型胆囊癌的鉴别及胆囊癌与息肉、腺癌、腺肌瘤的鉴别，可区分是胆囊癌侵犯肝脏或是肝癌侵犯胆囊，分辨肝门与周围组织关系等优点，故目前仍为胆囊癌诊断的重要手段，特别是有人报道 CT 检查对不能切除胆囊癌的预测值为 89%，对可切除胆囊癌的预测值为 80%。目前除平扫外常采用增强扫描 EPCP、PTC-CT 扫描。

7. 核磁共振、胰胆管造影（mRCP）　mRCP 是一项很有前途的检查，随着 MRI 技术的不断进步，MRI 对胆道肝瘤检查适应证正在拓宽并取得较好的效果。MRI 对胆囊的形态检查同"B"超、CT。①形态：实块型胆囊癌 MRI 见胆囊内有不规则形肿块，其中心区常包裹有极低信号是结石，当肿块巨大难以确定来源时，癌体内结石的存在可作为确定肿瘤的胆囊来源依据。浸润型胆囊癌，MRI 见胆囊壁呈局限性或弥漫性增厚，胆囊腔缩小，此时易于与慢性胆囊炎鉴别。当胆囊癌侵及浆膜层时，MRI 可见胆囊肝脏组织界面不规则或消失，此征象强烈支持肿瘤的诊断。②信号：肿瘤在 T_2WI 中呈稍高于肝脏的 MR 信号，当瘤内含有大量的结缔组织成分时，肿瘤在 T_1 和 T_2WI 皆表现为低信号。③肝脏受侵及转移：胆囊与相邻的肝脏间组织界面消失，提示肝脏受侵，肝内出现新的结节灶，信号与原发灶相同，提示肝转移。对肝侵犯及转移的显示应结合 T_1 和 T_2WI 两种不同的加权分别成像。④十二指肠受损：表现为肿瘤与十二指肠间脂肪层的消失，故 T_1WI 更利于其显示。实际上 MRI 据此征显示十二指肠侵犯的准确性很低，最易出现的是过度判断的错误。其原因与 Ⅱ 呼吸伪影、部分体积反应和脂肠层本身较薄而显示不清有关，不能仅凭此判断十二指肠受侵。"B"超、

CT、MRI 具有断面成像和软组织分辨率高等优势，不同程度上弥补了 PTC 和 ERCP 在此方面的不足。

8. 胆囊动脉造影　用超选择插管法，胆囊动脉较易显影，如发现胆囊动脉僵直、伸展，应高度警惕有无胆囊癌的存在。

9. 穿刺活检　穿刺活检有两种方法，一是在"B"超引导下经皮穿刺肿块组织活检，二是通过腹腔镜，在直视下行肿块组织活检，此法可提高术前诊断准确率。

（三）胆囊癌的诊断与分期

胆囊癌的临床分期标准有多种多样，常用者为 Navin 分期：Ⅰ期，癌灶局限于胆囊内，即指原位癌；Ⅱ期，癌灶已超出黏膜侵犯肌层；Ⅲ期，癌灶侵及胆囊壁全层，但仍局限于胆囊内；Ⅳ期，癌灶侵及胆囊全层并伴有胆囊周围淋巴结转移；Ⅴ期，癌灶已转移到肝脏及其他脏。美国癌症联合会（ATCC）于 1994 年提出了新的分期：Tis 期，即指只见到原位癌者；T_1 期，癌灶侵及黏膜及肌层；T_2 期，癌灶侵及胆囊全层；T_3 期，癌灶侵及胆囊外组织或邻近脏器；T_4 期，侵及肝脏的癌灶大于 2cm 以上或有 2 个以上脏器有癌灶转移。我国学者钱礼教授近来也提出了新的分期标准：Ⅰ期，癌灶局限于胆囊黏膜及肌层；Ⅱ期，癌灶已穿透浆膜侵及胆囊床或胆囊管已受累，同时十二指肠韧带内已有淋巴结转移；Ⅲ期，癌灶除侵及邻近器官外，同时有肝门、肝十二指肠韧带内转移。

由于胆囊癌起病隐匿，症状不典型，或似胆囊结石很容易被忽视，术前确诊者较少，以下几点有助于提高诊断水平：①对反复出现右上腹疼痛，疑为胆囊炎、胆石症者，尤其近期加重，具持续性疼痛者。②有胆道疾病的老人，右上腹持续性隐痛伴纳差、消瘦。③"B"超是发现早期病例的有效方法，其他检查，如 MRI、CT、ERCP、PTC、ATE（腹腔动脉造影）、腹腔穿刺活检可使术前诊断率提高到 71.4% ~92%。在可疑情况下可在"B"超引导或腹腔镜下胆囊肿块穿刺活检。④最主要的诊断方法仍为手术探查，手术中发现癌肿浸润性改变或在胆囊内有瘤样组织，最终必须经过冰冻切片病理检查，才能证实是否为胆囊癌。

（四）鉴别诊断

本病应与下列疾病鉴别：①胆结石，结石性胆囊炎；②胆囊息肉，胆囊良性肿瘤（胆囊腺瘤，胆囊腺肌症）；③胆管癌，胰头癌，肝癌。

（五）并发症

（1）阻塞性黄疸：是肿瘤侵犯胆管所引起，表现为黄疸，皮肤瘙痒，ALP、$\gamma - CT$ 升高。

（2）急性胆囊炎：胆囊癌合并胆道梗阻时易发感染，合并感染时呈现剧烈腹痛、高热、黄疸等急性胆系感染症状。

（3）上消化道出血。

三、治疗

（一）西医治疗

1. 手术治疗　手术治疗是胆囊癌的主要治疗方法，然而绝大多数患者在手术时，发现其癌肿已不可能被切除或仅能做一些姑息性手术。一般手术方式分为 3 种类型：①在为胆囊结石或急性胆囊炎作切除手术后，意外地从病理切片中发现有胆囊癌，病变局限于胆囊壁的浆膜层以下。绝大多数学者认为这类患者做胆囊切除已够，不必再进行扩大根治术，并认为即使再做手术扩大根治范围，也不一定能改变生存率和预后。肿瘤浅表未侵及浆膜层者，无论采用何种切除手术，均可收到良好的效果。②术中已明确为胆囊癌者，病变已侵犯浆膜层，有或无局部转移，尚有可能作手术切除者，可考虑进行扩大根治性胆囊切除术。可在胆囊切除同时在胆囊床的周围作肝组织局部切除，范围至少2cm。清扫胆囊周围淋巴引流区如门静脉、肝动脉和肝外胆管周围等淋巴结。如癌肿侵犯胰腺后面时，还须加作胰十二指肠切除术。一般认为胆囊癌已侵犯浆膜层，即使作扩大根治术，效果也不会理想。③胆囊癌已扩散至胆管，并有肝脏多处转移灶，此时已不可能作根治手术。这类患者可作一些姑息性手术，以减轻症状，提高生活质量。如有梗阻性黄疸须作胆管引流术，以减轻黄疸和皮肤瘙痒；如产生幽门梗阻，则作胃空肠吻合术等。

由于胆囊癌起病隐匿，很难做出早期诊断，恶性程度高，淋巴转移早，根治率低，疗效较差，根治性切除3年、5年生存率约66.2%、6.2%。由于胆囊息肉、胆囊腺瘤、胆囊腺肌瘤、胆结石（尤其年龄>50岁）等，胆囊癌发病率高，应积极行胆囊切除术。

2. 非手术治疗　对不能或不愿手术者可用非手术治疗。Henson统计3 038例胆囊癌患者只有45%适于手术治疗，大部分只能非手术治疗，包括放疗、化疗、免疫治疗，单独疗效差，多主张作为手术辅助治疗，可增强手术疗效。有报道电子回旋器产生电子束，20～30Gy治疗术后患者可使3年生存率达到10.1%，至于基因治疗目前尚处于实验阶段。化疗可考虑用5-Fu、CTX、ADM、MMC、DDP、CBP等

近年来胆囊癌研究无重大进展，要改善其治疗水平，今后应着重研究早期诊断方法，改进技术技巧，研究新的有效的方法。

（二）中医辨治

根据中医的病因病机和临床表现可分为肝郁气滞、痰瘀互结、肝胆湿热、肝胆实火、脾虚湿阻5型，结合临床辨证加减。

1. 肝郁气滞　右胁隐痛、钝痛及胃脘胀痛，嗳气，恶心，腹胀，纳差，或口干苦，或目黄，身黄，小便黄赤，苔薄，脉弦。

治则：疏肝利胆，化痰软坚。

方药：大柴胡汤合大黄䗪虫丸或鳖甲煎丸加减。柴胡、枳实、川朴、法夏、鸡内金、䗪虫各10g，赤芍、虎杖、车前子、瓜蒌皮各15g，茵陈、半枝莲、菝葜各30g。

2. 痰瘀互结　右胁胀痛或刺痛，胸闷纳呆，恶心呕吐，腹胀乏力，胁肋下或见积块，或目身俱黄，苔白腻，舌有瘀斑，脉弦滑。

治则：健脾化痰，祛痰活血。

方药：温胆汤合桃红四物汤加减。法夏、陈皮、柴胡、菖蒲、桃仁、红花、当归、川芎、郁金各10g，蛇舌草、生牡蛎各30g，白术、茯苓、炙鳖甲各15g，地龙2条。

3. 肝胆湿热　右胁胀痛，或向右肩胛放射痛，胸闷且痛，恶心呕吐，口苦，身目发黄，小便黄赤，大便不畅，苔黄腻，脉弦滑。

治则：清肝解毒，凉血退黄。

方药：茵陈蒿汤合五苓散加减，茵陈、金钱草、蛇舌草、菝葜、过路黄各30g，大黄、栀子、猪苓、藿香、白术、泽泻各10g，虎杖、茯苓各15g。

4. 肝胆实火　黄疸胁痛，高热烦躁、口苦口干，胃纳呆滞，腹部胀满、恶心呕吐，大便秘结，小便黄赤，苔黄糙，脉弦滑数。

治则：清肝解毒，凉血退黄。

方药：龙胆泻肝汤合黄连解毒汤加减，茵陈、赤芍各30g，黄芩、栀子、龙胆草、黄柏、泽泻、木通、当归、丹皮、柴胡各10g，车前子15g。

5. 脾虚湿阻　面目及肌肤发黄，黄色较淡，右胁隐痛或胀痛绵绵，脘闷腹胀、纳差肢软，大便溏薄，苔白腻，舌淡体胖，脉沉细或濡细。

治则：健脾和胃，利胆退黄。

方药：参苓白术散或茵陈五苓散加减。茵陈、白扁豆、茯苓各30g，猪苓、白术、苡仁、山药各15g，党参、桂枝、泽泻、陈皮、绿萼梅各10g，砂仁5g。

（三）其他治疗

1. 饮食调养　参见原发性肝癌，由于此病常伴有消化不良，宜低脂饮食。

2. 对症治疗　可结合辨证随症加减：①火毒神昏谵语：安宫牛黄丸1粒，分两次服，或紫雪丹1.5~3.0g分2~3次服；②热重：石膏、银花、板蓝根、连翘；③便秘：重用大黄加芒硝、厚朴、莱菔子；④疼痛：木香、川楝子、元胡、白芍，还可参见原发性肝癌；⑤呕吐：半夏、竹茹、生姜、代赭石、枇杷叶、藿香、旋复花、砂仁；⑥便溏：苍术、苡仁、扁豆、山药、石榴皮；⑦瘀血：桃仁、红花、赤芍、归尾；⑧食欲不振：藿香、佩兰、谷芽、麦芽、山楂、神曲、山药；⑨腹胀：莱菔子、大腹皮、砂仁、沉香、厚朴、陈皮、木香；⑩抗癌：蛇舌草、半枝莲、蚤休、茯苓、八月扎、山豆根、蛇莓、龙葵、雷公藤、藤梨根、水杨梅根、野葡萄根、虎杖、肿节风。

3. 单、验方

（1）利胆抗癌汤：虎杖、金钱草、蛇舌草各30g，茵陈、枳壳、麦芽各15g，大黄9g，木香、黄芩各6g，煎服。

（2）解毒抗癌方：白花蛇舌草30g，蒲公英15g，石见穿、枳壳、元胡各12g，金钱草20g，栀子、郁金各10g，白茅根18g。

（3）平消胶囊：活血化瘀，止痛散结，清热解毒，扶正祛邪，4~8粒tid可改善症状，抑制癌的生长，提高疗效，延长生存时间。

（4）回生胶囊：扶正祛邪，清热解毒，软坚化痰，2粒，Tid，可抑制肿瘤生长，增强免疫功能，减轻放、化疗的毒副反应，抗WBC下降。

4. 配合西医治疗

术后巩固治疗：由于胆囊癌恶性程度高，术后复发，转移率极高，即便是根治术后5年生存率也仅有6.7%。术后辅以中药治疗诚属必要。术后巩固治疗宜辨证辨病相结合。据临床辨证论治，宜加强清热解毒、软坚化痰之力度，即选用有较好抗癌效果的清热解毒、软坚化痰中药，常用的有，清热解毒类：山豆根、山慈菇、乌梢蛇、白英、蛇舌草、冬凌草、苦参、菝葜等；软坚化痰类：龟板、鳖甲、肿节风、穿山甲、龙葵、半夏、地龙、牡蛎、徐长卿、海龙等。

放、化疗期间的中药治疗以扶正为主，参见原发性肝癌。

5. 针刺疗法　具有止痛、清热、利胆功能。

（1）体针：取阳陵泉、足三里、胆囊穴、中脘、丘墟、太冲、胆俞为主穴，剧痛加合谷，高热加曲池，恶心呕吐加内关，深刺强刺法，每日1~2次，针30min，电针更好。

（2）耳针：取交感、神门、胆、肝主穴。休克者取涌泉、足三里、人中、十宣穴，或耳针取皮质下内分泌、肾上腺等穴。

胆囊癌疼痛者：取穴位封闭用 Vit B_{12} 500mg、Vit B_1 100mg、2％利多卡因 3ml 混合，取足三里、阳陵泉穴封闭。

（李小燕）

第七节 白血病

一、定义

白血病是造血干细胞的恶性克隆性疾病。克隆中的白血病细胞在骨髓和其他造血组织中大量累积，并浸润其他器官和组织，由此产生贫血、出血、感染、肝脾及淋巴结肿大等一系列症状和体征。传统中医学没有"白血病"这一病名，由于贫血、出血是白血病的主要症状，因此，中医多从血证范畴论治白血病。

二、历史沿革

中医学无"白血病"这一病名，但本病常出现的症状如发热、出血、贫血、肝脾及淋巴结肿大等历代文献多有记载，多数医家将其归属于"血证"、"虚劳"、"癥积"等范畴。

《内经》对血的生理、病机有深刻的认识，并对常见血证有所论述。《灵枢·决气》谓："中焦受气取汁，变化而赤，是谓血。"《素问·五脏生成篇》说："肝受血而能视，足受血而能步，掌受血而能握，指受血而能摄。"《素问·至真要大论篇》说："太阳司天，寒淫所胜……血变于中，发为痈疡，民病厥心痛，呕血，血泄，鼽衄。"《素问·腹中论篇》曰："病至则先闻腥臊臭，出清液，先唾血，四肢清，目眩，时时前后血……病名血枯。"《素问·举痛论篇》谓："怒则气逆，甚则呕血。"《灵枢·百病始生》说："卒然多食饮则肠满，起居失节，用力过度，则脉络伤。阳络伤则血外溢，血外溢则衄血；阴络伤则血内溢，血内溢则后血。"《内经》对血的生成、血的功能、血证的病因病机、发病状况的论述，成为中医对白血病论治的先河，白血病亦多归属于"血证"范畴。

汉代张仲景《金匮要略·惊悸吐衄下血胸满瘀血病脉证治》对吐血、衄血、便血的辨证论治作了较具体的论述，创立了柏叶汤、泻心汤治疗吐血，黄土汤、赤小豆当归散治疗便血。指出治疗血证忌用汗法，如"衄家不可汗"、"亡血不可发其表"。《金匮要略·血痹虚劳病脉证治》对虚劳描述较为详细，书中曰："男子面色薄者，主渴及亡血，卒喘悸，脉浮者，里虚也。"又说"虚劳里急，悸，衄，腹中痛，梦失精，四肢酸痛，手足烦热，咽干口燥。"这些描述类似于白血病患者出血后导致的一系列临床症状。

隋代巢元方《诸病源候论·血病诸候》将血病分为吐血候、呕血候、大便下血候、小便血候、九窍四肢出血候等，对其病因病机作了较详细论述。《诸病源候论·虚劳吐下血候》对脏腑损伤出血有了一定的认识，谓："血与气相随而行，外养肌肉，内荣脏腑。脏腑伤损，血则妄行，若胸膈气逆则吐血也，流于肠胃，肠虚则下血也。若肠虚而气复逆者，则吐血、下血。表虚者则汗血。皆由伤损极虚所致也。"又谓："恶核者，是风热毒气，与血相搏结成，核生颈也，又遇风寒所折，遂不消不溃，名为恶核。"类似于白血病患者淋巴结肿大者。

· 611 ·

唐代孙思邈《备急千金要方》对吐血、尿血列专项进行论述，并收载了一些较好的治疗血证的方剂，如犀角地黄汤至今应用于白血病临床。

宋代虞抟《医学正传·血证》首次以"血证"之名将所有出血病证统一起来。认为血证以热盛所致者为多，谓："诸见血为热证。正经所谓知其要者，一言而终，不知其要者，流散无穷，此之谓也。"

明代缪希雍《先醒斋医学广笔记·吐血》提出了著名的治吐血三要法，总结行血、补肝、降气在治疗吐血中应用，对于血证治疗具有重要的临床指导意义。明代张景岳《景岳全书·血证》对血证的病因病机、辨证论治等内容作了比较系统的归纳整理，并提出了自己的观点。将出血的病机概括为"火盛"和"气伤"两个方面："血本阴精，不宜动也，而动则为病；血主营气，不宜损也，而损之则为病。盖动者多由于火，火盛则逼血妄行；损者多由于气，气伤则血无以存"。"凡治血证须知其要。而血动之由，惟火惟气耳。故察火者但察其有火无火，察气者但察其气虚气实。知此四者而得其所以，则治血之法无余义矣。"秦景明《症因脉治》对血证按外感、内伤分类，对吐血、咳血、衄血的症、因、脉、治作了较全面的论述。赵献可《医贯·血症论》由气血的密切关系，提出"血脱必先益气"的治疗方法。"阳统乎阴，血随乎气。故治血必先理气，血脱必先益气，古人之妙用也"，"有形之血，不能速成，无形之气，所当急固"。《普济方》谓"热劳由心肺实热伤于气血，气血不和，脏腑壅滞，积热在内，不能宣通三焦"所致，多见于白血病热毒炽盛者。这些认识对白血病的病机分析、治疗方药选择具有重要参考价值。

清代唐容川《血证论》是论治血证的专书。提出治疗吐血的止血、消瘀、宁血、补血四法，"四者及通治血证之大纲"，对整个血证的治疗具有普遍的指导意义。

历代医家的论述，从不同角度反映了血证病因病机、临床症状、病变性质等多方面内容，对现代白血病的治疗具有重要参考价值。

三、病因病机

白血病的病因病机较为复杂，历代文献的论述形成比较系统的认识。《灵枢·决气》谓："中焦受气取汁，变化而赤，是谓血。"《诸病源候论·虚劳候》谓："肾主骨生髓，虚劳损血耗精。"精血同源，精血互化，白血病的病因主要是精气内虚，邪毒内蕴。在正气亏虚，或先天禀赋薄弱等精气内虚的基础上，或邪毒侵袭，或痰浊凝滞，或血瘀不行，阻于人体局部，留著不去，骨髓受损，生血异常而成本病。其主要病因病机，归纳如下。

1. 邪毒内蕴 邪毒包括火毒、热毒、时疫温毒、瘀毒、电离辐射、化学物质、污染毒素、药物等外毒，以及饮食劳逸、房劳过度、七情所伤等内伤因素所致的内毒。邪毒蕴积体内，侵入营血，流注骨髓、肝脾及三焦，使阴阳失调，致髓不生血；邪毒内蕴则气机失调，气血郁结，久则渐成癥瘕瘰疬；内毒为患，阴津伤耗，阴虚则火旺，虚火伤络，迫血妄行，临床常出现发热或壮热、口渴、衄血、发斑等热毒炽盛或腹内积块、体表肿核等症状。

2. 正气虚弱 正气虚弱是白血病发生的重要内因，人体正气先虚，精气内虚，邪气客而不去，日久正气更虚，此消彼长，邪气积聚而成癥积，诚如《内经》云："邪之所凑，其气必虚。"《医宗必读》也谓："积之成也，正气不足，而后邪气踞之。"正气虚弱是指先天禀赋不足或后天失养引起的脏腑亏虚、气血阴阳失衡，或由于外感六淫、内伤七情损伤气血，脏腑功能失调。《诸病源候论·虚劳候》谓："肾主骨生髓，虚劳损血耗精。"

儿童白血病是因先天禀赋不足、肾精亏虚，无力抗邪，邪毒容易入侵直达骨髓，导致生血紊乱而致病；或因遗传缺陷、染色体异常，"胎毒"内伏，累及脏腑骨髓而发病。

在成人，多为劳倦、饥饱不节、房劳过度、内伤七情，伤及心脾肝肾等脏腑，引起气血虚弱，气机不畅，脏腑失调。临床常见面色㿠白，唇甲色淡，头晕心悸，畏寒肢冷，形体消瘦，四肢乏力，食欲不振等症状。

3. 气滞血瘀　中医学认为，气血是构成人体的基本物质，人体各种功能活动均依赖于气血的运行。"气为血之帅"，"血为气之母"，血液的运行全赖于气的推动。气行则血行，气滞则血瘀。《医林改错》谓："气无形不能结块，结块者，必有形之血也。血受寒则凝成块，血受热则煎熬成块。"邪毒内蕴，潜伏经脉，气机运行受阻；或七情内伤，气郁不舒，血行不畅，均能导致气滞血瘀。瘀血内停、瘀滞日久而成癥积肿块，出现骨痛、肝脾肿大、皮肤瘀点或瘀斑、舌质暗红或瘀暗等症状。

4. 痰浊凝滞　赵献可《医贯》谓："七情内伤，郁而生痰。"李中梓《证治汇补》谓："惊恐忧思，疾乃生焉。"外感邪气，邪毒侵袭，蕴久化热，热熬津液成痰；或由劳倦、饮食不节、七情内伤等因素的影响，使脏腑气化功能失常，水液代谢障碍，聚湿成痰；或气血阻滞，气机不畅，津液凝滞，痰浊积聚。"百病多由痰作祟"，《丹溪心法》谓："痰之为物，随气升降，无处不到"，《外科正宗》谓："夫瘰疬者，有风毒、热毒之异，又有瘰疬、筋疬、痰疬之殊……痰疬者，饮食冷热不调，饥饱喜怒不常，多致脾气不能传运，遂成痰结。"痰随气机升降，内而脏腑，外至筋骨皮肉，形成各种病证。痰凝聚于经络肌肤之间，则成痰核、瘰疬等肿块，与瘀血互结于腹腔则发为癥积。可见白血病的发生与痰浊凝滞关系密切。

总之，白血病的形成是多因素、多层次、多阶段的复杂病机过程，内因为主要致病因素，外因是重要致病条件。正气亏虚，气血阴阳不足或功能失调，脏腑经络功能失衡，邪毒乘虚而入，气机紊乱，气血受损，生成痰浊瘀血等病理产物，则正气愈虚，邪气愈盛，而成"血证"、"虚劳"或"癥积"。因此，白血病是一种整体属虚，局部为实，虚实夹杂的全身性疾病。病位在骨髓，与心肝脾肾关系密切。

四、诊断与鉴别诊断

(一) 诊断

1. 发病特点　急性起病者多见于儿童或 35 岁以下人群，病情变化多端，进展迅速。慢性起病者多见于中老年患者，病情进展相对缓慢。急性变者，则进展明显加快，常以出血、发热、面色苍白而就诊。

2. 临床表现　主要有出血（齿衄、鼻衄、紫斑、月经过多，甚则便血、尿血等），低热或高热，面色苍白，气短懒言，体倦乏力，胸骨压痛。病变进一步发展可出现心悸心慌，头目眩晕，咽干口燥，形体消瘦，五心烦热，自汗盗汗，上腹饱胀，食欲减退，体表肿核，腹内积块坚硬等症。

3. 实验室检查　急性白血病：大多数患者外周血白细胞升高，分类可见数量不等的原始和幼稚细胞。少数患者白细胞减少，外周血中仅有极少甚至没有原始或幼稚细胞出现。此外，多数病例有不同程度的血红蛋白、红细胞及血小板减少。多数患者骨髓呈高度增生或极度活跃，正常造血细胞被白血病细胞取代，可见各阶段的幼稚细胞、原始细胞。少数患者骨髓增生低下，但原始细胞仍在 30% 以上。免疫组织化学能帮助对急性白血病的分型。常用的有过氧化酶染色：粒细胞系列为阳性反应，单核细胞系列呈弱阳性或阴性反应，淋巴细胞系列则为阴性反应。

慢性白血病：慢性粒细胞白血病以外周血白细胞计数增高为主，可高达 100×10^9/升或更多，可见各阶段幼粒细胞，以中晚幼粒细胞及分叶核粒细胞为主，嗜酸和嗜碱细胞增高。50% 的患者初诊时有血小板计数增高，可高达 1000×10^9/升。随着病程进展，红细胞及血小板逐渐减少，并伴有贫血和出血倾向。慢性淋巴细胞白血病外周血白细胞增多 $> 10 \times 10^9$/升，淋巴细胞比例 $\geqslant 50\%$，形态以成熟淋巴细胞为主，可见幼稚淋巴细胞或不典型淋巴细胞。骨髓增生明显或极度活跃，其细胞分类计数与血象相似，但成熟程度较血象幼稚。慢性髓细胞白血病细胞遗传学检查 Ph 染色体阳性，分子生物学方法检测 BCR – ABL 基因重排或融合。

（二）鉴别诊断

1. 内伤发热　内伤发热是指以内伤为病因，脏腑功能失调，气、血、阴、阳失衡为基本病机，以发热为主要临床表现的病证。凡是不因感受外邪所导致的发热，均属内伤发热的范畴。一般起病较缓，病程较长，热势轻重不一，但以低热为多，或自觉发热而体温并不升高。白血病可出现发热或高热，常合并出血、面白、神倦、自汗、盗汗、脉弱等症，多属虚证，也属内伤发热的范畴。

2. 癥积　癥积与瘕聚相对而称，指腹内结块有形，固定不移，痛有定处，病属血分，多为脏病，形成的时间较长，病情一般较重。白血病出现腹内胁下结块有形，固定不移，痛有定处，急则治其标，也可按癥积辨证论治，病机主要由气滞血瘀，互结成块，正气日损，为时较久，病情危重。但癥积主要指以腹内结块为主症，而白血病是以全身病变为主要表现，部分患者可兼有腹内胁下结块。

3. 其他血证　血证以出血为突出表现，随其病因、病位及原有疾病的不同，症状及体征有火热亢盛、阴虚火旺及气虚不摄之分，白血病出现出血症状时应与以下血证鉴别。

（1）鼻衄：①外伤鼻衄：因外伤或外力等引起血管破裂而致鼻衄者，出血多在损伤的一侧，且经局部止血治疗不再出血，没有全身症状。②经行衄血：又名倒经、逆经，其发生与月经周期有密切关系，与白血病鼻衄有别。

（2）血淋：表现为血由尿道而出，滴沥刺痛。白血病出现尿血者一般不伴有疼痛。

温病发斑：在皮肤表现的斑块方面，有时虽可类似，但两者病情、病势、预后迥然不同。温病发斑发病急骤，常伴有高热烦躁、头痛如劈、昏狂谵语、四肢抽搐、鼻衄、齿衄、便血、尿血、舌质红绛等，病情险恶多变。白血病紫斑一般不如温病发斑急骤，常有反复发作，也可突然发生，虽时有热毒亢盛或脾虚失摄等表现，但一般舌不红绛，不具有温病传变急速的特点。

五、辨证论治

（一）辨证

1. 辨证要点

（1）首重标本缓急白血病早期症状隐匿，晚期则复杂多变，一次出血量多，或长期出血日久，高热神昏等常可加重病情，甚则短期内危及生命，故分清标本缓急是辨证论治的关键。标本是相对概念，如白血病本病是本，症状是标，若出现出血量多，高热不退，则为标急，此时应当急则治其标，针对出血、高热的症状而施治；若无明显不适症状，但疾病仍处于活动期，则为本急，此时缓则治其本，针对白血病本病施治，加强针对引起白血病病因的对因治疗；若标本发展水平相当，宜标本同治。

（2）次重虚实寒热：白血病出现血证的基本病机可以归纳为火热熏灼及气虚不摄两大类。火热有实火、虚火之分；气虚有单纯气虚和气损及阳之别。其临床证候，由火热亢盛所致者属于实证；而由阴虚火旺、气虚不摄及阳气虚寒所致者属于虚证。在本病的发展过程中常发生由实证向虚证的转化，本虚标实而虚实夹杂。虚则补之，实则泻之，分清虚实是确立治则治法，合理遣方用药的基本临床依据。

2. 证候

（1）热毒炽盛

症状：发热，甚则高热烦躁，骨痛肢软，全身乏力，头痛，唇干口渴，便秘尿赤，甚则神昏，齿衄，鼻衄，紫斑，便血。舌质红绛，苔黄燥，脉弦数或沉数。

病机分析：热毒蕴积体内，故见发热，或高热；毒邪流注骨髓及三焦，则骨痛肢软；邪毒扰心而见烦躁；毒热上扰清窍而见头痛，甚则清阳不展而神昏；热毒伤及津液，故口渴、便干、尿赤；侵入营血，而见齿衄、鼻衄或紫斑、便血。舌质红绛，苔黄燥，脉弦数或沉数皆为热毒炽盛之象。

（2）痰浊凝滞

症状：颈项或体表多处肿核不断增大，不痛不痒，皮色如常，消瘦乏力，胸闷气短，脘腹胀满，食欲不振。舌质淡红，苔白，脉弦滑。

病机分析：外感六淫、内伤七情或饮食劳倦等皆可损伤脏腑的气化功能，肺脾肾气化功能失常，水液代谢障碍，水津停聚而成痰饮。《丹溪心法》谓："痰之为物，随气升降，无处不到。"痰随气机升降，内而脏腑，外至筋骨皮肉，凝聚于经络肌肤之间，故颈项或体表多处肿核；脾喜燥恶湿，痰湿困脾，脾气亏虚，生化乏源，而见脘腹胀满、食欲不振、消瘦乏力；宗气不足，则胸闷气短；舌质淡红，苔白，脉弦滑，皆为痰湿内停之征象。

（3）气滞血瘀

症状：胁下癥块，或体表肿核，按之坚硬，时有胀痛，形体消瘦，头晕乏力，面色不华，皮肤瘀斑，胸骨压痛。舌质暗红或见瘀点、瘀斑，舌苔白，脉弦涩。

病机分析："气为血之帅"，"血为气之母。"气行则血行，气滞则血瘀。邪毒内蕴，潜伏经脉，气机不畅；情志不节，气机郁滞，气滞则血瘀。气血结聚日久而见胁下癥积肿块，或体表肿核坚硬；气滞甚则胀痛不已，瘀血甚则皮肤瘀点或瘀斑；气血不能上荣，肌肤失却濡养，故形体消瘦、面色不华；舌质暗红、瘀点，脉弦涩皆为气血瘀滞之象。

（4）气血两虚

症状：面色㿠白，神疲乏力，唇甲苍白，头晕目眩，心悸气短，胃纳减少，时有鼻衄、齿衄、皮下出血，时有低热，腹内积块或体表肿核局限，腰酸肢冷。舌质淡白，苔白，脉沉细无力。

病机分析：此型病情多属于末期，病久耗气伤血，气虚失养而见面色㿠白，神疲乏力，心气虚则心悸气短；血虚不能上荣头面，而见唇甲苍白，头晕目眩；气虚不摄，统血无力，血不循经，溢于脉外，则见鼻衄、齿衄、皮下出血；气血皆虚，故发热而热势不高；正虚邪实，虚实夹杂，而见腹内积块或体表肿核；病久及肾，肾虚失于温煦濡养，故腰酸肢冷；舌质淡白，苔白，脉沉细无力皆为气血不足之象。

（二）治疗

1. 治疗原则　　治疗白血病，应针对病因不同、证候虚实、病情轻重而辨证论治。《景岳全书·血证》谓："凡治血证须知其要。而血动之由，惟火惟气耳。故察火者但察其有火无火，察气者但察其气虚气实。知此四者而得其所以，则治血之法无余义矣。"《明医杂著》曰："若见血证，或吐衄火盛者，宜先治血。"因此，治疗本病应当遵循治火、治气、治血3个基本原则。

（1）治火：火热熏灼，损伤脉络，是血证最常见的病机，应根据虚实的不同，实火当清热泻火，虚火当滋阴降火。

（2）治气：气为血之帅，血为气之母，气能统血。《医贯·血证论》说："血随乎气，治血必先理气"，实证当清气降气，《先醒斋医学广笔记·吐血》说："气有余便是火，降气即是降火"；虚证当补气益气，主要有益气摄血、益气升阳、益气固脱。

（3）治血：《血证论·吐血》说："存得一分血，便保得一分命。"各种血证均应当酌情配伍凉血止血、收敛止血或活血止血的方药。《医学入门·卷五·血》："血随气行，气行则行，气止则止，气温则滑，气寒则凝。故凉血必先清气，知血出某经，即用某经清气之药，气凉则血自归队。若有瘀血凝滞，又当先去瘀而后调气，则其血立止。或元气本虚，又因生冷劳役，损胃失血者，却宜温补，敛而降之，切忌清凉，反致停瘀胸膈不散，量之。"

2. 治法方药

（1）热毒炽盛

治法：清热解毒，凉血止血。

方药：犀角地黄汤加味。以水牛角清热解毒，凉血止血；生地、玄参清热凉血，养阴生津，一可复已失之阴血，二可助水牛角解血分之热，且能止血；白芍养血敛阴，助生地凉血和营泄热；丹皮、紫草清热凉血，活血散瘀；仙鹤草收敛止血；大青叶、白花蛇舌草、半技莲清热解毒散瘀止血。

若鼻衄、齿衄明显加生侧柏叶，鲜茅根；便血加地榆炭、三七粉（冲服）；高热者加生石膏（先煎）；高热神昏加安宫牛黄丸或至宝丹3克，分2次服。

（1）痰浊凝滞

治法：化痰泻浊，软坚散结。

方药：海藻玉壶汤合二陈汤加减。以海藻、昆布、浙贝母清热化痰；连翘、山慈姑、守宫解毒散结；青皮行气消积除满；陈皮、半夏燥湿化痰；牡蛎软坚散结；甘草调和诸药。

若体表肿核加浙贝母；肿核明显者加急性子、鬼臼；衄血、紫斑者加紫草、鲜芦根。

（3）气滞血瘀

治法：行气活血，祛瘀消癥。

方药：膈下逐瘀汤加减。以当归、桃仁、红花、五灵脂活血化瘀，止血止痛；乌药、枳壳、香附、延胡索理气散瘀止痛；青黛、赤芍、丹皮清热解毒，凉血消斑；甘草调和诸药。

若胁下痕块坚硬者加三棱、莪术、鳖甲（先煎）；肢节疼痛者加桑枝、丝瓜络。

（4）气血两虚

治法：益气养血，扶正祛邪。

方药：八珍汤合三才封髓丹加减。以党参、白术、茯苓、甘草补气健脾；当归、熟地补血活血；人参、紫河车、黄芪补气温阳养血；青黛清热解毒，凉血消斑；天门冬、白芍滋肾养阴，黄柏清热泻火以坚阴；甘草调和诸药。

若头晕目眩加枸杞子、菊花、珍珠母；鼻衄、齿衄加水牛角（先煎）、生石膏（先煎）；乏力、纳差加党参、白术、鸡内金。

3. 其他治法

（1）古方

1）紫雪丹（《和剂局方》）：石膏、磁石、寒水石、滑石、犀角、羚羊角、青木香、沉香、玄参、升麻、甘草、朴硝、硝石、麝香、朱砂、黄金、丁香。主治白血病邪热内陷心包，动风动血者。

2）梅花点舌丹（《外科证治全生集》）：雄黄、牛黄、熊胆、冰片、硼砂、血竭、葶苈子、沉香、乳香、没药、麝香、珍珠、蟾酥、朱砂。主治白血病热毒炽盛者。

3）鳖甲煎丸（《金匮要略》）：鳖甲胶、大黄、地鳖虫、桃仁、鼠妇虫、蜣螂、凌霄花、丹皮、硝石、蜂房、柴胡、厚朴、桂枝、干姜、瞿麦、石韦、葶苈子、半夏、射干、黄芩、党参、阿胶、白芍。主治白血病胁下癥块，胁痛腹胀者。

4）紫金锭（又名玉枢丹）（《片玉心书》）：山慈菇、五倍子、千金子霜、红芽大戟、朱砂、雄黄、麝香。主治白血病属痰热壅盛者。

5）归脾汤（《校注妇人良方》）：人参、黄芪、白术、茯神、炙甘草、当归、远志、木香、龙眼肉、酸枣仁、生姜。主治白血病出血证属气虚不摄，血液外溢者。

6）肾气丸（《金匮要略》）：生地、茯苓、泽泻、山茱萸、山药、丹皮、附子、桂枝。主治白血病属肾气不足者。

（2）中成药

1）六神丸（《中国医药大辞典》）：由蟾酥、牛黄、麝香、雄黄、珍珠粉、冰片等组成。有清热解毒、消肿散结功效，适用于热毒炽盛者，可用于各类型白血病。用量用法：口服，每日3次，每次20~30粒。

2）小金丸（《外科证治全生集》）：含白胶香、草乌、五灵脂、地龙、木鳖子、乳香、没药、麝香、当归、墨炭，有散结消肿、祛瘀止痛之功效，适用于慢性淋巴细胞白血病淋巴结肿大明显、属寒痰凝结者。用量用法：口服，每日3次，每次3克。

3）亚砷酸注射液：主要成分为三氧化二砷（As_2O_3），现代研究发现，氧化砷有诱导细胞凋亡和细胞分化的作用，能提高急性早幼粒细胞白血病的临床疗效。用量用法：静脉滴注，每日1次，每次10毫升，加入5%葡萄糖注射液500毫升内，30日为一个疗程。

4）乌鸡白凤丸：有调经补血之功效。适用于白血病气血两虚、贫血患者。用量用法：口服，每日2次，每次1丸。

5）复方阿胶浆：含阿胶、红参、熟地、党参、山楂等，有补气养血之功效。适用于慢性白血病气血两虚、贫血患者。用量用法：口服，每日3次，每次1支。

（3）外治法：左胁下积块，肿胀疼痛，皮肤无破溃者可采用：

1）青黛末外敷：青黛研末，以醋调匀，外敷脾区。每日1次，连续用10~15日。

2）雄黄外敷：取雄黄研末，以醋调匀，外敷脾区，每日 1 次，连续用 10 ~ 15 日。

（4）针灸

1）急性白血病

取穴：上星、曲池、合谷、阳陵泉、足三里、脐周 4 穴（脐孔上、下、左、右旁开 1 寸半）、胸前 6 穴（第 2、第 3、第 4 肋间胸骨中线左、右旁开 1 寸半）、背部 6 穴（第 3、第 4、第 5 胸椎棘突左、右旁开 1 寸半）。

方法：采用泻法浅刺，前 3 日，每日 1 次，以后隔日 1 次。

2）慢性白血病

取穴：命门、至阳、绝骨。

方法：命门针加悬灸，至阳、命门针；绝骨、绝骨用平补平泻手法，至阳穴施阳中隐阴法。每日 1 次，每次 40 分钟。

六、转归及预后

白血病的发病过程是多因素、多阶段的病机过程，亦是正气与邪气的矛盾运动过程，因此本病的转归主要取决于邪正交争的结果，邪气胜则发病。预后因素与病邪性质、正气虚实、疾病分期密切相关，病邪轻浅、正气不虚、疾病处于初期者病情轻，病时短，易治疗。病变日久不愈，毒邪积聚，损伤气血，生成痰浊瘀血等病理产物，又可成为继发的致病因素，气血同病，新血不生，病情恶化，出现热毒炽盛，血不归经，气滞血瘀或气虚不摄，痰浊流窜，变生瘰疬积块。病邪深重，正气耗损，或先天不足，甚则出血不止，高热不退，积块坚硬，大肉尽脱，形容枯槁，胃气全无，脉芤或细数，是谓危候，病变处于中期、末期者病情重，病时长，难治疗。《素问·大奇论篇》："脉至而搏，血衄身热者，死。"《灵枢·玉版》："衄血不止，脉大，逆也。"

白血病病情急剧者若不经特殊治疗，平均生存期仅 3 个月左右。儿童预后较好，经特殊治疗，50% ~ 70% 的患者可长期生存至痊愈。男性、年老体弱者预后不良，女性、初病者预后相对较好。慢性发病者经特殊治疗后中位生存期 3 ~ 4 年，慢性病变急性发作，或出现变证者，多属危候。

七、预防与护理

白血病的预防应当在中医理论指导下，针对白血病的病因而积极防治。"虚邪贼风，避之有时"，注意气候变化，避免感受外邪。饮食有节，营养均衡，少吃或不吃烟、酒及辛辣厚味动火生痰之物，"毒药攻之，五谷为养，五果为助，五畜为益，五菜为充，气味合而服之以补精益气"。调畅情志，保持精神愉快，防止气机郁滞，《素问·阴阳应象大论篇》指出："怒伤肝、喜伤心、思伤脾、忧伤肺、恐伤肾。"七情内伤是导致本病发生的内在病因之一，也是致使疾病发展的重要因素。劳逸适度，"劳则气耗"，避免过劳损伤，适当锻炼，保持身体健康。

出血量少者适当休息，出血量多者绝对卧床休息。若鼻衄、咳血、吐血者，让患者平卧，头偏向一侧，或取侧卧位以利于排除瘀血，保持呼吸门户通畅。吐血量多者，暂停饮食，待病情好转先流质饮食，出血停止改软食，逐渐至普通饮食。肌衄者注意避免金石外伤，皮肤保持清洁。饮食不宜过热，进食不宜过饱，宜少食多餐，营养合理，易于消化。重视七情护理，因白血病治疗难以收效，患者恐惧、忧郁、失望等不健康的心理反应在所难免。所以，临床医师要特别注重患者七情调理，预防情志过极，帮助患者树立战胜疾病的信心。

八、现代研究

我国白血病发病率为 2. 76/10 万。在恶性肿瘤所致的病死率中，白血病居第 6 位（男性）和第 8 位（女性），但在儿童及 35 岁以下成人中则位居第 1 位。我国急性白血病比慢性白血病多见（约 5.5∶1），其中，急性髓细胞白血病最多，男性发病率略高于女性（1.8∶1）。白血病发病急，进展快，病死率高，其发病机制仍未完全明了，因此本病的早期防治任务十分艰巨。

近数十年来，我国医药工作者以现代科学技术和血液学知识对白血病的证候本质、有效药物的抗癌机制进行深入研究，取得较大进展。其中以下面几种药物疗效较显著。从三尖杉属植物提取的三尖杉酯碱对急性非淋巴细胞白血病有较好的疗效，总缓解率可达 84.1%，其优点是同其他多数抗白血病药之间无交叉抗药性。张氏等用青黛治疗慢性粒细胞白血病取得一定的疗效，从青黛中分离出靛玉红，1977～1978 年经全国 50 多个医疗协作单位用半合成、全合成的靛玉红治疗慢性粒细胞性白血病 314 例，CR 26.11%，PR 33.44%，总有效率 87.26%。雄黄主要成分是三氧化二砷（As_2O_3）。以往砷剂常配伍其他解毒药如牛黄、青黛、冰片、蟾酥等制成丸散剂内服，如六神丸是含砷剂（雄黄）的著名古方，用以治疗白血病。砒霜辛温有大毒，有解毒杀虫、燥湿除痰的功效，主要含二硫化二砷，遇热则分解为剧毒的三氧化二砷（As_2O_3）。现代研究发现，三氧化二砷对急性早幼粒细胞白血病有非常理想的治疗效果，目前认为其作用机制为诱导白血病细胞分化和促使其凋亡，这一成果已得到国际公认。黄氏等51 等采用已经炮制的单药雄黄（简称一代）和经纯化的雄黄（简称二代）制成口服胶囊，治疗急性早幼粒细胞白血病 66 例。除 3 例因副反应退出方案外，48 例均取得了持续 CR，其中 60% 的 CR 患者服药超过 5 个疗程，存活时间为 6～48 个月，2 年和 3 年生存率达 100%，可资评价的 39 例 CR 患者中，服药前 10 例 t（15；17）细胞标志阳性者全部转阴。而经纯化的雄黄毒副反应明显减轻。As_2O_3 现已成为治疗急性早幼粒细胞白血病（APL）的首选药物之一，哈尔滨血液病肿瘤研究所对 478 例初治 APL 患者治疗观察，用药总量一般在 180～670 毫克，平均 310 毫克，时间 18～67 日，平均 31 日即可血液学缓解，CR 74.6%～94.0%，NR 9.6%～15.4%，7 年生存率 63.2%～76.5%。我国从 1988—2001 年共治疗复发的 APL 506 例，CR 72.1%，PR 13.4%，CR + PR 85.5%。目前，As_2O_3 协同其他药物治疗复发难治性 APL 的临床研究也取得一定进展。

九、小结

白血病是发生于造血系统的恶性肿瘤，属于"血证"、"虚劳"、"癥积"等范畴。中医学对血证的认识历史悠久，历代医家对血证预防、诊断、治疗、康复积累了丰富的经验。感受外邪、情志过极、饮食所伤、劳倦过度、先天禀赋不足等均可导致白血病的发生。其辨证论治严格区分标本虚实，急则治其标，缓则图其本；实证者宜清热解毒，化痰散结，活血祛瘀；虚证者宜益气养血，扶正消积；虚实夹杂者，扶正与祛邪兼顾。具体治疗本病应当遵循治火、治气、治血三个基本原则。实火当清热泻火，虚火当滋阴降火；实证当清气降气，虚证当补气益气；各种血证均应当酌情配伍凉血止血、收敛止血或活血止血的方药。严密观察病情，已病防变，重视精神情志康复，科学护理，对促进白血病的持久康复有重要意义。

（刘　辉）

第八节　恶性淋巴瘤

一、定义

恶性淋巴瘤是原发于淋巴结和其他器官淋巴组织的恶性肿瘤，是造血系统恶性疾病之一，分霍奇金淋巴瘤和非霍奇金淋巴瘤两大类。以无痛性淋巴结肿大为主要表现。中医无"恶性淋巴瘤"之名称，但根据本病具有淋巴结肿大的特征，中医常见的类似病证名称有"石疽"、"失荣"、"痰核"、"恶核"等，因皮色不变、不痛不痒，皆属"阴疽"范畴。

二、历史沿革

恶性淋巴瘤的相关记载见于中医文献的"石疽"、"恶核"、"痰核"、"失荣"等。"石疽"是描述淋巴结肿大的病证。

隋代巢元方《诸病源候论》载"石疽"："此由寒气客于经络，与血气相搏，血涩结而成疽也。其寒毒偏多，则气结聚而皮厚，状如痤疖，聊如石，故谓之石疽也。"又说："恶核者，是风热毒气，与血气相搏结成核生颈边，又遇风寒所折，遂不消不溃，名为恶核也。"

清代吴谦《医宗金鉴》载"上石疽"："石疽生于颈项旁，坚硬如石色照常，肝郁凝结于经络，溃后法依瘰疬疮"；"此疽生于颈项两旁，形如桃李，皮色不变，坚硬如石，带痛不热，一由肝经郁结，以致气血凝滞而成"。所载之石疽类似于淋巴瘤。清代许克昌《外科证治全书》："石疽初起如恶核，坚硬不痛，渐大如峰……如迟至大如升斗者，亦石硬不痛。"这些描述与西医学颈部恶性淋巴瘤的症状很相似。

清代林珮琴《类证治裁》一书提出："结核经年，不红不肿，坚而难移，久而肿痛者为痰核，多生耳、项、肘、腋等处。"这里的"不红不痛，坚而难移"与颈部恶性淋巴瘤极为相似。

"失荣"描述的症状类似于恶性淋巴瘤晚期患者呈恶病质状态。《素问·疏过五论篇》称之为"脱荣"。明代陈实功《外科正宗》详细描述"失荣"时曰："失荣者，其患多生于肩之上。初起微肿，皮色不变，日久渐大，坚硬如石，推之不移，按之不动，半载一年，方生隐痛，气血渐衰，形容瘦削，破烂紫斑，渗流血水，或肿泛如莲，秽气熏熏，昼夜不歇，愈久愈大，越溃越坚，犯此俱为不治。"清代高秉钧《疡科心得集》说："失荣者，犹树木之失于荣华，枝枯皮焦故名也。生于耳前后及项间，初起形如栗子，顶突根收，如虚疾疬瘤之状，按之石硬无情，推之不肯移动，如钉着肌肉是也。不寒热，不疼痛，渐渐肿大，后遂隐隐疼痛，痛着肌骨，渐渐溃破，但流血水，无脓，渐渐口大，内腐，形如湖石，凹进凸出，斯时痛甚彻心。"清代邹岳《外科真诠》亦谓："失荣症生于耳下，初起状如痰核，推之不动，坚硬如石，皮色不变，日渐长大……若病久日渐溃烂，色现紫斑，渗流血水，胬肉高突，顽硬不化，形似翻花疮瘤症。"清代吴谦《医宗金鉴·外科心法要诀》云："失荣耳旁及项肩，起如痰核不动坚，皮色如常日渐大，忧思郁怒火凝然。日久气衰形消瘦，愈溃愈硬现紫斑，腐烂浸淫流血水，疮口翻花治总难。"清代王洪绪《外证全生集》对失荣、石疽、恶核作了鉴别，其曰："阴疽之证，皮色皆同，然有肿与不肿，有痛与不痛，有坚硬难移，有柔软如绵，不可不为之辨……不痛而坚，形大如拳者，恶核失荣也……不痛而坚如金石，形如升斗，石疽也。此等症候尽属阴虚，无论平塌大小，毒发五脏，皆曰阴疽……重按不痛而坚者，毒根深固，消之难速。"又曰："恶核与石疽初起相同，然其寒凝甚结，毒根最深。"这里不但指出了几种相似病证的共同点，也提出异同点。以上古代文献记述的失荣证，类似于晚期恶性淋巴瘤，并对其预后有较清晰的认识，清代吴谦《医宗金鉴·外科心法要诀》指出："古今虽有治法，终属败证……然亦不过苟延岁月而已。"

三、病因病机

恶性淋巴瘤病位在经络，与肝、脾、肾等脏腑有密切关系。"痰"是主要病理因素，所谓"无痰不成核"。痰之起因有二：一为寒湿凝结成痰；二为火热煎熬津液成痰。

1. 七情郁结　情志不舒而致肝气郁结，痰气积聚，郁久化热，灼津为痰，若与邪毒胶结则为恶核；情志不遂，精神抑郁，或怒伤肝气，气机阻滞，使血行不畅，脉络瘀阻，气滞血瘀，日积月累，凝聚成块则为肿核。

2. 饮食所伤　饮食不节，伤及脾胃，致使脾胃虚弱，水湿运化失职，湿郁于内，久成湿毒。湿毒不化，日久凝结为痰，痰毒互结，遂成肿核。

3. 正气亏虚　素体脾肾阳虚，寒湿内生，寒痰凝结成核；或素体阴虚，虚火内动，灼津为痰，痰火凝结为肿核。

总之，本病根本在于痰，诱发因素在乎郁，痰郁互结，气血凝滞，耗伤气血，损及阴阳，可导致气血阴阳虚损。

四、诊断与鉴别诊断

（一）诊断

1. 发病特点　淋巴结肿大为本病特征。浅表淋巴结的无痛性、进行性肿大常是首发症状，尤以颈部淋巴结多见，其次为腋下，首发于腹股沟或滑车上的较少。淋巴结肿大可引起局部组织器官压迫症状，也可由于淋巴结侵犯引起相应局部症状和体征。有的患者可见全身症状如发热、皮肤瘙痒、消瘦等。部分恶性淋巴瘤患者饮啤酒后几分钟内出现受侵的淋巴结或骨疼痛，这种不能耐受啤酒的现象最多见于结节硬化型的霍奇金淋巴瘤（HD）患者，有时甚至可作为一种诊断性试验。

2. 临床表现　本病好发于颈部与颌下，其次为腋下及腹股沟，肿核坚硬而有弹性，无明显疼痛。深部多见于纵隔与胃肠道，由此引起局部浸润及压迫症状，如呼吸困难、心悸气短、癥积肿块、腹痛腹胀、便闭不通、腹泻、腹水等。极少数发生在其他器官，如在扁桃体、鼻咽部可有吞咽困难、鼻塞、鼻衄等；在肝脾可见癥积，胁部疼痛及黄疸等；在呼吸道可发生咳嗽、咯血、胸闷、悬饮（胸水）等；在骨骼可有局部骨痛、病理性骨折；如在神经系统可见头痛、截瘫、癫痫等；在皮肤可有肿块、结节、风团、皮肤瘙痒等。全身症状有发热、消瘦、皮肤瘙痒等。

3. 影像学诊断　经X线、淋巴造影、放射性核素检查、CT等检查，可发现相应病变，明确肿瘤侵犯范围。

4. 细胞、病理学诊断　淋巴结活组织检查或经其他病理检查证实本病诊断及分类。

（二）鉴别诊断

1. 颈痈　颈痈即西医学所称的急性化脓性淋巴结炎，俗名"痰毒"，清代吴谦《医宗金鉴》中称"夹喉痈"。多生于颌下、耳后、项后、颏下。初起结块形如鸡卵，皮色不变，肿胀，灼热，疼痛，逐渐漫肿坚实，焮热疼痛，伴有寒热、头痛、项强等症状。石疽多发于颈项、耳下或腋下、鼠蹊部，不痛而坚，生长较快，预后不良。

2. 瘰疬　肿核多发生于颈部，结核如豆，一枚或数枚，逐渐增大，一般经 2～3 个月溃破，脓中夹有败絮状物质。相当于西医学的颈部淋巴结核。

3. 瘿　瘿为发生于结喉正中附近的半球形肿块，能随吞咽动作而上下移动。气瘿相当于西医学的单纯性甲状腺肿，肉瘿相当于甲状腺腺瘤或囊肿，石瘿相当于甲状腺癌。大多发生于 40 岁以下的女性。恶性淋巴瘤则多见于缺盆及颈项两侧、腋下、鼠蹊，发病部位有明显不同。

五、辨证论治

（一）辨证

1. 辨证要点

（1）辨痰：恶性淋巴瘤的痰核有寒痰、热痰、湿痰、燥痰、顽痰之分。寒痰多见神疲，身寒畏冷，舌淡苔润，脉沉细弱；热痰、燥痰多为虚火灼津成痰，多见阴虚火旺之象如舌红少苔，或有瘀斑，脉象细数；湿痰由脾胃虚弱，痰湿内生，常见胸痞纳呆，苔白或白腻；痰夹瘀血较难消除，称为顽痰，恶性淋巴瘤的肿块多属痰湿与瘀血胶结凝聚。

（2）辨虚：虚主要有脾肾阳虚、肝肾阴虚和气血亏虚。寒痰凝结者多素体脾肾阳虚，见舌淡苔润，脉沉细；肝肾阴虚则见舌红少苔，脉细数；晚期多见气血亏虚或脾肾阳虚。

2. 证候

（1）痰气郁结症状：颈项、耳下或腋下、鼠蹊有多个肿核，不痛不痒，皮色不变，头晕耳鸣，烦躁易怒，胸腹闷胀，或有胸胁疼痛，大便不畅。舌淡红，苔白或白腻，脉弦。

病机分析：多见于疾病初期，由情志抑郁，肝气不疏，津液留滞，聚而成痰，痰气交结于肝脾经络，遂致颈项、耳下、腋下、鼠蹊多处肿核。肝气不疏，故烦躁易怒，胸腹闷胀，胸胁疼痛；疏泄不利，故见大便不畅。舌淡红苔白或白腻，脉弦为肝气郁结、痰湿内停之象。

（2）阴虚痰火症状：形体消瘦，脘腹胀痛，纳呆食少，口渴咽干，失眠多梦，潮热盗汗，恶核累累，癥瘕积聚，大便干结。舌红少苔，或有瘀斑，脉象细数。

病机分析：多由素体阴虚，阴火内生，灼津成痰，痰火结于少阳经络，遂结成核。阴虚形体不充，故见形瘦；肾阴不足故大便干结，口渴咽干；胃液枯涸，故见纳呆食少；阴虚火旺，故见失眠多梦，潮热盗汗；舌红少苔，或有瘀斑，脉细数为阴虚火旺夹瘀之象。

（3）寒痰凝结症状：颈项、耳下或腋下、鼠蹊部多个肿核，不痛不痒，皮色如常，坚硬如石，不伴发热，形寒肢冷，面色少华，神疲乏力，倦怠自汗。舌淡苔润，脉沉细弱。

病机分析：多由素体虚寒，痰湿内生，气血凝滞，寒痰结于颈项、耳下、腋下等处而成肿核。阳气不足，故见形寒肢冷，面色少华，神疲乏力；阳虚不能固表，故见自汗；舌淡苔润，脉沉细弱为阳虚痰湿内停之象。

（4）气血两虚症状：颈项体表多处肿核不断增大，寒热盗汗，形体消瘦，疲倦乏力，气短，颜面发白，口干纳呆，或见胁下痞块。舌淡暗苔白，脉象细弱。

病机分析：多为疾病晚期，经多次化疗或放疗，气血大亏，阳气阴液俱为不足。阳气不足，故见颜面发白，乏力气短；脾胃亏虚，故见纳呆口干；周身失养，四肢失充，故见形体消瘦；正气大亏，邪势炽张，毒邪流散，故见多处肿核，增大明显；舌淡暗苔白，脉细弱为气血虚弱之象。

（二）治疗

1. 治疗原则

（1）开郁为先：痰核之证多起于痰，痰块之生多起于郁，治法必以开郁为主。

（2）重在治痰：寒痰凝结者，温化寒痰；阴虚痰火凝结者，滋养肝肾，清火化痰；湿痰盛者，宜健脾化痰；痰夹瘀血之顽痰宜活血化瘀、化痰散结并用。

（3）治虚分阴阳气血：虚有阴虚阳虚、气虚血虚之别，又有脏腑定位之异。阴虚多在肝肾，阳虚多在脾肾，当据证而施。

2. 治法方药

（1）痰气郁结

治法：理气解郁，化痰散结。

方药：消串丹加减。以柴胡、白芍理气平肝解郁，辅以陈皮理气化痰，天花粉化痰润燥，白术、茯苓、甘草健脾土以绝生痰之源，蒲公英、紫背天葵以消痰块，附子领群药直捣中坚。诸药合用具有疏肝健脾、理气化痰功效。

若气阴两虚，加入益气养阴之品，如黄芪、党参、生地、玄参等；痰结较重者，可加入半夏、贝母、牡蛎等；肝气郁结，郁热症状较重者，可加入枳壳、香附、郁金等；肝郁脾虚，食欲不振者，可加入砂仁、焦三仙等；若痰瘀互结、癥积肿块者，可加入桃仁、三棱、莪术等。

（2）阴虚痰火

治法：滋养肝肾，清火化痰。

方药：消瘰丸加天门冬、生地、白芍、夏枯草。重用玄参大滋肾水，清上焦浮游之火，天门冬、生地以助滋肾之力，肝为肾之子，肾水得养则肝阴自足；浙贝母、牡蛎化痰散结，白芍养血平肝、清降胆火，夏枯草清肝火、散郁结。全方共收滋养肝肾、清火化痰之功。

若瘀血之象明显，加入活血化痰药，如丹参、三棱、莪术、地龙、天花粉等。

（3）寒痰凝结

治法：温化寒痰，补养气血。

方药：阳和汤加减。重用熟地以温补营血；鹿角胶性温，为血肉有情之品，生精补髓，养血助阳；炮姜、肉桂破阴和阳，温通经脉；麻黄、白芥子通阳散滞而消痰结，多药合用能使气血宣通，且又使熟地、鹿角胶补而不腻；甘草生用清热解毒、调和诸药。诸药合用，既有补养之用，又有温通之意。因而本方可温阳补血、宣通血脉、散寒祛痰、消除痰结。

若气血虚弱可加益气养血之品，如黄芪、党参、当归、白芍、鸡血藤等；若脾气虚弱，食欲不振者，可加砂仁、白术、陈皮、茯苓等；寒痰凝结，痰瘀互阻者，可加半夏、川芎、红花、桃仁等；痰核坚硬如石者，可加木鳖子、鳖甲、丹参、浙贝母等。

（4）气血两虚

治法：补气养血，化痰散结。

方药：香贝养营汤加减。以黄芪、人参补气，白术、茯苓、炙甘草健脾，当归、白芍、熟地养血，香附、贝母行气化痰散结，共奏补气养血、化痰散结之效。

若脾阳虚弱，食欲不振者，加干姜、砂仁、焦三仙等；脾肾阳虚，完谷不化，腹痛腹泻者，可加干姜、补骨脂、附子、肉豆蔻、肉桂等。

3. 其他治法

（1）古方

1）舒肝溃坚汤（《医宗金鉴》）：夏枯草、僵蚕、香附、石决明、当归、白芍、陈皮、柴胡、川芎、穿山甲、红花、姜黄、甘草。适用于痰气郁结者。

2）散肿溃坚汤（《兰室秘藏》）：柴胡、龙胆草、黄柏、知母、天花粉、昆布、桔梗、甘草、三棱、莪术、连翘、当归、白芍、葛根、黄连、升麻、黄芩、海藻。适用于痰气郁结夹热夹瘀者。

3）消核散（《医宗金鉴》）：海藻、牡蛎、玄参、糯米、甘草、红娘子。治颈项痰凝瘰疬。适用于阴虚痰火者。

4）夏枯草膏（《丸散膏丹集成》）：夏枯草、当归、白芍、黑参、乌药、浙贝母、僵蚕、昆布、桔梗、陈皮、川芎、甘草、香附、红花。治男妇小儿忧思气郁，瘰疬坚硬，肝旺血燥，骤用迅烈之剂，恐伤脾气，以此膏常服消之。适用于痰气郁结者。

（2）中成药

1）犀黄丸（《外科全生集》）：犀黄（1克）、麝香（4.5克）、乳香、没药（各去油，各30克，各研极细末）、黄米饭（30克）。捣烂为丸。忌火烘，晒干。陈酒送下10克。患生上部，临卧服；下部，空心服。适用于寒痰凝结者。

2）小金丹（《外科全生集》）：白胶香、草乌、五灵脂、地龙、木鳖（各45克，俱为细末）、乳香、没药（各去油）、归身（俱净末，各22.5克）、麝香（10克）、墨炭（4克）亦各研细末。用糯米粉36克，同上药末，糊浓，干槌打融为丸，如芡实大，每料约250粒。临用陈酒送下1丸，醉盖取汗。如流注将溃及溃久者，以10丸均作5日服完，以杜流走不定，可绝增人者。适宜于寒痰凝结者。

3）六神丸（《中国医药大辞典》）：由蟾酥、牛黄、麝香、雄黄、珍珠粉、冰片等组成。功效清热解毒、消肿止痛。每次20粒，每日3次。适用于恶性淋巴瘤痰火盛者。

（3）外治

1）金倍散（《医宗金鉴》）：整文蛤（攒孔）1枚，金头蜈蚣（研粗末）1条，将蜈蚣末装入文蛤内，纸糊封口，外再用西纸糊7层，晒干，面麸拌炒，以纸黑焦为度，去纸研极细末，加麝香0.3克，再研匀，陈醋调稠。湿敷坚硬核处，外用薄纸盖之，每日一换。

2）朱震亨贴瘰疬饼（《医宗金鉴》）：生山药、蓖麻子肉，上等分，捣匀摊贴之。治项间瘰疬，不辨肉色，不问大小及日月深远，或有赤硬肿痛，并皆贴之效。

3）阿魏化坚膏（《外科大成》）：用蟾酥丸药末一料，金头蜈蚣5条，炙黄去头足，共研匀；将太乙膏720克，重汤炖化，离火入前药末，搅冷为度。每用时以重汤炖化，用红绢摊贴，半月一换。轻者渐消，重者亦可少解，常贴可保不致翻花。

4）蛇蜕膏（《医宗金鉴》）：蜜蜂21个，蛇蜕2.2克，蜈蚣2条。上药用香油120克，将前三药入油，用文武火炸枯，捞去渣；入铅粉60克，用如箸粗桑枝7条，急搅候冷，出火气7日夜。方用纸摊贴患处。用于肿块溃后。

5）阳和解凝膏（《外科全生集》）：鲜大力子梗、叶、根1 500克，活白凤仙梗120克，大麻油5千克。先煎至枯，去渣，次日用川附、桂枝、大黄、当归、肉桂、官桂、草乌、川乌、地龙、僵蚕、赤芍、白芷、白蔹、白及各60克，川芎、续断、防风、荆芥、五灵脂、木香、香橼、陈皮各30克，再煎药枯，沥渣，隔宿油冷，见过斤两，每油500克，用炒透桃丹350克搅和，熬至滴水成珠，不粘指为度。以湿草纸罨火，移锅放冷处，将乳香、没药末各60克，苏合油120克，麝香30克，研细入膏，搅和极匀，出火气，半月后摊贴。

（4）针灸

1）体针

处方：取厥阴、少阳经穴为主。天井、少海、章门、百劳、肘尖、支沟、三阴交。

辨证配穴：寒痰凝滞加灸脾俞、丰隆温化寒痰；痰气郁结加肝俞、太冲、丰隆以行气化痰；痰热蕴结加曲池、丰隆以清热除痰散结；肝肾阴虚加肝俞，肾俞、照海以滋肝肾之阴；气血两虚加气海、足三里益气养血，可加灸。

随症配穴：高热加十宣、大椎点刺放血；皮肤瘙痒加血海、膈俞；胸胁胀痛加阳陵泉、膻中、内关；脘痞少纳加中脘、足三里；盗汗加阴郄、膏肓；潮热加大椎、劳宫。

2）耳针：内分泌、皮质下、脑干、肝、心及对应部位，轮4～6反应点。选2～3穴，毫针刺，中强度刺激，每次留针30分钟，间歇运针2～3次，10次为一个疗程。或用针埋藏或王不留行籽贴压，每3～5日更换1次。

3）穴位注射：百劳、肾俞、心俞、肝俞、丰隆等，每次取2～4穴，用胎盘针、胸腺肽或转移因子等药，注射量根据不同的药物及具体辨证而定。局部常规消毒，在选定穴位处刺入，待局部有酸麻或胀感后再将药物注入。隔日1次。

4）挑治法：至阳、灵台附近及6～9胸椎夹脊处阳性反应点挑治，每星期1次。

5）火针：阿是穴、大椎、肘尖或肩髃火针点刺，每星期1次。

六、转归与预后

本病初起正气尚存，仅有颈项、耳下或腋下、腹股沟部多处肿核，其后由实转虚，或虚实夹杂；病至晚期，形容瘦削，肿块溃烂，渗流血水，或肿泛如莲，秽气熏熏，则属不治。如不经治疗，多在6～12个月内死亡。

国外学者提出的中高度恶性淋巴瘤国际指数认为，年龄、一般状况、结外病变、有无肿块、分期、血浆白蛋白、LDH、IL-2R和B-2Mg等对预后影响最大。其中高危指数包括：年龄＞60岁，LDH高，一般状况差，结外病变，AnnArdorⅢ、Ⅳ期。霍奇金病较非霍奇金淋巴瘤预后为好，影响预后的主要因素有年龄、性别、病理、分期、全身症状伴有情况。有发热、盗汗、体重下降、贫血等全身症状的患者预后差于没有这些症状的患者。

七、预防与护理

保持心情舒畅，忌情绪压抑及紧张焦虑。适当参加体育活动，以保持气血流通。饮食宜进食高热量、高维生素、高蛋白、补血之品，如牛乳、鸡蛋、瘦肉、红枣等。多食新鲜菜果，忌辛辣、煎炸、生痰、难消化之品，忌饮啤酒。

化疗间歇阶段宜多给具有补气养血的食品，提高机体抗病能力。放疗期间多饮水，勤漱口，戒烟酒及辛辣食物。宜进食粥粉面之类食物，茶、牛乳和西洋参水、胡萝卜马蹄水可以使口腔湿润。避免照射区皮肤摩擦。

八、现代研究

恶性淋巴瘤在世界各国发病率差异很大，在发达国家占癌症死亡率的第 6 位，在发展中国家占癌症死亡率的第 8 位。与欧美国家相比，我国发病率与死亡率均较低，居男性常见肿瘤的第 8 位，居女性常见肿瘤的第 10 位。淋巴瘤分为霍奇金淋巴瘤（Hodgkin's lymphoma，HD）与非霍奇金淋巴瘤（Non – Hodgkin's lymphoma，NHL）两类。我国 HD 发病年龄高峰在 40 岁左右。欧美发达国家 HD 占恶性淋巴瘤约为 1/4，我国 15 个省市 1 096 例恶性淋巴瘤病理切片分析，HD 占 22.9%。淋巴瘤经过治疗后的存活期与疾病类型及临床分期有关，HD 放化疗后的 5 年生存率为 80，5%。低度恶性 NHL Ⅰ、Ⅱ 期患者绝大多数可通过综合治疗治愈，Ⅲ 期患者 5 年生存率在 70% ~ 75%，5 ~ 10 年生存率在 60%，中数生存期为 7 ~ 8 年。中度恶性 NHL Ⅰ 期治愈率可达 75% ~ 100%，对于临床分期为 Ⅰ、Ⅰ$_E$ 的患者，放疗的 5 年生存率为 65%，对 Ⅱ、Ⅱ$_E$ 的患者则只有 25%，对晚期（Ⅲ、Ⅳ 期）患者经积极治疗有 50% 可得治愈。高度恶性 NHL 治疗相当困难，CR 在 44% ~ 56% 之间，CR 患者的 3 年生存率在 41% ~ 46%。

恶性淋巴瘤属于化疗敏感肿瘤，治疗效果较好，中医药治疗恶性淋巴瘤也有较好的疗效。潘氏心[1]报道用加味四物消瘰汤（当归、川芎、生地、赤芍各 10 克，玄参、海藻、夏枯草各 15 克，牡蛎、蚤休、黄药子各 20 克）治疗 10 例，单服中药加减四物消瘰汤 7 例中，肿块消失 3 例，基本消失 1 例，缩小 L/2 以上者 2 例，肿块大小保持不变 1 例。治疗后观察时间 2 年 3 例，1 年 2 例，半年 1 例，1 例在治疗后 6 个月死亡。服中药加减四物消瘰汤 1 个月后加用化疗 3 例中，肿块消失 2 例，基本消失 1 例。3 例分别在治疗后 6 个月、8 个月、10 个月死亡。

董氏等以中药为主，佐以小剂量化疗治疗恶性淋巴瘤 105 例。中医治疗以中成药"紫牛散"（牛黄、朱砂各 1 克，山慈菇、五倍子各 20 克，雄黄、乳香、没药、全蝎各 15 克，蜈蚣 10 克，珍珠 15 克，鹿角霜 20 克，鳖甲 20 克。研末，每次 3 克，每日 3 次，口服）配合中医辨证分型及方药。痰郁互结型：多以开郁散合阳和汤加减；毒聚血瘀型：多以和营软坚丸、消瘰丸加减；气阴两虚型：多以香贝养荣汤、八珍汤加减。西药采用小剂量 COP 方案化疗。患者至少接受"紫牛散"治疗 2 个月以上。共治疗恶性淋巴瘤 105 例。结果：CR 63.18%，PR 27.16%，总有效率 91.14%。5 年生存率 53.12%，10 年生存率 37.11%。痰瘀互结型生存率明显高于毒聚血瘀型和气阴两虚型。

庄氏报道以中医辨证施治方法配合灸法治疗本病。热痰蕴结证候采用内消瘰疬丸（生牡蛎 30 克，土贝母、玄参各 9 克，白花蛇舌草、蛇果草、蛇六谷、何首乌藤各 30 克，夏枯草、海藻各 15 克，山慈菇 9 克）；寒痰凝结证候采用小金丹加减（小金丹 1 粒，半夏、茯苓各 12 克，陈皮 6 克，甘草 5 克，土贝母 9 克，桂枝 5 克，白花蛇舌草 30 克，白芥子 5 克）；痰湿凝结证采用消瘰丸合二陈汤（生牡蛎、白花蛇舌草各 30 克，土贝母、玄参、半夏、茯苓、山慈菇、天葵子各 9 克，陈皮 6 克，夏枯草、海藻各 15 克）；痰热内蕴证采用清气化痰丸加减（太子参、夏枯草、何首乌藤各 15 克，白术、茯苓、玄参、土贝母、山慈菇各 9 克，甘草、丹皮、栀子各 5 克，桑叶 6 克，生牡蛎、白花蛇舌草各 30 克）；寒痰内凝证采用阳和汤加减（熟地 30 克，肉桂、甘草各 3 克，麻黄、炮姜各 1.5 克，鹿角胶、半夏各 9 克，白芥子 5 克，陈皮 6 克）。灸疗天井、光明、小海等，每次取 1 穴单侧，灸 3 壮。共治疗 12 例，有效率达 91%。

九、小结

本病多发于中青年，常因七情所伤，或饮食不节，或肝脾肾不足所致。病变部位在经络，病变脏腑关键在肝，又与脾、肾有密切关系，痰为主要病理产物，为本虚标实之证。肝气郁结，津液留滞成痰，痰气胶结成核；郁久化热，耗伤阴血，或肝肾不足，相火妄动，痰火凝结成核；或素体阳虚，寒痰凝结而成核；病至晚期，正气大亏，气血阴阳俱不足。治疗当采用开郁化痰、软坚散结、温化寒痰、滋养肝肾、清火化痰、补气养血等法。

（马　铭）

第十四章

肝癌的中药靶向治疗

第一节　肝癌的中医药治疗

中医药是肝癌综合治疗中的重要组成部分，在肝癌预防、治疗及减少术后复发转移等方面有着独特的优势。因疗效稳定、毒性和不良反应小，其在肝癌治疗中的作用越来越受到关注，从中医药途径研发有效的治疗方法和药物已成为当前肝癌研究的热点。

一、中医对肝癌的认识

（一）肝癌病名溯源

传统中医学并无"肝癌"的病名，但从临床症候及其传变表现来看，肝癌涉及到祖国医学"肝积"、"肥气"、"癥瘕"、"积聚"、"鼓胀"、"黄疸"、"胁痛"、"痞满"、"暴症"、"血黄"、"岩"等疾病的范畴。在古代医籍中与肝癌相关的描述可以追溯至 2000 多年前，如《灵枢·邪气脏腑病形篇》记载："肝脉急甚者为恶言，微急为肥气在胁下，若覆杯。缓甚为善呕，微缓为水瘕痹也。"《素问·腹中论篇》曰："有病心腹满，且食则不能暮食，此为何病？对曰：'名曰鼓胀。'"《灵枢·水胀篇》亦谓："鼓胀何如？岐伯曰：'腹胀身皆大，大与肤胀等也，色苍黄，腹筋起，此其候也。'"《难经·五十六难》则有"肝积"的记载："肝之积，名曰肥气。在左胁下，如覆杯，有头足……"。后世医家也有相关的描述，如唐代王焘《外台秘要》对"暴症"的描述为："腹中有物坚如石，痛如刺，昼夜啼呼，不疗之，百日死。"宋代《济生方·总论》描述为："肥气之状，在左胁下，大如覆杯，肥大而似有头足，是为肝积。"《圣济总录》对肝癌引起的黄疸有"心间烦闷，腹中有块，痛如虫咬，吐逆喘粗，此是血黄"的描述。

（二）肝癌的病因、病机

中医认为，肝癌的发生并非单因所致，朝夕使然，而与外邪侵袭、饮食内伤、情志失调、肝病迁延、先天禀赋不足等多个内外因素密切相关。《灵枢·上膈篇》曾言"喜怒不适，食饮不节，寒温不时……则邪气胜之，积聚以留"。《诸病源候论·积聚病诸候》亦曰："积聚者，由阴阳不和，脏腑虚弱，受于风邪，搏于脏腑之气所为也。"正是这些病因的影响及相互作用，引起多种病理变化，诸如气滞、血瘀、痰凝、湿浊、湿热、热毒等。各种邪毒胶结难解，内生"癌毒"，暗结"恶肉"，变生"癥积"。邪气炽盛，可致多脏受累，气血耗伤，且邪愈胜正愈伤，终致正气消亡，阴阳离决。总之，"多因相合，癌毒内生，暗结恶肉，癥积形成"是肝癌的致病关键。

1. 外邪侵袭　《灵枢·百病始生篇》曰："虚邪之中人也，始于皮肤……入则抵深……留而不去，传舍于肠胃之外，募原之间，留著于脉，稽留不去，息而成积。"此指外邪入侵，由表入里，传于经络，气血凝滞，痰凝毒聚，积聚乃生。就肝癌而言，若外感湿热疫毒之邪郁遏不达，迁延留滞，气血津液运行受阻，遂生湿浊、湿热、湿毒、气滞、痰浊、血瘀等邪，各邪互相胶结，化为"癌毒"，侵袭肝胆，日久积渐，遂成本病。在我国肝癌患者中，大约80%有乙型肝炎病毒感染史，30%～40%有丙型肝炎病毒感染史，HBV与HCV感染对肝癌的发生存在叠加作用，可见疫毒之邪侵袭是导致肝癌形成的重要原因。

2. 饮食不节　《素问·平人气象论》："人以水谷为本。"饮食规律、饥饱适宜、卫生清洁、营养均衡，脾胃健运、气血生化充足是健康的基本条件。反之，嗜食肥腻、酗酒无度、生冷不避、霉腐不净则可使脾胃受损。脾胃失健，水谷精微不得化生、输布，反而酿生湿浊，困阻中焦；湿浊郁久化热，湿热蕴毒，结于胁部，困遏肝脾，阻气碍血，导致气滞血瘀。各种因素胶结难解，癌毒内生，变生癥积，结于胁肋，乃生本病。正如《济生续方》在论述积聚病因时所言"凡人脾胃虚弱，或饮食过度或生冷过度，不能克化，致成积聚结块"。现代研究证实，摄入的饮食物内黄曲霉素、亚硝胺类物质含量过高，以及饮用水被蓝绿藻毒素污染的人群，其肝癌发生率显著高于普通人群，足见不洁饮食物在肝癌发生中的作用；还有流行病学研究证实饮食习惯不佳，嗜酒嗜肥等均可增加罹患肝癌的风险程度，故不洁饮食与不当的饮食习惯是诱发肝癌的重要因素。

3. 情志所伤　情志不遂，七情太过或不及均可引起人体气血运行失常及脏腑功能失调，易于致病。就肝癌而言，抑郁恼怒伤肝，忧思气结伤脾，长期情志失调，一方面导致肝失条达，气机不畅，气血涩滞，津聚痰阻水停；另一方面导致肝脾不调，脾虚不健，水谷精微失于化生输布，变生湿浊，湿蕴化热，热蕴成毒，上述多种病理因素胶结难解，内生"癌毒"，蕴结"恶肉"，发为本病。正如《灵枢·百病始生篇》曾言"若内伤于忧怒则气上逆，气上逆则六输不通，温气不行，凝血蕴裹而不散，津液涩渗，着而不去，则积皆成矣。"《圣济总录》："瘤之为义，留滞不去也。气血流行不失其常，则形体和平，无或余赘。及郁结壅塞，则乘虚投隙，病所由生。"研究显示，社会心理因素在肝癌的发病中不可忽视。如对普通人群组与肝癌组进行的艾森克个性问卷表明，肝癌组的N分值显著高于普通人群组，表现为情绪不稳定，易于焦急、紧张易怒，或者抑郁、多愁善感，情绪过分，对外界刺激反应强烈，这说明不良情绪与肝癌发生之间有密切关系。

4. 肝病久延　胁痛、黄疸等肝病迁延日久，肝之疏泄失职，气血失和，津停水聚，瘀血、痰浊内生，与迁延之湿热、邪毒相合，致生癌毒，癥积乃成。日久邪毒未去而正气渐伤，正虚邪实，常累及多脏，变生他疾，可加重病情甚至促进病情进展。肝体阴用阳，肝病日久，可致肝旺脾虚或木郁土壅；肝肾同源，子病及母，故临床又极易出现肝脾不调、肝肾阴亏之证。邪实难除，留恋不已；正虚渐显，元气大伤，终致不可挽回。临床上肝癌患者多半有肝炎、肝硬化病史，故有肝炎、肝硬化、肝癌三部曲之说。据统计，肝硬化患者如不能得到有效控制或逆转，大约有10%会转化成肝癌。西医学认为肝炎、肝硬化的存在为肝癌的发生提供了必须的条件。所以说肝病迁延是肝癌发生的病因之一。

5. 素体禀赋　中医体质学说认为个人体质状况决定其疾病的发生，发展与变化，而体质在很大程度上取决于禀赋。素体禀赋不足、年老体弱或者他病迁延、劳倦过度等原因均可导致气血不足，五脏虚弱，阴阳失调，易于感邪发病。故《医宗必读·积聚》中说："积之成也，正气不足而后邪气居之。"张元素亦曾言："壮人无积，虚人则有之，脾胃虚弱，气血两衰，四时有感，皆能成积。"先天易感体质、形体瘦弱，或脏腑虚弱，特别是脾失健运、气血两虚是肝癌发病的基础，为情志、饮食、外邪等病因侵犯人体发病提供了先决条件。家族性肝癌调查研究发现，由遗传因素所致者在肝癌发生中占50%左右；国内外许多资料表明后天营养不良、α1-抗胰蛋白酶缺乏等均与肝癌发生有一定关系，充分体现了素体禀赋对肝癌发生的重要影响。

（三）治则治法

1. 治则　在中医肿瘤治疗学的历史上，向有泾渭分明的"霸道"、"王道"之争。所谓"霸道"是指针对癌瘤，运用峻猛之剂攻下消伐，不顾其他；"王道"反其道而为，以相对温和平稳之剂，补中有攻，攻中有补。曾有一段时间，受西方医学放化疗等杀伤性疗法的影响，"霸道"大行其道，很多肿瘤患者颇受其害。因攻伐太过，不仅癌瘤未得到控制，而且肠胃受损，体质变差，患者的生存质量严重下降，不少人只能放弃治疗。然而调整肿瘤患者机体阴阳失调的状态是个漫长的过程，"霸道"虽对去除癌毒、消除瘤块有一定作用，却无助于患者众多方面失调的持久调整。"王道"选药温和平稳，虽然在消癌祛瘤上作用不大，但患者耐受性好，可长期应用，并能使患者生活质量提高，生存期延长，即所谓的"带瘤生存"。鉴于此，很多人又将"王道"奉为正统，长时间以来被认为是治疗肿瘤的最佳治则。

在肝癌的中医药治疗上，"霸道"固然不可取（大量的西医放化疗失败的案例和中医霸道治疗的惨痛教训中已得到证实），而"王道"的温和平稳也并非无懈可击，毕竟"带瘤生存"是患者在消除癌瘤无望的前提下退而求其次，采取的一种保守治疗策略，绝不是中医治疗肝癌的最佳治疗原则。"霸道"也罢，"王道"也罢，实际上只是人们对于肿瘤治疗中"祛邪"、"扶正"认识上的不同而已。

现在的观点认为，肝癌的癌毒为多种病理因素合并，最能伤正。祛邪则正安，只有强化祛邪抗癌，才能消除多种病理因素，消解癌毒，减小瘤体体积，防止病情进一步发展，所以在肝癌中医治疗中应特别强调祛邪抗癌的运用，如张子和所言"若先论攻其邪，邪去则元气自复"。祛邪抗癌是主动的、积极的、进攻性的对因治疗，为治癌之本。对整个机体来讲，祛邪法在某种意义上也可以看作是一种补法，因为邪不去正必伤，只有消除癌毒，去除病因，气血津液运行才能正常，脏腑功能才能恢复，即所谓"邪去正自安"。因此，祛邪之法当贯穿治疗的始终。但需指出的是，祛邪中药往往是峻猛之剂，单纯应用这类药物"以毒攻毒"，在解毒消瘤的同时往往导致机体正气大伤，造成"人""瘤"共损的局面。如何做到祛邪消瘤而不伤正，瘤损而正存？这就涉及到重视扶助人体正气的"王道"。扶正之法也是肝癌治疗的大法，尤其对于中晚期患者，以及已经或正在进行手术、介入、放疗、化疗的肝癌患者，在邪毒肆虐的同时，自身也表现出正虚之征，这种情况下必须配合使用补虚扶正之药。通过扶正补益气血，调理阴阳脏腑，提高人体抗癌能力，并能达到减轻痛苦，延长生存时间即带瘤生存的目的。因此，在肝癌治疗过程中，"祛邪"、"扶正"要相兼而顾。

总而言之，肝癌的治疗大法不外乎扶正祛邪，但在临证时需要分清患者的具体状态，根据疾病发展的不同阶段有所侧重。正如明代李中梓在《医宗必读·积聚》中提出的"积聚……初者，病邪初起，正气尚强，邪气尚浅，则任受攻；中者，受病渐久，邪气较深，正气较弱，任受且攻且补；末者，病魔经久，受病渐久，邪气侵凌，正气消残，则任受补"。根据邪正关系分阶段治疗不失为指导肝癌中医药治疗的精粹。

2. 治法　肝癌是各种邪毒胶结难解，内生"癌毒"，暗结"恶肉"而成，同时，在疾病发展过程中存在着不同程度的正气不足。因此，肝癌治疗应针对不同的病理状态采取不同的治疗方法。

（1）祛邪

1）以毒攻毒法：肿块形成必有毒邪蕴结，在治疗过程中非攻不可中病，当予以毒攻毒之法。以毒攻毒法是指应用有毒之品，性峻力猛之药解除癌毒的一种治疗方法。本法针对癌毒胶结、深伏于内、非攻难克的特点而设。临床中治疗肝癌常用的以毒攻毒药物有蟾皮、斑蝥、蜈蚣、全蝎、小白花蛇、天龙、炮山甲、蜣螂虫、南星、半夏、马钱子等。此类药物多为虫类药或大辛大热之植物药，有开结拔毒作用。因其本身具有毒性，故需加工炮制后方能使用，并须注意审视患者的体质情况、病程病期，选择合适的药物及剂量。另外，许多毒性药的中毒剂量与治疗剂量相近，且毒药伤正，用时应中病即止，防止毒性和不良作用产生，必要时可配合使用扶正解毒药，正如《素问·五常政大论》云："大毒治病，十去其六，常毒治病，十去其七，小毒治病，十去其八……"。

2）清热解毒法：热毒炽盛与肝癌的发生发展与转移有密切关系。情志内伤或其他因素所导致的郁火，郁久可成热毒，热毒内蕴肝胆，久之凝滞气血津液凝结成块，终成恶肉毒瘤。因此，肝癌患者多有热毒内蕴之证，故而清热解毒法在肝癌治疗中较为常用。同时，传统医学认为"痞坚之下必有伏阳"，对于热象不明显者，亦可配伍清热解毒药一起应用。临床上治疗肝癌常用的清热解毒药有：漏芦、蛇六谷、白花蛇舌草、山豆根、菝葜、蜀羊泉、藤黎根、猫爪草、龙葵、白毛夏枯草、夏枯草、石打穿、石上柏、石见穿、红豆杉、半枝莲、半边莲、穿心莲、蚤休、大青叶、虎杖、蒲公英、紫花地丁、黄连、黄芩、黄柏、苦参、龙胆草、土茯苓等。此类药多为苦寒之品，不宜单独大剂量长期应用，或者反佐温热药，以防"苦寒败胃"。

3）疏理气机法：疏理气机法针对肝癌癌毒以气滞为主而设，对肝郁气滞、脾虚气滞证较为合适。肝癌病位于肝胆，肝失疏泄，气机不畅则血津液代谢运行障碍，生成如血瘀、湿阻、痰凝、湿热、热毒等其他病理因素。因此，气滞是肝癌发生发展过程中最基本的病理变化；疏理气机法通常贯穿于肝癌治疗的始终。常用治疗肝癌的理气药：柴胡、青皮、香附、川楝子、橘皮、枳壳、八月扎、大腹皮、佛手、乌药、沉香、玫瑰花、绿萼梅、九香虫、厚朴等。需要注意的是理气药有理肝、理脾之不同，肝气郁滞宜选用疏肝理气之品；脾虚气滞当重健脾理气之药。

4）活血化瘀法：活血化瘀法针对癌毒以瘀血为主而设。本法不仅对应治疗瘀血，亦是防治肿瘤扩散转移的一个常用方法。历代医家皆重视瘀血与有形结块的关系，如王清任在《医林改错》中说："肚腹结块，必有形之血。"肝癌与古称"癥瘕"互参，其形成病理机制与瘀血凝滞有密切关系，因为瘀血停滞、气行不畅可致气滞血瘀经久不散，肿块形成。对于肝癌，常用活血化瘀药有：乳香、没药、当归尾、赤芍、川芎、红藤、水红花子、红花、血竭、炮山甲、地鳖虫、水蛭、元胡、广郁金、王不留行和制大黄等。使用活血化瘀法不但能祛邪抗癌消瘤，亦可对瘀血引起的发热、出血、疼痛等症起到一定效果。临床中一些医家忌讳应用活血化瘀中药，理由是活血化瘀中药可能会引起所谓的转移，事实上目前尚无足够的证据证明这种观点，倒是一些研究表明有些活血化瘀中药如莪术等能够抑制肝癌细胞的生长和增殖。

5）化痰除湿法：朱丹溪曰："凡人身上中下，有块物者，多属痰证。"痰凝湿聚是致使肝癌癌毒形成的基本病理之一，化痰除湿法正是针对痰湿这个病理因素而设立。化痰除湿不仅对因，减轻临床症状，还可控制肝癌的发展转移。在肝癌治疗中常用化痰除湿药物有泽漆、山慈姑、茯苓、猪苓、泽泻、车前子、生米仁、木防己、大贝母、半夏、葶苈子、苍术、厚朴、藿香、佩兰、晚蚕沙和草果等。通常化痰除湿法在临床上不单独应用，往往结合病情，根据辨证论治的原则配以其他治法，比如化痰法与理气法合为理气化痰法，用于气郁痰凝者；与清热药合用为清热化痰法，用于痰火互结或热灼痰结者；与健脾药合用称健脾化痰法，用于脾虚痰凝者；与活血药合用称活血化痰法，用于血瘀痰结者。治湿当根据湿聚部位的不同，分别采取芳香化湿、淡渗利湿、健脾除湿、温化水湿等法。

6）清热利湿法：湿热亦是致使肝癌癌毒形成的基本病理之一。清热利湿法即是针对湿热毒邪，或湿浊蕴而化热成毒而设立的。本法可缓解临床症状，改善实验室指标，保护肝功能，部分药物具有直接抑制、杀伤肝癌细胞作用。故肝癌治疗使用清热利湿法具有重要意义。在肝癌治疗中，常用清热化湿药有黄连、黄芩、黄柏、夏枯草、田基黄、茵陈蒿、垂盆草、虎杖、凤尾草、白薢皮、苦参、地肤子、金钱草、海金沙等。

7）软坚散结法：软坚散结法针对肝癌结块坚硬而设，是一种使用软坚散结药物使肿块软化、缩小、消散的治疗方法。肿瘤古称"石瘕"、"岩"，多为有形之物，坚硬如石，所以对于肝癌有形结块亦多用此法治疗。味咸中药能够软化坚块，如鳖甲的咸平、龟板的甘咸、海螵蛸的咸涩、海浮石的咸寒等都有软坚作用。散结则通过治疗产生聚结的病因而达到消散结聚的目的，如清热散结药治热结，理气散结药治气结，化瘀散结药治瘀结等。在治疗肝癌时常用的软坚散结类药物有龟板、鳖甲、牡蛎、海浮石、海藻、瓦楞子、昆布、海蛤壳、穿山甲、白芥子、栝楼、天葵子和山慈姑等。

（2）扶正：中医理论认为，"正气存内，邪不可干"，肝癌的发生固然是由于邪毒蕴结所致，但正气衰弱、脏腑虚损、气血津液的失调，也是肝癌发生的基础。根据五行理论，肝脾之间存在着相克的关系，又肝肾之间存在精血同源的关系，肝癌虽病位在肝，却和脾、肾密切相关。临床上肝癌中晚期的患者往往有胃纳减退、恶心、呕吐、神疲盗汗等脾虚肾亏、正气消残的表现。因此，健脾助运、益气养血、养阴生津、滋补肝肾等扶正方法也是肝癌治疗的常用之法。

1）健脾助运法：本法为肝癌伴脾胃虚弱、食积不行而设。"有胃气则生，无胃气则死"，健脾助运药有黄芪、党参、人参、白术、淮山药、焦山楂、炒六曲、炒谷麦芽、鸡内金和砂仁等。实验研究证明，健脾助运药不仅对癌前病变有预防作用，对癌变过程中的促癌因素也有一定的阻断作用。

2）益气养血法：本法为中晚期肝癌有明显气血虚弱，或放化疗后所致骨髓抑制所设。常用药物有党参、黄芪、炙甘草、熟地、仙鹤草、鸡血藤、茜草根、当归、阿胶、白芍、黄精和制首乌等。

3）养阴生津法：本法为肝癌伴阴津损伤而设，常用药物有沙参、麦门冬、天冬、百合、玉竹、生地、天花粉、西洋参、龟板和鳖甲等。临床使用时需慎防滋阻碍胃、助湿生痰，故可适当配伍理气助运药物。

4）滋补肝肾法：本法为中晚期肝癌伴肝肾阴亏所设，常用药物有生地、熟地、制首乌、制黄精、龟板、鳖甲、女贞子、枸杞子、旱莲草、五味子和知母等。

肝癌具体治疗方法很多，在应用时切忌祛邪伤正或扶正留邪，主张根据正邪之间的消长兼顾扶正祛邪。同时，这些方法的应用一定要建立在恰当地辨证基础上，否则，不但难以取效，甚至可能出现相反的结果。如肝癌治疗中人们常用的清热解毒法，用于苔黄厚、舌质偏红、脉象滑数有力、小便黄赤等有热毒蕴结征象的患者，定能收到较好疗效。但若不加辨证，每一患者均用此法，遇到神疲、乏力、纳呆、便溏、腹胀等有脾虚征象的患者则不但没有疗效，还会伤及脾阳，最终导致胃气败绝，促进病情的进展。一些具体治疗方法在应用时还应考虑肝癌这一疾病自身特点。比如很多患者伴有肝硬化的病理改变，存在凝血功能障碍，但临床上又表现出肝区疼痛、舌质紫暗、瘀点瘀斑、舌底静脉迂曲等典型血瘀表现，此时应用活血化瘀药，须慎用地鳖虫、三棱、莪术、全蝎等破血逐瘀药，以免引起出血，而应考虑当归、丹皮炭、蒲黄、五灵脂等活血柔肝并带一定止血作用的药物，既能防止出血又能起到活血祛瘀的作用。如果必须应用破血逐瘀之品，也一定要做到药味少、剂量小、时间短。

二、中医药治疗肝癌的机制

许多中药对肝癌有明确的治疗作用，其作用的机制涉及到肝癌发生、生长及转移的各个方面。目前已明确的机制：抑制肝癌细胞增殖、诱导肝癌细胞凋亡和分化、抑制肝癌血管形成、抗肝癌转移、提高机体免疫力、抑制肝癌的癌前病变等。

1. 抑制肝癌细胞增殖　很多以毒攻毒的药物对肝癌细胞有直接的细胞毒作用，从而起到抑制肝癌细胞增殖的作用。三氧化二砷、蝎毒等药物可明显抑制肝癌细胞增殖，而这种作用与其抑制肝癌细胞中端粒酶的活性有关系。全蝎提取物可以直接抑制人肝癌癌细胞的DNA 合成，阻断癌细胞由 G_0/G_1 向 S 期进展。现代药理研究表明，部分软坚散结药物抗肿瘤的机制主要在于直接杀伤肿瘤细胞，如鳖甲可直接抑制人肝细胞生长增殖，对移植性肝癌亦有抑制作用。一些清热解毒药具有抗癌杀毒的活性，能直接抑制肝癌细胞增殖，并具有防突变的作用。活血化瘀类药物如莪术、水蛭、丹参在体外实验中可以阻断肝癌细胞增殖周期，从而抑制肝癌细胞增殖。

2. 诱导肝癌细胞凋亡和分化　细胞凋亡是一种主动地受基因调控的程序性细胞死亡过程，是维持器官组织细胞数量恒定和内环境稳定的重要机制，在肿瘤的发生、发展、灭亡过程中起着重要作用。研究者们发现在诱导肝癌细胞凋亡方面，中药有显著的作用。苦参、郁金、白术、附子、仙灵脾、北沙参、麦冬等都可以显著诱导肝癌细胞凋亡，其中部分药物成分如苦参碱、榄香烯、人参皂苷、黄芪总苷等可通过影响或调控凋亡相关基因表达、调节凋亡信号传导等机制达到诱导肝癌细胞凋亡作用。另有一些中药则可以通过改变细胞膜生化特性，影响 cAMP 水平，影响细胞信号转导通路，作用于肿瘤基因以及抑制端粒酶活性等途径来诱导肝癌细胞向正常细胞分化，从而达到抑制肝癌的作用。

3. 抑制肝癌血管生成　蝎毒、三氧化二砷、人参皂苷 Rg3 等中药成分具有抑制肿瘤血管生成作用，这种作用与其调节 VEGF、EGFR、MMP2、MMP9 等肿瘤微血管生成调节因子的表达有关。研究表明，姜黄、莪术、郁金等活血化瘀药物具有抗肝癌血管生成的作用，原因之一是这些药物中含有丰富的姜黄素，具有抑制肿瘤血管生成的作用。此外，很多种中药中存在的黄酮类化合物如槲皮素、水飞蓟素等，酚类物质如白藜芦醇、茶多酚，以及去甲斑蝥素、薏苡仁提出物制剂康莱特注射液等均具有抑制肝癌血管生成的作用。

4. 抗肝癌转移　由于肝癌易复发转移，导致肝癌的治疗效果难有根本性提高。过去对于肝癌转移、复发的态度是比较消极的，但近年来中药在这一领域发挥了明显的作用。临床观察证明所有肝癌患者皆有瘀血征象，说明腹内有形的包块肿物多由瘀血所致。血液流变学的检测亦发现肝癌患者处于高凝状态。活血化瘀方药在恶性肿瘤治疗中能抑制肿瘤细胞增殖，改善血液流变性和凝固性，降低血液黏度、抗凝、抑制血小板活性、促纤溶、抗血栓、消除微循环障碍，从而发挥抗转移作用。如全蝎提取物对 S180 肉瘤、艾氏腹水瘤有预防、治疗、抗转移的作用。一些清热解毒药如红藤、猫人参、半枝莲、石上柏、败酱草等能清除肿瘤周围的炎症和感染，从而起到控制肝癌扩散转移的作用。

5. 提高机体免疫力　增强机体免疫功能，激发机体抗肿瘤免疫效应，以阻止肿瘤的生长、播散和复发，是中医药抗肿瘤作用的机制之一。一些补益药物如人参、枸杞等具有提高 NK 细胞和巨噬细胞杀伤活性以及诱导激活巨噬细胞产生 IL－12、TNF－α 的作用，从而调节和提高机体免疫力。活血化瘀药物增加机体免疫能力，对化疗、放疗有增效作用，并能镇痛、抗炎、抗感染。另外，许多清热解毒药如白花蛇舌草、山豆根、穿心莲、黄连等能促进淋巴细胞转化，激发或增强淋巴细胞的细胞毒作用，增强巨噬细胞吞噬作用，提高骨髓造血功能，调整机体免疫力。现代药理研究证明，理气药既能改善症状，又能抑癌，且可改善由癌细胞造成的多种机体紊乱。如倪氏对柴胡、香附、郁金、橘皮、枳壳、青皮和八月扎所组成的理气方所做实验研究发现，其对 H22 肝癌瘤株有抑制作用，能延长移植瘤的潜伏期，增强吞噬细胞的活性，恢复荷瘤小鼠 NK 细胞的杀伤作用，能增强有丝分裂原诱导的 T 淋巴细胞、B 淋巴细胞的功能，并可改善荷瘤小鼠的微循环。实验研究还表明健脾扶正法有刺激网状系统吞噬活性、促进蛋白质及脂肪代谢，从而提高机体细胞免疫功能的作用。由此可见，健脾理气药可以改善临床症状、延长生存期，在中西医结合治疗肝癌中起到十分明显的效果。此外，软坚散结中药如鳖甲、牡蛎等药物也有增强免疫的作用。

6. 抑制肝癌癌前病变　中药不仅对肝癌有治疗作用，在预防肝癌发生上也有很好的作用。部分中药如人参可以减轻二乙基亚硝胺（DEN）对大鼠的致癌作用，预防肝癌结节形成，并使癌旁肝组织结构良好，保持肝细胞正常的超微结构。而黄芪、女贞子等中药可提高大鼠体内自然杀伤细胞（NK 细胞）以及白介素－2（IL－2），肿瘤坏死因子（TNF）的活性，从而减少癌前病变的发生。部分清热解毒中药具有防止肝细胞突变的作用。一些中药复方如小柴胡汤、六味地黄丸、扶正化瘀方以及部分中药成分如甘草甜素、延胡索酸和云芝多糖等也有明确的抗肝癌癌前病变的作用。

因此，从目前研究来看，中药可以通过多条途径、多种机制和多个靶点来达到预防和治疗肝癌的目的，如莪术既能抑制肝癌细胞增殖、又能抑制肝癌微血管生成、同时还有抗肝癌转移的作用。中药的多靶点综合作用，使药物长时间地持续发挥效力，能有效地抑制肝癌细胞的生长、延长患者带瘤生存时间，改善患者生存质量。

三、肝癌的中医药治疗

（一）辨证施治

辨证施治是中医药治疗的核心，多年以来中医药治疗肝癌仍以辨证论治为基础。肝癌的病理因素不外邪实正虚，邪实在癌毒的基础上又有气滞、血瘀、湿阻、热毒等不同，正虚则主要包括脾气虚弱、津血亏虚、肝肾不足等差异，各病理因素往往相互影响兼挟为病，患者绝大多数表现出复合证候的形式，在这种情况下，许多专家学者主张在辨证分型的基础上进行治疗，近些年来专家们从各自的临床实践经验出发，对肝癌进行辨证分型论治并取得了很好疗效。尽管肝癌目前尚无统一的辨证分型标准，不同专家的认识以及治疗方药存在一定出入，但总体来讲，比较能得到多数专家认可并具有一定临床实用价值和指导意义的观点分为以下 4 型。

1. 气滞血瘀型　两胁胀痛，腹部结块，推之不移，胸闷腹胀，纳呆乏力，舌淡红或暗红，苔薄白或薄黄，脉弦。

治法：疏肝理气，活血化瘀，佐以健脾。

方药：小柴胡汤合大黄䗪虫丸加减。

2. 脾虚湿困型　脘腹胀满，胁痛肢楚，神疲乏力，纳呆便溏，足肿，舌淡胖，苔白腻，脉弦滑。

治法：益气健脾、化湿，佐以疏肝活血。

方药：四君子汤合逍遥散加减。

3. 肝胆湿热型　胁下积块，腹大如鼓，黄疸日深，口苦咽干，小便短赤，舌红或绛，苔黄糙或焦黄，脉滑数。

治法：清理肝胆湿热，佐以活血化瘀。

方药：茵陈蒿汤合鳖甲煎丸加减。

4. 肝肾阴虚型　烦热口干，低热盗汗，形体消瘦，肝区隐隐作痛，腰膝酸软，腹水经久不退，小便黄赤或少，舌红少苔或光剥有裂纹，脉弦数或细涩。

治法：滋阴柔肝养血，佐以软坚。

方药：滋水清肝饮合一贯煎加减。

（二）辨病治疗

1. 验方对肝癌的治疗　验方是名老中医在对某一疾病深刻认识的基础上总结出的、或是民间历久总结出的治疗某种疾病的有效方剂，通常药味较少，使用范围广，疗效肯定，易被临床接受。这些方剂结合辨证用药，确实对肝癌有一定疗效。

2. 中成药对肝癌的治疗　一些治疗肝癌临床有效的方剂（单方或复方）被加工成中成药制剂，因其携带、服用及保存远较汤剂方便，得到了广大医患的认可，目前在临床上已被广泛应用。常用的有复方斑蝥胶囊、华蟾素片、金龙胶囊、槐耳颗粒、贞芪胶囊和肿节风片等。这些药物在改善患者临床症状、提高生存质量、延长生存期甚至延缓肿瘤生长上均有一定疗效。

从中药中提取有效成分开发抗肝癌中药新制剂是近些年来人们关注的热点，在临床上应用比较广泛并且得到大家公认有效的中药制剂有去甲斑蝥素、艾迪、华蟾素、苦参碱、榄香烯、鸦胆子和参芪扶正注射液等等。这类药物在肝癌治疗上有所侧重，如去甲斑蝥素、艾迪、华蟾素注射液除可改善生存质量、延长生存期外，对瘤体的抑制率可达30%以上，且不良作用很小。榄香烯、鸦胆子注射液除有相类似的作用外，对一些并发症如肝癌恶性腹水的治疗有一定疗效。而苦参碱注射液、参芪扶正注射液主要用来提高患者免疫力，增强中、晚期患者的体质。

（三）中医外治

内外兼治是中医治癌的特点之一，能较快地减轻患者痛苦和延长患者的生命。目前在肝癌治疗中，外治法主要用来缓解癌痛、消除腹水、止吐等，对瘤体本身治疗效果有限，方法仍以传统的膏药、敷贴为主，药物多选用芳香走窜或峻猛攻逐之品，如缓解疼痛常用麝香、蟾蜍、乳香、没药、冰片等，消除腹水常用二丑、甘遂、皮硝、白芥子等。外治法的敷贴部位有一定讲究，往往需要结合经穴理论，如选用期门为中心穴位的肝区部位止痛，肚脐敷贴消除腹水，脾俞、胃俞、足三里等部位敷贴可治疗白细胞减少并缓解呕吐、乏力等症状。中医外治法有疗效明显、无创、价廉、易接受、易推广、无成瘾性且不良作用小的特点，因而日益受到重视。

（四）中西医结合治疗

1. 中医辨证结合西医治疗肝癌　手术切除是目前治疗肝癌的首要方法，但术后 5 年生存率不高，所以术后巩固治疗是提高生存质量和延长生存期的关键。在辨证基础上，应用中药治疗能大大提高肝癌患者术后的 5 年生存率以及生存质量。

单纯放化疗治疗肝癌的疗效不理想，因为在杀伤肿瘤细胞的同时，也损伤了机体的免疫、造血、消化等系统功能。中药配合放化疗，能提高放化疗的疗效，同时改善患者在放化疗过程中出现的不适症状，提高患者生存质量，延长生存期。

以肝动脉化疗栓塞为主的介入治疗效果确切，但存在肝功能损害、骨髓抑制等化疗不良反应，影响了患者中远期生存期及生存质量，采用中医辨证结合介入综合治疗，在提高总体疗效的同时，对防治介入治疗的不良作用有着积极意义。

2. 中药局部治疗　中药新型制剂的发展为肝癌的中药局部治疗提供了坚实的基础，越来越多的中药新制剂被用于肝癌的局部治疗中，如去甲斑蝥素 – 泊罗沙姆 407 缓释剂可代替无水酒精行超声引导下瘤体内注射，不但效果好，而且还有缓释、作用持久、不良作用小的特点。另外，也有人尝试应用鸦胆子、榄香烯注射液代替无水酒精局部注射治疗肝癌，均取得了一定疗效。以中药制剂代替化疗药物对肝癌实施血管介入治疗，毒性和不良作用明显减少，常用的灌注和栓塞中药有夏枯草、去甲斑蝥素、榄香烯、华蟾素注射液、莪术油和鸦胆子油等，这些药物不仅在肝癌瘤体缩小方面的疗效与化疗栓塞方法无差异，在缓解临床症状、改善生存质量方面明显优于后者，同时有不良反应少的优点，对于晚期肝癌肝功能不良的患者尤其适用。目前，中药制剂已在一定程度上取代了化疗药物，越来越多地被应用于肝癌血管介入治疗中。

四、中医药治疗肝癌的发展前景

大量实验和临床研究证实，中医药对肝癌有明确的防治作用。但过去几十年中，中药的疗效更多体现在延长生存期、改善生存质量等方面的整体疗效上，而在控制局部肿块方面没有显示出中药应有的疗效。中医药治疗强调整体但也注重局部，对于素有"癌中之王"的肝癌尤其如此，毕竟局部肿块是引起最终不良预后的根源。因此，肝癌的中医药防治研究不应仅局限于改善生存质量、延长生存期等方面，针对肝癌瘤体、靶向作用于肿瘤细胞也应该是肝癌中医药研究的一个重要方向。

随着肝癌基础研究的深入和新技术的发展，肝癌治疗取得了长足的进步，但总体疗效不高，各种治疗药物存在一个共同的缺陷，即对肝癌细胞和正常肝细胞选择性不高，靶向性不强，因而在治疗过程中难以避免对正常肝脏组织造成损害，肝移植、微创治疗后肿瘤残留、复发和转移也严重限制了其应用范围。近年，随着中药现代化的发展和纳米材料、技术的进步，中药靶向制剂治疗肝癌的基础和临床研究逐渐增多，已取得了可喜的成果。随着对中药有效成分分离、鉴定和抗肿瘤作用的基础和临床研究逐步深入，一些中药和中药单体如去甲斑蝥素、马钱子碱、丹参酮 II A 等被制成微球、微囊、脂质体、纳米粒等靶向制剂，针对肝癌发生发展的多途径和多靶点进行治疗。这些靶向制剂半衰期长、生物利用度高、靶向定位精确、不良反应少，显著地提高了药物的疗效。随着新型生物材料技术的不断发展，中药靶向药物研究将在肝癌治疗研究中占据重要地位。不久的将来，中医药将在肝癌的治疗中发挥更大的作用。

（马　铭）

第二节　抗肿瘤靶向给药系统

由于肿瘤组织微环境的特殊性，药物进入肿瘤细胞会遇到两大障碍：①肿瘤生长区域的不均衡性，肿瘤内部生长迅速、生长缓慢区域及坏死区对药物的接纳程度不同；②透过血管壁进入组织间隙时，由于肿瘤血管内皮不完整，使得肿瘤细胞的屏障功能下降，对药物及大分子如抗体、脂质体等的通透性增加。而且血管腔与组织间隙之间的流体静压差降低，抑制了药物向组织间隙的转运，使药物或大分子很难到达肿瘤中心区域的细胞。由于药物代谢动力学的差异影响药物在肿瘤细胞的聚集，因此提高抗肿瘤药物的靶向效率，不仅能够提高抗肿瘤药物的疗效，而且能够降低抗肿瘤药物的全身毒性和不良反应。大多数抗肿瘤药物由于缺乏对肿瘤细胞的特异性，常规治疗剂量即会对正常组织器官产生显著的毒性和不良作用，肿瘤靶向治疗利用具有一定特异性的载体，将药物或其他杀伤肿瘤细胞的活性物质定向作用于肿瘤组织，而不影响正常组织细胞功能，从而提高疗效、减少毒性和不良作用。针对肿瘤细胞的靶向给药系统可使药物在细胞水平发挥作用，药物选择性攻击病变细胞，对正常细胞没有或较少的不良影响，提高药物功效。

目前有利用载体的组成、粒径、电荷等特征，通过生物体内各组织细胞的内吞、融合、吸附和材料交换、毛细血管截留或利用病变组织毛细血管的高通透性等方式将药物传递至靶组织区域的被动靶向给药系统，利用肿瘤细胞表面的特异性抗原或受体作为作用靶点的主动靶向给药系统，以及利用温度、pH 值、磁场等外力将微粒导向特定部位发挥药效的磁性、栓塞、pH 值或热敏感靶向给药系统。

一、主动靶向给药系统抗肿瘤作用

1. 受体介导的肿瘤靶向给药系统　以肿瘤细胞表面特异性或过度表达的受体为靶点，以受体对应的配体或配体结合物为载体，利用受体和配体的特异性反应，将药物递送至受体表达阳性的肿瘤细胞的一种治疗系统。针对在肿瘤组织中过度表达的肿瘤细胞或肿瘤血管表面与肿瘤增殖、生长密切相关的受体，选择与配体能够特异性结合的受体，应具有特异性、选择性、饱和性、亲和力强和生物效应明显的特性。因此，将配体作为药物载体，通过受体的介导作用，不仅增加病变区的药物浓度，提高疗效，而且降低药物毒性和不良作用，从而达到靶向治疗的目的。目前研究较多的受体主要有表皮生长因子受体、唾液酸糖蛋白受体、低密度脂蛋白受体、转铁蛋白受体、叶酸受体等，可作为特定肿瘤靶向的靶点，提高主动靶向效率。

（1）表皮生长因子受体（epidermal growth factor receptor，EGFR）：是具有酪氨酸激酶活性的多功能跨膜蛋白，广泛分布于哺乳动物的上皮细胞，所有鳞癌细胞都有表达，65%以上的腺癌也过度表达，它与新生血管形成、侵袭、转移及抗凋亡等有关。因此，在多种恶性肿瘤如神经胶质细胞瘤、乳腺癌、肺癌、卵巢癌、头颈部鳞癌、宫颈癌、食管癌、前列腺癌、肝癌、胃癌中 EGFR 都呈现过度表达。国外学者 Gijsens 利用 EGF 可与肿瘤细胞表面过度表达的 EGFR 结合的特点，分别使用两种水溶性载体葡聚糖和人血清白蛋白（HAS）将光敏感体锡（Ⅳ）二氢卟吩 e6－单乙烯二胺（SnCe6－ED）和 EGF 连接，研究表明此复合物对 EGFR 的亲和性较强（IC50 为 63nmol/L），在 27kJ/cm² 光照条件下，细胞内蓄积量增加 5 倍，对肿瘤细胞的光毒性增强。

（2）转铁蛋白受体：转铁蛋白（transferrin，TF）是一类Ⅱ型跨膜糖蛋白家族，由两个单体（分子量为 90 000）经二硫键交联而成，转铁蛋白受体（transfer－receptor，TFR）在分裂活跃的细胞上表达水平很高，如在肿瘤细胞上每个细胞能达到 1 万至 10 万个分子，而在非增殖细胞上很少表达，甚至检测不到。TF/TFR 系统在转运抗癌药、蛋白质以及基因治疗药物上显示出了很大潜能，利用二硬脂酰磷脂（DSPC）、胆固醇（CH）、二硬脂酰乙醇胺－PEG（DSP－PEG）和 DSPE－PEG－COOH 的混合物，在 DSPE－PEG－COOH 的羧基末端连接 TF 制备了 TL－PEG－小单室脂质体（100～140nm），并进行了体外及 Colon26 荷瘤小鼠的体内实验，测定其靶向肿瘤细胞的能力。1 分子脂质体结合约 25 分子 TF 后，在外周循环的滞留时间达 72h，是 PEG－脂质体的 3 倍，被单核巨噬细胞系统（mononuclear phagocyte system，MPS）吞噬的量减少一半，可使更多的脂质体靶向进入实体瘤细胞。电镜显示，TF－PEG－脂质体经受体介导的内吞作用进入了肿瘤细胞，说明 TF－PEG－脂质体可作为化疗药或 DNA 质粒靶向肿瘤细胞的载体。抗 TFR 的抗体与多聚左旋赖氨酸（PLL）的复合物，并根据 DNA 阻滞实验结果将 Survivin 反义 RNA 重组质粒与 Ab－PLL 按 1：3 混合，形成 Ab－pLL－Survivin 反义 RNA（质粒 DNA）复合物，将此复合物转染人肝癌细胞株 HepG2，发现转染复合物对 HepG2 细胞的增殖受抑制、凋亡明显增多，表明该 TFR 介导的基因转移系统具有很好的靶向性及抑制癌细胞生长、促癌细胞凋亡作用。

（3）唾液酸糖蛋白受体（sialo glycoprotem receptor，SGR）：仅存在于哺乳动物肝细胞中的跨膜蛋白，与特异性配体结合并将其内吞进入肝细胞，再在溶酶体作用下断裂为配体和半乳糖受体（H－Gal－R），H－Gal－R 不再发生降解，转运至细胞膜参与下一轮循环。将抗肿瘤药物与含半乳糖残基载体偶联，能特异性地识别末端糖基 D－半乳糖或 N－乙酰－D－半乳糖胺的复合物，以葡萄糖－鞘氨基醇、半乳糖－鞘氨基醇为原料，用全反式维甲酸、13－反式维甲酸制备出糖酯类修饰脂质体，分别作用于不同的肝癌细胞，研究发现对于肝癌细胞系 HepG2，半乳糖化脂质体和葡萄糖化脂质体的细胞毒性并未表现出明显差异，而对于肝癌细胞系 Hep3B，ATRA 半乳糖阳离子脂质体则明显强于葡萄糖组，表明在 Hep3B 细胞系中，糖酯化脂质体给药系统对细胞的毒性受到了唾液酸糖蛋白受体系统的调控。为了躲避肝细胞的快速清除，国外学者 Terada 建立了一种"隐形"的具有肝癌细胞系识别功能的主动靶向给药系统，首先在金属蛋白酶 MMP－2 底物肽（Gly－Pro－Leu－Gly－Ile－Ala－Gly－

Gln）上接入具有亲水性的聚乙二醇链段，再将二棕榈磷脂酰基乙醇胺（DOPE）与聚乙二醇化的底物肽连接，即获得可被 MMP - 2 切割的聚乙二醇 - 底物肽 - DOPE，再与半乳糖苷脂质体（Gal - liposomes）偶合，最终获得的聚乙二醇修饰的 MMP - 2 底物肽半乳糖苷 - 阿霉素脂质体（PEG - PD - Gal - liposomes）复合物由于聚乙二醇的亲水性和空间屏蔽作用，可以长时间停留在循环系统中，而不被正常肝细胞摄取。在肝癌细胞周围有肿瘤细胞分泌的高浓度基质金属蛋白酶，这些金属酶可以水解脂质体复合物中的底物肽，从而解除聚乙二醇的空间位阻效应，暴露脂质体表面的半乳糖残基，使脂质体被肝癌细胞识别和摄取，达到特异性靶向肝癌细胞的给药目的。

（4）低密度脂蛋白受体：低密度脂蛋白（low density lipoprotein，LDL）是正常血浆的组成部分，在体内主要负责运输胆固醇。低密度脂蛋白受体（low density lipoprotein receptor，LDLR）的活性及数量在某些癌细胞中明显高于正常细胞，如恶性胶质瘤、肝癌、乳腺癌、前列腺癌、白血病及妇科肿瘤等。LDL 是体内胆固醇的转运蛋白，因此，以胆固醇为主要基质而制备的乳剂有望经 LDLR 途径而进入细胞，富含抗肿瘤药物的胆固醇富集乳剂（cholesterol - rich emulsion，LDE），使抗肿瘤药物对 NCI - H292 细胞的抗增殖活性明显增强，大鼠的半数致死量 LD50 为 324mg/kg，表明胆固醇富集乳剂可作为一种新型载体而用于肿瘤主动靶向治疗。国外有学者以肽段为桥链，将载脂蛋白 apoB - 100 偶联至制备好的紫杉醇油酸酯微乳上，制备了一种具有 LDL 受体识别功能的纳米粒（nLDL - PO），LDL 受体抑制剂可明显改善多形性胶质母细胞瘤的细胞存活率，表明 LDL 介导的内吞作用提高细胞药物摄取率，nLDL - PO 有望发展成为一种靶向 LDLR 表达阳性肿瘤细胞的药物载体。

（5）叶酸受体（folate receptor，FR）：是一类包括 α、β 和 γ3 种亚型的糖蛋白，其中 α 和 β 亚型（FR - α、FR - β）通过聚糖磷脂酰肌醇锚着在细胞膜上，是机体主动摄取叶酸的高亲和力载体蛋白。FR 在上皮系肿瘤细胞中呈高水平表达，如卵巢癌、子宫内膜癌、肾癌、乳腺癌、肺癌、肝癌及鼻咽癌细胞等，使得 FR 成为恶性肿瘤治疗的潜在靶点。FR 介导的靶向给药系统具有许多独特的优点，如相对分子质量小、无免疫原性、廉价易得、稳定性好、与药物分子或载体之间的化学键合简单易行等，叶酸介导的给药系统几乎都能增加大分子向 FR 阳性的肿瘤细胞转运。研制针对叶酸靶向与 pH 敏感控释双重功能的嵌段共聚物载药纳米胶束，将叶酸与亲水性 PEG 链段连接，同时将抗肿瘤药物 DOX 与疏水性的聚门冬氨酸链段连接，通过 FR 的特异性识别作用，将该胶束选择性地引入肿瘤细胞。

（6）胰岛素样生长因子受体（insulin like growth factor，IGF）：是生长激素（GH）诱导靶细胞产生的一种具有促生长作用的肽类物质，IGF 及其受体（IGFR）参与细胞的恶性转化、增殖和转移，保护细胞免于凋亡。在多种肿瘤细胞中，细胞膜上胰岛素样受体的密度和亲合力增加，胰岛素与多种化合物共价连接后仍具有与胰岛素样受体结合的活性。因此，IGF 作为肿瘤细胞主动靶向性给药系统的导向分子，可能通过 IGFR 介导将药物定向转运并导入肿瘤细胞及细胞核内，从而增加抑瘤效果，减少毒副作用。如采用米托蒽醌为抗肿瘤模型药物，以胰岛素为导向载体，制备了米托蒽醌—胰岛素偶联物，应用于肝癌 H22 荷瘤小鼠，体内药物分布及动力学研究表明偶联物较原药在血液中清除缓慢，血浆中 AUC 是游离药物的 717 倍，$T_{1/2}$ 是原药的 3.4 倍，并对肿瘤组织具有一定的靶向性，进入肿瘤细胞快，进入细胞后所释原药的抑瘤活性无改变，对正常肝细胞的毒性小于原药，从而达到了高效低毒的靶向效果。

（7）白介素受体：白介素（interleukin - IL）家族是一类能够激活淋巴细胞的细胞因子，具有广泛的活性，但体内被快速清除，半衰期短，高剂量应用会增加细胞毒性，而且直接用于肿瘤免疫治疗效果不佳。将重组人 IL - 2 连接到脂质体表面，脂质体内包含氨甲蝶呤，结果发现脂质体可特异性地聚集到表达高亲和力 IL - 2 受体的活性 T 细胞上。由 IL 和蛋白毒素交联生成的嵌合毒素如嵌合毒素 IL - 4/PE（假单胞菌外毒素）对肿瘤细胞有很强的杀伤力，而对表达 IL - 4 受体的正常淋巴细胞没有毒性，表现出对肿瘤细胞特异杀伤作用。

2. 抗体介导的肿瘤靶向给药系统　利用抗原 - 抗体之间的特异性识别机制发挥主动靶向特定肿瘤细胞，特异性杀灭肿瘤细胞。自 1975 年单克隆抗体首次被发现可以与肿瘤细胞的抗原结合治疗肿瘤后，极大地促进了靶向药物的发展，许多常用抗肿瘤药物被用于制备单克隆抗体 - 药物的偶联物。

（1）免疫脂质体（immunoliposomes）：由抗体直接或间接连于脂质体表面构成。如通过制备 CD - 19 抗体 - 多柔比星免疫脂质体对 ARH77 细胞的毒性作用比非靶向性脂质体更强，并可选择性作用于 B 淋巴细胞，而游离药物对 B 细胞或 T 细胞均不具有特异性的细胞毒性。通过在脂质体上连接单链 Fv 片断（scFvA5）构成免疫脂质体，与人脐静脉内皮细胞（HU-VEC）上的内皮因子（CD105）特异性结合，发现该脂质体在血浆中可稳定存在数小时，同等条件下负载多柔比星后对内皮细胞的毒性是非靶向性脂质体的 3 倍和游离药物的 3 ~ 10 倍。

（2）单抗偶联物：具有靶点特异性高、不良反应小、治疗依从性好的特点，可有效携带化疗药物、放射性物质、毒素等到达靶目标，并诱导针对疾病的免疫反应等许多突出优点，作为抗肿瘤药物的载体具有较好的应用前景。单抗与药物偶联物或与毒素偶联物对肿瘤靶细胞具有选择性杀伤作用，对表达有关抗原的肿瘤细胞作用强，而对抗原性无关细胞的作用弱或无作用，选择性杀伤作用是单抗药物用于肿瘤治疗的重要基础。

1）化学免疫偶联物：细胞毒性抗肿瘤药物主要通过抑制细胞 DNA 或蛋白质合成、抑制细胞有丝分裂等方式来杀伤肿瘤细胞，但这些药物对正常的细胞同样具有较大杀伤力，从而极大地限制了该类药物的进一步应用和发展。将细胞毒性药物通过化学、生物方法与单抗偶联，利用抗原抗体特异性结合的能力，将其"精确"地运送到靶细胞，不仅有效地提高肿瘤局部的药物浓度，而且极大地降低药物在体内其他组织、器官的浓度，从而起到增效减毒的作用。将聚 L - 赖氨酸和不同数量的光敏物质二氢卟酚分子和抗肝癌单抗（17.1A）连接形成阳离子型或阴离子型光免疫复合物。体外试验表明阳离子型光免疫复合物的释药效率是阴离子型的 5 倍。在 $3J/cm^2$（666nm）光照条件下将结肠癌细胞与 2 种免疫复合物（相当于 1mmol/L 二氢卟酚）培养，阳离子型复合物可使增殖的细胞数量减少 90% 以上，阴离子型复合物为 73%，等剂量的游离药物仅为 35%，表明离子型光免疫复合物对结肠癌抗原阳性细胞具更强的选择性和光毒性。日本学者 Yasukawa 用葡聚糖连接丝裂霉素（MMC）和抗 CD105 单抗制得的免疫复合物，克服了全身给药不良反应大及频繁给药以保持有效血药浓度的缺点，体外细胞毒性评价试验表明：与 HUVEC 接触 th 后该复合物的细胞毒性是 MMC - 葡聚糖复合物（MMCD）的 10 倍，加入游离的抗 CD105 抗体或 MMCD - IgG 复合物可降低该免疫复合物的细胞毒性，但对 MMCD 的细胞毒性则无显著影响，表明只有连接抗 CD105 单抗的免疫复合物才表现出对 HUVEC 的特异性主动靶向作用。将抗肿瘤药 mesochlorin e6

通过四肽（Gly－Phe－Leu－Gly）与聚合的抗体 Fab 片段连接，再与 N－（2－羟丙基）甲酰胺（HPMA）相连形成免疫复合物，通过 Fab 片段与人卵巢癌细胞中过度表达的 OA－3 抗原结合，使复合物主动靶向至卵巢癌细胞，其中 HPMA 可维持 Fab 抗体的生物活性，四肽则使药物可在溶酶体中特异性释放。利用紫杉醇与抗表皮生长因子受体单抗 Erbitux（C225）偶联后作用于细胞系 A431，偶联药物对肿瘤细胞的细胞毒性强于单纯的紫杉醇、单抗以及单抗与紫杉醇的简单混合物，可诱导 25.2% 左右的肿瘤细胞凋亡，而对照组较少凋亡发生，该共价偶联物可特异性靶向肿瘤细胞，不影响紫杉醇本身的抗肿瘤效应。也不降低单克隆抗体的抗原结合能力及其原有的生物学功能，起到靶向及双重治疗效果。

2）生物毒素偶联物：生物毒素对细胞具有强烈的杀伤作用，但其杀伤作用没有选择性，对正常细胞伤害很大，将其与单抗结合后，可有效地靶向定位并杀伤肿瘤细胞。通过基因工程技术可以将生物毒素与单克隆抗体融合，有效降低整个融合分子的大小，增加其对肿瘤组织的穿透力，从而提高疗效。如蓖麻毒素，相对分子质量约为 64 000，呈以二硫键相连的 A、B 双链结构，A 链为抗癌活性链（相对分子质量 3 100），B 链（相对分子质量为 3300）没有抗癌特异性，不良反应大，可引起正常细胞的损伤，仅将 A 链与直肠癌单抗 HCM－cA083 连接组成免疫毒素偶联物，该偶联物对直肠癌细胞具有强烈的杀伤作用（LD50 为 5×10^{-10} mol/L），而对正常细胞没有影响。

3）放射性核素偶联物：利用对肿瘤具有特异性亲和力的抗体作为载体，携带高活性放射性核素，在肿瘤组织聚集，借助放射性核素的电离辐射作用于 DNA 分子，导致其损伤或断裂，它在生物体内电离水分子可产生自由基，自由基再损伤生物大分子，导致细胞损伤，从而达到杀伤肿瘤细胞或抑制其生长的目的。国外有人用 [131]I 标记的托西莫单抗对 59 名非霍奇金淋巴癌患者和 76 名滤泡性淋巴癌（Ⅲ、Ⅳ 期）患者进行治疗，不仅显示良好的肿瘤细胞靶向性，而且疗效和预后均比较满意。

3. 前体药物的肿瘤靶向给药系统　利用肿瘤中某些酶的水平的升高，活化前体药物，从而释放出具有活性的原药。前体药物与酶－单克隆抗体偶联物用于肿瘤细胞的靶向治疗，被称作抗体导向酶的前体药物疗法（antibody－directed enzyme prodrug therapy，ADEPT）。该方法开拓了靶向抗癌药物研究的新方向，通过将特异性抗体与一种药物活化酶在体外经交联剂结合成抗体－酶偶联物，偶联物中的酶、抗体仍保持各自的活性，治疗时将此偶联物静脉注入体内，借助抗体识别肿瘤表面抗原的特性，将酶带到肿瘤靶位，然后再静脉注入无抗癌活性或低活性的前体药物，通过抗体结合到肿瘤细胞表面的酶会特异性地将其转化成活性药物，作用于结合抗体的肿瘤细胞及邻近未与抗体结合的肿瘤细胞，从而实现对肿瘤细胞的杀伤作用。由于使用了酶－单克隆抗体偶联物，此前体药物的靶标是肿瘤相关抗原，其在靶位被活化，随后释放活性药物，并分布到邻近肿瘤细胞，导致细胞死亡。该方法有如下优点。

（1）显著降低药物毒性：由于前药本身为低毒或无毒性，只有被定位于靶部位的酶激活后，才能转化为具有细胞毒性的药物，降低了对正常组织的损伤。

（2）提高肿瘤局部的药物浓度：由于酶分子作用机制的特殊性，单－酶分子具有水解多个前药分子的潜能，以羧肽酶 G 为例，每个酶分子每秒钟可作用于 800 个苯甲酸氮芥类底物分子，产生一种放大效应，使活性药物以高浓度定位于肿瘤局部，改善了抗体－药物偶联物携带药物分子不足、肿瘤细胞摄入药物量少而难以达到有效的细胞毒剂量等缺点。

（3）提供旁观者效应：由于 ADEPT 使用的前药分子多为相对分子质量较小的小分子化

合物，在被酶激活后扩散到相邻细胞，杀伤远离靶细胞的肿瘤细胞，有效解决肿瘤细胞表面抗原表达异质性的问题。

国外学者 Houba 建立人卵巢癌荷瘤裸鼠模型，结果发现荷瘤裸鼠对阿霉素（DOX）的最大耐受剂量为 8 mg/kg，单对前药 DOX - GA3 的最大耐受剂量可达 500mg/kg，在单抗与葡萄糖醛酸酶偶联物的作用下，给予单一剂量可获得 87% 的肿瘤抑制率。将葡萄糖醛酸酶 ADEPT 系统作用于抗原阴性的 NIS1 和阳性的 AS - 30D 两种鼠肝癌细胞，在 20mol/L 前药浓度下，对 AS - 30D 的杀伤率为 99%，对 N1S1 无毒性，而将 2% 的 AS - 30D 细胞与 NIS1 细胞混合后，98% 的 N_1S_1 被杀伤，可见旁观者效应显著。在抗体介导的酶 - 前体药物给药系统（ADEPT）的基础上，利用聚合物介导酶 - 前体药物给药系统（PDEPT），给药时先将羟丙基甲基丙烯酰胺（HPMA）聚合物 - 酶（如 cathepsinB）复合物注入体内，然后给予具有酶可降解间隔基的 HPMA 聚合物 - 抗肿瘤药物接合物，聚合物载带酶及药物到达体内靶部位，酶作用于抗肿瘤药物复合物使药物释放，从而起到抗肿瘤的作用，不但减少系统的免疫原性及非均一性，而且可评价酶及前体药物在体内的分布。以 HPMA 聚合物 - 阿霉素复合物为模型药物，HPMA 聚合物 - 组织蛋白酶为模型酶，研究发现组织蛋白酶与聚合物连接后其活性可保持 20% ~ 25%，将药物复合物静脉注入 B16F10 荷瘤小鼠体内，5h 后给予酶复合物，肿瘤部位阿霉素的释放速率明显增加，AUC 为单独给予阿霉素复合物的 3.6 倍。国内学者利用毒性很低的苦杏仁苷作为前体药物，结果发现苦杏仁苷被一种癌胚抗原单抗与葡萄糖苷酶偶联物活化后，靶向肿瘤细胞后的毒性作用增加了约 40 倍，表明酶类偶联物疗法明显降低化疗的毒性和不良作用。

二、被动靶向治疗恶性肿瘤作用

1. 脂质体载药系统　脂质体载药系统由磷脂作为载体材料，对人体毒性小，无免疫抑制作用且生物相容性好，增加药物溶解度。作为一种定向给药载体，进人体内后主要被网状内皮细胞吞噬，可改变药代动力学和组织分布，使药物主要蓄积于肝、脾、肺和骨髓等组织，在循环和组织内形成储备库，并缓慢释放药物。国外 Harris 研究小组开展了一项随机多中心试验（224 名初治的乳腺癌患者被分为两组，分别接受 75mg/m² 的脂质体阿霉素或传统阿霉素治疗，每 3 周 1 次），结果脂质体阿霉素组心脏毒性明显减少，两组分别为 13%、29%，致心脏毒性的中位蓄积浓度分别为 785mg/m² 和 570mg/m²，而两种药物的抗肿瘤活性基本一致。国内研究人员通过紫杉醇脂质体与传统紫杉醇治疗乳腺癌和非小细胞肺癌的随机对照研究表明，两组疗效相当，但在呼吸困难（1.6% 和 9.4%）、面部潮红（12.5% 和 31.3%）、皮疹（4.7% 和 18.8%）、肌肉痛（20.3% 和 45.3%）等方面的发生率，前者明显低于后者，差异有显著性。

2. 纳米药物载药系统　纳米药物载药系统制剂具有缓释药物、延长作用时间、靶向输送药物、显著提高药效、降低抗肿瘤药物毒性和不良作用、提高药物的稳定性的优点。有学者用紫杉醇纳米粒子经腹膜给药治疗人类卵巢癌的 F344 裸鼠，发现纳米紫杉醇能诱导肿瘤细胞凋亡，减少腹水量，并对裸鼠的骨盆淋巴结也有靶向治疗作用。将阿霉素与葡聚糖共轭结合物包裹于壳聚糖得到的纳米粒子粒径为 100nm 左右，经静脉注射葡聚糖 - 阿霉素共聚物和这种共聚物包裹在壳聚糖的纳米粒子，4 周后经纳米粒子注射组鼠体内的肿瘤体积是单纯注射共聚物组肿瘤体积的 60%。而单独给予阿霉素组肿瘤体积不减小。用聚山梨酯 - 80

包封的多索鲁比辛纳米粒治疗颅内植入胶质母细胞瘤的小鼠，正常情况下小鼠脑内植入恶性胶质瘤在 10～20d 内就会致死。其分别在植入肿瘤细胞后 2、5 和 8d 经尾静脉注射 1.5mg/kg 和 2.5 mg/kg 的纳米微粒，结果显示小鼠生存时间提高 24% 和 43%，而且有一组小鼠长期处于缓解状态，6 个月后将小鼠处死发现肿瘤细胞明显缩小。国内研究人员采用超声乳化/溶剂挥发法制备紫杉醇 PCL/F68 载药纳米粒，紫杉醇 PCL/F68 纳米粒的载药量为 18%，药物包封率为 84%。紫杉醇 PCL/F68 载药纳米粒体外药物释放研究表明在 50d 的释放周期内累计释放量约为 49%，紫杉醇 PCL/F68 载药纳米粒与紫杉醇注射液肿瘤生长抑制率差异显著为（58.72% vs 35.71%，$P < 0.05$），紫杉醇注射液腹腔给药后动物出现蜷缩、消瘦现象，而紫杉醇 PCL/F68 载药纳米粒受试组无明显毒性反应，显示出药物纳米化后疗效增加，毒性和不良作用降低的优势。

3. 微球药物载体系统　由于肿瘤大多数血供丰富并存在虹吸作用，使得栓塞剂有优先分布于肿瘤血管床的趋势，肝肿瘤比正常肝实质可多捕获 3～4 倍的栓塞剂，这是实质脏器肿瘤安全实施栓塞治疗的保障。有学者应用海藻酸钠微球（KMG）联合碘化油，采用经皮肝动脉栓塞化疗术（TACE）治疗 136 例原发性肝癌患者 TACE 后，38 例肿瘤完全消失，65 例肿瘤缩小 >50%，25 例肿瘤缩小 25%～50%，TACE 后腹痛发生率 47.79%，其中 80% 为轻、中度，术后发热为 41.18%。术后肝功能损害轻微，无严重并发症。KMG 是一种新型血管末梢栓塞剂，为固体型栓塞剂，直径 100～900μm。KMG 栓塞时间较长，可达 3 个月，使得 TACE 治疗间隔延长，减少了多次介入治疗并发症的发生，最大限度地保护了患者的肝功能。KMG 联合碘化油栓塞治疗肝癌的疗效明显优于单纯应用碘化油治疗，能够克服碘化油的流失，增强栓塞血管的效应，使肿瘤坏死更彻底，增强栓塞血管的效应，提高治疗效果。采用复乳法制备 5 - Fu 聚乳酸纳米微球，5 - Fu 纯药胃癌肿瘤增长在前 2 周虽然得到明显抑制，但全身不良反应大，该组半数以上裸鼠于第 2 周内死亡，5 - Fu 聚乳酸纳米微球在局部注药后 4～5 周内肿瘤生长得到持续抑制，5 - Fu 微球浓集于局部作用于肿瘤组织，全身正常组织几乎无吸收，明显降低局部吸收造成的全身不良反应，5 - Fu 聚乳酸微球作用时间持久，维持局部药物浓度稳定，全身不良反应小，显示出较为广阔的临床应用前景。

4. 微乳药物载体系统　微乳是由水、乳化剂和辅助剂等成分组成，其形成的分散微粒介于 10～100 nm，形成透明或半透明的乳剂。微乳作为给药系统优于一般的乳剂，性质稳定，使难溶性药物在制剂中含量显著增大，使活性物质的透皮扩散系数增加，吸收明显加快。采用聚乙二醇 - 二硬脂酰基磷脂酰乙醇胺（PEG - DSPE）和薏米仁油，制备紫杉醇微乳，紫杉醇微乳粒径为 112.6 ± 2.5nm，紫杉醇微乳表面活性剂具有聚乙二醇链，有可能使微乳避免网状内皮系统的吞噬和破坏，进而提高紫杉醇的药效，紫杉醇微乳显著降低了紫杉醇的急性毒性，紫杉醇和薏米仁油具有显著的协同抗肿瘤作用。微乳丹参酮作为逆转剂作用于人白血病敏感细胞 K562 细胞不仅显著降低 K562 细胞的耐药性，作用最强，逆转倍数显著高于丹参酮，微乳丹参酮作用后的 K562 细胞中 ADM 的浓度最高，通过降低 K562 细胞中 P - gP 和 Bcl - 2 表达水平，使肿瘤细胞凋亡比率增加，表明微乳丹参酮有很强的多药耐药逆转作用，可显著增加 K562 细胞内 ADM 药物浓度。

三、磁性、pH 或热敏感靶向给药系统

1. 磁性靶向给药系统　利用具有磁性的材料制备药物载体，药物载体进入机体后，在

肿瘤区域外加磁场，使具有磁性的药物载体携载抗肿瘤药物定向聚集于肿瘤组织，从而达到肿瘤局部药物高浓度聚积，提高疗效，降低药物毒副作用的目的。国内研究人员用生物降解的聚乳酸（polylacticacid，PLA）为纳米载体，携载顺铂药物，以能阻止 MPS 细胞吞噬的亲水性长链聚乙二醇（polyethylene glycol，PEG）为纳米表面修饰剂制备隐形顺铂聚乳酸纳米微粒（CDDP－PLA－PEG－NP），通过建立地鼠口腔颊鳞癌模型，静脉注射 CDDP－PLA－PEG－NP（616mg/kg）和 CDDP（1mg/kg），于给药后 0.5、1、2、4、6、12、24h 各处死 4 只动物。测定两组各时间点血浆和癌组织中药物浓度，求出 CDDP－PLA－PEG－NP 对口腔鳞癌原发灶的靶向指数、选择性指数和口腔鳞癌原发灶对 CDDP－PLA－PEG－NP 的相摄取率。结果表明 CDDP－PLA－PEG－NP 在 8 个时间点的靶向指数和选择性指数均远大于 1，口腔癌组织对 CDDP－PLA－PEG－NP 的摄取量是 CDDP 的 10136 倍，是具有发展前途的口腔癌纳米靶向给药系统。利用磁性材料研制阿霉素白蛋白纳米微粒（100～1000nm），经肝动脉给药后靶向性好，肝脏分布均匀，其他脏器心、肺、肾和脾组织少，肝组织阿霉素浓度是游离阿霉素的 3 倍，外加定位磁场干预下，用于治疗大鼠肝癌疗效显著，明显高于游离阿霉素白蛋白和阿霉素疗效，且毒性反应小，荷瘤大鼠生存期延长。

2. pH 值或热敏感靶向给药系统　肿瘤细胞在增殖、生长过程中，由于代谢率异常致使代谢物运输、排泄不同于正常细胞，导致肿瘤组织局部酸碱环境和温度发生异常，针对 pH 值或温度异常，使携载抗肿瘤药物的对酸或热敏的载体定向性聚集在肿瘤区域，达到高效、低毒杀灭肿瘤细胞的目的。将阿霉素连接在针对酸敏感的聚合物胶束上，制备 pH 值敏感的聚合物胶束复合物，利用肿瘤组织局部微环境偏酸的生理特点，当药物复合物到达肿瘤部位，阿霉素便从聚合物胶束中水解下来，从而提高阿霉素在肿瘤细胞中的浓度，增加其疗效。国外有学者用一定比例丙烯酸树脂 Eudragit－S 和 Eudragit－L 的共聚物作为包衣材料，通过控制衣膜厚度成功将药物定向释放于结肠组织。抗癌药物甲氨蝶呤热敏脂质体通过静脉注射注入移植瘤大鼠体内，其药物在肿瘤组织内的聚集速度是正常组织的几倍，而在肿瘤局部施以热疗则可使药物浓度进一步升高，这是因为在相变温度时，脂质体中的磷脂可发生从胶态过渡到液晶态的物理转移，从而增加脂质体膜的通透性，释放更多的药物。

四、肝脏靶向的中药

1. 被动靶向的脂质体中药　脂质体进入体内后被巨噬细胞作为外界异物吞噬而产生的靶向性。主要在肝、脾和骨髓等器官中聚集，这使脂质体药物在心脏和肾脏中的累计量比游离药物低的多，因此，如果将对心脏和肾脏有毒性的药物，尤其是对正常细胞有毒性的抗肝脏肿瘤药物包裹成脂质体制剂可明显降低药物的毒性。如去氢骆驼蓬碱经脂质体包裹后比游离药物在肝脏药物分配总量增加 5 倍以上，并且能够显著提高药物的吸收量，提高药物的绝对生物利用度。国内学者制备马蔺子素脂质体，体外释放比较符合 Higuchi 模型，药物释放缓慢，能保证制剂到达靶部位再释放，有利于肿瘤组织的放疗增敏效果。用板蓝根与磷脂脂质体结合制备板蓝根磷脂脂质体，对内毒素血症小鼠巨噬细胞膜具有极其显著的保护细胞膜脂各组成成分的作用。甘草甜素脂质体与药片药动学比较，发现甘草甜素脂质体较甘草甜素片可促进甘草甜素转变为甘草次酸以及甘草次酸的吸收。姜黄素脂质体能显著提高姜黄素对 Bel－7402 肝癌细胞增殖的抑制和诱导其凋亡的作用，且对 Bel－7402 细胞增殖抑制作用且呈量效关系，最高抑制率可达 38.167%。马钱子碱是一种剧毒中药，口服和静脉应用毒性大，抗肿瘤作用弱，通过制备马钱子碱脂质体，体内用于治疗实体瘤模型荷瘤小鼠，显示出马钱子碱及其脂质体均有抑制荷瘤小鼠肿瘤生长的作用，但马钱子碱脂质体抗肿瘤作用明显优于马钱子碱。这些脂质体中药制剂均证实了一旦改变中药单体的运输途径，显示出较好的肝脏靶向性，为肝脏疾病治疗疗效的提高，具有重要的临床应用价值。

2. 被动靶向的纳米中药　纳米制剂具有靶向性、可控释放性、生物相容性及生物可降解性，能被巨噬细胞吞噬到达网状内皮系统集中的部位，延缓释药速度等理化特性，奠定了纳米材料作为中药单体载体制备纳米中药的理论基础。如利用溶胶—凝胶法制备的 As_2O_3 纳米粒，用 10pmol/L As_2O_3 溶液体外处理 SMMC - 7721 肝癌细胞 48h，结果显示细胞存活率90%，凋亡率 24.14%，而同浓度的 As_2O_3 纳米粒处理后，细胞存活率仅 58%，凋亡率达到32.69%，表明 As_2O_3 纳米粒抑制 SMMC - 7721 细胞生长的机制同样为诱导细胞凋亡，但与传统的 As_2O_3 相比，As_2O_3 纳米粒效果更显著。有学者采用纳米技术研制丹参酮 II A 纳米微粒，体内应用治疗肝癌荷瘤小鼠，与丹参酮 II A 组相比，肿瘤坏死增多，肝癌细胞凋亡率明显升高，Cyclin E 的表达显著降低，疗效优于等剂量的丹参酮 II A 单体。去甲斑蝥素通过壳聚糖包被纳米化后，与去甲斑蝥素溶液（NCD - SOL）组进行比较，NCD - NP 组在肝脏中组织浓度明显高于 NCD - SOL 组，肝、脾的靶向指数 >1，其中肝脏的 TI 值为 4.43，具有明显的靶向作用，而对于其他组织则无靶向作用。

3. 主动靶向的脂质体中药　通过受体与配体分子的特异性相互作用可将配基标记的脂质体靶向到含有配基特异性受体的器官、组织或细胞，促进脂质体内化进入细胞内，达到器官或细胞水平的精确靶向，使脂质体在靶区释放药物。在 20 世纪 90 年代国外学者证实了大鼠肝细胞膜组分中含有大量甘草次酸（glycyrrhetinic acid，GA）特异结合位点，为研究配受体结合提供了理论基础。国内学者通过合成一种含氧乙基的半乳糖衍生物 Galβ1 - （CH$_2$ - CH$_2$ - O)$_3$ - C$_{14}$H$_{29}$ 作为强化靶向材料，使其与卵磷脂（EYL）制得的斑蝥素脂质体相融合，结果体内应用后发现此种强化靶向斑蝥素脂质体在肝内浓度是普通斑蝥素脂质体的 2.6倍。而且采用薄膜超声分散法制备白藜芦醇脂质体（RES - LIP）和半乳糖苷修饰的白藜芦醇脂质体（RES - GLIP），体内应用发现 RES - sol、RES - LIP 和 RES - GLIP 的靶向效率分别为 0.29、0.46 和 3.87，RES - GLIP 的靶向作用明显强于 RES - LIP 和 RES - sol，RES - GLIP 在体内具有良好的肝靶向性，不仅提高了白藜芦醇脂质体治疗肝癌疗效，减少用药剂量，而且降低药物毒性和不良作用。主动肝靶向中药制剂的研制，为肝脏疾病的治疗开辟了新的途径，在提高药物疗效的同时，能够最大限度地保护肝脏功能，减少药物毒性和不良作用。

（蔺彩娟）

第三节　中药微球在肝癌治疗中的应用

原发性肝癌（HCC）患者就诊时多已属晚期，对不能手术切除的患者，肝动脉化疗栓塞术（TACE）是首选的治疗方法。肝脏动脉栓塞的原理是基于肝脏的双重供血系统。肝脏的血供 25% ~30% 来源于肝动脉，而肝癌的血供 90% 以上来自肝动脉，只有少部分由门静脉供血，因此阻断肝动脉就可以使肝肿瘤的血供减少 90% 以上，而对正常肝组织的血供影响不大。同时由于肿瘤血管存在血流缓慢、发育不全等特点，肿瘤血管组织存在虹吸现象，可以使化疗药物较多地滞留在肝癌血管组织，使肝肿瘤细胞坏死，而对正常肝组织影响较小。对于目前治疗难度大的恶性肿瘤，介入治疗（局部动脉灌注、化疗栓塞）可明显地提高肿瘤局部药物浓度，同时减少药物对身体和其他器官的不良作用。药物微球由于其缓释、靶向、栓塞的特性而广泛应用于肝肿瘤的介入治疗中，显示出了优越的栓塞性能和良好的临床疗效。中药微球除具有以上的优点外，尚有低毒的优势，可减轻常规化疗药的骨髓抑制、肝肾功能损害及免疫抑制等毒性和不良反应。因此，近年来将中药微球应用于肿瘤的介入治疗成为介入治疗领域中的热点。

一、中药单体化合物的微球制剂

中药单体化合物的化学结构和物理化学性质明确，其制备工艺和载体材料选择等方面与化学药比较接近，可以建立有效的质量监控指标和方法，进行深入的药理学研究，因而近年来对该类中药微球制剂的研究比较活跃和深入，涌现出大量具有缓释或靶向作用的中药单体化合物微球制剂。紫杉醇是从红豆杉科红豆杉属植物的树干和树皮中提取的一种具有独特结构的二萜类成分，其骨架被命名为紫杉烷，具有良好的抗癌活性，能够促进微管聚合并稳定微管，抑制细胞的有丝分裂从而达到抗肿瘤作用。如国内研究者以乳酸—羟基乙酸共聚物（PLGA）为载体制备出紫杉醇缓释微球，并评估紫杉醇微球瘤内直接注射对裸鼠 HepG - 2 移植瘤的疗效，结果显示与紫杉醇瘤内注射组相比，紫杉醇微球瘤内注射治疗组的抑瘤率高、肿瘤体积和重量均明显减小。以明胶为载体材料制备的华蟾酥精明胶微球，将其选择性地栓塞肝窦前动脉，结果显示药物微球组未见明显过敏反应和毒副作用，肝功能无明显损害，外周血白细胞增加明显，由于其强烈的致血管炎作用，可致被栓塞血管产生血管炎和继发性栓塞，加强栓塞效果。

二、单味中药提取物的微球制剂

随着中药的提取、分离和精制技术不断完善，许多单味中药已经可以获得组成和药效都比较明确的有效成分提取物，这使得运用微球化技术研制该类中药的微球制剂成为可能。尽管目前此类制剂不多，但却具有很好的发展前景。莪术油为抗癌中药莪术经蒸馏得到的挥发油，不仅具有抗癌活性，还具有抗病毒、改善微循环等作用，是一种低毒性抗癌药物。目前关于莪术油微球的研究较多，如有学者将莪术油制成符合肝动脉栓塞要求的莪术油明胶微球，其球径为 $40 \sim 160 \mu m$ 的微球占 97.16%，体外释药 12h 累积释放达 80%，释药规律符合一级动力学模型，肝动脉栓塞荷瘤大鼠后，结果表明平均生存率显著延长，肿瘤体积显著减小。同类研究中也显示利用大鼠移植性肝癌模型进行肝动脉灌注莪术油微球实验，高低剂量组与对照组比较，大鼠肿瘤生长抑制率均受到显著抑制，肿瘤坏死以重度为主，生存时间亦明显延长。在临床研究中，学者将 41 例肝癌患者分为治疗组和对照组：治疗组予莪术油微球和华蟾素、艾迪注射液等经肝动脉灌注；对照组给予化学治疗药物和碘化油等灌注。结果两组治疗前后的白细胞下降、血小板下降、血红蛋白下降和恶心呕吐等毒副反应，治疗组的发生率均低于对照组，其中白细胞下降、恶心呕吐差异有显著性。

三、中药复方的微球制剂

目前，中药复方的微球制剂的数量还比较少，对其研究也不够深入，现阶段主要选择药味较少、作用显著、质量可控的中药复方开展微球制剂的研究。如刘晓华等采用对消化道肿瘤治疗效果较好的中药复方（主药为丹参、长不老、龙葵等药）化瘀散结药物浸膏与5-氟尿嘧啶复合，制成粒度、含药量、含磁量一定的磁性微球制剂，它可在体外磁场的定向引导下，浓集并滞留在靶区癌组织上，定位释放药物，从而提高了疗效，降低了毒副作用，临床治疗54例食道和胃肿瘤，总有效率87.05%。郑谊等将主药为川乌、草乌、莪术、白花蛇舌草、麦冬、沙参、虎杖、生地等组成的抗癌中药复方，提取浓缩精制成粒径为25～100μm的栓塞微球，用于家兔肺、肝动脉插管给药，栓塞后24d，均见肝动脉及较大分支管径重新缩小变细，末梢分支无明显显影，肝血管未见明显的侧支循环形成，与环磷酰胺等其他三组对照，实验表明具有明显的肿瘤抑制和杀伤作用，并可通过机械栓塞肿瘤末梢血管，阻断、破坏供血而抗肿瘤。陈自谦等根据药典提供的数味具有抗癌和促凝作用的中草药，将主要成分为三七、莪术、壳聚糖、白芨胶、雷公藤等原药或成品药组成的抗癌中药复方，制成粒径为200～300μm的栓塞剂，并应用其进行猪肝动脉栓塞，结果显示该栓塞剂栓塞部位主要是末梢小动脉，栓塞牢靠，维持时间可达5周，不易形成侧支循环；经光镜和电镜观察其对正常肝组织损失轻微，仅出现栓塞部位的肝细胞水变性和胞浆灶性坏死。

综上所述，中药微球制剂具有缓释、靶向、减少药物刺激，降低毒副作用，提高疗效等优点，这些优点使其在肿瘤治疗领域中具有很大的发展前途。但这一技术大多都还处在基础研究阶段，研究方向主要停留在制剂工艺和动物体内靶向分布，临床研究较少。同时，中药微粒制剂在制备工艺及质量控制等方面存在许多问题。因此，中药微球制剂的研究应当在中医药理论的指导下，突出中医药特色，充分利用现代先进的药剂学技术、方法和手段，推动我国中药微球制剂的发展，使中药微球制剂成为安全、有效、稳定、可控的现代中药制剂而应用于临床肿瘤的治疗，从而发挥中药的优势，使祖国传统医药在医疗服务中发挥更大的作用。

（蔺彩娟）

第四节　纳米中药在肝癌治疗中的应用

中医药作为祖国医学的瑰宝，在长期与癌症斗争的过程中，也筛选出临床疗效确切、毒副作用较小的中药，但中药复方的处方药味多，成分复杂，且缺乏体内药物动力学研究手段。近年来，随着中药分离、纯化技术的发展，对中药有效成分进行分离、鉴定，已筛选出许多抗肿瘤的中药单体成分，并进行了抗肿瘤作用和机制的研究，且取得了可喜的研究成果。如何提高中药疗效、减轻毒副作用，是中药现代化研究发展的重要方向，研制具有靶向性的纳米中药是当前研究的热点问题。

1998年，国内学者首次提出了纳米中药的概念。一般认为，纳米中药是指运用纳米技术制造的粒径<100nm的中药有效成分、有效部位、原药及其复方制剂。它是中药纳米化后的产物，不是一种新的药种。纳米中药的制备，目前常用的方法有纳米超微化技术和纳米包

覆技术。本书主要介绍的是由纳米包覆技术制备的应用于肝癌治疗的纳米中药，分为以下几种。

1. 去甲斑蝥素　斑蝥素为中药斑蝥的主要抗肿瘤成分，去甲斑蝥素是斑蝥去甲基化衍生物，其抗癌作用可进一步增强。但因其不溶于水，无法静脉给药，同时由于药物半衰期短，局部血药不能很快达到理想的有效治疗水平。针对上述问题，国内有学者选择聚乳酸—聚乙醇酸共聚物纳米材料制备粒径均值为 126.4nm 的去甲斑蝥素纳米控释制剂，载药率为 36.3%。研究发现对体外培养的 SMMC-7721 肝癌细胞和小鼠肝癌、肺癌等均表现出明显的抑制作用，且具有良好的量—效关系，局部血药浓度显著延长，药物生物利用度提高，给药量减少，毒性和不良作用减轻。

2. 羟基喜树碱　喜树碱是从我国特有的珙桐科植物喜树的树干、树皮和果实中提取的一种具有抗肿瘤作用的生物碱，但由于毒性大而限制其临床应用。羟基喜树碱（hydroxy-camptothecin，HCPT）是喜树碱的半合成衍生物，具有更强的抗肿瘤作用和广泛的抗瘤谱，但由于不溶于水，临床应用的制剂为经碱化开环后溶于水的注射液，但其质量不稳定及抗癌活性下降；同时 HCPT 体内半衰期短，成为限制其临床应用的主要因素。采用纳米技术制备纳米 HCPT，通过静脉注射观察小鼠体内组织分布，结果发现：①纳米 HCPT 在不同组织中浓度分布不均，其顺序依次为肝、肾、脾、肠、胃、肺、心；②纳米 HCPT 在肝、肾、脾、肺、胃的药物浓度均显著高于 HCPT，以肝组织的药物浓度最高，是 HCPT 的 37.66 倍（15 min）；③纳米 HCPT 给药后在肝组织保留时间长，而 HCPT 给药后没有显著蓄积的靶组织。证实纳米 HCPT 与 HCPT 相比，能够更多地进入组织器官并具有明显的肝组织靶向性，在肝组织中可较长时间保持较高药物浓度。

3. 三氧化二砷　三氧化二砷（As_2O_3）是一种矿物类中药，近年来有关 As_2O_3 抗肿瘤的研究，特别是抗白血病方面的临床研究引起了人们的广泛关注。有学者利用溶胶凝胶法成功制备了平均粒径为 80nm 和 40nm 的 As_2O_3 纳米粒，体外应用于肝癌细胞 SMMC-7721，结果显示 10μmol/L As_2O_3 溶液处理 48h 后，细胞存活率 90%，凋亡率 24.14%，而同浓度的 As_2O_3 纳米粒组中，细胞存活率仅 58%，凋亡率达到 32.69%，表明与传统的 As_2O_3 相比，As_2O_3 纳米粒抑制 SMMC-7721 细胞生长的机制同样为诱导细胞凋亡，但其效果更显著。利用超微粒子催化剂制备的 $As_2O_3/Mn_{0.5}Zn_{0.5}Fe_2O_4$ 磁性复合纳米粒子，具有良好的磁响应性。用 1μmol/L $Mn_{0.5}Zn_{0.5}Fe_2O_4$ 复合纳米粒子联合纳米磁流体热疗（maqnetic fluid hyperthermia，MFH）处理 SiHa 细胞 48h，细胞生存率为（64.76±1.32）%，而游离 As_2O_3 组的细胞生存率为（92.09±1.68）%，此种差异同样存在于 2μmol/L 及 5μmol/L $Mn_{0.5}Zn_{0.5}Fe_2O_4$ 复合纳米粒子联合 MFH 组中。但 $As_2O_3/Mn_{0.5}Zn_{0.5}Fe_2O_4$ 复合纳米粒子联合 MFH 诱导肿瘤细胞凋亡的机制尚未研究清楚，是否同时存在 As_2O_3 和热疗的协同及增强作用，仍需实验来进一步证实。

4. 土贝母　中药土贝母及其提取物注射剂在临床用于治疗各种结核、肿瘤，效果良好。但其严重的细胞毒性和刺激性阻碍了该有效成分的深入研究与开发。有学者成功制备了粒径为 0.681~1.59μm 的聚氰基丙烯酸正丁酯纳米粒，并与土贝母苷甲进行了对比研究，结果表明静脉注射聚氰基丙烯酸正丁酯纳米粒和土贝母苷甲对小鼠 H22 瘤体的抑制率相似，但聚氰基丙烯酸正丁酯纳米粒对血管的刺激性明显降低，其 LD50 提高了 20% 左右。

　　中药现代化为中药纳米治疗肝癌提供了一个广阔的前景，但尚存在中药及复方制剂基础性研究不足，纳米中药的制备方法尚不成熟，质量检验的技术尚不完善等问题。因此，开发靶点选择性更高、药代动力学更佳、给药更为方便、肿瘤治疗效果更好且毒性和不良作用更小的纳米中药是今后研究的重点之一。依靠现代科技进步，采取材料学、药剂学和化学等多学科联合攻关，可使中药纳米靶向控释制剂技术不断成熟。相信不久的将来将会有更多效果更好的纳米中药应用于肝癌的治疗，造福于更多肝癌患者。

（蔺彩娟）

第十五章

针推康复技术

第一节　针灸和推拿疗法的适应证和禁忌证

一、针法的适应证

1. 适应证　针刺疗法广泛地适用于内、外、妇、儿、五官等科的许多疾病，尤其对于功能失调的疾病效果尤佳，如神经衰弱，神经血管性头痛，胃肠神经功能紊乱，月经不调，甲状腺功能亢进等。对某些器质性疾患，如视神经萎缩，小儿麻痹后遗症等，亦有一定的疗效。对一些慢性炎症、传染病如菌痢、百日咳、肝炎等，寄生虫病如疟疾、蛔虫病等，均有一定的疗效，这些疾病都是针刺治疗的适应证。内、外、妇、儿、五官各科疾病针刺治疗的主要适应证如下。

（1）内科：急慢性疼痛，面瘫，脑血管意外后遗症，癫痫，瘾症，精神分裂症，神经衰弱，感冒，支气管炎，支气管哮喘，溃疡病，胃下垂，呕吐，病毒性肝炎，菌痢，疟疾，高血压，冠心病，风湿与类风湿性关节炎，甲状腺功能亢进症，遗精，阳痿，男性不育症、尿潴留，便秘，晕厥，中暑，休克等。

（2）外科：疖，淋巴管炎，颈椎病，肩周炎，软组织损伤，腰肌劳损，乳腺炎，胆石症，动力性肠梗阻，溃疡性穿孔，急性阑尾炎等。

（3）妇产科：痛经，经闭，月经不调，胎位不正，缺乳，子宫脱垂等。

（4）儿科：消化不良，遗尿，腮腺炎，惊厥，小儿麻痹症，新生儿窒息，交通性脑积水，儿童近视，远视，斜视等。

（5）五官科：急性结膜炎，色盲，视神经萎缩，耳鸣，耳聋，鼻炎，急性扁桃体炎，牙痛等。

2. 禁忌证

（1）有严重器质性病变、恶性皮肤病、血友病、败血症、失血或过敏性休克、急性腹膜炎、坏疽、恶性热性病等，一般不宜针刺，即使在必须用针灸治疗的情况下，也只可作为一种辅助的治疗方法。

（2）患者过于饥饿、疲劳、精神过度紧张时，不宜立即针刺。对于身体瘦弱，气血亏虚的患者，进行针刺时手法不宜过强，并应尽量选用卧位。

（3）妇女怀孕3个月者，不宜针刺小腹部的腧穴。若怀孕3个月以上，腹部、腰骶部腧穴也不宜针刺，至于三阴交、合谷、昆仑、至阴等一些能引起子宫收缩的腧穴，在怀孕期亦应禁刺。如妇女行经时，若非为了调经，亦不应针刺。

（4）小儿囟门未合时，头顶部的腧穴不宜针刺。

（5）避开血管针刺，防止出血；常有自发性出血或损伤后出血不止的患者，不宜针刺。

（6）皮肤有感染、溃疡、瘢痕或肿瘤的部位，不宜针刺。

（7）对胸胁、腰、背等脏腑所居之处的腧穴，不宜直刺、深刺。对肝脾大、肺气肿患者更应注意。如刺胸、背、腋、胁、缺盆等部位的腧穴，若直刺过深，都有伤及肺脏，造成创伤性气胸的可能。因此，医生在进行针刺操作时，一定要严格掌握针刺的角度与深度，防止意外事故的发生。

（8）针刺眼区和颈部的风府、哑门等穴以及脊椎部的腧穴，要严格控制针刺角度和深度，不宜大幅度的捻转、提插和长时间的留针，以免伤及眼球、脊髓或延髓等重要组织器官，产生严重的不良后果。

（9）对于肠梗阻患者的腹部和尿潴留患者的膀胱区，在针刺时必须注意针刺的方向、角度和深度，以免伤及胃肠道及膀胱等器官。

二、灸法的适应证和禁忌证

1. 适应证　艾灸疗法具有温经散寒、温补中气、回阳固脱、消瘀散结、防病保健的作用，主要适用于寒证、虚证、阴证以及防病保健，如内、外、妇、儿各科中凡属阳气虚弱的沉寒痼冷等证，如眩晕，中风，血虚，胃脘痛，泄泻，痢疾，阴挺，崩漏，产后血晕，胎位不正，闭经，痛经，毒虫咬伤，脱肛，疔肿（未化脓）等证。

2. 禁忌证　灸法虽能治病，但如应用不当，也有流弊，正如水之能载舟，也能覆舟。凡实热证、阴虚发热及阴虚阳亢的疾病，一般不适宜施灸。《伤寒论·辨太阳病脉证并治》中说："微数之脉慎不可矣，……火气虽微，内攻有力，焦骨伤筋，血难复也。"说明灸法如使用不当，也可产生不良后果。

（1）对颜面五官、阴部和有大血管部位，不宜采用瘢痕灸。历代针灸文献中述及的禁灸穴位有五十多个，临床上并不尽然，笔者认为其中有好多穴位是可以灸的，但一般不采用瘢痕灸，这就要求严格控制好施灸量和施灸的程度。

（2）孕妇的腹部和腰骶部，以及一些具有明显催产作用的穴位不宜施灸。

（3）长期卧床的患者，腰、背、骶部血液循环较差，因而这些部位一般不宜施灸，以免引起褥疮。

（4）对于截瘫患者，在感觉障碍或消失的部位施灸时，医生要掌握好施灸的量，以免烧伤机体。

（5）糖尿病患者，很容易并发皮肤感染，因此不宜采用化脓灸。

（6）在抢救患者使用吸氧装置的时候，绝对禁止在现场施灸，否则可导致氧气筒爆炸，而产生严重后果。

（7）患者在过饥过饱、醉酒的情况下也不宜施灸。

三、推拿疗法的适应证和禁忌证

1. 适应证　推拿疗法常用于内、骨伤、外、妇、儿、五官各科，同时亦广泛应用于减肥、美容、保健等方面。

（1）内科疾病：如胃脘痛、胃下垂、胆绞痛、呕逆、便秘、腹泻、肺气肿、哮喘、高血压、冠心病、糖尿病、尿潴留、感冒、眩晕、昏厥、中暑等。

（2）骨伤科疾病：如颈椎病、落枕、肩关节周围炎、胸胁迸伤、急性腰扭伤、慢性腰肌劳损、腰椎滑脱症（轻度）、梨状肌综合征、尾骨挫伤、各种常见关节脱位（如下颌关节脱位、肩关节脱位、肘关节脱位等），四肢关节扭伤（如肩关节扭挫伤、腕关节扭挫伤、踝关节扭伤、跟腱损伤），退性行脊柱炎、类风湿性关节炎、肱骨外上髁炎、桡骨茎突部狭窄性腱鞘炎等。

（3）妇科疾病：如急性乳腺炎、产后缺乳、痛经、闭经、慢性盆腔炎、带下、月经不调、乳癖、子宫脱垂等。

（4）五官科疾病：近视、视神经萎缩，慢性鼻炎，慢性咽炎，急性扁桃体炎，耳鸣、耳聋等。

（5）儿科疾病：脑性瘫痪、咳嗽、发热、泄泻、疳积、肌性斜颈、夜啼、遗尿、小儿麻痹后遗症、臂丛神经损伤、斜视、脱肛等。

2. 禁忌证　一般认为，推拿疗法在以下情况不适合。①各种急性传染病，或各种恶性肿瘤的局部；②各种溃疡性皮肤病，或烧伤、烫伤；③各种感染性化脓性疾病和结核性关节炎；④严重心脏病、肝病，或胃、十二指肠等急性穿孔，或严重的（不能合作、不能安静）精神病；⑤月经期、妊娠期妇女疾病，尤其是腹部严禁推拿；⑥年老体弱的危重病患者；⑦诊断不明，不知其治疗要领的疾病（如骨折、骨裂和颈椎脱位等），也应视为禁忌证，严防治疗失误；⑧诊断不明确的急性脊柱损伤，或伴有脊髓症状患者，手法可能加剧脊髓损伤。

（张爱红）

第二节　针刺疗法意外情况的防治

针刺是一种较为安全而有效的治疗方法。但是如果学而不精、疏忽大意、操作不慎，或犯针刺禁忌，或手法不当，或因针具质量不好，或对人体解剖部位缺乏了解，或患者体位不适、精神紧张等原因，医疗实践中往往也会出现一些不应有的异常情况，严重者甚至发生事故，给患者带来不应有的痛苦。临床上常见的针刺意外主要有以下几类。

一、晕针

1. 现象　患者在针刺过程中，突然感觉心慌、心跳、头晕目眩，或恶心欲吐，出冷汗，面色苍白，精神疲倦，脉象微弱；严重者出现肢体厥冷、血压下降、二便失禁，不省人事等。

2. 原因　患者精神紧张，或初次接受针刺有恐惧心理，或因患者体质虚弱，或劳累、饥饿，或因体位不适，或医者操作不当、手法过重等。

3. 处理　立即停止针刺，将全部毫针取出，使患者平卧、头部稍低，注意保暖，轻者静卧片刻，或饮温开水或热茶，即可恢复；重者可指掐或针刺人中、合谷、内关、足三里，灸百会、气海、关元、涌泉等穴，必要时配合其他急救措施。

4. 预防　首先要注意患者的体质、神志以及针刺反应的耐受性；对于初次接受针刺治疗和精神紧张者，应先做好解释工作，消除顾虑；尽量采用卧位和舒适的体位；少留针，且留针时间不宜过长，手法不宜过重；对于劳累、饥饿者，不予针刺；医生在进行针刺治疗过程中，要随时观察患者的精神状态，如发现患者面色苍白、出汗，或诉说头晕等晕针先兆时，应及早采取处理措施。

二、弯针

1. 现象　针身弯曲，或针柄改变了进针时刺入的方向，提插、捻转及出针时均感困难，患者感觉疼痛。

2. 原因　常因留针时患者体位移动，或因针柄受到外物的压迫和碰撞；或因滞针，没有及时、正确地处理；也有因医者手法不熟练，用力过猛，使针尖碰到坚硬组织而引起。

3. 处理　嘱患者慢慢移动，恢复原来的体位，若针身轻微弯曲，不可再行捻转、提插等手法，应将针身慢慢退出；如针身弯曲角度较大，必须轻微摇动针身，并用手指在针体周围轻轻地按揉，使局部的组织皮肤放松，再顺着弯曲的方向将针退出。若针身弯曲不只一处，必须观察针身弯曲的方向，分段逐渐退出。切忌用力过猛，弯针的处理必须做到慢、稳、准、轻，防止断针发生。

4. 预防　针刺前应让患者采取舒适的体位，留针期间不要变动体位，针刺部位和针柄不能被外物碰撞或压迫，如有滞针应及时正确地处理，医者手法要熟练，指力要均匀轻巧。

三、滞针

1. 现象　针身在穴位内吸附较紧，捻转、提插、出针时均感到涩滞困难，勉强活动针具时，患者疼痛明显。

2. 原因　行针时用力过猛，捻转、提插时指力不均匀，或向一个方向连续捻转，而致肌纤维缠绕针身；或因针身刺入肌腱，或因患者精神紧张，以及因疼痛而致肌肉痉挛，或因患者轻微变动体位；或因医者手法不熟练，使针尖碰到坚硬组织而引起。

3. 处理　轻轻按揉针体周围皮肤及肌肉，也可适当延长留针时间，使局部肌肉紧张状态缓解时才出针；或在附近加刺 1 ~ 2 针，以宣散气血，缓解痉挛；若因移动体位引起者，必须轻轻移动以恢复原来的体位，然后才慢慢退针。

4. 预防　行针时不可用力过猛，以减少疼痛，避免单向捻转，避免将针身刺入肌腱；对精神紧张者应做好思想解释工作，以消除患者的紧张状态，进针后避免移动肢体，以减少滞针的发生。

四、血肿

1. 现象　出针后，局部呈青紫色或肿胀疼痛。

2. 原因　针刺时损伤小血管或皮肉受损，特别是针尖弯曲带钩时更易发生。

3. 处理　微量的渗血或针孔局部小块青紫，一般不必处理，可自行消退。如局部青紫肿痛明显者，要先行冷敷止血后，再行热敷，以促使局部瘀血消散。

4. 预防　仔细检查针具，熟悉解剖体位，避开血管针刺；针刺前要仔细检查针具。

五、后遗感

1. 现象　出针后，针刺局部仍遗留酸痛、胀痛、麻木等不适的感觉。

2. 原因　常因医者手法过重，或因患者对针刺效应较为敏感，亦有因留针时间过长所致。

3. 处理　轻者在局部施以轻松的按摩，即可改善或使之消失；重者可在局部或其周围除按摩外，加以悬灸，一般均可消除其后遗感。

4. 预防　针刺手法不宜过重，留针时间不宜过长，出针时可在其针孔按摩，以减少后遗感的发生。

六、断针

1. 现象　针身折断，部分或全部残留在患者体内。

2. 原因　针具质量欠佳，针身或针根有剥痕损伤，针刺时将针身全部刺入；行针时，强力提插捻转，或突然加大电针电流强瘦，致使肌肉剧烈挛缩；或患者改变体位，滞针和弯针现象没有及时正确处理；或针柄或针身受强力碰撞或压迫等。

3. 处理　医者、患者均不要紧张，不要乱动，以防断端向肌肉深层陷入。若断端尚有小部分露在体表，可按压针孔两旁，使断端暴露体外，然后用夹子取出；如针身全部陷入肌肉，则需行外科手术取出。

4. 预防　认真细致地检查外具，对不符合质量要求的针具应挑出剔除；针刺时应使针身的一小部分留在体表，不能将针身全部刺入体内，因针根处的剥损不易发现，该处最易折断；当发生滞针或弯针时，要及时正确地处理，切忌猛力拉拔；针刺留针期间，要避免移动体位，避免碰撞或压迫针体。

七、刺伤脏器

1. 现象　针刺过程或针刺治疗后，出现严重程度不同的各种症状，如胸痛、心慌、气促、呼吸困难，或腹痛、腹胀，或血尿，或肢体感觉、运动功能障碍，或疼痛，或肢体瘫痪，或患者神志不清，或休克等。

2. 原因　针刺操作不熟练，对穴位的解剖位置没有很好的掌握，在颈部、胸背部、上腹部进针时的角度、方向、深度偏误，以致刺伤肺脏造成气胸、血胸，或刺伤心、肝、脾、肾等内脏，或神经干、脑脊髓等。此外，肝脾大、胃下垂、肾下垂时，也容易被刺伤。也有在留针过程中，患者的活动使体位改变，或针体被碰击、压迫，以致改变了进针时的角度、方向、深度而引起。

3. 处理　轻症者，适当的休息，让患者安静，可慢慢地恢复。严重者，需要对症治疗，或针对刺伤不同的脏腑出现的症状进行抢救，如止血、给氧、给予兴奋剂、抗休克等。

（1）气胸：如进入胸膜腔的气体不多，症状较轻，且创口已闭合者，一般可待其自行吸收，患者应取半卧位休息，并给予对症处理。如进入胸膜腔的气体较多，症状严重时，可作胸腔穿刺抽气减压（可在锁骨中线第二肋间隙处，或在腋中线，或腋后线处，用18号穿刺针作胸穿抽气）；如病情严重，出现呼吸困难、发绀、休克等，除抽气减压外，还应给氧气吸入及抗休克治疗，同时必须转科进行抢救。

（2）内脏损伤：内脏损伤较轻、出血量少、症状不明显时，经卧床休息，一般可以自愈；如果有明显的出血征象，应密切观察病情及血压变化，同时用止血药或局部冷敷止血；若病情严重，有明显腹膜刺激征，血压下降，甚至出现休克时，应立即采取急救措施。

（3）脑脊髓损伤：脑脊髓损伤较轻者，经安静休息后常可逐渐恢复，但应密切观察。因有些出血性损伤的病情是逐渐加重的，故要提高警惕，若症状逐渐加重者，应及时采取抢救措施，病情严重时，需及时送条件较好的医院救治。

（4）神经损伤：症状的轻重与损伤程度有关，一般轻者经按摩、穴位注射维生素 B 类药物等，可促进其功能恢复。

4. 预防　为了避免针刺时损伤脏器、组织、神经，首先要熟悉穴位的解剖，掌握各个穴位下有何重要脏器，针刺深度与组织结构的关系。其次，在针刺头部、背腰部、胁肋部、胸腹部穴位时，要严格掌握针刺的角度、深度；对进食过饱、肠胀气、尿潴留的患者，相应部位也不宜深刺。

（张爱红）

第三节　推拿意外情况的防治

推拿是一种外治法，与药物内治是有区别的。临床上，如果手法操作不当，不但会减弱应有的疗效，而且能加重患者的痛苦，甚至会导致不良后果，危及生命，故当积极预防推拿意外的发生，一旦发生，应及时正确处理。临床上常见的推拿意外，主要有以下几种类型。

一、软组织损伤

1. 症状　损伤部肿胀疼痛，伤处皮肤出现红、肿、青、紫等，关节活动受限。

2. 原因　软组织包括皮肤、皮下组织、肌肉、肌腱韧带、关节附件等，其中皮肤损伤在推拿临床上最为常见。其原因有三方面：一是初学推拿者，手法生硬，不能做到柔和深透，从而损伤皮肤；二是由于粗蛮的操作手法，如粗蛮施加压力或小幅度急速而不均匀地使用擦法等，均易导致皮肤损伤；三是手法的操作时间过长，较长时间吸定在一定的部位上，局部皮肤及软组织的感觉相对迟钝，痛阈提高，从而导致皮肤损伤。

3. 处理　以局部取穴为主。

4. 预防　要求医者加强手法基本功的训练，正确掌握各种手法的动作要领，提高手法的娴熟程度。

二、胸腰椎压缩性骨折

1. 症状　骨折的椎体局部出现剧烈疼痛，压痛明显，活动功能受到限制。

2. 原因　推拿操作时，当病员取仰卧位，过度地屈曲双侧髋关节，使腰椎生理弧度消失，并逐渐发生腰椎前屈，胸腰段椎体前缘明显挤压，若在此基础上，再骤然增加屈髋、屈腰的冲击力量，其冲击力由下向上传递到脊柱，从而容易发生腰椎上部或胸椎下部骨折。

3. 处理　对于单纯性椎体压缩性骨折（指椎体压缩变形小于1/2，无脊髓损伤者），可采用非手术疗法，指导患者锻炼腰背伸肌，可以使压缩的椎体复原，早期锻炼不至于产生骨质疏松现象，通过锻炼增强背伸肌的力量，避免慢性腰痛后遗症的发生。若是脊柱不稳定的损伤（即椎体压缩变形大于1/2，同时伴有棘上、棘间韧带损伤或附件骨折，或伴有脊髓损伤者），应以手术治疗为主。

4. 预防　正常的双下肢屈膝屈髋运动，是用来检查腰骶部病变的特殊检查方法之一，在临床上也常用此法来解除腰骶后关节滑膜的嵌顿和缓解骶棘肌的痉挛。运用此种方法的时候，只要在正常的髋、骶关节活动范围内，且在双下肢屈髋关节的同时，不再附加腰部前屈的冲击力，腰椎压缩性骨折是完全可以避免的。特别是对于老年人，久病体弱或伴有骨质疏松的患者，行此法时更需谨慎。

三、寰枢关节脱位

1. 症状　颈项部疼痛强硬，头向一侧倾斜，功能活动受限，呈强迫体位，动则疼痛加剧。有的患者还会出现面部、上肢麻木，头痛、眩晕、恶心、耳鸣、心慌等。

2. 原因　第1颈椎又称寰椎，无椎体、棘突和关节突，由前弓、后弓和两个侧块构成；第2颈椎又称枢椎，椎体小而棘突大，椎体向上伸出一指状突起，称为齿突。寰枢关节是由两侧的寰枢外关节和寰枢正中关节构成，可围绕齿突作旋转运动；而寰枢外侧关节由寰椎下关节面和枢椎上关节面组成，寰枢正中关节由齿突和寰椎前弓和寰椎横韧带组成。正常情况下，进行颈部旋转、侧屈或前俯后仰的运动类推拿手法，一般不会出现寰枢关节脱位。但当上段颈椎有炎症或遭受肿瘤组织破坏后，在没有明确诊断的情况下，手法操作者盲目地作较大幅度的颈部旋转运动或急剧的前屈运动，则可导致寰椎横韧带撕裂、寰枢关节脱位；或者有齿突发育不良等先天异常，也可因盲目的颈部手法操作，姿势不当，手法过度，引起寰枢关节脱位。

3. 处理　按常规复位手法给予处理，一般是手法越早越好，且要熟练准确。

4. 预防　寰枢关节脱位属高颈位损伤，多为自发性，可由颈部、咽后部感染引起的寰枢韧带损伤，也可因推拿手法，在外力作用下引起颈椎关节脱位。颈部活动受到年龄限制，年龄越小颈部活动范围越大，年龄越大颈部活动越小。因而在颈部手法操作特别是颈部旋转复位类手法之前，应常规摄X光片，检查血常规、红细胞沉降率等，以排除颈部、咽部及其他感染病灶，了解其疾病的变化和转归，方能行颈部旋转手法，但不宜超过45°，颈部扳法不要强求弹响声。

四、神经系统损伤

1. 症状　神经系统损伤的危害程度之严重，可居推拿意外之首，轻则造成周围神经、内脏神经的损伤，重则造成脑干、脊髓的损伤，甚至造成死亡。

如推拿治疗颈部疾患时，如强行做颈椎侧屈的被动运动，易导致患者的臂丛神经和关节囊损伤，同时对侧关节囊也受到挤压损伤。一般在行手法治疗后，若立即出现单侧肩臂部阵发性疼痛、麻木，肩关节外展受限，肩前、外、后侧的皮肤感觉消失，应警惕神经损伤（如腋神经、肩胛上神经）的可能性，日久可出现三角肌、冈上肌废用性肌萎缩。

2. 原因　由于推拿手法使用不当或外力作用造成神经系统的损伤，包括中枢神经和周围神经损伤两大类。

3. 预防　要求施术者对神经的解剖结构有深刻的了解，在操作时不乱使用猛烈而急剧的强刺激手法；一旦出现意外应及早对症处理。

五、肩关节脱位

1. 症状　①前脱位者，患肩常有肩峰部明显突出，失去正常圆形膨隆的外观，出现典型的"方肩"畸形。肩峰下部有空虚感。测量肩峰至肱骨外上髁时，距离与健侧不等长。一般患肢短于健肢，但盂下脱位时，则长于健肢。伤臂于25°～30°外展弹性固定，因疼痛不敢活动。肩关节前部有时可触及饱满肱骨头；②后脱位者，有肩部前方受暴力作用病史，肱骨头脱出位于肩胛盂后，停留在肩峰下或肩胛冈下。主要临床表现为喙突异常突出，肩前部显示塌陷、扁平。肩胛冈下部可触及饱满的肱骨头，上臂为外展、内旋畸形。

2. 原因　肩关节由肩胛的关节盂与肱骨头所构成。其解剖特点是：肱骨头大，呈半球形，关节盂小而浅，约为肱骨头关节面的1/3，关节囊被韧带和肌肉覆盖。由于肩关节不稳定的结构和活动度大，因此它是临床中最常见的受损关节部位之一。对肩部疾病推拿治疗时，如果方法掌握不当，或不规范地做肩部的被动运动，就可能造成医源性的肩关节脱位，甚至并发肱骨大结节撕脱骨折、肱骨外科颈骨折等。

3. 处理　一旦造成单纯性的肩关节脱位，应使用手牵足蹬法复位，完成整复。如肩关节脱位合并肱骨大结节骨折、骨折块无移位者，只要脱位一经整复后，骨折块也随之复位；如推拿肩部时，造成肱骨外科颈骨折，应分析其骨折类型，再确定整复手法，必要时须转科手术治疗，以免贻误治疗时机。

4. 预防　要求施术者对肩关节的解剖结构和关节正常的活动幅度有深刻的了解，在做被动运动时，双手要相互配合，运动幅度要由小到大，顺势而行，切不可急速、猛烈、强行操作；对于肩部有骨质疏松改变的患者，在推拿治疗时不应使用强刺激手法及大幅度的肩关节外展、外旋的被动运动，尤其是操作者的双手不能同时作反方向的猛烈运动。

六、肋骨骨折

1. 症状　伤后出现胸胁肿胀、疼痛，活动时自觉牵掣作痛，胸闷不舒，深呼吸时疼痛加重。

2. 原因　肋骨共有12对，左右对称，连接胸椎和胸骨而组成胸廓，对胸部脏器起着保护作用。肋骨靠肋软骨与胸骨相连，肋软骨俗称"软肋"，能缓冲外力的冲击，造成肋骨骨折的因素主要是直接和间接的暴力。在推拿治疗时，由于过度挤压胸廓的前部或后部，使胸腔的前后径缩短，左右径增长，则易导致肋骨的侧部发生断裂。如患者俯卧位，医者在其背部使用双手重叠掌根按法或肘压法等重刺激手法，若忽视病人的年龄、病情、肋骨有无病理变化等情况下使用此类手法，将易造成肋骨骨折。

3. 处理　单纯的肋骨骨折，因有肋间肌固定，很少发生移位，可用胶布外固定胸廓，限制胸壁呼吸运动，让骨折端减少移位，可达到止痛的目的。肋骨骨折后，若出现反常呼吸、胸闷、气急、呼吸短浅、咯血、皮下气肿时，要考虑是否有肋骨骨折所产生的胸部并发症，故应及时转科会诊治疗。

4. 预防　目前的推拿治疗床一般是硬质铁木类结构，在上背部俯卧位推拿时，要慎重选用手法。对年老体弱的患者，由于肋骨逐渐失去弹性，肋软骨也常有骨化，在受到外力猛烈挤压时易造成肋骨骨折；对某些转移性恶性肿瘤而肋骨有病理变化的患者，在背部及胸部施行按压手法，也极易造成医源性或病理性骨折。

七、休克

1. 症状　休克早期，由于脑缺氧，神经细胞的反应进一步降低，神经细胞功能转为抑制，患者表现为表情淡漠、反应迟钝、嗜睡、意识模糊、甚至昏迷，而皮肤苍白，口唇、甲床轻度发绀，四肢皮肤湿冷，脉搏细弱而快，血压下降，呼吸深而快，尿量明显减少等则是各类休克的共同表现。

2. 原因　临床上根据不同的病因，可将休克分为心源性休克、低血容量性休克、感染性休克、过敏性休克、神经性休克五类。其共同的特征表现为，微循环功能障碍，引起组织血流灌注不足，进而导致组织缺氧、酸中毒、血浆成分丢失，器官与组织功能障碍，甚至主要器官受到损害。在推拿治疗的过程中，如果使用特殊的手法持续刺激，或在患者空腹、过度疲劳、剧烈运动后行手法治疗，多可出现休克反应。

3. 处理　推拿治疗中，出现休克病症时，应立即终止重手法的不良刺激；如仅表现为心慌气短、皮肤苍白、冷汗等症状，应立即取平卧位，或头低足高位，予口服糖水或静脉注射 50% 葡萄糖。如病情较重，应立即予以抗休克治疗，补充血容量，维持水、电解质和酸碱平衡，运用血管扩张剂，以维护心、脑、肾脏的正常功能，必要时立即请内科会诊治疗。

4. 预防　为了防止推拿治疗诱发休克意外，临床上必须做到，空腹病员不予推拿治疗，剧烈运动后或过度劳累后的病员不予重手法治疗。使用重手法刺激时，必须在患者能够忍受的范围内，且排除其他器质性疾病。

（张爱红）

第四节　肌力增强训练的技术

一、肌力训练的意义

人体运动的力量来源于肌肉，日常生活、学习工作，没有一件事离得开肌肉的力量，如吃饭时上下牙的咀嚼、行走时腿的一屈一伸都是肌肉的作用。没有肌肉的力量则手不能握，腿不能迈。肌力训练是指根据患者现有的肌力水平，运用运动手段，让肌肉反复收缩，以维持或提高肌肉收缩力量的训练方法。有目的地进行肌力训练，能有效地恢复肌肉的功能和增强肌肉的力量，还可以保护关节、支撑脊柱和防止继发性损伤。老年慢性病患者肌力下降、失用性肌萎缩、脑血管疾病、糖尿病、关节病及正常老年人都需要练习肌肉的力量。

二、肌力训练的方法

（一）被动运动训练

肌力评定在 0~1 级时，患者无法支配自己的肌肉收缩，需完全由康复人员徒手或使用器械对肌肉进行刺激，应用推、捏、揉、拿等进行传递神经冲动的练习，以延缓肌肉萎缩和引起瘫痪肌肉的主动收缩。

（二）助力运动训练

肌力评定在 1～2 级时，有病肢体本身不能完成一个动作，可以采用助力运动训练方法，即在肌肉收缩的同时给予外力的帮助，使其完成较大范围的肌肉和关节运动。助力可以由康复人员，也可以由患者的健侧肢体，还可以利用特殊器械提供。注意助力不等于包办，必须患者自己先尽力，防止以被动运动代替助力运动。助力运动训练包括徒手助力运动、悬吊助力运动、浮力助力运动。

（三）主动运动训练

主动运动训练是指患者运动时既不需要助力，亦不用克服外来阻力。肌力评定达到 3 级时，要鼓励患者主动用力来进行训练。主动运动训练对肌肉、关节和神经系统功能恢复作用明显，方法多样，便于操作，应用广泛。上述 3 种运动训练方法参照关节活动方法训练。

（四）抗阻运动训练

肌力评定在 4 级时，此时肌肉不但能够抗自身重力，还能抗阻力运动。主要是康复人员徒手或利用康复运动器械增加阻力，如哑铃、沙袋、拉力器等，来促进肌纤维增粗，对恢复肌肉的形态和功能具有良好的疗效。本节重点介绍抗阻运动的训练方法。

1. 上肢屈肌的抗阻训练方法

（1）徒手训练：①患者取坐位，康复人员一手固定患者腕部，一手固定肩部；②患者主动抬起上肢，达到极限时，康复人员在前臂给予阻力（图 15－1）。

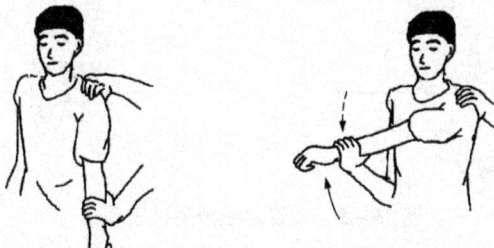

图 15－1　肩关节屈曲徒手抗阻训练

（2）沙袋训练：①患者取坐位，上肢自然下垂，在腕关节处放置沙袋；②上肢上举至水平位，每次停顿 3～5 秒（图 15－2）。

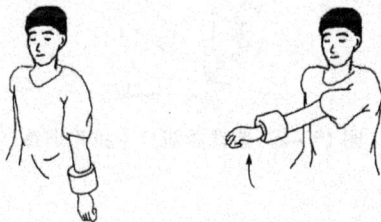

图 15－2　肩关节屈曲沙袋抗阻训练

（3）自主抗阻训练：①一手上肢上举至水平位；②用对侧手掌用力压上臂 3～5 秒（图 15－3）。

2. 前臂屈肌的抗阻训练方法

（1）徒手训练：①患者前臂旋后位，康复人员一手扶住前臂远端，一手在上臂近端固定；②令患者向上抬起前臂，使肘关节屈曲，康复人员在前臂处施加阻力，每次停顿 2 ~ 3 秒（图 15 - 4）。

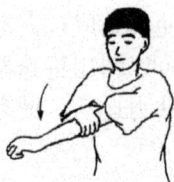

图 15 - 3　肩关节屈曲自主抗阻训练

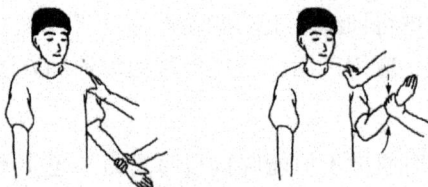

图 15 - 4　前臂屈肌的徒手抗阻训练

（2）沙袋训练：①患者取坐位，上肢平放在桌面上，在腕关节处放置沙袋；②令患者向上抬起前臂，使肘关节屈曲，每次停顿 2 ~ 3 秒（图 15 - 5）。

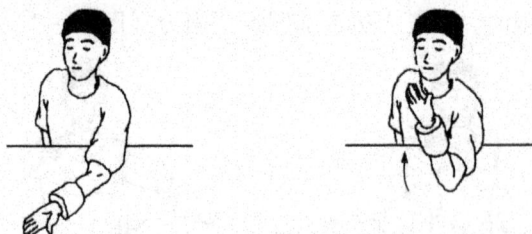

图 15 - 5　前臂屈肌沙袋抗阻训练

（3）自主抗阻训练：①坐位，肘部抬起；②用手掌用力压对侧前臂 3 ~ 5 秒（图 15 - 6）。

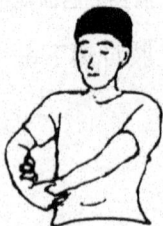

图 15 - 6　前臂屈肌自主抗阻训练

3. 大腿伸肌的抗阻训练方法

（1）徒手训练：①患者椅坐位，小腿下垂，康复人员一手放在患者小腿远端处，一手放在大腿处；②令患者上身坐直，尽量抬起小腿，使膝关节伸直，康复人员在小腿处施加阻力（图 15 - 7）。

（2）沙袋训练：①患者椅坐位，下肢自然下垂，在小腿远端处放置沙袋；②令患者上身坐直，尽量抬起小腿，使膝关节伸直（图 15 - 8）。

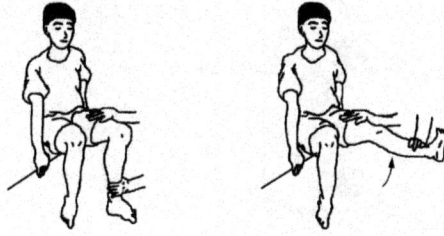

图 15 - 7　大腿伸肌的徒手抗阻训练

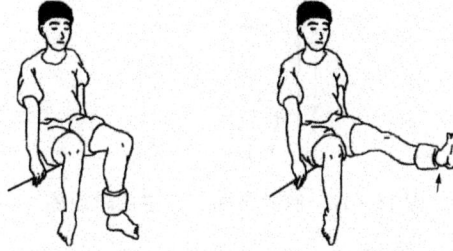

图 15 - 8　大腿伸肌的沙袋抗阻训练

（3）自主抗阻训练：①患者仰卧位，小腿下垂，双腿交叉；②放在上面的腿向下挤压需要增强肌力的下肢，同时，放在下面的腿向上抬起，使膝关节伸展（图15 - 9）。

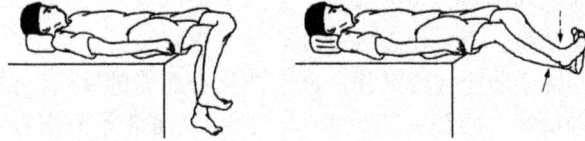

图 15 - 9　大腿伸肌的自主抗阻训练

4. 膝关节屈曲抗阻训练方法

（1）徒手训练：①患者俯卧位，令患者将膝关节垂直地向上抬起屈曲；②康复人员一手固定臀部防上抬，一手在小腿远端处施加阻力（图 15 - 10）。

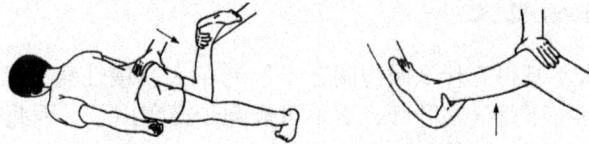

图 15 - 10　膝关节屈曲徒手抗阻训练

（2）沙袋训练：①患者俯卧位，为防止臀部上抬，可圆心固定，小腿远端处放置沙袋。②令患者将膝关节垂直地向上抬起，能屈曲到60°效果最好（图 15 - 11）。

（3）自主抗阻训练：①坐在椅子上，双足交叉着地；②相互牵引用力，上面的向下用力，下面的向上使劲（图 15 - 12）。

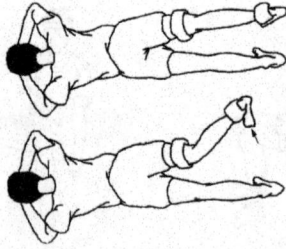

图 15 - 11　膝关节屈曲沙袋抗阻训练

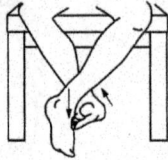

图 15 - 12　膝关节屈曲自主抗阻训练

三、肌力训练时的注意事项

（1）给患者讲解训练目的和方法，鼓励患者积极配合，努力训练。

（2）选择合适的姿势体位、适当的训练方法、动作进行的速度和重复次数等。

（3）注意阻力的施加和调整，包括部位、方向、强度等。

（4）掌握正确的运动量，不要使者过度疲劳和疼痛。

（5）在增强肌力训练中防止代偿动作。同时注意心血管的反应，做好详细训练记录。

（6）严重的心血管疾病，局部关节、肌肉、肌腱、韧带等损伤未愈合，红肿明显者不宜训练。

（王　凯）

第五节　耐力训练的技术

一、耐力训练的意义

日常生活中一般人不觉得有什么耐力问题，但老年人或慢性病患者这个问题就明显了。因为耐力差，稍微活动一下就气喘吁吁，更不可能跑步或爬山了。因此，加强耐力训练，不仅可提高人体的心肺功能和有氧代谢水平，有助于康复，还能提高生活质量。

耐力是指人体持续进行某一活动的能力，包括肌肉耐力和全身耐力。肌肉耐力是指肌肉持续进行某项特定收缩任务的能力，其大小可以用从开始收缩直到出现疲劳时已收缩了的总次数或所经历的时间来衡量，简单地说，就是用时间的长短来衡量力量的大小。全身耐力是以心肺功能、有氧代谢能力作为基础能力的人体综合耐力。

二、耐力训练的方法

（一）肌肉耐力训练方法

肌肉耐力训练与肌力训练有不少共同之处，主要表现在肌肉运动形式上。

1. 等长收缩练习　等长收缩练习，又称静力性练习，即在关节不动的情况下训练。背靠墙扎马步半蹲，用长时间小的静力，训练大腿的耐力；仰卧位抬起下肢呈45°，训练腹肌的耐力；俯卧位上半身悬空，双手放颈后，一人压住其足踝训练腰背肌耐力（图15-13）。训练时逐渐延长训练持续时间，直至肌肉出现疲劳为止，每天1~2次。在骨折打石膏的情况下，等长收缩是最佳选择。

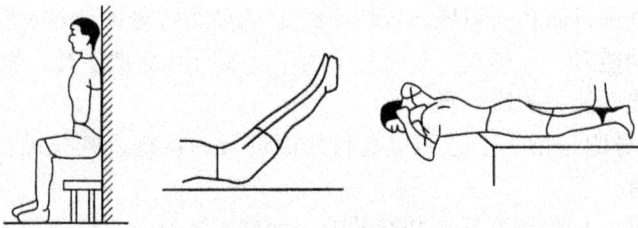

图15-13　耐力训练

2. 等张收缩练习　等张收缩练习又称动力性练习，与静力性收缩相反，关节有活动。它可以徒手，也可以用器械练习。徒手方法有：俯卧撑（练习上肢、肩背和腹部肌肉的耐力）下蹲站起（练习腿肌和臀肌的耐力）仰卧起坐（练习腹肌的耐力）等。或用器械、哑铃、沙袋等，如长1米的胶带，一头固定于其他固定物上，根据需要进行针对某一肌群的耐力练习，尽量反复牵拉直至疲劳，休息2~3min，重复3~4组，每天一次（图15-14）。

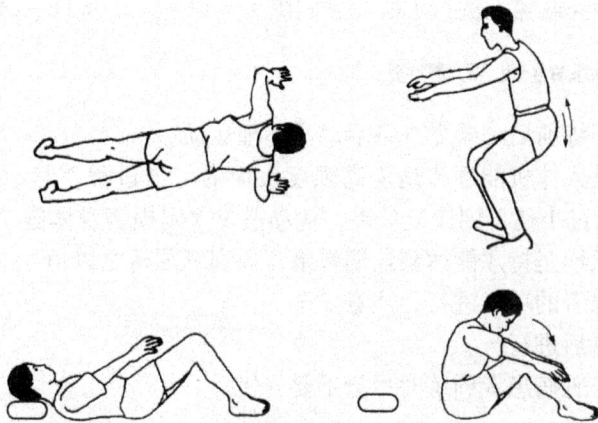

图15-14　耐力训练——仰卧起坐

3. 等速收缩练习　等速收缩练习必须在专门的等速训练器上进行，训练时先将等速训练器的阻力调节至低水平（即较低负荷），然后做快速重复运动，对增强肌肉耐力效果较明显。例如，在阻力调节至低水平时，速度调节至每分钟30次，每组尽量重复运动，直至力矩为开始读数时的0%为止。每次训练3组，间隔休息1~2min，每天一次，每周练习3~5天。

（二）全身耐力训练的方法

全身耐力训练即有氧运动，其训练时间一般为20~30min，运动强度不宜过大。常采用大肌群运动，如步行、健身跑、骑自行车、爬楼梯、划船、游泳、登山，以及中国传统的运动方式如太极拳、各种练功法、医疗体操等，都属此类运动。运动频度采取每天训练或隔天训练为宜，常用方法为：

1. 步行　步行是简便易行而有效的有氧训练方法，已被广泛用于手术后的早期下床和年老体衰、重病初愈、老年慢性病患者。

步行速度一般宜中等偏快，全身放松，时间每次 15～30min。其目的是促使精神、躯体肌肉的放松和对心脏进行温和的锻炼。若快步行走（步速每分钟超过 100 步），也可使心率明显增快，对心肺功能有一定影响。步行可分为平地步行和坡地步行，坡地步行比平地步行对心肺功能锻炼和代谢能力的影响更大。

2. 健身跑　健身跑是指为了达到健身目的而进行的慢跑，其关键在于确定运动强度。健身跑的常用方法有：

（1）间歇健身跑：即慢跑和行走相交替的一种过渡练习。一般从跑 30 秒、行走 30～60 秒开始，逐渐增加跑步时间，如此反复进行 10～30min。

（2）短程健身跑：即固定的短程距离一次跑完。一般从 50 米开始训练，然后每 3～7 天增量 1 次（50 米/增量），速度一般为 30～40 秒跑 100 米。当距离已达 1000 米以上时不再增加，而以加快跑速来增加运动强度。

（3）常规健身跑：即按照个人的治疗目的进行的长于 1000 米的慢跑。先从 1000 米开始，待适应后每周增加 1000 米，一般增至 3000～5000 米即可。速度可掌握在 8min 内跑完 1000 米。

以上健身跑宜每天或隔天进行 1 次，若间隔 4 天以上，应从低一级开始。

三、耐力训练的注意事项

（1）进行耐力训练前后均要做准备活动和整理运动。

（2）耐力训练是人体机能逐步适应高强度负荷的一个过程，其训练强度、训练时间必须循序渐进。运动量过小达不到康复效果，运动量过大则损害身体健康。

（3）耐力训练长期坚持才能达到预期效果，故训练须持之以恒。

（4）选择适合患者的项目进行，注意安全。

（5）不要在饱餐后进行。

（6）高血压、心脏病患者训练时尽量不要屏气。

（王　凯）

第六节　关节活动范围训练的技术

一、关节活动范围训练的意义

人体各个部位的关节有着不同的形态和功能，它们容易受到外伤和疾病的影响，因此，关节活动范围受限是临床康复上比较常见的问题。如肩周炎患者手臂不能上举梳头、后伸穿衣等日常生活活动发生困难，脑血管意外、脊髓损伤、脑性瘫痪、骨折及长期卧床等都会出现关节活动范围受限，严重影响人体正常功能的发挥。针对并改善这一问题的关节活动范围训练是康复护理中最基本、最常见的方法。

进行关节活动范围训练，能促进局部血液循环，松懈粘连组织，预防关节周围软组织挛缩及关节僵硬，改善和维持关节活动范围，提高患者生活自理能力和生活质量。

二、关节活动范围训练的常用方法

关节活动度的恢复训练是以维持正常或现存关节活动范围和防止挛缩、变形为目的，依靠肌肉主动收缩运动或借助他人、器械或自我肢体辅助来完成的一种训练方法。对于运动功能障碍的患者，为了预防关节挛缩和尽早使患者体会正常的运动感觉，在早期进行被动的关节活动度维持训练是非常有必要的。

（一）被动性 ROM 训练

1. 徒手训练　由康复人员或家属对不能进行主动性 ROM 练习的患者进行操作。

以下介绍各主要关节的训练方法。

上肢被动运动

（1）肩关节被动屈伸训练

1）屈：①患者取仰卧位；②康复人员一手固定其肘部或肩部，另一手握其腕部；③使患者举手向上过头，肘要伸直；④最后还原（图 15 – 15）。

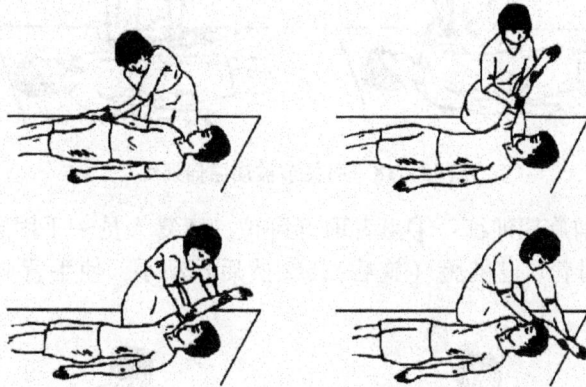

图 15 – 15　肩关节被动屈曲训练

2）伸：①患者取侧卧位；②康复人员一手放肩部，另一手持腕向后拉；③还原（图 15 – 16）。

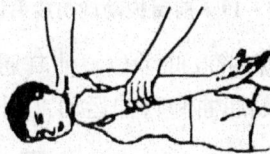

图 15 – 16　肩关节被动伸展训练

（2）肩关节被动外展、内收训练：①患者取仰卧位；②康复人员一手持其肘上部，另一手持其腕；③外展：将上肢伸向外侧；④内收：将上肢收到身体侧面（图15 – 17）。

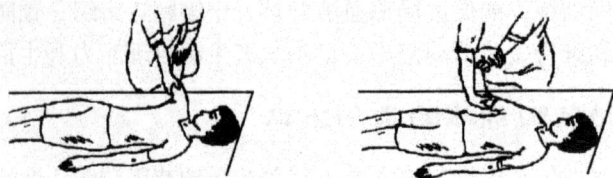

图 15 – 17　肩关节被动外展、内收训练

（3）肘关节被动屈伸训练：①患者取仰卧位；②康复人员一手固定其上臂，另一手持其腕；③使患者肘关节屈曲和伸展（图 15 – 18）。

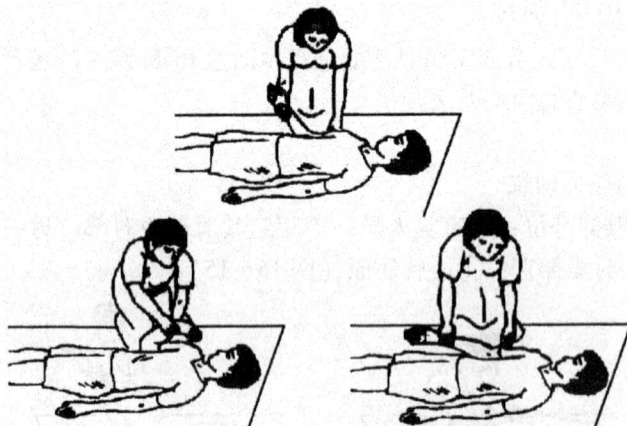

图 15 – 18　肘关节被动屈伸训练

（4）前臂被动旋前旋后训练：①患者取仰卧位，康复人员一手固定其肘上部，另一手持其腕，将患者掌心对着自己的脸（旋后）；②然后转动手，使手背向着脸（旋前）（图 15 – 19）。

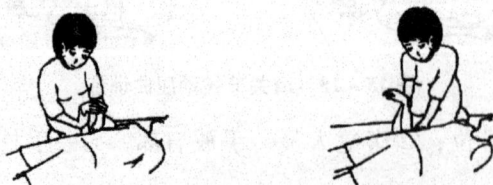

图 15 – 19　前臂被动旋前旋后训练

（5）腕关节被动屈伸训练：①患者取仰卧位，使其屈肘；②康复人员一手固定其腕部，另一手握其手掌；③使其做腕关节的屈曲和背伸运动（图 15 – 20）。

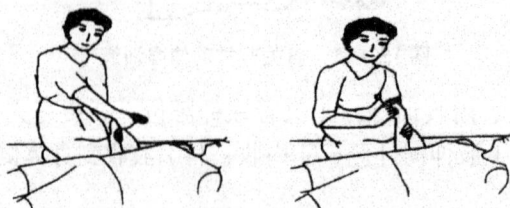

图 15 – 20　腕关节被动屈伸训练

（6）指关节被动屈伸训练：①患者取仰卧位，使其屈肘，前臂靠于康复人员身上；②康复人员一手握其四指，另一手握其拇指，使其屈曲；③再使其伸直，然后分别运动其他四指（图15－21）。

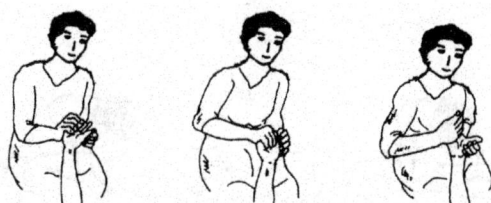

图15－21　指关节被动屈伸训练

下肢被动运动

（1）髋关节被动屈伸训练

1）屈：①患者取仰卧位，膝关节伸直；②康复人员一手扶其踝关节，另一手按其膝关节上部，做髋关节屈曲；③此时如另一腿不能保持贴在床上，则可用另一手压住，或由另一人压住，以便髋屈曲到尽量大的范围；④然后还原（图15－22）。

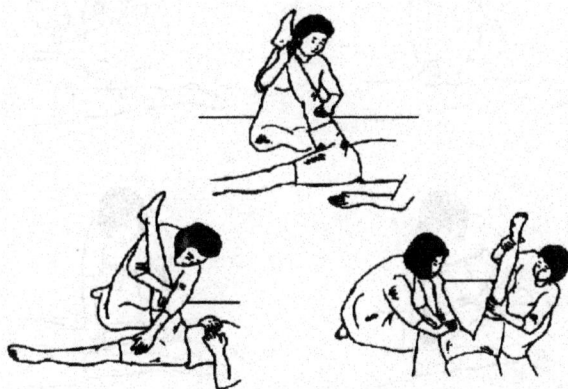

图15－22　髋关节被动屈曲训练

2）伸：①患者取侧卧位；②康复人员一手托起股，另一手握住踝部，向后拉（图15－23）。

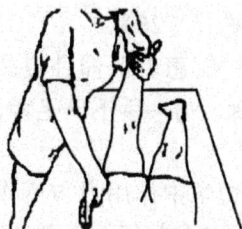

图15－23　髋关节被动伸展训练

（2）髋关节被动外展内收训练：①患者取仰卧位，膝伸直；②康复人员一手托其踝，另一手持其腘窝处，使其下肢外展；③然后向对侧推，越过身体中线后做内收。

注意：勿使对侧下肢抬起或转动。如此时另一下肢跟着运动，改为一手托腘窝做外展，用另一只手压住另一下肢再将股内收（图15－24）。

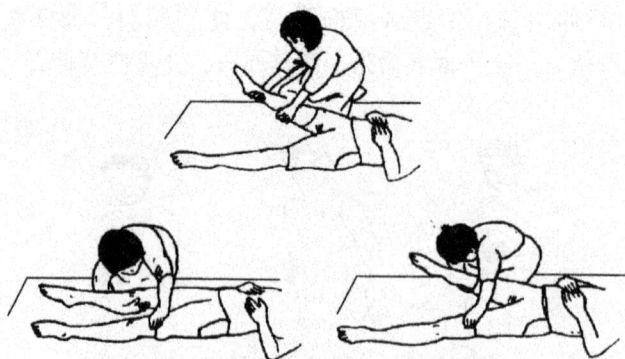

图 15 – 24 髋关节被动外展内收训练

（3）膝关节被动屈伸训练：①患者取俯卧位；②康复人员一手压其腘窝处，另一手托其踝关节，使膝关节屈曲；③然后伸直（图 15 – 25）。

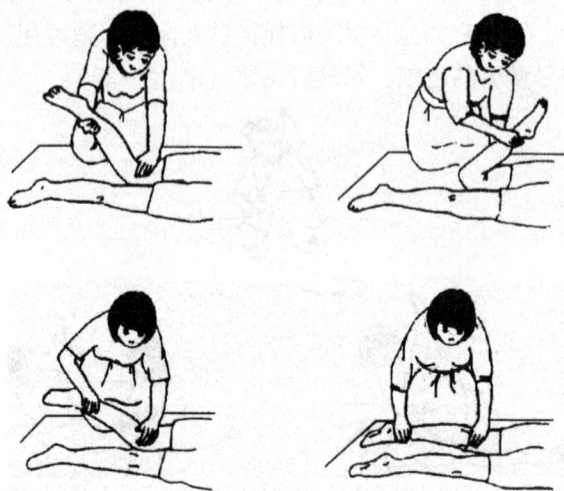

图 15 – 25 膝关节被动屈伸训练

（4）被动髋屈膝屈训练：①患者取仰卧位；②康复人员一手托其腘窝处，另一手持踝，做屈髋屈膝动作。此时如另一下肢抬起或移动，改为一手放于腘窝处使其做屈髋屈膝，另一手压住另侧膝关节；③然后还原（图 15 – 26）。

（5）踝关节被动背屈跖屈训练：①患者取仰卧位；②康复人员一手托其踝，另一手拉足跟，使其足背屈；③然后一手托踝，另一手下压足背，使其做跖屈（图 15 – 27）。以上被动运动训练均应在双侧分别进行。

2. 关节牵引　关节牵引是根据力学中作用力与反作用力的原理，利用手法、牵引装置或患者自身重量、体位等方法，使关节和软组织得到持续的牵伸，以解除肌肉痉挛，改善关节活动范围的治疗措施。该方法适应僵硬程度较重的关节，如腘绳肌牵引等（图 15 – 28）。

3. 持续性被动运动　持续性被动运动（CPM）是利用机械或电动活动装置，对肢体关节进行早期、持续性、无疼痛范围内的被动活动。持续性被动运动可以缓解疼痛，改善关节活动范围，防止关节粘连和僵硬。该装置可设定关节牵引的角度、速度、持续时间。如下肢的持续性被动运动（图 15 – 29）。

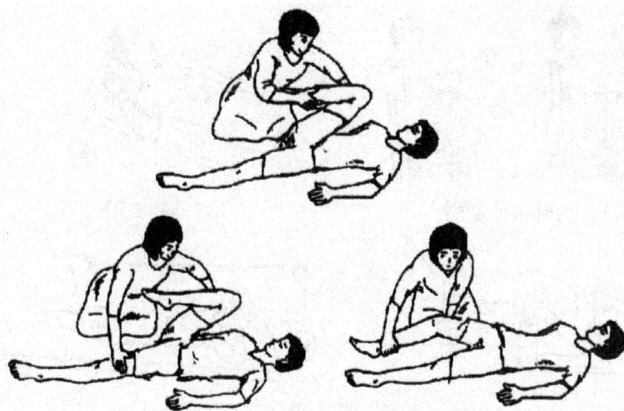

图 15 - 26　被动髋屈膝屈训练

图 15 - 27　踝关节被动背屈跖屈训练

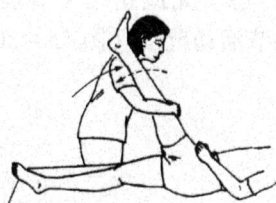

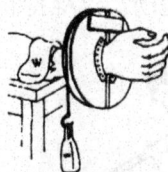

(1)腘绳肌牵引　　　　　　(2)前臂旋转牵引

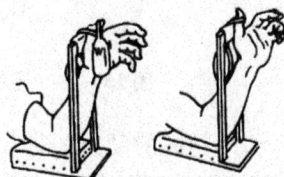

(3)拇指屈伸牵引　　　　　　(4)肩旋转牵引

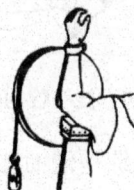

(5)肘屈伸牵引　　　　　　　　(6)肩外旋牵引

(7)屈膝牵引

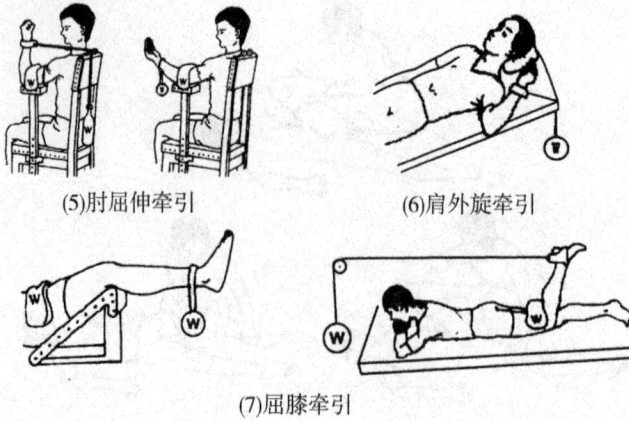

图 15 - 28　关节牵引

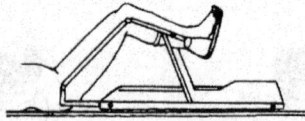

图 15 - 29　持续性被动运动

（二）助力运动

助力运动适宜在患者肌力和关节活动范围有所恢复时进行，促使关节活动范围进一步改善。

1. 徒手性助力运动　徒手性助力运动是在患者完成相应关节运动时给予适当的帮助，但更加强调患者的主动运动，以维持和改善关节活动范围（图 15 - 30）。

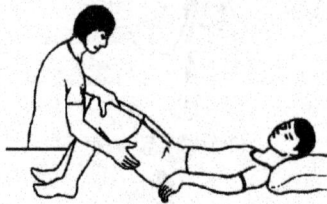

图 15 - 30　徒手性助力运动　　　　**图 15 - 31　器械训练**

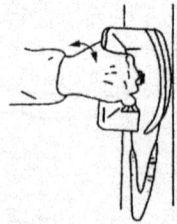

2. 器械训练　器械训练是借助杠杆原理，利用器械的助力，带动受限关节运动的方法。可选择的器械较多，如肩关节练习器、肘关节练习器、踝关节练习器等（图 15 - 31）。

3. 悬吊训练　利用牵引网架、绳索、挂钩将拟训练的肢体悬吊起来，让其在去除肢体重量的情况下进行主动运动，以改善关节活动范围（图 15 - 32）。

4. 滑轮训练　滑轮训练是利用滑轮和绳索将肢体吊起，通过健侧肢体或沙袋帮助患侧肢体运动的方法（图 15 - 33）。

5. 水中运动　水中运动是借助水的浮力帮患者完成关节助力运动以改善关节活动范围的方法（图 15 - 34）。

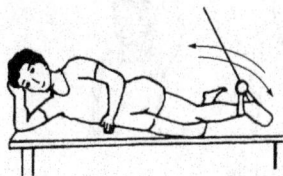

图 15 – 32　悬吊训练

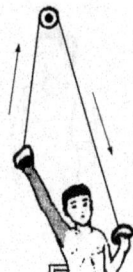

图 15 – 33　滑轮训练

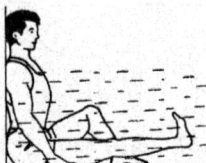

图 15 – 34　水中运动

（三）主动运动

在患者肌力和关节活动度允许的条件下，应积极进行主动的关节活动范围训练。最常用的是各种医疗体操，即根据关节活动受限的方向和程度设计的一些针对性很强的治疗动作，这些动作可徒手进行，也可借助简单的器械进行，如体操棒、肋木等。该方法对牵拉挛缩组织，改善早期关节活动受限效果明显，是增进关节活动范围最常用的方法。

1. 上肢运动

（1）肩关节屈曲：①患者立位或仰卧位，手平放于体侧；②手向前上抬起至举过头顶，还原（图 15 – 35）。

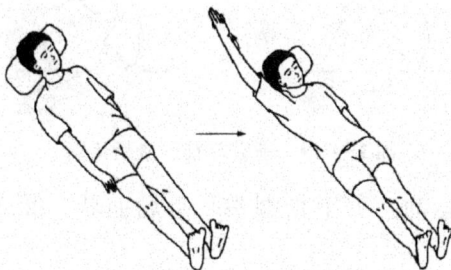

图 15 – 35　肩关节屈曲

（2）肩关节外展：①患者立位或仰卧位；②手外展平举，掌心向下；③随外展角度增大，上举头顶；④返回（图 15 – 36）。

（3）肩关节内、外旋运动：①取肩关节内收、外展的中间位，将上臂贴近体侧，做手靠腹部的运动为内旋，做手靠床面的运动为外旋；肩关节 90°外展位，手向头的方向运动为外旋，手向足的方向运动为内旋（图 15 – 37）。

（4）肘关节屈曲运动：①患者取坐位，手平放至桌面；②抬起手掌靠对侧肩部或下巴为屈曲（图 15 – 38）。

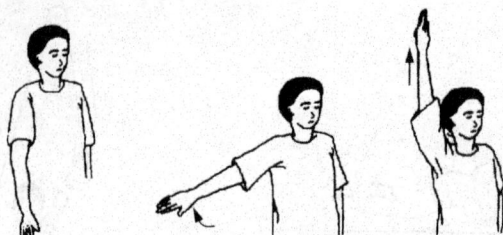

图 15 - 36　肩关节外展

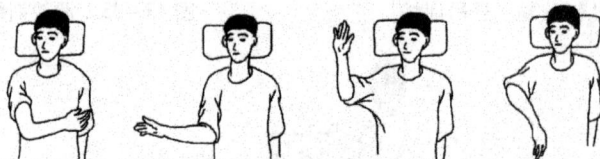

图 15 - 37　肩关节内、外旋运动

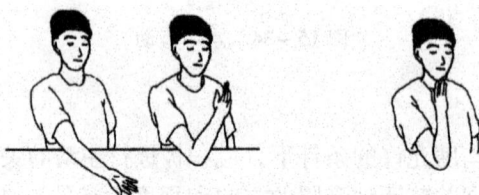

图 15 - 38　肘关节屈曲运动

（5）前臂旋前、旋后运动：①上臂靠近躯干，肘关节90°屈曲，置于台上，翻转掌心向下为旋前；②翻转掌心向上为旋后（图 15 - 39）。

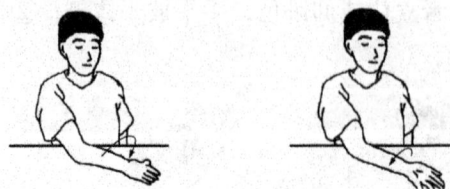

图 15 - 39　前臂旋前、旋后运动

（6）手指屈曲、伸展运动：①手指握拳，呈屈曲状；②手指张开，呈伸展状（图 15 - 40）。

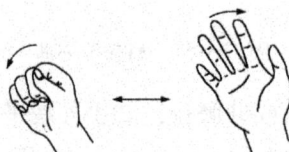

图 15 - 40　手指屈曲、伸展运动

2. 下肢运动

（1）下肢屈曲伸展运动：①仰卧位，下肢伸展；②足底沿着床面向上滑动，保持膝立位，髋、膝、踝关节屈曲（图 15 - 41）。

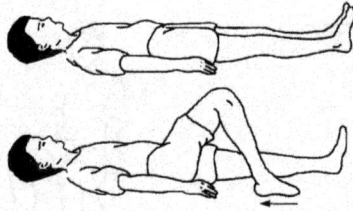

图 15-41　下肢屈曲伸展运动

（2）髋关节外展运动：①仰卧位，足尖向上；②两下肢向左、右分开为外展；③取侧卧位，足尖向前，一手扶住骨盆；④下肢侧方上举外展（图 15-42）。

（3）髋关节伸展运动：①膝关节屈曲90°，足底接触床面；②臀部离开床面，向上抬起呈伸展位（图 15-43）。

（4）髋关节外旋、内旋运动：①仰卧位，足尖倒向外侧做髋关节外旋；②足尖回到原位；③足尖倒向内侧做髋关节内旋（图 15-44）。

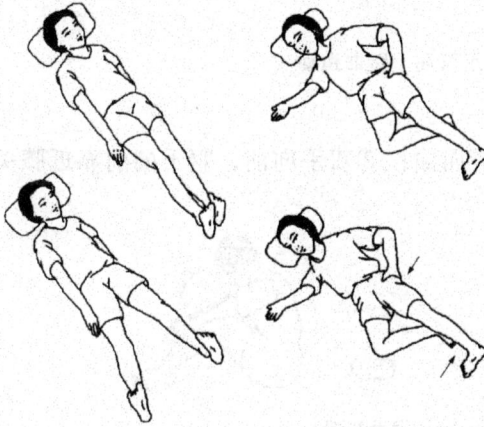

图 15-42　髋关节外展运动

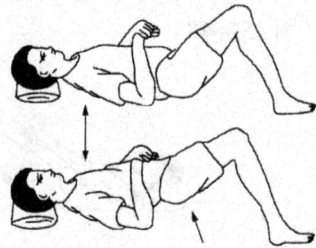

图 15-43　髋关节伸展运动

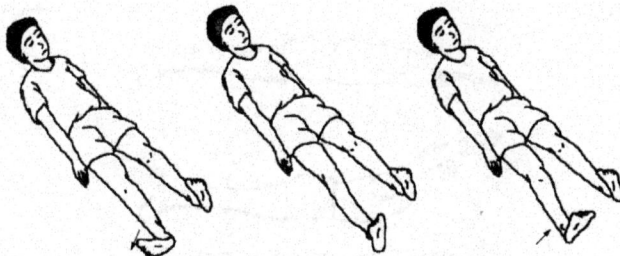

图 15-44　髋关节外旋、内旋运动

（5）膝关节屈曲运动俯卧位，足跟抬起贴近臀部为屈曲（图 15-45）。

（6）膝关节伸展运动：①取椅坐位，足底着地，双手扶住固定物；②下肢抬起，完成膝关节伸展（图 15-46）。

（7）足背屈、趾曲运动：①足尖尽量向上抬起为背曲；②足尖向下为趾曲（图 15-47）。

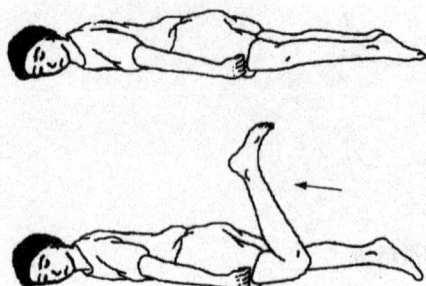

图 15 - 45　膝关节屈曲运动

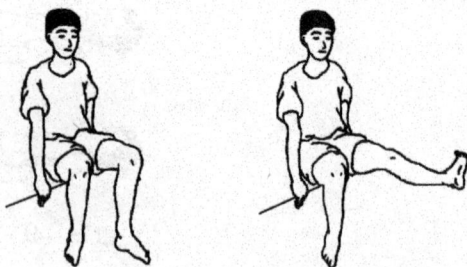

图 15 - 46　膝关节伸展运动

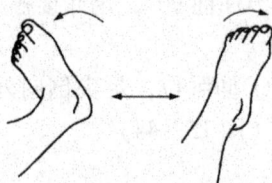

图 15 - 47　足背屈、趾曲运动

3. 躯干运动

（1）躯干屈曲运动：①仰卧位，膝关节屈曲；②双手向前，躯干向前靠近膝关节为躯干屈曲（图 15 - 48）。

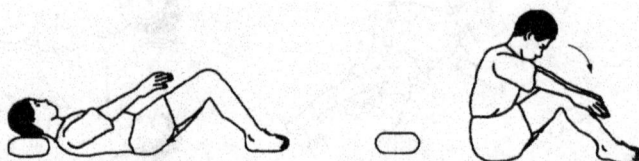

图 15 - 48　躯干屈曲运动

（2）躯干伸展运动：①俯卧位，固定好下肢；②胸部向上抬起为伸展（图 15 - 49）。如有腰痛则停止运动。

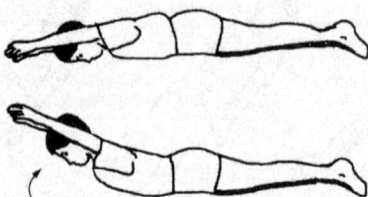

图 15 - 49　躯干伸展运动

三、关节活动范围训练时的注意事项

（1）每个关节的活动均在各个轴面上进行，并在最大角度时保持 4~5 秒。每个轴面的运动至少进行 5~10 遍，每日 2 次。

（2）康复人员应动作轻柔、缓慢，逐步增大活动范围，保证无痛，这对截瘫患者尤为重要，以防止过度用力出现骨折、肌肉拉伤等二次损伤。

（3）关节活动顺序应由近端至远端，从大关节至小关节依次进行。

（4）选择安全的环境、轻松的心情、舒适的体位、肢位对各个关节进行正确的运动。

（5）康复人员应采取规范的手法，一手固定其近端关节以防止代偿性运动，另一手尽量做接近正常范围的关节运动。

（6）关节有急性炎症、肿胀、骨折、异常活动时应中止训练。

（谭红略）

第七节　平衡与协调能力训练的技术

一、平衡与协调能力训练的意义

当人体进行正常活动时必须具备平衡与协调能力，如出生数月的婴儿试图抬头、坐或站立时，面临的第一个问题就是平衡。对于一些脑卒中、帕金森病患者面对的问题也是如此。康复人员需要有父母般的耐心训练患者恢复平衡能力。

平衡功能是指在不同的环境和情况下，自动调整姿势，维持身体稳定的过程。为使活动能够平稳准确，则必须具有良好的协调能力。因此，平衡与协调功能共同维持着人体的正常活动。

二、平衡能力训练方法

平衡能力训练就是指为提高患者维持身体平衡能力所采取的各种训练措施。平衡能力的好坏影响到患者对运动的控制和日常生活活动能力。平衡训练的方法如下：

1. 保持坐位的平衡训练

（1）静态坐位平衡的保持患者取端坐位，双手放两边，维持静态的坐位平衡（图15－50）。

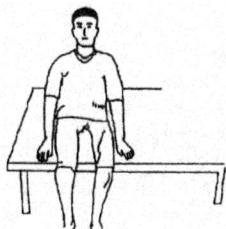

图15－50　静态坐位平衡训练　　　　图15－51　动态坐位平衡训练

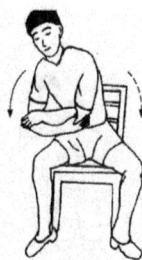

（2）动态坐位平衡训练：①患者取端坐位；②在有保护的前提下自主进行躯干的屈、伸、倾斜及旋转，此为自动动态平衡（图15－51）；③在自动动态平衡的基础上可逐步过渡到他动动态平衡，由训练者推拉患者的身体以破坏其平衡，诱发平衡反应。

2. 保持手膝位的平衡训练　①患者双手两膝着地；②将身体前、后、左、右移动；③分别提起一侧上下肢（图15－52）。此训练是患者平地移动动作前的准备训练。

3. 保持跪位的平衡训练　跪位平衡训练可训练患者对头、躯干、骨盆的控制能力。

①患者跪于床面，双手交叉，上肢伸展；②肩关节屈曲，躯干后仰；③维持平衡，双手及躯干向两侧倾斜；④缓慢坐下，重复以上动作（图15-53）。

4. 单膝立位平衡训练 ①患者跪于床面，双手交叉，上肢伸展，康复人员在患侧保护；②上肢上举，健侧下肢向前踏出，维持身体站立；③回到跪位，患侧下肢向前踏出，康复人员固定患者膝关节及骨盆（图15-54）。

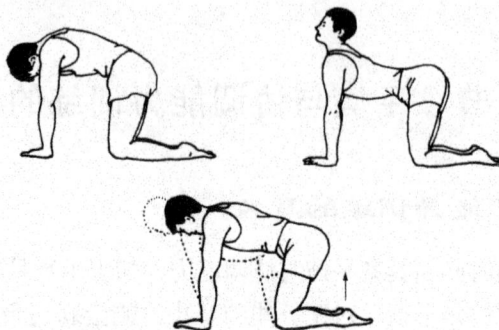

图15-52 手膝位平衡训练

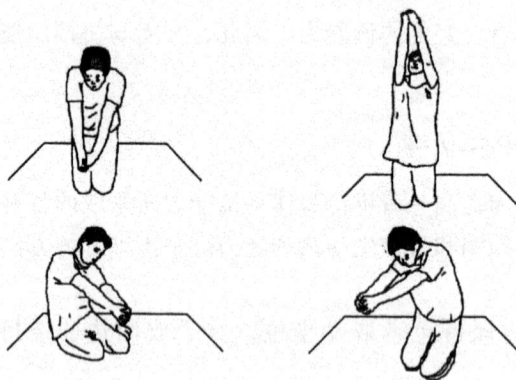

图15-53 跪位的平衡训练

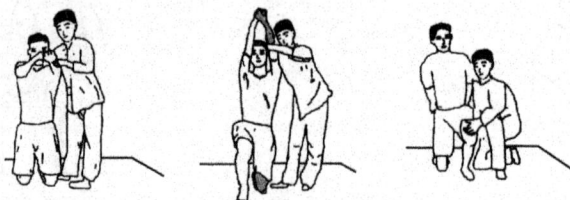

图15-54 单膝立位平衡训练

5. 保持站立位的平衡训练 站立位的平衡训练是为步行作准备。

①先训练双足站立的静、动态平衡，再训练单足站立的静态平衡，其次训练其身体前后、左右的重心转移动作；②康复人员站在患者侧方，双手把持患者上肢，令另一侧上、下肢向侧方抬起（图15-55）。训练中让患者立于平衡板上，面对姿势镜，帮助其了解和矫正异常姿势。

6. 平行杠内的平衡训练 ①患者健侧手握平衡杠站立，然后健侧手离开平衡杠，逐渐延长时间；②患者下肢分开站立，将身体向患侧移动重心，使患侧负担体重；③患者下肢前后站立，将身体重心前后移动，练习前后重心的转移动作；④患侧足前后交替踏出，负担体重移动重心，也可用健侧足练习（图15-56）。

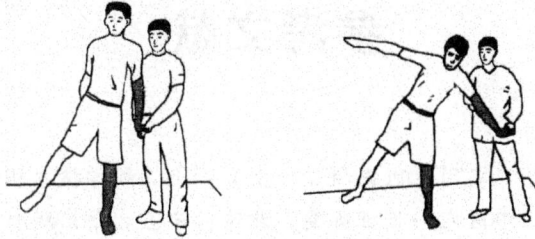

图15-55 站立位平衡训练

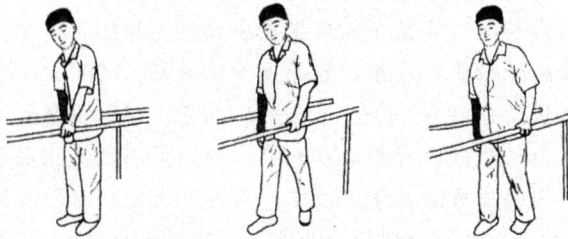

图15-56 平行杠内的平衡训练

7. 平衡板上训练　让患者在平衡板上训练，对平衡能力的要求更高一些，随着平衡板的摇动，可以诱发患者头部、四肢和躯干的调整反应（图15-57）。

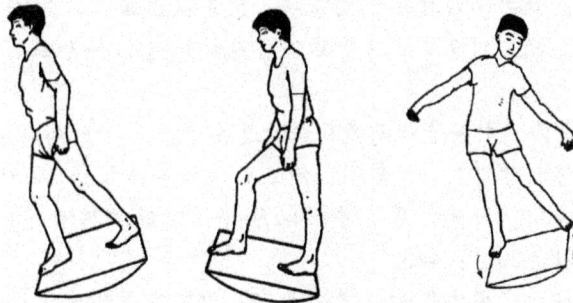

图15-57 平衡板上训练

三、平衡能力训练的注意事项

（1）训练时面对姿势镜，要求患者放松，消除恐惧心理。

（2）康复人员随时发出指令，如向左、向右等声音刺激。

（3）通过诱发姿势反射而使患者恢复平衡能力，做好安全防护工作。

（4）训练时循序渐进，由易到难，由最稳定的体位过渡到最不稳定的体位。

（5）选择合适的方法与辅助用具。

（王　凯）

参考文献

[1] 王永炎，严世芸．实用中医内科学．上海：上海科学技术出版社，2009．

[2] 王光辉，王琦．中医内科临证备要．北京：中医古籍出版社，2006．

[3] 王建．中医药学概论．北京：人民卫生出版社，2011．

[4] 陈可冀．中医辨证论治．南京：江苏科学技术出版社，2011．

[5] 肖振辉．中医内科学．北京：人民卫生出版社，2010．

[6] 孙立．中医诊断学精要．广东：暨南大学出版社，2007．

[7] 徐绍原．中西医结合内科手册．第2版，北京：科学出版社，2008．

[8] 陶汉华．中医内科临证诊疗备要．北京：中国医药科技出版社，2013．

[9] 冷方南．中医内科临床治疗学．北京：人民军医出版社，2013．

[10] 黄人健，李秀华．内科护理学，北京：人民军医出版社，2014．

[11] 石兰萍．临床内科护理基础与实践．北京：军事医学科学出版社，2013．

[12] 王勇，邵丽，贺先波，等．临床中医诊疗学，吉林：吉林科学技术出版社，2012．

[13] 路志正．中医风湿病证治学．北京：科学出版社，2010．

[14] 张秋雨．中医常用诊疗技术．北京：人民军医出版社，2010．

[15] 林定坤，杨海韵，刘金文，等．中医临床诊治骨伤科专病．北京：人民卫生出版社．2013．

[16] 张清旺，梁李宏．中医治疗鞘膜积液的进展［J］．中医药信息，1991，（5）：25．

[17] 王琦．王琦男科学［M］．郑州：河南科学技术出版社，2007：548－549．

[18] 那彦群，叶章群，孙光，等．中国泌尿外科疾病诊断治疗指南［M］．北京：人民卫生出版社，2011：446．

[19] 夏桂成．夏桂成实用中医妇科学．北京：中国中医药出版社，2009．

[20] 王小云，黄健玲．妇科专病中医临床诊治．第三版．北京：人民卫生出版社，2013．

[21] 李保杰，王宏彬，柴清军．中药的毒性探讨．中国中医药现代远程教育，2009，7（3）：139．

[22] 钟燕珠，骆晓寒．中药处方中有毒药物剂量应用分析．时珍国医国药，2009，20（8）：2098－2099．

[23] 李学林，崔瑛，曹俊岭．实用临床中药学（中成药部分）北京：人民卫生出版社，2013：21－25．

[24] 张凌云，王玉涛．免煎中药的利与弊探讨．中国医院药学杂志，2009，29（6）：498－499．

[25] 梅全喜，梅笑风．中药新型饮片的特点与存在问题探讨．亚太传统医药，2009，5（4）：1－4．

［26］梅全喜．普及中药安全性知识．提高医患对中药安全性的认识．中国中医药现代远程教育，2009，7（1）：81－85．

［27］李东生．乳腺癌新辅助化疗后前哨淋巴结活检是否可行［J］．国际外科学杂志，2013，40（3）：205－207．

［28］郑丽华，曹淼，王学良，等．表皮生长因子受体在乳腺癌中的研究进展［J］．国际外科学杂志，2013，40（3）：188－190．

［29］石花，张志生．气血生化汤对乳腺癌患者化疗期间骨髓抑制的保护作用［J］．河北中医，2013，35（3）：337－338．

［30］沈志娟，黄艳丽．中医药防治乳腺癌内分泌治疗不良反应［J］．河南中医，2013，33（8）：1371－1373．